现代介入技术与临床诊疗应用

（上）

包布仁白乙拉等◎主编

吉林科学技术出版社

图书在版编目（CIP）数据

现代介入技术与临床诊疗应用/ 包布仁白乙拉等主
编. -- 长春：吉林科学技术出版社，2016.3
ISBN 978-7-5384-8491-5

Ⅰ. ①现… Ⅱ.①包… Ⅲ.①介入性治疗 Ⅳ.
①R459.9

中国版本图书馆CIP数据核字(2016) 第059877号

现代介入技术与临床诊疗应用

XIANDAI JIERU JISHU YU LINCHUANG ZHENLIAO YINGYONG

主　　编	包布仁白乙拉　刘静才　吴永娟
	吴普照　李树森　常明鑫
副 主 编	穆永旭　闫瑞强　李启明　袁岸龙
	盛　利　李跃京　庞延红
出 版 人	李　梁
责任编辑	孟　波　张　卓
封面设计	长春创意广告图文制作有限责任公司
制　　版	长春创意广告图文制作有限责任公司
开　　本	787mm×1092mm　1/16
字　　数	963千字
印　　张	39.5
版　　次	2016年3月第1版
印　　次	2017年6月第1版第2次印刷

出　　版	吉林科学技术出版社
发　　行	吉林科学技术出版社
地　　址	长春市人民大街4646号
邮　　编	130021
发行部电话/传真	0431-85635177　85651759　85651628
	85652585　85635176
储运部电话	0431-86059116
编辑部电话	0431-86037565
网　　址	www.jlstp.net
印　　刷	虎彩印艺股份有限公司

书　　号　ISBN 978-7-5384-8491-5
定　　价　155.00元

主编简介

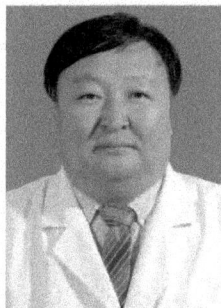

包布仁白乙拉

　　1963年出生。主任医师，硕士生导师，科主任。第三批全国名老中蒙医药专家学术经验继承人，内蒙古自治区蒙医药学会理事，内蒙古自治区蒙医学会心脏内科组副主任委员。从事内科临床、教学、科研20余年。主持和参加国家、省级课题4项。发表学术论文20余篇。擅长介入诊疗冠心病；主要研究蒙西医结合预防冠心病支架植入术后再狭窄。

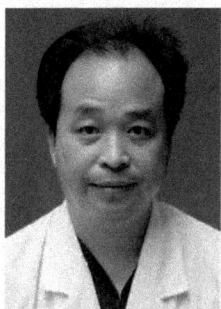

刘静才

　　1964年出生。青岛市第三人民医院介入科主任，副主任医师，山东省首届疼痛研究会微创外科专业委员会委员，青岛市医学会介入诊疗专科委员会委员，青岛市抗癌学会肝癌介入专业学会副主任委员。1984年毕业于天津医科大学，从事介入诊疗专业。专业特长：血管性介入治疗：恶性肿瘤、良性病变、血管病变、止血治疗、非血管性介入治疗：腔道内治疗、经皮穿刺治疗、体部肿瘤射频治疗及放射粒子植入等。发表本专业核心期刊相关论文6篇，副主编著作1部，发明介入技术相关实用新型专利1项。

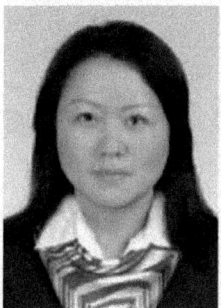

吴永娟

　　1974年出生。湖北文理学院附属医院（襄阳市中心医院），副主任医师，放射介入学硕士研究生。从事影像诊断及放射介入治疗工作近20年，擅长各类血管及非血管介入治疗，尤其在妇产科介入治疗领域。在本领域核心期刊发表论文20余篇，主研获得市级科技进步奖二三等奖各1项，主编专著2部，参编湖北省"十一五"教材1部及专著1部。

编 委 会

前言

随着经济和科技的发展，介入医学获得了迅猛的发展。关于介入医学的新理论、新技术不断更新和完善，现已成为最具有发展潜力的专业之一。在我国，介入医学得到了广泛的开展，一些省市级医院能独立进行介入手术，逐渐缩小了与国外先进国家医学水平的差距。

为了帮助广大医务工作者在临床工作时更好地掌握常见疾病的介入治疗方法，使疾病的诊断与治疗更加标准化、规范化，全面提高医疗质量，我们组织编写了本书。

本书重点介绍现代疾病的介入治疗方法及相关护理技术，内容比较详实，选材较新颖，图表清晰，详细而不繁杂，实用性较强，对于医务工作者处理相关问题具有一定的参考价值，也可作为各基层医生和医务工作者学习之用。

在编写过程中，由于作者较多，写作方式和文笔风格不一，再加上时间经验有限，因此难免有一些疏漏和缺点错误，期望读者予以批评指正。

编　者

2016 年 3 月

目　录

第一章 介入诊断学

第一节　经皮活检技术

经皮活检包括浅部和深部穿刺，凡是在体表能够触及的肿块，直视下即可进行穿刺；而深部组织与器官的病变需要取得细胞学或组织学明确诊断时，需要在影像设备的监视下使用不同类型的穿刺针进行活检，本章节中所提及的经皮活检均为在影像设备监视下进行的深部组织和器官活检。

一、经皮活检器械

（一）经皮穿刺针

穿刺针用于通过皮肤与血管、胆道、泌尿道、胃肠道及胸、腹腔等空腔器官，建立通道，然后引入导丝、导管或引流管等进行治疗的一种器械；经皮穿刺针也可直接穿入肿瘤或囊腔作抽吸、活检或灭能等诊断与治疗。

理想的穿刺针应该针尖锋利，切缘锐利无毛刺，内、外管壁光滑，粗细适中，近远端管径一致，硬韧挺直，导丝从针座处进退容易。

1. 结构　穿刺针的形状、大小与种类很多，最基本的结构为带有针芯的穿刺针。以目前常用的穿刺针为例，一般为不锈钢制成。它由针芯与套针两部分组成。套针为一薄壁金属管或塑料管，它的作用是构成通道，可插入导丝，或连接注射器注入造影剂，针芯的作用为加强穿刺针的强度、使针体容易进入组织内和防止穿刺时套针被皮肤、皮下脂肪等组织堵塞。

套针的后端附有金属或塑料的针座（也称针柄），前端为针头，中部为针管。针芯为一实心的金属杆，杆的后端也有针座，前端锋利部分也称针头，中部称针干。

使用时针芯插入套针内，使针座上的凸起与套针针座上的缺凹相吻合，这时套针与针芯完全套合，处于备用状态。

2. 形状　如图所示：

（1）套针的针头与针芯的针头一致，同呈斜面状（图 1 – 1A）。

（2）套针针管略短，呈截断状，套合后的针芯外露部分为针尖。针芯的针头呈圆锥形（图 1 – 1B）。

（3）针芯针头呈单斜面、双斜面或菱形，突出于套针（图 1 – 2）。各种针尖的斜面也有所不同，如呈30°或45°。

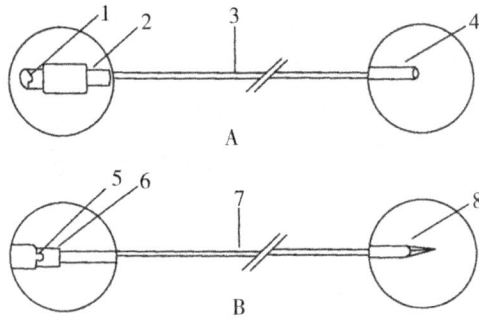

图 1－1　穿刺针

A. 套针；B. 针芯。1. 针座上的缺凹；2. 针座；3. 针管；4. 针头；

5. 针座上的凸起；6. 针座；7. 针干；8. 针头

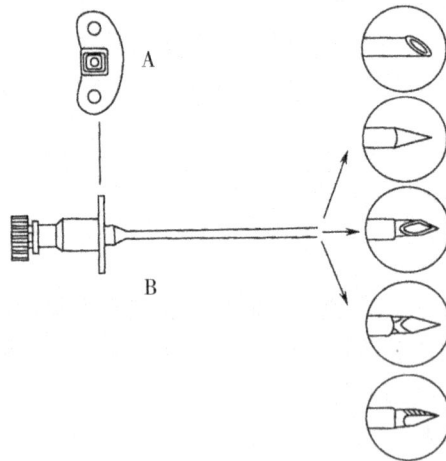

图 1－2　套合后穿刺针

A. 基板；B. 套合后的穿刺针。1. 套针与针芯等长，呈斜面状针尖；

2. 针芯的针头呈圆锥形，突出于套针成针尖；3. 针芯针头呈单斜面；

4. 针芯针头呈双斜面；5. 针芯针头呈菱形

　　针座是供术者持握着进行穿刺的部分，其上有缺凹或凸起的一侧提示与针头斜面方向一致，有的针座附有一盘状基板。有的针座上有公螺纹，以便与注射器上的母螺纹配合紧密，抽吸时不会脱落或将空气抽入。

　　穿刺活检针的类型很多，其针座与外套管部分基本相同，而针芯头端具有多种形态，应根据穿刺的部位和组织器官进行选用。图 1－2 中 1 用于肝脏、肺、胸腹腔淋巴结穿刺，主要用于获取细胞学和细菌学材料。而图 1－2 中 2～5 多用于骨骼穿刺。另一类特殊的活检针是锯齿状的旋切针，为骨活检术中最常用、最有效的活检针，外径在 6～12G 之间。此类活检针的共同特点为由套管针和锯齿切割针组成。操作对先将套管针引入病变之处，通过套管针插入旋切针，旋切多为手动操作，但最近也出现了电机旋转切割。常用的旋切针有 Franseen 针、Otto 针及 Rotex 针。

　　3. 规格　穿刺针、切割针与活检枪的粗细以 G（gauge）标，如 18G 或 20G。号码数越大，管径越细（表 1－1）。

表 1 - 1 经皮穿刺针的内外径

针号	内径		外径	
	inch	mm	inch	mm
15	0. 059	1. 50	0. 072	1. 83
16	0. 052	1. 32	0. 064	1. 63
17	0. 046	1. 16	0. 056	1. 42
18	0. 042	1. 06	0. 048	1. 22
19	0. 031	0. 78	0. 040	1. 02
20	0. 025	0. 64	0. 036	0. 91
21	0. 022	0. 56	0. 032	0. 82
22	0. 018	0. 45	0. 028	0. 71
23	0. 015	0. 38	0. 024	0. 61

注：国际通用习惯导丝采用英寸（inch），导管采用 F（french）制，故本书也沿用。

（二）切割针

使用 21G 活检针进行软组织活检的优点是组织损伤轻微，即使穿刺通道需要通过静脉血管、胃壁等组织仍然可以进行，然而由于 21G 以下穿刺针内径太小，只能通过负压抽吸取得细胞学标本，进行细胞学检查，不能满足组织与病理学检查。为了满足病理学检查的需要，切割针应运而生，切割针与抽吸针的区别在于切割针能够取得组织块进行组织病理学检查和研究。切割针的不足之处是针径较粗，容易损伤血管壁而发生内出血。

切割针的结构为内芯前端有一凹槽，当凹槽部分进入活检部位后，组织陷入凹槽内，推动针外套管，将陷入凹槽内的组织切割下来。

（三）自动活检枪

自动活检枪的取材原理与切割针完全相同，是在切割针的原件上增加了机械性弹射功能，此弹射功能的优点在于能够在瞬间内进行快速切割，从而保证了取材的成功率和体积。在其后端它有壳体、针座弹射系统、非固定式针座制器、射程可调装置、弹簧提拉环和侧壁式板机六个部分。其特征为：针座制动器是前后针座整体制动器，可以适当移动而非固定，以便调距；射程可调装置，包括射程调节旋钮及与其相连的螺旋杠杆、射程距离标尺；侧壁式板机按钮，其位置靠近活检枪尾端的盒盖侧。其切割针部分包括套管针和针心，其特征在于针心前端带有细孔。

操作时后拉活栓，听到"咔嗒"声，说明针弹簧已被锁定，针已处于准备状态；后拉活栓，使内针芯后退进入切割外套管内并使针整体进入靶区；固定针整体不动，用拇指向前推动活塞，内针芯进入病变区，此时标本槽口外露，正位于病变内，此时扣动扳机，切割外套管被弹射进病变区，组织被切割于槽口内，整体拔出活检针。

二、引导与监视设备

穿刺活检成功与否与导向技术有着密切的关系。导向技术是指在影像设备下监视穿刺针进入组织、器官的过程，常用的影像监视设备包括电视透视、USG、CT 和 MR 等。近年来，随着影像学设备和技术的快速发展，将两种以上的影像设备组合应用已显示出广阔的前景。导向设备的选择，应根据病变所在的部位、大小、深度、范围和患者的经济能力综合考虑。

1. 电视透视　具有简便、经济、体位灵活和定位快等优点。在透视下穿刺可直接观察进针方向与深度等，尤其适用于胸部和四肢骨骼的穿刺活检。最好使用双向透视或 C 形臂透视机。使用单向透视机时，可先从一个轴面确定穿刺针的位置，然后缓慢地转动患者至另一个轴面透视，即可明确穿刺针的方向与深度。

2. 超声　具有简便灵活、不受体位限制、无放射性损害的优点。超声可以准确了解病灶的大小、深度和周围组织结构情况，特别是能够直接观察到穿刺通道是否穿越动脉血管，对于缺乏自然对比的腹部脏器尤其适用。目前使用的超声仪多带有穿刺探头，穿刺针从穿刺槽插入，穿刺探头可以显示穿刺的路径、进针方向和进针深度，大大提高了活检的成功率和准确性。

3. CT　具有良好的密度分辨率和层面空间分辨率。能清晰显示脏器的解剖形态、器官组织与内部的病变，同时又能明确病灶与周围组织结构的关系，常应用于胸、腹部骨骼和其他复杂部位的穿刺活检。CT 导向穿刺活检具有定位准确、穿刺针显示良好的优点。缺点为无法监测进针过程，无法判断进针是否穿越动脉血管，操作时间长，费用较高。最近已有 CT 透视技术推出，克服了上述的缺点。

4. MR　MR 显像具有其独特的优点，如 MR 实时透视、无 X 线损伤、并能多轴面成像等。由于常规的不锈钢穿刺针严重影响磁场，需使用镍铬合金或钛合金制成的穿刺针，以减少干扰。目前在临床上尚未普遍使用。

三、穿刺活检术前准备

尽管穿刺活检的创伤轻微，但是经皮穿刺活检仍然属于创伤性检查，仍然存在着一定的风险，甚至可能发生危及患者生命的严重并发症，因此必须做好充分的准备工作。

（1）悉拟穿刺患者的病史、影像学资料，与患者及其家属进行穿刺前谈话和交流，签订知情同意书。

（2）凝血功能检查：无论是住院患者还是门诊患者，拟行经皮活检前给予凝血功能检查是必须执行的检查项目，存在凝血功能障碍时是经皮活检的禁忌证。

（3）根据病变的部位：制订穿刺活检计划，包括穿刺点的选定，穿刺针类型与型号的选择，影像监视方法的选择，与超声室、CT 室或导管室的时间预约，载玻片、无水乙醇或甲醛的准备。

（4）穿刺活检包的准备：包括局麻药、皮肤消毒剂、注射器、无菌洞巾、无菌手套。

（5）抢救药品与器械：超声室、CT 室、导管室应配备氧气，气管插管，强心剂、升压药、止血药等抢救药品和器械。

四、操作方法

所有穿刺活检均在无菌状态下进行，对穿刺器械应严格消毒。选定穿刺点后，对穿刺点及其周围皮肤消毒，并铺洞巾或其他无菌单。用 1%～2% 利多卡因作穿刺点局部麻醉。进针前，根据穿刺针粗细，可先用手术刀片在皮肤上作一小切口，或用一稍粗针头在皮肤上刺一针眼，以利穿刺针穿过皮肤。定位与穿刺均在影像监视下进行。由于肿瘤较大时其中心可发生坏死，而肿瘤边缘部分为生长活跃区，所以取材时应选择在肿瘤的边缘部分，或采用多向取材法。为防止恶性肿瘤的穿刺道种植转移，应尽可能减少穿刺次数。

1. 抽吸活检　将抽吸活检针穿刺进入病灶中，并进一步经影像监视设备核实针头位置，确保其位于病灶内。退出针芯，连接上 10ml 或 20ml 注射器，在负压状态下将穿刺针小幅度推进和退出 2~3 次，以利病变组织或细胞抽吸入针芯内。抽吸结束的拔针过程中，只需保持注射器与针内腔的负压，不能再继续抽拉注射器。一旦针尖即将退出皮肤、皮下组织的瞬间，应停止抽吸负压，这样可防止针内腔的标本吸入注射器筒内，以免造成涂片困难。如抽吸出的是血性液体，则可能已穿至血管，应将针拔出重新穿刺。

穿刺针退出后，轻轻推注注射器，将针内腔的标本物质推注在载玻片上，然后推片、固定。若取材较多，可涂多张载玻片。最后将其送病理室进行细胞学检查。

在穿刺针退出的即刻，使用无菌纱布覆盖穿刺点并稍加压迫，以防止穿刺点出血。

2. 切割活检　切割活检的目的是获取组织标本，以能对病变进行组织学检查，其诊断敏感性与特异性均明显高于细胞学诊断。

将切割穿刺针整体经皮穿向病灶，针头进入病灶边缘即可，向前推进切割针针芯，保持针芯深度不变，将针芯旋转 30°~90°，有利于病变组织进入针芯凹槽内，再向前推进切割针针套。套管前进中，即将针芯沟槽内的组织切下，封存于套管与针芯槽口内（图 1-3）。然后将切割针整体退出。

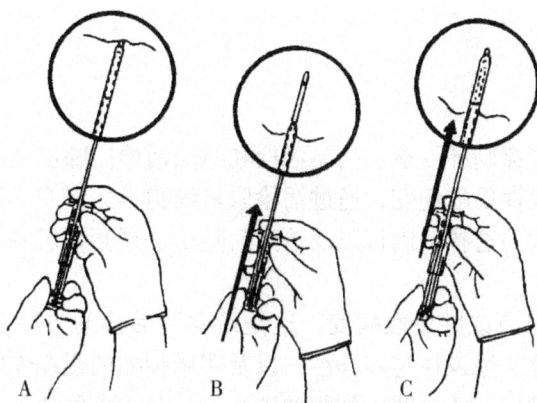

图 1-3　切割活检示意图
A. 穿刺针达病灶边缘；B. 推进切割针针芯；C. 推进切割针针套，取得组织

自动活检枪切割组织的原理与此类似。活检枪有两种类型，一类结构与切割针类似，只是推进针芯进入病灶后按动枪栓，将针套快速弹射出去切割病变组织；另一类活检枪穿刺时针芯与针套尖平齐，进入病灶边缘时按动枪栓，将针套快速弹射出并切取组织，最后退出。

由于肿瘤较大时其中心常发生坏死，肿瘤边缘部分为生长活跃区，故取材时应选择在肿瘤边缘部分。

切割针退出后将针芯推出，取出组织条，将其放入 10% 甲醛溶液液或无水乙醇中，送病理检查。

3. 旋切活检　主要用于骨骼病变的活检。基本方法与切割术类似，只是由于骨骼组织较坚硬，所使用的活检针不同。将旋切针的套针准确穿刺抵达病变区骨面，穿过骨皮质，拔出针芯，套针内植入旋切针至病变，在同一方向加压拧旋几次，切取标本。最后将获取的标本固定，并送病理检查。

五、并发症

无论采用何种方法进行穿刺活检，可能发生的并发症相类似，主要有疼痛、出血、感染和诱发肿瘤转移。并发症的发生率与针的直径和类型以及所穿刺的部位有着密切的关系，如使用 18G 穿刺针行肺部穿刺时，气胸的发生率为 49%，而使用 21~23G 穿刺针作肺部穿刺时，气胸的发生率为 5.1%。使用切割针行前列腺活检的并发症发生率比细针穿刺也高 10 倍左右。

穿刺活检后疼痛多为轻度，1~2 天内消失，无需处理，若出现剧烈疼痛，应考虑损伤血管或神经，除给予镇痛药外，还应给予止血药和抗生素。穿刺通道或穿刺靶器官内出血常见于使用粗针或切割针时，少量出血可自行停止；若有活动性出血而使用止血药无效时，可以采用血管造影检查明确出血部位后给予栓塞治疗或请外科协助处理。

穿刺活检后感染多与穿刺器械或皮肤消毒不严有关，一旦出现感染症状或体征应及时使用抗生素治疗。

气胸多在肺部穿刺后即可发生，少量气胸可自行吸收，中量或大量气胸应及时采取抽气或负压引流的方法治疗。

六、临床应用

（一）胸部活检术

胸部穿刺活检包经皮穿刺肺活检、胸膜活检和纵隔活检。肺部活检是胸部活检的主要内容。一些影像学难以明确性质的病变，通过活检取得细胞学、组织学资料可作出定性诊断和鉴别诊断，对于治疗方案的选择、制订以及治疗后随访，预测预后等方面均具有重要作用。

1. 适应证与禁忌证

（1）适应证：①肺结节或肿块性病变，这是经皮针活检的主要适应证，用于鉴别肿瘤与非肿瘤、肿瘤的良恶性、原发性与转移性，以及明确肿瘤的组织学类型；②肺部慢性浸润性病变；③肺门实质性肿块；④来源于胸膜的肿块；⑤纵隔内肿块。

（2）禁忌证：①不能合作，剧烈咳嗽和躁动不安者；②凝血机制障碍；③重度呼吸功能障碍；④肺大疱伴限制性通气障碍；⑤肺动脉高压、肺心病；⑥肺动静脉畸形。

2. 导向手段

（1）透视：由于肺组织的特殊性，透视下具有良好的对比度，利用透视作为导向手段实时、简便、实用。若为固定球管单向透视，需翻动患者，会增加并发症的发生。DSA 机具有球管和增强器旋转功能，可以实施多角度透视观察，应作为首选。

（2）CT：作为先进的影像手段，具有穿刺准确性高、并发症少的优点，并能选择最安全的穿刺途径，尤其适用于纵隔、胸膜病变、肺内小病灶以及其他透视下显示不满意的病变或部位。

（3）超声：可用于能被超声显示的胸膜或靠近胸膜的肺部病变，其优点是可以多方位观察病变和穿刺针头。

3. 操作方法　穿刺定位前仔细分析患者的 X 线胸部正侧位片或 CT 片等影像资料，确定进针方向、深度、进针部位等。如果从侧胸壁肋间隙穿刺，患者一般取仰卧位于检查床上，在正、侧位透视下确定穿刺点，并作体表标记。如果从前胸壁或后胸壁进针，患者则取侧卧位。

穿刺点确定后，常规消毒铺巾，局麻可深达胸膜，但不宜太深。进针点应于肋间隙中点或肋上缘，以避免损伤肋间血管。一般采取水平或垂直进针，不宜倾斜进针。倾斜进针难以控制进针方向，尤其对深部病灶，若用细针极易偏离病灶方向。穿刺针通过胸膜时应让患者屏气。透视下，可根据预先测量的进针深度和方向进针。一旦针刺入病变，让患者保持平静呼吸，透视下可见针尖和病变随呼吸一起运动。穿刺时，双向透视很易观察病灶同针尖的关系。应避免多次穿破胸膜。如一次未刺中靶目标，穿刺针应退至胸膜下，调整方向后再穿刺，不可完全拔出后多次穿刺。同时穿刺针应尽可能避开叶间胸膜。

C形臂透视，只需转动机架，不需翻动患者，也有利于确定针尖同病变的关系。一旦针正确刺入病灶，即可进行活检。拔针后，再次透视或扫描观察有无气胸发生。患者在穿刺过程中和穿刺后2小时内应避免用力咳嗽。

CT导向穿刺时，先从原来的CT图片上选择最佳活检层面。活检时于患者胸部表面放置不透X线的标记物，扫描后选择最佳层面，测量穿刺点与病变间的最短距离，设计进针方向和角度。确定进针点后，将穿刺针推进到原定的深度。针刺入到一定位置后，再行扫描以证实针尖与病灶之间的关系。如针尖偏离扫描层面或针尖方向有偏差，需在校正穿刺后扫描。为确定针尖的准确位置，尤其当针的方向与扫描层面成角时，常需多次扫描。

4. 并发症　胸部穿刺活检的主要并发症有气胸、咯血和局部肺出血。使用细针穿刺可明显减少并发症的发生。气胸的发生率报道不一，大约在4%～47%之间，与使用穿刺针的口径、形态和方法有关。约有7.7%的气胸患者需要抽吸气体治疗。约5%靠近肺门的病变在穿刺活检后有咯血，其他部位出现咯血者为2%。小量咯血常自行停止，无需治疗。穿刺部位周围的少量出血通常在数日内吸收。

5. 效果评价　穿刺活检对胸部疾病的诊断是一种安全而实用的检查方法。其简便易行且痛苦小。细胞学检查诊断迅速，恶性肿瘤的诊断准确率达85%～98%，良性病变则稍低；孤立结节病变的活检成功率高于肺弥漫性病变。

对影像学图像高度怀疑为恶性肿瘤者，若一次穿刺活检结果为阴性时，应给予再次穿刺活检。临床实践与国内众多医疗机构的资料表明，经皮胸部活检是影像学检查与诊断的重要组成部分，特别是可以减少不必要的开胸探查和为手术、放疗、化疗提供明确的诊断资料。

（二）腹部脏器活检术

腹部实质性脏器包括肝脏、脾脏、胰腺、肾脏、卵巢、后腹膜肿块和腹腔内肿大淋巴结均可进行经皮穿刺活检，其操作方法相似，本章节重点介绍肝脏穿刺活检术。

肝脏穿刺活检：

1. 适应证与禁忌证

（1）适应证：①超声、CT、MR发现肝内单发或多发实质性或囊性肿块；②不明原因的肝脏肿大；③肝脏肿瘤性病变介入治疗后需要观察治疗效果；④肝移植术后；⑤布－加综合征。

（2）禁忌证：①不可纠正的出血性素质者；②没有安全的活检穿刺道，如膈顶部附近的肿块、前面有胃或肠重叠者；③不合作患者；④大量腹水；⑤超声、CT/MR高度怀疑为血管瘤或包虫病。

2. 导向手段　肝穿刺的导向手段主要是超声或 CT，决定于医院条件与术者的习惯。

超声穿刺探头中心或侧方可插入穿刺针，即可实时观察超声图像上进针的部位、方向与深度；操作中如看不到穿刺针，则可能针的方向改变或探头方向不对，可作针头的短距离抖动，有助于观察。超声导向对于瘦的患者与浅表病灶较好，而肥胖患者和肠道积气较多者影响图像质量和观察。

CT 作为引导肝脏活检在临床上被广泛应用，由于 CT 的空间分辨力好，对深部病灶或体胖者非常容易观察。

3. 操作方法　大多数患者取仰卧位，偶尔也可能取斜位、侧卧位或俯卧位，以求得最佳穿刺点。一般取最短距离，以求穿刺的准确性能提高。应避免穿过肺组织、胸膜、胆囊以及胃肠道，同时穿刺通道也应避开肝门和肝段以上的血管与胆管；但对某些活检如浅表的肝富血管性肿瘤，选择比较远距离的穿刺更为安全，因为这样可通过较多的正常肝组织，以防止出现肝包膜下或腹腔出血。

局部皮肤消毒与局部麻醉后即行穿刺。用超声导向时，固定探头，嘱患者暂停呼吸，迅速将穿刺针沿探头引导器插入肝脏，观察针尖的强回声点，确保针尖沿探头引导方向继续进入，直中目标。肯定针头位置准确无误后即行活检。

CT 导向的定位穿刺方法类似于肺活检术。

4. 并发症　经皮肝穿刺活检的安全性较好，并发症发生率很小，使用细针时为 0.04%，用粗针活检为 0.1% ~ 0.3%，严重并发症发生率更小。出血是最常见的并发症，可发生于肝内、肝包膜下及腹腔内，通常可自限，不至于引起严重后果；胆汁渗漏可引起胆汁性腹膜炎；穿刺通道在近肝门处通过肝动脉和门静脉可引起动静脉瘘；迷走神经反射可引起低血压与心动过缓；偶见有穿刺道的肿瘤种植转移。

5. 效果评价　目前，经皮肝穿刺细针活检对于肝脏恶性肿瘤的诊断敏感性与特异性均在 90% 左右，用粗针穿刺进行组织学活检则更高，对临床怀疑肝癌的患者提供了一个安全、有效、可靠的确诊途径。有一组报道对 3cm 以下的肝脏肿块在超声实时导向下活检，用 18 ~ 19G 针，活检正确率达 96%，没有并发症。

对肝脏非肿瘤性病变进行活检时，应选择切割活检，以便取得较多的组织进行病理学或免疫生化学研究。

（三）骨活检术

骨骼病变的穿刺基本方法与腹部脏器类似，只是由于骨骼组织较坚硬，所使用的穿刺针有所不同。常用于骨骼系统活检的穿刺针有：Ackermann 针、Craig 针和 Jamshidi 针。骨骼病变具有多种多样的性质，如囊性病变、炎性病变、溶骨性肿瘤、成骨性肿瘤、代谢性病变、骨性病变浸润软组织等，随着病变性质的不同，病变处骨骼的硬度差异较大，所以目前尚无一种穿刺针可适合于多种病变。不同类型的活检针应据 X 线平片或 CT 片所显示病变骨骼的密度与部位进行选择。

1. 适应证与禁忌证

（1）适应证：①临床与影像学诊断有困难而临床治疗又需要组织病理学结论的各种骨骼病变；②转移性骨肿瘤，经皮骨活检术诊断价值已经充分肯定。主要适用于以下情况：明显的转移灶，但与原发疾病的临床分期不符；核素扫描阴性，但是其他影像学检查不能排除转移性肿瘤；有多个原发肿瘤的转移灶；影像学表现为稳定的转移灶，决定是否需进一步治疗；未能找到原发肿瘤的转移瘤；③原发性骨肿瘤是一个有争议的适应证，因为病理医师很难仅凭少量的标本作诊断和分级，尤其是软骨类肿瘤。此外，大多数原发肿瘤需外科治疗，因而可在切除前做外科活检和快速切片；④急性或慢性化脓性骨髓炎、骨结核等；⑤需要鉴别椎体压缩性骨折的原因，确定嗜酸性肉芽肿与骨纤维异常增殖症等。

（2）禁忌证：无绝对禁忌证。相对禁忌证有血供丰富的骨转移瘤；有严重出血倾向者；晚期极度衰竭者；脊柱严重畸形者

2. 导向手段由于骨骼系统的良好对比度，X 线透视定位与导向下进行骨骼病变穿刺具有经济、简便、操作灵活的优点；CT 引导下穿刺定位准确性更高，应用越来越普遍。

3. 操作技术

（1）脊椎穿刺：经支脊椎穿刺由于脊髓、椎管和神经根的阻挡，不适合从正后方（脊柱中线）进针，也应避开关节和横突。最常用、也是最安全的进针途径是后方进针法。其进针点一般取脊柱中线旁开 5～10cm，胸部为 5～6cm，上腰部为 7cm，下腰部则可延至 10cm，同时应根据患者的体形作适当调整。最好的方法是术前根据 CT 或 MRI 的横断扫描像作一测量，确保避开大血管、神经和其他重要脏器。进针与矢状面成角，在胸部为 30°，而腰部则为 45°左右。

常用的穿刺体位为标准侧卧位（椎体病变侧向上），选择好穿刺点，定位后用 1% 利多卡因作局麻。在侧位透视下插入穿刺针至病变部位。穿刺过程中若遇骨性阻挡，可能是由于穿刺针与脊柱矢状面成角过小而被上下关节突阻挡所致，应作调整。若调整角度后仍难以避开上下关节突，则需将穿刺点向外侧移 1～2cm。在侧位透视下穿刺针抵达病变部位后，必须正位透视予以证实。

另一较常用的穿刺方法为患者取标准侧位，将 X 线球管转至与患者腰椎冠状面成 50°～60°角。该角度即穿刺针与腰椎矢状面的成角，因此，在穿刺过程中无需作正侧位双相透视，只要看到穿刺针呈一金属点状影就可视为穿刺准确无误。

由于颈椎具有相对较厚实的附件结构，颈椎穿刺不能从侧后方进针。目前均采用前侧方进针，在普通 X 线透视或 CT 监视下进行。前侧方进针法的要点是使穿刺针在喉部与颈动脉鞘之间穿行。由于其周围均为重要脏器和组织，穿刺必须细心和准确无误，并尽可能用较细的活检针。患者取仰卧位，术者在侧方，用二手指平行触及喉部和颈动脉，另一手则将穿刺针沿指间穿刺，进针角度与颈椎冠状面成 20°。正侧位透视下监视，以确保穿刺位置准确无误。

（2）四肢长骨和扁骨的活检：穿刺前先对病变部位进行进针定位，可利用正侧位透视或 CT 扫描观察病变最清楚、距表面最近处作为进针部位，做好标记，并固定肢体。然后进行局部浸润麻醉，深度应达病变边缘处。在透视下对准病灶处进针。

四肢骨具有较厚的骨皮质，穿刺时可使用骨钻打孔后再行穿刺。行长骨活检，应避免穿刺针沿其圆柱状骨皮质滑动而误伤周围的血管或神经。在行肋骨和胸骨穿刺时，应注意掌握进针的深度和方向，以避免损伤肺组织。穿刺针应斜行进入，以免穿入胸膜。正常情况下的骨皮质十分坚韧，需要用手钻或电钻才能穿通。当穿刺针突入骨髓腔时，尤其是骨髓炎患者，常剧痛难忍，需用强镇痛剂。

4. 并发症　骨活检的并发症发生率相对较低。据 Laredo 报道在该院 8 年内完成的 500

例骨活检术中，仅有 1 例发生并发症，为腰大肌旁血肿。Murphy 综合了 11 家医院 9500 例骨活检术，发生率为 0.2%，最常见的是胸椎活检时的气胸，多数并发症较轻，可恢复。引起并发症的原因为穿刺活检过程中损伤血管、神经及邻近组织所致。因此，减低并发症的关键是活检医师必须具有丰富的临床解剖与 X 线解剖知识及娴熟的操作技能。术前详细的 CT 和其他影像学检查并在 CT 片上测量穿刺参数和定位有助于减少并发症。

5. 效果评价　多种因素可影响其诊断准确率，包括不同的疾病和类型、不同的活检部位、病理医师的经验、活检前的放射学检查和临床其他检查情况等。其中，不同类型的病变对诊断的准确率尤其相关。一般而言，骨活检术对转移性肿瘤的准确率最高，可达 90% 左右，而对原发性肿瘤病变的诊断准确率则低一些，约 73% ~ 94%。据多组大宗文献报道，综合性骨疾患的活检准确率总体多在 80% 左右，最高达 94%。

七、评价

在 X 线透视、超声、CT 引导下的穿刺活检已经成为一项成熟的介入诊断技术，准确率达 90% ~ 95%，而 21G 及更细的穿刺针的应用，使并发症的总发生率低于 1%。自动活检枪的产生，使活检过程更加简单，创伤小与快捷，所取标本更适于病理诊断。

（包布仁白乙拉）

第二节　血管造影诊断

血管造影始于 1923 年，最初的血管造影图像与骨骼和软组织相互重叠，对血管的细小分支显示较差。另外，血管造影图像首先被投照到 X 线胶片，再经过暗室技术处理后才能看到血管造影图像。而且为静态单幅图像，为了克服骨骼与软组织对血管造影图像的重叠，早在 20 世纪 50 年代人们采用胶片减影技术以获得更为清楚的血管造影图像。为了克服静态图像无法动态观察血流情况，20 世纪 60 年代随着影像增强技术的应用，出现了血管造影电影摄影技术，达到了动态观察血流和同时捕获动脉期、实质期、静脉期的目的。20 世纪 80 年代，随着计算机技术的发展，出现了数字减影血管造影设备，数字减影血管造影的优点体现在实时显示减去骨骼和软组织的动态三期图像。数字减影血管造影不仅提供了高质量血管造影的图像，而且减少了造影剂的用量。

介入放射学的发展是建立在血管造影之基础上，血管造影诊断不仅对血管性病变、肿瘤性病变具有定位和定性诊断之价值，而且是进行介入治疗的依据；血管造影诊断既可以在介入治疗之前，也可以在介入治疗的过程中和介入治疗之后进行，介入治疗之后的血管造影又是评价介入治疗效果的客观指标之一。

一、经皮血管穿刺与插管

（一）穿刺针

目前临床上广泛使用的经皮血管穿刺针为改良的前壁穿刺针，其结构简单，既无针芯，也无基板，针座上的缺凹表示该侧为针头的斜面所向。目前日本 Terumo 公司生产的穿刺针带有塑料穿刺套管（图 1-4），穿刺套管比穿刺针稍短，由塑料制成，套在金属针管外，套管紧裹着针管与之一起穿刺。进入血管后，拔除穿刺针，留下套管，即可植入超滑导丝后换入导管鞘或导管。

针座与针管衔接处应光滑呈漏斗状，以便导丝插入；也可直接连接注射器或连接管。

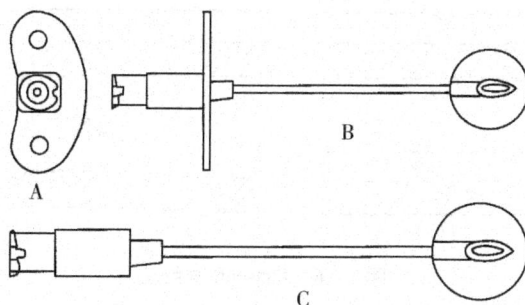

图 1-4 前壁穿刺针
A. 基板；B. 带基板的前壁穿刺针；C. 不带基板的前壁穿刺针

（二）穿刺技术

自从 Seldinger 于 1953 年开创直接经皮穿刺血管技术以来，血管造影进入了一个新的阶段。它避免了切开暴露血管，改为直接经皮穿刺血管，运用导丝与导管的配合，将导管插入主动脉内。此项技术强有力地推动了介入放射学的发展，并成为介入放射学的最基本方法。这一技术在临床应用中不断得到改良和完善，并发展到能够应用于所有腔道的穿刺。

1. Seldinger 术基本概念　Seldinger 穿刺技术经典的操作步骤为：用带针芯的穿刺针经皮穿透血管前、后壁，退出针芯，缓缓向外拔针，当穿刺针退至血管腔内时，可以见血流从针尾射出，即引入导丝，退出针，通过导丝引入导管，将导管放至主动脉，此即 Seldinger 术（图 1-5）。

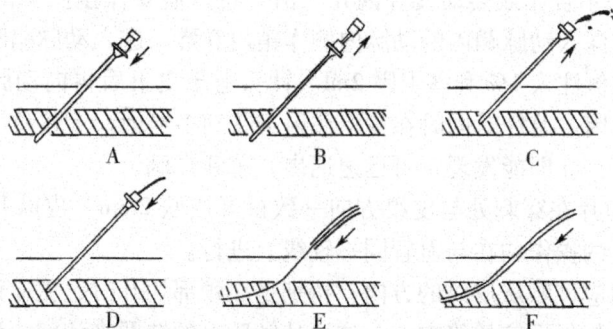

图 1-5 Seldinger 穿刺技术示意图
A. 带针芯穿刺针穿过血管前、后壁；B. 退出针芯；C. 后退穿刺针管见血喷出；D. 引入导丝；E. 退出穿刺针留下导丝后插入导管；F. 导管顺导丝进入血管，退出导丝留下导管

2. Seldinger 改良法　Driscoll 于 1974 年提出改良法，他用不带针芯的穿刺针直接经皮穿刺，当穿刺针穿过血管前壁（避免损伤后壁），即可见血液从针尾喷出，再引入导丝、导管。这一方法的主要优点是避免穿透血管后壁，一次穿刺成功率高，并发症少，熟练操作后对桡动脉、腋动脉穿刺更有利（图 1-6）。

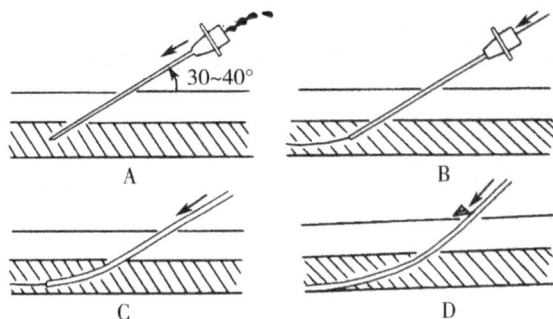

图1-6　Driscoll 穿刺法
A. 穿刺针进入血管；B. 引入导丝；C. 退针、引入导管；D. 退导丝造影

目前绝大多数术者均采用改良法穿刺，由于 Seldinger 的贡献，一般文献上仍称 Sedinger 穿刺术，不刻意说明改良法。Dotter 称此项技术为医学界的一个里程碑。

（三）插管技术

本书按 Seldinger 改良穿刺法作一介绍。本文所述是以股动脉为例，其原理同样适用于静脉和非血管腔道的穿刺。

通常患者仰卧在造影台上，术者站在患者右侧。以右手持针操作。

穿刺前应先确定穿刺部位，右侧股动脉穿刺点应定位于右侧腹股沟皮肤皱折下方 1～1.5cm 股动脉搏动最强处。由于穿刺针斜行穿入，穿刺部位具有皮肤进针点与血管进针点两个部位，所以它们不在同一垂直面上。穿刺时应根据皮下脂肪及肌层的厚薄予以调整进针角度。而股动脉的顺行与逆行穿刺时上述两者的距离明显不一样。

1. 局部麻醉　除不合作或婴幼儿和因介入治疗特殊需要作全身麻醉外，一般均采用局部麻醉，注射针头应深入动脉鞘内的动脉内侧作鞘内麻醉。进入动脉鞘时有轻度突破感，回抽无血时，在动脉内侧注入 1% 利多卡因 2ml。针头退至皮下后再向动脉外侧刺入，入鞘后同样注入等量利多卡因。退针时同时在皮下注射 1ml 利多卡因。上述负压抽吸状进针是为了穿刺时一旦进入血管，立即能发现，可迅速退出，重新穿刺。

2. 穿刺　用尖刀片在穿刺处与皮纹方向一致挑开皮肤 2mm。皮肤开口处一定要在血管的正上方，以便以后的操作均在与血管同一轴线上进行。

皮肤切开的方向应该顺从皮纹的方向，特别是在颈部切开时，更应该掌握此原则。

穿刺时穿刺针头的斜面应始终向上，这可从针座上的缺凹来认定。斜面向上有利于导丝推进。

穿刺针以 30°～40° 角向血管穿刺时，动作轻巧，可平稳缓慢地推进（图1-7），方向要始终一致，不能左右上下扭曲，以免以后导丝及导管在皮下扭曲，使操作困难。

穿刺针进入皮下组织后行走时阻力较小，针尖到达股动脉管壁时阻力增加，此时应稍用力使针头快速通过血管壁，穿刺针头进入血管腔后立即可见鲜红色血液从穿刺针座处喷出，表明穿刺成功。

穿刺针深入后，可能会发生几种情况：①未见血液从针座处外溢，即未穿入血管，可将针头退至皮下重穿。②针座处血流不畅，其色暗红，则为针入静脉，也需退出针头。③针座处血流不畅，其色鲜红，表示针尖孔并未完全在动脉腔内，可能一半在腔内，一半在血管的前壁或后壁。应将穿刺针稍向里或外移动，使针头完全位于血管腔内。如仍未入血管，则退出穿刺针，稍压片刻后再穿刺。

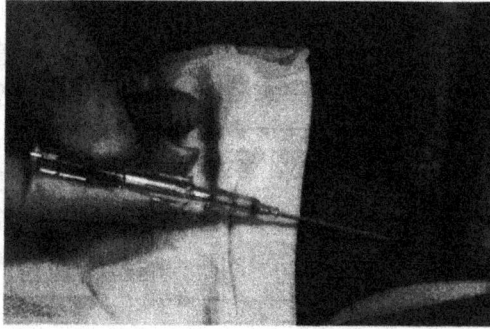

图1-7 经皮穿刺

3. 插入导丝 穿刺成功后，左示、中与拇指抓住穿刺针，右手取过导丝，插向穿刺针针座。导丝进入穿刺针在血管内行走时应感觉到畅通无阻力。在导丝通过穿刺针插向血管时如有阻力切忌用力猛插，这时可能有以下几种情况：

（1）在插导丝时，使穿刺针移动，可能超出或退出血管腔。

（2）穿刺针与皮肤间夹角过大，近直角状，导丝不易插入。

（3）穿刺针头的斜面不是朝上，而是朝下，使导丝向后转。

（4）穿刺针进入小血管，如股深动脉。

（5）前方血管扭曲严重。

此时应停止插导丝，先检查针座的缺凹是否向上，即针头的斜面是否朝上，如有误则调整后再插管。如位置正确，则把针座下压，使穿刺针，血管间角度减小，这也有助于插导丝（图1-8）。如仍有阻力，则退出导丝，如无喷血，则重新穿刺。如果针座处喷血正常，而导丝插入仍有困难，则应在透视下经穿刺针注入造影剂观察，是否血管有严重狭窄、扭曲，或导丝插入细小的血管分支等，根据透视情况做出处理。偶尔也有术者左手过分紧压被穿刺血管的上方，造成导导丝插入困难。

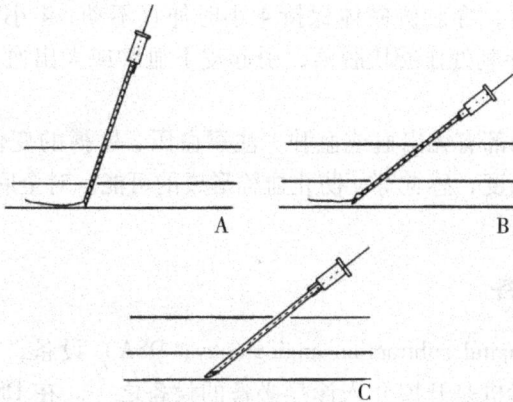

图1-8 针头斜面方向对导丝插入的影响
A. 针头斜面方向正确，但角度太大，影响导丝插入；B. 针头斜面方向、角度均好；C. 针头斜面方向相反，导丝无法引出

4. 退穿刺针　导丝进入血管15cm左右，术者右手将导引子与穿刺针退出皮肤，同时左手3、4、5指压迫穿刺处，示、拇两指抓住靠近穿刺处的导丝。右手握肝素盐水纱布裹住导丝，一边退出穿刺针，一边清洁导丝。

5. 引入导管鞘　由于介入检查和治疗的目的不同，使用的导管直径和类型亦不同，在插入导管鞘之前应根据使用导管的大小决定导管鞘的型号。由于导管鞘相对粗大，在插入导管鞘时应采用旋转推送，旋转推送法可以使导管鞘容易通过皮下组织和血管壁。随着4F导管鞘的应用，不用切开皮肤也可以在穿刺成功后直接插入4F导管鞘。

导管鞘的优点在于：消除导管在局部操作中的不适感和反复换管引起的血管损伤，其缺点则是扩大了穿刺通道（鞘的外径比裸导管粗 1F = 0.33mm），也增加了费用和操作时间，如果鞘过大，还可能在鞘与导管之间引起血栓，操作中必须经常用肝素冲洗导管鞘。此外，对于头端不缩细的导管则必须使用导管鞘，因为钝头导管不易插入血管，用力插入则引起血管损伤，术中导管周围持续出血，影响操作。

导管鞘插入后，术者可将导管鞘内芯与导丝一起从导管鞘退出。立即用肝素等渗盐水从导管侧臂冲洗导管鞘，同时见有血抽出也肯定导管鞘在血管内。

6. 引入导管　导管鞘就位后，先将导丝插入即将插入的导管内，导丝头端则缩在导管口内，不使外露。导管从导管鞘隔膜处插入数厘米，即可插入导丝，使导丝超出导管口，由导丝先行导管跟入插向血管（导丝头端比导管头端软，可防止损伤血管）。在透视指导下，将导管插至靶点附近：退出导丝，用肝素等渗盐水冲洗导管，必要时注入造影剂，观察导管所在部位。

7. 穿刺点处理　在造影诊断或介入治疗后应将导管、导丝和导管鞘拔除，此步操作虽然是介入诊疗的最后一步，但是仍然可能出现严重的并发症：拔管时必须按照以下步骤操作。

拔管时先用左示、中、环指分别放在皮肤穿刺点、血管穿刺点及血管穿刺点的头侧，右手抽出导管后，左手中指立即压紧。开始时可以压迫稍重，阻断血流。3分钟后应稍放松，使血流通过，这时感觉到手下有血管搏动，约 10~15 分钟，慢慢放松中指。如无出血，用纱布覆盖后，可用绷带或胶布条包扎。

压迫止血和加压包扎后，穿刺侧肢体保持4小时伸直不动，4小时后首先去除加压包扎，24小时内卧床，以免穿刺处血凝块脱落，引起皮下血肿或大出血，24小时以后可起床活动。

观察期内注意穿刺处局部有无出血或血肿，注意血压、脉搏的变化，防止内、外出血。注意穿刺远端肢体皮色、温度、感觉等，防止血栓形成的可能。对全麻患者更要注意观察呼吸、脉搏与血压，直至清醒。

二、血管造影设备

数字减影血管造影（digital subtraction angiography，DSA）设备，由于血管造影和透视的需要，数字减影血管造影机是开展介入诊疗必备的设备之一。在 DSA 设备中，X 线透视为最基本的功能。DSA 设备具有脉冲方式透视、造影图像采集、旋转血管造影，步进血管造影、路图引导等功能，扩展的软件可以对狭窄血管、心脏收缩功能进行测量和评价，还可以进行血管三维重建，类 CT 断层扫描和经皮穿刺活检引导。上述这些功能的扩展有利于患者和手术者的放射防护，有利于对复杂、疑难病例的处理。近年来推出的平板数字减影血管造影机能够提供清晰的血管造影图像。使血管造影的诊断价值进一步提高。

三、造影剂

（一）碘剂造影剂

含碘造影剂一直是血管造影理想的对比剂。目前使用的造影剂按其分子结构和理化特性可分为两大类，即离子型造影剂（ionic contrast media）和非离子型造影剂（nonionic contrast media）；依据其所含碘原子数与其在溶液中的离子或粒子数之比值，离子与非离子造影剂又可分为单体和二聚体两类造影剂。如从造影剂之浓度分类，造影剂可分为高渗（血液渗透压的 5~8 倍）、低渗（血液渗透压的 1~2 倍）和等渗造影剂。目前，我国常用的造影剂主要为：

1. 离子型造影剂　各种浓度的泛影葡胺（I）（iatrizoate meglumine）和复方泛影葡胺（compound diatrizoate meglumine），二聚体造影剂 Ioxaglate 或 Hexabrix 320（碘克酸葡胺钠或称低渗显影葡胺钠 320）。

2. 非离子型造影剂　如 Iohexol（碘海醇），又称 Omnipaque（欧乃派克）；Iopromide（碘普罗胺），又称 Ultravist（优维显）；Iopamidol（碘帕醇），又称 Iopamiron（碘必乐）；Iobitridol（碘比醇），又称 Xenetix（三代显）。

各种造影剂的理化特性见表 1-2。

表 1-2　国内常用造影剂的理化特性

品名	含碘量（mg/ml）	黏稠度 25℃	（mpa. s）37℃	渗透压（mmol）
60% 泛影葡胺	282	5.0~6.1	3.8~4.2	1346~1500
（I, iatrizoate meglumine）				
60% 复方泛影葡胺	288~292	5.9	4.0	1511
（compound diatrizoate meglumine）				
76% 复方泛影葡胺	370	13.8	8.4	1689
碘海醇（欧乃派克）	300	11.6	6.1	640
（iohexol or omnipaque）	350	23.3	10.6	780
碘普罗胺（优维显）	300	8.7	4.6	610
（iopromide or ultravist）	370	20.1	9.5	770
碘异肽醇（碘必乐）	300	8.8	5.6	620
（iopamidol or iopamiron）				
三代显	300	9.8	6.0	695
（iobitridol of xenetix）				

造影剂的应用中，在无造影剂过敏反应的前提下，应考虑到造影剂的渗透压、离子电荷和化学毒性对人体的影响以及造影剂的费用等因素，主张应尽可能地减少用量、降低造影剂的浓度。在 DSA 设备上进行造影检查，宜选用低渗和等渗浓度的造影剂；脑室、蛛网膜下腔和椎管造影应选用 isovist、omnipaque 等非离子造影剂，其他体内非血管腔道可选用普通的离子型造影剂即可。

使用离子型碘造影剂血管造影的各种副作用（包括过敏、肾毒性、发热、疼痛等）的发生率达 12.66%，使用非离子型造影剂副作用发生率仍达 3.13%。为了克服含碘造影剂的缺点，近几年来，国内外一些学者借助 DSA 设备将一些非含碘造影剂作为含碘造影剂的替代剂用于 X 线血管造影检查，取得了良好的效果。目前，临床使用比较满意的造影剂有二氧化碳（CO_2）和含钆造影剂。

（二）二氧化碳（CO_2）

医用纯 CO_2（99.99%）是一种安全的阴性血管造影剂。当适量 CO_2 被快速注入血管后，它并不立即溶解于血液，而是与血液形成界面，充盈靶血管，这种血管内外的密度差可在 DSA 比较好地显示出来。CO_2 没有肝、肾副作用，也不会致机体的过敏反应，它能完全溶解于血液，且可经肺一次性排出体外。血管内注入常规造影剂量的 CO_2 极少有形成气栓的危险，即使是大剂量的注射也不会引起动脉血气参数和血流动力学显著的变化。二氧化碳数字减影血管造影（CO_2 – DSA）适用于碘剂过敏、甲亢、肾功能不全、多发性骨瘤、心力衰竭和严重高血压患者。不能用于脑血管造影。目前主要用于腹部以下动脉，以及四肢静脉、下腔静脉和门静脉等血管造影。

（吴普照）

第二章

介入治疗的基础技术

第一节　Seldinger 血管穿刺技术

Seldinger 穿刺术是腔内血管最为常用的介入技术。该技术是瑞典斯德哥尔摩放射学家 Seldinger 教授于 1953 年率先著文介绍的经皮穿刺血管插管的方法。因其不需要解剖、切开和修补血管，简便易行、安全、损伤小，而成为介入医学的重要组成部分。Seldinger 术最初仅用于血管造影，但随着介入放射学技术的发展，已被广泛应用于各种腔、道的置管引流术。

一、基本器械

1. 基本物品

（1）Seldinger 穿刺术手术包。各种大小的手术单、治疗巾，弯盘，小药杯，持物钳，不锈钢盆，不锈钢碗，刀片，纱布若干。

（2）药品准备。利多卡因或普鲁卡因，肝素，生理盐水。

（3）器材准备。薄壁穿刺针、J 型导引钢丝、扩张管、鞘管、注射器、注射针头。

2. 基本器材

（1）穿刺针：穿刺针是经皮穿刺血管的基本器具，是由硬不锈钢丝制成的针尖斜面上有两个锐利切缘的套管针。为便于持针和缓慢回撤针头，有的穿刺针尾部还有一个金属或塑料的手柄。根据其构成部件分为单构件、双构件或三构件穿刺针（图 2 – 1）。单构件穿刺针因其操作易掌握、穿透血管后壁率低，而被临床上广泛应用。

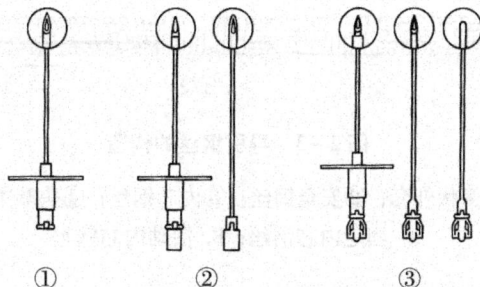

图 2 – 1　经皮血管穿刺针

①单构件针；②双构件针：带斜面的内芯针和外套管；③带斜面的内芯针、外套管和圆填充器

国内穿刺针的大小用"号"表示，号数代表穿刺针的外径。号越大，管径越粗。国外是以"G（gauge）"表示穿刺针的管径，"G"越大，管径越细。通常"G"与"号"的换算关系：14G 相当于 20 号，16G 相当于 16 号。穿刺针型号的选择是根据患者的体型及穿刺血管的粗细而定的，一般大多数成年人穿刺选择 16～19G 穿刺针，儿童穿刺选择 18～19G 穿刺针。

（2）血管鞘：血管鞘是从皮肤到血管建立的一条通道，通过鞘管可以送入或更换各种导管，是经皮介入治疗中的必要器械。血管鞘由鞘管和扩张管两部分组成（图 2－2），鞘管是导管进入体内的通道，鞘管上的侧臂可以用来冲洗、采血和测量压力；另一部分为逐渐变细的扩张管。血管鞘号数是表示鞘管内径大小，临床常用的鞘管为 5～9F，可以容许相同大小或略小的导管通过。鞘管的长度一般为 10～11cm，但是对于有髂动脉扭曲者可选用 25cm 或更长的鞘管。

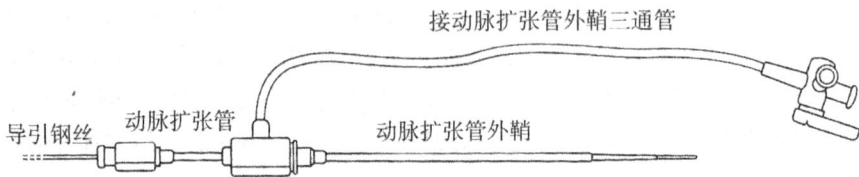

接动脉扩张管外鞘三通管

导引钢丝　动脉扩张管　动脉扩张管外鞘

图 2－2　血管鞘

（3）导引钢丝：简称导丝，对导管插入血管起到引导和支持作用，在选择性和超选择性插管时能帮助导管定位。一般为特殊不锈钢材质，由芯轴和外套组成（图 2－3）。外套为细不锈钢丝绕成的弹簧状套管，套于芯轴外面。根据内芯钢丝是否固定分：固定内芯钢丝（内芯钢丝逐渐变细，固定终止于距管尖 3cm 处）和活动内芯钢丝。活动内芯钢丝可以通过操作者调整硬质内芯位置而改变头端柔软段的长度。导引钢丝还内衬安全钢丝，焊接在导引钢丝两端，可以防止操作中导引钢丝断裂分离，并可以保证弹簧缠绕外套呈线状。

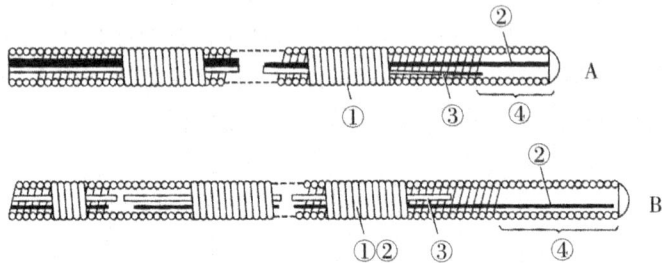

图 2－3　导引钢丝的构造

①弹簧状外套；②安全钢丝；③内芯钢丝；④头端柔软段
A. 固定内芯钢丝；B. 活动内芯钢丝

导引钢丝的长度为 50～300cm，外径为 0.15～1.6mm，前端约 3cm 的部分为柔软段。为使导丝表面光滑，减少血液黏附，导丝表面常涂有聚四氟乙烯，也有用肝素和亲水化合物处理的。根据导丝柔软段的形状分为直型（标准型）、弯型（J 型或半弧型）和可变型（活动内芯型）3 种。弯型导丝对血管内膜损伤小，宜首选。45cm 长的导丝常用作穿刺动脉时引入动脉鞘。冠状动脉介入手术常用 145cm 长的弯型导丝来传送或交换心导管。在高龄或周围血管迂曲/有病变的患者在穿刺成功后应立即放入长导丝，交换导管时保留导丝在血管内，以减少对周围血管的损伤。

（4）导管：导管种类繁多，形态各异，用途不同。操作中根据介入治疗方法和病变部位选择所需导管。

（5）其他：①扩张器，多由质地较硬的聚四氟乙烯制成，前段光滑细小呈锥形，可用于扩张皮肤切口、皮下组织（筋膜）和血管穿刺孔，以便于导管进入，减少导管端损害及对血管壁的损伤。使用方法：导丝经穿刺针进入血管后，拔出穿刺针，沿导丝送入扩张器，反复进出血管数次，使穿刺形成的创道略微扩大，再拔出扩张器送导管。②保护性袖套接头，多用于肺动脉导管和起搏导管的操作，尤其是在插管后 42h。如在插管时套上无菌性袖套接头并连接在鞘管尾端，可以保持导管约 20cm 的无菌区，前送导管不致引起污染（图2-4）。

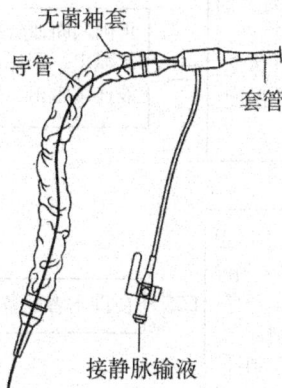

图2-4 保护性袖套接头

二、基本操作

Seldinger 穿刺术的基本操作方法是以带针芯的穿刺针经皮肤、皮下组织穿刺血管，见图2-5①；退出针芯，缓慢向后退针，退至有血液从穿刺针尾端喷出（静脉血缓慢溢出）时，立即插入导丝，见图2-5②；退出穿刺针，见图2-5③；沿导丝插入导管鞘，见图2-5④；将导管插至靶血管，见图2-5⑤；进行造影或介入治疗。

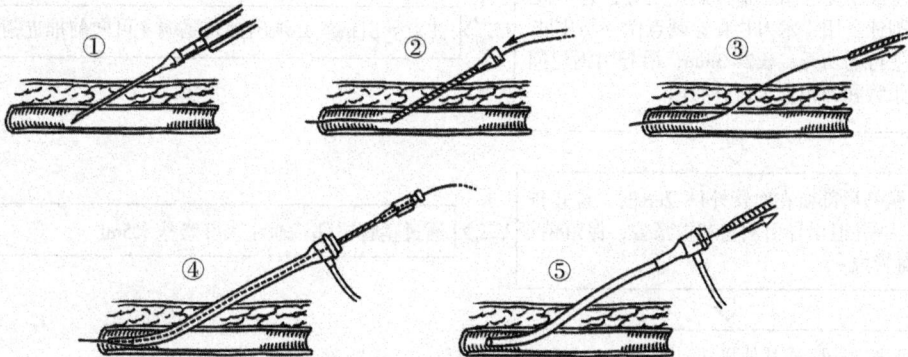

图2-5 Seldinger 法穿刺血管

三、手术步骤及护理配合流程

Seldinger 血管穿刺术流程见图 2 - 6。

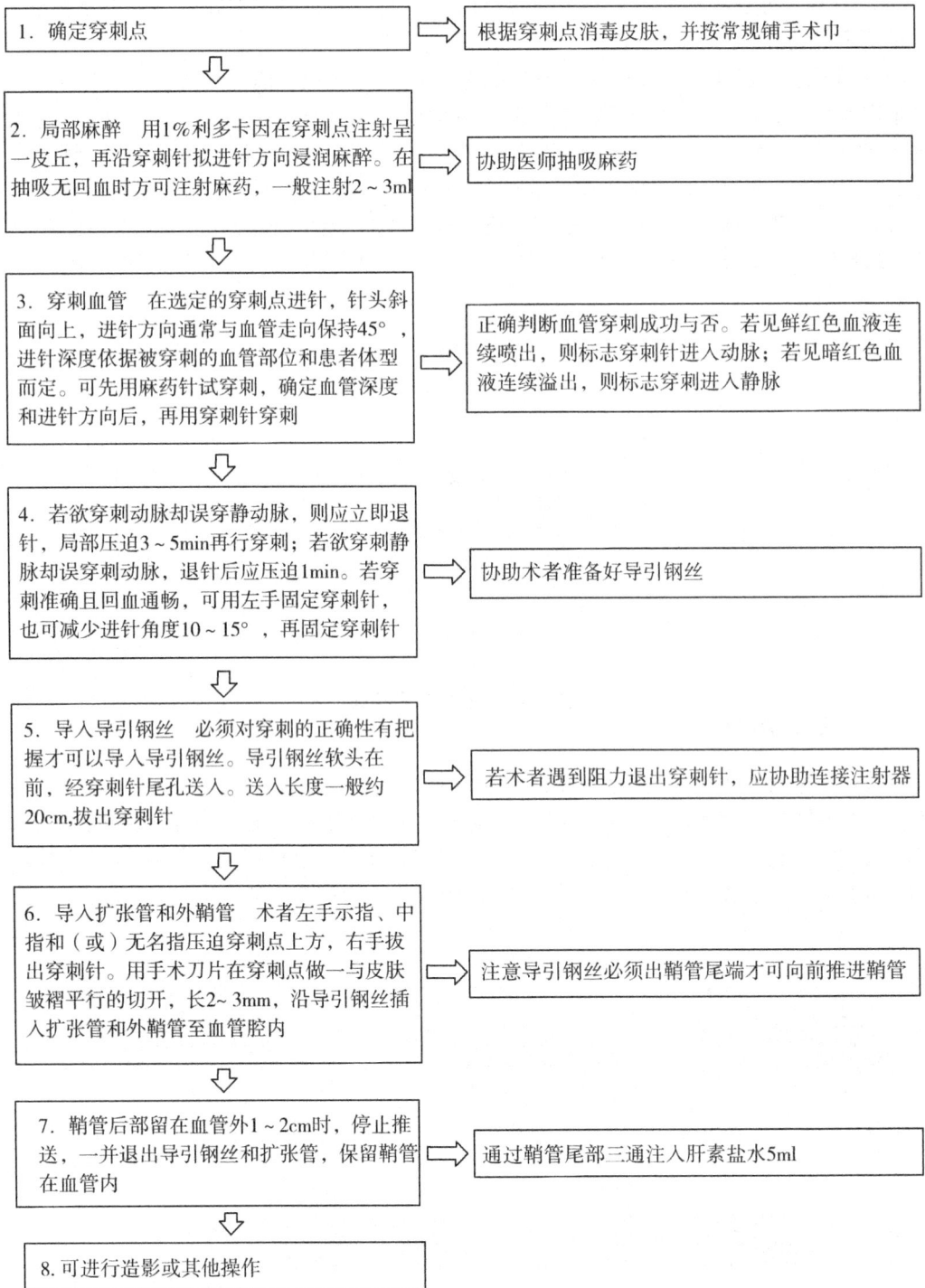

1. 确定穿刺点	⇒	根据穿刺点消毒皮肤，并按常规铺手术巾

⇓

2. 局部麻醉 用1%利多卡因在穿刺点注射呈一皮丘，再沿穿刺针拟进针方向浸润麻醉。在抽吸无回血时方可注射麻药，一般注射2~3ml	⇒	协助医师抽吸麻药

⇓

3. 穿刺血管 在选定的穿刺点进针，针头斜面向上，进针方向通常与血管走向保持45°，进针深度依据被穿刺的血管部位和患者体型而定。可先用麻药针试穿刺，确定血管深度和进针方向后，再用穿刺针穿刺	⇒	正确判断血管穿刺成功与否。若见鲜红色血液连续喷出，则标志穿刺针进入动脉；若见暗红色血液连续溢出，则标志穿刺进入静脉

⇓

4. 若欲穿刺动脉却误穿静动脉，则应立即退针，局部压迫3~5min再行穿刺；若欲穿刺静脉却误穿刺动脉，退针后应压迫1min。若穿刺准确且回血通畅，可用左手固定穿刺针，也可减少进针角度10~15°，再固定穿刺针	⇒	协助术者准备好导引钢丝

⇓

5. 导入导引钢丝 必须对穿刺的正确性有把握才可以导入导引钢丝。导引钢丝软头在前，经穿刺针尾孔送入。送入长度一般约20cm,拔出穿刺针	⇒	若术者遇到阻力退出穿刺针，应协助连接注射器

⇓

6. 导入扩张管和外鞘管 术者左手示指、中指和（或）无名指压迫穿刺点上方，右手拔出穿刺针。用手术刀片在穿刺点做一与皮肤皱褶平行的切开，长2~3mm，沿导引钢丝插入扩张管和外鞘管至血管腔内	⇒	注意导引钢丝必须出鞘管尾端才可向前推进鞘管

⇓

7. 鞘管后部留在血管外1~2cm时，停止推送，一并退出导引钢丝和扩张管，保留鞘管在血管内	⇒	通过鞘管尾部三通注入肝素盐水5ml

⇓

8.可进行造影或其他操作

图 2 - 6　Seldinger 血管穿刺术流程图

四、注意事项

1. 穿刺最好"一针见血",即准确地将针插入血管腔内,避免穿透血管壁,导致插入导引钢丝造成的血管夹层分离,或者血液外渗形成血肿。

2. 插送导引钢丝应流畅无阻力 在插送导引钢丝过程中,如果遇到阻力,应退出导引钢丝,观察导引钢丝是否损伤或者变形、穿刺针尾部是否有血液流出,或用注射器抽吸证实针头是否在血管内,或注射少许对比剂在透视下观察血管显影情况,判断导引钢丝的行走路线。

3. 冲洗导管以防止血栓形成,应常规手工冲洗导管。对静脉内导管,可在抽吸后即行冲洗;对动脉内导管,抽吸后应先弃去抽吸物,然后再次用新配置的无菌肝素盐水冲管。冲洗导管时动作应轻柔,冲洗时不应有阻力。

4. 拔管时,压迫点应准确定位在穿刺针进入血管的皮表上方,一般动脉压迫 10min,静脉压迫 5min。压迫点过低,易导致血肿形成;压迫点过高,则需要更长压迫时间才能止血。此外,在压迫止血过程中,有的患者会因压迫过重、时间过长、反应敏感等因素,出现血管迷走神经反射的表现,如血压下降、心动过缓、出冷汗、恶心或呕吐等。应密切观察患者表现,并做好积极的抢救护理配合。一旦出现上述症状,应减轻压迫力度,静脉注射 0.5 ~ 1mg 阿托品,必要时使用血管活性药物提升血压。

5. 根据插入动脉鞘管的大小判定患者拔管后绝对卧床休息时间。一般情况下,6F 鞘管制动时间 6h,8F 鞘管制动时间 8h。此后,患者可在床上略微活动肢体,24h 后下床活动。过早活动会引发再出血,形成血肿、假性动脉瘤等。

(盛 利)

第二节 血管切开插管技术

尽管经皮穿刺技术提供了便捷迅速的介入血管插管方法,但是,在低血容量所致的静脉塌陷和小儿静脉较细的情况下,血管切开插管仍是必不可少的。

一、基本器械

血管切开操作的基本器材和物品:手术单、治疗巾,无菌肝素盐水弯盘,小药杯,纱布若干块,手术刀片,虹膜剪、蚊式弯钳、直血管钳,利多卡因,注射器、针头若干。

二、基本操作

血管切开插管术的基本操作方法:做皮肤横切口,纵行分离皮下组织,见图 2 – 7①;用血管钳挑起显露的血管,见图 2 – 7②;在其近远端分别带线,用尖刀片在动脉壁,见图 2 – 7③;静脉壁,见图 2 – 7④;上切一小口,用扩张器帮助扩张血管切口,见图 2 – 6⑤;送入动脉或静脉导管,见图 2 – 7⑥。

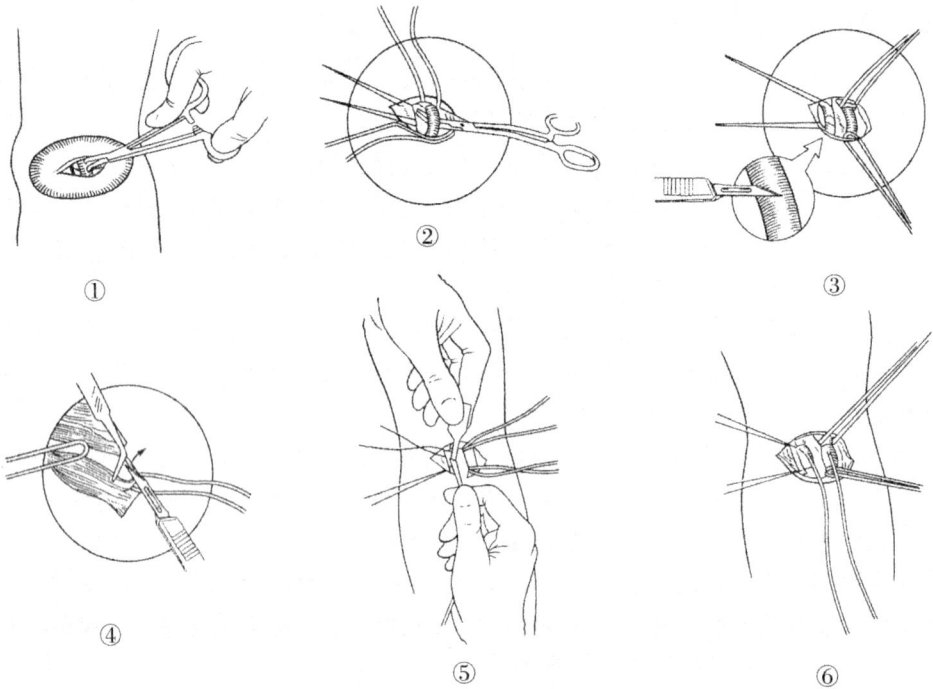

图 2-7 动脉、静脉切开操作

三、手术步骤及护理配合流程

血管切开插管术流程见图 2-8。

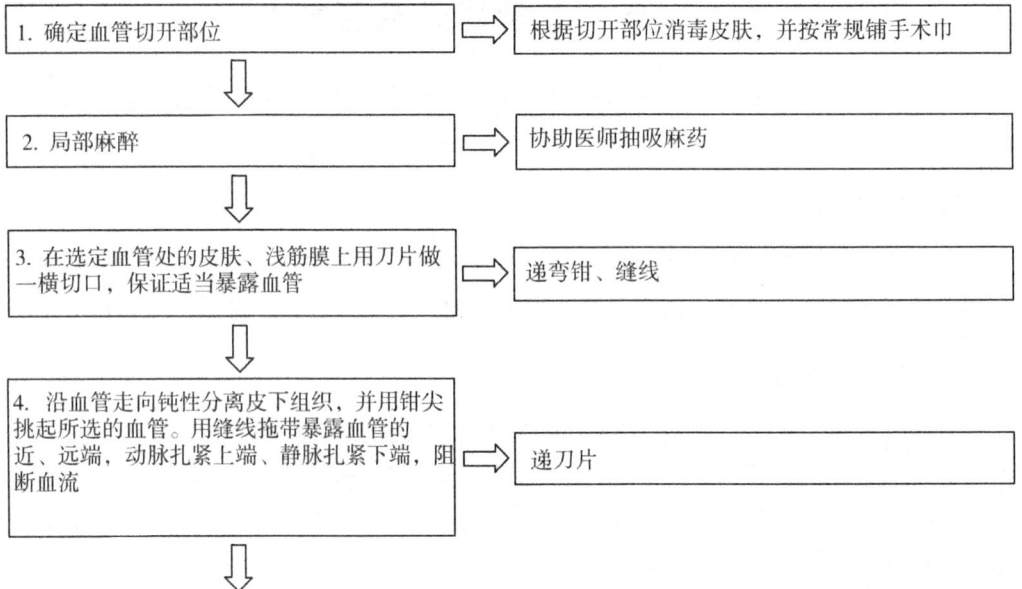

1. 确定血管切开部位	⇒	根据切开部位消毒皮肤，并按常规铺手术巾
2. 局部麻醉	⇒	协助医师抽吸麻药
3. 在选定血管处的皮肤、浅筋膜上用刀片做一横切口，保证适当暴露血管	⇒	递弯钳、缝线
4. 沿血管走向钝性分离皮下组织，并用钳尖挑起所选的血管。用缝线拖带暴露血管的近、远端，动脉扎紧上端、静脉扎紧下端，阻断血流	⇒	递刀片

5. 用血管钳夹住血管上端,用刀片在血管上切一小口,切口长约为管径1/3	⟹ 递导管

⟱

6. 将选好的导管插入血管。对于长时间放置的静脉导管,可在上端将导管和静脉扎紧后剪掉线头,注意不要阻断导管。对于长时间使用的动脉导管,可剪掉远端线头,压迫动脉数分钟	⟹ 递无菌盐水冲洗伤口,观察是否出血

⟱

7.将导管缝在切口皮肤上。再次冲洗伤口,加盖无菌纱布包扎

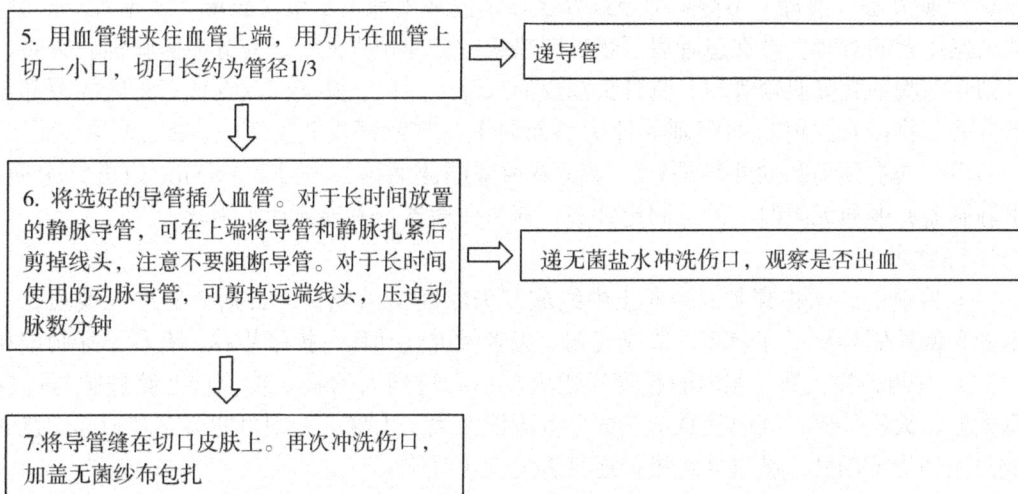

图 2 - 8 血管切开插管术流程

四、注意事项

无论是动脉还是静脉痉挛都会影响导管插入,回撤导管 20～30cm 后做短暂来回推送可缓解血管痉挛;或者通过导管注入少量利多卡因;还可以撤出导管,在导管表面浸润利多卡因后再次插入;还可以皮下或血管内直接注射硝酸甘油 300～400mg 或血管内注射罂粟碱 30～40mg,时间 1～2min。如果仍旧无效,可拔出导管,换较细导管重新插入。

(盛 利)

第三节 常见静脉穿刺部位

一、颈内静脉穿刺

1. 颈内静脉解剖 颈内静脉起源于颅底,下行与颈动脉、迷走神经一起进入颈鞘。颈内静脉的上部分位于颈动脉的后外侧,不利于定位和穿刺,其下部分位于锁骨与胸锁乳突肌锁骨端形成的三角内,在颈动脉外侧稍前方。该三角区是颈内静脉的最佳穿刺部位(图 2 - 9),而且多选择右颈内静脉穿刺。

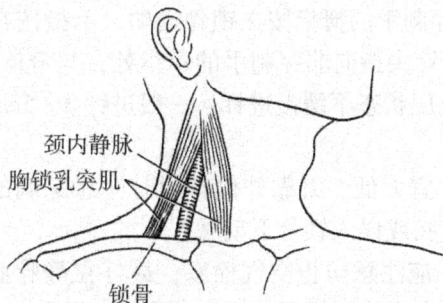

颈内静脉
胸锁乳突肌

锁骨

图 2 - 9 颈内静脉的穿刺部位

2. 穿刺方法　消毒上半侧胸部至颈部区域，按常规铺手术巾及腹单。嘱患者取仰卧位，头转向操作者的对侧，并在患者肩下垫以圆垫或者取伸颈头低位，充分显露胸锁乳突肌。先找出锁骨与胸锁乳突肌锁骨端、胸骨头围成的颈部三角区，穿刺点就在该三角区的顶部或略偏下方处。将接有注射器的穿刺针针尖斜面向上，与颈部皮肤呈 30°，沿右侧乳头方向向下、向后，向右颈动脉的外侧进针，深度因胸壁厚薄而异，一般 2～5cm，边进针边回抽，溢出静脉血并畅通无阻时，即可固定针头，移去注射器，并导入导引钢丝。

3. 注意事项

（1）穿刺时，勿将穿刺针指向正中线或与矢状面交叉成交，否则容易进入颈动脉。穿刺不能太偏外侧容易误穿肺部，造成气胸。患者做屏气动作可扩张静脉，有利于穿刺成功。

（2）右侧肺尖较低，颈内静脉管径粗大，不会遇到大的胸导管，且上腔静脉与进针点不宜太低、太靠外侧，同时注意穿刺的角度不能太大、太深，否则可能会穿刺肺部，造成气胸或误入锁骨下动脉。肺气肿或机械通气者易发生气胸。

（3）误穿颈内动脉的处理。如果仅是穿刺针误入动脉，拔出穿刺针，局部压迫止血 10min 后，可继续穿刺。因颈内动脉后方有颈椎，可有效压迫止血，故可小心拔出动脉鞘，但应准确压迫止血，避免血肿。必要时请血管外科医师修补。

二、锁骨下静脉穿刺

1. 锁骨下静脉解剖　锁骨下静脉起始于第 1 肋外侧缘，终止于前斜角肌内侧缘，在胸锁关节后与颈内静脉会合成无名静脉。锁骨下静脉与锁骨下动脉由厚 1～1.5cm 的前斜角肌分开。锁骨下静脉越过第 1 肋骨后走行于锁骨下动脉的前下方。肺尖位于颈内静脉和锁骨下静脉交会处后方约 5cm。

2. 穿刺方法　消毒上半侧胸部至颈部区域，常规铺手术巾及腹单。嘱患者取仰卧位，头转向操作者的对侧，可在患者后背两肩胛之间垫一圆垫，充分显露胸锁乳突肌，以利于穿刺。穿刺方法有两种，经锁骨上静脉穿刺和经锁骨下静脉穿刺，其中经锁骨下静脉穿刺较常用。

（1）锁骨上穿刺法：找到胸锁乳突肌锁骨端外侧缘与锁骨上缘的夹角处，对该角作角平分线，选平分线上距角尖 0.5cm 左右处作为穿刺点。将穿刺针套在肝素盐水注射器上，针尖指向胸锁关节，进针呈 30°～40°，保持注射器负压状态下缓慢进针，一般进针 2.5～4cm 可达锁骨下静脉。

（2）锁骨下穿刺法：取锁骨中点内侧 1～2cm 或锁骨中 1/3 与内 1/3 交点处的锁骨下缘 1～2cm 处作为穿刺点。非穿刺手的拇指按在锁骨远端，示指按在锁骨上窝 2cm 处。将穿刺针套在肝素盐水注射器上，针尖指向非穿刺手的示指处，与身体纵轴约呈 45°，与胸壁平面呈 15°～30°，保持注射器负压状态下缓慢进针，一般进针 3～5cm 可达锁骨下静脉。

3. 注意事项

（1）穿刺时，进针点不宜太低、太靠外侧，同时注意穿刺的角度不能太大、太深，否则可导致误穿肺部，造成气胸或误入锁骨下动脉。

（2）插入导引钢丝时，应注意防止空气栓塞，最好在静脉血从穿刺针尾部溢出时将导引钢丝插入。或在穿刺成功拿去注射器后，先迅速用手指堵住针的尾部，然后让患者稍稍屏气或低声哼唱，使静脉压增高，血液从针尾部溢出后插入导引钢丝。

（3）在血管鞘插入前，必须经透视观察导引钢丝在血管内的走向。在确定导引钢丝已在下腔静脉或右心房后，再将血管鞘插入。避免误穿锁骨下动脉而未察觉，盲目使用血管扩张器，造成止血困难。

三、股静脉穿刺

1. 股静脉解剖　股静脉位于腹股沟三角区内，在股动脉的内侧与之平行走行。腹股沟区结构。

2. 穿刺方法　消毒双侧腹股沟及外阴区域，按常规铺手术巾及腹单。用术者 3 个手指在腹股沟三角区内触诊，确定股动脉及其走向。穿刺点选在腹股沟韧带下方 2～4cm 股动脉搏动内侧 0.5～1cm 处。将穿刺针套在肝素盐水注射器上，术者一手触诊股动脉的搏动，另一手以与股动脉走向平行方向，以与皮肤呈 30°～60°对股静脉进行穿刺，并保持注射器负压状态下将穿刺针向前推送。

3. 注意事项

（1）穿刺点不宜过低或者过于靠近内侧，以免穿入大隐静脉，造成插管困难。

（2）穿刺不宜距动脉过近，以免损伤股动脉或误入股动脉。

（盛　利）

第四节　常见动脉穿刺部位

一、股动脉穿刺

1. 股动脉解剖　股动脉起源于髂外动脉，位于腹股沟三角区内，它的外侧为股神经，内侧为股静脉。自耻骨联合到髂前上脊连线的中点向腹股沟韧带作一垂线，股动脉正好与该垂线重叠。腹股沟区结构。

2. 穿刺方法　消毒双侧腹股沟及外阴区域，按常规铺手术巾及腹单。用术者的 3 个手指在腹股沟三角区内触诊，确定股动脉及其走向。沿股动脉走行方向，选腹股沟韧带下方1.5～2cm 处作为穿刺点。

3. 注意事项　穿刺点不宜过低或过高。过高易进入髂外动脉，会增加止血困难，发生腹膜后血肿；过低易进入浅表股动脉，造成导丝或导管不易或不能顺利进入主动脉，引起细小动脉阻塞，增加发生假性动脉瘤发生的风险。

二、桡动脉穿刺

1. 桡动脉解剖　桡动脉是肱动脉的延续，起源于肘窝，沿前臂桡骨侧向下走行至腕部，其搏动在腕部桡骨侧前缘和曲腕腱侧之间很容易触摸到。桡动脉四周没有重要的神经和血管。手掌为双重供血，桡动脉和尺动脉通过掌部的掌浅弓和掌深弓相互吻合，形成侧支循环。但是，约 10% 的患者这种侧支循环不完全，一旦发生桡动脉的闭塞，有可能导致手部缺血，该患者不适合经桡动脉行心导管造影。

2. Allen 试验　桡动脉穿刺术前应进行 Allen 试验，或采用超声多普勒、指脉仪等方法评价手掌尺、桡动脉间侧支循环情况。Allen 试验，手掌变红时间 <15s 者，方可进行桡动脉

穿刺术。

Allen 试验方法：①将患者手臂抬高至心脏水平以上。②抬高的手臂握拳，用手指同时压迫该手腕处的桡动脉和尺动脉约 5min。③在持续加压下放低手臂并令患者放开握拳，此时手掌应变苍白。④放松尺动脉的压迫，观察并记录手掌、拇指和其余 4 指变红的时间。若整个手掌 <10s 不变红，且再放松桡动脉压迫，不见手掌进一步变红，为 Allen 试验阳性，不能进行桡动脉穿刺。若手掌由苍白变红时间 <10s，为 Allen 试验阴性，可行桡动脉穿刺；变红时间在 10～15s，为 Allen 试验可疑阴性，还需要进一步判断尺、桡动脉间侧支循环情况。

3. 穿刺方法　常规消毒手掌至肘关节的手臂，按常规铺手术巾及腹单。如果两侧桡动脉均可选用时，一般多选择右侧桡动脉穿刺。选择桡骨茎突近端桡动脉搏动最明显处为穿刺点。

4. 注意事项

（1）穿刺前应再次对桡动脉穿刺的可行性进行评价。如果脉搏细弱，且收缩压 < 90mmHg（1mmHg = 0.133kPa），应在补液或使用血管活性药后再次评价，严格掌握指征。老年女性，体格弱小，脉搏细弱，建议改用股动脉穿刺路径。

（2）因桡动脉的远端更易痉挛，经桡动脉介入治疗时最好选用 23cm 长的鞘管，可减少因桡动脉痉挛导致的插管困难。

（3）桡动脉止血装置很多，如 Radstat、Stepby – P、Adapty、Hemoband、Radistop 等，止血方便、可靠，止血同时不影响静脉回流，患者更舒适，但是价格较昂贵。传统的包扎方法仍在临床应用。包扎时注意只压迫动脉，避免压迫静脉造成回流障碍，引起患者手部的肿胀和疼痛。通常是将两块纱布折叠成面积约 2cm²，厚 1～2cm 的纱布垫，置于穿刺点上，用绷带或宽胶带用力将其缠绕数周，然后再用绷带条包扎数圈。术后 1h 松解外层绷带条，术后 1d 松解内层绷带，可以减少出血或血肿的发生。

三、腋动脉穿刺

1. 腋动脉解剖　腋动脉位于腋窝内，与壁丛神经和腋静脉形成神经血管束，位于腋鞘内。腋动脉被胸小肌分割成 3 部分，第 1 部分从第 1 肋外缘到胸小肌上缘；第 2 部分紧贴胸小肌后面走行至距喙突 1 指处；第 3 部分最长，在腋后肌起始处穿过，延续到胸大肌下缘。

2. 穿刺方法　患者仰卧，手臂充分外展放置在臂托上或枕于头部下。常规消毒手掌至肘关节的手臂。按常规铺手术巾及腹单。定位腋动脉搏动，选胸大肌或三角肌胸大肌肌间沟近端 3～4cm 处为穿刺点。

3. 注意事项

（1）腋动脉四周有臂丛神经，局麻时应避免对神经造成损伤。

（2）通常选择左侧腋动脉穿刺，一方面减少进入右颈动脉危险，减少脑栓塞的发生；另一方面对于大部分右利手患者，可以减少运动限制。

（盛　利）

第三章 介入性超声在血管疾病中的应用

第一节 概述

超声医学在血管疾病的治疗与诊断中发挥着重要作用，一方面明确血管疾病的诊断，另一方面超声引导下静脉穿刺置管、静脉曲张硬化治疗、假性动脉瘤凝血酶注射治疗，满足了临床需要。

（常明鑫）

第二节 超声引导下静脉穿刺置管术

临床上肝、肾功能衰竭并发严重凝血功能障碍和全身水肿的患者，需要多次进行血液透析或抢救；而需要中、长期静脉输液和用药的患者接受经外周穿刺置入中心静脉导管是非常必要的。若多次行静脉穿刺，可能导致静脉炎、血栓形成等并发症，给临床操作带来很大困难，中心静脉留置导管解决了这一难题。中心静脉留置导管（central venous catheter, CVT）作为临床侵袭性操作之一，是建立快速、安全、有效的深静脉通道以抢救危重患者的一种重要手段，是目前最主要的临时性血液透析及重症患者抢救的静脉通路，已逐步推广应用于大手术术中输血输液、静脉高营养疗法、中心静脉压测定、插入肺动脉导管、经静脉放置起搏导管等情况，是临床上十分重要而又常用的诊疗技术。CVT首选穿刺静脉为颈内静脉，其次为股静脉。颈内静脉途径具有位置固定、休克状态下不易塌陷、紧急情况下穿刺易成功、刺激性小、患者活动受限小、不易发生静脉血栓、置管时间长等优点。部分患者可考虑颈外静脉。右锁骨下静脉位于锁骨后方，位置恒定、表浅、粗大，经常处于充盈状态，经锁骨下静脉穿刺置管术具有体表定位方便、穿刺成功率高、易固定、治疗护理方便、患者活动不受限、不易受污染、价格相对低廉等优点，但右锁骨下深静脉与周围结构连接紧密，位置固定，管壁不易回缩，若穿刺不慎易进入空气，导致气栓，误入动脉后不易压迫止血，刺破胸膜易导致气胸等穿刺置管术并发症，可能导致中心静脉狭窄和发生严重并发症，应引起注意。颈内静脉置管可快速扩充血容量、减少药物对血管的刺激性、降低血管静脉炎的发生率，已经越来越多地被应用到非肾脏疾病领域。

由于静脉穿刺置管是有创性操作，传统的盲穿法主要依靠可见的或可触及的解剖标志，穿刺的成功与否取决于操作者的技术与经验，以及患者自身的情况，在穿刺过程中常会误伤到静脉周围组织，出现一些并发症，严重者可致患者死亡。超声引导静脉穿刺置管术包括实时引导法和超声定位直视下进行静脉穿刺置管，具有成功率高、并发症少等优点。

一、适应证

1. 肾功能不全需透析患者。

2. 上腔静脉综合征患者。

3. 监测中心静脉压和输血输液。

4. 重症患者经常需要行中心静脉压监测、静脉血取样、液体复苏以及胃肠外营养等。

5. 需要中、长期静脉输液或化疗用药、外周静脉条件较差的患者。

二、禁忌证

颈内静脉置管尽管操作较安全，穿刺成功率高，导管留置时间长，但下列情况仍应慎用：

1. 有严重的出/凝血功能障碍者。

2. 穿刺部位存在感染者。

3. 上/下腔静脉、颈内静脉、股静脉等通路不畅或损伤者。

4. 重度肺气肿、呼吸急促者。

5. 躁动或拒绝接受者。

相对禁忌证：选择的静脉已行 3 次以上穿刺置管未成功者。

绝对禁忌证：全身出血性疾病不能控制、严重高血压或心脏病。

三、操作方法

器械选择：线阵高频探头，频率 5～13MHz，配置穿刺引导架。经外周静脉置入中心静脉导管（peripherally inserted central catheter，PICC）：PICC 穿刺包，4F 导管；一次性经外周静脉中心静脉导管；16G 中心静脉置管套件，含外套入置管法 J 型引导钢丝。配套穿刺置管器械（Seldinger 法穿刺），管径型号 5F、7F、12F 等；18G 穿刺针。生理盐水 250ml，2% 利多卡因 5ml，肝素帽 1 只，深静脉穿刺包 1 只，无菌手套，0.5% 碘伏。统一使用的中心静脉导管（单腔）标准产品。

术前检查包括血常规、出凝血时间、心电图、胸片检查。沿着静脉的解剖走行和体表投影进行超声检查，了解静脉的位置、走行、管壁、管腔、瓣膜位置、周围有无其他血管和重要结构、管腔内有无血栓以及血流情况等，然后确定穿刺点、穿刺方向及进针深度。尽量选择浅、平、直、内径较宽的通畅血管，避开分叉及瓣膜处。颈内静脉以乳突尖和下颌角连线中点至胸锁关节中点的连线作为颈内静脉的体表投影，甲状软骨上缘水平以上为上段，甲状软骨上缘水平以下再分成中、下段。右侧颈内静脉较粗且与头臂静脉、上腔静脉几乎成一直线，插管易成功，向下垂直推进失误的可能性小，并且左侧颈内静脉角处有胸导管进入易被损伤，故以选右侧颈内静脉为宜。从理论上讲颈内静脉各段均可穿刺，但其上段与颈总动脉、颈内动脉距离较近，且部分重叠，尤其颈动脉在该段位置变化较大，故不宜穿刺；中段位置较表浅，操作视野暴露充分，穿刺时可避开一些重要的毗邻器官，操作较安全，选此段穿刺应较为合适；下段表面标志清楚，其位置在胸锁乳突肌二头与锁骨上缘形成的小三角内（锁骨上小凹），但因位置较深，穿刺有一定难度。

常规消毒铺巾，用包裹无菌套的探头再次扫查确认穿刺点，2% 利多卡因局麻。

经皮套管针穿刺置管和 Seldinger 方法穿刺置管。

Seldinger 方法穿刺置管：患者取平卧至半卧位、任意体位，多取仰卧位，肩部垫枕仰头，头偏向穿刺对侧，常规消毒铺巾、局麻。操作者站于患者头端，多数采用高位前路法颈内静脉穿刺插管，进针点为甲状软骨上缘水平，胸锁乳突肌前缘，颈总动脉外侧。针体与颈部冠状面呈 20°~35°，针头指向胸锁乳突肌下三角或同侧乳头。缓慢进针，尽量防止穿透静脉后壁，边进针边抽吸，穿刺深度约 2~4cm，抽得回血后固定穿刺针，放入导丝，退出穿刺针，用尖刀片在穿刺点处切开皮肤约 0.2~0.3cm，用扩张器沿导丝扩张皮下组织，退出扩张器，沿导丝放入中心静脉导管，置管深度右侧约为 12.3~14.3cm，左侧为 15.8~16.8cm。导管头端位于右心房或上腔静脉近心房段。或者穿刺成功后，放置 J 型引导钢丝，扩张皮下隧道，采用外套入法置入中心静脉导管，置管深度根据经胸骨上窝探及中心静脉导管进入右头臂静脉后继续深入 9~11cm；如果经胸骨上窝探测右颈内静脉、左头臂静脉发现导管走向错误，即刻退管、调整体位、重新送管；中心静脉导管放置到位后，缝线将其固定，穿刺处覆盖透明敷贴，连接输液及测压装置。

经皮套管针穿刺置管颈内静脉穿刺患者肩下垫一小枕，头偏向一侧。股静脉、颈外静脉、锁骨下静脉等静脉穿刺，充分暴露穿刺部位。患者取仰卧位，穿刺侧臂外伸、外展，与躯干呈 90°。用皮尺测量自穿刺点至右侧胸锁关节、再向下反折至第 2 和第 3 肋骨之间的距离，即为插入导管的长度。进针方向与探头保持在同一平面，且要求目标血管与穿刺针始终保持在同一切面声像图上，穿破血管前壁见回血后，立即降低针与皮肤的角度，针尖稍向前推进，确认针尖斜面完全进入血管，将套管全部推入血管内，退出针芯后松开止血带，将导管穿进套管，当导管进入 15~20cm 时，嘱患者向穿刺侧偏头贴近肩部，深吸憋气，按所测量的长度将剩余导管插入所需位置。常规行锁骨下静脉、颈内静脉、同侧头臂静脉探测，调整并确认导管末端置入预定位置。穿刺成功后退出外套管，缓慢撤出支撑导丝，修剪导管长度，体外导管保留长度约 5cm，安装连接器，抽回血和冲管，正压封管，连接肝素帽，固定，行 X 线片检查确定导管末端位置。整个穿刺过程均在实时超声动态监测下完成。

超声定位法：超声定位后 18G 穿刺针以 30°~45°进针，当局部周围组织因牵拉有轻度变形时，稍稍调整探头的角度，使穿刺针与静脉管壁平行，超声监视下穿刺针呈线样强回声进入静脉腔内，用注射器能顺利回抽暗红色血液证实穿刺成功。

超声引导法：通过探头穿刺引导架，超声引导下按照设定的穿刺点、方向及深度进针，可见穿刺针呈线样强回声进入静脉腔内，回抽见有血液后证实穿刺成功（图 3-1~3-3）。

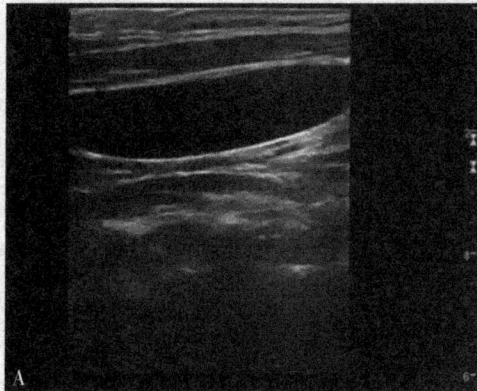

图 3-1A　超声显示颈内静脉

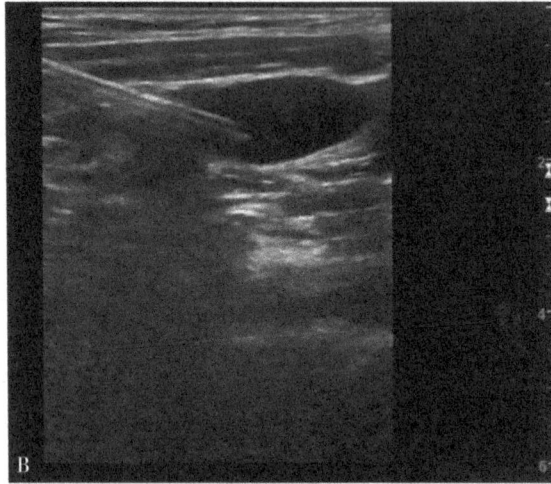

图 3 – 1B　超声引导穿刺进入颈内静脉

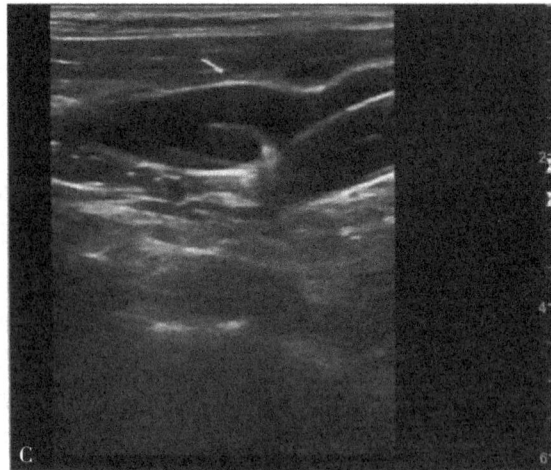

图 3 – 1C　超声引导置入静脉导管

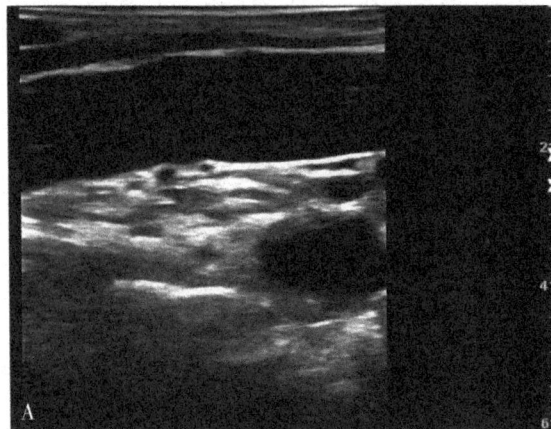

图 3 – 2A　颈内静脉扩张超声所见

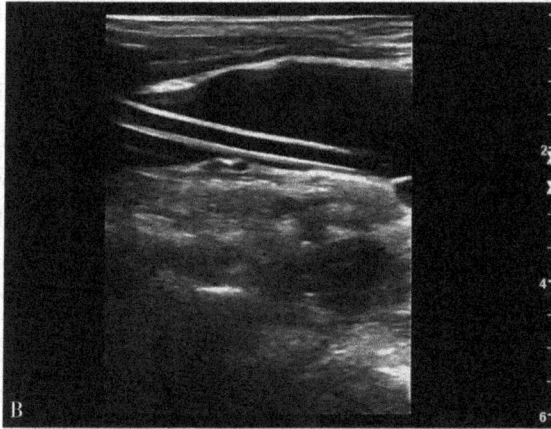

图 3 - 2B　超声引导穿刺置管

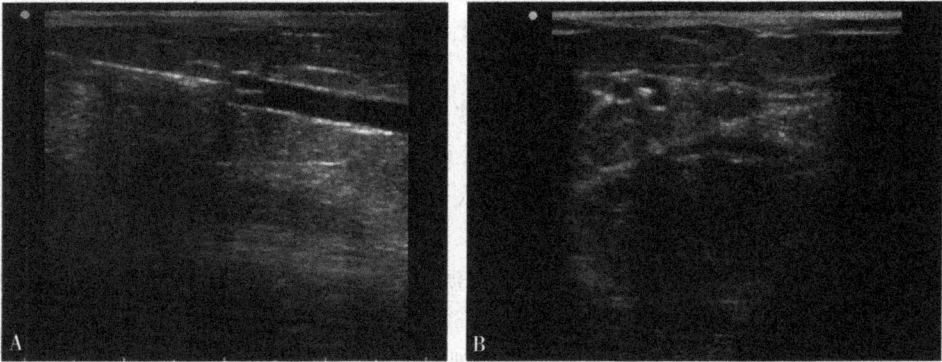

图 3 - 3　长期化疗患者，超声引导穿刺桡静脉置入静脉导管

穿刺成功后固定穿刺针，将导丝放入，退出穿刺针，沿着导丝置入导管，退出导丝（若选取猪尾巴管进行静脉置管则可一步完成），再次超声扫查确认导管位置，最后将导管用丝线缝合固定于皮肤。

对于穿刺过程不顺利或多次穿刺患者，术后行胸部 X 线片检查确定导管位置。3 次不成功者终止操作。

四、并发症

静脉穿刺置管术具有一定的风险，需从多方面、多环节分析原因，预防并发症的发生。刘波等对 338 例颈内静脉穿刺置管术总并发症发生率为 9.47%，其中局部渗血、血肿 8 例（2.37%），误穿动脉 13 例（3.85%），气胸 2 例（0.59%），局部红肿感染 6 例（1.78%），心律失常 3 例（0.89%）。

1. 颈内静脉置管时穿刺针穿入颈总动脉与局部血肿最为常见。误穿动脉由于颈内静脉和动脉距离近，伴行途径长，误穿动脉机会较大。如发生外出血，采用局部加压止血缓解。如发生内出血，血液流向纵隔形成纵隔血肿，则外部加压止血无效，应及时确诊进行手术治疗。在患者血压高、凝血功能异常或者穿刺部位存在动脉瘤的情况下风险较大。刘波等报道1 例肾衰竭患者放置 12F 导管时，因管径较粗大，误伤动脉形成血肿压迫气管，导致严重呼吸困难，行气管插管紧急处理。因此，遇此类情况时，应充分评估术中风险，谨慎操作，通过超声鉴别动脉和静脉，精确引导，避免扩管操作。

2. 穿刺点局部出血、血肿　凝血功能障碍患者发生此类并发症可能性较大，术中注意动作轻巧，切忌反复穿刺，术后应严密观察。通常情况下可采用压迫止血。

3. 气胸、血气胸　是颈内静脉或锁骨下静脉穿刺置管中常见又极有可能导致严重后果的并发症。穿刺时，注射器回抽有气体是损伤胸膜和肺的最早证据。但颈内静脉穿刺时，注射器回抽有气体还提示误穿气管的可能。大量气胸、血气胸行胸腔闭式引流术。应注意排查注射器与穿刺针连接漏气、创伤患者原来即存在血、气胸或误穿气管。胸内压增高患者，穿刺时应特别小心；若患者躁动不安、难以配合，突然体位变动导致误穿胸膜，此时应视情况予镇静处理后再行穿刺，或改用股静脉等其他路径为妥。

4. 穿刺针穿破静脉前后壁　定位不准、技术不熟练是主要原因。

5. 损伤神经　行颈内静脉穿刺若损伤臂丛或喉返神经可表现为同侧肢体麻木或触电样感觉或穿刺后出现声音嘶哑。

6. 皮下气肿　颈内静脉穿刺后出现胸骨上窝包块，按压后逐渐消失，且超声证实无血肿。

7. 心律失常　并发症之中，心律失常最常见，表现为室上性期前收缩、短阵室上性和室性心动过速。通常是由于引导钢丝或导管刺激所致。将导管或引导钢丝退回到上腔静脉内后，自动消失。应避免钢丝和导管置入过深，进针插管深度应考虑到个体的身长及体型。

8. 感染　据报道，中心静脉导管易造成医源性感染，甚至导管性败血症等，处理不当有 2%～3% 的死亡率。局部红肿感染可行局部消毒、拔管或换管、应用抗生素等处理，穿刺时严格执行无菌技术原则，尽量提高一次穿刺成功率；防止发生局部穿刺处感染；置管期间穿刺伤口应每日换药，用 2% 碘酊和 75% 乙醇消毒导管入口及周围皮肤，再用无菌贴膜固定。目前封闭导管末端肝素帽材质特殊，其表面较粗糙，细菌容易寄居，因此，必须严格消毒；一旦发生局部感染，应避免侥幸心理，立刻拔管或换管。

纵隔损伤、心脏压塞、血栓形成、管腔狭窄等并发症少见。

减少并发症发生的主要措施有：熟练掌握操作技术；减少穿刺次数，一次穿刺成功的并发症明显较反复穿刺的少；条件许可时在超声引导下穿刺或 X 线透视下穿刺；患者的合作程度与助手的配合很重要。

五、注意事项

影响静脉穿刺置管成功的因素包括：患者方面的因素有心理因素、静脉本身的因素、穿刺的部位、重复置管的次数等；医护人员方面的因素有心理因素、穿刺技术、术中送管的方式等。

1. 患者一般情况差或者多次行静脉穿刺者，不宜再次选取同一静脉穿刺，避免穿刺静脉瓣。由于患者极度虚弱，静脉压力低，管腔塌陷，管壁较韧，而其深面为相应动脉，穿刺针不能突破静脉前壁而失败；而多次行静脉穿刺者因管腔多次穿刺形成瘢痕而造成狭窄，可导致导丝进入静脉后头端的猪尾巴管弯曲部不能通过而失败。

2. 对于一般情况较差，行颈内静脉或锁骨下静脉置管但管腔内压力较低的患者，可适当调整患者肩下小枕高度和进行瓦氏呼吸使静脉充分充盈。

3. 当穿刺过程中未见针管内有暗红色血液流入时，则考虑为针尖穿透血管前后壁，或者穿刺针方向改变未进入静脉。应继续保持穿刺针负压，缓慢退针，如果为前者，直至针管内有暗红色血液流入，再进行置管；如果为后者，可将针退至皮下，调整方向后再进行穿刺。

4. 行颈内静脉穿刺置管时，因颈内静脉与颈动脉在一个动脉鞘内。操作时，若穿刺针的进针方向不在定位点的连线上、进针角度过大或进针过深，均有可能误入颈动脉。穿刺针误入动脉后，针管内有鲜红色血液流入，且压力大，放入引导丝时，血液可随引导丝流出。应立即拔出穿刺针，纱布压迫穿刺点10分钟，确定未出血后再重新超声定位穿刺。

5. 操作者动作要轻柔，用力适当，防止探头压瘪血管，做到使穿刺针在中心声束平面内，使定位者能全程监视并引导穿刺针的方向及进针深度，确保穿刺针在静脉内，而不致误伤周围组织。

6. 术前应向患者充分解释，讲清置管目的、利弊和注意事项，以取得患者合作。

7. 穿刺时应体位与定位正确，动作轻巧，切忌用穿刺粗针多方向反复试穿，否则极易误伤动脉、神经、胸膜顶、肺等周围邻近组织器官，造成并发症。

8. 穿刺成功后导管固定牢靠；严格无菌操作，应用肝素帽，防止感染；若导管内有血栓形成或空气应将其抽吸出来，切忌强行将其挤入体内，造成血栓或空气栓塞。

超声引导静脉穿刺置管成功的关键点：选择最佳穿刺血管，尽量选择浅、平、直、内径较宽的通畅血管，避开分叉及瓣膜处，根据血管深浅确立最佳穿刺点及穿刺角度，尽可能选择肘关节上方穿刺，以减少对患者生活的影响；首选贵要静脉，若贵要静脉过深或过细，可选择肱静脉或头静脉；穿刺前在体表标示血管走向，使穿刺者心中有数，进针方向与探头长轴保持在同一平面上；超声动态监测穿刺置管全过程，目标血管与穿刺针始终保持在同一切面声像图上；当穿刺针达血管表面时，如果针尖能将该血管前壁压下，说明针尖位置正确，可以进针穿刺；否则表示针尖位置偏离，需做适当调整，不可盲目进针；在针尖穿破血管前壁的瞬间，声像图上可见短暂的花色血流信号闪烁，回抽可见血流；抽出穿刺针后，声像图显示套管腔为两条平行强回声带，导管进入血管腔后可清晰显示支撑导丝回声；置管后首先采用超声对其末端做初步定位，然后通过X线片进行确定，确保其末端位于上腔静脉中下1/3处，未进入右心房，未误入颈内静脉、颈外静脉、奇静脉等其他静脉；如达不到要求，应对导管的位置进行调整。

超声显示血管内呈稠厚云雾回声的高凝状态患者送管难度较大；血管发育变异，如屈曲状态较多的血管送管较困难；皮下脂肪层缺乏、皮肤弹性极低、血管周围支撑组织松弛的患者，体表探查固定难度较大。

六、临床价值

传统的静脉穿刺法又称盲穿法，主要依靠体表的解剖标志与操作者经验进行穿刺，但若遇到解剖异常、肥胖、有过穿刺并发症的患者或在困难体位下穿刺时，行盲穿法十分困难，失败率和并发症发生率高。尤其对于颈内静脉穿刺置管来说，由于颈内静脉在解剖上变异较大，盲穿法的一次成功率低，经常需要重复穿刺，但多次穿刺可能会造成静脉撕裂、巨大血肿或血块压迫堵塞，且可能误入颈动脉，或导致血胸、气胸、血肿等一系列并发症。

近年来，这种盲法操作逐渐由影像技术引导下操作所替代。早在 1988 年，Sauer 等就肯定了应用超声引导留置中心静脉导管的可行性。Oguzkurt 等也肯定了超声引导下行颈内静脉穿刺置管具有安全、有效和不良反应少的优点，在凝血功能异常、静脉顺应性差及同一侧颈内静脉已有多次置管史等高危患者中也能安全实施。超声引导下的静脉穿刺置管术借助超声实时显像，可为操作提供可靠的穿刺点、穿刺方向和穿刺深度，实时超声监测进针过程，很大程度上减少了并发症的发生。另外，超声引导下静脉穿刺，可清楚区分动、静脉，避免了盲目性。其中，无穿刺架的超声引导法在静脉穿刺置管术中具有更大的优势。若通过穿刺架穿刺，穿刺角度偏大，遇到静脉压较低、静脉壁较韧或静脉内径较细的患者，穿刺针受穿刺架的限制，在针槽内活动余地较小，有时不能穿破静脉前壁，也有将前后壁一起穿破的危险。而无穿刺架超声引导法可更自由地选择静脉最佳进针点，以避开浅表血管，并且可以选择适当的进针角度，以便穿刺针穿破静脉前壁且不致误伤后壁。但是这种方法对操作者与定位者的配合默契程度要求高。

静脉导管置入后，在留置使用过程可能会出现管腔狭窄、感染、血栓形成等并发症而影响导管的使用，应用超声监测，可以提高部分并发症的检出率，尤其是管腔的狭窄和血栓的形成。因此，术后可实时定期监测，确定导管位置及有无血栓形成等并发症发生。超声引导下静脉穿刺置管也存在局限性，如当探头接触患者时，压迫静脉，造成静脉塌陷或成角改变，影响置管的进行，甚至造成置管的失败。

彩色多普勒超声选择穿刺血管，确立最佳穿刺点及穿刺角度，对穿刺全过程进行动态监测和引导，并对导管末端进行初步定位，精确引导穿刺，可明显提高穿刺置管成功率，尤其是一次成功率大为提高，缩短穿刺时间，减少并发症，克服了传统盲穿法的不足，超声引导下静脉穿刺置管术是一种快速、简便、准确、安全、有效的方法，具有广阔的临床应用前景。

（常明鑫）

第三节　超声引导射频治疗静脉曲张

下肢静脉曲张是一种常见病，许多欧美国家的发病率高达 20% ~40%。在我国 15 岁以上人群中，发病率为 8.6%，45 岁以上为 16.4%。大隐静脉曲张在成年男性中最高达 17%，女性中最高达 40%，严重地影响患者的生活质量。推算现有患者 8000 万至 1 亿例，如 1/20 患者需要积极治疗，就有 400 万~500 万例。以射频闭合术为代表的微创治疗方法，创伤小、恢复快。

早在 1964 年就有人用高频电凝治疗下肢静脉曲张，但由于当时的设备及技术原因，其产生的并发症，如皮肤Ⅲ度烧伤、隐神经损伤、周围静脉炎、腓神经炎及伤口感染等，使其初步的治疗结果蒙上了阴影。近年来，随着仪器的改进，这一疗法又重新应用于临床。最具有代表性和使用最多的仪器是美国产的 VNUS 系统。该仪器包括微电脑控制射频热能发生器和静脉内导管。导管由带鞘的多个双极射频热电极和热电偶电极组成，前者将射频热传递到静脉壁，而后者监测管壁的温度。导管中央为空腔，可注水冲洗电极以防血栓形成，或插入导丝以在静脉迂曲时引导插管。系统通过反馈机制监测静脉壁局部的电阻、温度和消耗的功率，并能控制温度在 85℃±3℃以防止温度过高造成副损伤或温度过低而达不到治疗效果。射频治疗大隐静脉曲张的原理是：通过射频热能使静脉血管内膜破坏，管壁胶原收缩，从而使血管腔闭塞。

慢性下肢静脉功能不全患者中大隐静脉返流最常见，经彩超和 X 线静脉造影排除深静脉阻塞性病变后，治疗大隐静脉是整个治疗方案中最重要的一环。传统治疗主要采取大隐静脉高位结扎结合剥脱术，创伤较大，住院时间相对较长，术后留下较明显瘢痕，合并隐神经与淋巴管损伤等。腔内射频闭合术采用射频热能直接破坏静脉内皮，使胶原纤维收缩，闭合血管腔，同时对管壁外组织影响小。其仅需局麻下患者即可耐受，创伤小，术后恢复快。用超声与 X 线联合引导下进行射频闭合术，进一步简化了操作的步骤。利用超声引导下直接穿刺大隐静脉，技术简便可行，避免切开显露大隐静脉从而减少了损伤，还可以避开足靴部溃疡，灵活选择穿刺部位。在超声引导下注射局麻药，特别对于隐股汇合处和肥胖者等位置较深处大隐静脉，能准确到位，有效地减轻疼痛，提高了患者对手术的耐受性。

一、适应证

1. 原发性大隐静脉瓣膜功能不全所致的下肢静脉曲张，适合传统的大隐静脉高位结扎加抽剥术治疗的患者。

2. 不能耐受传统手术腰麻或硬膜外麻醉。

3. 要求美观，不愿意采用传统手术治疗的患者。

4. 术前患者行多普勒超声检查示下肢深静脉通畅，血液回流良好及无血液倒流或血液倒流属 Ⅰ、Ⅱ级，无功能不全的穿静脉与大隐静脉主干或迂曲静脉相连。

二、禁忌证

超声引导下大隐静脉曲张腔内射频闭合治疗的主要禁忌证是：

1. 下肢深静脉血栓形成。

2. 伴有动脉闭塞症、感染炎症的急性期。

3. 先天性动静脉瘘。

4. 伴有溃疡或反复发作的浅静脉炎患者。

5. 血液高凝状态、妊娠、哺乳期及全身情况差不能耐受手术者。

对一些特殊患者，如有心脏起搏器、除颤器和其他体内植入性器材的患者，应仔细了解植入材料是否允许射频干扰。

三、操作方法

1. 术前检查　交通静脉功能不全导致由深静脉倒灌入浅静脉的血流量明显增多，下肢皮肤营养障碍加重，最终发生静脉性溃疡。在溃疡的周围总是发现异常的交通静脉，通过结扎或阻断交通静脉，可加速溃疡的愈合。术前全面并有针对性地评价下肢交通静脉功能，对于认识溃疡的形成以及指导手术方案具有重要的作用。

交通静脉沟通深、浅静脉系统，部位比较恒定的，有在小腿下部的 Cockett Ⅰ、Ⅱ、Ⅲ静脉，小腿上中部（膝关节周围）的 Boyd 静脉，大腿段的 Dodd 静脉。X 线静脉造影可以全面地显示上述交通静脉（尤其是小腿段者），但它只能显示交通静脉的存在和形态，却难以评价其功能状态（图 3 - 4）。超声是常用的无创评价方法，但其整体观较差，检查费时，并可能会造成遗漏。

联合应用 X 线与超声在术前评价交通静脉成为医师的首选。通过 X 线静脉造影，先在体表描记出交通静脉的位置，再利用彩超分别评价其功能。可以观察到功能不全的交通静脉大部分集中在溃疡附近，有逆向血流者管径均大于 2mm。同时，在下肢的交通静脉中，甚至是在溃疡周围，相当部分的静脉并无功能不全表现（图 3－5）。

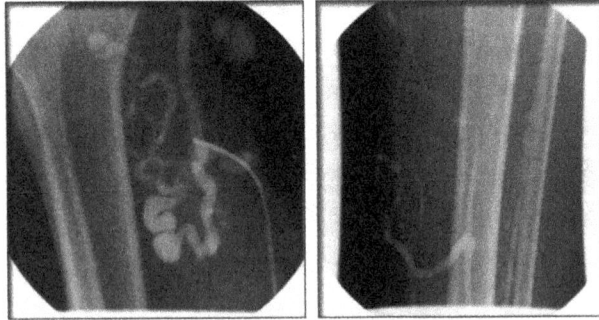

图 3－4　左：X 线静脉造影显示下肢曲张的浅静脉；右：显示交通静脉

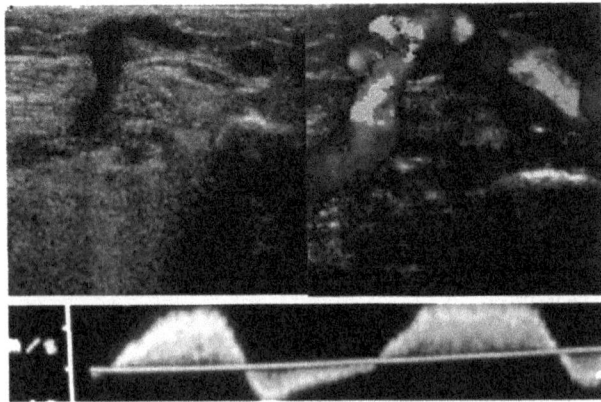

图 3－5　左：超声显示交通静脉；右：交通静脉内的彩色血流；下：交通静脉内有反流

由交通静脉的正常功能可以推测，正常的交通静脉引流浅静脉的血液，降低浅静脉的压力。那么区别对待正常的和异常的交通静脉，实行"个体化"治疗，即离断或结扎功能不全的交通静脉，保留正常的交通静脉，有重要的临床意义。术前采用 X 线静脉造影和彩超全面地评价交通静脉，使之成为可能。临床实践中，采取优化的治疗方案，对于数目不多的异常交通静脉，在超声引导下行电凝或射频闭合术；对于广泛者，则行交通静脉离断术，从而避免了不必要地扩大手术创伤。

采用超声判断交通静脉功能时，采取了诸如多种体位、充分挤压组织等方法，尽量保证检查的敏感性。但考虑到彩超探测逆向血流以及诱导方法的限度，所示"正常"的交通静脉的远期变化仍有待进一步观察。

2. 操作过程　术前常规予哌替啶和地西泮（或苯巴比妥）肌注；常规避开皮肤溃疡或色素明显沉着部位，超声引导下穿刺大隐静脉主干，Seldinger 法置入 6F 导管鞘，再引入 6F 射频导管（VNUS medical technologies，Inc，Sunnyvale，CA）（图 3－6），在导丝引导下，至大隐静脉隐股交汇处下方 1cm 处打开射频导管头端。同时于超声引导下，在大隐静脉周围

（尤其是大隐静脉近腹股沟部、肥胖者）注射局麻药和肿胀液。手术床取头低足高位，助手按压射频导管头部以驱除静脉内血液，打开射频仪，保持温度在85℃左右缓慢后撤导管直至大隐静脉全程。术毕予弹力袜或棉垫加压包扎患肢以加强闭合作用（图3-7）。

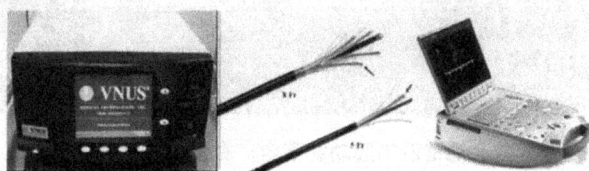

图3-6　左为射频治疗仪器；中为电极；右为彩超仪

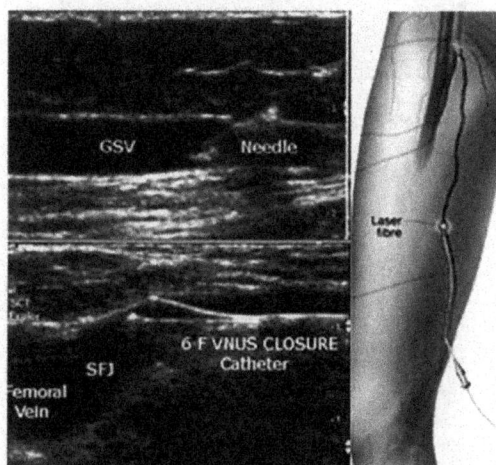

图3-7　左上：超声引导下穿刺大隐静脉主干，置入射频导管；左下：至大隐静脉隐股交汇处下方1cm处打开射频导管头端；右为穿刺示意图

术中疼痛程度评级：0级：无明显不适；Ⅰ级：有轻度疼痛，可耐受，无需增加局麻药；Ⅱ级：中度疼痛，需增加局部或经导管注入局麻药后可耐受，射频闭合过程无需停止；Ⅲ级：增加局部或导管注入局麻药后仍有显著疼痛感，需暂停射频闭合过程。

单纯大隐静脉射频闭合术毕着弹力袜后，即嘱自行返回病房，鼓励患者适当行走。合并行点式剥脱术和行内镜下筋膜下交通静脉结扎术，予棉垫加压包扎，术后第三天改着弹力袜即可自由活动。

3. 术后随访　观察技术成功率、术后住院时间、临床症状及并发症等情况，术后3天、1个月、6个月及12个月行彩超复查。技术成功的标准：超声显示静脉内无血流。复发的标准：静脉细丝状血流，超过5cm（图3-8、3-9）。

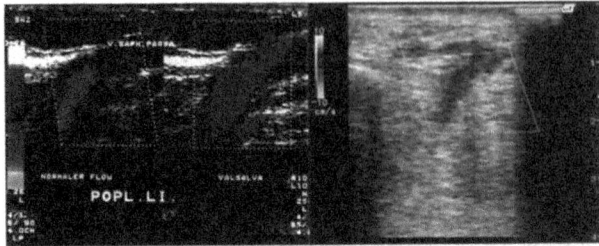

图 3 - 8　左：术前大隐静脉瓣膜功能不全；右：术后大隐静脉未见血流信号

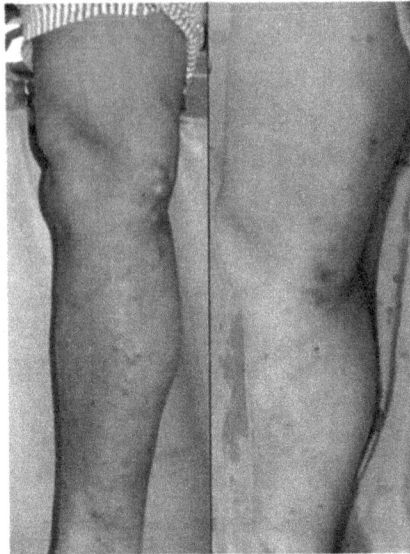

图 3 - 9　左为术前小腿静脉曲张；右为术后情况

4. 疗效评价　疗效的判断主要根据治疗后血管的闭塞（部分或完全）、再通和返流情况。大隐静脉射频闭合术成功率高，总的闭塞率在 73.3% ~ 100%，近期效果较远期好。临床症状改善明显。但有一定比例的再通和返流，其中再通的病例包括治疗失败者。再通的原因可能与大隐静脉粗致物理性闭合不完全、驱血不完全致血栓性闭合以及术后未予弹力袜充分加压等因素有关。尽管大隐静脉再通在超声下表现为线样血流，观察期间内症状亦未加重，但远期再通表现、再通率及其对临床症状的影响等资料有待进一步的随访证实。

四、并发症

超声引导下大隐静脉曲张腔内射频闭合治疗的主要并发症有：深静脉血栓形成、局部组织灼伤、隐神经损伤、局部感觉异常（如局部牵拉感）、静脉炎、术后瘀斑或皮肤颜色改变。有报道采用膝以上段大隐静脉射频消融，可降低隐神经损伤发生率。而局部皮肤感觉异常，主要是酸麻感，不影响功能，考虑为术中隐神经热损伤所致，术后随访均可恢复。

2008 年 Luebke 等总结了 176 篇腔内射频闭合术治疗大隐静脉曲张的文献报道，其中 24 篇文献有术后早期超声随访，术后 7 周 ~ 24 个月超声检查大隐静脉主干闭塞率 96%，术后 3 年超声随访大隐静脉主干闭塞率为 82%（258/315）；22 篇文献把深静脉血栓作为术后观察指标，发生率为 0.455%（17/3821）；10 篇文献报道了术后皮下瘀斑或肤色变化发生情况，发生率为 9.1%（63/692）；16 篇文献把感觉异常作为观察指标，发生率为 11.0%（341/3102），均于术后 1～4 周自愈；19 篇文献报道术后有静脉炎发生，发生率为 3.2%（108/3332）。与手术治疗比较，并发症发生率差异无统计学意义，腔内射频闭合术并发症多与射频治疗操作有关（瘀斑、血肿、疼痛、硬结与血管炎）。

芒可节等治疗 20 例大隐静脉曲张，并发症还包括硬化剂外渗形成持久性血栓、过敏。术后大隐静脉径路上的条索状硬结也应加以关注，3 例患者存有该体征，但在术后 1 个月内软化消退。

电极导管的热穿透能力约 1mm，可能引起皮肤及隐神经损伤，黄弘伟等报道了 4 例早期应用患者术后出现小腿前内侧麻木，考虑与隐神经热损伤有关。沿导管两侧注射肿胀液（1% 利多卡因）可以避免此并发症。

五、注意事项

1. 射频探头的输出功率设为 6W。射频探头后退的速度由计算机根据静脉壁的温度自动调节，如果探头设置的温度为 85℃，则导管后退的速度为 2.5cm/min，当温度设在 90℃，则导管后退的速度为 4.0cm/min。后退速度太慢会在探头和导管上形成血栓影响功能，太快不会对管壁产生热损伤。

2. 术前均行下肢静脉彩超明确下肢深、浅静脉通畅情况，了解静脉内有无血栓，股 - 隐静脉瓣膜位置，膝关节内侧大隐静脉走行位置。

3. 肝素 50mg 加入生理盐水 500ml 中，以输液器连接于射频导管尾部，液体通过导管内通道至球形电极头部，滴速保持 20～30 滴/分，防止电极片形成血栓。

4. 发射射频功率前应沿大隐静脉走行皮下注射麻醉肿胀液，使曲张静脉与周围组织适当分离，其主要作用有：①局部麻醉作用；②麻醉肿胀液可以将静脉压扁，有助于射频电极头端与静脉壁更紧密地贴合；③麻醉肿胀液可作吸热装置，降低周围组织的热损伤；④降低了术后下肢感觉异常的发生率。

5. 适当抬高患肢，加压驱血，促进浅静脉血向深静脉回流，尽可能创造一个无血环境，使治疗更为安全、可靠。

6. 可采用高位结扎大隐静脉，见到属支则一并结扎，以降低闭塞的大隐静脉再通可能，减少复发，而且避免导管误入股静脉引起损伤。Sallcs - Cunha 等的研究结果表明，在射频治疗时未行高位结扎大隐静脉会增高术后大隐静脉再通率。复发率提高，同时还存在大隐静脉闭合不全及大隐静脉血栓向股静脉蔓延的危险。

7. 大隐静脉曲张膝关节上下段的表现程度不同，膝关节以上的大隐静脉以管径增宽为主要表现，术后以管腔闭锁纤维化为主要表现，术后不能闭合及再通几率小，膝关节以下以曲张多见，血管增宽，走行迂曲，其内血流淤滞，术后以管腔中血栓形成为主要表现，术后不能闭合及再通发生率较高；大隐静脉与腘静脉交通处不容易完全闭合，也是再通发生的主要部位。

六、临床价值

超声引导下腔内射频消融作为治疗大隐静脉曲张的一种微创方法，其创伤小、安全、美观、疗效可靠、并发症少，患者易于接受，近期疗效满意，在治疗下肢静脉曲张方面具有广阔的前景。Rautio 的一项对比研究表明，与大隐静脉抽剥手术相比，射频治疗患者术后疼痛更轻，恢复正常活动的时间和休病假的时间更短，虽然直接治疗费用较高，但如果考虑休病假造成的损失减少的因素，还是能为社会节省费用。Merchant 的多中心研究提示，随访 1 ~ 2 年时分别有 92.0%（195/212）和 94.5%（121/128）的患者表示对治疗满意。Luebke 总结认为，与外科手术比较，在消除治疗段大隐静脉返流、预防复发和新生血管形成方面，腔内射频闭合术疗效与手术治疗相同，其创伤小、疼痛轻、恢复快。

利用超声引导下直接穿刺大隐静脉，技术简便可行，避免切开显露大隐静脉从而减少了损伤，还可以避开足靴部溃疡，灵活选择穿刺部位。超声引导下注射局麻药，特别对于隐股汇合处和肥胖者等位置较深处大隐静脉，能准确到位，有效地减轻疼痛，提高了患者对手术的耐受性。

由于射频治疗时温度被限制在 85℃ 左右，避免了组织的燃烧、凝固、气化和炭化，并且当治疗温度和电阻持续超过射频机设定的安全范围，机器会自动关闭，从而确保了治疗的安全；同时静脉壁胶原收缩使治疗静脉再管化的可能性降低到最低。

但是超声引导下腔内射频消融治疗大隐静脉曲张术后存在一定的再通率，临床应用方面还需要积累更多的经验，远期疗效也有待于进一步随访观察。

（常明鑫）

第四节　超声引导下泡沫硬化治疗下肢静脉曲张

大隐静脉曲张是一种常见的外科疾病，主要包括明显可见的下肢浅静脉的迂曲扩张、继发于静脉瓣膜功能不全的静脉病变，下肢静脉血液倒流，主要表现在大隐静脉和（或）小隐静脉的倒流，小腿交通静脉、穿静脉的倒流则多为后期继发表现。下肢静脉曲张的发病机制现在还不清楚，可能与静脉瓣膜功能不全导致静脉管腔内压力过高，最终导致管腔扩张有关。目前的治疗方法主要有外科手术、静脉腔内激光消融术（endovenous laser ablation，EVLA）、射频消融术（radio - frequency ablation，RFA）和超声引导下泡沫硬化治疗（ultrasound - guided foam sclerotherapy，USFS）等。外科手术治疗的方法始于 20 世纪初，主要是结扎大隐静脉 - 股静脉或大隐静脉 - 腘静脉连接部、剥脱返流的大隐静脉、切除曲张的静脉分支。这种方法疗效确切，但操作烦琐，患者疼痛感明显，且术后恢复时间长。2000 年前后，随着腔内激光及射频消融术的应用，传统的手术方法受到了挑战。研究表明，激光消融术与大隐静脉高位结扎剥脱术比较，后者在阻止静脉返流方面略优于激光治疗，但是这种差异没有统计学意义。手术和激光消融术疗效近似，但消融术后患者恢复正常活动所需时间更少，术后疼痛症状也减轻。射频消融是将电极插入静脉管腔内、加热电极，实现对曲张静脉的破坏和阻塞。该技术的关键在于射频的能量和温度要适中，既使静脉发生可靠持久的阻塞，同时伴发的损伤又最小。随着微创技术的发展，静脉曲张的治疗呈现由外科手术向超声引导下泡沫、激光、射频等治疗转变的趋势，目前硬化治疗可以根据需要硬化的静脉的尺寸，选择不同的硬化剂；泡沫技术的发展使硬化剂的效力明显增强；超声检查的出现可以观察皮下静脉曲张。硬化治疗是向静脉管腔内注射化学药物，使曲张静脉闭塞，达到治疗的目的。

泡沫硬化剂是指把液体硬化剂与气体相混合而形成的泡沫状物质。硬化疗法是 1853 年

Cassigness 首先提出的，即向曲张静脉内注入化学性硬化剂，使静脉管壁继发炎症反应，术后持续压迫使静脉萎陷，肉芽组织及继之纤维化在萎陷的静脉腔内生长，最终形成纤维索条使静脉腔永久性闭塞，达到使曲张静脉萎陷的治疗目的。由于需要多次注射、复发率高和偶有严重并发症等缺点，1944 年和 1950 年 Orbach 提出泡沫硬化剂的治疗新概念，可以使大隐静脉主干闭塞率至少增加 10%。1963 年 Fegan 报道加压硬化疗法使静脉内膜直接接触和闭塞，可获较好效果。早期，硬化治疗主要作为一种补充手段来处理手术治疗后残余的静脉曲张及近端没有瓣膜功能不全的静脉。1997 年，Cabrera 报道了使用"微泡沫"硬化剂治疗静脉疾病的 5 年随访结果，影像学以及临床效果都是惊人的，堪称是硬化剂治疗领域的一次革命。以后 Monfreux 和 Benigni 介绍了制作泡沫硬化剂的方法。2003 年 4 月欧洲泡沫硬化剂疗法协调会议上学者们认为泡沫硬化剂疗法是静脉曲张治疗的有效方法之一，允许有经验的医生应用泡沫硬化剂疗法治疗包括大隐静脉、小隐静脉主干在内的大的静脉曲张。超声引导治疗可以实时引导将针精准刺入目标静脉，减少周围组织损伤。尤其对管径较小的静脉，该技术的优势更明显；超声检查可以判断硬化剂是否进入目标静脉管腔。泡沫硬化剂在超声图像上显示高回声，是良好的造影剂，在无回声的静脉管腔内像一朵云，对比明显、易于观察。通过超声的实时观察，可以用手或超声探头将硬化剂推压至目标区域，从曲张静脉的分支到主干，直至股静脉 – 大隐静脉连接部都可以看到硬化剂进展的过程。泡沫硬化剂的出现，适应证更广泛，加之泡沫硬化治疗操作简单、无需麻醉，使该技术越来越受到重视。

一、治疗机制

硬化治疗主要是让硬化剂直接作用于血管内膜，随后产生血管壁的破坏，局部形成血栓，最终血栓机化，整个血管成为一个纤维条索，这个过程被称为硬化。所以硬化治疗的目的不只是形成血栓，而是使血管最终形成纤维条索，最后实现与手术剥脱静脉类似的效果。硬化剂的硬化作用与硬化剂的浓度和作用时间的长短有关。

二、适应证

早期出现的液体硬化剂的优点是不产生泡沫，副作用较少，适用于内径小于 3mm 的静脉曲张，尤其是网状静脉和蜘蛛状静脉。但当曲张静脉的内径超过 3mm 时，硬化剂会迅速被扩张静脉中的血液稀释，造成硬化剂的浓度降低、效力减弱，达不到理想的治疗效果。与此相反，泡沫硬化剂可以迅速完全地充满整个静脉管腔，从而有效地与管壁起作用。泡沫硬化治疗适用于大部分下肢表浅静脉曲张，尤其是静脉内径大于 3mm 的病例，有报道称该方法在 15mm 以上的静脉曲张治疗上也取得过成功。主要适用于中重度下肢静脉曲张；有下肢活动后酸胀感及下肢乏力；存在大隐静脉中、重度反流，深静脉正常；有选择微创治疗的意愿；美容考虑不愿意接受外科治疗的。

超声引导下泡沫硬化治疗适用于大隐静脉功能不全及其属支功能不全的患者，尤其是内径大于 3mm 的患者。有报道称该方法在 15mm 以上的静脉曲张治疗上也取得过成功。如患者合并重度的深静脉功能不全，必要时应进行联合其他相应的手术。

三、禁忌证

1. 长期卧床患者，行走功能障碍者。

2. 严重淤滞性皮炎及并发感染、重症湿疹者。

3. 服用避孕药者及妊娠或哺乳期妇女。

4. 静脉穿刺和压迫困难的肥胖者。

5. 先天性蛋白 S 和 AT－Ⅲ 缺乏症等。

6. 下肢深静脉血栓形成。

7. 动脉硬化闭塞症。

8. 室间隔缺损、先天性卵圆孔未闭者。

9. 发热、急性肺部疾病，包括呼吸困难，如支气管哮喘。

10. 血液高凝状态。

11. 全身状况较差者、深静脉炎及动静脉瘘患者。

对曲张伴重度下肢深静脉瓣膜功能不全患者，疗效不可靠，复发率高且症状无改善，应慎用或禁用。需特别指出的是下肢静脉曲张并非完全由于大隐静脉瓣膜功能不全引起，其他因素尚有深静脉功能不全、下肢静脉压迫综合征以及下腔静脉梗阻等，均须进行相应治疗。

四、操作方法

器械选择：线阵探头频率 5～12MHz。20～22G 穿刺针或选用 2～5 号头皮针头（注射用针头要细，针头斜面要短）连接 5ml 注射器若干，准备止血带、弹力绷带、与注射点数目相对应的绷带卷和合适型号的弹力袜。

泡沫硬化剂的制备：泡沫硬化剂中液体硬化剂与气体混合的比例主要是 1∶4。

用来制备泡沫硬化剂的液体硬化剂中，应用最多是十四羟基硫酸钠（1% 或 3%）和聚乙二醇单十二醚（1% 或 3%）等。3% 与 1% 泡沫硬化剂的浓度疗效是一样的。而制备泡沫硬化剂的气体主要是"空气"，也有人报道二氧化碳气体的应用等。Morrison 等对比研究了由空气和二氧化碳制作的泡沫硬化剂的副作用发生情况，发现应用二氧化碳与硬化剂制作成的泡沫硬化剂治疗下肢浅静脉曲张的副作用发生率明显比空气的低。

（1）3% 十四羟基硫酸钠（sodium tetradecyl sulphate，商品名为 Fibro Vein 3cj70）稀释成 1.5% 稀释液（1ml 加 1ml 生理盐水），取稀释液 2ml 加 8ml 空气，充分混合成 10ml 泡沫硬化剂。

（2）1ml 硬化剂 +3ml 消毒（过滤）空气（也可使用 O_2、N_2、CO_2）充分混合成 10ml 泡沫硬化剂，现用现配制。

（3）1% 乙氧硬化醇（Aethoxysklerol，商品名聚桂醇注射液）2ml 加 8ml 空气经混合成 10ml 泡沫硬化剂。

（4）5% 的鱼肝油酸钠。

术前准备：深静脉畅通试验。注射前仔细检查局部皮肤，用甲紫标明要注射的部位，注射点每次不宜超过 8 处；各注射点相距 3～5cm；如注射点超过 8 处的需分期治疗，时间间隔应在 8 周以上。常规行下肢静脉血管超声检查。

术式选择：下肢浅静脉曲张、网状及蛛网状静脉曲张、毛细血管扩张的直接泡沫硬化治疗；超声引导下大隐静脉曲张的泡沫硬化治疗；大隐静脉高位结扎或主干静脉剥脱 +浅表静脉曲张的泡沫硬化治疗。

操作步骤：在皮肤上画出静脉网络图，选择穿刺点，决定需要硬化的静脉节段，患者取仰卧位，将患肢垫高，使下肢与治疗床呈 60°，常规消毒铺巾，穿刺点局部麻醉，在距大隐静脉汇入深静脉 10cm 处及其以远的大隐静脉主干，取大隐静脉长轴切面，显示最大管径切面，管壁显示最清晰时，超声引导注射器针尖刺入拟治疗的静脉腔内，针尖斜面朝下，检查导管中是否有血液回流，将针固定于皮肤上，将硬化剂注射器连到无菌导管上，回抽有血时，超声引导推注泡沫硬化剂，确认泡沫硬化剂在静脉管腔内，逐步加量注射硬化剂，根据大隐静脉主干的直径大小和远端静脉扩张静脉球的多少选择注射部位和剂量，每条肢体用量 4～8ml，超声见烟雾状强回声在静脉腔内散开，表明注射成功。注射治疗后，超声检查大隐静脉主干及远端迂曲静脉，可见静脉内有漂浮状强回声。用超声探头将其按摩推压到曲张静脉及其分支中，检查硬化剂是否填充所有目标曲张静脉，检查是否出现静脉痉挛，拔针，局部加压包扎。使用泡沫橡胶垫（选用）、弹性胶带、2 级医疗弹力袜压迫硬化剂分布区域。术后即刻穿医用治疗型弹力袜，并立即下地慢步走 20 分钟，观察无不适反应后，嘱其术后注意事项，即可自行离去。术后严格要求穿治疗型医用弹力袜 2 周，无须辅助用药。嘱术后定期随访。

如果注射 5% 的鱼肝油酸钠，用量一般不超过 6ml，并向远端推挤，使硬化剂均匀散开。

第 2 次注射治疗的标准：第 1 次注射治疗后 1 个月仍然有较明显的曲张畸形，或复查超声时大腿中上段大隐静脉主干直径大于 5mm。第 2 次注射治疗的方法与剂量同第 1 次注射治疗。

五、疗效标准

治愈：经 1 次硬化剂治疗后，曲张静脉出现硬化呈条索状，局部无疼痛或不适，随访无复发。

无效：经硬化剂治疗后，曲张静脉仍同治疗前，并未出现索条状硬化现象。

复发：经一次硬化剂治疗后，曲张静脉部分硬化，呈索条状；经 8 周治疗后复查有一段或数段被治疗静脉仍呈曲张状态，须经第 2 次硬化治疗者。

六、并发症

硬化剂注射存在着一定的风险，硬化剂注射液外渗导致皮肤坏死，硬化剂流入深静脉，可导致血栓形成，严重者发生肺栓塞。近年来，国际上对硬化剂注射作了一系列改良，微泡沫技术（microfoam）的出现，可使得闭塞效果更好的同时，减少了硬化剂的浓度和用量，极大避免了过去的并发症。各种并发症常在股静脉隐静脉连接部或者静脉交通支发生硬化剂泄漏时产生，按照发生的严重程度可以分为以下三种：

1. 发生频率高、持续时间短的并发症　术后色素沉着（发生率约 10%～30%）、血管扩张（发生率约 10%～30%）、注射疼痛、注射后刺痒。

2. 少见但是能够自愈的并发症　皮肤坏死、血栓性静脉炎、局部神经损伤、短暂视觉障碍（尤其是偏头痛患者）、血尿。最为常见的是视觉障碍，这在注射液体硬化剂时也有发生，但是泡沫硬化治疗的发生率明显增高，大约是 0.5%～1%。到目前为止这种现象的病理生理基础还不清楚，有人认为这与卵圆孔未闭及内皮细胞毒性的成分释放入血有关。局部神经损伤发生发生率为 3/8464。头疼发生率为 57/7122。

3. 少见但是严重的并发症　这类并发症少见，包括过敏反应、深静脉血栓、肺栓塞。

硬化治疗发生过敏反应的几率远低于青霉素。肺动脉栓塞发生率为 1/1753。与外科手术相比，只有少数患者会出现深静脉血栓，主要发生在小腿肌间静脉，发生率约为 3/1000。皮肤坏死发生率为 8/7221。

第二届欧洲泡沫硬化剂疗法协调会议建议，MUS 法泡沫硬化剂的用量应控制在 4ml 以下，SFT 法泡沫硬化剂的用量 6 ~ 8ml 是安全的；常规应用 40ml 以内的泡沫硬化剂都未见严重并发症，但超过这个剂量可见干咳、胸闷、一过性缺血性休克和黑朦等。Cabrera 等应用超过 80ml 的泡沫硬化剂尚未出现神经或呼吸道并发症，因为 CO_2 的溶解率高于氮气。有研究表明静脉内注射 50 ~ 100ml CO_2 可用于心包积血的诊断，右心注射 CO_2 并未引起严重并发症，并且在主动脉造影的单次极限量达到 450ml。Bush 等报道 2 例室间隔缺损，应用泡沫硬化剂治疗后出现了严重神经系统并发症，分别为椎动脉系统，未经治疗缓解，大脑系统症状给予高压氧治疗。Forlee 也报道了一例合并先天性卵圆孔未闭患者治疗后发生了脑缺血性休克。

多数文献报道的不良反应为可接受的。具有循证医学意义的文献也给出了积极的评价。Jia 等在一组有 69 个研究中心参加，目的在调查研究泡沫硬化剂的安全有效性的研究中结果显示：安全性方面中位数（the median）：严重的并发症（包括肺动脉栓塞、下肢深静脉血栓）发生率小于 1%；视觉障碍（visual disturbance）1.4%；头痛（headache）4.2%；血栓性静脉炎（thrombophlebitis）4.7%；皮肤色素沉着（skin staining/pigmentation）17.8%；穿刺点疼痛 25.6%。得出的结论是：泡沫硬化剂的应用引发相关严重并发症的事件是很少的（rare）。

七、注意事项

1. 单纯抬高下肢而不压迫是阻止术后硬化剂进入身体静脉系统的最好办法。Douglas Hill 等比较了三种不同的方法：手指压迫大隐静脉 – 股静脉连接处、压迫加下肢抬高 30°、单纯抬高下肢不压迫，心脏出现回声的比例分别是：压迫（20/20）、压迫加抬高下肢（16/19）、单纯抬高下肢（9/19），单纯抬高下肢的泄漏是最少的。主要原因是：泡沫硬化剂较血液轻，抬高下肢易于药物向远端目标静脉聚集，不会进入深静脉；抬高下肢使静脉管腔缩小，有利于硬化剂充分与管壁发生作用；由于管腔的缩小，注射剂量较少，有助于减少并发症。

2. 有学者主张在第一个曲张部位注射量不宜超过 4ml，一次治疗的总量不宜超过 12ml。另外，由于泡沫硬化剂的稳定性不足 5 分钟，如一次治疗需要多次注射，则需要少量多次准备新鲜泡沫硬化剂，这样可以减少视觉障碍的发生。

3. 诊断为重度下肢深静脉瓣膜功能不全者，硬化术后复发率高，可首先改善深静脉瓣膜功能，再行大隐静脉治疗，如瓣膜腔外修复术及瓣膜腔内成形术等。

4. Kaymon 等提出硬化治疗的疗效与硬化剂浓度、深静脉瓣膜返流大小及持续时间呈正相关。

5. 由于硬化剂的浓度过高会产生很多副作用，目前硬化剂的浓度逐渐降低，从 3% 降到 1% 或 1.5%。注射剂量在不同的病例也有很大差别，因为注射剂量主要是由静脉曲张的数量、长度及内径决定的。

6. 严格按照适应证和禁忌证选择患者，术前确保深静脉畅通，均匀压迫是硬化治疗成功和防止血栓形成的关键。

7. 为了阻止泡沫或微小粒子进入机体静脉系统，应局部压迫和抬高下肢。Anamay Bidwai 等使用球囊压迫大隐静脉和股静脉连接部，这种方法在预防泄漏的同时还会延长泡沫与静脉内膜的接触时间，使治疗更易于控制、疗效更好，但压迫实际上会造成一个微泡脉冲，从而使其通过交通支进入中心静脉系统；压迫虽阻止了大量粒子，解除压迫后，残留粒子又可以进入静脉系统中；压迫解除时也会形成反向抽吸力，造成近端大隐静脉的硬化剂进入股静脉。Douglas Hill 等认为单纯抬高下肢而不压迫是阻止术后硬化剂进入身体静脉系统的最好办法。

八、临床价值

研究已证明超声引导下大隐静脉曲张泡沫硬化治疗术后早期、中期的治疗效果令人满意，其中近期有效率超过 80%。术后早期和中期的静脉曲张复发率约为 20%，但可以重复注射治疗，而且再次治疗与首次治疗的简易程度及疗效接近，再次注射有效率可达 95%。2008 年 Luebke 等复习了 107 篇泡沫硬化剂治疗静脉曲张的文献，总闭塞率为 84%。2003 年 Labas 等总结了近 10 年文献报道的硬化剂治疗曲张静脉 1 622 例的近期和远期疗效，6 个月和 5 年的平均治愈率（闭塞）分别为 83.6% 和 78.54%。该治疗方法适用于大部分静脉曲张，尤其是扩张程度较重的病例。欧洲泡沫硬化剂疗法协调会议达成的共识是，泡沫硬化剂疗法已经成为静脉曲张治疗的确切选择之一，改进了静脉曲张的治疗手段。

超声引导下泡沫硬化剂注射技术的优点：超声实时引导将针精准刺入目标静脉，减少周围组织损伤。尤其对管径较小的静脉，该技术的优势更明显。穿刺针最初使用注射器，现在主要使用微型导管、蝶形针等。穿刺针刺入管腔后，超声可以判断硬化剂是否进入目标静脉管腔，管腔内出现血液回流或者静脉管腔内出现高回声像一朵云时，说明穿刺针已经进入静脉管腔，超声穿刺的实施监测可以区分静脉与动脉。用手或超声探头将硬化剂推压至目标区域，从曲张静脉的分支到主干，直至股静脉 - 大隐静脉连接部都可以观察到硬化剂进展的过程。超声引导下泡沫硬化剂经皮注射治疗下肢静脉曲张，大隐静脉主干闭塞或近闭塞的为 82%；导管引导下治疗，大隐静脉主干闭塞率在 90%。Brodersen 等应用双腔带气囊导管引导下注射泡沫硬化剂治疗大隐静脉曲张的新方法（KAVS 导管法）。双腔中的一个腔充起气囊阻断血流，另一腔用来注射泡沫硬化剂并可回抽吸出泡沫，治疗后 90% 的大隐静脉闭合。

声引导下注射泡沫硬化剂治疗大隐静脉返流所致下肢浅表静脉曲张，治愈率疗效达 80% 以上，可与外科手术相媲美。超声引导下注射泡沫硬化剂治疗大隐静脉反流所致下肢静脉曲张，操作简单，可在门诊进行，方便、痛苦小、可重复治疗、并发症少、无瘢痕形成、安全、有效、易于重复，且可以达到与手术剥脱近似的效果，为一种治疗与美容兼备的微创治疗方法，具有自身优势。超声可以显示大隐静脉结构及血流情况、实时引导注射治疗、观察治疗后大隐静脉形态结构改变等，是很好的引导和随访手段。

（常明鑫）

第五节　超声引导经皮腔内激光治疗下肢静脉曲张

下肢静脉曲张是一种常见病，大约25%的女性和15%的男性有下肢浅静脉功能不全。一般认为静脉瓣膜功能不全致血液倒流从而引起静脉腔内高压是引起下肢静脉曲张最主要的原因。其他少见的原因有静脉腔阻塞、肌肉泵功能不全和先天异常。长期以来，手术是治疗该病的首选方法，传统手术通过大隐静脉高位结扎及剥脱术切断了血液倒流的途径以达到治疗目的。其效果肯定，但创伤大，出血多，术后疼痛明显，恢复慢且皮肤留有瘢痕。经皮腔内激光治疗下肢静脉曲张（endovenous laser therapy，EVLT）是近年来出现的一种被认为极具前途的技术。是利用激光能量在静脉腔内造成内皮及血管壁的热损伤致纤维化，从而达到闭锁血管腔的目的。这种技术一定程度上避免了抽剥大隐静脉所带来的一些并发症。比如：血肿、隐神经损伤等。和激光类似治疗原理的技术还有：射频闭合技术和冷冻闭合技术。这些技术的共同点都是避免了大隐静脉抽剥，但是对于小腿的曲张静脉却无能为力，往往还得结合传统的剥离手术。

一、治疗原理

EVLT主要是利用特殊波长的激光，通过光纤介入大隐静脉主干，在静脉内输送不同波长的红外线激光产生热效应，使血液沸腾产生蒸气气泡引起静脉壁热损伤，热损伤引起血凝状态升高进而使静脉内广泛血栓形成，最后形成纤维化，闭锁静脉主干和其属支，阻断血液倒流，最终闭锁静脉从而达到治疗目的。Proebstle等通过体外试验和对大隐静脉的组织病理检查证实，940nm激光治疗的作用机制是通过间接热损伤静脉内壁实现的。Proebstle观察到940nm激光束进入血液后，其穿透深度约0.3mm，激光束自光纤顶部发射后，保持聚焦于一非常小的点。可观察到激光顶部蒸气气泡形成，且蒸气气泡的体积与激光能量呈正相关，15J的激光可以产生直径约6mm大小的蒸气气泡，并认为15J是使血液产生蒸气气泡的阈值，激光导致血液沸腾产生气泡，蒸气气泡致使内皮细胞和内膜广泛产生间接热损伤，导致静脉全程血栓形成，最终使静脉闭锁。

二、适应证

下肢静脉曲张多普勒超声检查示下肢深静脉通畅，血液回流良好及无血液倒流或血液倒流属1、2级的患者均可采用此手术。

三、禁忌证

主要为妊娠或哺乳期女性、行走功能障碍、急性静脉疾病（下肢深静脉血栓形成、血栓性浅静脉炎等）、血液高凝状态、动脉闭塞症、严重下肢静脉曲张伴有溃疡或全身状况较差者以及经腔内激光或射频治疗后复发的患者等。

四、操作方法

激光设备：激光治疗仪，功率0.5～15W。一般来说，选用不同波长的激光发生器其参数选择不同，目前成功应用于临床的有810nm、940nm、980nm、1064nm和1320nm波长。

国内应用较多的为 810nm 波长的激光发生器。超声仪器，探头频率 5 ~ 10MHz。

18G 穿刺针或 18 号静脉穿刺针。

术前准备：所有患者接受 EVLA 之前，患肢均行顺行性深静脉造影和彩色多普勒检查，保证深静脉通畅，瓣膜功能良好，无血栓形成。

（一）大隐静脉主干的处理

1. 穿刺与插管　先嘱患者垂直站立用甲紫标记曲张静脉，随后取仰卧位，常规消毒铺巾，根据曲张静脉的严重程度行局部浸润麻醉、硬膜外麻醉或静脉全身麻醉。硬膜外麻醉效果确切，持续时间长，故静脉曲张范围广泛合并有小隐静脉曲张者（特别是局部形成静脉团者）采用硬膜外麻醉，但由于其麻醉操作比较复杂及并发症等问题，采用时应慎重，所以静脉曲张程度轻或年龄偏大者选用局部麻醉。超声引导下穿刺针在膝关节上方大腿内侧处或内踝上方 2cm 处直接穿刺大隐静脉，穿刺针进入大隐静脉后退出针芯，插入直径 0.89mm 的超滑导丝，借助导丝导入 4F 直导管并超声检查了解大隐静脉主干的走行及血流状况，最后将导管尖一直插至大隐静脉主干上端但不能进入深静脉（体表标志为腹股沟韧带下方 2 ~ 3cm 处）。

2. 导入光纤　撤出导丝，沿导管插入光纤至导管相同的长度（体外事先标记）后回撤导管 1 ~ 2cm，使光纤暴露于血管腔内，开启激光治疗仪后从皮肤上可看到光纤顶端红色光标。

3. 参数设定　激光发射功率一般选择 10 ~ 12W，单个脉冲时间 1 秒，间隔时间 1 秒。

4. 激光治疗　在脚踏开关控制下，每发射一个脉冲激光，将导管和光纤同步后撤 0.3 ~ 0.5cm，以 3 ~ 5mm/s 同步后撤光导纤维和导管，同时另一术者用双手沿大隐静脉走向加压，以加速静脉壁收缩闭合。当治疗至小腿时，应该将功率相应调低。当小腿段大隐静脉曲张严重时，有时不能直接经内踝处置入激光纤维至大腿上段大隐静脉内，此时可先治疗小腿段大隐静脉，再经膝关节内下方穿刺或切开大隐静脉，向上置入激光光导纤维治疗大腿段大隐静脉。治疗大隐静脉主干后，在曲张明显的大隐静脉属支处再行穿刺，同法导入激光进行治疗。对静脉曲张成团导入激光困难处可切小口，将曲张静脉分段剥脱，若有交通支瓣膜功能不全者行交通支切断结扎术。如果大隐静脉穿刺失败，则在卵圆窝处切 2cm 切口，暴露、切断大隐静脉，近端结扎，自远端置入光导纤维至内踝处，打开激光治疗机，以同样的速度由远端向近端拔出光导纤维，完成大隐静脉主干的治疗，对静脉属支病变的治疗，根据术前标记，应用同法置入光导纤维分段治疗。国内亦有学者主张无论能否穿刺大隐静脉，均应于大隐静脉根部高位结扎并剪断大隐静脉。认为这样可以防止光纤进入深静脉而引起损伤，也可以防止治疗后浅静脉血栓脱落的危险及大隐静脉纤维化不完全造成再通的可能性。

（二）大隐静脉属支的处理

对大隐静脉属支引起的轻度或中度曲张静脉，可用多点穿刺的方法，通过短导丝引入扩张管，再导入光纤；或直接通过穿刺针，插入光纤。激光发射方式和治疗与前述方法相同。

术后处理：手术完成后患肢用弹力绷带加压包扎，随后改穿循序减压弹力袜 3 个月；有缝线的伤口 12 ~ 14 天拆线；同时使用抗生素预防感染 3 ~ 5 天。随访观察，主要观察临床症状改善与曲张静脉的变化。

五、EVLA 操作的技术要点

主要是大隐静脉的穿刺和将导管顺利插至大隐静脉主干大腿根部。关于大隐静脉的穿刺，文献报道了 2 个穿刺点，即膝关节上方大腿内侧处和内踝上方 2cm 处。当膝关节上方大腿内侧有肉眼可见的静脉曲张时，穿刺比较容易，可作为第一选择；当膝关节上方大腿内侧没有肉眼可见的静脉曲张时，选择内踝上方 2cm 处穿刺。膝关节上方穿刺时导管比较容易插至大隐静脉主干大腿根部，而内踝上方穿刺时，由于小腿处静脉迂曲往往较严重，加之血管细且交通支多，导管有时较难插入至大隐静脉主干大腿根部，行足背静脉穿刺顺行性下肢静脉造影有助于指导插管成功。超声引导下穿刺有助于提高成功率。

六、并发症

EVLT 并发症少。激光发射时，患者有轻度局部疼痛。目前报道较多的并发症主要是皮肤损伤，多发生于胫前皮肤，此处皮下组织菲薄，易发生皮肤灼伤。可适当降低激光治疗仪功率，加快激光光纤回退速度，同时也可以在浅表静脉和皮下迅速注射生理盐水或应用浸润麻醉以避免灼伤皮肤。大部分患者曲张静脉周围有血栓样硬结及皮肤淤血，3~6 周后逐渐消退。

其他少见的并发症还有皮肤感觉异常、隐神经损伤、血栓形成，但这些一般可以恢复正常。血管破裂和光纤断裂及出现动静脉瘘等罕见。EVLA 副作用轻微，无严重并发症和后遗症发生，因此用于治疗下肢静脉曲张是安全的。

七、临床价值

1998—1999 年，Carlos Boné 和 Robert J. Min 报道了 EVLA 治疗技术，此后，这一技术受到国内外的高度关注和重视。2001 年 Min 等 EVLA 治疗曲张的大隐静脉，99% 保持闭合。认为激光治疗的效果优于外科手术、硬化治疗等方法。2004 年，Perkowski 等也报道了 EVLA 治疗大隐静脉闭塞成功率为 97%，随访 1 年 84% 的患者症状消失。Siani 等随访再通率为 2.6%；Ravi 等治疗了 990 条大隐静脉，随访再通率为 3.3%。EVLA 治疗后患者患肢大隐静脉均闭塞，患肢原肉眼可见的浅静脉曲张塌陷消失，无皮肤瘢痕。患肢酸胀、疼痛、乏力等症状消失，行走正常，水肿或色素沉着的患者，水肿消失，色素沉着显著减轻，无曲张静脉再现或症状复发。

目前评价 EVLT 的疗效主要采用所治疗的静脉闭塞率为指标，Min 等以彩色多普勒看不到静脉腔内血流信号方视为闭塞。他对腔内激光治疗大隐静脉曲张进行了随访研究，在总共治疗的 499 条曲张大隐静脉中，用多普勒检测曲张大隐静脉内的血流信号，在治疗后即刻检测发现 98.2% 没有血流信号；在术后 9 个月 97.8% 曲张大隐静脉关闭；在术后 2 年 93.4% 曲张大隐静脉血栓形成，大隐静脉闭塞率可达到 90%~100%。同时 Min 等还认为由于 EVLT 使侧支血管闭塞，术后再通率较传统外科手术明显降低。Pannier 等亦报道 EVLT 术后 2 年大隐静脉闭塞率达到 95%。陈晓明等对 EVLT 术后患肢大腿静脉即刻造影见大隐静脉主干已闭塞，血流中止，小腿及大腿部原来肉眼可见的曲张浅静脉已产生明显塌陷；随访 3~12 个月，所有患肢原肉眼可见的浅静脉曲张均消失，无皮肤瘢痕。患肢酸胀、疼痛、乏力等症状消失，行走正常；8 例水肿或色素沉着的患者，水肿消失，色素沉着显著减轻；无明显并发症发生。宋清斌等对行 EVLT 术后患肢大隐静脉行组织病理学检查发现，大体标本肉眼可见与激光纤维头接触处的大隐静脉壁均有不同程度的穿破，有附壁血栓形成。经 HE 染色显微镜下观察，可见静脉壁有穿破，周围内膜有热损伤后的变性和坏死，局部有炭化，激光治疗后 15 分钟损伤处大隐静脉腔内即有血栓形成。黄建华等通过对下肢静脉曲张患者行传统手术和腔内激光比较，手术时间分别为 (72.4±18.4) 分钟和 (46.5±15.5) 分钟；手术失血量分别为 (110.1±40.7) ml 和 (10.7±12.5) ml；住院时间分别为 (5.8±2.4) 天和 (3.8±1.3) 天；差异均有统计学意义（均 P<0.01），激光腔内治疗组术后疼痛轻，下床活动早，两组术后并发症无差异，提示腔内激光治疗下肢静脉曲张手术时间短，失血少，术后疼痛轻，下床活动早，住院时间短，患者恢复快，疗效明显优于传统手术。

EVLA 与腔内射频消融闭合术（RFO）治疗下肢静脉曲张不同，从治疗原理看，两者略有不同。EVLA 主要是损伤血管内皮细胞，导致血栓形成，从而达到闭合大隐静脉的目的；而 RFO 是使静脉内膜剥脱并伴中层胶原变性、管壁增厚和收缩；继发腔内纤维化，最终导致静脉闭合。鉴于这种差别；有人认为，理论上讲 EVLA 治疗后静脉再通的机会大于 RFO，而杨国凯等最近对两种方法进行了比较研究，二组临床效果统计学无显著性差异，且均未见复发再通病例。单平等认为，由于射频消融导管较粗且弯曲度有限，当大隐静脉主干过于扭曲成团时，导管不一定能通过，需做多个切口分段治疗；而小腿广泛曲张的浅静脉和交通支往往也需做多个切口处理，因此 RFO 所花时间较 EVLA 更长。

EVLT 作为一项新的微创治疗手段，自应用于临床以来，疗效确切，其安全性和有效性已得到证实，而且 EVLT 扩大了传统手术的适应证。EVLT 治疗下肢静脉曲张操作简单、创伤小、显效快、手术时间短、疼痛轻、恢复快、治疗后不留皮肤瘢痕，具有安全、有效、微创及并发症少等优点，EVLA 较其他方法更容易为患者所接受，有着非常广阔的应用前景。血管再通、再次治疗、血管腔闭塞率及术后血液倒流等问题尚需长期追踪以进一步评价其疗效。EVLT 也有其本身的不足，如对于局部曲张成团的静脉就很难将激光导入；对于深静脉瓣膜功能不全和交通支瓣膜功能不全也不能进行修复，不能单纯为了微创而忽略了治疗的效果，根据不同病因、不同病情的下肢静脉曲张选用合适治疗方法，各种微创手术之间、微创手术和传统手术之间相互结合，取长补短，是下肢静脉曲张治疗发展的趋势。

（盛 利）

第六节 超声引导假性动脉瘤凝血酶注射治疗

一、假性动脉瘤概述

假性动脉瘤是动脉壁部分破裂，血液溢至血管外被局部周围组织纤维包裹形成的囊性搏动性血肿，并非动脉真性扩张所致，不是真正的动脉瘤，故称为假性动脉瘤，它不像真性动脉瘤那样具有动脉血管的外膜、中层弹力纤维和内膜三层结构。假性动脉瘤好发于四肢动脉干，常见于外周血管如桡动脉、股动脉、髂动脉远端、足背动脉、颈内动脉等，多因外伤、医源性、炎症或肿瘤等原因损伤动脉壁所致，文献报道中也有因手术导致的腹部血管假性动脉瘤，甚至有一例因臀部肌内注射导致假性动脉瘤的报道。由于介入治疗的广泛应用，各种大口径管、鞘的运用及围手术期抗凝药物的应用，医源性假性动脉瘤发生也随之增加，诊断性操作的发生率约为 1%，治疗性操作的发生率高达 3.2% ~ 7.7%，发生率与留置的动脉鞘大小、术后抗凝治疗、压迫止血及患者术后有效制动有关。医源性假性动脉瘤是指经皮穿刺后血液通过损伤的动脉壁破裂口进入血管周围组织并形成 1 个或多个瘤腔，收缩期动脉血液由载瘤动脉经瘤颈部流至瘤腔内，舒张期血液回流到载瘤动脉内的一种病理现象。

（一）病因

1. 穿刺技术欠规范　穿刺点过低，反复穿刺损伤血管壁等均容易形成假性动脉瘤。

（1）因为由于解剖关系，股浅动脉缺乏骨性支持，术后压迫止血困难。另外，股浅动脉管径小于股动脉，误穿后其穿孔与血管周长的比率大，故损伤较大。

（2）反复穿刺致动脉壁损伤，血管愈合慢，容易出现血液外渗，导致假性动脉瘤的形成。

（3）球囊导管回抽不充分时拔管，损伤血管内膜较大。

（4）动脉导管或导管鞘选择不当，术中使用较硬引导管和较大口径鞘，特别是口径 8F 导管（鞘）。

（5）血管鞘放置过长，拔鞘后影响动脉穿刺口的回缩。

2. 术后压迫止血不彻底或制动不佳　如拔针后压迫时间短，压迫过程用力不均，频繁地松手观察压迫效果，绷带过松及位置不正确等均会导致假性动脉瘤。一般情况下，沙袋压迫时间为 6 ~ 12 小时。若大量使用抗凝剂，高龄、糖尿病、高血压患者，伤口处愈合慢，沙袋压迫时间可延长至 12 ~ 24 小时。如果沙袋压迫时间过短，由于重力作用可导致穿刺口出血，从而导致假性动脉瘤的发生。文献中有报道患者因不能耐受长时间卧床所致的腰背部疼痛而自行屈曲血管穿刺肢引起了假性动脉瘤。

3. 高龄患者　由于老年患者皮肤弹性差，当患者下床活动时，由于重力作用使结痂部位皮肤下垂，造成局部出血，从而导致假性动脉瘤的发生。同时，女性患者由于股内收肌群不如男性发达，发生假性动脉瘤的几率较高。

4. 患者存在基础病　动脉壁钙化或高血压患者血压未控制理想时，血管张力高，针眼处愈合不好，下床活动时就有可能导致假性动脉瘤的发生。糖尿病由于高血糖可损害血管内皮，损害中层动脉，使血管硬化。当血管损伤时，伤口处愈合较慢，由于过早下床活动，重力作用，使伤口结痂处脱落，从而导致假性动脉瘤的形成。肥胖者多为中老年人，皮下脂肪层厚，动脉粥样硬化者多，血管发生硬化，弹性差，穿刺时动脉搏动不明显，给穿刺带来困难，压迫时又较难找准穿刺点，以致压迫不彻底，穿刺口闭合不完全，容易形成假性动脉瘤。

5. 患者的依从性差　在禁止活动期间内，不遵从医嘱，私自下床活动，导致穿刺点出血形成假性动脉瘤。

6. 术中及术后抗凝药物的应用或患者自身凝血功能障碍　介入术前充分抗凝和抗血小板治疗，有助于减少支架植入后急性或亚急性血栓形成，但可增加假性动脉瘤的发生率。但是因刚修复过的皮肤及动脉壁血痂不牢固，抗凝剂溶解血痂，使血管壁得不到修复而出血。特别是对血管病患者，介入术后很多都必须长期抗凝治疗，最容易形成假性动脉瘤。

（二）病理表现

假性动脉瘤腔数目，将单腔定义为单纯型假性动脉瘤，二腔或多腔定义为复杂型假性动脉瘤。假性动脉瘤的来源动脉称为载瘤动脉，最靠近载瘤动脉的假腔为近端腔，最远离载瘤动脉的假腔为远端腔；载瘤动脉与瘤腔之间的通道为瘤颈部。

假性囊腔内充满血液，假性囊壁没有真正的血管壁结构，也没有其他真性囊肿壁的上皮结构，仅为血肿机化成瘤壁，其上或多或少附着一些血凝块，光镜下见囊壁由纤维结缔组织构成。

（三）临床表现

假性动脉瘤表现为穿刺或损伤部位搏动性肿块，局部可扪及搏动，听诊可有吹风样杂音，常进行性增大，若动脉瘤较大，可伴有局部疼痛，搏动性肿胀感，发生于肢体的可有患肢活动受限及神经功能障碍，并可出现损伤大出血等，部分患者可并发感染、栓塞、动静脉瘘及周围神经压迫等。

假性动脉瘤的自然转归：瘤腔直径 <2cm、无症状及未接受抗凝治疗的患者通常瘤腔可自发血栓化而闭合，一般无需特殊处理，但应定期随访。Schaub 等报道 54 例未行超声引导压闭术或压闭术失败者，93% 的患者瘤腔自然闭合，闭合时间为 1～180 天，平均 40 天。Kresowik 等观察了 7 例瘤腔直径 1.3～3.5cm 的患者，所有患者 4 周内瘤腔内自发性血栓形成。Samuels 等对 11 例患者进行了随访研究，发现 11 例假性动脉瘤全部自然闭合。瘤颈长度 >0.9cm 者，平均 9.8 天自然闭合，而瘤颈长度 <0.9cm 者则平均需要 52 天自然闭合。因此认为瘤颈的长度和闭合时间有关，如果瘤颈长度在 0.9cm 以上者可随访观察等待其自然闭合。但如果肿块进行性增大、疼痛剧烈及伴随其他症状则要及时就诊。

（四）超声表现

二维超声表现为损伤血管周围探及囊性或囊实混合性有搏动性的肿物，边界清晰，形态不规则，囊壁不规则，无正常动脉壁的结构，部分瘤体内部可见回声强弱不等的附壁血栓，并可见瘤体与受累血管相通，此通道为破裂口，瘤体仅以此口与周围动脉相通。彩色多普勒超声表现为破口处可见红蓝相间的彩色血流信号，血流紊乱，呈"涡流"状而瘤体内血流回声呈"云雾"状移动，破口较大者血流充盈良好，破口较小者血流充盈欠佳，色彩暗淡。合并血栓存在者则可在瘤体边缘出现不规则的稍低或稍高回声。频谱多普勒超声表现为瘤体内或与瘤体相通的通道内均可测及动脉血流频谱，破口处可探及高速高阻双向血流频谱。

假性动脉瘤患者应视为"高危患者"，宜早期确诊并采取适当的治疗措施，包括局部压迫（ultrasound - guided compression repair，UGCR）、超声引导下凝血酶注射治疗（ultrasound - guided thrombin injection，UGTI）和手术治疗。

凝血酶是一种丝氨酸蛋白酶，是凝血系统的一种关键酶，直接作用于凝血过程的最后环节，不需要其他凝血因子的参与，使纤维蛋白原转变为纤维蛋白，网状的纤维蛋白中沉积其他血液成分，形成胶体状态的纤维蛋白凝块，达到止血的目的。

UGTI 治疗假性动脉瘤的机制是利用凝血酶通过正反馈和几种凝血因子活化凝血酶原，将纤维蛋白原转化为纤维蛋白，最终导致假性动脉瘤腔内血栓形成，将与载瘤动脉之间的异常通道封闭。

二、适应证

UGTI 的适应范围广、创伤小、安全有效，目前已成为治疗假性动脉瘤的首选方法。

1. 瘤腔大于 10mm×10mm, 位置合适, 其前方无血管及其他重要结构, 方便超声引导针尖进入瘤腔。

2. 无凝血酶过敏史。

3. 患者患有动脉粥样硬化、高血压、糖尿病等基础疾病, 经包扎加压、超声引导下加压治疗失败或有残腔者。

4. 患者不能耐受 UGCR。

5. 接受抗凝治疗的患者。

三、禁忌证

1. 有活动性出血者。

2. 有神经压迫症状者。

3. 有局部感染者。

4. "宽颈" (>1cm) 的假性动脉瘤应该手术治疗, 因为这种假性动脉瘤 UGTI 治疗后可能引起动脉栓塞。

5. 影响邻近组织结构 (深静脉) 者。

四、操作方法

器械选择: 超声仪器配穿刺引导功能, 探头频率 5～7MHz, 位置较深且较大的假性动脉瘤可选择 3.5～5.0MHz 探头。穿刺针一般选择 18～20G。凝血酶文献中报道多为猪凝血酶和牛凝血酶, 凝血酶注射的最佳剂量目前尚无统一标准, 多为 200～1000U, 一般不超过 2000U。有文献报道所用凝血酶溶液的浓度为 100～1000U/ml。也有报道使用医用吻合胶 (OB 胶) 假性动脉瘤瘤内注射治疗。

术前准备: 患者平卧, 彩色多普勒超声扫查, 确定假性动脉瘤的破口位置、颈部宽度及长度、载瘤动脉瘤腔大小和数目、确定瘤腔与动脉之间的关系, 股动脉与一级瘤囊之间、一级瘤囊与次级瘤囊之间、次级瘤囊与三级瘤囊之间瘘道的部位, 长短、内径; 观察测量瘤腔内血流范围及血流速度; 窦道的流速, 初步确定进针路线。同时检查患者凝血功能。

术前应考虑潜在的危险及并发症, 包括出血、感染、过敏症、动脉血栓形成及外科干预等, 询问有无凝血酶接触史, 并签署知情同意书。将冻干、灭菌凝血酶稀释待用。

操作步骤: 常规消毒、铺巾, 局部麻醉。将三通管分别连接生理盐水注射器、凝血酶注射器和超声引导经皮穿刺针, 在生理盐水注射器保持负压下, 超声监视下压迫通道后超声引导下将穿刺针经皮穿入假性动脉瘤腔中, 通过生理盐水注射器回抽出假性动脉假腔中不凝血液、观察穿刺针路径和针尖位置, 当清晰地显示针尖位于假性动脉瘤腔内时, 将生理盐水通过穿刺针注入瘤腔中, 证实穿刺针尖在假性动脉瘤瘤腔中, 即提示穿刺成功。使针尖尽量远离颈部或在瘤腔边缘血流缓慢处。压迫假性动脉瘤近心端, 超声实时监测下, 开始将凝血酶注入假性动脉瘤腔, 每次注入 50～100U, 如瘤腔较大或多个瘤腔可注入凝血酶 200～300U, 直至瘤腔内、瘤颈部中的血流信号消失并出现絮状回声, 血栓形成。拔针, 局部加压包扎, 术后患肢伸直平卧休息, 密切观察患者一般情况, 瘤体大小及杂音, 患肢皮温、色泽、是否水肿、动脉搏动情况。彩色超声多普勒观察瘤腔内血栓状况, 了解假性动脉瘤有无再通, 周围血管是否通畅 (图 3-10、3-11)。

每次注入凝血酶量应根据瘤体大小、血流情况决定。

瘤体不增大，瘤腔和瘤颈处流速逐渐减低消失，瘤体、瘤腔内附壁血栓逐渐增多是有效的标志。凝血酶栓塞治疗成功的判断标准是假性动脉瘤腔内出现不均质类实性回声；假性动脉瘤瘤腔内彩色多普勒血流消失；载瘤动脉与瘤腔之间的瘤道内彩色血流信号消失。

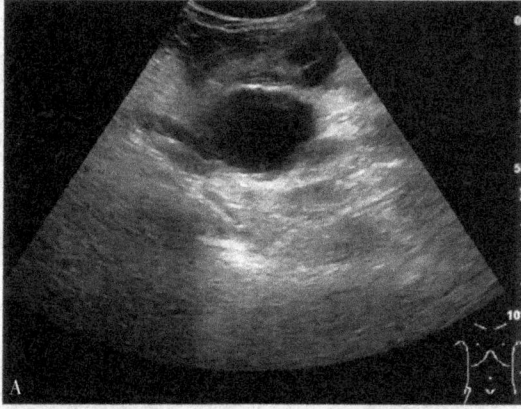

图 3 - 10A　股动脉假性动脉瘤灰阶超声所见

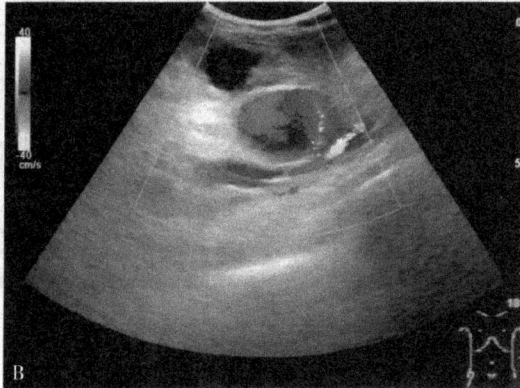

图 3 - 10B　CDFI 显示股动脉假性动脉瘤

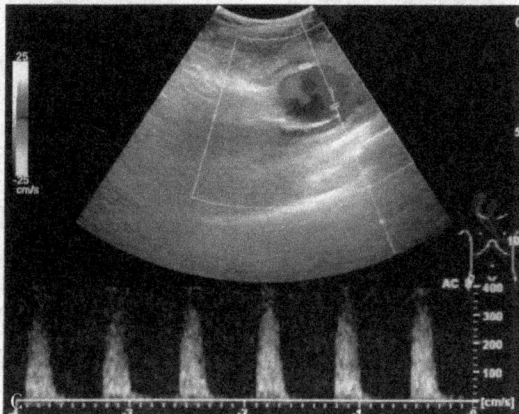

图 3 - 10C　脉冲多普勒取样显示高速动脉血流信号

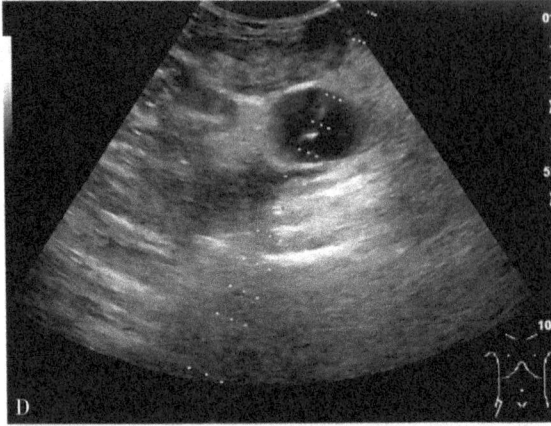

图 3 - 10D　超声引导穿刺假性动脉瘤

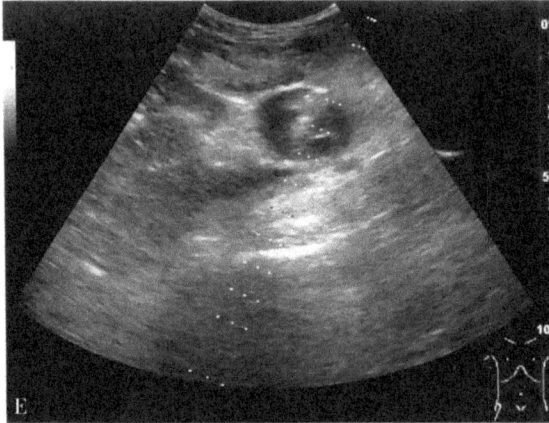

图 3 - 10E　超声引导穿刺开始注入凝血酶

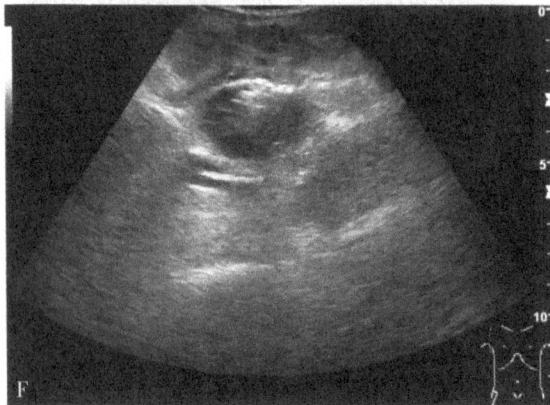

图 3 - 10F　假性动脉瘤内注入凝血酶后局部回声增强

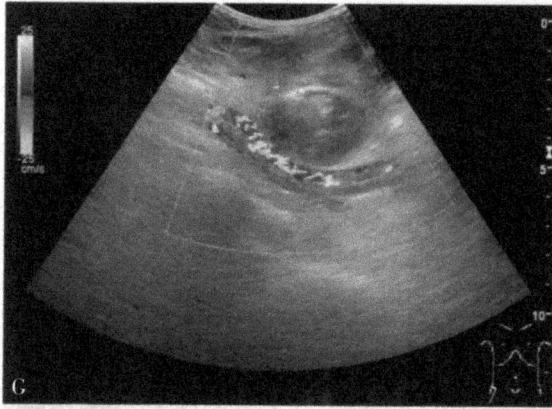

图 3 - 10G CDFI 显示假性动脉瘤内未见血流信号

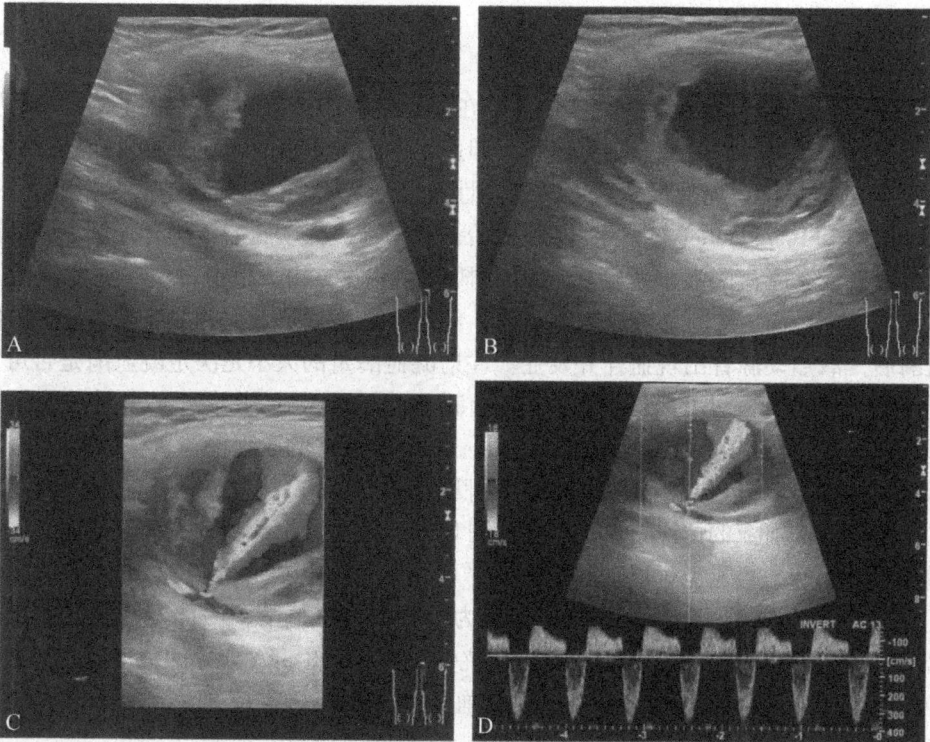

图 3 - 11A ~ D 股动脉假性动脉瘤所见

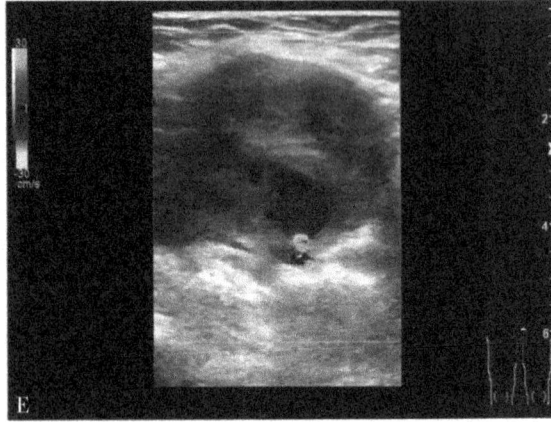

图 3 –11E　CDFI 显示注入凝血酶后假性动脉瘤颈部仍见少许血流信号

五、并发症

UGTI 安全、可靠，并发症少见，但由于在注射过程中，凝血酶可能进入远端动脉循环而导致急性血栓形成，肢体缺血甚至坏死，因此仍应引起重视。主要的并发症有：

1. 载瘤动脉急性血栓形成　载瘤动脉急性血栓形成是 UGTI 最严重的并发症。Edgerton等、Sackett 等和 Wankmuller 等采用 UGTI 法治疗股动脉假性动脉瘤，均有一例下肢动脉血栓形成。目前还没有凝血酶溢出假性动脉瘤的概率有多大的相关报道，但这种危险性是存在的，因为假性动脉瘤腔内有血流进入和流出；注射凝血酶后形成血栓往往需要一些时间；注射凝血酶后，载瘤动脉曾出现血栓并发症。注射凝血酶量的大小是决定凝血酶是否可能漏入动脉循环的关键因素，小的假腔内注射大量凝血酶可促发上述并发症。同时，瘤径过宽（>1.0cm）也增加了急性血栓发生的可能性。采用低浓度的凝血酶（200IU/ml）有助于降低动脉血栓的发生。应用超声探头加压阻断假性动脉瘤颈口部血流，再向瘤体内注射凝血酶，在阻断瘤颈部血流的情况下注入凝血酶可使瘤腔内快速形成血栓，而凝血酶不随瘤颈口血流进入远端动脉，可避免远段动脉栓塞的严重并发症发生。

2. 过敏反应　由于目前所用的凝血酶多为异种蛋白凝血酶，因此局部注射后患者体内可出现纤维蛋白原、凝血酶、因子 V 等多种抗体，可能发生 IgA 介导的免疫反应而造成过敏反应、发热、出血。Pope 等报道 1 例注射凝血酶后出现过敏反应，认为术前应先作凝血酶皮试。

3. 局部疼痛　注入凝血酶后有部分患者出现疼痛，给予适当处理后好转。

4. 压迫部位皮肤缺血坏死　该并发症主要发生于血管侵入性操作后局部压迫力度过强，UGTI 可有效减少该并发症发生。出现后局部换药一般能好转。

5. 并发患肢缺血、肿胀　Paulson 等报道 114 例 PSA 患者 UGIT 后出现下肢缺血表现，考虑为瘤腔内血栓形成后对动脉及静脉压迫所致，通过观察足背动脉搏动及超声波检查与急性动脉血栓形成相鉴别。

6. 局部感染　最近报道 1 例在穿刺注射凝血酶后出现腹股沟脓肿，因此特别强调注意无菌操作，避免局部感染发生。

其他并发症少见。Corso 等报道 33 例患者 UGTI 术后有 7 例出现短暂局部发热，未经处理症状自行消失。

六、注意事项

假性动脉瘤的大小、几何形状、瘤颈宽度、流速等影响治疗效果。

1. 当注射凝血酶后仍有残余血流时，允许临床观察，多数瘤腔可自然封闭。

2. 复杂型假性动脉瘤注射凝血酶在技术上明显较单纯型困难，假性动脉瘤的几何形状影响治疗效果，这是由于复杂型的几何形状明显较单纯型的复杂，穿刺针尖的定位更困难。这也是单纯型假性动脉瘤治疗成功率高的原因。

3. 术后必须检测患肢足背动脉，以观察载瘤动脉的情况。

4. 对于未接受抗凝剂的非冠心病、高血压患者的假性动脉瘤，当其直径较小（＜1cm）且为单纯型时，不妨先尝试行 UGCR 法，若首次 UGCR 法治疗失败，则应及时改行 UGTI 法。

5. 上肢动脉尤其是肱动脉假性动脉瘤往往具有位置深、血管内径小、血管之间距离近、不易判断来源等特点，超声实时引导是关键。

6. 选择合适的穿刺部位和进针点尤为重要，一般选择部位表浅，搏动明显的血管进行穿刺，穿刺时注意穿刺的深度和角度，一般与皮肤呈 45°刺入皮下．不可用力过猛，防止穿透血管并避免在弯曲部位穿刺，进针原则上宁浅勿深，见鲜红色血液呈喷射状涌出即可。

7. 在超声监测下行穿刺和注射凝血酶时，尽量让针尖远离 PSA 颈部，而在瘤腔边缘部注射，即先使瘤腔内形成血栓并逐步向瘤颈部延伸。

8. 每次注射凝血酶时速度宜慢、剂量避免过大。

9. 对复杂型 PSA 则先封堵远离瘤颈部的假腔，再封堵邻近瘤颈部的假腔。

10. 操作过程中当针尖刺入瘤腔近动脉破口处时，压迫近段动脉使瘤腔内的活动血流减小或暂时消失后再注入药物，可提高瘤腔内的血栓形成效果，防止药物流入血管发生血栓等并发症。

11. 采用低浓度的凝血酶（200IU/ml）有助于降低动脉血栓的发生，但其闭合假性动脉瘤的成功率只有 70%。

12. 压迫瘤颈部，即在注射凝血酶时由助手压迫瘤颈部阻断瘤内血流，防止凝血酶经瘤颈部进入外周动脉，待瘤内完全形成血栓后，逐级松开瘤颈部，直至瘤腔内无血流信号显示，有利于减少凝血酶的用量。

13. 颈部大而宽，载瘤动脉远端血栓形成和栓塞的危险性增大，提示在行 UGTI 时要警惕载瘤动脉血栓形成和栓塞的可能。单纯假性动脉瘤注射凝血酶的穿刺针尽可能在瘤腔底部，远离瘤颈部，复杂假性动脉瘤首选在远端瘤腔的底部，使瘤腔血栓形成过程由远离瘤颈部的部位向瘤颈部延伸，注射凝血酶速度宜慢，剂量为 100～1000IU 凝血酶，先注射 0.5ml（含 100IU 凝血酶），以后逐次加量。直到假腔内血流信号完全消失为止。复杂假性动脉瘤先穿刺远端假腔，当远端假腔被封闭后，多数近端假腔随后也逐渐封闭。如果近端瘤腔 5 分钟后不封闭，再进针至近端瘤腔底部注射凝血酶。Elford 等报道对短而大的瘤颈部的 PA，可采用球囊通过载瘤动脉先暂时封闭瘤颈部，再行瘤腔内注射凝血酶，则可避免凝血酶流出瘤腔导致下肢动脉血栓形成。

七、临床价值

既往的常规治疗以外科修复为主，但创伤较大。相对较小瘤腔可局部持续加压包扎或超声引导下按压修复，将探头垂直于瘤颈、平行于载瘤动脉壁加压，以刚好能阻断瘤颈处血流的力量持续用探头加压，10～15分钟后停止加压，但加压疗法耗时长，患者常因疼痛而难以耐受，易出现局部皮肤坏死、深静脉血栓形成及迷走反射导致低血压休克，而且加压疗法的成功率较低，特别对于导管术后采用全身抗凝治疗的患者失败率达27%～38%。

1991年Fellmeth等首次报道了超声引导下压迫治疗股动脉假性动脉瘤，其成功率为74%。此后，多项研究显示该方法的成功率为64%～97%，曾一度成为治疗的首选方法。通常首先采用超声检查瘤颈后，人工使用超声探头压迫瘤颈部，使瘤颈部扭结、血流中止，以促进瘤腔内血栓形成，最终使假性动脉瘤消除。一般超声探头压迫瘤颈，持续压迫10～15分钟缓慢松开，超声评估瘤腔内是否有血栓形成。如瘤腔内无血流信号提示压迫成功。反之，则开始下一个压迫循环，继续压迫瘤颈10～15分钟，直至瘤腔内血栓形成。治疗的总时间一般为40～45分钟或3个压迫循环。超过60分钟后如瘤腔内仍存在血流信号，提示治疗失败，应选择其他治疗方案。超声探头压迫后瘤颈部流速增高及瘤腔内出现烟雾征是治疗成功的预测指征。超声探头压迫期间应采用超声多普勒监测远端动脉血流或触诊远端动脉搏动，避免载瘤动脉的远端血管血流受阻。超声引导下压迫治疗失败的主要因素是未能明确探测到瘤颈。Schaub等认为瘤颈长度>10mm者治疗成功率为95.3%，而瘤颈长度<10mm者的成功率则为71.1%。瘤颈直径越宽，治疗成功率越低。瘤体>8cm、合并股动静脉瘘、后壁假性动脉瘤和接受抗凝剂治疗是UGCR治疗失败的预测指标。

Cope和2eit1986年首次对假性动脉瘤进行了凝血酶注射尝试，自Liau等1997年开始采用超声引导下经皮注射凝血酶治疗股动脉假性动脉瘤以来，临床实践表明UGTI治疗适应范围广、创伤性小、治愈率高、并发症少，优于加压修复和外科手术，是一种安全、快捷、经济、有效的治疗假性动脉瘤的方法，在美国，UGTI已经作为治疗假性动脉瘤的首选方法。对单纯性假性动脉瘤的治愈率达96%。Brophy等对加压修复治疗失败的患者给予UGTI治疗，尽管应用了抗凝药物，15例患者均治疗成功。Pezzullo等和Taylor等的研究也表明，UGTI治疗PA的成功率明显高于加压包扎。Lonn等将30例股动脉PSA患者随机分为UGCR治疗组和UGTI治疗组，对治疗效果、并发症发生率、平均住院时间等进行比较，UGTI在各项上均明显优于UGCR。Danzi等的研究也得到类似的结果。UGTI术后复发者可再行UGTI法，经重复行UGTI治疗仍无效者，则应行外科手术治疗。

Paulson等对UGCR和UGTI的治疗效果进行了比较，UGTI治疗成功率明显高于UGCR，UGTI可以作为治疗假性动脉瘤的首选治疗方法。其具有以下优点：①成功率高、创伤小。文献报道，UGTI治疗假性动脉瘤的总体成功率在94%～100%左右。②复发率低。③操作时间短，一般血栓形成时间为3～20秒，平均时间为6秒，一般整个过程在5分钟左右，很少超过15分钟。④患者容易耐受，由于操作整个过程时间短，且术后局部压迫时间短，使患者更容易耐受此操作。⑤痛苦小，对于较大的瘤体还可重复治疗，具有简便、快捷、费用低廉等优点。

（常明鑫）

第四章 非血管性介入诊疗技术

经皮非经血管介入诊疗技术是介入医学两大内容之一，其概念是在医学影像设备如 X 射线、CT、B 超、MRI 的导引下，利用各种器械，通过血管以外的途径，如经人体生理腔道的自然开口或直接穿刺脏器，对许多疾病进行诊断和治疗的技术。近年来随着设备和器械的进步，临床应用范围愈来愈广泛，技术也日益完善。

恶性肿瘤的血管性介入治疗包括经导管肿瘤动脉灌注化疗术和经导管肿瘤动脉化疗栓塞术，已经广泛应用于临床。非血管性介入诊疗技术近年来也得到了不断的研究和发展，除了对肿瘤直接进行治疗的措施外，对恶性肿瘤导致的许多并发症采用介入治疗也取得了明显的效果，推动了肿瘤治疗学的发展。肿瘤的非血管性介入诊疗技术主要包括影像导引下经皮活检术、经皮局部药物注射术、经皮穿刺内外引流术、各种生理性腔道狭窄病变扩张术和内支架置放术、经皮穿刺造瘘术、腔内化疗以及电化学治疗等。

经皮非经血管介入技术对肿瘤的诊断和治疗具有安全、有效、并发症少等优点。目前，国内许多大、中型医院都相继开展了此项技术，并在某些方面已接近国际水平。本章重点介绍目前治疗恶性肿瘤的常用非血管介入诊疗技术。

（一）肿瘤非血管介入诊疗技术的应用范围

肿瘤非血管介入性诊断技术主要包括经皮穿刺活检技术和经皮穿刺造影技术，前者已应用到全身各部位肿瘤性疾病的诊断和鉴别诊断，后者主要应用于胆管系统和泌尿系统梗阻的诊断。

非血管介入治疗技术的应用则涉及全身各个系统。如消化系统：食管、胃十二指肠、结肠、胆管恶性狭窄球囊导管扩张并支架置入术，胃造瘘术，肝癌 B 超、CT 导引下药物直接注射疗法；呼吸系统：肺癌直接穿刺注药或直流电疗法，气管支气管恶性狭窄的金属内支架治疗，恶性胸腔积液的腔内灌注疗法；泌尿系统：经皮肾造瘘和支架引流术治疗输尿管恶性梗阻，膀胱癌腔内灌注疗法；中枢神经系统：颅咽管瘤抽吸、交感神经阻断术；MRI 导引下经皮激光切除深部恶性肿瘤等。

（二）非血管介入诊疗的引导设备选择

正确选择引导设备和技术是介入治疗的关键，无论经皮活检术，还是经皮内外引流和支架置放术，均需方便和准确无误的引导才能保证手术的成功。经皮非经血管技术的导引方法有透视、B 超、CT 和 MRI。导引方法的选择原则取决于病变的部位、治疗目的和采用的介入技术，术前可根据具体情况而定。

1. 透视 应用最为广泛，具有 X 射线电视增强系统就可开展此项工作。多用于穿刺引流、管腔扩张和支架置入等技术，也应用于胸部、骨骼病变和消化管病变的穿刺活检与治疗。

2. 超声　优点是简便、无 X 射线损伤。超声导引可用于胸膜、乳腺、甲状腺、腹腔脏器（肝、肾、胰腺）、盆腔脏器等部位的穿刺活检、药物直接注射和引流等介入治疗。

对于胸部病变超声虽不是主要手段，但对胸壁和胸膜等病变显示良好，靠近胸壁和纵隔的肺内肿块亦可检出，但直径小于 1.5cm 的肿块超声难以成像。

超声的缺点是胸部某些深在结构由于组织反射和胸部骨性框架的阻碍，影像鉴别困难，对于胸腹部深在而小的病灶，或与血管关系密切的病变，应用超声导引效果不满意。

3. CT　可用于全身各部位病变的穿刺活检和直接注药治疗，也可以用于引流技术。凡透视、超声不能导引的部位均可用 CT 导引。CT 可清楚显示病变大小、外形、位置、病灶内坏死区以及与血管等周围结构的解剖关系，亦可精确进针部位、角度、深度，避免损伤血管、神经和脊髓，提高安全系数、正确率和疗效。

4. MRI　脑部介入技术用 CF 或 MRI 较好，MRI 导引法用于头颈部介入技术，与 CT 导引比较，MRI 有良好的组织对比分辨率，无硬线人工伪影，能清楚显示病灶位置且无离子放射，减少放射科医生和患者的射线损伤，MRI 斜位影像可最大程度观察穿刺行径。颅底部活检 MRI 导引更显优越。

第一节　经皮穿刺局部药物注射术

经皮穿刺局部药物注射术是在影像导引下经皮穿刺注射药物达到一定治疗目的的方法。主要应用于其他治疗方法效果不佳的肺癌、肝癌和盆腔恶性肿瘤等，其主要机制是将药物直接作用于肿瘤组织，影响肿瘤细胞生存环境，使其坏死崩解，或干扰肿瘤代谢以达到治疗目的。

一、经皮肺肿瘤穿刺药物注射术

经皮肺肿瘤穿刺肿块内药物注射是肺癌的一种辅助性治疗方法，与支气管动脉灌注化疗、肺动脉灌注化疗等介入技术配合使用可提高疗效。

（一）适应证

肺部孤立性尤其是靠近肺表面的较小（直径小于 6cm）肺癌肿块，化疗、放疗等方法效果不明显者都适合肿块的药物注射治疗。

（二）禁忌证

与胸部病变穿刺活检禁忌证基本相同：①凝血功能极差；②严重心肺功能障碍；③穿刺途径有肺大泡者；④定位引导设备不能清楚显示病灶者；⑤全身衰竭和不能合作患者。

（三）术前准备

①术前胸部平片、CT 或 MRI 准确定位；②血常规及出、凝血时间和心肺功能检查；③向患者说明穿刺药物注射的目的、意义和术中注意事项，争取患者密切配合；④术前药物过敏试验。

（四）器械及药物准备

肿块内药物注射应采用较细的抽吸针或专用的药物注射针，多使用 20G 以上，以 22 ～

24G 较常用。

所注射的药物主要有硬化剂和化疗药物，也可使用放射性同位素、生物制剂局部注射。近年来有报道热生理盐水、中药莪术油和榄香烯等肿块内注射也收到良好效果。硬化剂最常用的为无水酒精，化疗药物主要为各种抗肿瘤药物，应根据肿瘤组织学类型选择抗肿瘤药。

（五）定位引导设备

引导设备可以选择 X 射线透视、B 超及 CT 等。由于肺组织在 X 射线下具有天然对比，单纯透视下即可清楚显示病变的位置、大小和形态，也由于操作简便灵活，所以肺癌的穿刺注药治疗经常使用透视进行引导。

B 型超声波定位适应于距胸壁较近的病灶，因其可获得与 CT 相似的横断层图像，是一种灵活方便、准确的三维引导方法。其方法是选择靠近病变处的肋间隙进行超声扫描，显示肿块后，以不同角度扫描观察了解病灶的大小形状、内部结构及邻近脏器、血管的关系，决定穿刺部位及进针方向，B 超引导方法简单，定位准确，能够实行直观地三维监视穿刺全过程，且无放射性伤害，是一种非常有发展前途的方法。

CT 扫描横断面显示病灶大小、范围、内部结构及周围组织结构的关系较为清楚，有助于进针时避开大血管，对于靠近心脏大血管的病灶和3cm 以下小病灶较为合适；一般来说，肿块内药物注射因需要实行观察药物的分布并实施多点穿刺注药，以 X 射线及 B 超引导更为方便。

（六）操作方法

首先按照穿刺活检的技术将穿刺针准确刺入病灶，然后再准备注药治疗。肿块内注射药物应在透视或超声密切监视下进行。透视监视下进行时。注射药物以 1：2 比例加入碘油等造影剂。注射药物时应缓慢，根据药物的弥散情况设定多个穿刺点，直至药物均匀分布于肿块各个部位。注药时要密切注视药物是否进入血管，若有时应改变穿刺部位重新注药。还应注意有无药物溢至胸膜腔，有则应立即停止在该点注射。

（七）并发症及处理

主要有两个方面：①药物和局部肿瘤坏死引起的发热、疼痛、恶心呕吐等，可对症处理；②穿刺技术引起的并发症的预防和处理。

二、CT 导引下经皮肝肿瘤酒精注射治疗技术

CT 导引下经皮肝肿瘤酒精注射疗法（PEI）属于介入性放射学中经皮非经血管治疗技术的一种，它是在 CT 影像技术的指导下，通过安全有效的介入途径进入肝肿瘤病变内，然后实施治疗。整个技术可以分成 2 个部分；①建立安全有效的介入途径，其技术与 CT 介入性活检技术相同；②实施注药治疗。

Sugium 等首先应用经皮注入酒精治疗肝肿瘤。自此之后，这种方法受到广泛重视。酒精的作用机制为：①使癌细胞变性、脱水和凝固，直接破坏癌细胞使肿瘤坏死，继而纤维化；②破坏恶性肿瘤细胞所产生的大分子生物活性物质（如肿瘤血管生成因子等）；③促进肿瘤血管内血栓形成产生继发杀伤效果。酒精价格便宜、无黏度，易从穿刺针注入。实验研究表明酒精可均匀分布于组织内，与周围组织有良好的对比。少量酒精进入体内无致畸、致癌、致突变作用，即使进入血液也很快被稀释，不会造成病灶以外组织明显损伤。CT 导引

下 PEI 治疗肝肿瘤具有并发症少、对正常肝组织损伤小、费用低、重复性好的优点。

（一）适应证

PEI 治疗的肝肿瘤主要是原发性肝癌，亦可用于转移性肝癌、胆管癌、肝硬化增生结节和门静脉瘤栓。主要适用于因合并下列情况之一而不能手术的小肝癌：①合并严重肝硬化或其他严重心、肾疾患；②高龄体弱不能耐受手术或儿童患者；③肿瘤部位特殊，肝内多发病灶或手术后复发者；④拒绝手术者。

PEI 最适合治疗小于 3cm 的单一肿瘤。组织病理学显示酒精在肝实质内弥散范围的直径为 3cm 左右，其内的肿瘤细胞完全坏死，超过此范围酒精则逸入血液消失。对大于 3cm 或多发病灶，PEI 的主要目的是减小肿瘤体积，减轻肝脏负担。

（二）禁忌证

①巨大肿瘤（超过肝脏 1/2 以上），呈浸润性生长；②严重黄疸，大量腹水；③显著出血倾向者；④肝外转移或门脉广泛瘤栓。

（三）术前准备

1. 患者准备　术前常规摄胸部平片、B 超、CT 平扫和增强扫描，以了解肿瘤大小、外形、部位、有无坏死区，测定 AFP 水平。治疗前禁食 6h，同时给予适量的止痛剂和镇静剂。

2. 器械和药物准备　PEI 所需器械与肝脏穿刺活检相同，常用穿刺针为 19～21G，长度为 10～15cm。药物有 2% 普鲁卡因、无水酒精。

（四）技术和方法

定位定点原则同肝脏穿刺活检技术。穿刺时嘱患者屏气，在 CT 监控下，选好进针点，掌握好进针深度，小病灶和首次接受治疗的大肿瘤注射点选择在肿瘤中央区。为使酒精在肿瘤内充分弥散，Toseply 等采用 18G 三侧孔无端孔笔芯式灌注针（Cook）注射 2ml 酒精后，顺时针方向转 30° 再注射 2ml，再依次重复上述步骤一次。较大的病灶，完成上述程序后拔针或进针 1cm，重复以上程序。Shiina 应用多针穿刺注射技术治疗大于 3cm 的肿瘤，但应注意尽量减少穿入肿瘤次数，以减少酒精自穿刺道反流的机会。小肿瘤每次酒精注射量为 2～8ml，大肿瘤为 10～20ml。酒精注射总量按以下公式计算：

$$V = 4/3\pi \ (r + 0.5)^3$$

式中 V ＝乙醇总量（ml），r ＝肿瘤半径（cm）。

公式中 "＋0.5" 为的是所注酒精在肿瘤周围形成一个 "安全带"。具体用量还需根据患者对酒精的耐受性、病灶数量、病灶部位、肿瘤坏死区的情况及治疗目的进行适当调整。对于 4 个以上病灶，Shiina 主张只对主瘤进行治疗，其目的是缩小肿瘤体积，减轻肝脏负担。这种姑息治疗所用酒精量，应少于上述公式的估算量，注入酒精要缓慢，边注射边观察患者。为避免酒精自穿刺道进入腹膜壁引起疼痛，拔针后观察患者至少 2h 以上。着重注意腹部情况、血压脉搏等。术后随访肝功能。

（五）疗效评价

近期疗效评定指标主要根据术后肿瘤大小和内部结构的改变，可根据 B 超、CT、MRI、血管造影和血清肿瘤标记物等随访结果行多指标评定。PEI 后 B 超可见到病灶缩小及回声类型改变。但由于纤维化与坏死组织的 B 超表现相似，B 超不能为确定肿瘤是否完全坏死提供更多的信息。PEI 后增强 CT 扫描病灶呈低密度且无强化为肿瘤液化坏死的典型征象，多见于病灶中心。软组织结节影，肿瘤病灶内或外周环行强化表示残余的肿瘤组织，MRI T_2 加权像显示多数病灶，PEI F0 呈均匀低信号，表示疗效好的典型凝固性坏死。有的作者指出 PEI 后，T_2 加权像显示少数病灶信号强度多种多样，难以用 MRI 来区别。因此，MRI 不可能对 PEI 疗效准确判断。血管造影对血供丰富的病灶疗效判定有效，治疗后肿瘤染色消失表示肿瘤组织坏死。血管造影是侵袭性检查，不宜作为常规复查方法。AFP 是判断疗效的可靠指标，但术前 AFP 升高（ >100ng/ml）的患者只占一小部分。综合文献报道 PEI 对小肝癌治疗的近期有效率达 91.3% ~ 100%。生存率是判断远期疗效最有价值的指标。Ebara 等报道 59 例小肝癌 PEI 治疗后 1 年、2 年、3 年、4 年生存率分别为 96%、86%、79%、79%，与其他文献报道大致相仿。Ebara 认为小于 3cm 的肝癌可以用 PEI 治疗，取代手术切除。经皮注入酒精疗法对肝转移瘤疗效不理想，可能与转移瘤纤维化倾向较原发肝癌明显、酒精弥散更困难有关，尚需积累经验。

（六）并发症

PEI 的应用结果表明它是一种有效、安全、简便易行且并发症轻微的治疗方法。常见的反应有局部疼痛，发热和醉酒现象。约 50% 的患者治疗当天有中度发热，可能是肿瘤坏死所致，一般不需特殊处理。缓慢注射和使用三侧孔无端孔笔芯式灌注针可减少疼痛的出现。肝功能改变轻微、短暂。其余少见的并发症包括一过性低血压、血细胞比容降低、右侧胸膜反应性渗出、气胸等，与注射剂量无关。

PEI 后亦有报道出现严重并发症，如：①腹腔内出血，是损伤覆盖于萎缩肝脏的网膜所致；②胆管损伤引起肝内胆管扩张，甚至还会出现黄疸；③酒精反流至血管导致局灶性肝梗死。Fuiimoto 报道一组 89 人次治疗，严重并发症发生率为 2.8%。Goletti 和 Gedrone 各报道 1 例转移肝癌和原发性肝癌 PEI 后发生穿刺针道种植。Goletti 认为除与多次穿刺和多侧孔针应用有关外，亦与原发肿瘤分泌的坏死因子有关，坏死因子可提高癌细胞通过组织能力并增加其在组织损伤部位的转移倾向。Gedrone 提出当对浅表的肝肿瘤用 PEI 治疗且注射量小时，应考虑针道种植的潜在可能性。目前尚无 PEI 直接致死的报道。

三、经皮穿刺腹腔神经丛毁损术

来自胰腺、胃、十二指肠、近段小肠、肝、胆管系统的上腹部恶性肿瘤，转移肿大的淋巴结和泌尿系统扩张的压迫，常可导致难以忍受的腹背部疼痛。若用化疗、放射治疗及麻醉止痛剂仍不能控制疼痛时，可考虑用经皮穿刺对腹腔神经丛和内脏神经行神经毁损术缓解疼痛。

腹腔神经丛位于第 1 腰椎水平，紧紧围绕腹主动脉，是内脏感觉的重要通道。经皮腹腔神经丛阻滞术治疗上腹部癌痛的基本原理就是采用较大剂量酒精或石炭酸注入腹腔神经丛处，使神经节及神经元变性、脱鞘，从而阻断神经的传入途径，解除来自上腹部各脏器的疼痛。腹腔神经丛阻滞术曾被用于治疗克隆（Crohn）病、内脏神经病、糖尿病性网状内皮系统病所引起的腹痛。

（一）穿刺技术

穿刺进针准确与否是决定阻滞效果和减少并发症的关键。传统的方法均为盲穿，较易引起气胸、胸腔积液和截瘫等并发症。在影像系统如透视和 CT 引导下进行穿刺，向腹腔神经丛区浸润性地注入无水酒精，可提高准确性和疗效，减少并发症。

穿刺针多选用 22G Chiba 针穿刺以减少穿刺引起的大血管及神经根的损伤。一般应在透视或 CT 引导下采用经后方（背侧）穿刺的进路。穿刺点一般选在后背部第 1 腰椎水平距中线 5cm 处，针尖向前向上向内进针，经第 1 腰椎横突刺向椎体前方，当针尖到达椎体前方 0.5~1cm 后，回抽无血、无气及无液时试注 1ml 造影剂，证实针尖位置正确，造影剂未进入血管、椎管和腹腔后，再诊断性注入 1%~2% 的利多卡因 10ml，观察 10min，若无双下肢麻木、运动障碍，并可获得腹痛缓解，这时可缓慢注入无水酒精 10~15ml。术后如止痛效果不满意或者疼痛再次发作，可选用另一侧再次注药治疗。

（二）止痛效果

对肿瘤侵犯引起的疼痛有显著的缓解作用，术后可立即或在次日解除或缓解腹部疼痛，部分病例 3~5d 后产生显著效果。显效率达 73%~87%，平均止痛时间为 4.3 个月。

（三）并发症及处理原则

经皮穿刺腹腔神经丛毁损术的危险性及并发症远低于外科手术。

1. 血压下降　发生率可达 30%~40%。这与穿刺针、酒精刺激交感神经节、神经丛，反射性引起周围血管扩张、回心血量减少有关。患者术前如有高血压症应停服降压药；血压偏低患者阻滞前 2h 静脉滴注多巴胺（每分钟 20μg/kg），能预防血压降低。出现血压降低时可采用多巴胺或麻黄碱静脉滴注或静脉注射治疗。

2. 术后剧烈腰痛　发生率可达 10% 左右，与酒精逆向流出刺激腰神经有关，多是一过性，24h 内症状自行消失，不需特殊处理。

3. 其他　一过性腹泻，极少发生，可能与自主神经功能紊乱有关，多在 1 个月内自愈。尚有其他少见并发症，如气胸、胸腔积液、肾损伤和截瘫等。

（常明鑫）

第二节　经皮穿刺引流术

经皮穿刺引流术是介入诊疗的重要技术之一，是通过穿刺术将导管、支架等器材，在影像设备引导下引入体内积液部位和管道系统，如胆管、输尿管等阻塞部位，对其进行疏导的一系列技术。可有效解决肿瘤造成的管道阻塞，提高生存质量，延长患者生命，为后续治疗提供条件。对于良性病变则可达治愈目的。

一、经皮肝穿刺胆管造影和引流术

（一）概述

经皮肝穿刺胆管造影（PTC）的历史较久，Burkhardt 和 Muller 首次报道了经皮肝穿刺途径注射造影剂显示胆管用以诊断胆管系统病变，作者用穿刺针经肝脏穿入胆囊然后注入造影剂。后有学者改良了这一技术，他们直接穿刺胆管，然后注入碘油进行造影，而真正使这一技术普遍应用于临床是在水溶性碘造影剂发明之后。

随着 PTC 技术的逐步发展和完善，对于阻塞性黄疸的患者在经皮肝穿刺胆管造影明确诊断后，可以进一步行经皮肝穿刺胆管引流术（PTCD），使诊断和治疗紧密结合，可大大减轻患者的痛苦和降低检查费用。Seldinger 首次报道了经右侧肋间途径先行 PIE 后行胆汁外引流的经验，作者使用的是带鞘的穿刺针。20 世纪 70 年代以后有不少人改进和发展了这一技术，如应用特殊导丝和导管通过完全梗阻的胆管，并可同时进行外引流和内引流，后者是通过导管技术将胆汁顺行性引流入十二指肠。

近十几年来由于技术和器械的改进，不但可行外引流或内外引流，还可以进行经皮肝穿刺胆管内支架引流术，为恶性胆管梗阻性黄疸的治疗开辟了新的途径。

（二）适应证

1. PTC 适应证　在新的影像学检查方法如 B 超、CT、MRI 和经内镜逆行性胆管造影（ERCP）出现以前，PTC 的应用非常广泛。现在应用范围减小，但作用仍很重要。

（1）经超声、CT 检查定位和定性困难的梗阻性黄疸：超声与 CT 扫描对鉴别梗阻性与非梗阻性黄疸虽然有很高的敏感性，但对于显示较小的病变、部分性梗阻及胆管分支的解剖价值有限。另外，有10%～20%胆管梗阻的病例（如胆总管结石、狭窄及肿瘤），在超声及 CT 图像上并无胆管扩张的表现。在上述情况下，经皮胆管造影仍有较大的价值。

（2）ERCP 失败及考虑行胆管引流的病例：单从诊断角度考虑，PTC 已部分地被 ERCP 所取代，但对高位胆管梗阻的患者，ERCP 造影成功较为困难，此时 PTC 仍然是显示肿瘤、结石和炎症所致梗阻确切部位的检查的第一步。

（3）创伤及手术后胆汁瘘：亦是 PTC 的适应证，在诊断的同时可经导管引流胆汁进行治疗。

2. PTCD 适应证　胆管阻塞可造成阻塞性黄疸，进而引起继发性感染和肝功能衰竭。有效的 PTCD 可使黄疸消退、肝功能恢复，为以后手术和化疗创造条件。其适应证主要有术前减压、恶性胆管梗阻姑息疗法以及良性胆管狭窄的治疗等。

（1）术前减压：胆管梗阻伴重度黄疸和肝功能损害者，宜先行经皮肝穿刺胆管引流术，待黄疸缓解后，再行择期手术。①胆囊和胆管癌：肿瘤导致总胆管梗阻且伴有严重黄疸者，术前行经皮肝穿刺胆管引流术，可提高手术治愈率；②胰腺癌：黄疸严重时，手术并发症和死亡率较高，宜先行经皮肝穿刺胆管引流术，以减少手术并发症的发生率和死亡率；③非肿瘤性胆管梗阻和感染（胆石症、急性梗阻性化脓性胆管炎等）：当黄疸严重或继发胆管炎时，一时不宜行手术者，可先行经皮肝穿刺胆管引流术，以后再手术取石。

（2）姑息性胆管引流：恶性胆管梗阻不能手术者，行 PTCD 永久性引流，再配合放疗和化疗等，可达到减轻症状、延长生命的长期效果。

①胆囊和胆管癌：肿瘤涉及总肝管上部或左右肝管时，往往不能手术切除，而这些肿瘤生长缓慢，既往多采取手术置 T 形管或胆肠吻合术行姑息性引流治疗，随着介入放射学的发展，近年来多采用经皮肝穿刺胆管引流术及内支架置入术治疗，因其创伤小、成功率高、且死亡率低于传统的胆 - 肠吻合术等优点，所以目前多主张用介入方法取代外科手术；②胰腺癌：导致梗阻性黄疸、肿瘤经证实广泛转移或远处转移而不宜手术切除时，可行经皮肝穿刺胆管引流术，已行姑息性胆 - 肠吻合术，肿瘤再次导致胆管阻塞者也可行经皮肝穿刺胆管引流术；③肝癌和肝门转移性肿瘤：肝癌位于肝门附近压迫胆管上段所致的梗阻性黄疸、恶性肿瘤肝门淋巴结广泛转移引起的黄疸难以进行手术分流，手术危险性也大，患者也多不能耐受手术治疗，常采用 PTCD 术以改善患者一般情况。

3. 内支架引流术适应证　凡行姑息性 PTCD 术的患者均为内支架引流的良好适应证。若情况允许，应尽可能于狭窄区导入内支架以建立有效的内引流。

（三）禁忌证

PTCD 及内支架置入术的禁忌证很少，且往往是相对性的：①有明显出血倾向而不能纠正者；②大量腹水；③肝功能衰竭；④全身衰竭和严重感染；⑤多发和弥漫性胆管阻塞；⑥碘造影剂过敏者。

（四）器械

1. 穿刺针

（1）Chiba 针：直径 22G，长 15～20cm，此针因其较细雨刨伤极小，安全性较高，一般不会造成严重肝脏损伤，作为 PTC 针使用。现在的穿刺套盒中，Chiba 针多配有相应微导丝，方便于后续 PTCD 的进行。

（2）套管穿刺针：实心针外套以塑料套管或短导管制成，PTCD 使用。

2. 导丝　需配有血管造影使用的超滑导丝和超硬导丝。

3. 引流管

（1）外引流管：为有数个侧孔的短猪尾导管，如果不能开通阻塞段时可将其置入胆管内进行外引流。

（2）内外引流管：为有较长侧孔段的短猪尾导管，直径 7～9F，当开通胆管阻塞段后将其置入，其位于阻塞段上下的侧孔可进行有效的内外引流。

4. 塑料内涵管　为多侧孔的塑料导管，上端常有防滑脱装置，如丝线或制成猪尾状。置入胆管后上端留在阻塞段上，下端伸入十二指肠，起到内引流的作用。其优点是释放容易，配套的特殊推送器应用较为方便；如果应用到良性病变，数月后可通过十二指肠镜从十二指肠取出。

5. 金属内支架　经皮肝穿刺胆管内金属支架放置术是近年国内外新兴的介入放射学技术，与传统的 PTCD 比较有许多优点。常用的胆管金属内支架直径为 1cm，长度 5～8cm，有 3 种类型。

（1）网状金属内支架：由不锈钢丝、镍钛合金或金属钽丝编织而成。本类支架支撑力和柔顺性较好，释放较方便，为常用的胆管支架。

（2）螺旋状支架：由单条温度记忆金属卷绕而成，其中无网眼，支撑力强，柔顺性较好，且能回收，适于五分支的管道支撑。

（3）Gianturco 支架：是 "Z" 型金属支架，由不锈钢丝制成，分节连接，其支撑力强，但柔顺性差和间隙较大，应用范围较窄。可用于胆管、食管和气管等。

（五）术前准备

①术前常规检查，如血常规，生化和出、凝血时间，凝血酶原时间；②造影剂和麻醉药物过敏试验；③给予抗生素预防感染；④术前 30min 给予镇静剂。

（六）操作技术

1. 穿刺点定位

（1）经右腋中线穿刺：胆总管和右肝管阻塞宜采用此入路。患者仰卧于透视床上，右臂外展，在透视下确定肋膈角最低点，从此点向下 2 个肋间隙的下部（一般在腋中线 8～9

肋间），于腋中线前1cm，避开肋骨的下缘作为穿刺点。

（2）经剑突下穿刺：只在左肝管和胆总管阻塞时采用，一般选择在剑突下约2cm处穿刺。

2. 穿刺和造影　穿刺点选择后，局部消毒铺巾，穿刺点局麻，使用刀片切开皮肤3～4mm小口；然后使用Chiba针剂进皮下，嘱患者呼气末屏气；再然后针尖向第11～12胸椎方向快速进针至脊柱旁3cm时停止，患者平静下呼吸，再拔出针芯，连接注射器，一边缓慢退针，一边注射造影剂，当造影剂进入胆管时，可见充盈造影剂的胆管显影，此时可抽吸部分胆汁后注入稀释的造影剂使胆管系统充盈，造影观察阻塞部位和性质。需注意在合并胆管感染时，造影剂的注入量应严格控制，最好与排出的胆汁等量为佳，否则注入过多的造影剂可使胆管内压增高造成菌血症，引起患者寒战高热。

如果造影剂进入门静脉、肝静脉或肝动脉，可见其顺血管方向快速流走，进入肝实质则成片状显影并逐渐消退，不难区别。此时，可调整和改变穿刺针的位置、方向再行穿刺，直至成功。经剑突下穿刺左肝管和胆总管时，其方法也是首先采用Chiba针穿刺造影，然后换用套管针进行穿刺引流。如果穿刺困难，可先用Chiba针经右腋中线穿刺造影使左肝管显影，然后在透视下经剑突下对准肝管穿刺则成功率较高。必要时也可采用超声导引或事先定位。

3. 外引流术　造影成功后即可拔除Chiba针，换用套管针根据胆管走行确定穿刺哪一支胆管，必要时可重新选择穿刺点。然后操作者手操PTCD套管针，先刺入皮下，令患者闭气后透视下向预定的已显影的胆管刺入。拔出针芯缓慢退出针套，观察流出物是否为胆汁。若未刺中胆管时，套针尽量不要退出肝包膜，以免穿刺损伤包膜造成出血，再送入针芯调整针尖位置再行穿刺。

穿刺成功后沿套管送入导丝，尽量使导丝进入胆总管，然后设法操作使导丝通过胆管狭窄或闭塞段。肝门部恶性肿瘤所造成的闭塞常通过困难，可用超滑导丝试行通过，如果反复操作导丝仍不能通过的，到达阻塞胆管的近端即可，此时只能进行外引流术。固定导丝并撤出外套管，沿导丝送入外引流管。进管过程中应注意勿使导管在肝与腹壁之间盘曲。进入困难时应扩张穿刺通道并选用超硬导丝引导。需注意引流管的侧孔必须全部进入肝管，不能留在肝实质内，否则可引流出血性胆汁（图4-1）。

若使用微导丝，需调整Chiba针穿刺方向，然后先沿Chiba针将微导丝送入胆管，再用专用套管针沿微导丝进入胆管后交换普通导丝，可使一次性穿刺入胆管的成功率更高。引流管置入后，再注入造影剂核实其是否在适当的位置，观察引流是否通畅及胆汁的性状。胆汁如含血量过多和流量过快，应复查引流管侧孔是否位于门静脉或肝动脉内、是否有严重胆管出血等，并及时调整引流管位置。最后使用固定盘或缝线将引流导管固定在皮肤上，使用敷料包扎，引流管末端连接引流袋，结束手术。外引流术适于外科手术前短期引流。作为姑息性引流其缺点是胆汁的大量丢失，易发生逆行感染，影响患者日常生活以及导管不易固定等。

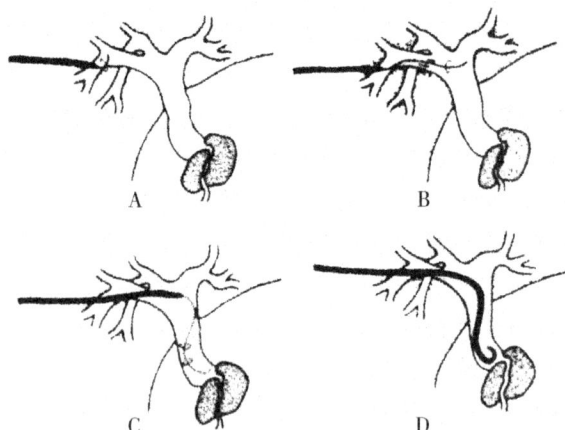

图 4 - 1　PTCD 外引流术示意图

A、B、C：使用套管针穿入胆管后，退出针芯，再用导丝将
鞘管引入总胆管；D：退出鞘管保留导丝，将外引流管顺导
丝送入闭塞段胆管进行引流

4. 内外引流术　内外引流术的关键在于设法使导丝通过胆管阻塞段，一般利用超滑导丝配合猎人头导管反复试探，多数能通过阻塞段。切忌使用导丝硬头强行通过或粗暴操作引起胆管穿孔和菌血症（图 4 - 2）。

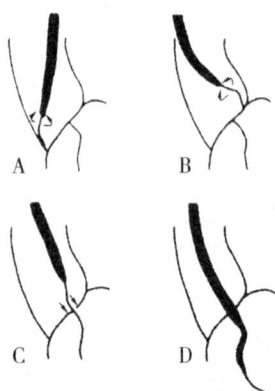

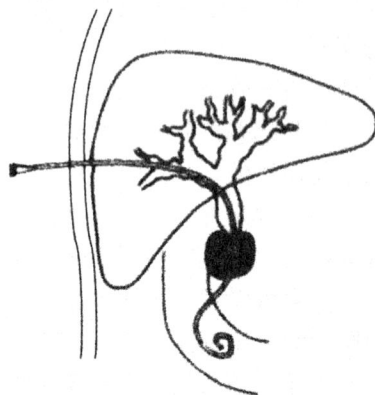

图 4 - 2　使导丝配合导管调整方向，寻　　图 4 - 3　PTCD 内外引流术示意图
找狭窄胆管开口并通过阻塞段

导丝通过阻塞段后，进一步跟进导管通过阻塞段至十二指肠，再交换并保留超硬导丝在十二指肠内。最后将内外引流导管沿超硬导丝送过胆管阻塞远端至十二指肠，其侧孔分别在阻塞段的两端，而导管尾部仍在体外，可有效地起到内外引流作用（图 4 - 3）。

导管体外固定方法、其他注意事项与外引流术相同。内外引流术的优点为胆汁可部分进入十二指肠，符合生理状况；导管不易脱落，便于冲洗，也为后续介入治疗如支架置入、后装放疗提供了条件。

5. 内涵管置入术　前期操作与内外引流术相同。超硬导丝通过胆管狭窄部后，先用 8F

以上的扩张器再次扩张通道及狭窄处。然后沿导丝送入内涵管，用专用的推送器将内涵管小心推至狭窄处，使内涵管跨过狭窄处两端。撤出推送器后，再送入引流管行造影复查，了解胆管是否通畅，最后固定内涵管丝线并保留外引流管48～72h，再次造影复查证实内引流通畅后方可拔管。

胆管内涵管置入术与PTCD比较其优点为永久性内引流，免除携带引流袋的不方便和胆汁流失造成的消化不良和水电解质损失，使患者生存质量明显提高。良性胆管狭窄患者在保留内涵管至一定时间后，可通过内镜进入十二指肠取出。但内引流管长期保留可导致阻塞和滑脱至十二指肠是其缺点。

6. 内支架置入术　内支架置入术一般在PTC术后即刻或PTCD后3～7d进行。内支架置入术的技术和方法前期操作同内外引流术。使用超滑导丝通过阻塞段并交换超硬导丝至十二指肠后，沿硬导丝将球囊导管通过狭窄部，球囊用稀释的造影剂轻度膨胀，以显示狭窄对球囊的压迹并拍片记录。再用力将狭窄部扩张，至狭窄对球囊的压迹全部消失。然后撤出球囊导管经导丝送入支架释放系统至狭窄部。仔细复习狭窄扩张前的资料或经释放系统注入少量造影剂，以便确认支架位置准确，支架须超越狭窄两端1cm以上。最后透视下小心释放支架，撤出支架释放系统后经导丝送入引流管，造影复查了解狭窄段的通畅情况，如支架未完全膨胀不必再行球囊扩张，一般24h后支架可自行完全张开。引流管置于支架内保留4～7d，待黄疸消退并造影复查，证实引流通畅后方可拔除引流管（图4-4）。

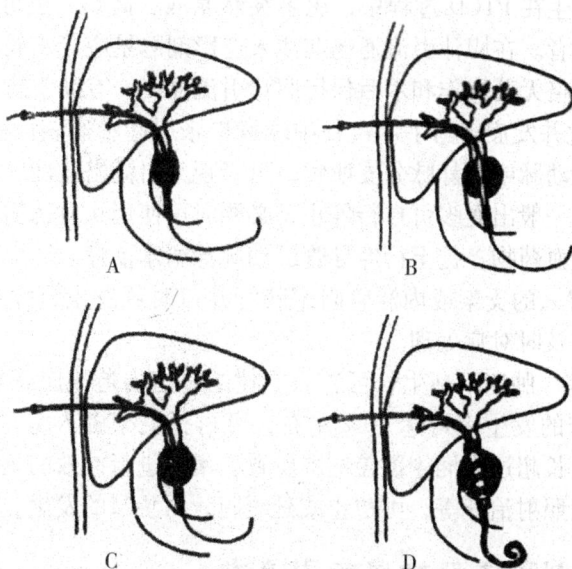

图4-4　胆管内支架置入术示意图
A：使用导丝通过狭窄段；B：使用球囊导管扩张狭窄段；
C：释放内支架；D：内支架置入后，交换内外引流管

内支架置入术因不需保留外引流管，明显减轻了患者的心理负担，方便了日常生活，从而明显提高了生活质量。与内涵管置入相比，支架不会移位、不易阻塞是其显著的优点。与外科治疗相比，手术创伤小、痛苦少，患者易于接受；因创伤小、安全性高，使其适应范围广，即使对高龄，病情复杂病例也可采用此法。另外，对外科治疗失败的患者仍可采用内支

架治疗。所以，内支架置入术应作为恶性阻塞性黄疸姑息治疗的首选治疗方法。

（七）术后处理

PTCD及内支架置入术后应给予止血药及抗生素，其他症状可对症处理。严密观察生命体征24h。每天记录胆汁流量及性状，引流管及附近皮肤常规护理及更换污染的固定物。正常情况下24h胆汁流量在500～2500ml，一旦发现胆汁流量骤减，应首先观察引流管是否脱出；无明显脱出者可用生理盐水10ml经引流管快速注入，观察胆汁能否自然流出，仍不通畅时可反复多次冲洗引流管。必要时可在透视下注入造影剂了解引流不畅的原因。患者术后黄疸消退、肝功能恢复正常时，即可进行针对肿瘤的后续治疗。

（八）并发症及处理

1. 腹腔出血　PTCD过程中出现腹腔出血的主要原因为穿刺过程中肝包膜破损，文献报道其发生率约2%。采用正确的穿刺技术和适当的器材，发生率可明显降低。少量腹腔出血多可自行停止，严重者需手术处理。

2. 胆汁漏　可能与反复穿刺、肝脏引流通道胆汁泄漏、引流导管侧孔露于肝外和胆汁内引流不畅等原因有关。临床上可出现胆汁性腹膜炎或无症状，一般不需特殊处理，腹膜炎严重时需进行腹腔引流或手术修补。

3. 逆行感染　其发生主要与造影剂过量注入胆管，造成胆管内压骤升，使感染的胆汁逆行入血有关。可发生在PTCD过程中，患者突然寒战、高热，也可发生在术后数小时内，特别是胆汁引流欠佳者。在胆汁引流通畅前注入造影剂总量应等于放出胆汁的量。术前术后应用抗生素，术中严格无菌操作和术后保持胆汁引流通畅，有助于防止逆行感染的发生。

4. 胆管出血　此并发症多为手术过程中球囊扩张引起肿瘤表面破溃出血所致，少数为损伤与胆管相邻的肝动脉或门静脉分支所致，可表现为引流出血性肝汁或造影显示胆管内新出现条状充盈缺损。一般出血多可自行停止，必要时可使用止血药物，如经引流管注入凝血酶止血、静脉应用止血药物，甚至行经导管肝动脉栓塞术治疗。

5. 胰腺炎　当置入的支架或内涵管阻塞胰管开口时可发生胰腺炎，其发生率极低。如出现胰腺炎症状，应及时对症处理。

6. 再狭窄及闭塞　肿瘤不断生长可进入重建的管道内造成胆管再狭窄或闭塞。网状支架置入后半年再狭窄的发生率可达30%左右，可再行支架置入术。内涵管阻塞多为胆石、黏稠的胆汁或肿瘤生长超过内涵管覆盖范围所致。术后进行有效的抗肿瘤治疗，如肝动脉内化疗药物灌注术和内照射治疗等，可防止或延缓胆管再狭窄的发生。

二、经皮穿刺肾盂及输尿管引流术

腹膜后及盆腔肿瘤等原因可造成尿路梗阻，从而合并肾盂积水和肾功能损害，影响对肿瘤的化疗或手术治疗。临床采用经膀胱镜逆行造影及引流经常失败，此时可采用透视下经皮肾穿刺顺行性肾盂造影，然后留置导管引流，待肾功能恢复正常后对肿瘤进行后续治疗。此技术首先由Goodwin和Casey报道，但直到20世纪70年代后才在临床推广使用。目前，经皮肾盂及输尿管造影和引流技术多作为输尿管狭窄的顺行性扩张、内涵管和支架引流等技术的先行步骤。

（一）适应证

①各种盆腔及腹膜后恶性肿瘤引起输尿管梗阻，需行姑息性引流治疗者；②因肿瘤、结石和各种良性狭窄引起输尿管狭窄和梗阻，影响肾功能，需进行术前引流以改善肾功能和全身状况，为外科手术做准备；③输尿管镜插管失败者；④肾盂积脓需立即引流者。

（二）禁忌证

梗阻远端输尿管与盆腔或其他脏器有瘘道存在、膀胱潴留为绝对禁忌证，相对禁忌证为明显出血倾向、高血压和重度衰竭者。

（三）器材

所需器材基本与 PTCD 相同，有穿刺针、导丝、扩张导管和引流导管、金属支架等。也有专用的套装器材供选用。

（四）术前准备

①测定出、凝血时间和凝血酶原时间；②做造影剂和麻醉剂过敏试验；③术前应用抗生素；④消毒所用的物品器械。

（五）操作技术

经皮肾盂及输尿管造影和引流基本操作技术与经皮肝穿刺胆管造影及引流术大致相同。但经皮肾盂穿刺技术比胆管穿刺更为简单，因为扩张的肾盂和肾盏体积较大更易于刺中。而且，引流导管通过输尿管阻塞段进入膀胱通常也较为容易，因此内引流也易于建立。

1. 穿刺部位和穿刺点选择　行短期引流或其他检查治疗者，宜选取背侧穿刺点，一般在患侧第 12 肋骨外端的下方；欲行长期引流者，多选取患侧腋后线进针。为了提高穿刺的准确性，可先静脉注入造影剂 20ml 使肾盂肾盏显影。然后取俯卧位或侧卧位，常规消毒铺巾，在透视下观察显影后的肾盏肾盂在体表的投影，背侧穿刺一般选择下组肾盏；从腋后线穿刺一般选择中组肾盏。

穿刺点定位应力求准确，防止误伤邻近脏器如结肠和肝脏。肾脏功能严重不全时肾盂肾盏不能显影，可于穿刺前使用 B 超定位。

2. 穿刺和造影　局麻后用尖刀片切开皮肤 5mm 小口，在 X 射线透视下用千叶针向所选定的肾盏刺入。背侧穿刺一般垂直进针 8～10cm。腋后线穿刺则应与冠状面成 20°～30°角进针。当进针过程中有落空感时，表示针尖已进入肾盏，拔出针芯可见尿液溢出。也可边注造影剂边退针，直至肾盂显影。然后尽量抽出积存的尿液，再向肾盂内注入造影剂进行造影，以详细观察梗阻部位、性质和扩张程度。如果远端输尿管显影不满意，可使患者头侧抬高注射造影剂使病变段显示更清楚（图 4 – 5）。

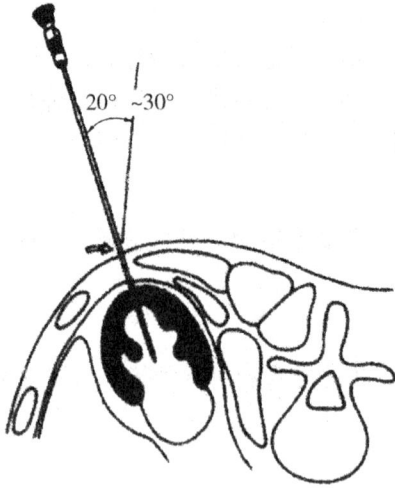

图 4-5 经皮肾造瘘术患者俯卧，穿刺针与 人体矢状面成 20°~30°角穿刺

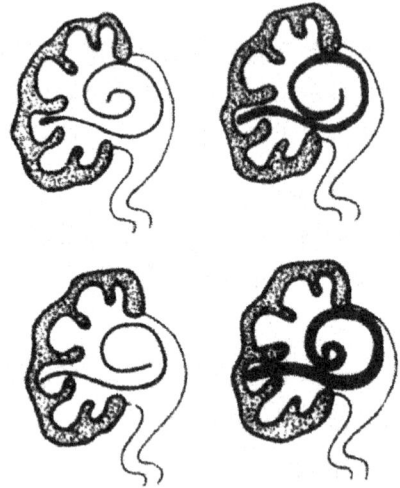

图 4-6 经皮肾造瘘术外引流示意图引流导管显入肾盂内

需注意的是穿刺针应经肾盏穿刺进入肾盂，不能直接穿刺肾盂，否则可对肾门血管造成损伤。第 1 次穿刺失败时，应将穿刺针退到肾外调整方向后再进行第 2 次穿刺，而不能在肾实质内调整方向，以免引起肾实质不必要的损伤。

3. 建立外引流　如仅行外引流，造影后可通过穿刺针鞘管送入 J 形或超滑导丝，使其在肾盂内盘绕，然后跟进鞘管交换为超硬导丝；通过导丝使用扩张器预扩张穿刺道后，即可将多侧孔猪尾导管沿导丝送入肾盂，然后固定于皮肤表面并于引流袋连接。需注意的是，引流管的侧孔必须全部送入肾盂和输尿管，不能留在肾实质内（图 4-6）。也可在 Chiba 针退出后选用带侧孔的套管穿刺针直接穿刺肾盏，穿刺成功后拔出针芯即可引流，省去了插入导丝、扩张通道后再插入引流导管等多道程序。但套管的管径较细，只能短期引流。

4. 建立内外引流　内外引流是在顺行性尿路造影后，将导丝通过穿刺针鞘管送入输尿管梗阻部位，然后使用导管和导丝，设法操作尽可能使其通过阻塞段进入膀胱，再顺导丝置入多侧孔引流管，使侧孔分别位于阻塞的两端，达到内外引流的目的（图 4-7）。

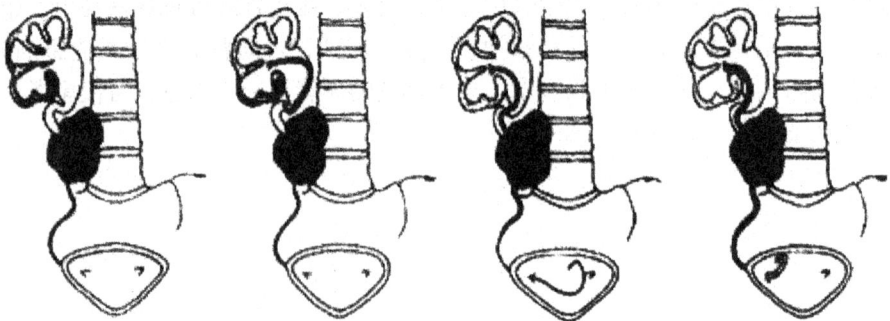

图 4-7 经皮肾造瘘术内外引流示意图
引流管下端置入膀胱内

5. 建立顺行性引流　建立顺行性引流有内涵管和金属支架置入 2 种方法。内涵管为 6 ~ 9F，两端均为猪尾或螺旋状的引流导管，全长有侧孔。置入方法是首先经导丝送入皮肤，然后推送导管沿导丝推送，使引流管的远端越过狭窄段或直接进入膀胱。近端位于肾盂或狭窄以上的输尿管内，然后拔出导丝，经推送导管注入造影剂，证实引流导管位置妥当后，拔出推送导管并送入一外引流导管，保留 2 ~ 3d 待肾盂引流减压良好后拔除，最后压迫包扎穿刺口。此法的优点为长期通畅率较高，可经膀胱镜取出而无需外科或再次经皮穿刺处理，同时也避免了连接外引流袋的麻烦。

金属内支架的置入国内外近年来才开始应用，主要适用于晚期恶性肿瘤造成输尿管梗阻的姑息性治疗，其基本方法与胆管支架置入方法大致相同。

6. 术后处理　术后应用抗生素预防感染，有出血时可使用止血药物。严密观察患者生命体征，记录尿量及性状。引流导管留置后应定期冲洗导管，测定肾功能和电解质。经常观察引流管外固定情况，以防导管脱出。

（六）并发症及处理

1. 出血　为常见合并证，多数患者在造口后 24h 内可见尿内有血液，1 ~ 2d 后可自行停止。少数出血量大者，可能为肾损伤造成肾动静脉瘘，一旦发生应即行肾动脉造影诊断，必要时行超选择插管栓塞，止血效果可靠。

2. 败血症　对已有化脓感染的肾脏行穿刺造口易引起败血症，故术前、术后应给予足量的抗生素治疗。

3. 结肠损伤　与穿刺不当有关，必要时宜急诊手术治疗。

4. 引流导管脱落阻塞　术后应注意观察，及时发现和处理。

（常明鑫）

第三节　管腔扩张和内支架成形术

一、概述

体内生理性管腔如食管、胃十二指肠、结肠、胆管、气管、输尿管和尿道等部位常因肿瘤晚期、手术、炎症和创伤等原因造成狭窄和阻塞，内、外科多无法治疗，或外科手术创伤大、并发症多。因此，长期以来一直是临床治疗的难题。

以往多采用金属或塑料的探条对一些部位的狭窄进行扩张治疗，例如 Hildreth 就曾描述过使用探条扩张食管狭窄的方法，但探条扩张患者非常痛苦且易并发穿孔。直到 Gruntzig 发明了聚乙烯球囊导管并成功地运用到动脉狭窄扩张以后，才开始陆续应用球囊扩张术治疗食管、胃十二指肠和胆管等部位的狭窄，并取得了满意的效果。目前，对这些部位的良性狭窄多采用单纯球囊扩张成形的方法治疗，其疗效好、并发症也少，可部分代替外科手术；对晚期恶性肿瘤所致的阻塞和狭窄，现多使用球囊扩张加金属内支架置放术进行姑息治疗。金属内支架最早是由美国学者 Dotter 应用于试验性置入动脉内治疗狭窄，Wright 用自膨胀式金属支架治疗血管闭塞成功。至今，已设计了形状记忆合金和不锈钢丝制成的各种各样的支架。支架置入的基本过程是在影像引导下，通过导管、导丝等器械将支架置放于管道狭窄处，以便成功地重建管道，维持其功能。近年来，支架置入技术除血管内应用外，已广泛地应用到气管和支气管、食管和胃十二指肠、胆管、直肠和结肠、鼻泪管、后尿道等非血管生理腔道的狭窄，并取得了较好的疗效。目前，这些技术已逐步成为临床治疗的常规手段。

应用于肿瘤治疗的内支架技术包括：①血管内支架，用于治疗肿瘤压迫造成的上、下腔静脉系统的狭窄；②气管和支气管肿瘤性狭窄支架成形术；③输尿管因肿瘤压迫造成的狭窄支架成形术；④食管、胃十二指肠和结肠肿瘤梗阻支架置入成形术，食管－气管支气管瘘被膜支架置入封堵瘘口术；⑤胆管内支架植入术等。本节只介绍有代表性的食管、气管支架置入技术，其他部位支架置入所用器材和操作技术基本与此相同，可参考这些技术进行操作。

二、食管金属内支架置入术

我国是食管癌的高发地区，约60%的患者就诊时已失去了手术机会，只能进行姑息治疗。晚期食管癌患者常合并食管严重狭窄，引起吞咽困难；肿瘤侵犯周围器官如气管和支气管还可以造成食管－气管瘘的发生，使患者不能进食且引起肺部吸入性感染，直接危及患者生命。长期以来，临床除静脉营养和胃造瘘进行姑息治疗外无其他更好的方法，患者往往经受极大的痛苦。为此，许多学者采取各种各样的食管内成形器进行治疗，但均未得到广泛应用。近年来，食管内支架的应用大大改善了晚期食管癌所致食管狭窄和食管－气管瘘等严重并发症的治疗现状，支架置入术后可立即恢复患者进食功能，提高了生存质量。

（一）适应证

①不能手术切除且伴有严重吞咽困难的食管癌患者；②食管癌并发食管－气管瘘；③食管癌术后吻合口肿瘤复发；④食管癌放疗后狭窄；⑤肺癌、转移性肿瘤等累及食管致严重梗阻。

（二）禁忌证

①严重恶液质，心肺功能不全；②高位狭窄，病变上端距环状软骨较近；③食管癌侵犯或压迫气管造成气管腔严重狭窄者，应先放置气管支架再放置食管支架，否则可造成气管阻塞使患者窒息死亡。

（三）器材

1. 一般器材　牙垫、吸引器、超滑导丝、交换导丝、导引导管。

2. 食管扩张用球囊导管。

3. 常用支架及其释放系统

（1）Wallstent支架：由医用不锈钢丝编织而成，呈网眼管状结构，完全扩张时直径为14～20mm，长度为53～106mm。压缩时内径减小，长度略有增加；膨胀后内径增大，长度固缩。改进型有哑铃状、体部涂硅胶的带膜支架。

（2）Gianturco支架：由0.3～0.5mm不锈钢钢丝编制成分节Z型圆柱状。支架完全膨胀时直径为18～20mm。多个支架体相连可使支架增长达80～140mm。中间或次节支架装有"倒钩"以防滑脱。目前已有多种改进型，其中以涂硅胶的带膜支架较多见。此类支架临床应用较多。

（3）形状记忆合金支架：由镍钛记忆合金丝编织而成，具有热形成记忆特性，即有低温和高温2种状态，低温下可容易收入输送器，释放入体内后在体温下又恢复原形状以支撑扩大管腔。支架输送释放系统包括引导鞘、扩张器和推进器（图4－8）。

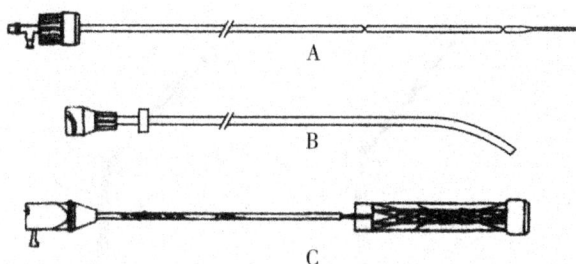

图 4-8　Giantureo 食管支架输送器及支架（美国 COOK 公司）
A：扩张导管；B：输送器；C：支架及推选器

（四）操作技术

1. 术前准备

（1）行上胃肠道钡餐或内镜、黏膜活检，明确诊断并确定食管狭窄位置、长度、程度和有无合并瘘，以确定采用支架的类型、长度和内径。

（2）向患者解释操作过程和配合的要点，以取得合作。

（3）检查口腔，去掉义齿，必要时拔去松牙。

（4）术前 12h 禁食禁水，食管潴留物较多时用鼻胃管吸出以免术中误吸入呼吸道。

（5）术前咽部喷雾麻醉 3 次。

（6）术前可给予肌内注射 654-2 10~20mg 或酌情给予镇静剂。

2. 操作技术

（1）安置牙垫。

（2）X 射线透视下送入导丝并将导丝保留在胃内。术者先将交换导丝套入 Cobra 导管并出头，将导丝送入患者口腔并令其做吞咽动作，透视下推送导丝，使其超过狭窄部。导丝通过困难时可将导管向前推送，利用管端的角度调整方向引导导丝通过狭窄部。

导丝通过狭窄部后，将导管一并推入胃内，拔出导丝，注入造影剂证实导管位于胃内，再沿导管送入超硬导丝。

（3）撤出导管，沿导丝送入食管专用球囊导管通过狭窄段行球囊扩张术，同时确定病变上下端的位置并做好标记。

食管-支气管瘘病例，如果不伴有狭窄或梗阻，能直接送入输送器者，不进行扩张。有严重狭窄或梗阻患者，使用不同直径的球囊导管对狭窄段进行逐步扩张，扩张直径以不大于 15mm 为宜。只要食管病变段能通过支架输送器即不必扩张，支架植入后 2~3d 多能自动张开。

（4）采用 Giantureo 支架时在扩张后，沿导丝送入扩张器和引导鞘通过狭窄部直到其远端，然后引导鞘位置不变，只拔出扩张器，把支架压缩送到引导鞘里，用推进器将支架推送到确定的留置部位，固定推进器，引导鞘慢慢后撤，将支架准确地释放在狭窄部。支架长度应大于狭窄段 4cm 以上，两端各超出病变段 2cm。其他类型支架释放装置与支架配套，可直接送入释放。

（5）完成支架置入术后，立即口服稀钡或碘溶液，观察支架位置、开放和食管通畅情况（图 4-9）。

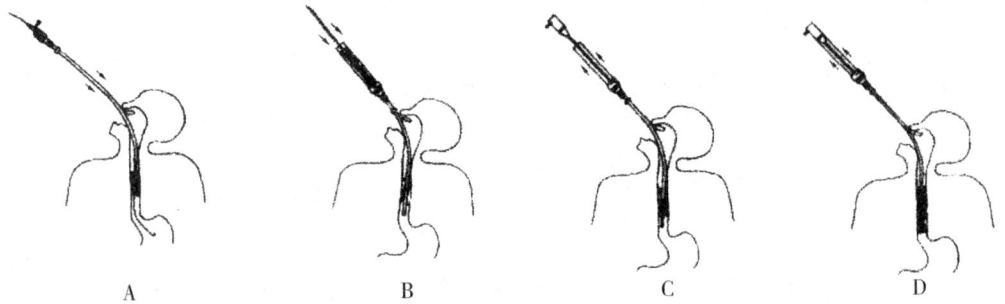

图 4 - 9　Gianturco 支架置入过程示意图

A：使用导丝通过病变段后，将输送器和扩张管顺导丝送入食管并通过病变段；B：退出扩张导管，保留输送器，再将支架送入输送器内；C：定位准确后固定推选器；后撤输送器，逐渐释放支架；D：完全释放支架后，收回输送器

（五）术后处理

①术后至少观察 4 ~ 6h，注意生命体征，了解有无食管内出血或支架滑脱；②术后当日给予抗生素以预防感染，给予止痛剂止痛，食管下端安放支架，患者加服抗酸药物以抗反流；③术后 24h 后吞咽液体食物，而后逐步增加半固体、固体食物；④对使用镍钛合金支架患者，应避免吞咽过冷食物，以防支架变形滑脱；⑤术后 24h、72h、1 周、2 个月、6 个月进行随访钡餐造影或内镜检查，以后每 0.5 ~ 1 年复查 1 次；⑥部分患者体质恢复后可配合放疗、化疗或其他综合治疗。

（六）并发症

1. 疼痛　多数患者都有较轻的胸骨后疼痛，2 ~ 7d 即可消失；极少数患者可有剧痛，需使用强止痛剂数日甚至 1 个月才能控制。

2. 出血　操作过程中肿瘤表面撕裂可造成少量出血，不需治疗即可停止。个别患者可出现大出血，从术后数小时到数月均可出现，发生原因不明，可能为肿瘤侵犯周围大动脉导致破裂引起。

3. 食管穿孔和破裂　其发生原因多为经假道扩张食管或用过大球囊扩张食管所致。患者常感到剧烈胸痛，严重的后果为合并纵隔脓肿或血肿，引起患者死亡。预防措施为先用软导丝配合导管安全通过狭窄并注入造影剂观察导管是否进入胃内。切忌用硬导丝强行通过和用球囊过度扩张。

4. 支架放置失误或术后移位脱落　前者主要因术者操作不慎所致，释放支架前必须认真核对支架是否位置准确，尤其是食管 - 气管支气管瘘时，一定确保支架被膜能完全覆盖瘘口。释放过程中必须固定释放系统的尾端，在透视下缓慢后撤外套管，注视支架张开的情况，如有前移及时牵拉尾端，后移时推送尾端向前以调整支架的位置。

贲门狭窄放置支架常导致支架滑脱至胃内，可试用支架输送器配合导丝套取，或使用胃镜取出，亦可仅动态观察不做特殊处理。

5. 食管再狭窄　支架置入后少数患者可出现再狭窄，主要原因为在肿瘤未受控制的情况下继续生长，可再次放置支架治疗。支架放置后采取针对肿瘤的治疗，包括内或外放疗、局部化疗灌注和系统化疗等措施可预防再狭窄。

三、气管、支气管支架置入术

气管支气管、食管和纵隔肿瘤及一些良性病变可造成气管支气管狭窄，引起严重呼吸困难，既往临床除少数可以手术治疗外无更好的办法。近年来，随着介入放射学兴起，一些早期应用于血管的金属支架开始用于气道狭窄的治疗，并取得了良好效果。这些支架的特点是便于置入，可在狭窄部位起到扩张作用，并且具有良好的生物相容性，最大限度地保留了气道排泄分泌物的功能。

（一）适应证

所有原因，包括气管支气管内外肿瘤、炎症、外伤和外科术后等，导致气道狭窄或软化造成呼吸困难，失去手术机会时，均适用于支架治疗。尤其是当狭窄导致窒息，危及到患者生命时，支架置入作为一种抢救措施，具有立竿见影的效果。

（二）禁忌证

对于一些气道狭窄的儿童，应首选其他治疗方法，在迫不得已时再考虑支架治疗。这是因为随着儿童生长，气道直径会逐渐变大，一旦成年后，可造成人为气道狭窄。而且气道内支架应用时间仅10余年，尚缺乏长期留置的有关组织相容性情况的报道。由于支架一旦置入后难以取出，因此，除非作为患者严重呼吸困难的抢救措施和外科术前应用，在儿童和良性病变支架作为一项永久性治疗措施时应作为相对禁忌证。

（三）支架种类及选择

目前广泛应用的支架主要有3种：Gianturco 支架及其改进型、Wall 式支架和被覆支架。

1. Gianturco 支架及其改进型　Gianturco 可扩张金属支架最早期用于血管狭窄的治疗，Wallace 和其同事最早报道了这种支架在动物及患者气道内的应用。

这种支架由直径不一的不锈钢丝呈 Z 形编成直径不一的圆柱体，通过释放装置在气道内释放后，可逐渐扩张至原口径大小。应用于气道内的支架常用钢丝直径为 0.41 ~ 0.46mm，支架直径 1.5 ~ 2.5cm，径向长度 2 ~ 5cm，规格尚不统一。

2. Wall 支架　这种支架目前已广泛用于血管及胆管系统中。它一般是由 20 根外科用钢丝编成圆柱状，每根钢丝直径 $100\mu m$。支架可被径向拉长，此时直径变细，便于装入导管，释放后，又可自动恢复至原直径。顺应性良好，可置于气道各个部位。在选择时，其直径应稍大于气道直径，以便有剩余弹力将其附着于气道壁上。

3. 被覆支架　是用尼龙及聚氯乙烯制成的物质或 0.2mm 厚的涤纶膜等物质覆盖于普通支架（一般为 Gian - turco 支架）上，用来防止肿瘤及肉芽组织再次长入所造成的再狭窄，支架均被覆盖即为被覆支架。

4. 其他支架　如 Strecker 支架、Polymeric - Woven 支架等也有应用在气道的。Palmaz 支架由于置入时易撕裂气道并导致肉芽组织增生，不适用于气道。

（四）操作技术

下面以应用最广泛的 Gianturco 支架为例，简述置入步骤。

1. 麻醉　对于绝大多数患者使用咽部局麻即可，但对于儿童及神经过敏者、使用硬质气管镜者，应用全麻。

2. 定位　一般通过 X 射线及内镜共同定出病变远端与近端。支架远端应置于狭窄部位之外，在体表放置金属标记标明病变位置。

3. 支架置入　可在气管镜帮助下置入，也可单独在透视下置入。使用硬质气管镜者，可直接用 12F 聚四氟乙烯鞘通过气管镜，其头端超出狭窄最远端；若使用纤维支气管镜，则需在活检口插入导丝至狭窄处，退出纤维支气管镜，再循导丝插入聚四氟乙烯鞘。不用内镜时，气管插管后直接在 X 射线下插入导丝。聚四氟乙烯鞘到达预定位置后，一手控制推进器，使支架保持在理想位置上，同时另一手逐渐将鞘后撤，使支架逐渐释放。

4. 复查　支架释放后，立即摄片，留做以后复查时比较扩张程度，检查有无移位。支架留置后第 1 个月内每 2 周复查 1 次，然后 3 个月时再复查 1 次。另外，在操作时，还需注意 Gianturco 支架在开始释放时往往突然弹出，容易使其置入预定部位远端，故操作时应十分小心。因为支架一旦置入后，位置很难调整。在支架留置前是否需预扩张仍存在争议，但在先天性环状气管软骨选用支架治疗时，必须先用气囊扩张撕裂气管软骨。

（五）疗效

绝大多数患者在支架置入后其主观症状如呼吸困难、喘鸣可立即得到改善。卧床不起患者大部分可于手术后下地活动。需机械辅助通气者可立即脱离呼吸机，在置入后 2 周内，主观症状可得到持续改善，这与支架直径持续扩大有关。用 X 射线片观察支架扩张程度，可见支架在置入后 1 个月内扩至最大。其他如血氧分压升高、二氧化碳分压下降、肺功能检查有不同程度改善，核素检查肺血流灌注亦明显增加。

（六）并发症

主要是支架滑脱和移位，预防措施除准确定位外，选择支架直径应大于正常气道，才能使其固定在局部，支架直径与正常气道直径比例为 1.3 ∶ 1。

（常明鑫）

第四节　经皮穿刺胃造瘘术

晚期恶性肿瘤和其他原因所致上消化管阻塞和吞咽困难是临床上常见的一个问题，患者常常因此而导致全身衰竭，危及生命。这些患者往往失去外科手术时机，只能进行姑息治疗。临床上目前采用的姑息治疗方法只有 2 种：①采用外科技术进行胃或小肠造瘘术以补充营养，但创伤大，约有 25% 的患者需在全麻下进行，并发症为 3%～35%，死亡率为 1%～6%；②静脉营养，由于代价高，大多数患者无力承受。因此，近年来用更简便、更安全有效的经皮穿刺胃造瘘术代替外科手术已日渐得到重视与推广。

一、适应证

①恶性肿瘤引起的恶液质及厌食，除了静脉输入高能营养外，尚须经胃肠道补充营养者；②食管贲门癌、食管穿孔和瘘道形成，头颈部巨大肿瘤侵及下咽部及食管而造成进食困难者；③各种神经系统疾病引起的吞咽运动失常，各种疾病所致的吞咽困难，以及完全不能进食的神经性厌食；④可用做胃肠道减压。

二、禁忌证

①胃部疾病如幽门窦部巨大肿瘤、溃疡或肿瘤所致的幽门梗阻等均不适于行胃造瘘术；②大量腹水者，严重的门静脉高压造成腹内静脉曲张，穿刺过程中可能导致大量出血者；③胃大部分切除术后残胃腔小且位于肋弓之后，肝左叶肥大且位于胃前方，或者横结肠位于胃前方等有碍经前腹壁穿刺。

三、器材

1. 常规器材　与经皮肝穿胆管引流术相仿，需要 18～22G 的穿刺针和套管针；强扭力 J 型导丝，各种型号配套的扩张器，其大小应与穿刺针和胃造瘘管匹配。经皮穿刺胃造瘘术套装器械也可以选用。

2. 胃造瘘管　其大小多为 12～16F，如主要用于胃肠道减压则需较大内径的导管如 18F；如主要用于补充液体则可用 8～9F 导管。胃造瘘管一般在管头端或中间设计了一些防止术后脱落的特殊装置，如猪尾状、蘑菇状、球囊状、襻形等。其他物品与胆管穿刺引流术所需的相仿。

四、技术和方法

1. 术前准备　术前应常规 B 超和腹部平片检查，了解肝脏、横结肠和胃的解剖关系，亦可行上消化管造影了解胃肠道的情况。术前 12h 应禁食、禁水。必要时术前 12h 口服钡剂，以利术时透视下显示结肠，避开结肠行胃壁穿刺。

2. 胃扩张　在胃扩张较大的情况下，容易安全地用穿刺针刺过胃前壁抵达胃腔。常规术前静脉注射 1mg 胰高血糖素，以利胃扩张。胃扩张可通过鼻饲管注入气体、液体或含有碘造影剂的稀释液，也可口服发泡剂产气。插入鼻饲管或口服发泡剂有困难者，可用导管技术，透视下先通过口或鼻腔插入导丝入胃，然后，送入造影管或小口径鼻饲管。如仍有困难时可直接用 20～22G 穿刺针经皮穿刺胃腔，注入气体或液体。为方便穿刺和达到满意的扩张，有人主张在鼻饲管头端附上一球囊，将含有稀释的液体注入球囊内以支撑胃壁并扩张胃腔。注入胃腔内的气体（液体）一般要求在 800～1000ml。用 X 射线透视或 B 超观察，胃前壁和腹壁紧贴且胃前壁和腹壁之间无任何其他组织器官时，表示胃扩张满意。

3. 穿刺置管　穿刺点一般选择在能垂直刺中胃前壁中部的左上腹部，且以位于腹直肌鞘外侧为宜，以避开腹壁上动脉。穿刺前应侧位透视或 B 超观察胃前壁与腹壁的关系，以确定它们之间无肝左叶或横结肠等器官及穿刺深度。常规消毒术野皮肤，铺以手术巾。局部麻醉后切一小口，钝性分离皮肤及皮下组织。18G 穿刺针刺过腹壁和胃前壁，抽得气体或液体后，可注入少量造影剂，透视下证实位于胃腔内，插入导丝拔去穿刺针。再沿导丝置入扩张器，扩张创道，大小达胃造瘘管外径。拔去扩张器，再沿导丝插入胃造瘘管。透视下调整造瘘管和导丝，最好使造瘘管头端插过幽门入十二指肠，直至空肠，这样可减少胃内容物和灌入的流汁营养晶外漏及反流的机会。如果难以插入十二指肠及其远端肠管，可用有弯头的导管帮助。亦可将造瘘导管留于胃腔内，导管送入胃腔内长度以约 20cm 为宜。

目前尚有采用套管穿刺针法或可撕脱导引鞘，使穿刺置管更加简便。但由于胃壁肌肉较厚且柔韧，用钝头的导管置管难以成功，因此需要采用尖头的导管。必要时可经鼻饲管头端附一球囊，扩张球囊支撑胃壁以利穿刺。

4. 导管固定　拔出导丝，在透视下造影核实导管头端的位置满意后，根据不同的胃造瘘管的固定方式，使造瘘管在胃内成形，如成襻状或成蘑菇状等。造瘘管外部用丝线或固定盘固定于皮肤上，防止造瘘管移位和脱落。

5. 术后处理　术后应经鼻饲管回抽胃内气体或液体，鼻饲管可留置胃腔内 1~2d。严密观察生命体征及腹部症状。注射广谱抗生素 3d 以预防感染。第 2 天即可经造瘘管注入流汁营养晶，每次注入后应及时用生理盐水冲管，以防导管堵塞。注意护理及固定导管，如果导管脱落应及时在创道封闭之前置入导管或再用 Seldinger 技术置管。1 周后造瘘口多可粘连形成瘘道，此后更换导管往往不困难。疑造瘘管口腹腔瘘时，可经造瘘管注入稀释的造影剂加以证实，并及时处理。

五、并发症及处理

1. 腹膜炎　发生率为 0.4%~1%。多数发生在术后未确认更换的胃造瘘管头端位于胃腔内，即经管注入液体营养素而漏入腹腔内所致，少数可发生在经皮穿刺胃造瘘术中或术后造瘘管移位。有腹膜炎时应在透视下经造瘘管注入稀释的碘水造影剂证实是否有腹腔漏。一旦发现应采用导丝引导重新将造瘘管置到位并固定，或更换造瘘管。用抗生素治疗多可痊愈，严重者需要手术治疗。注意造瘘管的固定和护理是减少其发生的重要措施之一。

2. 胃肠道出血　发生率为 0.4%~1%。术中出血与穿刺不当有关；术后出血可能为胃造瘘管损伤血管或与某些基础疾病采用激素治疗有关。

3. 造瘘口外漏　发生率为 1% 左右。多数由于大量腹水可引起腹水经造瘘口的外漏，亦有胃内容物外漏，治疗可更换较粗的造瘘管，或者拔除导管，局部加压覆盖。

4. 其他　造瘘口周围感染发生率为 2% 左右，局部理疗及抗生素治疗可以痊愈。注意造瘘口周围的护理可减少其发生。不适当的穿刺置管，气体可进入腹腔形成气腹及进入门静脉，引起一过性腹痛，多可自行吸收。造瘘管移位、梗阻及迂曲引起注入困难的发生率为 5%~10%，多发生在术后 1 个月之内。应在透视下通过导丝重新调整造瘘管或更换造瘘管。每次注入营养液后用生理盐水冲管可减少梗阻的发生。

（李树森）

第五节　经皮椎体成形术和椎体后凸成形术

在骨骼肌肉系统中，最容易发生肿瘤的骨性结构是脊柱。在脊柱肿瘤中，转移性肿瘤最常见，原发骨肿瘤较少见，仅占全部脊柱肿瘤的不足 5%。脊柱肿瘤是一种危害性很大的疾病，肿瘤组织可直接破坏脊椎骨质，损毁脊柱生物力学结构，并常累及脊髓、神经根等重要结构，造成顽固性的颈、胸、腰背部疼痛症状和神经功能障碍，故脊柱肿瘤的致残和致死率均较高。开放性手术肿瘤切除减压仅在脊柱神经结构受压的时候才考虑。而相当一部分脊柱肿瘤患者，临床上以顽固性背部疼痛症状为主，临床体检和影像学检查无神经结构受压表现，即使出现椎体塌陷等病理性骨折的征象，亦不必行开放性手术治疗。对这些患者，可针对性选择放疗、化疗或激素治疗，但这些治疗措施仅对敏感的肿瘤组织起效，而且化疗往往对全身脏器均有损伤。放疗虽能针对肿瘤组织进行局部治疗，但可造成病椎骨坏死或骨炎等，引起脊柱进一步不稳。另外，对一些合并脊柱不稳的患者，选择放疗或化疗效果往往不佳，而开放性手术由于创伤大，术中出血往往较多，术后患者恢复缓慢，故应谨慎选择。经皮椎体成形术（percutaneous vertebroplasty，PVP）和椎体后凸成形术（percutaneous kyphoplasty，PKP）是治疗脊柱肿瘤的另一选择。它们通过微创穿刺的方法将骨水泥注入病变椎体，恢复椎体的力学性能，改善脊柱的稳定性，使患者的疼痛症状在短时间内获得明显的缓解。它们的优点在于手术操作采用经皮穿刺技术完成，创伤小，疼痛缓解迅速，即使对于一些晚期的癌痛患者，它们也是较为理想的姑息疗法。

一、PVP 和 PKP 治疗脊柱肿瘤的适应证和禁忌证

溶骨性或侵袭性椎体良、恶性肿瘤所导致的难治性疼痛是 PVP 和 PKP 的适应证，其适用对象主要有：椎体血管瘤、骨髓瘤、椎体原发及转移性恶性肿瘤和部分椎体良性肿瘤。椎体良性肿瘤的指征是良性肿瘤导致椎体骨折塌陷而引起疼痛，包括嗜酸性肉芽肿、椎体淋巴瘤等。椎体恶性肿瘤，主要是溶骨性的，通过椎体内注入 PMMA 除可获得稳定外，还可同时做肿瘤组织活检以明确诊断。

对于椎体血管瘤，经皮椎体成形术可增加椎体强度，并可止痛，栓塞瘤体；必要时再行后路椎板减压，而无须椎体切除，这样简化了手术。有报道椎体血管瘤术前行椎体成形术后再开放手术减压可大大减少出血量。Laredo 等根据影像学表现将血管瘤分为侵袭性和潜在侵袭性 2 大类。血管瘤的主要影像学表现有椎体骨小梁呈不规则栅栏状，可涉及整个椎体及椎弓，病灶边缘可清晰或不清晰，可突破骨皮质并向硬膜外间隙扩展。CT 及 MRI 可发现椎体周围伴有肿块。椎体血管瘤根据临床和影像学表现又分为以下几组：①侵袭性征象阴性但有疼痛症状的血管瘤；②具有侵袭性征象的影像学表现而无临床症状的血管瘤；③既有侵袭性影像学征象又有临床症状的血管瘤；④具有侵袭性影像学特征并有脊髓神经压迫症状的血管瘤。第 1 组为 PVP 的选择性适应证，Deramond 等报道 90% 的病例症状得以缓解，未发现血管瘤复发；第 2 组为 PVP 的最好适应证；第 3 组血管瘤应在椎体内注入无水酒精而不是骨水泥以硬化血管瘤并加强椎体负重能力，绝大多数患者神经症状逐渐消失，影像学随访可发现部分病例硬膜外肿物消失；第 4 组血管瘤 PVP 仅是辅助手段。在常规手术前一天行 PVP 病灶内注射 N - 丁基氰丙烯酸树脂使血管瘤栓塞，减少术中出血，使手术操作易于进行。

转移瘤和骨髓瘤是最常见的脊柱溶骨性恶性肿瘤，常使患者出现背部剧烈疼痛并丧失活动能力，治疗措施取决于受累椎体数量、部位、椎管内受累程度、有无神经症状、患者的一般情况、疼痛程度及活动受限的程度。目前广泛应用的放射治疗能够缓解 90% 以上患者的症状，但一般需在 10 ~ 20d 后才能显示效果，且不能维持椎体的稳定性，肿瘤仍可在放疗后的椎体复发。PVP 应用于脊柱恶性肿瘤的最佳适应证是恶性肿瘤导致的局部剧烈疼痛，活动受限需要卧床休息，靠止痛药缓解症状，且无椎管内硬膜结构受侵；伴椎体压缩性骨折时，椎体至少保持正常高度 1/3 以上且椎体后部的皮质不必完好无损。由于椎体恶性肿瘤有发生压缩性骨折的倾向，即使患者无症状，PVP 治疗仍是一个较好方法。据资料表明，80% 以上的患者经 PVP 治疗后症状明显缓解，生活质量提高。应用 PVP 治疗椎体恶性肿瘤后可辅助放疗以巩固疗效，因为放疗并不影响骨水泥的物理、化学特性。

骨髓瘤常为多灶性而无法做到多节段切除融合。90% 的患者在放射治疗开始后 10 ~ 14d 疼痛才缓解或消除，而且放疗削弱了骨重建能力，常于放疗后 2 ~ 4 个月才开始重建。骨髓

瘤的患者放疗后椎体易塌陷使神经受压的危险性增加。PVP能立即缓解疼痛，增加脊椎的强度和稳定性，同时纠正椎体塌陷导致的后凸畸形，大大提高了肿瘤患者的生活质量，有利于进一步的化疗和放疗。

绝对禁忌证：①未纠正的凝血障碍和出血体质；②对手术所需要的任何物品过敏。相对禁忌证：①根性的疼痛且明显超过椎体的疼痛，由与椎体塌陷无关的压迫综合征引起；②肿瘤扩展至硬膜外腔并引起明显的椎管压迫；③椎体广泛破坏或严重的椎体塌陷（椎体高度不到原高度的1/3）时，椎体成形术操作困难；④成骨性肿瘤；⑤一次同时治疗3个或以上节段。

二、经皮椎体成形术和椎体后凸成形术的技术要点

（一）经皮椎体成形术术前准备

1. 手术器械和设备

（1）穿刺针：颈椎一般选用14G或15G 10cm长穿刺针，胸、腰椎一般选用10G 15cm长穿刺针。PKP还需要可扩性的球囊。

（2）注射器：骨水泥是在浆糊期向椎体内注入，黏稠度大，需要用旋转加压式注射器注入或1ml注射器。

（3）骨水泥：聚甲基丙烯酸甲酯（PMMA）和磷酸钙骨水泥（CPC）是比较常用的骨水泥，为增强其不透X射线性能，一般需在其中加入造影剂。

（4）导向监视系统常规选用单平面或双平面C型臂X射线机即能取得满意效果。

2. 术前准备　术前详细的病史询问，体格检查和相关的影像学检查以明确病变的部位、性质、椎体受累程度，包括椎体塌陷程度、椎弓根和椎体后缘骨质破坏情况以及椎间孔、硬膜受累情况，并排除椎间盘突出、脊髓神经根压迫、椎间盘源性的疼痛、小关节病变及椎管狭窄等情况。骨质疏松椎体骨折患者，如没有明显的外伤史，要注意和病理性骨折相鉴别。目前公认MRI鉴别良、恶性骨折效果最好，准确率可以达到94%左右，优于骨放射性核素扫描。肿瘤浸润期在MRI可见骨髓信号减弱，骨扫描可见放射性核素活性增加。

术前应行X射线和CT检查，评估椎体塌陷程度、椎体破坏的部位和范围、椎体皮质尤其是后壁的完整性等；同时术前应认真观察CT片，制定进针途径，在应用椎弓根入路时应测量椎弓根的倾斜角度、穿刺点的棘突旁开距离和穿刺点皮肤至椎弓根入路的距离，以及穿刺点至病灶的距离。开始进行经皮椎体成形术，最理想的病例是选择单节段椎体压缩性骨折且疼痛部位和影像学检查一致。随着经验的积累，可以治疗比较复杂的如多节段或继发于肿瘤的骨折病例。术前常规进行血象和凝血功能的检查，排除手术禁忌。术前12h开始口服抗生素，手术前夜开始禁食。

（二）经皮椎体成形术操作方法

根据病变部位与局部椎体具体情况选择穿刺途径：①前外侧入路适用于颈椎区的穿刺。患者取仰卧位，术者手指探及气管与颈动脉鞘的间隙，穿刺针经此间隙进入椎体。②经横突上的椎弓根旁入路适用于胸椎，椎弓根直径太小不能容纳穿刺针，采取经横突上的椎弓根旁入路，该入路的下方是椎体的横突，外侧是肋骨的后部，内侧是椎体的上关节突和椎弓根，这种入路可保护胸膜腔和椎管免受穿破。③椎弓根入路适用于胸腰段的穿刺。患者取颈椎前

外侧入路侧卧位或俯卧位，穿刺针经椎弓根进入椎体，此种入路时骨水泥不易沿针道逸出；经椎弓根入路由于更为安全而为更多人们所使用。经椎弓根后外入路适用于椎弓根破坏的椎体肿瘤。手术全程在 C 型臂机透视下进行。CT 具有解剖结构显示清晰的优点，相比于 X 射线透视，CT 能准确地显示骨水泥在椎体横切面上的分布，但 CT 监视下不能做到动态观察，且耗时较长。Gangi 等报道了透视与 CT 结合监视下的安全操作，取得良好的效果。随着即时 CT 的应用，单纯 CT 监视下经皮椎体穿刺变得更为方便、准确。穿刺区域常规消毒、铺巾，用 1% 利多卡因局部麻醉。无论对住院患者还是门诊患者行 PVP，通常使用局麻。局麻药在穿刺针经过的皮肤、皮下组织，包括骨穿刺点的骨膜都必须充分浸润。PVP 很少需要全麻，但偶尔也会在极度疼痛，不能忍受俯卧体位的患者或者在有心理障碍不能清醒进行手术的患者中使用。

在颈椎进行 PVP，应采取仰卧位，颈部过伸；在胸腰椎进行 PVP，应采取俯卧位，腹部悬空，有时采用侧卧位。

在 C 型臂 X 射线机监视下根据椎弓根的位置确定双侧皮肤进针点，并在相应皮肤上做出标记。于标记处用 1% 利多卡因局麻浸润至骨膜，以进针点为中心在皮肤上切一 3~5mm 小口，插入含套管的 15G 穿刺针并抵至骨膜，C 型臂 X 射线机下正位像证实穿刺针针尖位于椎弓根外上象限，在 C 型臂 X 射线机侧位像监视下沿椎弓根方向逐渐进针（如椎弓根穿刺点骨皮质过硬，可需借助于外科锤缓慢进入），直至针尖抵达椎体的前中 1/3 交界处。在确定穿刺针到位后，即可调配骨水泥，在透视下进行注射并观察骨水泥在椎体内的分布。注射完毕后将穿刺针退至骨皮质，插入针芯，旋转穿刺针，避免骨水泥将针粘住，在骨水泥硬化前拔针。临床上，椎体成形术可以采用经皮注射这一微创的形式，也可以采用切开经椎弓根直接灌注使椎体成形的形式。在椎弓根内钻孔后，用撬拨器进入椎体，通过撬拨使塌陷的上终板复位，复位完成后，向椎弓根内插入漏斗，其柄部直达椎体的前中 1/3 处，将预先配置好的已有一定黏稠度的骨水泥向内灌注，在 C 型臂机的引导下，骨水泥将到椎体后缘处停止灌注。这种方法的优点是：可以通过椎弓根获得较多的活检组织；既强化了椎体，又可复位塌陷的椎体，矫正后凸畸形。

（三）经皮椎体后凸成形术

经皮椎体后凸成形术（PKP）的操作与经皮椎体成形术（PVP）基本类似，但前者增加了椎体内膨胀式扩张器械，如利用可膨胀式扩骨球囊（inflatablebonetamp，IBT）、Sky 膨胀式椎体成形系统、SunfLower 系统等在压缩的椎体内通过膨胀形成空腔，并向空腔内注射骨水泥，或将可以控制空洞的形状和容积并可将囊状容器留于椎体内，一边充填骨水泥，一边复位压缩的椎体（Vesselplasty 技术），以达到增加椎体强度与恢复椎体高度的目的。

1. 膨胀式扩骨球囊经皮椎体后凸成形术的主要步骤　患者局部麻醉，俯卧位。可采用经皮穿刺经双侧椎弓根置入球囊，每步操作必须在 C 型臂 X 射线机监视下完成，并使 X 射线投照方向与椎体终板保持平行，终板呈一线影；正位下两侧椎弓根的形状必须对称并与棘突的间距相同。常规消毒、铺无菌巾，穿刺针的穿刺技术与椎体成形术相似，将穿刺针针尖置于椎弓根影的外上象限。然后将 C 型臂 X 射线机调至侧位，钻入带芯穿刺针，当侧位显示针尖到达椎体后壁时，正位应显示针尖位于椎弓根影的内侧缘，说明进针方向正确，可继续钻 2~3mm 后停止。抽出穿刺针的内芯，置入导针。拔出穿刺针，按序沿导针置入扩张套管和工作套管，使工作套管的前端位于椎体后缘皮质前方 2~3mm 处。经工作套管将精细钻缓慢钻入，当侧位显示钻头尖到达椎体前后径的1/2处时，正位应显示钻头尖不超过椎弓根与棘突连线的1/2；当侧位显示钻头尖到达椎体前缘时，正位应显示钻头尖靠近棘突边缘。取出精细钻，放入可扩张球囊，侧位显示其理想位置为椎体前3/4处，由后上向前下倾斜。同法完成对侧穿刺和球囊的放置。连接注射装置，同时扩张两侧球囊，通过C型臂X射线机监视球囊扩张和骨折复位情况，当椎体复位满意或球囊达椎体四周骨皮质时停止增压，压力一般不超过300psi（pounds per square inch）。取出球囊，将处于拉丝期的骨水泥注入椎体，C型臂X射线机监视骨水泥在椎体内的充盈情况，骨水泥将到椎体后缘处停止灌注，注射完成后在骨水泥完全凝固前取出手术器械。胸5～胸18。可采用经椎弓根钉，即经椎弓根与肋骨头闻途径置入球囊。具体操作过程与经椎弓根途径类似。

2.Sky膨胀式椎体成形系统经皮椎体后凸成形术主要步骤　患者取俯卧位，腹部悬空，调整C型臂X射线机的投照方向使正位透视下椎体终板的前后缘平行，呈一线影；两侧椎弓根的形状对称并与棘突的间距相同。在C型臂X射线机监视下根据椎弓根的位置确定皮肤进针点，并在相应皮肤上做标记。定位成功后，常规消毒铺巾，于标记处用质量分数为2%的利多卡因局麻浸润至骨膜，以进针点为中心在皮肤上切3～5mm小口，在透视引导下，将带针芯的直径为18mm的Jamshidi针经椎弓根刺入椎体，超过椎体后缘约2mm。正侧位透视确定Jamshidi针位置正确后，取出针芯，经外层套管插入直径为1.4mm的导针，导针远端约位于椎体前2/5处，取出外层套管。将扩张器接上通用把手，然后套入手术套管内，经导针扩张组织，直达椎弓根，取出扩张器和通用把手，并前推手术套管，使手术套管嵌入椎弓根，深度约3mm，此过程中导针不可有前移。将直径为5.2mm的钻头接上通用把手，经导针和手术套管以手动钟摆式钻入椎体，建立Sky后凸成形器的置入通道，此过程中，导针不可有前移。当侧位透视显示钻头尖端到达椎体前缘时，正位透视应显示钻头尖端尽量越过正中线。为降低费用，我们一般采用单侧穿刺。术中应注意钻头尖端与椎体前壁的距离至少为2mm，我们通常使钻头尖端与椎体前壁的距离为3～5mm。拔除钻头和导针，将Sky后凸成形器经过手术套管插入椎体通道内，确定安装手柄处于正确的方向（标有刻度的两面对应患者的左、右侧）和确定成形器处于椎体内恰当的位置后，在透视下顺时针旋转安装手柄的操作把手逐段膨胀成形器。通过C型臂X射线机监视成形器膨胀和骨折复位情况，当成形器完全膨胀或骨折复位满意后，逆时针方向旋转操作把手，成形器即可回缩至原始管状结构和直径。取出成形器，调和配套的PMMA骨水泥，将合适黏稠度的骨水泥注入椎体中，注射过程需在侧位C型臂X射线机下密切监视骨水泥的充填及扩散情况，一旦发现骨水泥渗漏则立即停止注射。注射后待骨水泥凝固，拔出套管，缝合手术伤口，观察10min，生命体征平稳，结束手术。术中要注意观察患者双下肢感觉，运动有无异常情况以及生命体征的变化。

（李树森）

第 五 章　心律失常射频导管消融术

第一节　概述

一次偶然的意外引发了经导管直流电消融技术在临床的应用。一例患者在电生理检查术中发生心房颤动，体外电复律时，除颤电极碰到已放置在希氏束部位的电极导管连线上，导致完全性房室阻滞。这一出乎预料的结果被 Gonzales 在动物试验中重复出来，形成了经导管直流电消融技术。1981 年 4 月在美国旧金山医学中心，Scheinman 采用此技术，首次对一例慢性心房颤动伴快速心室反应患者的房室交界区进行消融，成功阻断了希氏束，随后植入了心脏起搏器。次年，Scheinman 等和 Gallagher 等分别报道了对 5 例和 9 例患者的消融结果，引起了广泛注意。临床应用表明，经导管直流电消融房室交界区是治疗顽固性室上性心动过速的一个可行方法，能达到有效控制心室率和改善患者症状的目的。1983 年和 1984 年，Weber 等和 Hartzler 分别采用这项技术成功治疗预激综合征和室速。1988 年 11 月底，美国加州大学统计了 747 例直流电消融治疗的患者，552 例接受房室交界区消融和起搏器植入，总有效率 85%，消融房室旁路治疗预激综合征 26 例，成功率 67%；消融室速 169 例，成功率 59%。但是，经导管直流电消融术存在一些明显的不足之处，例如放电产生的气压伤可以引起多种严重并发症（冠状静脉窦或心房壁破裂、心肌梗死和心源性休克等）、难以精确地控制消融损伤的范围、不规则和不均匀损伤病灶的致心律失常作用（术后发生的室性心律失常和猝死），严重地阻碍了其临床广泛应用。

与直流电消融的诸多缺陷形成鲜明对照，用射频电流为能源的消融损伤是由单纯的热效应所致，损伤病灶的界面规整、范围小和程度均匀。射频消融的另一特点是能够在以 IW 为单位，滴定式地逐步调节消融能量。所以，经导管消融的能源很快从直流电转为射频电流，这是临床心脏电生理学领域的又一次突破。1985 年，Huang 等首次报道经导管射频消融犬房室交界区的试验结果，750kHz 的射频电流通过常规的电极导管，消融房室交界区，造成完全性房室阻滞。1987 年，Borggreffe 等进行了世界上首例患者的经导管射频消融，成功消融阻断了右侧房室旁路。从此经导管射频消融术开始被广泛用于临床。在短短几年当中，随着远端可控 4mm"大头"消融电极导管的出现，经导管射频消融治疗预激综合征、房室结折返性心动过速和消融阻断房室交界区的技术基本成熟，1989 ~ 1991 年在美国接受治疗的患者数量以每年约 5 倍的速度增加，成功率达到 90% 以上。尤其是在消融治疗房室结折返性心动过速的技术方面，利用射频消融损伤范围小和消融能量可控的特点，最初采用阻断房室结快径路的消融方法，5% ~ 10% 的患者在术中和术后发生完全性房室阻滞；自 1990 年Jackman 等首创选择性消融慢径路的技术之后，治疗的成功率和安全性得到显著提高，明显减少了完全性房室阻滞的发生率。随后不久，经导管射频消融术很快地被用于治疗局灶性房性心动过速、典型心房扑动、束支折返性室速和特发性室速。1993 年，Cosio 等以线性消融下腔静脉/三尖瓣环峡部的方法，首先报道了对 9 例典型心房扑动的消融结果。由于早期的成功消融的终点为放电过程中心房扑动终止和不再被诱发，尽管术中即刻成功率较高，但术后心房扑动的复发率也高达 25% 以上。1995 年，Poty 等通过 Halo 电极导管标测消融前后的右心房激动顺序，提出右心房峡部双向性完全阻滞作为成功消融终点，不仅显著地降低了心房扑动的术后复发率，而且也能在窦性心律下实施有效的消融治疗。1997 年，Haissaguerre 和 Jais 等发现 9 例阵发性房颤患者的肺静脉开口部存在异位兴奋灶，由其发放的单个或连续的冲动可以引起房性早搏、短阵房性心动过速（房速）和阵发性房颤；通过对异位兴奋灶的成功点状消融，9 例患者的阵发性房颤（当时被命名为局灶性心房颤动）不再发生。这一发现和消融结果立即引起了广泛的注意。近年来，在这一研究的启发下，基于肺静脉的各种房颤导管消融治疗策略得到了迅速发展，目前针对局灶性房颤的成功率已达到 80% 以上，而且，更多的持续性或慢性房颤患者也开始接受导管消融治疗，成功率也在逐渐提高。总之，根据 20 多年的临床应用结果和国内外大规模登记注册资料，经导管射频消融术是目前根治上述各种快速心律失常的最有效方法，已成为首选的治疗手段。

（刘静才）

第二节　导管消融治疗的原理

心律失常导管消融可供选择的能量有射频电能、微波、超声、激光、冷冻和 β 射线。目前，选择的能量主要是射频电能，下面重点对射频消融和冷冻消融的治疗原理做一概述。

一、射频消融的治疗原理

临床上使用的射频仪通常采用单极放电。射频仪以两根导线与人体相连，其中一根通过导管进入体内，到达消融部位，另一根与皮肤板状电极相连，两根导线通过人体组织构成射频电流回路。导管电极表面积较小，周围电场强度大，可对局部组织起到加热作用。皮肤板状电极面积大，对局部组织不产生加热作用。如果采用双极放电，则射频仪的两根电极均进入人体消融部位，一起加热局部组织，达到消融目的。

射频电流对组织的加热作用是通过电场实现的，电场线从电极头发出，作用于组织中的带电离子，使之运动并与组织介质摩擦生热。局部组织的温度由弥散产热与对流散热决定，对流散热主要由血液循环引起。一旦局部温度达到 50℃ 并持续数秒，即可造成组织的不可逆损伤。故通常将 50℃ 等温线内视为损伤范围，理论上该等温线以内组织的温度均高于 50℃。

通过消融电极传导的射频电流对组织的加热作用发生在组织内，而不是在电极本身。电极温度的升高是由于组织向电极的热传导引起，即组织内温度加热了电极。因此，通过测定电极温度可间接反映电极附近组织内温度。当电极周围是均匀组织时，消融损伤的范围或 50℃ 等温线将随电极头温度、电极表面积大小的改变而改变。测量温度电极除了监测消融效果外，还有助于避免局部温度过高，引起组织炭化。当温度固定时，组织损伤范围将随时间延长而增加，在 30~60 秒达到最大。超过 30~60 秒后，损伤范围不再增加。

射频电流对电极附近心肌组织的加热作用，随电极与心肌组织的接触程度不同而变化。电极与心肌组织接触的部分将被心肌组织加热，而游离在血液中的部分将被血流冷却。

除了电极或组织温度外，监测阻抗对评价射频电流对组织的损伤作用也具有重要价值。阻抗与电极和组织的界面有关。随着组织被加热，阻抗下降。当温度升高到一定程度时，阻抗又会增加，由于蛋白迅速凝固，电导性能降低，阻抗可升至很高水平。因此，温度及阻抗监测对指导和控制射频消融均具有重要意义。

鉴于传统单极放电系统的局限性，目前已推出了数种改良的电极系统，其中较为重要的一种是冷却电极系统。它的基本原理是通过对导管进行冷却（一般通过灌注盐水来实现），使心内膜面的局部温度不致过高，从而利于能量向较深部位的渗透，同时可产生较大范围的损伤。使用盐水灌注电极外表面的技术，确实可以减少电极附近血凝块的形成。但需要注意的是，它并不能完全避免阻抗升高和微泡形成的危险。

二、冷冻消融的治疗原理

冷冻消融又称冷冻疗法，是应用致冷物质和冷冻器械产生 0℃ 以下的低温，作用于人体局部，破坏相应的组织以达到治疗疾病的目的。冷冻消融需要特定的制冷设备和特定的消融探头。制冷的方法有相变制冷、冷冻物质制冷、节流膨胀制冷等，常用的制冷物质有液氮、氦、氩等。

冷冻消融时，将冷冻探头置于组织的表面产生低温，其周围的组织形成冰球。随着温度的下降，冰球内的细胞产生不可逆性的损伤，后期被纤维组织替代。损伤过程可分为 3 个阶段：①冷冻/复温期；②出血和炎症期；③纤维形成期。在冷冻/复温期，冷冻使细胞内和细胞外形成冰的结晶体，引起相邻的细胞质和细胞核受压变形。当温度降到 −70℃ 达 1min，可见线粒体肿大、基质减少、嵴破坏、肌细胞 Z 带和 I 带不连续或消失。在复温时，内质网内液泡扩张，糖原耗竭，线粒体膜的通透性增加，脂质过氧化，酶水解；但组织结构仍保持完整。微血管内皮细胞损伤，血小板聚集，血流阻断。在出血和炎症期，可见出血、水肿、炎症，称为冷凝性坏死。这些变化在复温后 48 小时内最明显。1 周后可见明显的炎性细胞浸润、纤维蛋白和胶原纤维聚集、毛细血管新生。在纤维形成期，大约在冷冻后 2～4 周，可见致密的胶原纤维和脂肪浸润，周围有许多的小血管形成。心肌组织经冷冻消融损伤后所形成的瘢痕致心律失常的作用较小，这一点与冠心病心肌梗死后形成的瘢痕不同。

（刘静才）

第三节 射频消融的适应证、禁忌证和并发症

一、射频导管消融的适应证

我国 2002 年对射频导管消融治疗快速性心律失常指南进行了修订，其中将导管消融治疗的适应证分为明确适应证、相对适应证和非适应证 3 种。

1. 明确适应证 目前多数专家认为此类患者应接受 RFCA 治疗，但不等于是绝对适应证，包括下列各类患者：①预激综合征合并阵发性心房颤动和快速心室率；②房室折返性心动过速、房室结折返性心动过速、房速、典型房扑和正常心脏室性心动过速（室速）呈反

复发作性，或合并有心动过速心肌病，或者血流动力学不稳定者；③发作频繁、心室率不易控制的典型房扑；④发作频繁、心室率不易控制的非典型房扑；⑤不适当窦速合并心动过速心肌病；⑥发作频繁和（或）症状重、药物预防发作效果差的梗死后室速。

2. 相对适应证 此类适应证尚有争议，需要进行综合评估，权衡 RFCA 对患者的利弊。①预激综合征合并阵发性心房颤动而心室率不快；②预激综合征无心动过速，但是有明显胸闷症状，并排除其他原因；③房室折返性心动过速、房室结折返性心动过速、房速、典型房扑和正常心脏室速发作次数少、症状轻；④阵发性心房颤动反复发作、症状严重、药物预防发作效果不好、患者自己要求根治；⑤心房扑动发作次数少，但症状严重；⑥不适当窦性心动过速反复发作，药物治疗效果不好；⑦梗死后室速，发作次数多、药物治疗效果不好或不能耐受；⑧频发室性期前收缩，症状严重，影响生活、工作或学习。

3. 非适应证 大多数专家认为此类患者不宜接受 RFCA 治疗，但不完全等同于禁忌证。①预激综合征无心动过速、无症状；②房室折返性心动过速、房室结折返性心动过速、房速、典型房扑和正常心脏室速发作次数少、发作时症状轻；③不适当的窦性心动过速药物治疗效果好；④阵发性心房颤动药物治疗效果好或发作减少、症状较轻；⑤频发室性期前收缩，症状不严重，不影响生活、工作或学习；⑥梗死后室速，无特殊标测设备和（或）发作时心率不快并且药物可较好地预防发作。

二、心律失常导管消融治疗适应证的进展

近年来，随着对心律失常发生机制的进一步认识，特别是对房颤等复杂心律失常发生机制的研究进展，加上电生理标测和导管消融手段的不断改进，包括三维电生理标测、多元化的消融能量选择等，对既往认为导管消融治疗效果不佳或被认为是消融治疗禁区的一些心律失常也开始尝试进行导管消融治疗，最显著的变化表现在对房颤和室性心律失常导管消融治疗适应证的扩展上。

1. 房颤治疗适应证 随着导管射频消融治疗房颤技术的不断成熟和发展，接受导管射频消融治疗房颤患者的适应证也在不断扩大，早期经典导管射频消融治疗房颤患者的适应证是没有明确器质性心脏病的阵发性房颤患者，即特发性房颤患者，而随着越来越多的房颤治疗中心对左房明显增大、有严重器质性心脏病或心力衰竭的房颤患者进行导管消融治疗的临床研究，目前房颤消融治疗的类型已经扩大到持续性和永久性房颤患者。虽然对房颤患者行导管消融治疗的适应证目前尚未达成共识，但从目前的经验分析，左心房大小、持续性或永久性房颤的持续时间、有无二尖瓣反流及程度、患者的年龄等可能是影响手术疗效的重要因素。另一方面，房颤导管消融治疗的适应证与消融策略的选择有密切关系，目前主流的房颤消融策略可概括为两种，即基于局灶性房颤的肺静脉电隔离治疗和基于持续或慢性房颤的环肺静脉线性消融治疗。根据 Braunwald 最新版（第 8 版）的《心脏病学》教科书中的描述，肺静脉电隔离治疗适用于无器质性心脏病或抗心律失常药物治疗无效或不愿接受抗心律失常药物治疗的阵发性房颤患者。而环肺静脉线性消融的病例选择包括：存在一定程度器质性心脏病的持续或慢性房颤患者，维持窦律对其十分重要，而且尽管接受了标准抗心律失常药物治疗但房颤仍然反复发作；不能耐受或不愿接受药物治疗的房颤患者。

2. 室性心律失常适应证 室速常反复发作，40% 以上病例抗心律失常药物不能预防复发，且长期服用不良反应大。植入型心律转复除颤器（ICD）可通过抗心动过速起搏或电击

终止心动过速，挽救生命，但不能预防复发，且存在价格昂贵，除颤后明显影响患者生活质量等不足。近年来由于标测和消融技术的不断改进，器质性心脏病室速的经导管消融已取得较好的效果。接受导管消融的室性心动过速患者可分为两大类：一类是没有器质性心脏病，但是症状明显，室速持续发作，表现为单型性室速，对药物治疗无效或不能耐受或者是不愿意接受药物治疗；还有一类是有明确的器质性心脏病，室速发生机制为束支折返所致，发作时血流动力学不稳定的单形性或多形性室速，室速频繁发作药物治疗无效，或植入 ICD 后频繁放电的患者。另外，少数情况下，非持续性室速或可引起严重症状的室性早搏也需要进行导管消融治疗。

三、射频导管消融的并发症

（一）急性心脏压塞

射频导管消融治疗时急性心脏压塞是比较常见的并发症，不同类型心律失常导管射频消融治疗均可出现这一并发症，心脏破裂的部位包括冠状静脉、右心房、左心房、左室等。发生急性心脏压塞时，患者可表现为烦躁、淡漠、面色苍白，心率多为减慢，血压降低，透视下可见心影增大（或不增大）、搏动减弱或消失，严重者意识丧失，呼吸、心跳停止。心脏超声可见心包积液和心脏压塞征。

心脏压塞的常见原因与预防措施如下：

1. 冠状静脉窦穿孔　主要是由于冠状窦电极头端遇阻力后用力推送所致。预防方法是避免盲目快速推送导管，当导管头端遇阻力时应稍回撤导管并逆钟向旋转，然后再推送，少数情况下需要顺钟向旋转。

2. 右心房穿孔　主要是在右心房内用力推送导管所致，导管进入右心耳后头端固定，力量易传导至远端，过分用力推送会导致右心房穿孔。

3. 左心房穿孔　导管经房间隔进入左心耳后头端固定局限，推送导管可导致穿孔，并且该处房壁较薄，穿孔后不易闭合，易导致心脏压塞并且经导管穿刺引流不易控制。

4. 主动脉穿孔　跨主动脉瓣操作时电极导管经动脉窦穿入心包，这种情况罕见，主要原因有：①标测消融导管远端较硬；②导管跨主动脉瓣操作时粗暴用力。

5. 左室穿孔　主要是在左室内操作导管所致，原因有：①消融电极以大弯跨过主动脉瓣后在左心室内伸直时顶破左心室，导管以大弯形状进入左心室后一般应首先使之伸直，然后再使之到达预定位置，伸直操作时应边顺钟向旋转、边回撤导管。在导管伸直之前避免边顺钟向旋转、边推送导管，这种操作易使导管经心尖穿破心室。②经主动脉逆行法消融左侧旁道时，尤其是左前侧壁旁道时消融电极钩挂在左室前侧壁用力推送导管会导致左室前侧壁穿孔，预防方法是避免导管头端固定后过度用力推送导管，另一重要的预防措施是当大弯消融导管总是钩挂到左室侧壁时换用小一号弯度的消融导管。③经主动脉逆行法消融左侧旁道时，导管跨二尖瓣口入左心房操作时导管未能跨过二尖瓣口，相反，顶到左室下后壁，如果此时过度钩挂并且用力推送导管会导致左心室后侧壁穿孔，避免的方法主要是导管头端固定后不能过度用力推送导管。

6. 房间隔穿刺导致心脏穿孔　房间隔穿刺有导致右心房、冠状静脉窦和左心房等部位穿孔的可能。以下导管操作过程会导致穿孔：①没有穿过房间隔，回撤并向上腔静脉方向推送穿刺针时穿破右心房。避免的主要方法有两种：一是撤出穿刺针并通过导丝将房间隔穿刺鞘送至上腔静脉，然后重新穿刺。另一方法不用导丝，但是向右房上部推送时要保证以下几条：穿刺针回撤至房间隔穿刺鞘内；鞘管头端指向患者胸骨方向（即穿刺针指向器在 12 点位置）；上送过程左右旋转房间隔鞘管并同时注射造影剂以确保头端在上送过程中游离。②穿刺针进入左心房，但是鞘管通过房间隔困难，过分用力会因惯性作用进针太深而穿破左心房顶部。避免方法是：①更换穿刺点至真正卵圆窝，此处阻力小，但是少数情况下间隔较厚，各处阻力均较大；②保证穿刺针与鞘管之间匹配好；③鞘管通过房间隔时对导管要有足够的控制力，以免鞘管突然通过房间隔后大幅度快速前行。

7. 消融导致心脏穿孔　消融导致心脏破裂少见，使用温度控制消融可能有助于减少这种并发症，非温度控制消融时根据电极贴靠程度选择不同功率，当发生焦痂粘连电极时不宜过度用力回撤导管，应适当旋转导管以解除粘连，然后才能回撤。

对于怀疑心脏压塞血流动力学尚稳定者（动脉收缩压 80~90mmHg），可在超声检查后再行处理，而对于血流动力学不稳定者应立即行心包穿刺术，切忌犹豫不决、等待超声诊断或直接外科处理，以致延误时机，使脑缺氧时间过长发生不可逆损伤。符合以上临床特征者多为心脏压塞，少数有迷走反射可能，静脉应用阿托品 1~2mg 后症状消失者是迷走反射引起，否则应按心脏压塞处理。对血流动力学不稳定者应立即在 X 线透视和造影剂指示下进行心包穿刺引流，与慢性心包积液发生的急性心脏压塞不同，介入治疗时发生的心脏压塞积液量较少，一般心包穿刺法较难保证安全有效，而需持续的心包引流。X 线透视和造影剂指示下心包穿刺引流术快速、可靠。多数患者一次引流便可完全缓解，并可继续完成治疗。对于穿孔较大、穿孔部位不易闭合者通过这种引流方法可保持患者血流动力学稳定，为开胸手术治疗提供机会，此时应注意在开胸之前的准备过程中应保证持续有效的引流。心包穿刺引流后仍"出血不止"者应采用开胸手术修补。"出血不止"指从心包完全抽出积血（一般为 300ml 左右）后 1h 内仍需继续引流同等量以上的新的积血才能保持血流动力学稳定者。

（二）完全性房室传导阻滞

完全性房室传导阻滞可见于以下心动过速的消融：①AVJRT；②间隔部位旁道；③游离壁部位旁道；④间隔部位房速；⑤房扑；⑥室速（消融部位邻近 His 束）；⑦导管机械损伤房室结或 His 束；⑧原有束支阻滞，因消融或机械损伤导致另一束支阻滞。射频消融导致完全房室传导阻滞后恢复传导的可能性和时间均无大样本文献报道，一般认为射频消融导致完全房室传导阻滞在术后两周即应考虑永久起搏，会议交流资料显示最长有 6 个月后恢复正常传导。因此对无严重心动过缓者（无心脏停搏≥3s 或清醒时逸搏心率 >40 次/分）可延长观察时间。

（三）肺栓塞

肺动脉栓塞主要发生在解除卧位开始活动时。栓塞范围小者症状轻、恢复快，大的栓塞很快导致呼吸心跳停止而丧失抢救机会，因此预防血栓形成很重要。预防的方法是缩短卧床时间，仅穿刺股静脉者下肢限制活动不超过 6h、穿刺股动脉者不超过 12h。有深静脉血栓高危因素者如高龄、静脉曲张、栓塞史、肥胖、口服避孕药物等可在血管包扎 2h 后应用肝素预防血栓形成。

（四）迷走反射

可发生于术中和术后，表现为意识模糊、血压低、心率慢、甚至会有心影搏动消失，严重者会有呼吸心跳骤停。发生迷走反射时的处理包括静脉注射阿托品 1~2mg、补充血容量、升压药物如多巴胺应用。预防迷走反射发生的措施有：①避免空腹时间太长；②补充足够的血容量，空腹时间较长者可在结束操作之前快速补充生理盐水 500ml；③避免疼痛。

（五）与血管穿刺有关的并发症

并发症与一般介入操作类似，在此不再重复。

（六）严重过敏反应

严重过敏反应导致喉痉挛者一般情况下经过吸氧、阿托品和镇静剂应用后数分钟可缓解，不缓解者应气管切开，病情紧急外科医师不到位时，介入医生可直接切开环甲膜，能够迅速缓解症状。过敏性休克或以心脏骤停为表现者则按心脏骤停处理原则进行。

（七）死亡

死亡率 0.1% 左右，导致死亡的可能原因有心脏压塞、肺栓塞、损伤左冠状动脉主干、完全性房室阻滞、气胸、过敏反应、心室颤动、导管室除颤器故障等；另外，严重合并症如脑血管意外、心肌梗死等也会导致死亡。

（八）其他

随着导管消融治疗房颤在临床的逐渐开展，一些与房颤消融治疗相关的并发症也越来越被大家所重视，包括肺静脉狭窄、心房－食管瘘等少见并发症。

（刘静才）

第四节　射频消融术的操作步骤和原则

一、患者准备和术后处理

（一）术前准备

1. 完善术前检查　RFCA 术前应详细了解患者病史并对患者进行详细的体格检查，获取重要脏器的功能资料，从而对患者的病情进行全面评价。肝、肾功能和出、凝血异常者应慎重评价其对 RFCA 的影响，患者是否可耐受 RFCA。合并肺部疾患，如肺气肿或肺大疱者，应考虑锁骨下静脉或颈内静脉穿刺不慎导致气胸时可能对患者的肺功能产生严重影响。对于并存器质性心脏病的患者应对其心脏结构和功能进行全面评价，了解心脏结构异常（如主动脉瓣狭窄）可预测术中导管操作的难易程度，选择合适的治疗方案以减少并发症发生率；控制心绞痛、纠正或改善心功能不全有助于提高患者对手术的耐受性；高血压患者术前应尽可能使血压控制在理想水平；对于老年患者应考虑到年龄和动脉硬化造成的血管迂曲或走行异常可能会增加血管穿刺和导管操作的难度。

2. 分析心电生理资料　全面复习患者的心电图（包括窦性心律和快速心律失常发作时）及其他心电生理资料，如食管电生理检查或既往有创电生理检查资料。

3. 术前药物治疗　绝大多数患者术前应停用所有抗心律失常药物至 5 个半衰期；少数术前心动过速频繁发作的患者，尽可能使用半衰期短的抗心律失常药物或通过非药物手段（如食管心房调搏）终止心动过速发作。部分预激综合征并发房颤且伴快速心室率的患者，术前口服胺碘酮（0.2g，2次/日，用1~2周）可明显减少或避免术中因导管机械性刺激所诱发的房颤，便于手术顺利进行。

4. 术前谈话　术前24h内向患者及其家属说明手术过程、成功率、并发症和复发率等，并获得签字同意，需全身麻醉者通知麻醉科。

5. 术前4h开始禁食水。

（二）术中监护

RFCA术中应至少开放一条静脉通路以便补液、静脉滴注药物或注射抢救药物。配备有功能良好且保证能随时应用（充好电）的除颤器，并有专人负责使用。专人负责监护患者的心电、血压和一般情况。术者在术中应全面观察患者病情变化，特别是心脏X线影像的变化，以及时发现并处理心脏压塞等严重并发症。

（三）术后处理

RFCA过程顺利无并发症的患者可在一般心内科病房观察。穿刺动脉的患者应卧床12~24h，沙袋压迫穿刺部位6h；仅穿刺静脉的患者应卧床6h，沙袋压迫穿刺部位2h。注意观察血压、心律和心电图的变化以及心脏压塞、气胸、血管并发症的发生。有并发症的患者经及时处理后应在监护病房内监护。有深静脉血栓高危因素者，如高龄、静脉曲张、栓塞史、肥胖、口服避孕药物等可在穿刺部位包扎2h后应用肝素。出院前常规复查心电图、超声心动图和超声多普勒及X线胸片，术后建立随访制度。术后口服阿司匹林50~150mg/d，连服1~3个月。

二、操作人员准备

比较理想的导管射频消融操作团队由6人组成，包括术者1人、助手1人、电生理技师1人、X线心脏影像技师1名和巡回护士2人。不同的导管室由于编制和环境不同，手术团队的组成人数略有变化。

1. 术者　每台手术通常只设1人，由具有较丰富的导管介入诊疗经验和心电生理实际诊疗能力的心电生理学专业医师担任。手术者是操作团队中最主要的成员，其职责是负责制定手术方案、承担主要手术操作步骤、决定手术进度、完成电生理诊断和鉴别诊断、确定治疗效果、组织和指挥并发症的抢救、全面检查手术的准备工作和各个手术步骤的执行情况。

2. 助手　每台手术的台上助手通常只设1人，由具有一定心导管介入诊疗经验和心电生理学知识的心内科医师担任。其职责是协助术者完成手术准备、血管插管、电生理检查、射频消融治疗和并发症的处理。

3. 电生理技师　每台手术通常设1人。负责多导生理记录仪、心脏程序刺激仪和射频消融仪、相关电生理抢救设备如除颤仪、临时起搏器等的操作，并协助术者进行电生理参数测量、电生理诊断和鉴别诊断、消融靶点的标测和鉴别、放电效果的评价、电生理诊疗资料的收集、整理、报告和保存。

4. X线心脏影像技师1人　负责心脏造影设备的操作和相关X线图像的处理。

5. 巡回护士　每台手术通常设2人，由经过心血管介入诊疗培训的心内科护士担任。其中1人负责无菌手术器械的准备、提供和维护，另1人负责患者的病情观察、各种手术器械的交换和管理。

6. 麻醉师　常规心律失常导管消融治疗时往往仅在血管穿刺时选择局部麻醉,因此对麻醉师并无特殊要求,但在有些国家规定,导管消融手术过程中必须有麻醉师参与,其主要目的是尽可能减少患者因射频放电导致的紧张和疼痛症状。另外,对于儿童心律失常患者,由于其本身对手术配合程度明显弱于成年患者,也往往需要在麻醉后进行消融操作。除此以外,近年来,随着房颤导管消融手术开展的日益广泛,其手术本身时间长,放电过程容易导致患者明显疼痛症状,有的电生理实验室也开始对房颤消融患者进行常规术中麻醉,这种情况下,最好是有专业麻醉师对患者进行相应麻醉后再开始手术操作。

三、仪器设备

进行心律失常的导管消融治疗需要的基本设备包括以下几方面:心脏电生理检查设备、射频消融设备、X 线透视和造影设备、并发症处理设备。

(一) 心脏电生理检查设备

1. 多导生理证录仪　一般能同步放大、显示、记录和储存 12 导联标准体表心电图;8 道以上的心腔内电信号;1 道以上的心腔内压力信号;3 个正交体表心电图导联（Ⅱ、aVF 和 V_1）。可以同时具有多种显示功能如冻结屏幕、信号触发显示、实时和冻结信号分屏显示。具有多种记录功能如延时记录、冻结记录、同步走纸记录、定时记录等。具有多种信号保存功能如临时储存、硬盘储存、光盘储存等。能对正在进行放大、显示的信号进行随意调整。能对保存的信号进行编辑、处理和数字化交流。

2. 程序刺激仪　应具备如下特点:①采用内置式衡流直流电源,漏电电流小于 $10\mu A$;②能进行多个早搏程序刺激;③能进行多种非程序刺激;④能进行多部位同步和顺序刺激;⑤具有良好的信号感知功能。

3. 新型电生理标测设备

(1) CARTO 系统:CARTO 系统又称非 X 线透视的电解剖标测系统,其特点是可以将心电生理与心腔内的解剖结构结合在一起,并进行三维重建。通过 CARTO 系统可以确定激动的起源部位、传导顺序、折返环路以及瘢痕组织等,从而有助于鉴别心律失常的电生理机制、设计射频消融方案并指导消融。CARTO 系统目前主要用于以下几个方面:①房颤消融,随着对房颤发生机制认识的进展,目前房颤导管消融最主要的一种策略是针对肺静脉前庭进行电隔离,CARTO 系统可以重建左房、肺静脉解剖图像,从而指导消融导管对肺静脉前庭进行电隔离。②用于某些电生理基质复杂的心动过速,如心肌梗死后室速、起源于左房或房间隔部位的局灶性房速、手术切口性房速、非典型房扑等的标测。对于这类心动过速,通过 CARTO 系统可以标测到上述心律失常的起源部位、折返环缓慢传导区的出口、折返环路、瘢痕组织及手术补片等,从而指导消融。③线性消融时,通过激动传导图和电压图可以判断消融径线是否已达连续透壁。④通过标测导管指引系统可以使标测导管迅速准确回到原来的位置、有利于提高消融成功率。CARTO 系统目前存在的不足是需要通过接触电极建立标测过程,因此对于持续时间较短和血流动力学不稳定的心动过速难以完成标测。

(2) 非接触标测系统:非接触标测系统是另一种具有三维重建功能的标测系统,但其原理与 CARTO 系统完全不同。使用该系统时标测导管游离于心腔之中,然后通过数学方法将某一心腔（心房或心室）在一个心动周期中整个心内膜的激动进行详细的标测并以不同的色彩动态显示出来,而且还能通过其导航系统指引消融电极到达靶点部位。该系统最大的优点是可以根据一次心跳或相邻的两次心搏确定心律失常的起源部位、激动顺序、折返环路、异常径路及缓慢传导区的出口，拟订消融靶点，并即时判断消融效果。非接触标测系统的这一特点使其特别适用于短阵或血流动力学不稳定的室性心律失常。和 CAR - TO 系统类似，目前非接触标测系统亦主要用于一些复杂的快速心律失常病例的标测，如房颤、心肌梗死后室速、起源于左房或房间隔部位的局灶性房速、手术切口性房速、非典型房扑等的标测。近年来，该系统发展了 NavX 标测技术，该技术不使用心腔内的球囊式多电极矩阵而采用胸壁多电极矩阵，主要功能是提供心腔解剖构型和消融电极的导航，这一技术已经成为房颤导管消融治疗重要的辅助手段之一。

（3）磁导航系统：磁导航技术通过计算机程序指令，变换胸廓两侧磁体的相对位置，计算与改变包绕心脏球形磁场的综合向量，预设和调整体内磁性器件的弯曲、旋转和进退方向，实现了对介入器械的遥控操作。磁导航系统包括以下部件：①Niobe Ⅱ磁体系统，为置于胸廓两侧的永久磁体，磁体材料为钕铁－硼复合物。两磁体安装在可多向运动的底座上，在计算机控制下相向互动，360°自由旋转，其磁场在胸腔内会聚，产生包绕心脏、强度相对均匀、约 0.08～0.10T、直径 15～20cm 的复合球体（简称导航球），对心脏内的磁性器件导航。在导航球内的磁性器件所受磁力恒定，无吸引和排斥作用，只随导航球的综合向量改变方向。②Navigant 计算机导航系统，由高速计算机硬件和图形交互处理软件组成工作站，整合各种心脏影像，控制磁体自由旋转角度，计算、预设和储存导航球的综合向量，由综合向量调控体内磁性导管的弯曲、旋转与进退方向。操作者可在导管室外计算机屏幕的三维虚拟心脏或心脏解剖影像上，借助方向导航、靶点导航和解剖标志导航实现对磁性导管的遥控操作。方向导航通过预设和改变导航球的综合向量，调整磁性导管的进退方向；靶点导航通过在采集的互交 X 线影像上，点击目标靶点，调整磁性导管的进退方向；解剖标志导航通过预先设定的解剖标志向量，将磁性导管导向某些解剖部位，如三尖瓣环、卵圆窝、冠状窦口、右室心尖、心耳或肺静脉开口等。③Cardiodrive 导管推进器由齿轮驱动器和遥控操纵杆组成，根据设定的导管弯曲与进退方向，以 1～5mm 的精度自动或手动推进和后撤导管，到达目标。④磁性器件，如磁导管和导丝。最新一代磁导管 Celsius 为顶端与前段镶嵌 3 个长约 1.8mm 磁性材料的 4 极标测和温控消融导管。⑤其他整合系统，包括在强磁场条件下遥控操作使用的 Artis Dfc X 线数字平板影像系统，CartoRMT 电解剖标测系统与多导生理记录仪，电刺激器、射频消融仪和导管床等设备。

2006 年，Greenberg 等报道了用 MNT 遥控标测和消融隔离肺静脉的实验结果。用盐水灌注导管，经穿间隔方法消融 7 只狗的上肺静脉均获成功，长期随访无狭窄。2007 年初，Pappone 等用 MNT 已消融治疗 300 例房颤患者。

（二）导管射频消融设备

1. 射频消融仪供给消融的能源——射频电流　目前一般采用频率为 500kHz 的射频电流，波形为连续性非调制正弦波。射频消融仪由三个部分组成：①射频电流发生器；②控制和显示系统；③转换开关。射频消融仪以功率输出或温度控制输出方式工作。放电时间采用顺计时或倒计时方式。放电时输出功率、阻抗、电极头温度及放电时间显示在射频仪的显示器上。温度，阻抗和功率信号输出端可与多道生理记录仪的直流信号输入通道相连，与心电信号同步显示记录。采用功率输出方式工作时。根据不同情况，选择合适的功率放电。在放电过程中，通过功率输出控制旋钮或键，可增加或减少输出功率。根据消融的需要，可随时调整输出功率。阻抗的上、下限值一般由制造商设定，超出上下限值范围时，输出电路自动切断，停止放电。采用温度控制方式放电时，预先设定温度假，不设定功率值。射频仪根据消融电极头的温度，自动调节功率输出值。使电极头局部的温度保持在预先设定位附近。放电过程中，射频消融仪连续监测温度和阻抗的变化，当温度或阻抗达到射频仪安全值上限时，输出电路自动切断，停止放电。

2. 冷冻消融仪　冷冻消融仪是应用致冷物质和冷冻器械产生 0℃ 以下的低温，作用于人体局部，破坏相应的组织以达到治疗疾病的目的。目前国内应用的冷冻消融治疗仪仅有一种类型，即加拿大冷冻消融科技有限公司生产的 CRYOCATH 冷冻消融仪。它通过产生液态一氧化二氮并使其在消融电极头端变为气体，将周围组织的热量带走并产生 0℃ 以下的低温，从而破坏相应心律失常病基，转复窦性心律。CRYOCATH 冷冻消融仪采用了防失控和实时反馈设计，使操作更安全；具有友好的操作界面，直观的操作方式，轻松好学；另外，开机时间短、适合于多种消融导管、消融时间温度均可调等都是其优势方面。

（三）X 线透视和造影设备

1. 双 C 形臂数字减影血管造影仪　用于快速性心律失常导管射频消融的 X 线透视设备最好是一台具有较高分辨率的双 C 形臂数字减影血管造影仪。虽然单 C 形臂也能基本满足临床要求，但是随着射频消融适应证范围的扩展，越来越多的操作需要用到双平面转换透视和数字减影造影。

2. 自动高压注射器　用于进行心腔和大血管的造影，指导电生理检查和射频消融定位。

（四）并发症处理设备

（1）体外心律转复除颤监护仪在进行心脏程序和非程序刺激、心内导管操作和并发症处理过程中，有时会发生需要进行紧急电复律或除颤的恶性心律失常。因此，体外心律转复除颤监护仪应处于良好的备用状态，对高危病例建议检查前即安放好一次性透 X 线粘贴式监护除颤电极。有条件的导管室可以配备自动式体外心律转复除颤仪。

（2）供氧设备除了用于处理并发症外，对某些器质性心脏病者，建议在检查治疗过程中常规吸氧。

（3）吸痰设备用于对严重呼吸性并发症的辅助处理。

（4）临时心脏起搏器用于缓慢性心律失常并发症的处理。

（5）无创性动脉血压自动监测仪用于操作过程中自动监测动脉血压。

四、血管路径和导管的选择

导管射频消融治疗采用标准 Seldinger 血管介入技术，其主要器械包括两方面的内容，一是用于建立无菌操作区，二是对预定的动静脉血管进行穿刺插管。血管路径主要包括颈内静脉、锁骨下静脉、股动静脉等，穿刺技术在前面的章节中有详细描述，这里就不再讨论。

导管消融较常用的导管有：①温控消融导管。与普通消融导管不同，这种导管除可采用阻抗监测方式按预定能量放电外，还可采用温度自动监测方式消融。所测定的温度是大头电极头端附近组织内的温度，而不是大头电极本身的温度。常用的温度感知方式有热敏电阻式和电感应式两种，分别接配不同的射频仪。②8mm 大头电极导管。这种导管的大头电极直径和表面积比普通大头电极导管都要大，因此，常用的 50W 射频仪很难使这种电极达到

70℃以上的有效消融温度，必须采用150W新型温控式射频仪。增加大头电极表面积的目的是使一次放电所形成的有效损伤范围扩大和加深，主要用于对心内膜组织的线性消融和需要扩大有效消融面积的情况。③多极大头导管。这种导管共有4个大表面积电极，即头端的端电极和随后3个相距5mm的直径4mm环状大头电极，其主要设计目的是用于某些需要进行线性消融的情况，可在导管放置稳定后，由温控射频仪自动对这些电极进行顺序放电或同步放电而不必移动导管，这样能很好地保证消融经线的连续性。④球囊消融导管。将放电电极安置在可膨胀球囊上，当充盈球囊后，电极能稳定地贴靠在管腔结构（如肺静脉开口处）的内壁上，通过对多个电极的顺序放电，可迅速造成对管腔内壁的环状消融，并能防止管腔痉挛和闭塞。主要用于对某些管腔结构内壁的电阻断性消融。⑤盐水灌注消融导管。普通射频消融导管的顶端温度达到一定程度时，变性的蛋白质将在电极上形成凝固物，限制损伤的范围和深度。冷盐水灌注消融电极导管在消融过程中由于不断的冷盐水灌注，可以预防和减少电极上的凝固物形成，有效传导能量，增大输出功率，扩大损伤的范围和深度。⑥冷冻消融导管，目前应用于房颤冷冻消融的导管主要有3种，分别是普通冷冻直导管、环状冷冻消融导管及球囊冷冻消融导管。

五、导管消融时的 X 线影像学

心律失常的射频消融治疗要求精确定位导管。因此，操作者除了要具备扎实的心电生理和心导管实践经验外，还应具有很好的影像学分析和使用技能。影像学知识的掌握程度对射频消融的成功率、并发症率、操作时间、X线透视时间等指标均有重要影响。建议大致按如下原则使用透视体位，但由于个人习惯、和具体临床情况不同，也可选用其他更为有利的透视体位。

（1）对放置冠状静脉窦导管建议在右前斜30°和左前斜45°联合透视下操作。其优点是：①在右前斜位上，能清楚判断导管尖走行与右心房、冠状窦（左房室环）和右心室的相互关系，便于旋转调整管尖的方向。②在左前斜位上，能清楚判断冠状窦开口的高低和方向，导管走行不缩短，能准确判断导管向后进入冠状窦而不是右心室或右心房。

（2）对左侧房室旁道的标测和消融通常在右前斜位30°透视下操作。其优点是：①投照角度与房室环所在平面接近平行，能最大程度地展示左心室长径。②标测导管在左室内的走行投影短缩很少，容易判断管尖的位置和移动方向。③便于观察导管尖跨越二尖瓣逆行进入左心房，保证在左房侧操作导管的安全性。其缺点是当导管头端钩挂于主动脉瓣下中间隔部位时，与钩挂于游离壁的导管走行不易区别，盲目放电有导致完全性房室传导阻滞或左束支阻滞的危险，此时应增加透视左前斜体位加以检验或纠正。

（3）对右侧房室旁道的标测和消融通常在左前斜45°透视下操作。其优点是：①投照角度接近垂直于三尖瓣环，与室间隔平行，能最大程度地展示三尖瓣环，使整个三尖瓣环像时钟一样面向术者，清楚地显示有关重要解剖结构的具体部位。例如，三尖瓣环顶点位于12点，希氏束位于1点，冠状窦口位于5点。②标测导管头端从后向前指向操作者，能清楚地判断和掌握标测电极在整个三尖瓣环上的细微移动。其缺点是不能从影像上准确判断标测电极与三尖瓣的接触关系，必须依靠标测电图配合或右前斜位指导。

（4）对房室结双径路改良建在左前斜位上，能清楚分辨三尖瓣环与冠状窦口的相互关系，能准确判断标测电极与希氏束的上下、前后和左右关系。①在右前斜位上，能清楚分辨标测电极与希氏束的上下关系。②两个透视体位结合，能准确判断标测电极位于冠状窦口前侧或前下侧、希氏束右后下方。

（5）对Ⅰ型心房扑动标测与消融建议在双平面联合透视下操作。其优点是：①通过两个透视体位能准确划出右心房后峡部的消融线。②在消融中通过两个透视平面监测消融导管的移动，能最大程度地保证每次消融操作都固定在同一消融线上。

（6）对左室特发性室速的标测和消融建议在右前斜30°和左前斜45°联合透视下操作。其优点是：①在左前斜位上能清楚辨认标测电极向左室间隔面的贴靠程度。②在右前斜位上能准确判断标测标测电极在间隔面的移动及其具体部位。③联合应用双平面透视能准确判断标测电极与希氏束的距离和相互关系。

（7）对右室流出道特发性室速的标测和消融建议在右前斜30°和左前斜45°联合透视下操作。其优点是：①在右前斜位上，能清楚分辨标测电极在右室流出道的上下和前后关系。②在左前斜位上，能清楚分辨标测电极在右室流出道的上下和左右关系。③对每一标测点都可以通过双平面立体定位，这样，能保证在初标时不遗漏重要部位，在精标时能准确定位，同时还能防止重复标测那些导管非常容易到达部位。

（8）对穿刺房间隔的操作建议在正位和右前斜30°联合透视下操作。其优点是：①在正位透视上，术者能清楚判断穿刺针尖在上腔静脉向前的指向逐步转变为指向脊柱（左后方向），能准确、清楚地观察穿刺针尖滑向卵圆窝的特征性移动，能准确判断预定穿刺点与左心房右缘（以脊柱影像判断）和下缘的相互关系。②在右前斜位上，可通过观察穿刺针走行的伸直程度和指向来判断穿刺针尖与房间隔的垂直程度，准确判断穿刺点距离左心房后缘距离，以及通过注射造影剂观察穿刺针尖和鞘管距离左心房后上壁的相互关系。③结合双平面透视能综合确定房间隔穿刺点、穿刺针在左心房的位置、鞘管进入左心房的程度以及与左心房后上壁的相互关系，有效防止心脏压塞的并发症。

（9）对放置冠状静脉窦导管建议在右前斜30°和左前斜45°联合透视下操作。其优点是：①在右前斜位上，能清楚判断导管尖走行与右心房、冠状窦（左房室环）和右心室的相互关系，便于旋转调整管尖的方向。②在左前斜位上，能清楚判断冠状窦开口的高低和方向，导管走行不缩短，能准确判断导管向后进入冠状窦而不是右心室或右心房。

（10）对右侧肺静脉而言，右前斜是最好的投照方位，而左前斜是左侧肺静脉的投照。

（刘静才）

第五节　游离壁房室旁道的射频消融

一、左侧游离壁房室旁道的消融

（一）左侧游离壁房室旁道的消融途径

目前几乎所有的导管室都将电生理检查和导管射频消融治疗放在一次操作中完成，首先采用电生理检查大致确定是左侧房室旁道后，一般采用以下三种方法进行消融：

1. 经主动脉逆行二尖瓣环心室侧消融　是最常用和最多用的途径。

2. 经主动脉逆行二尖瓣环心房侧消融。

3. 经房间隔穿刺二尖瓣环心房侧消融　是经主动脉逆行途径不可缺少的补充。对有外周动脉和主动脉疾病者是不可替代的途径；对儿童采用该途径可避免采用主动脉逆行途径难以完全避免的严重并发症——主动脉瓣严重反流；另外，在心室侧消融失败是该途径重要的补充。

4. 冠状窦途径是左侧心外膜旁道的消融途径。

在上述各种方法中，临床上最常用方法是经主动脉逆行二尖瓣环心室侧消融。在开始操作之前，先将参考电极片上均匀涂满电糊，糊面向上压在患者的腰骶部，轻轻回拉，检验是否接触良好，然后将电极板延长线接至射频消融仪的相应插口。

（二）标测消融导管操作时投照角度

（1）右前斜位（RAO）30°常用，该投照角度左室长轴展开好，易于指引导管勾挂到二尖瓣环下。

（2）左前斜（LAO）45°是重要补充，在对导管走行有任何疑问时应行左前斜45°投照，这一体位有助于鉴别导管是贴靠于间隔或游离壁，当消融导管顶端位于左室侧希氏束下方，RAO透视下可误认为在左侧游离壁，此处消融有导致三度房室传导阻滞的可能。

（三）经主动脉逆行途径标测消融导管选择

（1）左后侧壁旁道可选择中、小弯导管，如Webster黄把和红把消融导管。

（2）左侧壁旁道多采用中弯消融导管，如Webster红把消融导管。

（3）左前侧壁旁道消融导管选择与在左心室勾挂方式有关。

1）以平行与二尖瓣环方向勾挂：需要中、大弯消融导管，如Webster蓝把和红把消融导管。

2）以垂直于二尖瓣环方向勾挂：需要小、中弯消融导管，如Webster黄把和红把消融导管。

（四）经主动脉逆行二尖瓣环心室侧标测导管操作（见图5-1）

（1）对正常心脏和除少数左前壁外的绝大多数左侧旁道，都可选用小弯导管，对少数大心脏或左侧前壁旁道可选择中弯或大弯消融导管。成人选择7F、110cm的大头电极导管，儿童或婴幼儿则选用5F、90cm的大头电极导管。目前一般都采用温控消融导管。

（2）在正位透视下将大头导管送入降主动脉，然后将导管头端弯曲后跨过主动脉弓进入主动脉根部，伸直导管头端。

（3）轻轻持续前送导管，使头端顶在主动脉瓣上，同时略微旋转导管使其头端弯曲，在导管张力和主动脉瓣开闭运动作用下，导管头端的弯曲部分自动弹入左室。此时可见室早，伸直导管头端并顺钟向旋转，使大头电极指向心尖部。在推送导管头端跨越主动脉瓣时，一定要先在主动脉侧形成头端弯曲，然后在进入左心室，要避免以导管直头强行通过主动脉瓣，防止造成主动脉瓣穿孔或导管进入左心室后因惯性力作用造成室壁穿孔。

（4）在推送导管头端跨越主动脉瓣时，一定要先在主动脉侧形成头端弯曲，然后在进入左心室，要避免以导管直头强行通过主动脉瓣，防止造成主动脉瓣穿孔或导管进入左心室后因惯性力作用造成左室壁穿孔。

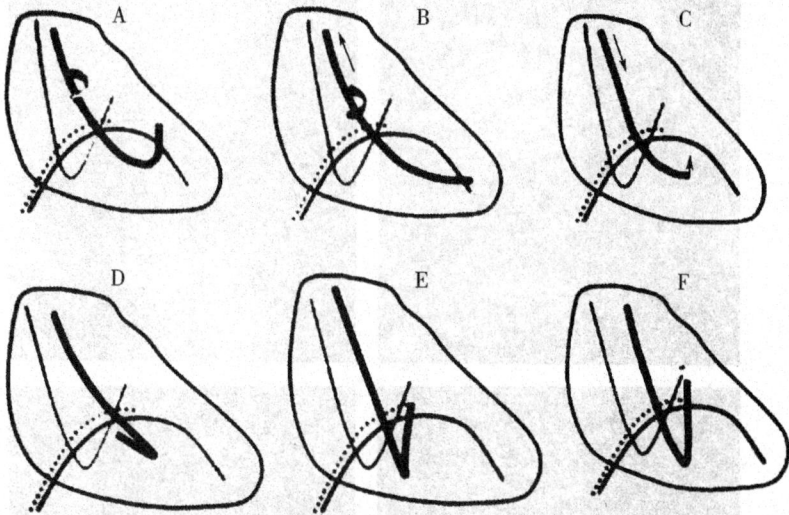

图 5-1 经主动脉逆行途径将标测消融电极勾挂至左室侧壁二尖瓣环下操作

A. 跨过主动脉瓣后标测消融电极多以大弯形进入左心室，头端指向左前侧壁，然后同时顺钟向旋转和回撤导管可使标测消融导管伸直；B. 标测消融电极头端接近指向心尖方向，在该位置同时逆钟向旋转和回撤导管使之指向预定位置；C. 在该位置同时勾挂和推送导管使之二尖瓣环下，如果推送有阻力不可勉强；D. 标测消融电极与冠状窦电极垂直勾挂于二尖瓣环下心室侧；E. 标测与消融电极与冠状窦电极平行贴靠于二尖瓣环下心室侧；F. 标测消融电极呈大弯斜行勾于二尖瓣环前侧壁心室侧

（5）调整标测消融导管远端位置，使之利于完成勾挂。

1）位置太偏向心尖部：勾挂时头端易顶至左室壁，不易勾至二尖瓣环。

2）位置太偏向心室基底部：勾挂时导管易弹回主动脉并需再次跨瓣操作。

3）远端最佳位置：多在心尖与基底部中间偏向基底部侧，但是不同患者会有较大差别，应根据上次勾挂结果确定下次勾挂时导管远端应处的位置。

（6）使导管远端指向准备勾挂的部位。

1）指向是否合适应根据勾挂结果判断。

2）勾挂的部位比预想的部位远：下次勾挂方向应比上次更多一点逆钟向旋转。

3）勾挂的部位比预想的部位近：下次勾挂方向应比上次更多一点顺钟向旋转。

（7）同时推送和弯曲标测消融导管，使远端勾挂到二尖瓣环下。

1）切忌过度用力推送，尤其是在头端固定时，以免心室穿孔。

2）同时推送和弯曲导管过程中根据导管头端前进方向可适当保持顺钟向或逆钟向旋转导管的力量，使头端朝着要求的部位前进。旋转不一定有位移，只是有助于控制方向。

3）应当注意鉴别左后游离壁与左中间隔的鉴别，见图 5-2 所示。

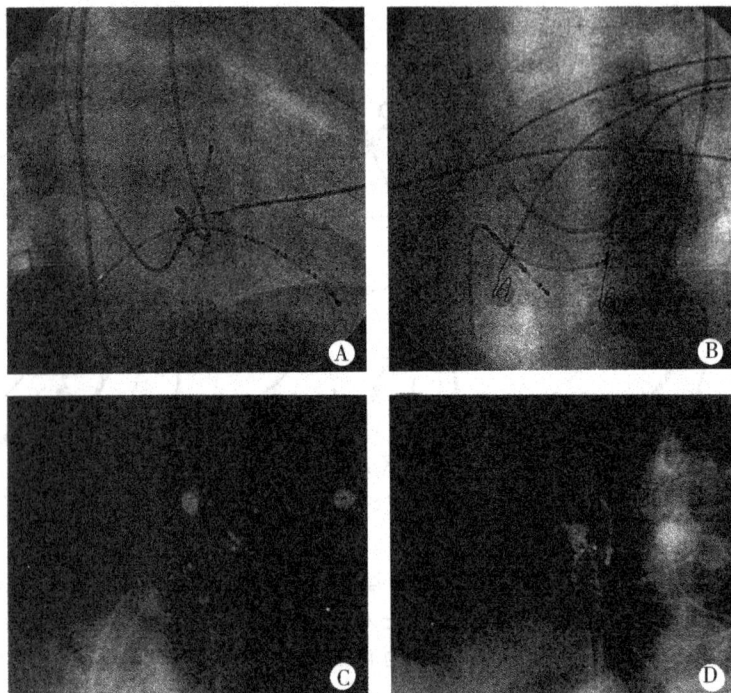

图 5-2 左后游离壁与左中间隔的鉴别

A 图和 B 图分别为消融电极位于左后侧壁二尖瓣心房侧时 RAO 30°和 LAO 45°时的 X 线影像；C 和 D 图分别为左中间隔旁道成功消融病例电极位于左中间隔时 RAO 30°和 LAO 45°的 X 线影像。仅从 A、C 图不易肯定消融电极是贴靠在间隔部位或者是游离壁部位，而左前斜可以将两者明确区分开来。如误将 C 图所示的消融电极认为位于游离壁，消融时有造成三度房室传导阻滞的危险

（五）左前侧壁旁道标测消融导管到位方法

（1）平行勾挂法以平行于二尖瓣环方向勾挂，方法同上所述，见图 5-1 中第 5 图所示的标测消融导管走行，远端部分从左后侧壁勾挂至左前侧壁二尖瓣环下，类似平行于冠状窦标测电极，因此称之为平行勾挂法，这种勾挂法主要用于左前侧壁旁道。

（2）垂直勾挂法以垂直于二尖瓣环方向勾挂，见图 5-1 中第 4 图所示标测消融导管，远端部分直接从左前侧壁勾挂至左前侧壁二尖瓣环下，类似垂直于冠状窦电极，因此称之为垂直勾挂法，由于在左前侧壁直接勾挂，因此需要较小弯度的标测消融导管。这种方法是左后侧壁旁道常用的勾挂方法，即十字交叉法。

（3）两种勾挂方法的区别与联系。对于左前侧壁旁道两种勾挂方法均可以到达同一部位，但是有时平行勾挂不能阻断旁道，而垂直勾挂可以阻断旁道，可能原因是瓣下结构不规则，平行勾挂远端电极不能贴靠心内膜，而垂直勾挂时贴靠较好。

（六）经主动脉逆行途径在二尖瓣环心房侧标测与消融导管操作

相关操作见图5-3。

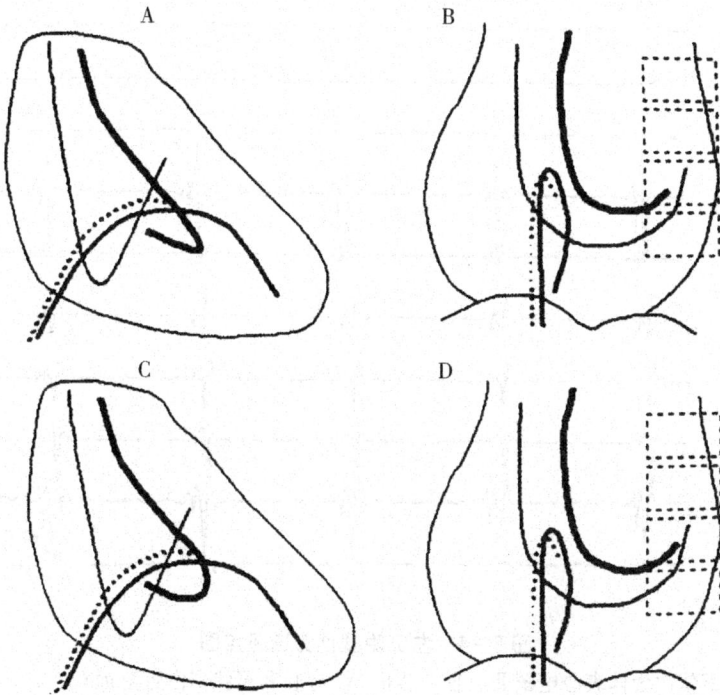

图5-3 标测消融导管经主动脉逆行途径到达二尖瓣环心室侧和心房侧
A、B. 为勾挂在二尖瓣环心室侧的 RAO 和 LAO；C、D. 为勾挂在二尖瓣环
心房侧的 RAO 和 LAO

1. 在二尖瓣环心室侧消融不能阻断旁道时可试用该方法

（1）使标测消融导管远端指向左室后侧壁或左侧壁，少数需指向左前侧壁。

（2）同步弯曲和推送导管。

2. 注意事项

（1）切忌用力推送，以免左室穿孔。

（2）不是在每个患者都能完成该操作，不宜勉强。

（3）虽然该方法是在二尖瓣环心房侧消融，但是不能取代房间隔途径。

（七）左侧游离壁房室旁道的定位及消融靶点图特点

首先，在心房、心室程序刺激或诱发心动过速时，以冠状窦电极导管初步标测左房室环确定患者存在左侧旁道及其大致部位。

（1）以最早心室激动点、最早逆行心房激动点或旁道电位为消融靶点，见图5-4。

（2）心室侧消融最好以最早前向心室激动点为消融靶点，心房侧消融最好以最早逆行心房激动点为消融靶点。

（3）对显性旁道者，在窦性预激心律下观察并记录心室波（V）最为提前、房室波距离最短，甚至在冠状窦电极 AV 波融合。左侧显性旁道最早心室激动 δ 波的提前一般没有右侧显性旁道大。

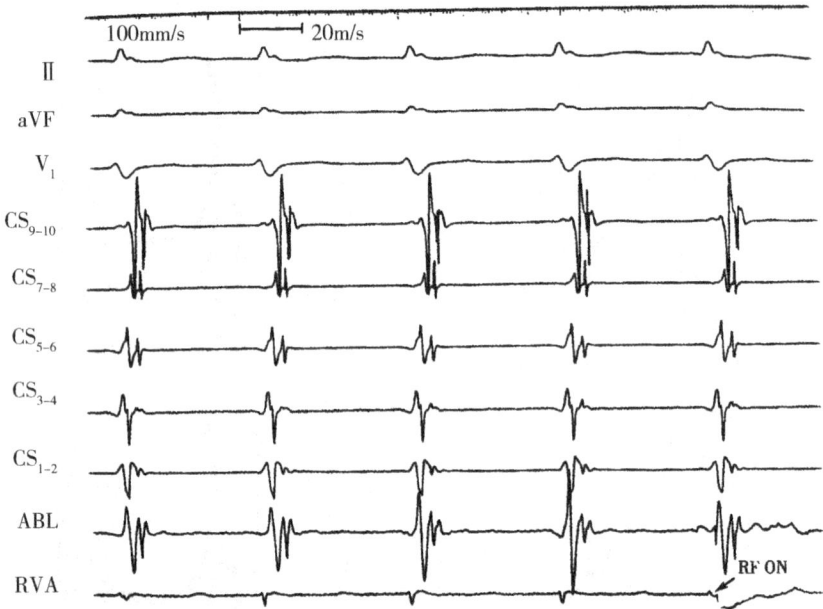

图 5-4　左侧隐匿性旁道靶点图
自上而下依次为体表心电图 II、III、aVF、V₁ 导联和冠状窦由近至远 $CS_{9~10} \sim CS_{1~2}$，
标测消融电极（ABL）和右室心尖部（RVA）的心内记录。局部记录呈大 V、大 A，
靶点 A 波起点比 CS_{1-2} 的 A 波早 5mS。在该靶点及周围消融均不能阻断旁道

（4）对隐匿性旁道者，在快频率心室起搏下观察并记录心房波 A 最提前、房室波最短甚至融合的冠状窦电极对。左侧旁道逆传时旁道部位记录的 VA 通常融合，但是 VA 融合部位不一定临近旁道，例如右室起搏经右侧旁道逆传时二尖瓣环左侧壁心房和心室激动均晚，并且可接近同时激动，因此，左侧壁可表现为 VA 融合，但是远离旁道位置。因此，追求靶点图融合应在宏观方向确定的基础上进行。这些特点可以帮助指导大头电极进一步精确定位初步靶点。通过反复前送和回撤冠状窦电极导管，可以使记录的部位更准确。常用的左侧旁道的表示方法是以旁道距冠状窦口的距离来表示。

（5）右心室起搏有时只经房室结逆传而不经左侧旁道逆传，因此，标测之前应选择不同周长起搏，并确定经旁道逆传。

（6）二尖瓣环心室侧消融最好以最早心室激动点为靶点。

（7）左后间隔旁道逆行心房激动顺序有特殊性，冠状窦近、中、远段心房激动时间差别小。

（8）左后间隔旁道消融靶点图的 A 波通常极小。

（9）有时二尖瓣环下解剖结构不规则，可能需以不同的方向贴靠消融电极才能阻断旁道传导。不能轻易因经心内膜不能阻断旁道而认为是心外膜旁道。

（10）左侧心外膜旁道标测特征：二尖瓣环下最早心室激动点 AV 融合不好，二尖瓣环心房侧最早逆行心房激动点处 VA 融合不好，并且经心内膜消融不能阻断旁道传导。仅靶点图 AV 或 VA 融合不好不能诊断心外膜旁道。

（八）左侧游离壁房室旁道的放电消融

（1）一旦放电，需持续监测消融结果，旁道阻断的征象是显性旁道表现为体表心电图预激波消失，恢复正常 PR 间期和 QRS 波群；隐匿性旁道表现为室房文氏型传导，见图 5 - 5。

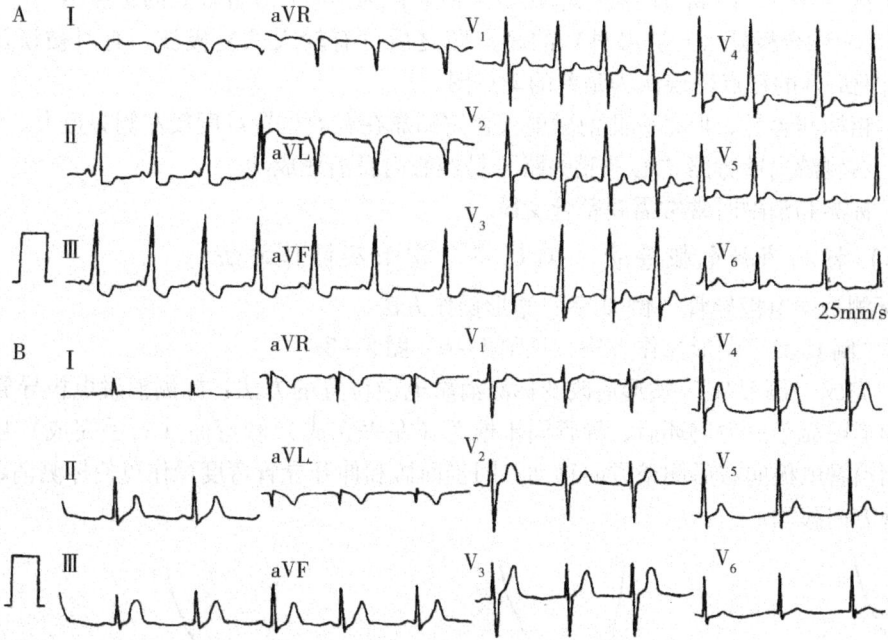

图 5-5 左侧游离壁旁道消融前后体表心电图比较
A. 窦性预激时体表心电图；B. 旁道阻断后窦性心律心电图

（2）如果旁道在一秒钟内阻断，则以 20W 能量持续消融 60s，不必加固消融，除非大头电极不稳定。如果旁道在 5s 内阻断，分别在靶点左右各 1cm 范围内加固两个 60s。如果旁道在 10s 内阻断或阻断后很快恢复传导，提示靶点标测不准确，应重新标测。

（3）放电阻断旁道后，观察 15 分钟进行心房和心室程序刺激加以验证。

二、右侧游离壁房室旁道的消融

对右侧游离壁旁道的消融与左侧有所不同，这是由于在右侧房室环上没有类似于冠状窦的结构作为定位参考，而且由于消融电极位于房室环心房侧，不像在房室环心室侧那样定位稳定。对不同部位的右侧旁道，消融导管的操作方法也略有不同。对右下外侧旁道，常需将导管头端弯成倒 U 字形，以利于导管头端稳定地贴靠于房室环上。对于右前外侧或右上外侧旁道，有时需要使用加硬的鞘管（如 SWARTZ 长鞘管）来保证导管头端与房室环紧密接触。对右后或右后间隔旁道，有时须根据心房大小选用中弯或大弯导管进行标测和消融。

右中间隔旁道则是较为特殊的一种旁道，因为其走行距希氏束较近伸直与希氏束紧邻并行，因此，在标测和消融的过程中很容易损伤希氏束。

（一）右侧游离壁旁道标测和消融特点

（1）多是显性旁道。

（2）三尖瓣环未常规放置标测导管，少见的右侧游离壁隐匿性旁道有被漏诊的可能。

（3）靶点图成分判断的特殊性：多是显性旁路，不能像隐匿旁道那样在窦性心律下评价有无 A 波等现象，因此有时会把单独的 V 波误认为是 AV 融合较好的靶点图。

（4）AV 融合极好（V 波最早）的靶点图之后可有较大的复极波，有时被误认为是 V 波，从而把最好的靶点图误认为是差的靶点图。

（5）粗标测容易，但是标测消融电极稳定贴靠在有效位置难度较左侧旁道大。

（6）右侧游离壁旁路"心外膜旁路"易经心内膜消融成功。

（7）标测和消融时常常需要鞘管支撑。

（二）标测消融电极导管"倒U字"塑形及操作方法

1. 标测消融电极导管"倒U字"塑形操作方法

（1）"倒U字"塑形操作方法，见图 5-6~图 5-8。

（2）完成"倒U字"塑形后改变标测消融电极位置的方法：标测消融电极导管以"倒U字"塑形贴靠于三尖瓣环后，导管同步推送（左手完成）和弯曲（右手完成）导管操作可使标测消融电极向右后侧壁方向移动，同步回撤和伸开导管弯度操作可使标测消融电极向右前侧壁方向移动。

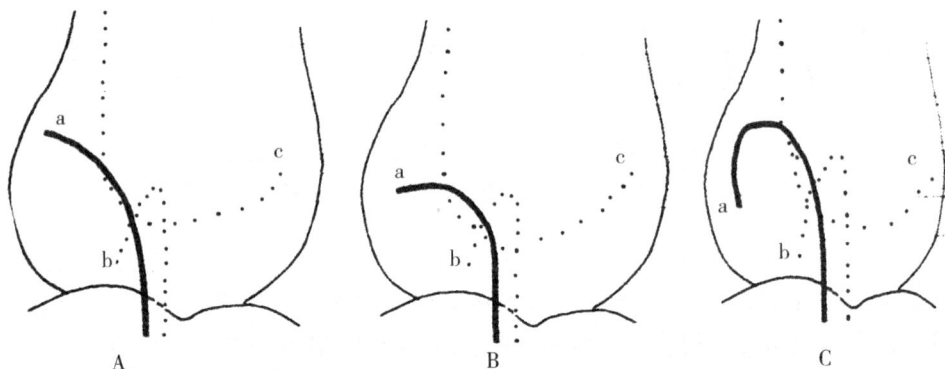

图 5-6　标测消融导管"倒U字"塑形模式图

该模式图为左前斜45°，可见标测消融导管（a）、右心室电极导管（b）和冠状窦电极导管（c）。首先将标测消融导管送至接近高右房部位；A. 然后弯曲标测消融导管，使头端指向三尖瓣环9点位置；B. 最后同步继续弯曲和推送导管，标测消融导管远端形成"倒U字"形；C. 可适当顺钟向或逆钟向旋转导管使之贴靠于三尖瓣环上

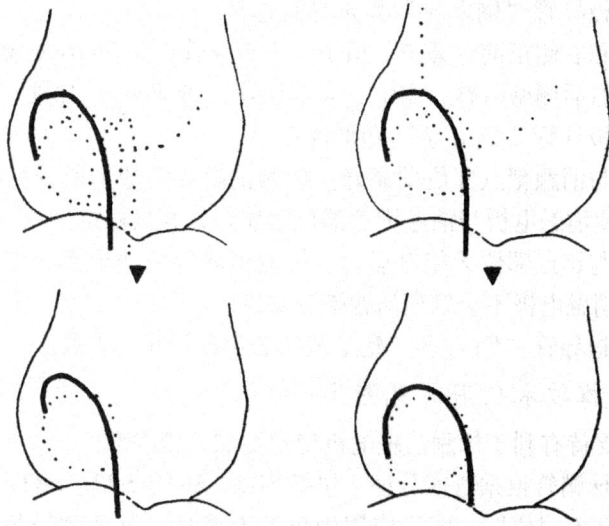

图 5-7 标测消融导管"倒 U 字"导管的移位操作

左图（上下）：如何向远处移动导管；右图（上下）：如何向下移动导管

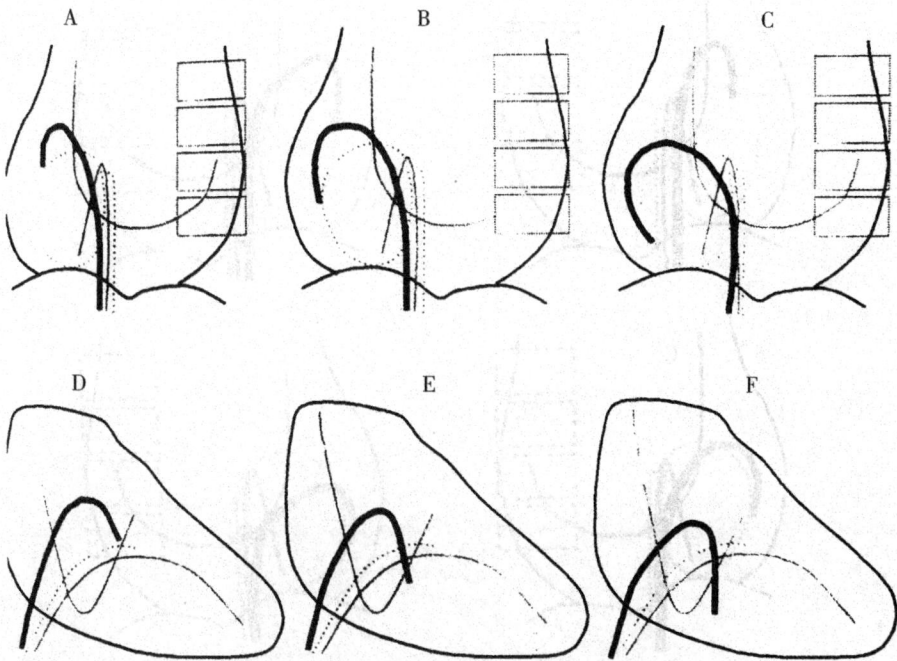

图 5-8 不同部位旁路的"倒 U 字"形导管塑形

A、B. 右前壁"倒 U 字"塑形；C、D. 右侧壁"倒 U 字"塑形；E、F. 右后壁"倒 U 字"塑形

2. 标测消融电极导管"倒 U 字"塑形导管选择

（1）右前侧壁和右侧正前壁旁道：用中、小弯导管，如 Webster 黄把和红把导管。

（2）右侧壁和右后侧壁旁路：用中、大弯导管，如 Webster 加硬蓝把和红把导管。

3. 标测消融电极导管"倒 U 字"塑形优点

（1）消融电极与消融靶点部位贴靠好。标测消融导管塑形部分的弹性作用和操作者主动伸开弯度的力量使消融电极与消融靶点部位贴靠好，并且稳定。

（2）消融电极与靶点部位无相对运动。标测消融导管塑形部分随心脏同步运动，心脏位置随呼吸改变时消融电极不会偏离消融靶点部位。

4. 标测消融电极导管"倒 U 字"塑形范围三尖瓣环 6～12 点。

（三）鞘管支撑技术应用（见图 5-9）

（1）Swartz 鞘支持有利于标测消融电极稳定贴靠于靶点部位。

（2）右侧 Swartz 鞘管根据弯度分型　包括 SR0、SR1、SR2、SR3、SR4 五种，设计目的是分别用于三尖瓣环不同位置，实际应用中仅 SR0 常用，其他型号基本上不用。标测消融电极。

（3）SR0 号鞘管辅助支持加标测消融电极导管的塑形　适用于三尖瓣环任何部位。

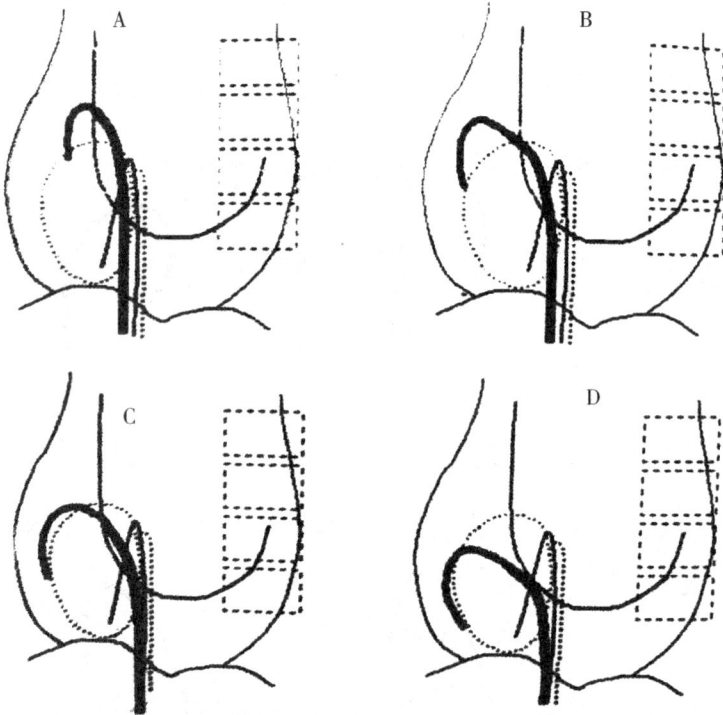

图 5-9　Swartz 鞘管支持下"倒 U 字"导管塑形
A. 前壁；B. 右前壁；C. 右侧壁；D. 后侧壁

（4）注意事项：经长鞘送导管时要在透视下完成，避免心房穿孔，因为导管经鞘管力量传导好。

（四）显性旁道窦性心律靶点图成分分析，即靶点图内有无 A 波的判断方法

右侧显性旁道标测消融初学者容易犯的错误是在没有 A 波的靶点图部位消融，从而导致消融失败，因此判断靶点图内有无 A 波有重要意义。

1. 根据靶点图本身形态特征判断　靶点图起始部有高频碎裂小成分提示起始部有小 A 波，见图 5 - 10。

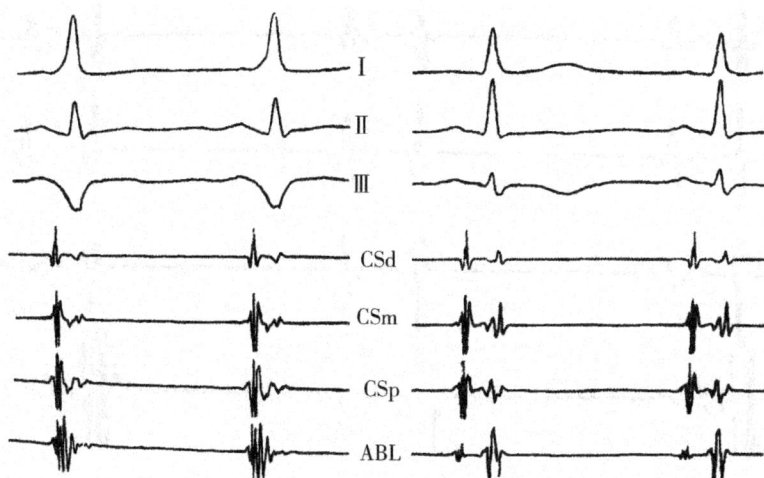

图 5 - 10　右侧显性旁路成功消融靶点图

位于 9 点旁路，典型理想靶点图，AV 融合波起始部碎裂多折，多折处为 V 波起点，显著早于 δ 波（最早）

2. 与冠状窦口记录的 A 波起点对比（见图 5 - 11，图 5 - 12）。

（1）靶点图起始部比冠状窦口记录的 A 波落后：靶点图无 A 波。

（2）靶点图起始部比冠状窦口记录的 A 波早：靶点图可能有 A 波。

3. 标测消融电极远端电极记录（靶点图）与近段电极记录对照。

（1）近段电极一般位于心房侧，记录成分中有 A 波。

（2）靶点图起始部与近段电极记录起始部平齐或接近平齐：靶点图有 A 波。

（3）靶点图起始部明显落后于近段电极记录的起始部：靶点图无 A 波。

4. 动态移动标测消融电极

（1）逆钟向旋转导管时靶点图起始部振幅增大、顺钟向旋转时振幅减小或消失，说明靶点图有 A 波。

（2）将标测消融电极沿三尖瓣环向上下小幅滑动，偏离旁路位置后原来融合较好的 AV 融合程度会减小，较易判断原靶点图内有无 A 波。

5. 旁路逆传时评价　有时窦性心律不好判断有无 A 波，而心室起搏或心动过速旁路逆传时易判断。

6. 简单可靠的方法　根据电极在三尖瓣环上的摆动特征和靶点图本身特征易判断有无 A 波。

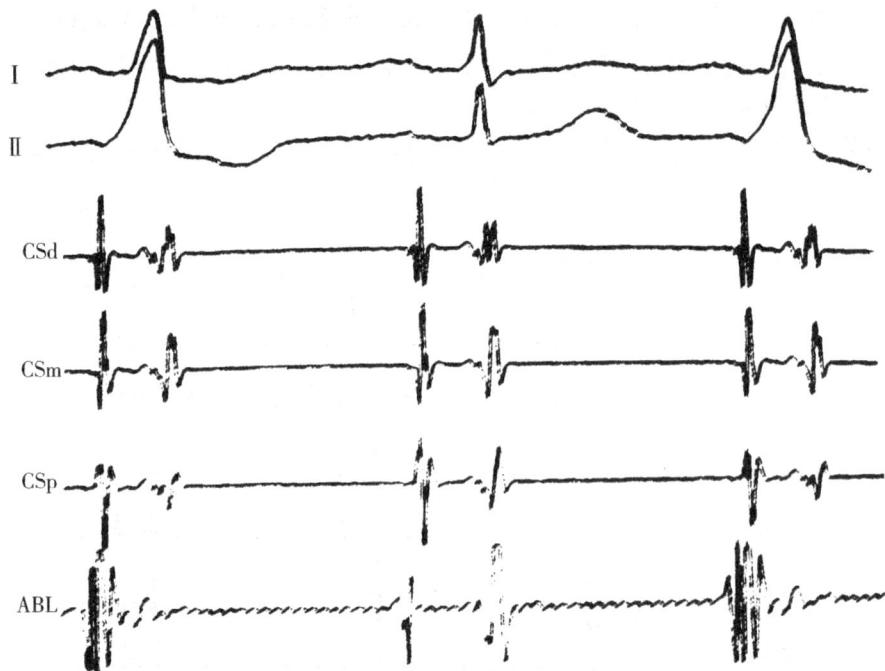

图 5-11　10 点旁路，典型理想靶点图，AV 融合波起始部碎裂多折，多折处为 V 波起点，显著早于 δ 波（最早）。可见靶点图起始部早于冠状窦口记录的 A 波起点，因此靶点图没有 A 波的可能性小

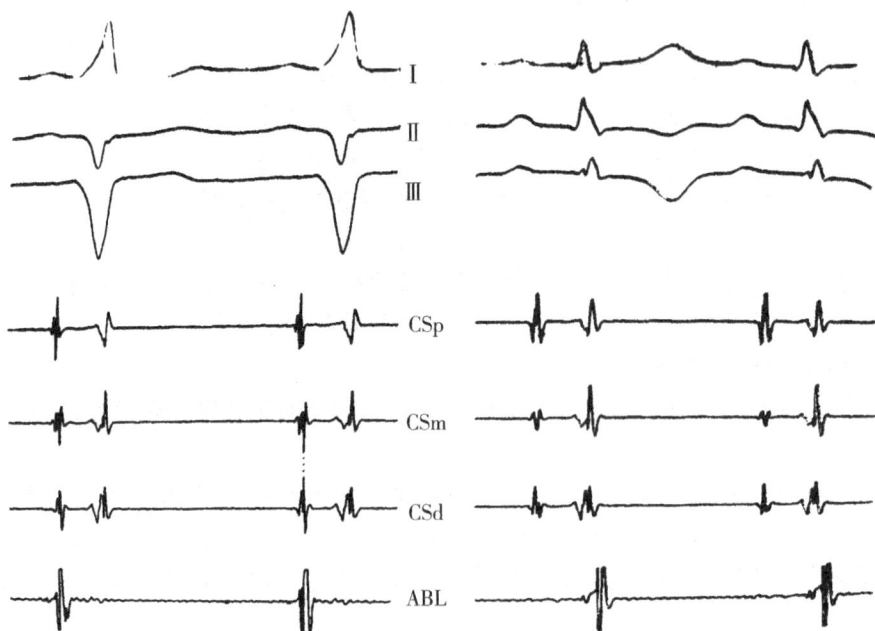

图 5-12　10 点旁路，虽然 AV 不融合，但是 V 波最早，也是理想的靶点图，并且靶点图的大 V 波起点晚于冠状窦口记录的 A 波起点，这可以证明 V 波中无 A 波成分，V 之前与之有间期的低幅波是 A 波

（五）理想靶点图标准

（1）最早前向心室激动点（EVA）：多表现为 AV 完全融合，少数不融合，V 波较 δ 波提前多在 20ms 以上。

（2）最早逆向心房激动点（EAA）：多表现为 VA 完全融合，少数不融合。

（3）在 EVA 或 EAA 附近记录到旁道电位。

（4）以上三种情况对 AV 振幅比值均不要求，但是靶点图成分必须 AV 均有。

（六）右侧显性旁道靶点图例

（1）典型理想靶点图（图 5－10、图 5－11）：AV 融合波起始部碎裂多折处为 V 波起点，显著早于 δ 波（最早）。

（2）AV 不融合的理想靶点图（图 5－12）：呈小 A 大 V、AV 不融合，但是 V 最早（与临近点相比判断是否最早）。

（3）特殊理想靶点图：AV 融合极好（V 波最早）的靶点图之后有时可有较大的复极波，会被误认为大 A 大 V、AV 间期较大，将理想靶点误认为差的靶点图，从而错过旁路位置（图 5－13）。这种特殊靶点图右侧显性旁路多见，多是理想靶点图，误认为是大 A 的 AV 融合波内有高频成分，宽而且多折，其本身已是理想靶点图，根据靶点图起始部形态（有高频成分）较容易判断为理想靶点图。

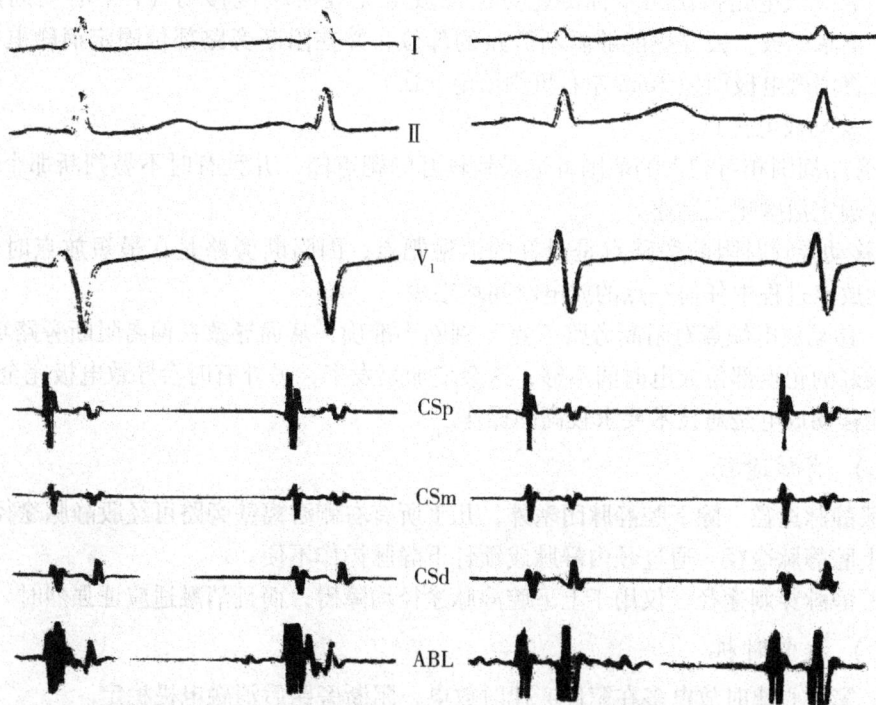

图 5－13　10 点旁路，也是常见的理想特殊靶点图，表面上看呈大 A 小 V、AV 不融合，实际上是大 A 小 V、AV 融合好，根据该靶点图起始部形态容易判断为好靶点图

（七）右侧游离壁隐匿性旁路

1. 以下特征提示有右侧隐匿性旁路

（1）心动过速符合 AVRT，希氏束和冠状窦口逆行心房激动早于左侧壁，局部 VA 间期大，不融合。

（2）心室 S_1S_2 刺激室房无递减传导，希氏束和冠状窦口逆行心房激动早于左侧壁，局部 VA 间期大（不融合）。右侧隐匿性旁路在右室 S_1S_2 刺激时希氏束部位记录的局部会有递减，是因房室结同时参与逆传所致，这种情况要靠标测三尖瓣环才能判断是否有右侧旁路。

（3）高右房记录的逆行心房激动早于希氏束部位。

（4）中右房记录的逆行心房激动早于希氏束部位（不常规）。

2. 根据希氏束部位和冠状窦口处逆行心房激动时间差别估计右侧隐匿性旁路位置（指在初步认为有右后侧隐匿性旁路时），准确定位要靠标测三尖瓣环。

（1）希氏束部位心房激动和冠状窦口同时：正右侧壁旁路。

（2）希氏束部位心房激动晚于冠状窦口：右后侧壁旁路。

（3）希氏束部位心房激动早于冠状窦口：右前侧壁旁路。

（八）移动放电：放电过程中动态移动消融电极（移动放电）

（1）移动放电是指在初步标测靶点部位放电无效时缓慢移动（1 个心动周期移动约 0.2mm）消融电极，去寻找能够阻断旁路的部位，并在阻断旁路部位固定消融电极继续放电，然后将消融电极回撤 2mm 左右巩固放电一次。

（2）移动放电优点：

1）旁路周围相对较大的范围可记录到较好的靶点图，并且有时不易判断那个最好，而移动放电确定消融靶点迅速。

2）移动导管时阻断旁路点是最好的消融靶点，因阻断旁路是在最短放点时间内实现的，滑动放点过程中任何一点的放电时间均很短。

（3）移动放电缺点对阻断旁路"点"判断不准确，从而导致在偏离阻断旁路巩固放电，相反在最好的靶点部位放电时间不够，这会增加复发率，另外有时会导致电极完全滑至心房侧。因此移动放电是对技术要求较高的操作。

（九）消融途径

1. 股静脉途径　除下腔静脉闭塞外，几乎所有右侧游离壁旁路可经股静脉途径消融。

2. 上腔静脉途径　通过颈内静脉或锁骨下静脉操作不便。

3. 肝静脉穿刺途径　仅用于上下腔静脉途径均障碍，而且消融适应证强烈时。

（十）放电时机

（1）窦性心律时放电多在窦性心律时放电，阻断旁路后消融电极稳定。

（2）心室起搏时放电：主要用于心室起搏时标测靶点。

（3）心动过速时放电：

1）主要用于心动过速时标测靶点。

2）确定是终止心动过速后消融电极移位。

（4）右心室起搏拖带心动过速时放电：

1）优点：阻断旁路后消融电极位置较心动过速时放电稳定，主要用于心动过速时标测靶点。

2）缺点：增加操作。

（刘静才）

第六章　埋藏式心脏复律除颤器置入术

第一节　概述

近 20 年来的大量临床实践以及多个前瞻性随机多中心试验（MADIT，AVID，CASH，CIDS，MADIT II）结果证实：埋藏式心脏复律除颤器（implantable cardioverter - defibrillator，ICD）降低恶性室性心律失常患者死亡率的效果明显优于抗心律失常药物，因此，ICD 已作为治疗恶性室性心律失常的首选方法。由于恶性室性心律失常发生率的差别和经济条件的限制，我国植入 ICD 的数量还比较少，虽然近年来有了较快的发展，也积累了一定的经验，但熟悉和掌握这项技术的医院和医生还不多。

ICD 植入术与起搏器埋置技术基本相同，但有两点主要区别：一是术中要诱发室颤，测定除颤阈值（defibrillation threshold，DFT）；二是需要设置和输入 ICD 的工作参数。

植入 ICD 是为了治疗室速、室颤和预防心源性猝死，但由于 ICD 用抗心动过速起搏（antitachycardiac pacing，ATP）或电击的方法治疗室速时存在加速心律失常使其恶化为室颤的可能，因此对所有的 ICD 患者术中都要测定 DFT。ICD 能否有效终止室速和室颤，取决于它能否准确地识别室速和室颤以及终止程序的设置是否得当，而要合理地设置 ICD 工作参数，就要熟练掌握 ICD 的结构和功能，特别是 ICD 诊断心律失常治疗室速/室颤的基本原理和方法。

ICD 是由脉冲发生器和导线两部分组成的。

一、脉冲发生器

脉冲发生器主要包括电池、起搏与感知线路和电容器，其体积的大小主要取决于电容器和电池。ICD 电池寿命因以下情况而缩短：电容器充电次数频繁；起搏频率；输出以及脉宽增加；起搏阻抗降低；起搏/感知比增加；储存心电图时间过长。在到达 ICD 更换指征后，起搏输出下降，接着是抗心动过缓失效，最后抗心动过速治疗失效。由于最大电击能量（30~42J）的要求，限制了目前 ICD 中所用的介电电容器体积的进一步减小，这是 ICD 小型化的障碍所在。

二、电极

早期的电极为心外膜电极，需开胸安置，以后改进为皮下电极，现在进展为经静脉电极，避免了开胸手术，大大简化了埋置技术，减小了患者的手术创伤。一般经静脉电极先端为起搏感知电极，其后约 1cm 处为长约 8cm 的线圈电击（除颤与复律）电极，电击在该电极与 ICD 机壳间或与另一经静脉电极（多用上腔静脉－锁骨下静脉电极）间进行。有的经静脉电极有二个电击电极，电击就在这二个电极间进行。当经静脉电极的 DFT 过高时可加用皮下片状电极（patch）或皮下导线阵列（lead array）。

（刘静才）

第二节 ICD 植入适应证和禁忌证

最初 ICD 主要适用于以下两种情况：①发生过非急性心肌梗死所致心脏猝死经体外电击而挽救生命的患者；②反复发生血流动力学不稳定的室速，药物治疗无效或患者不能耐受药物治疗。由于 ICD 临床应用经验的不断积累和前述几个多中心随机试验研究结果表明 ICD 降低恶性室性心律失常患者死亡率的效果明显优于抗心律失常药物，目前 ICD 适应证明显拓宽，尤其是 MADIT Ⅱ 试验的结果表明，ICD 能明显降低 LVEF≤30% 的陈旧性心肌梗死患者的死亡率，使这样的患者安置 ICD 成为 Ⅱa 类适应证，ICD 一级预防的临床应用前景广阔。

ICD 的治疗目的是及时终止患者发生的恶性室性心律失常，预防心脏性猝死。因此，应该用于已经发生过恶性室性心律失常（二级预防）和有高度发生恶性室性心律失常风险（一级预防）的患者。

一、二级预防主要见于以下临床情况

（1）患者发生过心脏骤停：有证据表明心脏骤停系非一过性、不可逆性或无法治愈的原因（如急性心肌梗死、电解质紊乱、药物或外伤）引起的恶性室性心律失常所致；或者推测心脏骤停系室颤或持续性室速所致，由于某些临床情况而不能进行电生理检查。

（2）伴有器质性心脏病的自发性持续性室速，这样的患者发生心脏性猝死的风险很高。无器质性心脏病患者的自发性持续性室速采用过其他方法治疗而无效。

（3）晕厥患者：有严重的器质性心脏病；或明确为 Brugada 综合征；或电生理检查能诱发有血流动力学障碍的持续性室速或室颤。

二、一级预防适应证

（1）冠心病患者有心功能不全、非持续性室速，电生理检查能诱发有血流动力学障碍的持续性室速或室颤。

（2）冠状动脉搭桥术或介入治疗后 3 个月以上，或急性心肌梗死至少 1 个月的冠心病患者 LVEF≤30%。

（3）有发生致命性室性心律失常高度风险的家族性或遗传性疾病，如肥厚型心肌病或长 QT 综合征。

（4）Brugada 综合征患者有不明原因的心脏性猝死的家族史。

附【ACC/AHA2002 年 ICD 应用指南】

Ⅰ类：适应证

（1）非一过性或非可逆性原因所致室颤/室速引起的心脏骤停（A）。

（2）伴发于器质性心脏病的自发性持续性室速（B）。

（3）原因不明的晕厥，电生理检查能诱发出有血流动力学障碍的持续性室速/室颤，药物治疗无效/不可取/患者不能耐受（B）。

（4）伴发于冠心病，陈旧性心肌梗死和左心功能不全的非持续性室速，电生理检查能诱发出持续性室速/室颤，不能被一类抗心律失常药所抑制（B）。

（5）自发性持续性室速、无器质性心脏病、其他治疗方法无效或不合适（B）。

Ⅱ类：适应证

Ⅱa：急性心肌梗死后 1 个月或冠状动脉血管再通后 3 个月以上的患者、LVEF≤30%（B）。

Ⅱb：

（1）推测心跳骤停是室颤所致，因其他临床情况不能进行电生理检查者（C）。

（2）等待心脏移植过程中有归咎于持续性室性心律失常的严重症状（C）。

（3）有发生致命性室性心律失常高度危险的家族性或遗传性疾病，如长 QT 间期综合征、肥厚型心肌病等（B）。

（4）伴发于冠心病，陈旧性心肌梗死，左心功能不全的非持续室性，电生理检查可诱发持续性室速/室颤（C）。

（5）反复发作的原因不明性晕厥，伴有心功能不全，电生理检查能诱发持续室速/室颤，可以排除其他病因者（C）。

（6）有典型或不典型右束支阻滞及 ST 段抬高（Brugada 综合征）的患者发生不明原因的晕厥或有不能解释的心脏性猝死家族史（C）。

（7）伴有严重器质性心脏病的晕厥，无创和有创性检查均不能确定原因者（C）。

Ⅲ类：适应证（禁忌证）

（1）没有器质性心脏病、不明原因的晕厥，不能诱发快速室性心律失常（C）。

（2）不断发作性（incessant）室速或室颤（C）。

（3）可被外科手术或导管消融根治的心律失常引发的室颤或室速，如预激综合征伴发的房性心律失常引起的室速或室颤，右室流出道室速，特发性左室室速或分支性室速（C）。

（4）一过性或可逆性因素（如急性心肌梗死，电解质紊乱，药物，创伤等）所致的快速室性心律失常（C），纠正这些原因是可行的并且实际上能减少心律失常发生的危险。

（5）有明显的精神病，置入 ICD 可能加重病情或无法按计划随访（C）。

（6）预计寿命不超过半年的终末期患者（C）。

（7）有左室功能不全、QRS 增宽、但无自发或诱发的持续或非持续室速、准备接受冠状动脉搭桥术的患者（B）。

（8）心功能Ⅳ级、药物难治性心力衰竭的非心脏移植术候选者（C）。

由于 ICD 价格昂贵，电池寿命较短，手术和随访医生需要有较丰富的起搏器埋置技术与随访经验以及扎实的电生理基础，鉴于我国的具体国情，目前应主要选择第一类适应证，对第二类适应证的选择要特别慎重，从严掌握，切不可盲目应用，尤其注意不能给第三类（非适应证）患者安置 ICD，以免给患者带来不良后果。

在我国，有器质性心脏病的室性心动过速远较西方国家为少，相反，特发性室性心动过速较多，这类室速绝大多数可以用射频消融的方法根治，不宜首选 ICD。对于冠心病伴发的室速/室颤首先要排除急性心肌梗死所致，另一方面，对于非急性心肌梗死冠心病患者发生的持续室速/室颤，也不要以为做了介入治疗或冠状动脉搭桥手术就能完全预防室性心律失常，从而不需要 ICD，因为这些治疗都不是根治性的，尤其是陈旧性心肌梗死的病灶依然存在，即折返的病理基础并未因血运重建而消失，因此室速/室颤还可能发生。

总之，有明确适应证的患者发生心脏猝死的危险性比较大，ICD 治疗的益处是肯定的，医生和患者都应该采取积极的态度。对于非适应证或禁忌证的患者，使用 ICD 是无益甚至有害的，绝对不能滥用。对于相对适应证，要慎重选择。

（刘静才）

第三节　ICD 植入的术前准备和操作步骤

一、患者准备

检查电解质、出血时间、凝血时间、停用工类抗心律失常药至少 5 个半衰期（Ⅰ类抗心律失常药明确影响 DFT）。索他洛尔不影响 DFT，不必停药。胺碘酮对 DFT 有一定影响，但通常不影响实际应用，一般也不必停药。停用抗凝药物三天。双颈、胸部备皮。进入导管室之前开通静脉通道。

二、设备准备

检查 X 线机器、起搏器分析仪、ICD 程控仪、除颤器，确保其功能正常。除颤器最好使用有非手持除颤功能者，预先贴好除颤电极片，以便术中一旦使用，操作迅速、从容，又不破坏无菌条件，除颤后可以继续手术。

三、操作人员准备

手术需术者、助手各 1 名，术者应熟练掌握起搏器植入技术、有比较好的临床电生理基础以及对 ICD 功能的充分了解。术者应了解患者的快速心律失常特点，以便合理设置 ICD 工作参数。护士 1 名，负责术前器械和抢救药品准备及术中台下巡回。放射技术员 1 名，负责放射线机器术前检查和术中维护。

四、ICD 埋置技术

ICD 埋置术由以下几个操作步骤组成：囊袋制作，导线置入，导线测试，缝合切口，设定并输入工作参数。这些步骤与起搏器埋置术大体相同，但每一步都有其特殊之处。

（一）囊袋制作

对于不用机壳做除颤电极者，囊袋做在左胸或右胸均可；ICD 作为一个除颤电极者，以左胸为好，这样除颤电流覆盖心脏面积较大，不过现也有经验认为这种 ICD 埋在右胸也不影响电击功能。

根据 ICD 体积的大小和患者的胖瘦程度决定做皮下囊袋还是胸大肌下囊袋。皮下囊袋的做法与起搏器囊袋做法相同。目前，ICD 体积已经明显缩小，一般都可置于皮下，只有少数瘦弱患者需要胸大肌下埋置。制作胸大肌下囊袋操作步骤如下：

局麻下，在锁骨下约 2cm 处做约 10cm 长的横切口，切口方向与胸大肌纤维走向平行。

切开皮下组织，钝性分离胸大肌胸骨部与锁骨部，切口内侧的一组神经血管如果影响囊袋入口，则须细心分离后轻轻推开，必要时可结扎血管，用手指轻轻分离胸大肌与胸小肌之间的疏松结缔组织，使囊袋容积为 ICD 的 1.5 倍左右，放入 1~2 块纱布压迫止血，在植入 ICD 脉冲发生器时取出。

（二）导线置入

在切口内穿刺锁骨下静脉（或切开头静脉），送入 ICD 导线，操作方法与安放起搏器导线相同。导线先端至右室心尖部，使其远端弹簧电极在右室腔内的部分尽量长些，以便电击时电流较多地覆盖心肌，提高疗效。电极放妥后进行测试。双腔 ICD 的心房导线即双腔起搏器的心房导线，二者置入方法相同。

（三）导线测试

导线测试包括 R 波振幅、起搏阈值、电击阻抗和 DFT，双腔 ICD 还需测定 P 波及心房导线起搏阈值。R 波振幅要求 5mV 以上，起搏阈值要求小于 1.0V，对于多次调整导线位置而 R 波振幅仍达不到要求者需加用或换用心室螺旋导线，以免漏诊室颤，起搏阈值达不到要求的时候较少，如果 R 波符合要求，高于 1.0V 小于 1.5V 的起搏阈值也可接受，不必因此而加用或换用螺旋电极。

R 波及起搏阈值符合要求后即可连接导线与脉冲发生器，将脉冲发生器置入囊袋后，皮下缝合数针，以免其滑出。然后开始测定电击阻抗及 DFT。

旧型号的 ICD 电击阻抗需要小能量电击的方法测试，在静脉麻醉后进行，正常阻抗范围是 30~130Ω。目前临床中实际使用的 ICD 都可以通过无痛性起搏的方法测试电击阻抗，其正常范围一般比电击法低，具体数值与所采用具体导线系统有关。如果电击阻抗测试结果高于正常范围，要仔细检查 ICD 系统连接是否不佳，并进行相应处理。电击阻抗低于正常范围时有可能发生除颤电极间短路，损伤 ICD，需要重新调整导线位置。有学者一组 20 例观察，低能量电击法的电击阻抗为 41~67（53.7±7.6）Ω。电击阻抗符合要求表明 ICD 系统连接及电极位置合适，可以开始 DFT 测定。

DFT 是指最小的除颤能量，如再降低能量，则除颤无效，在术中逐步降低能量测定这样的 DFT 显然是不现实的，因诱发室颤的次数越多，对患者心脏的损伤越大，越增加术中风险。实际上只要用比 ICD 最大电击能量小 10J 除颤成功 2~3 次即符合要求，因此 ICD 术中所测的 DFT 并非真正的除颤阈值。目前多数 ICD 最大电击能量为 34J，所以 DFT 24J 即符合要求。诱发室颤前，要设置并输入 ICD 的诊断和治疗程序。室颤诊断标准一般设置频率在 180 次/分或 200 次/分以上，持续时间为 16 个心动周期。治疗设置 2 次，第一次通常为 15J，如果患者心功能较差，也可设 20J，第二次用 ICD 最大电击能量，以确保患者安全。如果第二次除颤不成功，使用体外除颤器。

将所设置的室颤程序输入 ICD 后即可诱发室颤。诱发室颤要在诱导麻醉或静脉麻醉后进行。可用安定或咪唑安定，剂量以患者能熟睡而不抑制呼吸为度，一般用地西泮 10~30mg，咪达唑啉 5mg 左右。静脉推注地西泮或咪达唑仑时，可让患者出声倒计数，待其数错时即可停止用药，开始诱发室颤，也可以请麻醉科医生协助。

诱发室颤通常有三种方法，都是通过程控仪进行。一种是低能 T 波同步电击，该方法诱发室颤的成功率 80% 以上，安全性较大；另一种是用 50Hz 频率快速起搏，起搏时，患者心跳及呼吸停止，对患者损伤大，虽诱发室颤但成功率比 T 波电击的方法高。圣犹达公司的产品可以用直流电刺激的方法诱发室颤，既安全，成功率又高。具体采用哪种方法要根据产品型号及作者的经验。T 波同步电击诱发成功率与电击能量及其落在 T 波的位置有关，一般从 0.6J 开始，不成功时的增能量，电击位置在 T 波顶点附近最易成功。在心室起搏的情况下电击 T 波比感知自主心律电击的成功率高，有学者一组 16 例首选起搏后同步电击 T 波的方法诱发室颤，100% 成功。而在 8 例用 R 波感知确定 T 波电击位置者，成功率只有 50%。

诱发室颤后，ICD 设置的首次能量如果 ≤15J，除颤成功即可结束测试。首次能量除颤不成功者需要增加能量再测。第二次诱发室颤要待患者血压正常，距第一次诱发室颤后 5～10min 再进行。低于所用 ICD 最大除颤能量 10J 也不成功时，交换电击极性，有时是有效的。一组 20 例测定结果 DFT 为（18.4±4.7）J。如果阈值不符合要求，而前述措施又无效的话，也可加用皮下片状电极或电极阵列。

药物可能影响室颤诱发成功率和 DFT，一类抗心律失常药明确地升高 DFT，术前一定要停药。索他洛尔可以降低 DFT。胺碘酮对 DFT 的影响文献报道结果不一，有学者在 25 例 ICD 埋置术中发现 24 例术前服用胺碘酮而未停药者有 2 例 DFT 超过 24J，一例交换电击极性、一例加用上腔静脉电极后 DFT 符合要求。由于没有对比研究，例数又较少，这两例 DFT 升高是由于胺碘酮的影响抑或患者自身心脏状况所致尚且难以定论，但这些有限的资料至少表明胺碘酮对 ICD 植入术中 DFT 测试影响不大。

（四）缝合切口

DFT 符合要求后即可缝合切口。用缝线穿过 ICD 上缘的小圆孔将其固定于囊袋上缘的胸大肌上，以免移位。然后逐层缝合皮下组织和皮肤。缝合前需关闭 ICD，以免缝合时发生肌电感知，引起误放电。

（五）设定并输入工作参数

切口缝合完毕需重新设定并输入 ICD 工作参数，大体步骤如下：

1. 设置工作区　根据患者快速心律失常发作及治疗特点设 2～3 个工作区（1 个 VF 区，1～2 个 VT 区）。临床室速发作频率范围较大或明确有二种频率者，设二个 VT 工作区，否则只设一个工作区。

2. 设置快速心律失常诊断程序

（1）设置每个工作区的频率阈值：VF 区一般为 200～220 次/分，VT 的频率阈值要比临床发作频率低 10～20 次/分，2 个 VT 区的频率差别至少 20 次/分。

（2）设置 VF 及 VT 的持续时间：VF 初始识别时间设 12/16 个心动周期或 5 秒以内为宜，通常设 VT 持续时间 16～20 个心动周期或 5 秒以内，血流动力学稳定的室速也可适当延长持续时间标准。在 Jewel 系列 ICD 中，VF 识别标准中允许 25% 的感知不足，而 VT 诊断记数中只要有一个心动周期不符合标准即清零，重新开始，要求严格，所以 VT 持续时间的设置有时反比 VF 短。

（3）易发生窦性心动过速者加设突发性，有心房颤动的患者加用稳定性、QRS 宽度或 QRS 形态。

（4）设置再识别标准，心律失常持续时间应短于初始识别时间。

3. 设置快速心律失常治疗程序

（1）VF 只能电击复律，第一次电击能量比 DFT 高 10J，为安全起见，由第 2 次开始即用最大能量，最后 1~2 次可对调电击极性。现在趋向于从第一次即使用最大能量，因争取时间尽快除颤成功比节约几个焦耳的能量更重要，如果第一次除颤不成功，需第二次或更多次除颤，也就不省电了，而且延误了除颤时间，增加了除颤难度。

（2）VT 一般选用 ATP - 低能电击 - 高能电击的阶梯法治疗。

ATP：180 次/分以下的 VT 采用 ATP 方式终止成功率较高，可先用短阵快速刺激，起搏周长从心动过速周长的 80% 左右开始，每阵 6~10 个脉冲，阵间递减 10ms，限定最小周长 200ms，共设 3~4 阵。第 2 套 ATP 程序可选用周长递减的起搏方式，起搏周长从心动过速周长 90% 以上开始，每阵 3~4 个脉冲，共设 3~4 阵，阵内阵间均可递减 10ms。

电击：程序排在 ATP 之后，首次能量 1~10J，第 2 次增加 5~10J，第 3 次开始可用最大能量。

4. 设置心动过缓起搏工作参数。

5. 设置信息储存工作参数　心电图储存耗电较多，储存记录量大时影响 ICD 寿命（注意程控仪中的提示），但至少应存储每次快速心律失常发作前、发作过程以及终止过程的心电图，以便分析发作规律和调整工作参数。为了节约电能可以选择时间较短的储存程序。

（刘静才）

第四节　特殊注意事项

（1）术中测定 DFT 时，VF 终止程序中的电击次数不宜超过两次，第 2 次选用最大能量，两次都无效立即体外电击复律，以策安全。

（2）ICD 工作参数要根据随访结果及时调整。每次程控后打印结果，要确认工作参数无误。

（3）抗心律失常药物的应用：绝大多数 ICD 患者术前都服用抗心律失常药，以减少或减轻室速/室颤的发作，对于室速/室颤发作频度较小的患者，如果未发生 ICD 埋置后心律失常"风暴"（postimplantation arrhythmic storm），术后不一定要合并应用抗心律失常药，但这类患者不多。更多的患者需继续使用抗心律失常药，其目的主要有二个：一是控制患者术后依然存在的早搏及其他快速心律失常如心房颤动，减少室速/室颤的发生次数，以避免或减少不必要放电；二是抗心律失常药也可减慢室速频率，提高 ATP 的成功率，这样可以减少电击治疗、节约电能、延长 ICD 寿命。索他洛尔、胺碘酮是较常用的药物。索他洛尔能降低 DFT，但发生尖端扭转型室速副作用的机会比胺碘酮多；胺碘酮对室颤阈值的影响观察结果不一，有学者一组 25 例 ICD 患者中 24 例术前服用胺碘酮未停药，有 1 例埋藏时不能诱发而于次日诱发室颤，其余患者均未影响室颤诱发，DFT 亦均合要求。术后 24 例继续用药者，没有影响电击复律的效果，由于还没有术后发生真正室颤的记录，尚且无法判断其对术后 DFT 的影响。一类抗心律失常药已被证实是升高 DFT 的，而且对心功能的影响也比较大，ICD 患者又多是有器质性心脏病者，易发生心功能不全，应尽量避免使用。

（4）ICD 与起搏器的联合应用：在临床实际工作中，我们常常会遇到 ICD 患者同时有持续性心动过缓而起搏依赖的情况，现代的 ICD 虽然都具有抗心动过缓起搏的功能，但由于持续性起搏会明显减少 ICD 寿命，所以对于不愿频繁更换 ICD 或经济困难的患者，需要同时安装起搏器。起搏器与 ICD 合用时有可能发生一些不良的相互作用，因此如何有效地预防这些可能的副作用是二者安全合用的重要前提。

起搏器与 ICD 合用时可能发生以下的不良相互作用：①起搏器起搏时，ICD 既感知起搏脉冲也感知起搏的 QRS，即发生所谓双感知，从而误判发生心动过速，导致误放电。②患者发生室颤时，起搏器不能感知低振幅的颤动波而照常起搏，这时 ICD 可能只感知起搏脉冲而误认为正常心律，不启动治疗。③ICD 电击后心肌起搏阈值增高导致起搏器起搏无效。④ICD 电击后起搏器的程控参数被改变。

起搏器双极起搏时，脉冲较小，若起搏器电极与 ICD 感知电极保持适当距离则一般可避免 ICD 对起搏脉冲的感知，一般要求二者相距 2～3cm 以上。而单极起搏时，脉冲较大，容易被 ICD 所感知。因此，如果 ICD 患者需要另行埋置起搏器时，一般选用双极起搏器。对于先有单极起搏器在身以后又需 ICD 的起搏器患者，常规的做法是取出起搏器，依靠 ICD 的抗心动过缓起搏；或更换为双极起搏器，而且该起搏器不能被高能电击重设为单极工作方式。前已叙及，依靠 ICD 持续起搏，会明显缩短其寿命。如果更换为双极导线，患者心腔内的导线数目增加，这样会增加患者血栓形成及心功能受损的机会。无论采取上述何种方法，患者都要经受更多的创伤并且蒙受经济损失，同时也造成资源浪费。因此，如果能保留患者原单极起搏器并能避免其副作用有重要的临床意义和社会意义。

有学者为一单极起搏器患者成功地合用了 ICD，随访二年，ICD 与起搏器工作均正常。该患者患扩张型心肌病，因三度房室传导阻滞安置单极起搏器（Prevail 5985, Medtronic）7 个月后发生室速/室颤，经 6 次电击而挽救生命，接受 ICD（Micro Jewel）治疗。Prevail 5985 是单极起搏器，我们在术中观察了起搏器对 ICD 的影响：将起搏器的输出及脉宽调至最大值，分别为 8.0V 及 1.55ms，观察 ICD 在感知灵敏度为 0.3mV 时的感知标记，未发现 ICD 对起搏脉冲及起搏除极的双感知。置磁铁于起搏器脉冲发生器上使其为 VOO 工作方式，先后二次诱发室颤，ICD 感知灵敏度 1.2mV，均及时感知室颤并除颤成功，说明起搏器没有引起 ICD 对室颤的感知不足。ICD 术前患者经历 6 次电击，电击后起搏器工作参数转为"重设"状态，起搏、感知功能正常，未发现起搏阈值升高至起搏失灵的程度，患者术后的 3 次 FVT 电击也没有影响起搏器的功能。由于 ICD 电击后的起搏输出可以区别于一般抗心动过缓起搏输出而单独程控（最高可至 8V），即使电击后起搏阈值升高致起搏器起搏失灵，尚有 ICD 起搏的保驾。因此，前述的起搏器与 ICD 合用时可能发生的四种相互作用中，ICD 对起搏器的二种影响对患者的危害一般不大。

我们仔细观察术中测定的感知标记可以发现本例 ICD 所感知的是起搏脉冲而不是 R 波。Epstein 等注意到当起搏脉冲与其后的 R 波时距大于 150～160ms 时易出现双感知，本例起搏脉冲至 R 波的时距小于 120ms，Micro Jewel 有感知后 120ms 空白期的设计，所以 ICD 感知起搏脉冲后不再感知 R 波。另外 Micro Jewel 感知灵敏度的自动调节有利于避免只感知起搏脉冲而漏感知颤动波，即或发生少许这样的情况，也不易漏诊室颤，因为室颤的 NID 允许 25% 的感知不足。

由于 ICD 与起搏器合用时可能发生前述的不良相互作用，因此二者合用时应非常谨慎，能避免时尽量避免。ICD 与单极起搏器合用目前仍被列为禁忌，迄今国外只有一组 3 例的初步成功的合用经验，前述的例子也仅为 Micro Jewel 与 Prevail 合用的初步经验，是否适合其他型号的 ICD 或起搏器尚需积累更多的资料。

（刘静才）

第五节　并发症及其处理

一、导线脱位

在心电图上出现起搏和（或）感知不良。较大幅度的导线脱位在心脏 X 线上可见电极与手术完毕时位置明显不同，而位置变化轻微的所谓微脱位靠 X 线诊断困难。一旦出现电极脱位应立即打开囊袋，重新放置电极。

二、囊袋感染

早期囊袋局部皮肤红、肿、热、痛是主要表现，全身症状不明显。一旦怀疑有囊袋感染要立即静脉应用大剂量抗生素，早期治疗有可能控制感染。如果囊袋化脓，出现波动感，就需要囊袋切开，取出 ICD，清创处理。ICD 消毒后在对侧胸部重新埋置。由于目前国内使用的 ICD 体积还偏大，多需胸大肌下埋置，一旦感染，处理起来要比皮下难度要大，早期发现也困难，为了避免感染，手术中最好用抗生素冲洗囊袋。

三、导线断裂

如果导线完全断裂，ICD 不能发放起搏信号，X 线检查可以发现断裂部位；部分断裂时会出现起搏和感知失灵，用程控仪可以发现导线阻抗明显升高。导线断裂一经确诊即应予以更换。

四、导线绝缘破坏

导线绝缘破坏时，发生漏电，因此到达心脏的电流减少，导致起搏失灵。X 线检查一般可以发现绝缘破坏的部位。处理方法：更换导线。

ICD 应用中除可能发生上述与起搏器相似的合并症外，还可能遇到如误治疗等问题。

五、误治疗

所谓误治疗是指 ICD 在没有发生持续室速/室颤的时候发放电治疗，其发生率高达 22% ~24%，常见的诱因有心房颤动、室上性心动过速（以下简称室上速）、窦速和非持续性室速等。当这几种心律失常的频率和持续时间满足所设定的室速/室颤识别标准时，ICD 即判定发生室速/室颤，因而发放治疗。

（1）心房颤动的心室律不整齐，而室速一般节律规整，在心动过速诊断程序中增加稳定性标准可以区别二者，避免误放电。

（2）窦速一般有心率逐渐加快的特点，而室速则突发突止，加用突发性诊断标准可有效地鉴别之。但如果设有 SRD，当快速心率达到频率阈值且持续时间满足 SRD，则 ICD 在 SRD 终末仍会启动治疗程序。有学者在研究时有 2 例 ICD 患者发生了窦速引起误放电的情况。例 1 发生窦速时，突发性 16%，并未达到 19% 的设定标准，却触发了 ATP 及电击，这是因为设定 SRD 为 30min，窦速频率在 30min 内持续超过 110 次/分的频率阈值的缘故。在提高频率阈值为 120 次/分，突发性增为 22%，加用氨酰心安，将 SRD 延长至 60min 以后，未再发生误放电。例 2 最初程序中无突发性标准，储存资料显示患者室速的联律间期都比其前的窦性心律周长短 22% 以上，据此增设突发性标准为 19%，以后未再发生误放电。

（3）室上速从突发性、频率阈值、SRD 以及稳定性几个方面都无法与室速鉴别，但 ATP 易于终止其发作，抗心动过速起搏器本来也是治疗室上速的有效方法，合理设定 ATP 参数可以二者兼治，一般地说终止室速的 ATP 程序都能终止室上速。室上速发作频繁者应作射频消融后再装 ICD。EGM 宽度或 QRS 形态标准也可以鉴别室上速和室速。

六、ICD 埋藏后心律失常 "风暴"

有些患者 ICD 术后数月内室性心律失常发作次数较术前显著增加，这种现象被称为埋藏后心律失常 "风暴"，其发生的原因还不十分清楚，可能与术后疼痛、焦虑、心力衰竭以及术后停用抗心律失常药等因素有关。常需加用或调整原来使用的抗心律失常药才能控制。我们一组 25 例 ICD 患者中，8 例发生了埋置后心律失常 "风暴"，术后 2~3 个月内室速发作显著较术前频繁。这些患者从准备接受 ICD 治疗起即处于精神紧张状态，可能与 "风暴" 的发生有关，其中 3 例与术后停用胺碘酮有直接关系，重新应用胺碘酮后室性早搏消失，室速发作次数明显减少。埋藏后心律失常 "风暴" 是一个很常见也很重要的现象，目前对其发生机制所知甚少，颇值进一步观察与研究。

七、患者的心理障碍

Luderitz 等调查了 95 位 ICD 患者的生活质量，结果表明：60% 的患者认为 ICD 改善了他们的生活质量。患者接受 ICD 需要一段心理适应过程，大部分患者术后对 ICD 的存在感觉不适，这种情况随着时间的延长而减少，术后 12 个月还有 20% 的患者感觉不适。恐惧电击是 ICD 患者的常见心理障碍。我们的一组 25 例 ICD 患者中 6 例经历了电击，电击时均伴胸痛、闪光、恐惧感，因此造成了紧张心理。对于这些患者，在调整 ICD 工作参数及辅以药物治疗，尽量减少电击的同时要进行相应的心理治疗，因为电击是他们必须面对的现实，只有跨越这种心理障碍才能提高他们术后的生活质量。

（刘静才）

第六节　患者的术后管理和随访

术后患者一般卧床 24h 后可以翻身或下地，尽量避免右侧翻身，体位改变时动作要轻，避免导线脱位。沙袋压迫囊袋时间取决于术者于术中对止血彻底程度，一般 2~6h 即可。每天注意观察有无切口出血或囊袋血肿。术后是否需要使用抗菌素视导管室条件和手术医师习惯而定。

ICD 患者的随访包括两个方面：

1. ICD 的工作情况　了解患者室速/室颤的发生次数、周长、时间、终止方式、工作参数以及效果，了解电池以及电容器充放电情况。这些情况的了解都需要使用程控仪，可以显示在屏幕上，也可以打印出来。

　　一般地说，在患者出院之前应该进行一次随访，如果术后发生过室速或室颤，视其发现及终止的满意程度决定是否需要调整工作参数，若未发生过心律失常则应诱发室速及室颤，确认 ICD 诱发、识别及终止有效。以后可每 3 个月随访一次，如果患者有不适感，随时进行检查。

　　正确分析 ICD 存储资料报告是正确评价 ICD 工作程序有效性的基础，而能否正确分析存储资料报告又依赖于我们对 ICD 处理心律失常工作原理的正确理解，因此要想正确使用 ICD 必须熟练掌握 ICD 的基本结构和功能。

　　2. 有无发生与 ICD 有关的合并症　　如感染、导线断裂、绝缘破坏、电极脱位等。

（刘静才）

冠状动脉内支架置入术

第一节 冠状动脉内支架置入的指征

1969 年，Dotter 首先报道了在人体外周动脉置入支架治疗动脉狭窄性病变的经验。他发现经过球囊扩张后，在外周动脉病变部位置入支架能有效预防或减轻术后近、远期再狭窄的发生。但是，在 1977 年 Gruanzig 发明经皮球囊冠状动脉腔内成形术（PTCA）后，外周血管支架技术未能马上被移植采用。其原因是：①最初的 PTCA 都限制在单支病变的 A 型病变上，PTCA 效果较好；②有限的病例数目对处理急性闭塞和再狭窄的要求尚不迫切；③临床上没有现成的冠状动脉支架可供使用。

随着 PTCA 适应证的不断扩大和治疗病例的积累，PTCA 的急性闭塞率和远期再狭窄率逐渐增加，且越来越成为制约冠心病介入治疗发展的重要因素。1986 年，在法国工作的瑞士籍学者 Ulrich Sigwart 首次将冠状动脉支架应用于人体，他的研究成果被发表在 1987 年《新英格兰医学杂志》上，冠状动脉支架时代从此开始。1994 年，Palmaz - Schatz 裸金属支架率先通过美国 FDA 认证并应用于临床，从此，冠状动脉支架术得以在临床上广泛推广。然而，裸金属支架术后令人难以接受的较高的再狭窄率也逐渐成为制约冠状动脉内支架置入技术发展的最大障碍，直到 2001 年 9 月，欧洲心脏病学会议上公布了第一个药物洗脱支架的临床试验结果（RAVEL 试验），从此冠状动脉支架进入了药物支架时代，药物洗脱支架以其卓越的抗再狭窄效果荣登当年 AHA 十大研究进展的榜首，从而也改变了冠心病血运重建治疗的格局，扩大了支架治疗冠心病的适应证。

根据支架在冠状动脉病变处的释放方式，可将支架主要分为两大类，即自扩张支架和球囊扩张支架。前者多呈螺旋状，预先被压缩在导管腔内，当定好位后，固定支架，回撤导管，于是支架从导管的束缚中逐渐松脱恢复原有形状，从而达到支撑病变组织的目的。由于支撑力有限、操作复杂、脱载率高、支架定位不准确等缺点，目前，冠状动脉支架中，这种自扩张支架已经被球囊扩张支架所取代。

下面将重点介绍不同支架时代的冠状动脉内支架置入指征。

一、裸金属支架时代的支架置入指征

球囊扩张支架的操作原理是：金属支架被预先压缩在折叠好的球囊导管上，通过导丝和指引导管将预装好的球囊支架送到病变部位，在透视下准确定位支架，然后通过压力泵充盈球囊，使支架充分扩张并支撑在血管病变部位。这种支架具有操作简单、通过性好、脱载率低、定位准确和支撑力强等优点（图 7-1）。

裸金属支架时代，在国外多数医疗机构的心脏介入治疗中心，采用支架置入手段治疗冠心病的比例在80%左右，而国内由于受各个医疗机构介入医生的经验、技术以及设备状况差异较大的限制，一些到没有实施介入手术条件或条件欠缺的医疗机构就诊的冠心病患者，常常被转往大的心脏介入中心接受支架置入治疗，因此在大的心脏介入中心，支架的使用率高达95%以上。由于支架置入可有效解决PTCA夹层引起的急性冠状动脉闭塞、冠状动脉弹性回缩和提高冠状动脉长期开通率的作用，加之心脏介入医生技术和经验不断积累完善、有效抗血小板药物的不断发展和广泛应用、支架设计和制作工艺的不断改进以及患者对支架治疗冠心病的观念的改变，支架的使用越来越广泛，冠状动脉内支架置入的指征也在不断扩大。然而，冠状动脉支架置入也有其局限性和并发症。作为术者，要时刻从患者能否获益或获益是否最大角度出发，让支架置入真正成为救治患者并改善患者生活质量的一种治疗手段。通过回顾以往的临床研究结果并结合作者的经验，建议在以下情况选择支架置入：

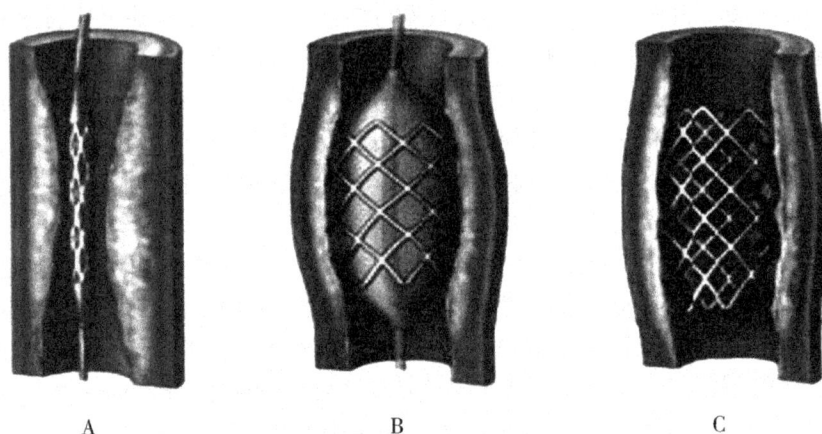

图7-1　球囊扩张支架治疗冠状动脉狭窄性病变的示意图

A. 在病变部位定为支架；B. 通过压力泵充盈球囊，使支架充分扩张并支撑在血管病变部位；
C. 退出球囊后，支架依靠自身的轴向支撑力继续对血管病变部位起支撑作用

（一）处理 PTCA 后急性血管闭塞或夹层

被扩张段冠状动脉夹层和继发性血栓是PTCA后急性冠状动脉闭塞的主要原因。在冠状动脉内支架问世以前，对这类严重并发症的处理方法是采用灌注球囊长时间低压贴靠或进行紧急冠状动脉搭桥手术。由于病变部位血管内膜撕裂是PTCA发生作用的主要机制，因此，如何处理好扩张不够导致弹性回缩和扩张过度导致严重夹层就成为PTCA操作者必须很好把握的重要问题之一。

1987年，Sigwart等首先报道了使用Wallstent自扩张支架的经验。随后，数种球囊扩张支架陆续应用于临床，均取得了满意结果。在PTCA的血管病变部位置入支架，由于支架的支撑作用，使得血管弹性回缩情况大大降低；其次，支架使得发生夹层部位的血管内膜与中膜贴靠更好，从而减少和防止了内膜下血栓形成的发生，降低了PTCA后急性冠状动脉闭塞率。

在PTCA中出现下列情况时，提示单纯球囊扩张效果不好、发生急性冠状动脉闭塞的可能性较大或者远期再狭窄率高，应置入支架加以预防：①血管壁弹性回缩造成PTCA后管腔直径残余狭窄>30%；②严重血管夹层；③血管病变处存在血栓影或管腔内膜不光滑，前向

血流缓慢；④多次球囊扩张后患者仍然存在持续性心绞痛或心电图提示有心肌缺血；⑤无保护左主干 PTCA 后；⑥主要冠状动脉开口病变 PTCA 后。

在置入支架前，应首先明确如下问题：①造成急性冠状动脉闭塞的主要原因是血管夹层还是血栓形成。如果是前者，应尽快置入支架；如果是后者，置入支架后有可能诱发新的血栓形成，使病情恶化。应该在支架置入的同时或先后进行溶栓、抽吸血栓和有效的抗血小板治疗。②发生急性闭塞的冠状动脉病变处是否存在严重的冠状动脉痉挛。严重的冠状动脉痉挛一方面造成支架通过病变困难，另一方面影响对支架参数的正确选择。因此，当判断此情况存在时，应先向冠状动脉内注射硝酸甘油 $100 \sim 200 \mu g$，缓解冠状动脉痉挛，恢复冠状动脉的实际管腔。

（二）预防近、远期再狭窄的发生

靶病变再狭窄是制约 PTCA 技术广泛应用和发展的主要原因。冠状动脉内支架问世以前，临床上曾探索过很多预防、抑制和减轻再狭窄的措施，包括药物治疗、冠状动脉内放射治疗和激光治疗等，但效果并不理想。

理论上，对在体血管壁的任何损伤都会引起内膜增生性修复反应，如果这种非特异性组织增生反应过度，就会造成再狭窄。对机体组织而言，冠状动脉内支架一方面是一种异物，另一方面在支架置入过程中会造成不同程度的血管内膜损伤。因此，在置入支架后即开始出现血管壁对异物刺激的增生反应和血管对损伤产生的修复反应，表现为血管内膜的增生、中层平滑肌细胞的增殖和迁移，而且这种血管内膜和中层平滑肌细胞的增殖反应程度与血管壁损伤的严重程度有关，在哺乳动物，则损伤程度越重，修复反应越强烈。

随着大量随机临床试验的完成，越来越多的证据表明，对经过选择的冠状动脉病变，支架置入可使 PTCA 术后的再狭窄率显著下降，对于复杂病变和再狭窄风险高的病变，PTCA 后置入支架是非常必要的。这些病变包括大血管开口病变、弥漫性长病变、成角病变、钙化病变、完全闭塞病变、严重偏心病变、分叉病变、溃疡病变、PTCA 后再狭窄病变以及旋切/旋磨后的病变。

冠状动脉内支架的抗再狭窄作用主要是通过增加有效管腔面积来实现的，除了少数特制的支架如放射支架、涂层支架外，大多数普通支架本身对血管的再狭窄过程并无抑制作用。研究结果表明，PTCA 后，血管壁的弹性回缩可使 PTCA 获得的最大管腔损失 50% 以上，置入支架可将这种损失减少到小于 8%（图 7 - 2）。

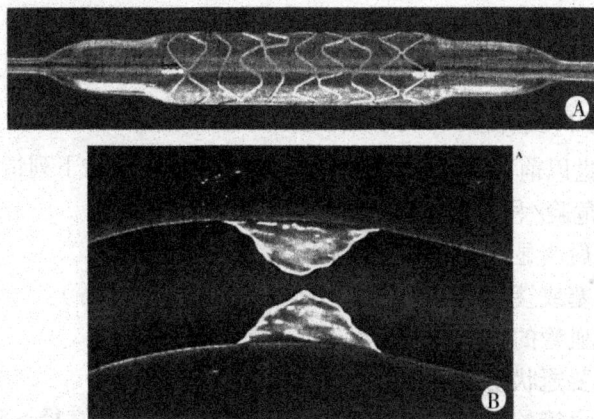

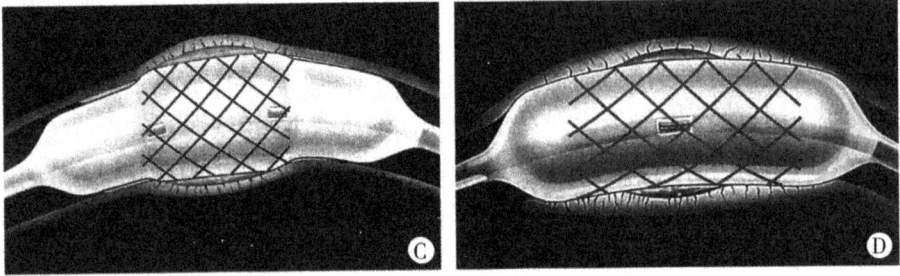

图7-2 对冠状动脉内病变置入支架后，能增加球囊扩张后的最小内径，有效防止病变血管壁的弹性回缩，预防再狭窄；图示 CVD 公司根据病变特点设计的"聚焦"支架（focus stent）

A. 扩张支架的球囊两端逐渐变细，称为无损伤两端，可防止在扩张支架时球囊两端过度扩张造成支架近端或远端血管壁损伤或夹层；B. 典型的冠状动脉内局限性狭窄病变模式图；C. 聚焦支架扩张时，球囊张力主要集中于支架和支架下病变血管壁，防止对病变近远端血管壁（支架两端）的过度撕裂；D. 采用常规球囊扩张支架时，有可能对支架两端对正常的血管壁造成过度撕裂或夹层，诱发支架内血栓或早期支架内再狭窄

（三）处理冠状动脉桥血管的狭窄病变

冠状动脉动脉搭桥术后，因桥血管或桥血管吻合口部位发生狭窄或闭塞而再次发生心绞痛的治疗较为困难。早期曾经采用再次搭桥术进行处理，但手术难度较大，并发症和病死率较高，患者难以接受。裸金属支架时代，对这类病变的处理，只要技术上可行，应首选 PTCA 后支架置入术。

冠状动脉动脉搭桥术后早期（<30天）发生心肌缺血，通常是桥血管血栓形成所致，可发生在大隐静脉桥和动脉桥，应在积极抗血小板的前提下尽早实施介入治疗；如缺血发生在术后1~12个月，其病因通常是吻合口附近的桥血管发生狭窄，这段吻合口狭窄（无论是动脉桥还是静脉桥）对球囊扩张反应较好，只要技术上可行，应首选 PTCA 后支架置入术，对大隐静脉桥血管实施介入治疗时，可因为斑块脱落等原因造成桥血管血流减慢，常可导致血栓形成、远端血管栓塞和急性心肌梗死发生，远端保护装置能降低远端血管栓塞的并发症，建议在介入治疗时应用远端血栓保护装置；冠状动脉动脉搭桥术后1年以上发生的缺血，通常提示桥血管和（或）自体冠状动脉发生了新的狭窄病变，对于自体冠状动脉的病变，只要技术上可行，应首选 PTCA 后支架置入术，对于桥血管病变的介入治疗要充分评价患者的获益后做出决定。

（四）冠状动脉内支架置入的具体适应证

药物洗脱支架问世以前，多数冠心病介入治疗专家认为，在下列情况下实施冠状动脉内支架置入具有较好的危险/利益比：

（1）球囊成形术后明显弹性回缩或残余狭窄 >30% 的病变。

（2）急性血管闭塞或接近闭塞的病变（如严重夹层、血栓等）。

（3）大隐静脉桥血管的狭窄病变。

（4）左主干和主要冠状动脉开口部狭窄病变。

（5）直径较大的血管的局灶性狭窄病变。一般认为，对于直径 >3mm 的血管置入支架能明显降低再狭窄率。

（6）直径较大的血管再狭窄病变，尤其是经单纯 PTCA、旋切/旋磨和支架治疗后的再狭窄病变。

（7）急性心肌梗死的罪犯血管病变。

（8）严重影响心脏功能的重要血管的狭窄病变，如左前降支和优势右冠近段的病变。

（9）术者认为需要置入支架处理的其他病变。

二、药物洗脱支架时代的支架置入指征

针对裸金属支架术后较高的再狭窄率问题，人们曾尝试改进支架表面性质、使用切割球囊血管成形术、定向冠状动脉内斑块切除术、血管内近距离放射和药物治疗等方法消除支架内再狭窄，都未取得满意结果。为了解决上述问题，由美国强生公司率先研制出的药物洗脱支架（即雷帕霉素洗脱支架 – Cypher™）在欧洲应用于临床，早期的临床试验（如 FIM、REVAL）显示置入该支架 6 个月时的支架内再狭窄率和靶病变血运重建率均为 0，心脏不良事件的发生率明显低于裸金属支架，药物洗脱支架以其卓越的安全性和效果被誉为介入心脏病学领域的又一个里程碑，开创了介入心脏病学的新纪元。于是，美国 FDA 于 2003 年 4 月批准了该支架在美国上市，同年晚些时候在全球很多国家陆续上市。2004 年 3 月 FDA 又批准另一种药物洗脱支架——紫杉醇洗脱支架（TAXUS™）上市。此后，国内一些企业研发的药物洗脱支架也陆续上市。不同厂家的支架，其制作工艺有所不同。到目前为止，市场上的药物洗脱支架已经有较多种类。为了便于了解这些药物支架的特点，我们人为地对其进行了分类。按照支架所携载的药物分为雷帕霉素及其衍生物洗脱支架（如美国生产的 Cypher™ 和 Endeavor™；国产的 Firebirdr™、Partner™ 和 EXCEL™ 等）和紫杉醇洗脱支架（如美国生产的 TAXUS™ 系列支架）两种；按照支架使用的聚合物是否可降解分为聚合物不可降解药物洗脱支架（如 Cypher™、Endeavor™、Firebird™、Partner™ 以及 TAXUS™ 系列支架）和聚合物可降解药物洗脱支架（如 EXCEL™）。

在介绍药物洗脱支架之前，首先要明确药物支架的概念。到目前为止，药物支架大体上分为两大类：一类是在金属支架表面包被磷酸胆碱、肝素、地塞米松和碳化物的药物涂层支架；一类是通过高分子聚合物将具有抗增殖作用的药物携载到支架表面的药物洗脱支架。本章节将要介绍的是后者。目前，国内使用的药物洗脱支架主要有强生公司生产的 Cypher™ 和 CYPHER Select™ 支架、波士顿公司生产的 TAXUS™ 系列支架、美敦力公司生产的 Endeavor™ 支架和我国上海微创公司生产的 Firebird™ 支架、山东吉威医疗制品有限公司生产的 EXCEL™ 支架和北京乐普医疗器械有限公司生产的 Partner™ 支架等。这些药物洗脱支架的共同特点：它们都是由裸金属支架平台、高分子聚合物（药物载体）和抗平滑肌增殖药物三个部分组成的。所不同的是：①高分子聚合物不同。EXCEL™ 支架所使用的高分子聚合物在体内 3~6 个月以后可以降解成 H_2O 和 CO_2，而其余支架的高分子聚合物都不能降解，将和金属支架部分一起永久留在冠状动脉内。②所携载的抗平滑肌增殖作用的药物不同。TAXUS™ 支架携载的是具有抗肿瘤作用的紫杉醇，Endeavor™ 支架携载的是 ABT – 578（一种雷帕霉素衍生物），其余支架携载的均为雷帕霉素。③涂层方法和工艺不同。EXCEL™ 支架采用的是专利技术的单面涂层工艺，即仅在支架接触血管壁的一侧涂层聚合物和药物，而其他支架则是在支架的所有部位都涂有聚合物和药物。正是药物洗脱支架之间的这些不同特点，导致了

它们不同的临床效果。

自 2003 年美国 FDA 批准药物洗脱支架（Cypher™）上市以来，全球实施的心脏介入手术量逐年增加。2004 年，美国有近 100 万例、我国大约 5 万例冠心病患者接受了冠状动脉支架置入治疗；到 2005 年，全球冠心病介入手术量超过 240 万例，我国有 8 万例。而事实上，我国需要置入支架治疗的冠心病患者远远大于这个数字，实际的年增长率在 30% ~ 40%，其中使用药物洗脱支架的比例为 70% ~ 90%，在许多大的心脏介入中心这个比例高达 95% 以上。

因为药物洗脱支架表面有聚合物和药物涂层，为防止因操作不当造成支架涂层的破坏，操作时要注意：避免用手直接抓握或擦拭支架、对钙化或狭窄较重的病变要充分预扩张后再送入支架；其余操作与裸金属支架相同。

药物洗脱支架在处理 PTCA 后靶血管急性闭塞或夹层等方面的作用与裸金属支架完全相同。所不同的是药物洗脱支架对预防靶血管近、远期再狭窄的作用明显优于裸金属支架。目前为止，关于药物洗脱支架的临床试验结果和专家共识都认为，对于再狭窄风险高的患者（如合并糖尿病的患者）和冠状动脉病变（如左主干病变、开口病变、前降支病变、小血管病变、弥漫性病变、偏心性狭窄病变、慢性闭塞病变和严重狭窄病变等），只要技术上可行，均可首选介入治疗并植入药物洗脱支架。但以下情况应列为药物洗脱支架的禁忌证：①对 316L 不锈钢、支架所使用的高分子聚合物和药物过敏者；②存在抗凝和抗血小板禁忌证者；③预期寿命小于 6 个月者；④孕妇及哺乳期妇女；⑤严重钙化病变，预期支架不能被充分扩张者。

具体植入药物洗脱支架的指征如下：

（1）术前存在 PTCA 后再狭窄的高危因素的患者，如高龄、不稳定型心绞痛、糖尿病、高血压、高胆固醇血症、肾脏疾病、吸烟及多支冠状动脉病变的患者。

（2）合并或不合并左前降支近段严重病变、无创检查提示有大面积或中等面积存活心肌的不稳定心绞痛/非 ST 段抬高性心肌梗死患者的 1 支或 2 支冠状动脉病变者。

（3）病变的解剖特点适合支架置入治疗，且患者左心室功能较好的多支冠状动脉病变患者。

（4）药物治疗无效、不适合再次外科手术治疗的大隐静脉桥局限性狭窄或多处狭窄的患者。

（5）严重的左主干病变（直径狭窄 > 50%）患者，存在外科手术禁忌证或者存在血流动力学不稳定情况需要在冠状动脉造影时急诊介入治疗的患者。

（6）术者认为需要置入药物支架的其他病变。

三、临床常用支架及其特点

（一）裸金属支架及其特点

临床上应用的支架绝大多数都是球囊预装被动扩张支架，反映这种支架主要特点的参数有：①支架直径，主要包括两个直径，即预装在球囊上的外径和球囊扩张、支架伸展后的内径。前者主要影响支架的通过能力和到位率，常用 French 号数表示；后者主要用于与病变血管相匹配，常用毫米（mm）表示。②支架长度，一方面反映支架金属撑杆的节段数，另一方面反应与病变长度的匹配情况，常用毫米（mm）表示。值得注意的是，当支架扩张后，都存在不同程度的缩短，因此，在定位病变（尤其是开口部位）时要考虑到这一点。③支架的支撑力，为了直观反映支架扩张后的支撑力，临床上常根据支架的结构进行大致分类，即支撑力较强的管状支架、较弱的缠绕支架和介于二者之间的混合支架。④支架扩张压力，包括3种。命名压，指将支架伸展到其标定直径所需要的压力，用大气压表示；爆破压；即引起支架球囊破裂的最小压力；伸展压；指支架伸展超过标定直径所需要的压力，介于命名压和爆破压之间。⑤可透视性，指支架两端的 X 线标志及支架本身在透视下的可见程度，可以帮助支架到位和准确定位。⑥顺应性，指支架通过弯曲血管或阻力病变时的可变形通过能力（图7-3）。⑦分支血管保护能力，即当支架盖过非开口病变分支血管时，对分支血流的影响程度；当盖过开口存在病变的分支血管时，通过支架网眼送入导丝、球囊和支架扩张分支病变的能力。

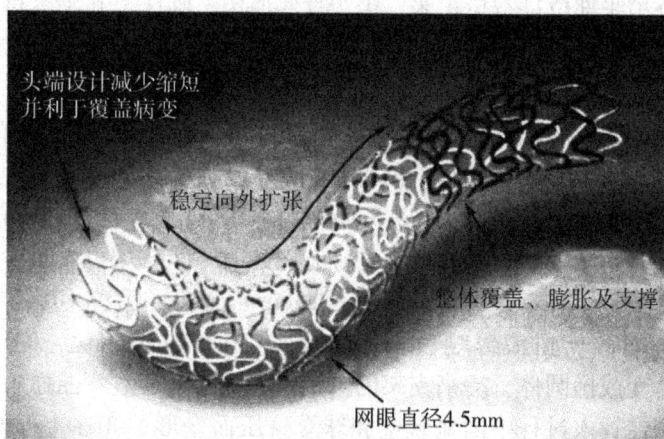

图7-3 举例说明冠状动脉内支架的常用参数，包括：①扩张后的外径（如3.0mm）；②扩张后的长度（如20mm）；③扩张后对血管壁的支撑力（管状支架）；④支架扩张压力（命名压：6个大气压；爆破压：16个大气压）；⑤可透视性（不带 X 线标记）；⑥顺应性：通过弯曲病变的能力；⑦分支保护能力（能通过支架网眼扩张分支血管）

世界各国制造冠状动脉内支架的厂家很多，他们所生产的支架在材料的选择、结构和外形的设计、制作工艺和性能方面都有所不同。由于受多种因素的影响，不同的医院、不同的导管室和不同的术者针对不同或相同的病变或病例所选用的支架也很不相同。这些情况虽然有利于支架制造的多样化和发展，但客观上也增加了临床医生对支架选择、使用和评价的难度。因此，目前很难从整体角度来评价各种支架之间的优缺点。对支架的比较结果大多数是基于支架的某一个或某几个特性而得出的。临床医生往往根据各自的知识、经验、条件和实际情况来选择支架。临床上曾应用较多的几种主要冠状动脉内裸金属支架有以下几种：

1. AVE 支架 该支架的材料是316L 不锈钢。早期的支架由 0.008in 的不锈钢丝编制而成，形状类似多个 "Z" 字连成的圈。单节长4mm，将不同数量的单节用激光焊接起来分别制成直径大小为2.5mm、3.0mm、3.5mm 和 4.0mm；长度为 8mm、12mm、24mm、30mm 和 40mm 几种规格的支架。X 线下有一定可视性，易于准确定位。后期推出的支架仍然使用了不锈钢材料，但是采用较为先进的激光切割技术成形、之后采用特殊的清洗和抛光等一系列处理程序制成，在支架的节段长度和节段数方面都做了相应的调整，因此，依然保留了该支架良好顺应性的特点。另外，该支架的网眼直径还能满足通过支架网眼对分支血管进行扩张和置入支架。因为这些优点，该直径常常被首选用于冠状动脉弯曲多、弯曲幅度大的病变和分叉病变。

2. BeStent 支架　BeStent 支架是美敦力公司生产的一种管状支架。支架材料是316L 不锈钢，经激光雕刻而成。由于采用了多节结构，其顺应性好，可通过弯曲的冠状动脉到达病变。常用型号有：直径 2.5mm、3.0mm、3.5mm、4.0mm、4.5mm、5.0mm 和 5.5mm；长度 15mm、25mm 和 35mm。

BeStent 支架的辐射支撑力较好；伸展后无缩短现象；支架两端各有一个金标志点，是准确定位支架的重要标志；其支架网眼也可满足对分支血管进行扩张或支架置入的操作。BeStent 支架的缺点是使用前需要术者将支架捏装在球囊上，因此，降低了支架的顺应性，增加了支架的脱载率；此外，如果支架扩张不充分或者球囊有压迹，还需换用非顺应性高压球囊对支架未充分扩张部位进行后扩张。因为这些原因，临床上几乎不再使用该种支架。

3. XT 支架　是由爱尔兰 BARD 公司生产的球囊扩张支架。1995 年 10 月用于临床，有非预装和预装球囊扩张支架两种。XT 支架结构与 AVE 支架类似的 "Z" 构造，每个 "Z"圈由一根钢丝联接，用以增加支架的顺应性。支架在 X 透视下可视性较好，易于定位。

XT 支架的钢丝较粗，支撑力较好，但弹性回缩的程度也较大，需通过 7F 指引导管输送。常用型号有：直径有 2.5mm、3.0mm、3.5mm 和 4.0mm 四种；长度有 6mm、11mm、15mm、19mm、24mm、30mm 和 37mm 七种。除严重钙化病变外，XT 支架可用于其他各类病变。

4. Gianturco - Roubin II 支架　Gianturco - Roubin II 支架（简称 GR II 支架）是一种缠绕型球囊预装支架，对分支血流影响较小。与其前身 GR 支架相比，GR II 具有重要改进：①由不锈钢圆柱体变成椭圆体，提高支架的顺应性，更容易通过弯曲血管；②各圈之间由长条钢丝焊连，防止在置入过程中因血管壁和球囊挤压而变形；③在支架两端增加 X 线识别标志，便于准确定位。常用型号有：直径 2.5mm、3.0mm、3.5mm、4.0mm、4.5mm 和 5.0mm 六种，长度为 20 ~ 40mm。

5. Multi - Link 支架　Multil - Link 支架（又称为 Bronco ACS 支架），1993 年用于临床。材料为不锈钢，经激光雕刻制成。由于环与环之间的间隙较小，伸展后所支撑的血管内壁也较光滑，对血管壁夹层、血栓和内膜片等具有较好的覆盖和贴附作用。与其他支架相比，Multi - Link 支架的金属表面积有所降低，有利于减少血栓形成。

常用型号有：直径 2.5 ~ 4.0mm，长度 15mm、25mm 和 35mm 三种。支架伸展后其长度基本不缩短。由于外径较小和顺应性较好，这种支架可通过 6F 指引导管输送。

6. Nir 支架　Nir 支架由 Boston Scientific 公司生产，也是由不锈钢管经激光雕刻而成，支撑力适中，纵向弯曲性能好，可通过明显弯曲的血管到达远端病变，而且支架伸展后病变血管段仍然能保持原有的弯曲度。常用型号有：直径 2.5 ~ 5.0mm，长度 9mm、16mm、25mm 和 32mm 四种。

Nir 支架的优点有：①外径小（ < 1.0mm）；②金属表面积小（11% ~ 18%），可通过 6F 指引导管输入；③弹性回缩小于 < 1%，支撑力适中，伸展后的缩短率 < 3%；④适用于绝大多数类型和部位的狭窄性病变。

7. Palmaz - Schatz 支架　Palmaz - Schatz 支架（简称 PS 支架）是由美国 Cordis - Johnson& - Johnson 公司生产管状支架，由不锈钢管经激光雕刻而成，具有较强的支撑能力。

同其他类型的支架相比，PS 支架的顺应性相对较差，通过弯曲度较大或角度较大的分支血管较为困难，常需使用支持力较强的指引导管，例如 Amplatz 指引导管。

PS 螺旋支架 1994 年试用于临床，对原有 PS 支架作了很多改进：骨架厚度增加 60%，达到 0.07～0.09mm，支撑力增强，可透视性提高。有四种长度可供选择，分别为 8、10、15 和 20mm。8mm 支架为单节结构，中间无关节；10mm 支架为双节，中间 1 个关节；15mm 和 20mm 支架为三节，中间有两个关节。这种设计提高了长支架的顺应性。

PS 支架多用于无明显弯曲的冠状动脉血管病变（如主干病变）、开口处病变和严重钙化的病变。此外，PS 支架在首次膨胀后，常需要再次使用非顺应性球囊进行高压扩张，使支架壁贴良好。

8. Wallstent 支架　是由瑞士的公司制造的自膨胀支架，也是第一种应用于临床的冠状动脉支架。支架由数根不锈钢丝编成，经压缩后固定在球囊上，支架外面包有二层反折膜，向后回拉支架包膜可使支架释放并自动膨胀。为了使支架扩张完全，多数情况下须采用球囊对支架进行辅助扩张，使支架贴壁更好，减少血栓发生率。常用型号：直径 2.5～6.0mm，长度 15～50mm。

1989 年以后出厂的 Wallstent 支架在其钢丝表面镀上了一层聚乙烯膜，目的是减少血栓形成。Wallstent 自膨胀支架主要用于粗大、走行较直且无重要分支的血管病变，如右冠、大隐静脉桥等。

Wallstent 支架的禁忌证：①距左主干不到 10mm 的病变，防止因 Wallstent 支架两端血管内膜增殖造成左主干狭窄；②漏斗状或锥形血管病变；③过度弯曲的病变；④病灶近端血管径 <3.0mm。

9. Wiktor 支架　是由美国 Medtronic 公司生产的一种球囊扩张支架。用钽丝交错弯曲织成，各个弯曲之间互不重叠，在扩张状态下结构疏松，按表面积算只覆盖很少一部分血管内壁（<10%）。钽丝表面经过特殊电化学处理，能减少血栓形成。Wiktor 支架经压缩后预装在聚乙烯球囊上，支架扩张后缩短不明显。由于柔顺性较好，易于通过弯曲的血管段；在 X 线下可视性好，易于示踪和准确定位；但是该支架的支撑力略低于 PS 支架，与 GR 支架相似。

10. Tenax–X 支架　是由德国 Biotronik 公司生产的 316L 不锈钢支架，表面覆盖一层 0.08μm 的 S–H 膜，在支架靠两端的两个单元骨架外表面还覆盖一层 7μm 厚的金膜，透视下清晰可见。

此外，该公司还生产一种球囊和支架联体导管，球囊和支架呈串联方式排列在导管头端。主要设计目的是可以不必交换导管，就可以一次完成对病变的预扩张和支架置入。

11. CVD 支架　CVD 公司生产一种具有独特特点的冠状动脉内支架，即聚焦支架（focus stent）。特点是当球囊扩张支架时，球囊两端的非损伤性设计可以防止对病变近远端血管壁的过度扩张或撕裂，对预防血管夹层和术后再狭窄有益。

聚焦支架由于球囊压力相对集中于支架部位，因此，可采用高压力安全扩张病变，同时发生支架两端血管壁撕裂和夹层的危险性并不增加很多。这样，能更为完全地扩张病变，增加病变部位的最小管腔内径，减少血管弹性回缩，降低术后支架内再狭窄率（图 7-4，图 7-5）。

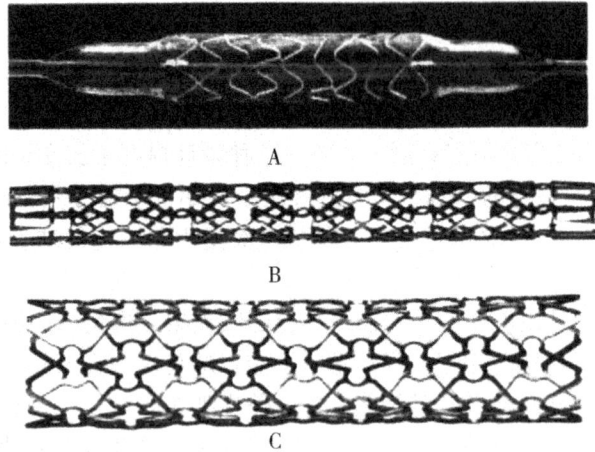

图 7 - 4 CVD 公司的聚焦支架

A. 球囊扩张时，张力主要集中在支架部分以及支架周围血管壁的病灶，对支架两端相对正常的血管壁损伤很小，能有效防止发生支架近远端血管撕裂或夹层；B. 呈球囊捆绑状态的聚焦支架；C. 完全扩张后，支架长度有所缩短

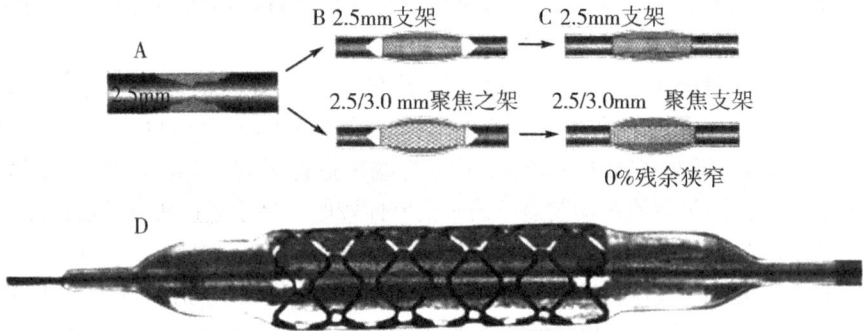

图 7 - 5 CVD 公司聚焦支架的病变扩张原理

A. 直径 2.5mm 冠状动脉血管的局限性狭窄病变模式图；B. 采用不同的支架扩张病变，普通支架能达到支架外径：血管内径 1：1（上图），而聚焦支架则能扩张到支架外径：血管内径 1.2：1（下图）；C. 撤除球囊后，经普通支架扩张的病变将发生弹性回缩，留下不同程度的残余狭窄（上图），经聚焦支架扩张的病变虽然也存在弹性回缩，但可以不遗留残余狭窄（下图）；D. 聚焦支架扩张到标准外径时，支架两端的非损伤性设计使裸露的球囊部分不会过度扩张，有效减轻对支架两端临近血管的撕裂和损伤

12. BiodivYsio 支架　BiodivYsio 公司生产的特征性支架有两种：①PC 涂层支架：这种支架的骨性结构表面涂有一层亲水涂层，能有效防止血小板的黏附和聚集，预防支架内血栓形成；②小血管支架：一般认为，对直径为 3.0mm 以下的冠状动脉小血管置入金属支架的再狭窄率和支架内血栓发生率都很高，因此，临床上一直避免在这些小血管内置入支架，大多数公司在很长时间内也一直不生产直径 3.0mm 以下的冠状动脉支架。自从 BiodivYsio 公司

的亲水涂层支架获得满意的临床效果后，便开始向临床推广应用直径≤2.75mm 的小血管支架。实际应用结果表明，支架内血栓和再狭窄的发生率与直径 3.0mm 以上的支架相比没有显著差别。

13. AMG 支架　Aing GMBH 公司生产的冠状动脉内支架具有很好的柔顺性和血管跟随性，也容易通过支架网眼扩张被支架覆盖的血管分支。在高倍镜下观察，支架基本骨架结构表面非常光滑，病变通过能力较强（图 7-6）。

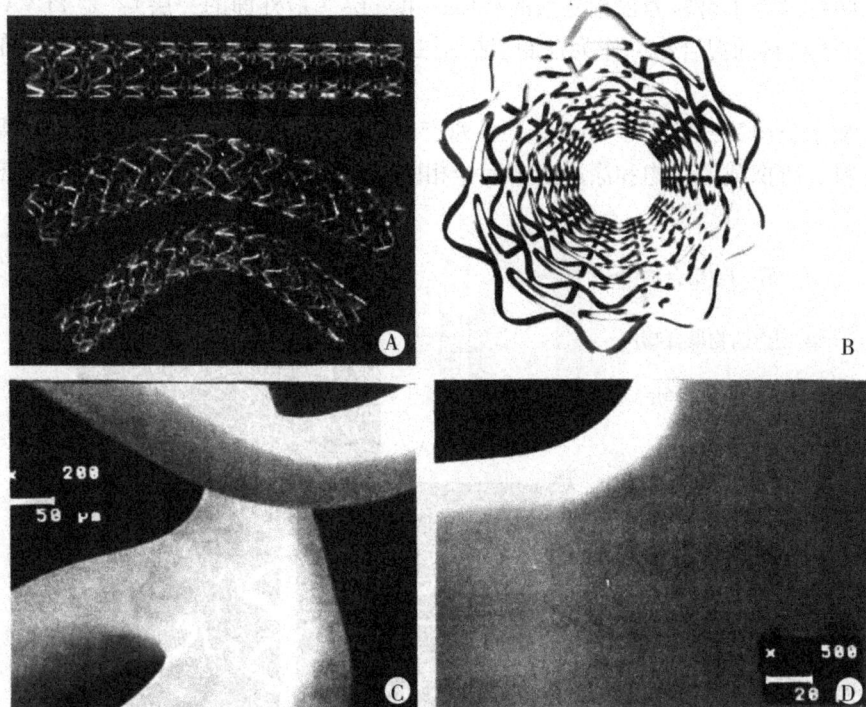

图 7-6　Amg GMBH 公司生产的冠状动脉内支架
A. 支架扩张后，具有很好的病变血管顺应性和弯曲血管跟随能力；B. 较为稀疏的支架网眼很容易通过导丝、扩张球囊和支架球囊，处理被支架覆盖的分支血管病变；C. 放大 200 倍观察，支架骨架结构表面光滑；D. 放大 500 倍观察，支架表面仍然很光滑

14. 国产微创支架　中国微创公司生产的 microport 冠状动脉内支架。为激光雕刻的 316L 不锈钢支架，预装在 monorail 球囊导管上，价格相对便宜。

（二）药物洗脱支架及其特点

1. Cypher™ 支架　是全球第一个药物洗脱支架。由强生公司生产制造，最早于 2000 年 8 月在欧洲进行了多中心人体试验研究（RAVEL 试验），该试验于 2001 年 8 月全部完成随访工作。该支架通过对 RPM 的可控性释放来抑制血管平滑肌细胞的增长，降低再狭窄的发生。心扉支架在 2003 年 4 月获得美国 FDA 认证，试验结果于 2001 年 9 月在斯德哥尔摩召开的欧洲心脏病学会议上公布。6 个月 QCA 分析：试验组（Cypher™ 支架组）平均管腔直径减少（0.01±0.33）mm，再狭窄发生率 0，随访 1 年试验组 MACE 发生率 5.8%；对照组（裸支架组）平均管腔直径减少（0.80±0.53）mm，再狭窄发生率为 26%，随访 1 年试验组

MACE 发生率 28.8%。该支架以其神奇的抗再狭窄效果和较低的心脏事件率被誉为介入心脏病学领域的第三个里程碑，并荣登 2001 年 AHA 十大研究进展榜首，开创了冠心病介入治疗的新纪元。

Cypher™ 的裸支架平台为闭环结构的 Bx VELOCITY™，是经激光雕刻而成的 316L 不锈钢支架，支架被三层不同的不可降解聚合物包被。其中，第一层（最里面的一层）为聚对二甲苯 - C，这一层不含有雷帕霉素；第二层为高分子的 PEVA 和 PBMA 聚合物和雷帕霉素的混合物，两种高分子材料为雷帕霉素的载体；第三层（最外面的一层）：是 PEVA 和 PB - MA 两种高分子材料的混合物，作为控制层控制雷帕霉素的释放速度，这些聚合物在体内均不能降解。

随后，强生公司又开发出了 Cypher™ 系列产品 Cypher - Select™ 支架。二者的裸支架材料、涂层材料、所携载的药物和涂层工艺完全相同，只是改进了裸支架的结构，见图 7 - 7。

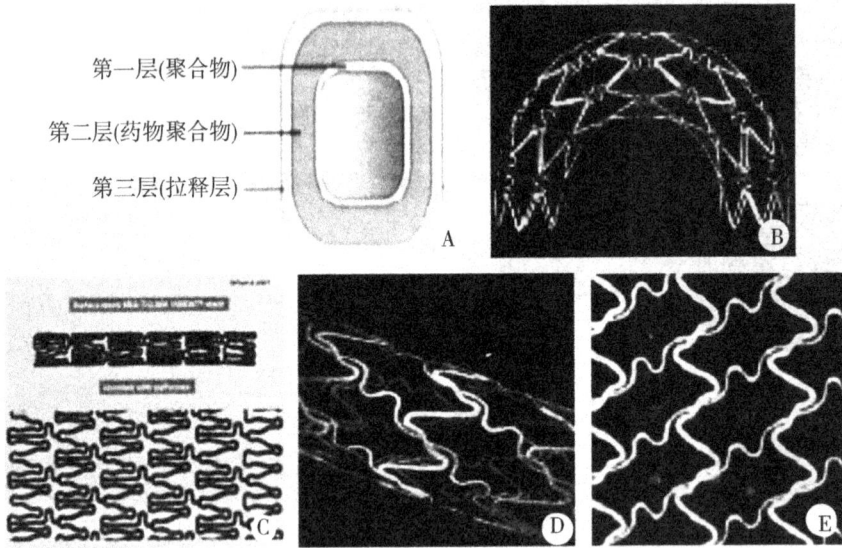

图 7 - 7　Cypher™ 系列支架（图 A、B 和 C 是 Cypher™ 支架；
图 D 和 E 是 Cypher - Select™ 支架）的结构及特点

A. 支架撑杆的截面图，所示为涂层的三层结构示意图；B. 为支架展开的立体结构图，显示了支架顺应性和支架网眼情况；C. 支架展开前及展开的平面图；D. 支架展开的立体结构图，与 Cypher™ 支架比较，在金属环的连接臂方面做了改进；E. 支架展开的平面图

2. Taxus™ 支架　是波士顿科技公司制造的另一种药物洗脱支架，其裸支架平台是 Express - 2，所使用的药物是具有抗肿瘤作用的紫杉醇，通过聚合物将紫杉醇携载到裸支架上，其中的聚合物起到控制紫杉醇释放速度的作用，紫杉醇则通过多种途径抑制支架内平滑肌细胞过度增生而防止再狭窄。进入人体后药物的释放方式与 Cypher™ 支架有所不同，最初的 48 小时，药物以爆炸式的方式释放，随后 10 天内缓慢释放，30 天内，支架上药物释放完毕。2003 年 11 月获得美国 FDA 认证。随后在欧洲的许多国家、新加坡、中国香港、印度、南非、中东部分地区、墨西哥、阿根廷、土耳其、中国内地和巴西等国家和地区上市。

有 Taxus SR™、Taxus MR™、Taxus Express－2™ 和 Taxus Liberte™ 等几个品种的支架。Taxus Liberte™ 是针对弯曲度大、直径小的血管病变设计的，见图 7－8。

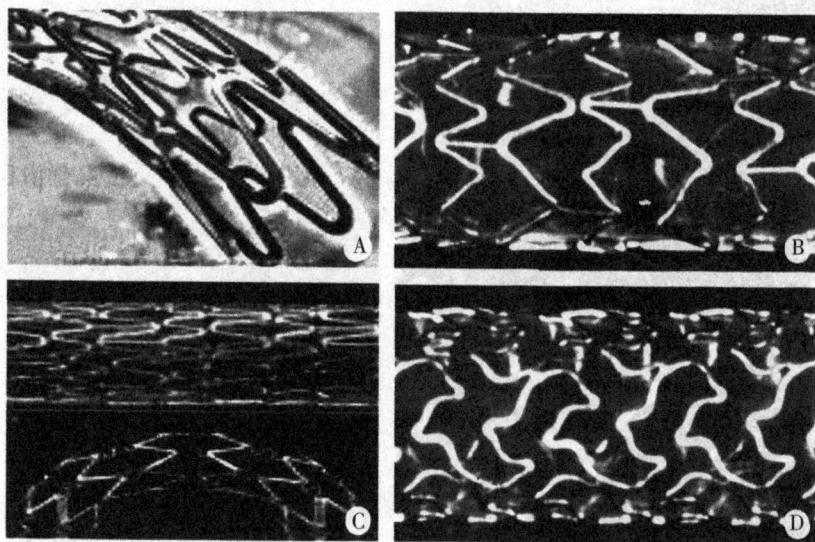

图7－8　Taxus™系列支架的结构及特点

A. Taxus™ 展开的立体结构图；B. Taxus Express－2™ 支架展开的立体结构图；C. Taxus Express－2™ 支架展开前及展开后的立体图；D. Taxus Liberte™ 支架展开的立体结构图

3. Champion™支架　是佳腾（Guidant）公司研制生产的药物洗脱支架，有两种不同的类型。两者的裸支架平台分别为不锈钢材科的 S－支架和 ML Vision 支架，前者使用了可降解聚合物作为药物载体，后者使用了不可降解聚合物作为药物载体，但是二者所携载的药物都是雷帕霉素的衍生物（everolimus）。

4. Endeavor™支架　是美顿力（Medtronic）公司研制生产的，其裸支架平台是钴铬合金材料的 Driver 支架，使用的药物载体是磷酸胆碱，所携载的药物是一种平滑肌细胞抑制剂 ABT－578，与雷帕霉素的作用机制近似。该支架进入中国市场的时间较晚。

5. Firebird™支架　2003 年，国产第 1 个药物洗脱支架在上海微创医疗器械有限公司研制成功，2004 年 10 月经国家食品药品监督管理局（SFDA）批准上市。2008 年 1 月 16 日，该公司又研制出第二代药物洗脱支架也获得了 SFDA 的上市批准。

6. Excel™支架　是由吉威医疗制品有限公司率先开发和研制的第一个聚合物可降解药物洗脱支架。其生产商将其称为第三代药物洗脱支架，其裸支架平台是开环结构的不锈钢 S－Stent，使用的聚合物为可降解聚乳酸，聚合物所携载的药物为雷帕霉素。与其他的药物洗脱支架比，其突出的特点有：第一，载药聚合物为聚乳酸，在人体内最终可降解为 CO_2 和 H_2O；第二，单面涂层（也称为非对称涂层），仅在支架接触血管壁一侧的支架撑杆上涂一层聚合物和雷帕霉素的混合物；第三，现有的管状支架中，其顺应性和分支保护能力较好，易于通过成角病变、弯曲较多的血管到达病变，常用于成角和分叉病变。理论上，该支架除了具有抗再狭窄的作用外，可以克服以前的药物洗脱支架因为全面涂层导致的内皮化延迟和聚合物不降解所致的局部炎症反应的缺点，见图 7 - 9。

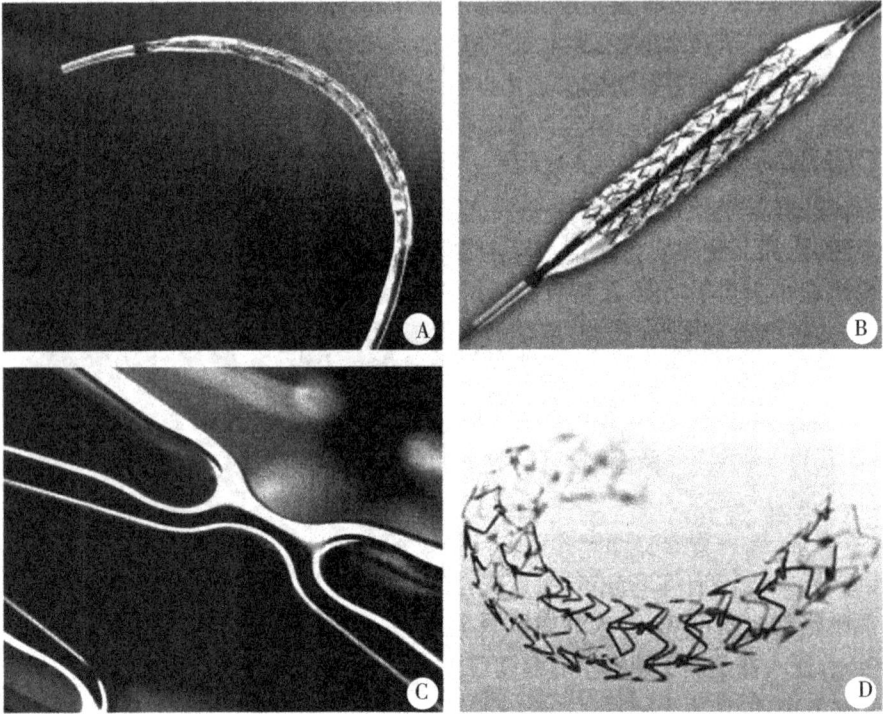

图 7 - 9 Excel™ 支架的结构及特点

A. 支架预装在球囊上，支架预装后整个输送系统的顺应性较好；B. 支架被充分扩张后，
其缩短率较低；C. 涂层后的支架撑杆表面；D. 充分扩张后的支架，其顺应性较好

7. Partner™ 支架 2005 年 12 月经国家食品药品监督管理局（SFDA）批准上市，在支架
材料、涂层材料和涂层工艺方面与 Firebird™ 和 Cypher™ 支架相似。

（包布仁白乙拉）

第二节 支架置入的术前准备与术后处理

一、患者术前准备

（一）一般准备

（1）术者要向患者及家属讲明手术的主要操作过程、危险性、可能的并发症及其处理
措施（尤其临时起搏器和 IABP 置入等严重并发症的处理措施）。

（2）再次询问相关病史（是否有心肌梗死、糖尿病、肾脏病、消化性溃疡及不能长时
间卧床等病史）。

（3）碘过敏试验。

（4）触诊双侧股动脉、足背动脉和双侧桡动脉搏动并听诊有无血管杂音，拟行桡动脉
途径手术者，需做 Allen 试验并将结果记录在手术申请单上。

（5）深吸气、屏气、咳嗽及床上排尿、排便训练。

（6）双侧腹股沟区备皮（桡动脉途径的双上肢备皮）。

（7）对过度紧张焦虑的患者，术前一天晚上给适当镇静剂口服，保证休息。

（8）术前 6h 禁食、禁水并建立静脉通道酌情补液。

（9）签署手术知情同意书。

（10）核实手术押金的落实情况。

（二）常规检查项目

（1）血、尿、粪常规及粪潜血。

（2）血生化（尤其肾功能、肝功能、电解质、心肌标志物）和血清学检查。

（3）检测血小板聚集功能，了解有无阿司匹林和（或）氯吡格雷抵抗。

（4）心电图和（或）Holter 检查，以了解术前心肌缺血的部位、程度和有无影响手术安全的心律失常。

（5）心肌梗死或心功能不全的患者，术前行超声心动图检查，了解室壁运动、有无室壁瘤、左心室附壁血栓和左心室功能，以便判断靶病变部位和选择恰当的血运重建策略。

（三）药物准备

1. 阿司匹林 100～325mg，每日 1 次，术前 3～5 天开始至术后长期服用。

2. 氯吡格雷 术前 3～5 天开始口服 75mg，每日 1 次；如果急诊手术，则至少术前 6h 顿服 300mg；置入裸金属支架者术后继续口服至少 1 个月；置入药物洗脱支架者双联抗血小板治疗至少 1 年，但近年来随着对药物洗脱支架晚期血栓事件的关注和认识，国外一些学者建议对复杂病变和血栓形成风险高的患者置入药物洗脱支架（尤其是置入多支架）者，双联抗血小板治疗的时间应延长到患者不能耐受为止；但是随着药物支架的不断改进，支架术后的抗血小板治疗也将发生改变。

3. 在进行介入操作前，确认患者已经肝素化。

4. 糖蛋白 IIb/IIIa 受体阻断剂 该类药物的抗血小板效果和安全性已经被国外多个大规模临床试验证实。目前国产的盐酸替罗非班已经在临床上广泛应用，PCI 术中的使用方法：在导丝通过病变前，10μg/kg 静脉注射 3min 以上，之后 0.15μg/（kg·min）持续静脉滴注 36h；用药期间检测血小板数量和血小板聚集功能；对于年龄 >75 岁以上者，术中肝素用量应减半。

5. 他汀类药物 对于急性冠状动脉综合征患者，其重要性不亚于抗血小板药物。

（四）特殊准备

（1）对术中急性闭塞风险高、心功能较差和高危左主干病变等患者，要事先通知心血管外科做急诊搭桥手术的准备。

（2）对术前肾功能异常（尤其肌酐清除率 <30ml/min）的患者，术前 6～12h 至术后 12h 持续静脉输入等渗生理盐水 1～1.5ml/（kg·h）水化治疗，监测尿量，对左心功能不全者要监测血流动力学和合理使用利尿剂；术中使用等渗造影剂并严格控制造影剂用量。术前 1 天口服乙酰半胱氨酸 600mg，每日 2 次，对预防造影剂肾病更为有利。

二、术者的术前及术中准备

（1）参加术前讨论，全面了解患者的病情和主要病史。

（2）亲自核实患者各项术前准备的落实情况和结果。

（3）对曾经接受 PCI 治疗的患者，要仔细阅读其手术光盘以获取必要信息。

（4）对高危和病情复杂的患者应制定个体化的术前准备和手术方案，并通知手术班子成员做好手术设备（包括除颤器、IABP 和临时起搏器等）、器械、抢救药品和物品的准备。

（5）完成冠状动脉造影后，仔细分析病变特点，评价所选择的支架能否顺利通过并到达病变部位；对于需要预扩张的病变，确认进行了充分预扩张并借此了解病灶的可扩张性。

（6）检查并确认指引导丝稳定位于病变血管的最远端，能为支架置入提供必要的支撑力和轨道。

（7）检查指引导管与病变血管开口处于稳定的同轴状态，不至于因为推送支架或在需要深插指引导管提供额外支撑力时，造成引起指引导管移位而损伤血管内膜。

（8）打开支架无菌包装前，再次核对包装上所标示的支架参数与所需要的参数一致。

（9）分析支架不能通过或到达病变时，为防止支架脱载所采取的撤出支架的措施的安全性和可能性。

（10）术者在术中要不断根据随时发生的情况，分析和判断支架置入后，通过支架处理远端血管严重夹层、冠状动脉穿孔、大的分支闭塞、无复流、再灌注心律失常、循环崩溃等紧急情况的可能性和具体方法。

三、患者的术后处理

（一）普通情况的处理

（1）返回病房即刻测血压、做心电图（病情不稳定者给予心电监护）、听诊心肺。

（2）患者转移到病床后，即刻查看血管穿刺部位有无出血、血肿；比较双侧肢体的皮肤温度、颜色、静脉回流及足背动脉（或桡动脉）搏动情况；之后 2h 内，每 15min 巡视上述情况 1 次，2~6h 期间每 1h 巡视 1 次，6h 后常规巡视。

（3）术后 ACT < 180 秒即可拔除鞘管，在压迫止血过程中出现迷走反射者，可静脉注射阿托品（0.5~1.0mg/次）和（或）多巴胺（5~20mg/次），与此同时可适当加快补液速度，使血压维持在 90/60mmHg 以上、心率不低于 50 次/分为宜。

（4）股动脉穿刺部位的止血方法不同，术肢制动和平卧时间不同。缝合止血者卧床 4~6h 后可床上活动（老年患者要适当延长卧床时间）；手工压迫止血者，弹力绷带加压包12h，之后改成非加压包扎，12~24h 可以在床上活动，无血管并发症者 24h 后可下床活动。

（5）对卧床期间排尿困难者，可在医生协助下在床上排尿，仍排尿困难者，应及时导尿，以免因为尿潴引起心率、血压波动。

（6）置入药物洗脱支架者，术后双联抗血小板时间至少 12 个月（阿司匹林 100~325mg，每日 1 次；氯吡格雷 75mg，每日 1 次），之后阿司匹林长期服用；期间注意监测血小板数目、血小板聚集功能和有无消化道出血等情况；对于术后需要持续静脉输注 GPⅡb/Ⅲa 受体拮抗剂者，要监测血小板聚集功能和血小板数目，防止致命性出血并发症的发生。

（7）监测心电图变化，术后 6h 常规复查 CK、CK-MB 及肌钙蛋白的变化，了解有无术后新发心肌梗死。

（8）对于具有造影剂肾病高危因素的患者，术后2～3天要及时复查肾功能。

（9）对于无并发症的患者，术后72h可以出院。

（10）所有患者都应该接受冠心病危险因素的干预和预防。

（11）根据患者的具体情况，出院前制定未来的运动或体力劳动计划。

（12）出院前，详细告知患者随访时间、方式和随访内容。

（二）特殊情况的处理

（1）可疑腹膜后出血者，快速静脉补液，争取时间行超声和腹部CT检查明确诊断；对确诊腹膜后出血者，根据血压、血红蛋白（或红细胞比积）变化，快速补液或输血，如补液或输血中血压仍难维持者，急诊外科手术修补。

（2）发生动静脉瘘者，先保守治疗，无效者请外科手术修补。

（3）发生假性动脉瘤者，根据超声检查结果采取手工压迫、超声引导下压迫或者超声引导下瘤腔内注射凝血酶粉的方法消除瘤腔，之后理疗促进积血吸收。

（4）因卧床导致下肢深静脉血栓者，应及时发现，尽早给予抗凝或溶栓治疗，无效者请血管外科取栓或者放置下腔静脉滤器。

（5）术前存在肾功能损害者，术后继续水化治疗12h，600mg乙酰半胱氨酸每日2次口服，连服1～2天；监测血肌酐变化，必要时血虑或透析治疗，防止永久性肾功能不全发生。

（6）心绞痛复发且持续不缓解者，尤其伴有心电图缺血改变或较术前缺血加重者，应急诊复查冠状动脉造影了解是否发生了支架内血栓。

（7）对于发生了支架内血栓者，根据现有条件、患者血流动力学情况、靶血管供血范围、术者对手术成功的把握以及患者和家属的愿望，选择药物治疗（包括溶栓、抗血小板和抗凝治疗等）、再次PCI或急诊冠状动脉旁路移植术。

（包布仁白乙拉）

第三节　冠状动脉支架置入的操作技术

无论是Bail Out还是De Novo支架置入，其操作步骤基本相同。在实际送入支架以前，首先要根据病变特征和病变所在血管的特征选择合适的支架。一旦支架选择妥当，即可按下述步骤进行置入操作。

一、支架置入前的准备工作

（一）药物准备

请参见本章第二节。

（二）仔细判读病变，对将要采取的支架置入策略心中有数

（1）首先分析判断所选择的支架能否顺利到达和通过病变：对于需要预扩张的病变，确认进行了充分预扩张（尤其是拟置入药物支架的病变）。对病变预扩张的目的是：①了解病变的可扩张性。球囊不能充分预扩张的钙化性病变不宜置入支架，以免支架被卡在病变处脱载或者支架伸展不理想，造成支架贴壁不良。②为送入支架建立通道。为达到这一目的，

对于预扩张后有明显弹性回缩者，可考虑更换较大直径的球囊再次扩张。③了解患者对病变血管完全闭塞的反应，以便在置入支架前采取适当的预防措施。例如对于预扩张时出现严重心绞痛者，可进行抗心绞痛治疗；出现心动过缓者，放置临时起搏器；出现明显血压下降者要用升压药或考虑置入 IABP；出现心律失常者使用抗心律失常药物。

（2）检查导丝稳定位于病变血管的最远端，能为支架置入提供必要的支撑力和轨道。

（3）检查指引导管与病变血管开口处于稳定的同轴位置，不至于因为推送支架引起移位；当需要深插指引导管提供额外支撑力时，导管头端不至于引起血管壁损伤。

（4）评价如果支架不能到达或通过病变时，撤出支架的可能性、安全性和方法。

（5）评价支架扩张后，通过支架处理远端血管严重夹层的可能性和方法。

（三）支架和相关器械的准备

（1）再次核对无菌包装上的支架参数与所需要的参数一致。

（2）牢记将要扩张支架的命名压和球囊爆破压。

（3）不要浸泡、挤压、折叠、手捏或用纱布擦拭药物洗脱支架。

（4）不要预先负压抽吸预装支架的球囊。

（5）根据病变特点选择合适的导丝并对导丝头端进行塑形。

（6）检查压力泵并抽吸适量经过稀释的造影剂。

二、支架的输送和定位

目前使用的大多数球囊预装支架都采用端轨球囊导管。具体输送操作步骤如下：

（1）术者固定指引导管和导丝，助手将导丝尾端穿入球囊导管端轨开口并轻轻送至指引导管尾端附近并固定导丝。

（2）术者完全松开指引导管 Y 形接头的活瓣开口，轻柔、无阻力地向前推送支架，直至球囊导管的端轨结束，导丝和导管分开。

（3）拧紧 Y 形接头活瓣，松紧程度以既能顺利抽送导管又不出血为宜。

（4）此时助手松开导丝，术者一手固定指引导管和导丝，一手稳定向前推送支架。当到达导管尾部的两个标志处时，开始在透视下观察指引导管、导丝和支架的位置。

（5）在透视下前送支架，观察球囊标志的移动，直到支架到达指引导管开口处。

（6）造影确认指引导管和导丝的位置是否正常，留意病变周围的透视参照标志，以便帮助粗略地指导支架定位。

（7）在透视下前送指引导管，体会支架输送过程中的阻力，同时观察指引导管回缩和移位情况。一旦阻力过大或指引导管移位明显，应停止前送支架。

（8）调整好指引导管的位置，仔细查找阻力过大的原因。如果是由于指引导管的支撑力太小引起，可考虑深插指引导管增加其支撑力。

（9）当预计支架到达病变部位时，停止向前推送支架。推注造影剂以协助支架准确定位。必要时进行电影造影确认支架位置满意（图 7 - 10B）。

（10）术者固定指引导管、球囊导管和导丝，助手连接压力注射器，负压抽吸排空球囊，迅速充盈球囊使支架扩张。

对于经过较完全预扩张的病变，较容易将支架输送到位。但对于未能充分预扩张的钙化病变或严重弯曲的血管，在输送支架时如果阻力较大，不要勉强用力推送，以免造成支架脱载或嵌顿。一条重要的经验是：推送单纯球囊导管具有明显阻力的血管或病变，在输送支架时一定会非常困难。此时，应换用顺应性好的短支架或者采用耐高压球囊再次对病变进行充分预扩张。必要时可对支架进行适当的预成形，但这种操作只能由具有丰富经验的术者进行。

在定位支架时，应注意如下问题：①对于左主干开口和右冠开口的病变，由于主动脉壁肌肉丰富，弹性回缩明显，应使支架近端超出血管开口 1.0 ~ 2.0mm（突出于主动脉腔内 1.0 ~ 2.0mm），以便支架能发挥有效的支撑作用。此外，当支架扩张后，一定要用耐高压球囊对冠状动脉开口处或支架扩张不充分的部位进行高压后扩张，保证支架贴壁良好；②对于冠状动脉其他大分支开口处的病变（三叉病变），则不应使支架超过开口，以免影响分支血管的血流；③对夹层病变置入支架时，首先要保证支架远端能完全覆盖夹层，以便在支架偏短时能顺利地在支架近端置入第 2 枚支架，尽可能避免通过支架处理远端病变。

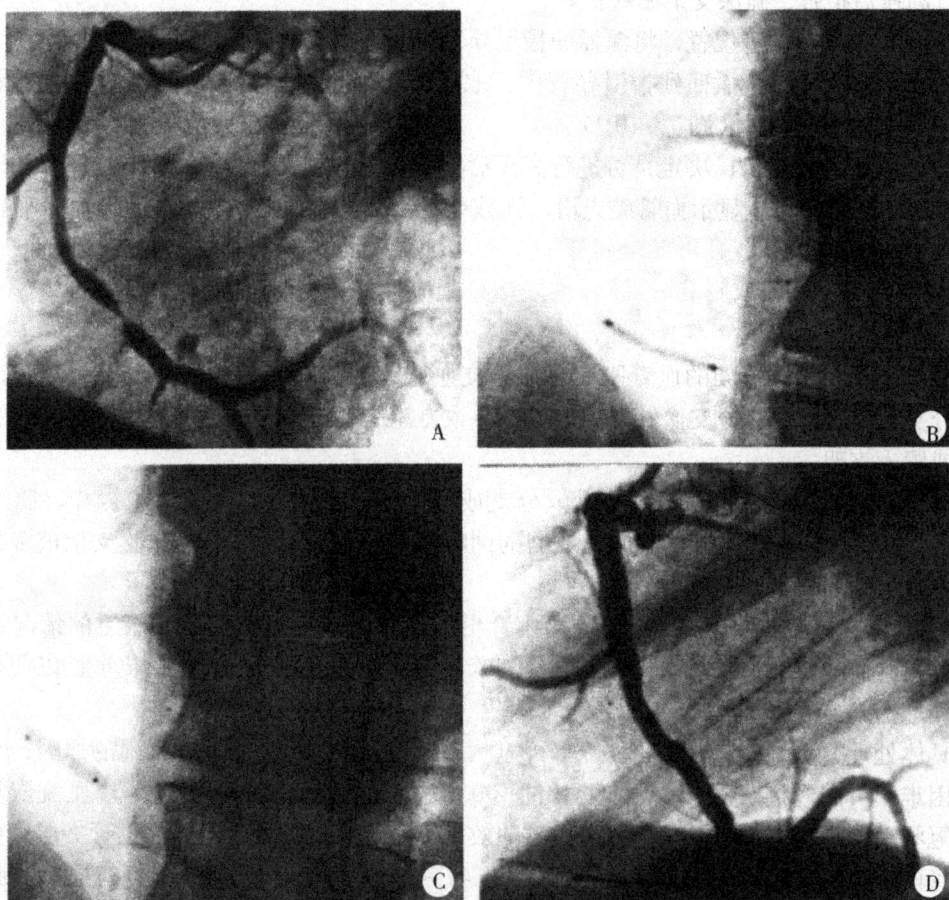

图 7 - 10　右冠状动脉中段病变内支架置入基本操作过程
A. 支架置入前右冠状动脉造影，评价需置入支架的病变特点，选择合适的支架参数；B. 将支架送至病变处完全覆盖病变，透视或造影评价支架定位准确；C. 在透视下观察球囊充盈情况；D. 撤除球囊导管后，造影评价支架扩张效果，仔细排除血管夹层、痉挛或血栓情况

三、支架的扩张和效果评价

（1）在透视下充盈支架球囊（图7-10C），达到命名压力并保持15~30秒后排空球囊，如果扩张到命名压时球囊仍然存在切迹，可继续增加压力直到切迹消失或接近球囊爆破压。必要时换用耐高压球囊再次进行扩张，直到球囊切迹消失。此时，应谨慎地考虑到可能出现的支架近、远端严重夹层问题。在左主干内扩张支架时，每一次球囊扩张充盈时间不宜超过10秒。

（2）有些术者习惯将球囊回撤3~5mm后，在支架近端以略微增加的压力进行一次整形扩张，目的是确保支架贴壁良好。但是，大多数术者习惯先造影评价支架扩张效果（图7-10D），然后决定是否进行高压后扩张；已有研究发现，药物洗脱支架的支架内血栓和再狭窄与支架贴壁不良密切相关，因此，建议对支架扩张不充分或者弹性回缩明显的部位一定要进行高压后扩张，确保支架贴壁良好。

（3）调整指引导管位置，将深插的指引导管回撤到冠状动脉开口处。

（4）将支架的球囊撤回到指引导管内，取两个以上体位造影，评价支架扩张效果和是否出现支架近远端夹层（图7-10D）。

（5）根据造影结果，决定是否进行高压后扩张。理想的支架效果是：①支架贴壁良好，在两个以上造影体位上显示血管腔光滑，无残余狭窄；②无支架近远端夹层和支架内血栓；③前向血流TIMI 3级。

四、注意事项

（1）当准备置入支架的血管段存在大分支血管时，应选用支架网眼疏松的支架，以免影响分支血流；或者当分支血管因支架扩张导致血流受影响时，能通过支架网眼对分支血管扩张或置入支架。

（2）当输送球囊穿过支架网眼进入分支或从分支撤出球囊时，应谨慎操作，防止因此造成支架移位；当输送支架通过主支支架的网眼时，应非常谨慎，以防分支支架被卡在主支支架网眼上或造成支架脱载。

（3）对于支架置入后，支架近远端血管出现新的狭窄或支架远端无血流的情况，应冠状动脉内给硝酸甘油，以区别是否有血管痉挛、夹层、支架内血栓或残余狭窄，以便采取合适的处理措施。

具体处理方法是：①以不同体位进行冠状动脉造影，分析发生上述情况的原因；②如果鉴别困难，可向冠状动脉内注射硝酸甘油100~300μg。如果狭窄解除，远端血流恢复，表明是冠状动脉痉挛所致；如果注射硝酸甘油效果不明显，但又没有明显的血管夹层，可对狭窄血管段进行低压（<4atm）持续扩张整形（1~2min），有利于消除严重的冠状动脉痉挛或急性血栓；③如果确定存在支架远端夹层，可先用球囊在夹层处持续低压贴靠性扩张（持续1~2min），如果扩张后夹层消失，前向血流正常，可不再做特殊处理。如果扩张后夹层持续存在且影响到前向血流，则置入支架处理；④通过支架向远端血管置入支架时，操作有一定难度，有可能造成支架嵌顿在已置入的支架上或支架脱载。因此，要充分估计发生支架嵌顿或脱载的风险，最好选择顺应性好、外径小、预装牢固的短支架解决这一问题。

（4）如果支架不能顺利到达病变部位，应尽早将支架撤出，查找原因并确认病变已被充分扩张后再次前送支架到位。注意：回撤支架时，应在持续透视监视下缓慢而轻柔地操作，如果支架在退入指引导管开口处遇到阻力，应避免强行回撤支架，以免造成支架脱载。正确的做法是将支架导管、指引导管和导丝一起撤出。

（5）一旦支架脱载，应尽量保证脱载的支架位于导丝上，以便使用圈套器或钳具将支架取出。

（包布仁白乙拉）

第四节　分叉病变药物支架置入技术

目前，对冠状动脉分叉病变的分类基本沿用金属裸支架时代的分类方法。其特点是充分考虑各大分支的病变特征，根据分叉类型预期病变对介入操作的反应，同时协助制定介入策略和选择介入器械。当介入心脏病学进入药物支架时代后，这些原则和观念虽然仍然非常重要，但是在分类对介入操作的指导作用方面，增加了不少新的内容。例如，虽然支架技术的应用越来越多，Y形和V形支架术的应用明显减少。

结合各种分叉病变分类方法的特点，我们从实际介入应用角度出发，提出了针对分叉病变的两步分类法，具体方法如下。

第一步，根据分支血管参考直径的大小分为大分支分叉病变和小分支分叉病变。大分支分叉病变是指两个分支的参考直径都大于2.5mm，在实际介入操作中一般按双支架原则处理，即对两个分支的原发或继发病变都要积极处理，必要时置入两枚支架。小分支分叉病变是指两个分支中至少有一支的参考直径小于2.5mm，在实际介入操作中一般按照单支架原则处理，即对参考直径小于2.5mm的分支原则上只进行保护，必要时也只作球囊对吻扩张，不置入支架。对于大分支分叉病变，作如下进一步的分类。

第二步，根据分支血管参考直径是否相等分为对等分支分叉病变和优势分支分叉病变。对等分支分叉病变是指两个分支的参考直径相等或接近（相差小于30%），在实际介入操作中一般按照双支架原则处理。优势分支分叉病变是指两个分支血管的参考直径相差较大（30%以上），在实际介入操作中一般按照单支架原则处理，只是在十分必要时才置入小分支支架。

尽管金属裸支架时代针对分叉病变的各种操作技术都能用于药物支架，但是，越来越多的大型随机临床试验结果都表明：①对分叉病变进行简单处理的效果等于或好于复杂处理。②对分叉病变采用单支架术的效果好于或等于双支架术。因此，我们建议只要情况许可，对分叉病变尽量采用单支架术做简单化处理。以下介绍这些操作技术在药物支架时代的应用和操作特点。

一、单支架术

单支架术（single stent technique）适用于具有如下特点的分叉病变：①分支血管直径小于2.5mm。②分支血管开口和近段无病变。③主支血管置入支架后分支血管开口狭窄小于70%。采用单支架术处理分叉病变的优点是操作简单、手术和辐射时间短、费用相对低、并发症少，缺点是分支受累严重时需要进行补救性支架术，甚至需要更换器械后再操作。

对分叉病变进行单支架术的操作与普通病变的介入操作基本相同，所不同的是在操作前、中和后要充分考虑非介入小分支闭塞的危险性。其处理原则是：①在置入支架前，对开口原发性狭窄50%以上的小分支要事先进行导丝保护，对开口原发性狭窄在70%以上的小分支除了导丝保护外，还要进行预扩张。②在撤出被主支支架压迫的分支保护导丝后，要重新对主支支架进行整形扩张。③在置入支架后，对开口继发性狭窄70%以上的小分支，要进行双球囊对吻扩张。

二、侧吻支架术

侧吻支架术（T-stenting）是指将分支支架在主支支架的分支开口处进行吻合扩张，其优点是支架能良好覆盖全部分叉病变，没有支架重叠，分叉处支架金属成分少，支架贴壁好。缺点是分支支架难以准确定位，容易在分支开口处（尤其是开口顶部）造成支架覆盖不全，称为区域丢失，从而诱发再狭窄。根据分支支架的置入时机不同，可以细分为经典侧吻支架术、补救侧吻支架术和改良侧吻支架术。

（一）经典侧吻支架术（standard T-stenting）

这种技术在金属裸支架上市初期应用的比较普遍，其优点是操作步骤相对简单，手术即刻效果好。缺点是置入分支支架后，主支支架难以到位和容易造成分支支架开口处变形。目前已经较少应用于药物支架的置入。

经典侧吻支架术的基本操作步骤如下：

（1）分别向两个分支送入0.014in的导丝至血管远端。

（2）预扩张主支分叉处和分支开口后，撤出球囊，保留导丝。

（3）送入分支支架，定位于分支开口处，支架近端突入主支血管腔内1~2mm（图7-11A）。

（4）充分扩张分支支架后，撤出支架球囊和分支导丝，保留主支导丝（图7-11B）。

（5）送入主支支架并准确定位，充分扩张后撤出球囊（图7-11C、D）。

（6）通过主支支架网眼向分支送入0.014in的导丝至血管远端（图7-11E）。

（7）通过分支导丝将预扩张球囊送至分支开口处，对开口处主支支架网眼进行预扩张后，撤出球囊，保留导丝（图7-11F）。

（8）分别向主支和分支送入高压后扩张球囊，准确定位于分叉处后，同时充盈两个球囊进行高压后扩张（图7-11G）。

（9）先抽空位于分支开口的高压球囊，再抽空位于主支的内的高压球囊。

（10）依次退出高压球囊，保留导丝，造影评价即刻效果（图7-11H）。

（二）补救侧吻支架术

对于计划不置入分支支架的分叉病变，如果主支支架置入后分支发生继发性高度狭窄或闭塞，可以采用补救侧吻支架术（provisional T-stenting）来保证分支的安全。

补救侧吻支架术的基本操作步骤如下：

（1）分别向两个分支送入0.014in的导丝至血管远端。

（2）预扩张主支分叉处和分支开口后，撤出球囊，保留导丝。

（3）送入主支支架并准确定位，充分扩张后撤出支架球囊（图7-12A）。

（4）撤出被主支支架压迫的分支导丝，造影评价分支开口（图7-12B）。

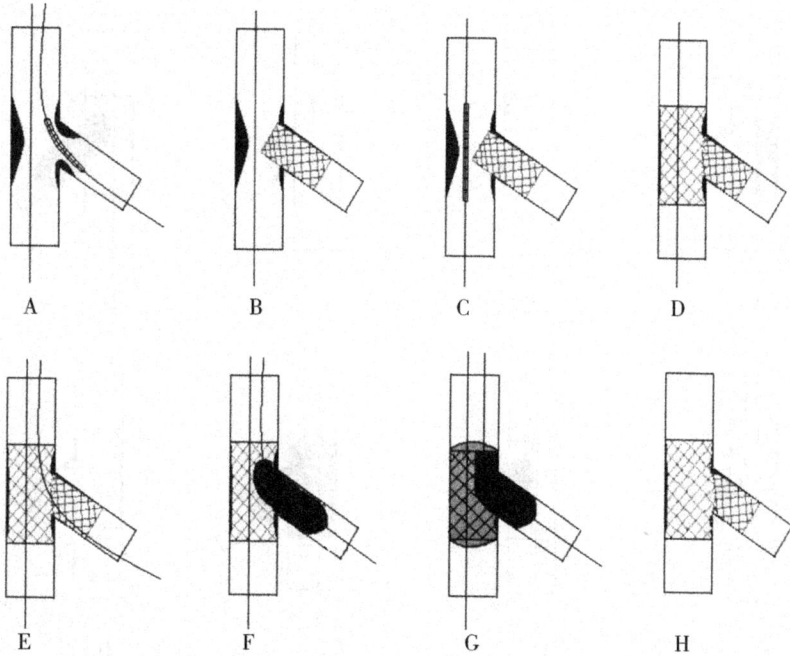

图 7 - 11 经典侧吻支架术主要操作过程

A. 送入分支支架，定位于分支开口处，支架近端突入主支血管腔内 1 ~ 2mm；B. 充分扩张分支支架后，撤出支架球囊和分支导丝，保留主支导丝；C、D. 送入主支支架并准确定位，充分扩张后撤出球囊；E. 通过主支支架网眼向分支送入 0.014in 的导丝至血管远端；F. 通过分支导丝将预扩张球囊送至分支开口处，对开口处主支支架网眼进行预扩张后，撤出球囊，保留导丝；G. 分别向主支和分支送入高压后扩张球囊，准确定位于分叉处后，同时充盈两个球囊进行高压后扩张；H. 造影评价即刻效果

（5）如果分支开口狭窄 70% 以上，通过主支支架网眼向分支送入 0.014in 的导丝至血管远端（图 7 - 12C）。

（6）通过分支导丝将预扩张球囊送至分支开口处，对开口处主支支架网眼进行预扩张后，撤出球囊，保留导丝（图 7 - 12D）。

（7）向分支开口处送入支架并准确定位后充分扩张；定位时尽量保证支架近端突入主支管腔内 1 ~ 2mm（图 7 - 12E、F）。

（8）向主支送入高压后扩张球囊，准确定位于分叉处。

（9）对主支和分支球囊同时充盈进行高压后扩张（图 7 - 12G）。

（10）先抽空位于分支开口的高压球囊，再抽空位于主支的内的高压球囊；依次退出高压球囊，保留导丝，造影评价即刻效果（图 7 - 12H）。

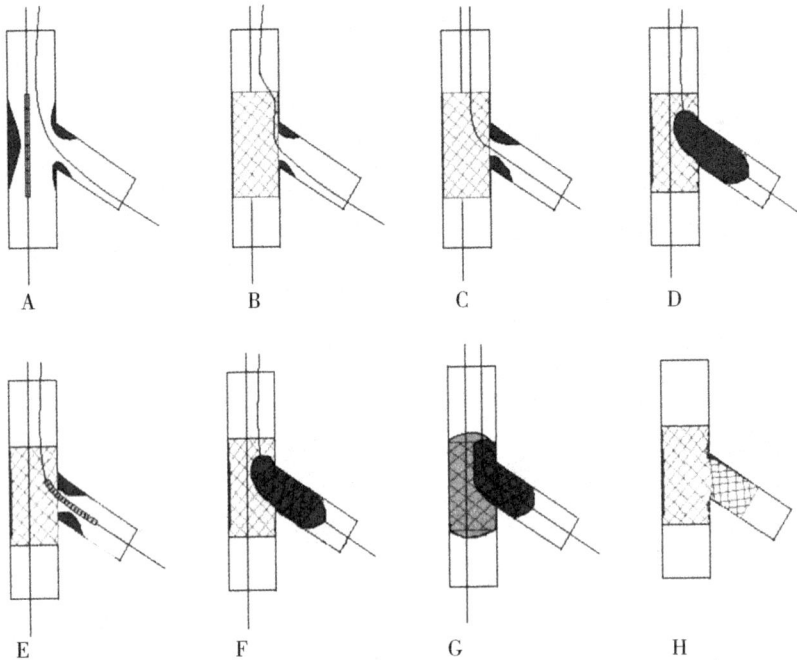

图 7 - 12　补救侧吻支架术主要操作过程

A. 送入主支支架并准确定位，充分扩张后撤出支架球囊；B. 撤出被主支支架压迫的分支导丝，造影评价分支开口；C. 通过主支支架网眼向分支送入 0.014in 的导丝至血管远端；D. 通过分支导丝将预扩张球囊送至分支开口处，对主支支架网眼进行预扩张后，撤出球囊，保留导丝；E、F. 向分支开口处送入支架并准确定位后充分扩张。定位时尽量保证支架近端突入主支管腔内 1～2mm；G. 对主支和分支球囊同时充盈进行高压后扩张；H. 依次退出高压球囊，保留导丝，造影评价即刻效果

（三）改良侧吻支架术

采用经典侧吻支架术操作时，在置入好分支支架后，主支支架有时很难再通过分叉部位，甚至需要对分支支架头端整形扩张后才能将主支支架送到位。改良侧吻支架术（modi - fied T - stenting）就是为了克服上述缺点而设计的，其具体操作步骤如下：

（1）分别向两个分支送入 0.014in 的导丝至血管远端。

（2）预扩张主支分叉处和分支开口后，撤出球囊，保留导丝。

（3）送入分支支架，定位于分支开口处，支架近端突入主支血管腔内 1～2mm（图 7 - 13A）。

（4）送入主支支架，准确定位在分叉处（图 7 - 13A）。

（5）充分扩张分支支架后，撤出支架球囊和分支导丝，保留主支导丝和支架（图 7 - 13B）。

（6）充分扩张主支支架后，撤出支架球囊，保留导丝（图 7 - 13C）。

（7）通过主支支架网眼向分支送入 0.014in 的导丝至血管远端（图 7 - 13D）。

（8）通过分支导丝将预扩张球囊送至分支开口处，对开口处主支支架网眼进行预扩张后，撤出球囊，保留导丝（图 7 - 13E）。

（9）分别向主支和分支送入高压后扩张球囊，准确定位于分叉处后，同时充盈两个球囊进行高压后扩张（图7－13F）。

（10）先抽空位于分支开口的高压球囊，再抽空位于主支的内的高压球囊。

（11）依次退出高压球囊，保留导丝，造影评价即刻效果（图7－13G、H）。

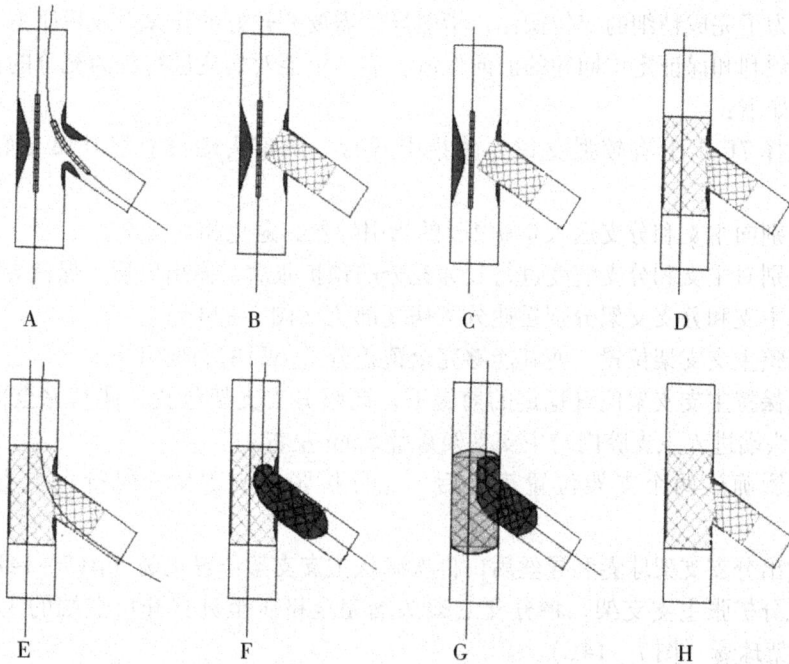

图7－13　改良侧吻支架术主要操作过程

A. 送入分支支架，定位于分支开口处，支架近端突入主支血管腔内1～2mm，送入主支支架，准确定位在分叉处；B. 充分扩张分支支架后，撤出支架球囊和分支导丝，保留主支导丝和支架；C. 充分扩张主支支架后，撤出支架球囊，保留导丝；D. 通过主支支架网眼向分支送入0.014in的导丝至血管远端；E. 通过分支导丝将预扩张球囊送至分支开口处，对主支支架网眼进行预扩张后，撤出球囊，保留导丝；F. 分别向主支和分支送入高压后扩张球囊，准确定位于分叉处后，同时充盈两个球囊进行高压后扩张；G. 依次退出高压球囊，保留导丝；H. 造影评价即刻效果

三、挤压支架术

在金属裸支架时代，为了完全覆盖分叉部位的病变，减少区域丢失，在侧吻支架技术的基础上，进一步设计了挤压支架术（crush stenting）。其主要原理是在置入分支支架时，将支架近段直接定位在主支血管内5mm左右，完全扩张后，再以主支内的支架或球囊将露出分支开口的分支支架头端挤压到主支血管壁上，最后通过双球囊对吻扩张对分叉部位进行整形。该方法的优点是分叉部位的病变组织覆盖完全，即刻效果好，缺点是分叉部位的金属成分多，有时导丝再次进入被挤压的分支支架困难，术后再狭窄率较高。根据挤压分支支架的方法和时机不同，可以分为经典挤压支架术（standard crush stenting）、微型挤压支架术

（mini – crush stenting）、补救挤压支架术（provisional crush stenting）、球囊挤压支架术（bal – loon crush stenting）、对吻挤压支架术（kissing crush stenting）。

（一）经典挤压支架术

由于需要向分叉病变部位同时送入两枚支架，因此在开始操作前，尽量选用 7F 以上的指引导管。为了完成精细的定位操作，指引导管需要有较好的支撑力或后座力。为了两枚支架定位操作顺利和保证定位期间的前向血流，应尽可能对病变进行较为充分的预扩张。其主要操作步骤如下：

（1）选择 7F 以上有较强支撑力的指引导管，调整头端与血管开口良好同轴且保持稳定。

（2）分别向主支和分支送入 0.014in 的指引导丝，避免相互交叉。

（3）分别对主支和分支病变进行较为充分的预扩张后，撤出球囊，保留导丝。

（4）将主支和分支支架分别送达分叉病变部位（图 7 – 14A）。

（5）调整主支支架位置，使其能够完全覆盖分叉前后的病变组织。

（6）在保持主支支架位置稳定的前提下，调整分支支架位置，使其完全覆盖分支开口病变，同时头端进入主支腔内与主支支架重叠 5mm 左右。

（7）造影确认两个支架位置正确后，充分扩张分支支架，保持主支支架在位（图 7 – 14B）。

（8）撤出分支支架球囊和导丝后，再次确认主支支架位置正确（图 7 – 14B）。

（9）充分扩张主支支架，将分支支架头端完全挤压至分支开口上端的主支血管壁内，撤出主支支架球囊（图 7 – 14C）。

（10）将分支导丝送至分支开口处，通过主支支架网眼和受到挤压的分支支架头端进入分支远端（图 7 – 14D）。

（11）通过分支导丝对分支开口处的主支支架和分支支架网眼进行充分预扩张后，撤出球囊（图 7 – 14E）。

（12）根据主支和分支血管参考直径选择两个高压球囊送至分叉病变部位，准确定位后进行高压对吻扩张（图 7 – 14F）。

（13）先抽空分支球囊，再抽空主支球囊。

（14）先撤出分支球囊，再撤出主支球囊。

（15）造影评价即刻效果，必要时以 IVUS 或 OCT 检查支架置入质量（图 7 – 14G）。

（二）微型挤压支架术

微型挤压支架术的基本原理和操作方法都与经典挤压支架术相同，所不同的是在定位分支支架时，其头端进入主支血管腔内较少，在 1 ~ 2mm 左右，分支支架头端在主支内受到挤压的长度介于经典侧吻支架术和经典挤压支架术之间。其主要目的是在保证完全覆盖病变、防止区域丢失的前提下，尽量减少分支支架受挤压的长度，进而减少分叉部位的金属成分，降低术后再狭窄和血栓形成的风险。

（三）补救挤压支架术

补救挤压支架术主要用于在置入好主支支架后，较大的分支血管开口原有病变因斑块移位而加重或者新出现了 70% 以上的继发性病变，需要补救性置入分支支架进行处理的情况。

其主要操作原理和方法与经典挤压支架术基本相同，所不同的是主支支架已经置入好，需要通过主支支架网眼向分支开口置入分支支架。其主要难点是在以主支球囊挤压分支支架后，分支导丝难以再次通过主支和分支支架网眼进入分支远端，造成对吻扩张失败。其主要操作步骤如下：

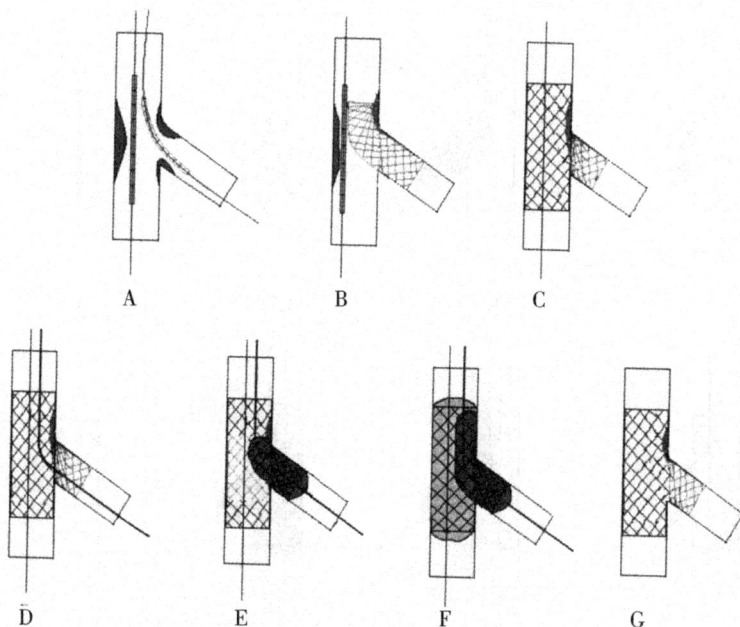

图 7 – 14 经典挤压支架术主要操作过程

A. 将主支和分支支架分别送达分叉病变部位；B. 造影确认两个支架位置正确后，充分扩张分支支架，保持主支支架在位；C. 充分扩张主支支架，将分支支架头端完全挤压至分支开口上端的主支血管壁内，撤出主支球囊；D. 将分支导丝送至分支开口处，通过主支支架网眼和受到挤压的分支支架头端进入分支远端；E. 通过分支导丝对分支开口处的主支支架和分支支架网眼进行充分预扩张后，撤出球囊；F. 根据主支和分支血管参考直径选择两个高压球囊送至分叉病变部位，准确定位后进行高压对吻扩张；G. 造影评价即刻效果

（1）经主支支架网眼将 0.014in 导丝送至分支远端（图 7 – 15A）。

（2）对分支开口处的主支支架网眼进行充分预扩张后，撤出球囊（图 7 – 15B）。

（3）在分叉处主支支架内置入保护球囊，并指导分支支架定位（图 7 – 15C）。

（4）送入分支支架并仔细定位，充分扩张后撤出分支球囊和导丝（图 7 – 15D）。

（5）扩张主支球囊挤压分支支架近端和对主支支架整形后，撤出主支球囊（图 7 – 15E）。

（6）经主支支架网眼和受挤压的分支支架头端网眼送入分支导丝到达其远端（图 7 – 15E）。

（7）对分支开口进行充分预扩张后撤出球囊，有时需要从小到大换用多个球囊（图 7 – 15F）。

（8）向主支和分支分别送入高压球囊，对分叉处进行对吻扩张整形（图 7 – 15G）。

（9）先抽空分支球囊，再抽空主支球囊。

（10）先撤出分支球囊，再撤出主支球囊。

（11）造影评价即刻效果，必要时以 IVUS 或 OCT 评价分叉处支架置入质量（图 7－15H）。

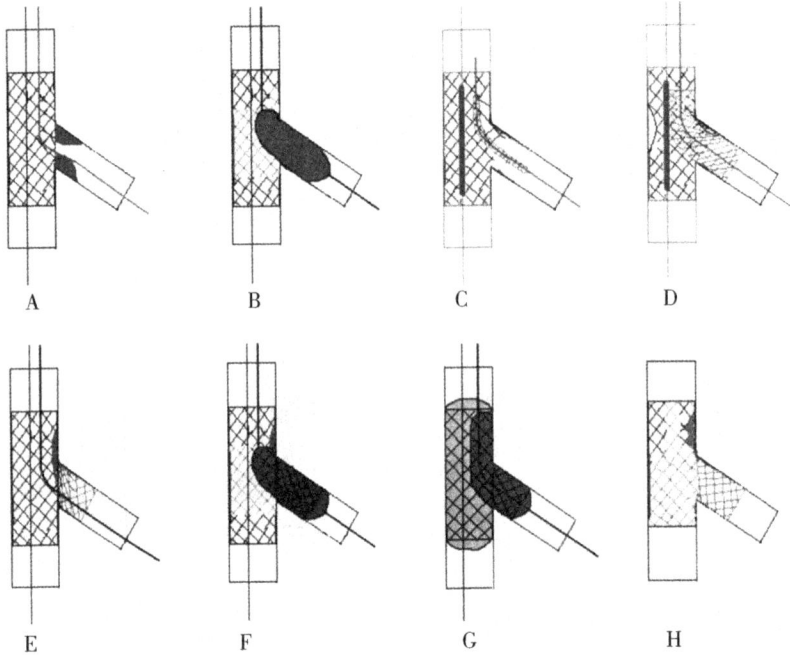

图 7－15　补救挤压支架术主要操作过程

A. 经主支支架网眼将 0.014in 导丝送至分支远端；B. 对分支开口处的主支支架网眼进行充分预扩张后，撤出球囊；C、D. 在分叉处主支支架内置入保护球囊，送入分支支架并仔细定位，充分扩张后撤出分支球囊和导丝；E. 扩张主支球囊挤压分支支架近端和对主支支架整形后，撤出主支球囊，经主支支架网眼和受挤压的分支支架头端网眼送入分支导丝到达其远端；F. 对分支开口进行充分预扩张后撤出球囊；G. 向主支和分支分别送入高压球囊，对分叉处进行对吻扩张整形；H. 造影评价即刻效果

（四）球囊挤压支架术

球囊挤压支架术的基本原理和主要操作步骤与经典挤压支架术基本相同，所不同的只是在分支支架到位后，向主支送入挤压扩张球囊，而不是主支支架，其主要目的是保证分支支架准确定位、保护分支支架在充分扩张前不受到损伤、便于在主支支架扩张前先扩张分支支架网眼，为成功进行最终对吻扩张奠定基础。该方法的缺点是操作较复杂，分支导丝和球囊通过多个支架网眼再次进入分支有时较困难，球囊挤压支架术的主要操作步骤如下：

（1）分别向主支和分支送入 0.014in 导丝到达血管远端。

（2）预扩张主支和分支病变后撤出球囊，保留导丝。

（3）向主支送入挤压扩张球囊，定位于分叉处后，向分支送入支架（图 7－16A）。

（4）准确定位分支支架，充分扩张后撤出球囊和导丝（图 7－16B）。

（5）扩张主支球囊，挤压分支支架位于主支内的头端部分（图7-16C）。

（6）撤出主支球囊，将分支导丝通过受到挤压的分支支架网眼进入分支到达远端（图7-16D）。

（7）以预扩张球囊扩张分支开口，为最终双球囊对吻扩张做准备（图7-16E）。

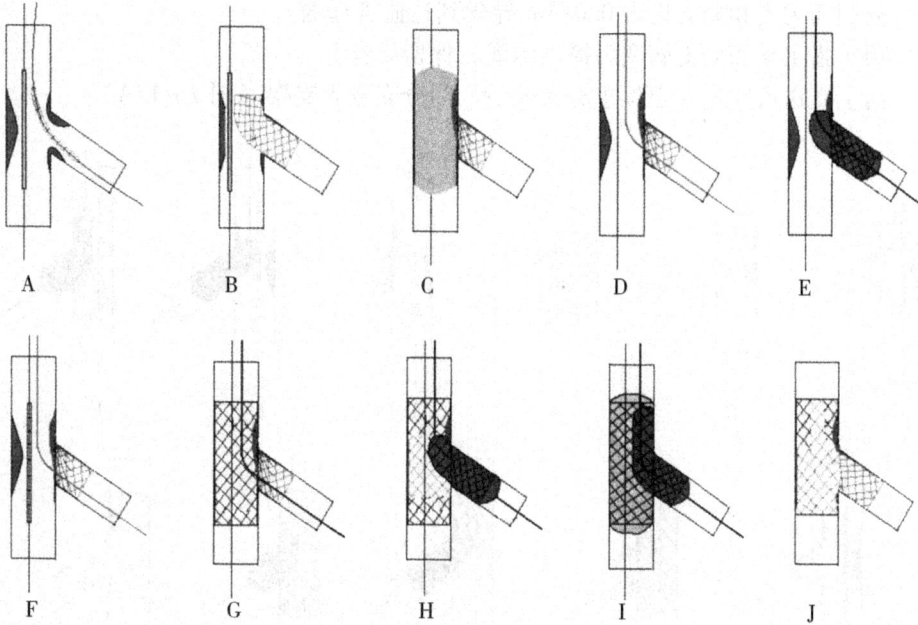

图7-16　球囊挤压支架术主要操作过程

A. 向主支送入挤压扩张球囊，定位于分叉处后，向分支送入支架；B. 准确定位分支支架，充分扩张后撤出球囊和导丝；C. 扩张主支球囊，挤压分支支架位于主支内的头端部分；D. 撤出主支球囊，将分支导丝通过受到挤压的分支支架网眼进入分支到达远端；E. 以预扩张球囊扩张分支开口；F. 撤出分支球囊和导丝，送入主支支架到达分叉处准确定位；G. 充分扩张主支支架后，撤出球囊，将分支导丝再次通过主支和分支支架网眼送入分支并到达远端；H. 再次通过支架网眼扩张分支开口；I. 送入主支球囊，对分叉后病变处进行高压对吻扩张整形；J. 造影评价即刻效果

（8）撤出分支球囊和导丝，送入主支支架到达分叉处准确定位（图7-16F）。

（9）充分扩张主支支架后，撤出球囊。

（10）将分支导丝再次通过主支和分支支架网眼送入分支并到达远端（图7-16G）。

（11）再次通过支架网眼扩张分支开口（图7-16H）。

（12）送入主支球囊，对分叉后病变处进行高压对吻扩张整形（图7-16I）。

（13）先抽空分支球囊，再抽空主支球囊。

（14）先撤出分支球囊，再撤出主支球囊。

（15）造影评价即刻效果，必要时以IVUS或OCT评价分叉处支架置入质量（图7-16J）。

（五）对吻挤压支架术

对吻挤压支架术的基本操作过程相同，所不同的是主支球囊挤压分支支架后，对分叉处先进行对吻扩张整形，然后在置入主支支架。其优点是能够保证在主支支架扩张后，导丝能够顺利进入达分支血管并安全到达远端。其主要操作过程和步骤如下：

（1）分别向主支和分支送入 0.014in 导丝到达血管远端。

（2）预扩张主支和分支病变后撤出球囊，保留导丝。

（3）向主支送入球囊，定位于分叉处后，向分支送入支架（图 7 - 17A）。

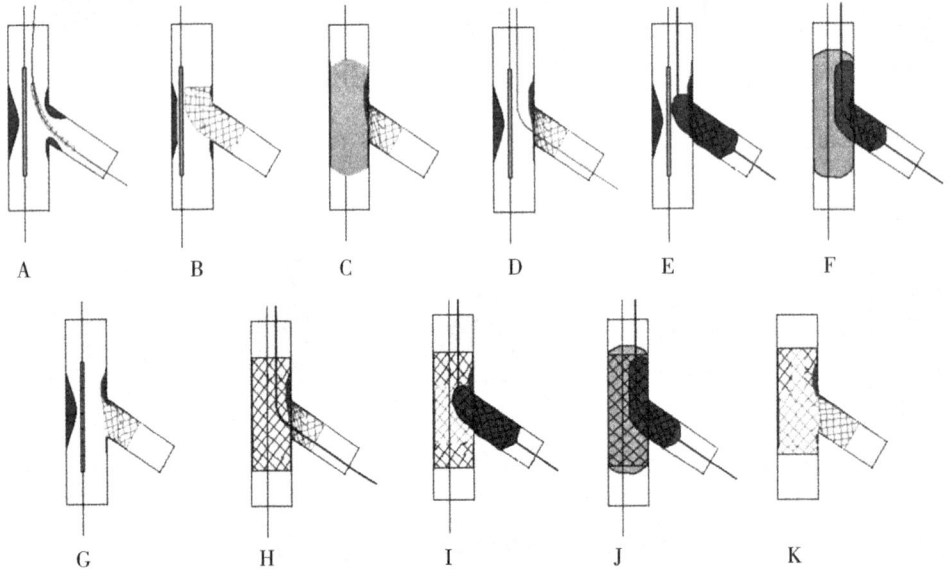

图 7 - 17　对吻挤压支架术主要操作过程

A. 向主支送入球囊，定位于分叉处后，向分支送入支架；B. 准确定位分支支架，充分扩张后撤出球囊和导丝；C. 扩张主支球囊，挤压分支支架位于主支内的头端部分；D. 将分支导丝通过受到挤压的分支支架网眼进入分支到达远端；E. 以预扩张球囊扩张分支开口，为最终双球囊对吻扩张作准备；F. 同时扩张主支和分支球囊，对分叉处进行对吻扩张整形；G. 将主支支架送至分叉处准确定位；H. 将分支导丝再次通过主支和分支支架网眼送入分支并到达远端；I. 再次通过支架网眼扩张分支开口；J. 再次同时送张主支和分支球囊，对分叉后病变处进行最终高压对吻扩张整形；K. 造影评价即刻效果

（4）准确定位分支支架，充分扩张后撤出球囊和导丝（图 7 - 17B）。

（5）扩张主支球囊，挤压分支支架位于主支内的头端部分（图 7 - 17C）。

（6）将分支导丝通过受到挤压的分支支架网眼进入分支到达远端（图 7 - 17D）。

（7）以预扩张球囊扩张分支开口，为最终双球囊对吻扩张做准备（图 7 - 17E）。

（8）同时扩张主支和分支球囊，对分叉处进行对吻扩张整形（图 7 - 17F）。

（9）先撤出分支球囊和导丝，再撤出主支球囊。

（10）将主支支架送至分叉处准确定位（图 7 - 17G）。

（11）充分扩张主支支架后，撤出球囊。

（12）将分支导丝再次通过主支和分支支架网眼送入分支并到达远端，再次通过支架网眼扩张分支开口（图7-17H、I）。

（13）再次同时送张主支和分支球囊，对分叉后病变处进行最终高压对吻扩张整形（图7-17J）。

（14）先抽空分支球囊，再抽空主支球囊。

（15）先撤出分支球囊，再撤出主支球囊。

（16）造影评价即刻效果，必要时以IVUS或OCT评价分叉处支架置入质量（图7-17K）。

四、贯穿支架术

设计贯穿支架术（culotte stenting）的主要目的是为了在分支支架受到挤压和变形后，导丝和球囊能够再次顺利进入分支血管。根据分支支架置入的时机和过程，可以进一步分类为经典贯穿支架术（standard culotte stenting）和补救贯穿支架术（provisional culottestenting），其具体操作步骤如下：

（一）经典贯穿支架术

（1）分别向主支和分支送入0.014in导丝到达血管远端。

（2）预扩张主支和分支病变后撤出球囊和主支导丝，保留分支导丝。

（3）向分支送入支架，保证支架近端位于主支内10mm以上（图7-18A）。

（4）充分扩张分支支架后，经支架网眼送入主支导丝到达血管远端（图7-18B、C）。

（5）撤出分支导丝，扩张位于主支内的分支支架网眼后，撤出扩张球囊（图7-18D、E）。

（6）送入主支支架，准确定位于分叉处后扩张支架（图7-18F、G）。

（7）撤出球囊，经主支支架网眼送入分支导丝到达血管远端（图7-18H）。

（8）经主支支架网眼扩张分支开口（图7-18I）。

（9）送入主支高压球囊，定位于分叉处。

（10）同时扩张主支和分支球囊，对分叉处进行高压对吻扩张整形（图7-18J）。

（11）先抽空分支球囊，再抽空主支球囊。

（12）先撤出分支球囊，再撤出主支球囊。

（13）造影评价即刻效果，必要时以IVUS或OCT评价分叉处支架置入质量（图7-18K）。

（二）补救贯穿支架术

（1）分别向主支和分支送入0.014in导丝到达血管远端。

（2）预扩张主支和分支病变后撤出球囊和分支导丝，保留主支导丝。

（3）向主支送入支架，准确定位于分叉处（图7-19A）。

（4）充分扩张主支支架后，经支架网眼送入分支导丝到达血管远端（图7-19B）。

（5）经主支支架网眼扩张分支开口后，撤出扩张球囊（图7-19C）。

（6）送入分支支架定位于分叉处，同时保证支架近端位于主支内10mm以上（图7-19D）。

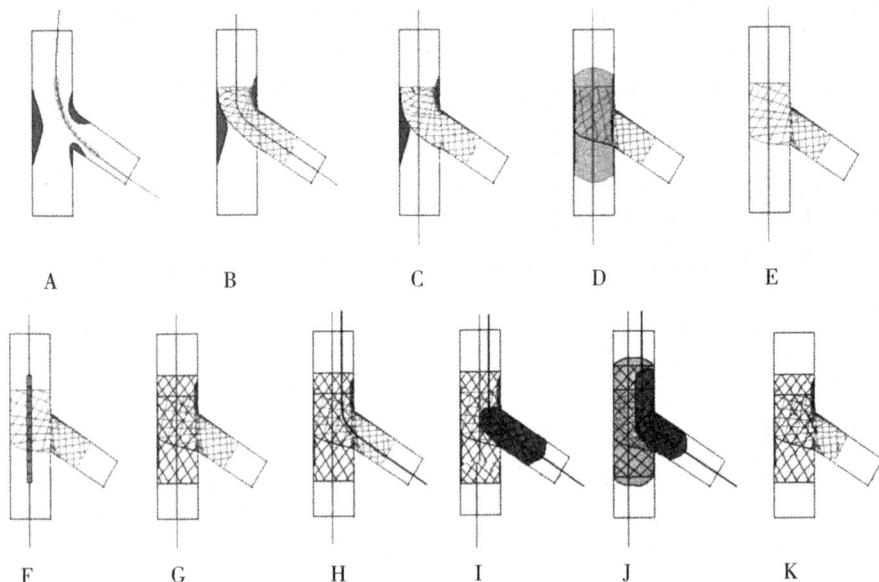

图 7-18　经典贯穿支架术主要操作过程

A. 向分支送入支架，保证支架近端位于主支内 10mm 以上；B、C. 充分扩张分支支架后，经支架网眼送入主支导丝到达血管远端；D、E. 撤出分支导丝，扩张位于主支内的分支支架网眼后，撤出扩张球囊；F、G. 送入主支支架，准确定位于分叉处后扩张支架；H. 撤出球囊，经主支支架网眼送入分支导丝到达血管远端；I. 经主支支架网眼扩张分支开口；J. 同时扩张主支和分支球囊，对分叉处进行高压对吻扩张整形；K. 造影评价即刻效果

（7）撤出主支导丝，充分扩张分支支架（图 7-19E）。

（8）通过位于主支内的分支支架网眼再次送入主支导丝并到达血管远端（图 7-19F）。

（9）撤出分支导丝，经主支导丝扩张分支支架近端，打通主支管腔（图 7-19G）。

（10）再次送入分支导丝并到达血管远端（图 7-19H）。

（11）经分支导丝送入球囊，充分扩张分支开口（图 7-19I）。

（12）经主支导丝送入高压球囊，定位于分叉处。

（13）同时扩张主支和分支球囊，对分叉处进行高压对吻扩张整形（图 7-19J）。

（14）先抽空分支球囊，再抽空主支球囊。

（15）先撤出分支球囊，再撤出主支球囊。

（16）造影评价即刻效果，必要时以 IVUS 或 OCT 评价分叉处支架置入质量（图 7-19K）。

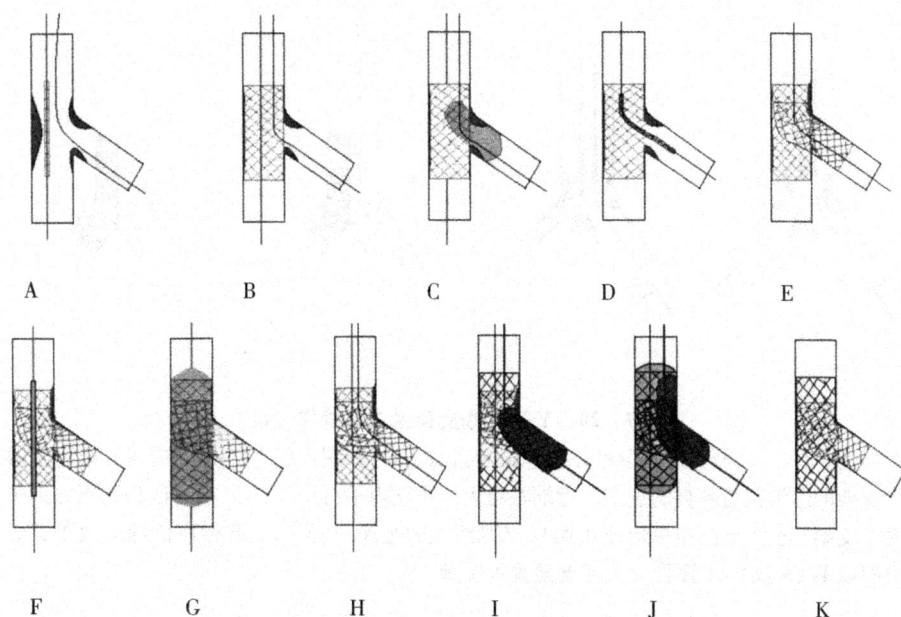

图7-19 补救贯穿支架术主要操作过程

A. 向主支送入支架，准确定位于分叉处；B. 充分扩张主支支架后，经支架网眼送入分支导丝到达血管远端；C. 经主支支架网眼扩张分支开口后，撤出扩张球囊；D. 送入分支支架定位于分叉处，同时保证支架近端位于主支内10mm以上；E. 撤出主支导丝，充分扩张分支支架；F. 通过位于主支内的分支支架网眼再次送入主支导丝并到达血管远端；G. 撤出分支导丝，经主支导丝扩张分支支架近端，打通主支管腔；H. 再次送入分支导丝并到达血管远端；I. 经分支导丝送入球囊，充分扩张分支开口；J. 同时扩张主支和分支球囊，对分叉处进行高压对吻扩张整形；K. 造影评价即刻效果

五、对吻支架术

对吻支架术（kissing stenting）一般应用于主支和分支都比较粗大且两个分支直径接近相等的分叉病变，根据两个支架头端接触的程度，可以进一步分为Y形对吻支架术和V形对吻支架术。其具体操作步骤如下：

（一）Y形对吻支架术（Y stenting）

（1）分别向两个大分支送入导丝并到达血管远端（图7-20A）。

（2）对分叉病变进行预扩张后撤出球囊，保留导丝。

（3）分别向两个大分支送入支架，使两个支架的远端覆盖各自的病变，近端在粗大的主支内平行排列（图7-20B）。

（4）同时以相同压力扩张两个支架，在主支的中央形成由两层支架组成的金属中脊（图7-20C）。

（5）同时抽空两个支架球囊并撤出分叉处。

（6）造影评价即刻效果，必要时以IVUS或OCT评价分叉处支架置入质量（图

7 - 20D）。

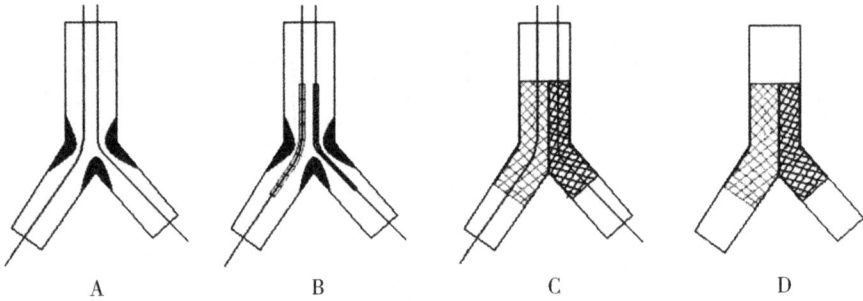

图 7 - 20　Y 形对吻支架术主要操作过程
A. 分别向两个大分支送入导丝并到达血管远端；B. 分别向两个大分支送入支架，使两个支架的远端覆盖各自的病变，近端在粗大的主支内平行排列；C. 同时以相同压力扩张两个支架，在主支的中央形成由两层支架组成的金属中脊；D. 造影评价即刻效果，必要时以 IVUS 或 OCT 评价分叉处支架置入质量

（二）V 形对吻支架术（V stenting）

（1）分别向两个大分支送入导丝并到达血管远端（图 7 - 21A）。

（2）对分叉病变进行预扩张后撤出球囊，保留导丝。

（3）分别向两个大分支送入支架，使两个支架的远端覆盖各自的病变，近端位于各自的分叉开口处；同时以相同压力扩张两个支架（图 7 - 21B）。

（4）同时抽空两个支架球囊并撤出分叉处。

（5）造影评价即刻效果，必要时以 IVUS 或 OCT 评价分叉处支架置入质量（图 7 - 21C）。

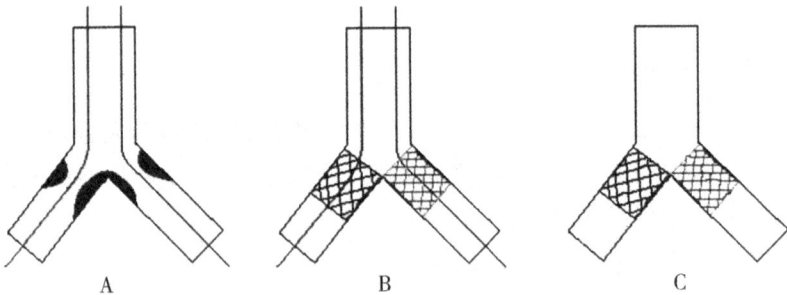

图 7 - 21　V 形对吻支架术主要操作过程
A. 分别向两个大分支送入导丝并到达血管远端；B. 分别向两个大分支送入支架，使两个支架的远端覆盖各自的病变，近端位于各自的分叉开口处；同时以相同压力扩张两个支架；C. 造影评价即刻效果

（包布仁白乙拉）

第五节　慢性完全闭塞病变的支架置入术

冠状动脉慢性完全闭塞（chronic total occlusions，CTO）病变约占全部冠状动脉造影的1/3，但接受经皮冠状动脉介入治疗（percutaneous coronary intervention，PCI）者少于8%，约占全部 PCI 病例的 10% ~20%。CTO 病变接受 PCI 比例偏低的主要原因是技术上存在难点，文献报道即刻成功率多在 50% ~80%，平均仅约 65%，远低于其他病变 PCI，且其术后再闭塞和再狭窄发生率高。CTO 病变 PCI 成功后可缓解心绞痛症状、改善左室功能、提高远期生存率，但 PCI 失败或术后发生再闭塞者长期预后较差。虽然近年来随着 CTO 专用器械的研发、推广及术者经验水平的提高使 CTO 病变 PCI 的总体成功率有所提高，但 CTO 仍被认为是目前 PCI 领域最大的障碍和挑战。

一、定义

CTO 的定义主要包括闭塞时间和闭塞程度两个要素。闭塞时间可由冠状动脉造影证实，如缺乏既往造影资料则常根据可能造成闭塞的临床事件推断，如急性心肌梗死、突发或加重的心绞痛症状且心电图改变与闭塞部位一致等，但部分患者闭塞时间的判断并不十分肯定。以往文献关于 CTO 闭塞时间的定义差异较大，范围从 >2 周到 <3 个月不等，由于闭塞时间 <3 个月的病变 PCI 成功率较高，因此 CTO 闭塞时间的定义不统一可影响临床研究结果。2005 年在美国《循环》杂志发表的"CTO 经皮介入治疗共识"建议闭塞时间 >3 个月方可称为"慢性"，以此作为目前临床诊断的统一标准，有利于对 CTO 临床研究结果进行对比。根据冠状动脉造影结果将 CTO 闭塞程度分为前向血流 TIMI 0 级的绝对性 CTO（真性完全闭塞）和 TIMI 血流 1 级的功能性 CTO，后者尽管有微量造影剂的前向性充盈，但闭塞管腔的微量灌注血流实际上缺乏供血功能。

二、CTO 病变 PCI 的依据

绝大多数 CTO 病变都存在同向或逆向的侧支循环，使闭塞段远端保持一定的血供，但是，即使侧支循环建立充分也仅相当于功能上 90% 狭窄的血管，这些侧支循环维持心肌存活，但在心肌需氧增加时仍产生临床症状，如心绞痛等。因此，开通 CTO 病变有助于改善远端心肌供血，缓解心肌缺血症状。

此外，有临床研究表明，CTO 病变行成功血运重建并保持长期开通可显著提高左室功能、降低远期死亡率并减少外科搭桥（coronary artery bypass graft，CABG）的需要。美国中部心脏研究所对连续 2007 例 CTO 病例 PCI 结果进行分析，发现 PCI 成功者住院期间主要不良心脏事件（major adverse cardiac events，MACE）发生率低于 PCI 失败者（3.2% 比 5.4%，P = 0.02），且其 10 年存活率远高于 PCI 失败者（73.5% 比 65.0%，P = 0.001）。英国哥伦比亚心脏注册研究中，共对 1458 例 CTO 病变患者行 PCI，随访 7 年 PCI 成功者死亡风险较失败者降低 56%。前瞻性的 TOAST - GISE 研究对 369 例患者的 390 处 CTO 靶病变行 PCI，1 年随访结果表明，PCI 成功者心性死亡和心肌梗死发生率（1.1% 比 7.2%，P = 0.005）和 CABG 的比例（2.5% 比 15.7%，P <0.000 1）均显著低于 PCI 失败者。荷兰胸科医院报道对 10 年间 874 例 CTO - PCI 病例进行随访，结果表明，PCI 成功者 5 年存活率（93.5% 比

88.0%，P=0.02）及无 MACE 存活率（63.7%比41.7%，P<0.000 1）均显著高于未成功者。因此，对 CTO 病变行 PCI 可使患者长期获益，具有较大的临床意义。

三、患者选择与治疗策略

并非所有的 CTO 病例都适合 PCI 治疗。由于 CTO 病变实施 PCI 技术难度较大，成功率较低，应结合患者临床及造影特点，如年龄、症状严重程度、合并疾病（糖尿病、肾功能不全等）、全身重要脏器功能状况、造影所见病变复杂程度、左室射血分数、是否存在瓣膜性心脏病等因素，充分权衡获益/风险比，选择合适的病例进行 PCI。

CTO 病变实施 PCI 的主要指征如下：①有心绞痛症状或无创性检查存在大面积心肌缺血的证据，CTO 远端侧支血管直径≥2.5mm，长度≥30～40mm；②CTO 病变侧支循环较好；③闭塞血管供血区存在存活心肌；④术者根据经验、临床及影像特点判断成功可能性较大（60%以上）且预计严重并发症发生率较低。

对单支血管 CTO，如存在心绞痛且影像学提示成功概率较高者可优先考虑行 PCI，如临床存在活动受限，即使影像学提示成功概率不高也可尝试行 PCI。如患者为多支病变且伴有一支或多支血管 CTO，尤其存在左主干、前降支 CTO 病变、复杂三支病变伴肾功能不全或糖尿病、多支血管 CTO 等预计成功率不高者，应慎重考虑 PCI 或 CABG 何者更为合适。原则上应先对引起心绞痛或局部心肌运动障碍的罪犯 CTO 病变血管行 PCI，如手术时间过长，患者不能耐受，可仅对罪犯血管或主要供血血管行部分血运重建 PCI，其后对其他病变血管行择期 PCI 达到完全血运重建；经较长时间 PCI 手术仍未成功或预计成功率不高时可转行 CABG。

四、PCI 成功率及其影响因素

受术者经验、器械选择、操作技术、CTO 定义不同及病例选择等因素影响，文献报道 CTO 病变 PCI 的成功率差异较大，在55%～90%，平均约65%。近5年来，随着术者经验、技术水平的不断提高以及新器械的研发，CTO 病变 PCI 成功率有增高趋势，尤其一些经验丰富的术者个人成功率可达到80%～90%甚至更高，但总体水平仍远低于非闭塞病变 PCI。在所有的失败病例中，导丝不能通过 CTO 病变是最主要的原因，约占80%～89%，其次为球囊不能通过病变，约占9%～15%，球囊不能扩张病变占失败总例数的2%～5%。

CTO 病变特征与 PCI 成功率密切相关，以往文献报道下列因素是导致 PCI 失败的预测因素：①闭塞时间长，尤其>1年者；②闭塞段长度>15mm；③残端呈截然闭塞状；④闭塞段起始处存在分支血管；⑤闭塞段或其近端血管严重迂曲；⑥严重钙化病变；⑦血管开口处病变；⑧远端血管无显影；⑨近端血管严重狭窄；⑩存在桥侧支（图7-22）。有学者根据临床经验总结的 CTO 病变特征难度分型详见表7-1，可用以预测 CTO 病变 PCI 成功率。

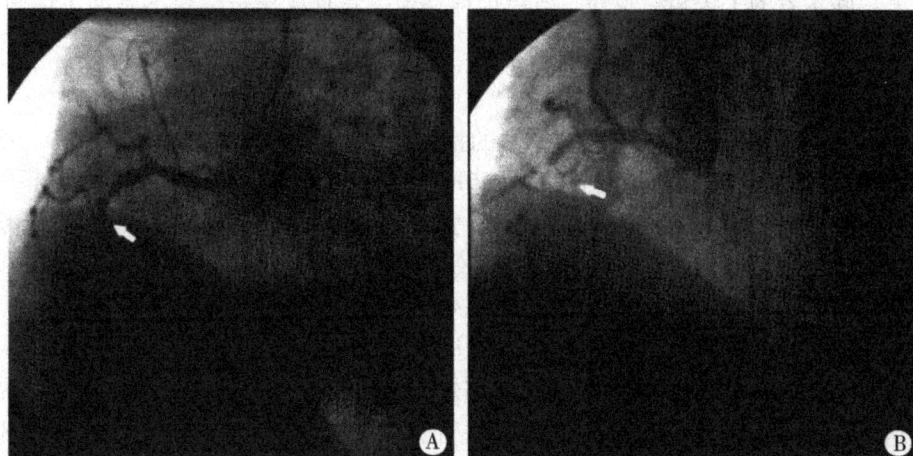

图 7-22　复杂 CTO 病变

A. RCA 中段 CTO，残端呈截然闭塞，附近有分支血管开口，近端血管多处严重狭窄；

B. RCA 中段 CTO，伴大量桥侧支

表 7-1　CTO 病变特征难度分型

	简单	中等	复杂
闭塞时间	3~12 个月	1~3 年	≥3 年
远端 TIMI 血流	1 级	0~1 级	0 级
闭塞端形态	长鼠尾状	短鼠尾状	齐头
闭塞段长度	≤15mm	15~30mm	>30mm
桥侧支	无	无或微量	少量到大量
近端迂曲或钙化	无	轻度	中到重度
首次 PCI	成功	首次失败无假腔	失败并出现假腔
病变处分支	无	不需要保护或易保护分支	多个需保护或不易保护分支
病变部分	近段	近中段	口部或远段
病变血管	前降支	小夹角旋支	大夹角旋支或右冠
再狭窄病变	否	是，次全闭塞	是，完全闭塞
冠状动脉开口	正常	轻度畸形或狭窄	严重畸形或狭窄
外周血管	基本正常	轻度狭窄迂曲	严重狭窄迂曲
有无同侧、对侧侧支	完好	少量	无或极少量
CTO 近端血管	基本正常	轻度狭窄	多处严重弥漫性狭窄
其他狭窄或闭塞冠状动脉	无	其他冠状动脉有狭窄	其他冠状动脉有闭塞病变
病变段钙化	无	轻至中度	重度

五、通过闭塞段的技巧

CTO 病变 PCI 失败最主要的原因是导丝或球囊不能通过闭塞段，约占全部失败病例的

90% 以上。除术者的手法和经验外，适当选择器械、合理应用特殊技术有助于提高导丝/球囊通过闭塞段的成功率。

（一）器械选择

1. 指引导管　原则上应选择强支撑力的指引导管，如 XB、EBU、Amplaz 等，必要时选用双层套接指引导管（如 5F 指引导管套在 6F 或 7F 指引导管腔内的"子母型"指引导管）。左前降支（left anterior descending，LAD）病变首选 Voda、左 XB、EBU，支持力不够时可选左 Amplatz；左回旋支病变首选左 Amplatz、XB、EBU，主动脉根部扩张或 JL 4.0 顶端指向 LAD 则选 JL 5.0、EBU；右冠状动脉（right coronary artery，RCA）病变首选右 XB、EBU 或左、右 Amplatz。对较简单的 CTO 病变，指引导管的外径以 6F 或 7F 为宜，可防止导丝远端受阻时在较大指引导管腔内拱起，而且远端较细的指引导管有利于在必要时深插入冠状动脉内以便增加主动支持力。对病变复杂、需要较强支撑或需要在同一指引导管内插入双套球囊或支架导管时，应选用 7F 或 8F 外径指引导管。

2. 指引导丝　指引导丝（简称导丝）的选择是影响 CTO 病变 PCI 成败的关键。理想的 CTO 介入治疗导丝应具有一定硬度，在阻塞段中可被灵活旋转，不易进入内膜下，易穿过 CTO 病变两端的纤维帽，但目前尚无任何一种用于 CTO 完美无缺的导丝。影响导丝性能的主要特征包括硬度、头端形状、涂层性质等（详见表 7-2），不同材质和结构的导丝在 PCI 术中表现出的扭矩反应、触觉感受、推进力、支持力、可操控性、尖端塑形和记忆能力也大相径庭。

硬度越大的导丝越容易穿透坚硬病变，但并非所有病变都需选用硬导丝，有些简单 CTO 甚至采用较软导丝即可开通。初学者通常首选中等硬度导丝，失败后可渐次提高导丝硬度，技术熟练者可首选较硬导丝或在中等硬度导丝失败后直接选用硬或超硬导丝，以节省手术时间和减少器材消耗。

表 7-2　CTO 病变 PCI 常用指引导丝的特征

制造商	导丝商品名	头端特征			
		形状	直径（in）	涂层	硬度（g）
Guidant	Cross IT 100~400	锥形	0.010	非亲水	2~6
	Whisper	平头	0.014	亲水	1
	Pilot 50~200	平头	0.014	亲水	2~6
BSC	Choice PT	平头	0.014	亲水	2
	PT Graphix Int/PT2 MS	平头	0.014	亲水	3~4
Cordis	Shinobi/Shinobi Plus	平头	0.014	亲水	2, 4
Terumo	Crosswire NT	平头	0.014	亲水	2
Asahi	Miracle 3~12	平头	0.014	非亲水	3~12
	Conquest/Conquest Pro	锥形	0.009	非亲水*	9, 12

注：* Conquest Pro 头端 1mm 为非亲水涂层，其余部分为亲水涂层。

亲水涂层导丝的优点在于推进时阻力小、容易循新生毛细血管或微孔道到达远端真腔，尤其适合于摩擦力较大的病变；其缺点是操纵性差，导丝常沿阻力最低的路径前进，易进入 CTO 近端分支或主支血管内膜下，触觉感知亦较差，即使进入假腔仍能前进较长距离而无明显的阻力感，易于造成更大的假腔，也容易穿入细小分支或滋养血管而造成穿孔。亲水导丝常适用于闭塞段近段无分支开口、病变长度＜20mm、闭塞残端呈鼠尾状以及有微孔道的CTO病变。闭塞段或其近端血管有严重迂曲的病变可首选亲水导丝。硬的亲水导丝较其他导丝更容易进入内膜下或造成穿孔，不推荐初学者使用。

非亲水涂层导丝的优点是触觉感知较好，有利于术者以微细动作精确操纵导丝穿过纤维钙化或存在桥侧支的病变。但其寻径能力不如亲水导丝，需要术者有较强的操控能力。目前常见的非亲水导丝均为头端缠绕型导丝，如 Cross IT 系列、Miracle 系列、Conquest 系列等，均适用于血管残端呈齐头或仅存在较小的鼠尾形态、长度＞20mm 且较硬的病变。在具体临床选用时几种非亲水涂层导丝之间有一定差别，有学者根据临床经验和操作体会总结于表7－3。

CTO 病变 PCI 常需根据不同的病变特征，手术步骤选用不同的导丝，因此 PCI 过程中可能需要更换几种导丝。大部分病例可首选 Cross IT 100～200、Miracle 3～4.5g、Pilot 50 和 Whisper。如 CTO 血管扭曲或钙化则宜选用 PT2 MS、PT Graphix Intermediate、Pilot 50、Whisper 或 Crosswire NT 等亲水导丝。普通导丝通过失败后换用更硬的非亲水导丝（如 Cross IT 300～400）或亲水导丝（如 Shinobi 或 Shinobi Plus，Pilot 150～200），仍有30%～60%通过的概率。硬度更高的非亲水导丝除可选用 Cross IT 300～400 之外，还可选用近年日本 Asahi 公司生产的 CTO 专用导丝 Conquest 9g、Conquest pro 9g、Conquestpro 12g 以及 Miracle 6～12g 等。

表7－3　缠绕型指引导丝的病变适应证

	Cross IT	Miracle	Conquest
TIMI 血流	0～1 级	1～2 级	0～1 级
病变近端及走行	轻中度弯曲	中重度弯曲	较直
闭塞段长度	中～长段（＞30mm）	长段（＞30mm）	短～中等，短更佳
残端形态	齐头或小鼠尾	小鼠尾	齐头
纤维帽硬度	有一定硬度	较硬	坚硬
钙化、纤维化	轻度	轻中度	中重度
需要穿透支架网眼	可行	不易	较佳
存在桥侧支	可试用	可试用	适合
球囊通过能力	可	最好	较好

3. 球囊　球囊的作用在于帮助导丝通过 CTO 病变（借助球囊快速交换导丝，改变导丝尖端形状、提高导丝硬度及在病变段内的操作能力，便于其跨越病变，并证实导丝在真腔）和扩张病变。常选单标记、整体交换、直径1.25～1.5mm、外形小的球囊，如 Maverick、Sprinter、Rujin 等。熟练术者对预计成功率较高的病变可直接选用1.5～2.5mm 小直径快速交换球囊，如 Maverick、Sprinter、Rujin、Voyager 等。

4. 其他新型器械　近年日本及欧美研发了许多新型器械以提高开通 CTO 的成功率，如 Safe Cross 光学相干反射系统（Intraluminal Therapeutics）、Frontrunner 导管系统（Lumend）、CROSSER 导管系统（Flowcardia）、Venture 导丝控制导管（St Jude）、Tornus 螺旋穿透导管（Terumo）等，对常规方法不能开通的 CTO，使用上述器械后额外有50%～85%的机会通过闭塞段。但是上述器械的价格均较昂贵、临床应用经验不多，尚未在临床广泛推广，其有效性、安全性及效价比还有待进一步观察。

（二）操作技巧

1. 穿刺方法　要求动脉穿刺安全顺利。如病变复杂、手术过程又不需要置入大直径的器械时，通常用6F指引导管。需要双侧冠状动脉造影时同侧或对侧股动脉或桡动脉可插入4～5F动脉鞘。对髂动脉高度迂曲者可插入长鞘。

2. 术前造影　选择合适的体位充分暴露病变对开通CTO病变非常重要。下述影像信息对评价CTO病变成功率十分必要：CTO是否位于血管口部或远端；与最近的分支血管的关系；是否存在钙化；阻塞类型（鼠尾状或刀切状）；闭塞长度；CTO病变近端是否存在高度迂曲；是否存在桥侧支等。血管造影机的"放大"功能（Zoom）对分析信息有助。某些CTO病变行同步双侧冠状动脉造影是评价病变长度的最好方法。

3. 导丝尖端塑形的方法　可根据病变形态将导丝尖端塑成不同的弯度：①渐细和同心状的断端，做成约30°角小J形弯曲以利于导丝通过CTO病变，J形头部分的长度接近参考血管直径。②渐细和偏心的断端，增大J形角度（约50°）及长度（较参考血管直径长约1/3），有利于通过CTO病变。③刀切状（齐头）的断端，需要30°小角度和较长的J形（较参考血管直径长约1/4～1/3）。

4. 导丝通过CTO病变的方法　逐渐递增导丝硬度。可将快速交换球囊、微导管或OTW球囊其中之一送至CTO闭塞段的近端处，以增加导丝支撑力，利于其通过病变近端纤维帽，但应注意除非已确认导丝走行在真腔内，不要轻易将球囊或微导管送至闭塞段内。球囊辅助下应用硬导丝的技术可增高导丝穿透血管壁的危险，需要术者有丰富经验及很强的控制远端导丝的技术。导丝在CTO中段行进时可顺时针和反时针≤90°旋转，同时缓慢推送导丝。如果CTO病变长、弯曲、超过3个月、含有钙化的混合性斑块，并有明显的负性血管重塑，则导丝通过的难度较大。触到动脉壁时可能阻力感减小，此时应将导丝退回至CTO近端换成另外的通路推进，或换为另一条导丝重新送入。在保证导丝在真腔内行进的前提下，可小心加用球囊辅助以利于通过病变。如无近端纤维帽或闭塞时间较久的CTO，则可能存在远端纤维帽。此时导丝的选择同近端存在纤维帽的CTO，有时需要更换导丝。如通过困难，可≤180°旋转导丝，并最好做一次穿刺动作以设法使导丝通过远端纤维帽。

5. 检测远侧导丝位置的方法　导丝穿过CTO病变全段之后，应当被较易推进且进入远端真腔血管内。需用至少2个不同体位投照检测导丝位置并确定导丝不在分支。如不能确定导丝是否在真腔，或球囊不能通过病变而必须用旋磨术，或应用加强型硬导丝（尤其是应用球囊支持）时，则必须应用对侧造影或OTW球囊行中心腔造影来检测远端导丝的位置，以确保导丝在真腔内。其他判断导丝位于真腔的方法还包括多体位投照；导丝穿过闭塞段时的突破感；导丝推送顺畅、转向灵活且回撤后仍能按原路径前进（进入心包腔则走行无定路）；导丝尖端塑形存在（不变直）且可进入相应分支；球囊易通过病变等。

6. 球囊通过与扩张　如果指引导管的支撑力良好，球囊的通过与扩张均比较容易。先选择尖端超细的1.25～2.5mm直径球囊，球囊可被扩张至"命名压"或以上。如CTO长度超过20mm，则最好应用长球囊。扩张之后原先消失的远端血流可被显示，但常较细小，系因缺乏长期灌流所致的负性血管重塑，需要冠状动脉内注射较大剂量的硝酸酯类以恢复远端血流。有时需要再次球囊扩张以使新开通后的血管变粗。如球囊通过失败，可试用以下方法：①改善指引导管的支撑力。交换器械时可将第二条 0.035in 或 0.014in 导丝置于指引导管内主动脉的部位，以加强指引导管支撑力。②检测导丝远端位置后应用旋磨术，需要送入较硬旋磨专用导丝，1.25～1.5mm 直径的磨头足以扩大血管腔并改善斑块的顺应性。③采用 Tornus 导管辅助球囊通过。④多导丝挤压斑块使导丝周围腔隙变大。如球囊通过病变后扩张失败，可尝试用双导丝球囊、切割球囊、乳突球囊或耐高压（30atm）非顺应性球囊扩张，或采用旋磨术。

7. 高级技巧　在常规方法失败后可尝试采用下列技巧，有助于提高 PCI 成功率，但部分技术较常规方法的风险更大，仅适用于操作熟练和经验丰富的术者。

（1）平行导丝（parallel wire）或导丝互参照（seesaw wire）技术："平行导丝技术"是指当导丝进入假腔后，保留导丝于假腔中作为路标，另行插入导丝，以假腔中的导丝为标志，尝试从其他方向进入真腔，避免再次进入假腔。"导丝互参照技术"与"平行导丝技术"原理相近，以第 1 根进入假腔的导丝作为路标，调整第 2 根导丝方向；如第 2 根导丝亦进入假腔，则以其为参照，退回第 1 根导丝重新调整其尖端方向后再旋转推进，如此反复，两根导丝互为参照，直至进入真腔，必要时可用 3 条导丝互为参照。

（2）双导丝轨道（buddy wire 或 track wire）技术：PCI 过程中向 CTO 病变远端插入两根导丝，为球囊或支架顺利通过病变提供轨道；或向另一非 CTO 血管插入另一根导丝，与单导丝相比，双导丝能提供更强的支撑力，使指引导管更为稳定。向同一病变血管内插入双导丝可使迂曲或成角的血管变得略直，因而促进支架通过钙化成角病变或近端的支架，在球囊扩张时还可防止球囊滑动以减少损伤。因此"Buddy 导丝技术"适用于成角或迂曲病变、近端已经放置支架的病变、纤维化钙化病变以及支架内再狭窄病变。

（3）多导丝斑块挤压（multi-wire plaque crushing）技术：用于导丝成功通过闭塞段而球囊通过失败时。保留原导丝在真腔内，沿原导丝再插入 1～2 根导丝进入真腔使斑块受到挤压，然后撤出其中 1～2 根导丝，使 CTO 病变处缝隙变大，有利于球囊通过病变（图 7-23）。多导丝斑块挤压技术的特点是较为安全、效果好，且受血管本身条件限制少，对设备要求不高。对于多数 CTO 病变，在开通时使用的导丝常 ≥2 根，因此使用此方法通常不会明显增加患者的经济负担，是一项安全且效价比高的新技术。

（4）逆向导丝（retrograde wire）技术：适用于正向导丝通过病变困难且逆向侧支良好的病例。在微导管或球囊支持下由对侧冠状动脉插入导丝（多为亲水滑导丝），经逆向侧支循环到达闭塞段远端。此时可将逆向导丝作为路标，操控正向导丝调整其方向从病变近端进入远端真腔，亦可采用逆向导丝穿过病变远端纤维帽到达病变近端，与正向导丝交会（图 7-24）。特定条件下应用"逆向导丝技术"可提高 CTO 介入治疗的成功率，如某些 CTO 斑块近端存在不利于 CTO 介入治疗成功的形态学特点，或近端纤维帽较硬使导丝难以通过，而远端斑块可能较松软，导丝易于通过。"逆向导丝技术"的另一优势是，即使逆向导丝进入假腔（内膜下），因正向血流方向与逆向导丝行进的方向相反，故病变开通后血管壁受正向血流压力的影响，假腔容易自然闭合。而正向导丝一旦造成假腔，因冠状动脉血流与导丝行进方向一致，可使假腔不断扩大而致血管真腔闭塞。虽然"逆向导丝技术"在特定条件下有较大的应用价值，但因其技术难度大，耗材多，且有损伤侧支血管的风险，因此不应作为 PCI 的常规技术，在实际应用中应当严格掌握适应证。

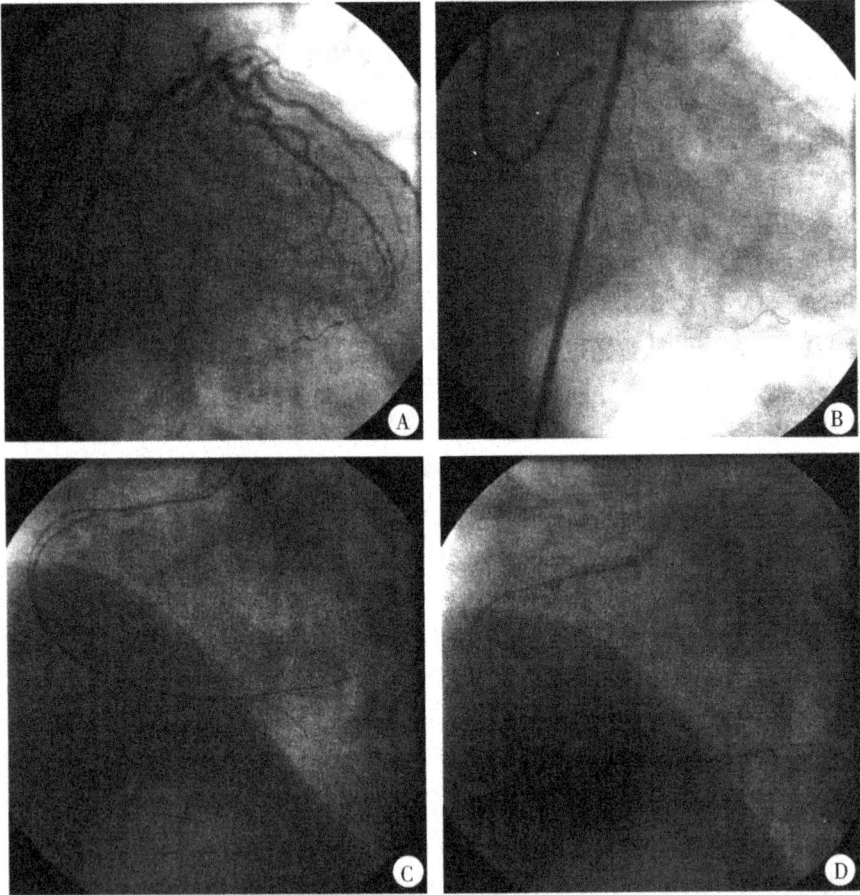

图 7 - 23 多导丝斑块挤压技术

球囊不能通过病变，分别通过双导丝（A）和三导丝（C）挤压斑块，其后撤出其他导丝，
仅保留 1 根导丝在真腔内，使球囊顺利通过；B 和 D 为球囊通过靶血管闭塞段后的影像

（5）锚定（anchoring）技术：指引导管移位或支撑力不足是球囊不能通过闭塞段的主要原因之一。"锚定技术"是指在靶病变近端的分支血管或另一支非靶血管中扩张球囊并轻轻回拖，以此固定指引导管并增强其同轴性和支撑力，有利于球囊或支架通过病变（图 7 - 25）。"锚定技术"适用于预计球囊或支架通过比较困难的病变，需采用外径 6F 以上的指引导管。潜在的风险包括导管损伤靶血管口部、锚定球囊损伤分支血管等，因此回拉球囊前应操纵指引导管使其同轴并处于安全位置，锚定球囊应尽量采用低压扩张。以上技术称为"分支锚定技术"。在 CTO 近端无分支的情况下，也可采用"主支锚定技术"，即在 CTO 病变近端扩张球囊的同时推进硬导丝，适用于病变坚硬而指引导管支撑力不够的近端 CTO 病变。

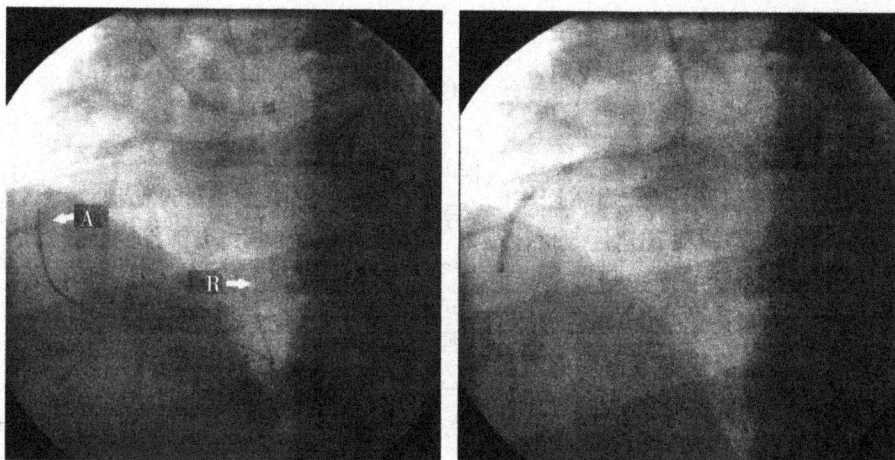

图7-24 逆向导丝技术

左图为反向导丝（R）通过间隔支侧支循环从远端真腔逆向通过 RCA 闭塞段，与正向
导丝（A）交会；右图为球囊沿正向导丝通过闭塞段并扩张

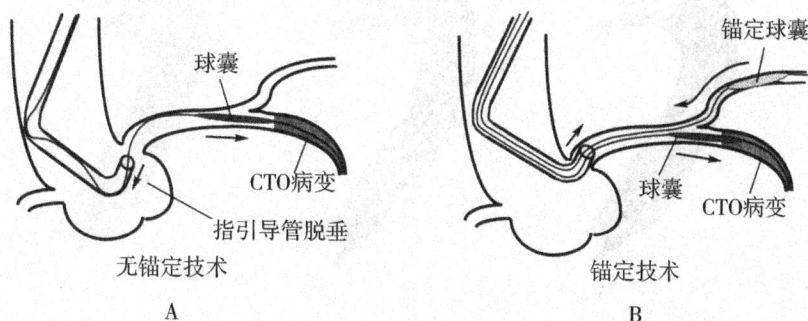

图7-25 锚定技术示意图

A. 无锚定技术，指引导管脱垂；B. 锚定技术，指引导管支撑力加强

（6）内膜下寻径及重入真腔（subintimal tracking and reentry，STAR）技术：在球囊支持
下操纵导丝（通常为亲水滑导丝）进入内膜下造成钝性撕裂，导丝在内膜下行进直至进入
远端真腔，然后在内膜下空间行球囊扩张并置入支架。"STAR 技术"的优点是在常规技术
失败后较快地经内膜下进入远端真腔，可提高成功率，但缺点是容易损伤远端分支、穿孔风
险较大、再狭窄发生率高等。"STAR 技术"适用于主要分支远离 CTO 的病变（如 RCA 病
变），不适合用于分支较多的 LAD 病变，置入支架应尽量采用药物洗脱支架（drug eluting-
stent，DES）。"STAR 技术"仅作为常规方法失败后的补救措施，初学者慎用。

（7）血管内超声指导导丝（intravascular ultrasound guiding wire）技术：在有分支的情况
下，可用血管内超声（intravascular ultrasound. IVUS）确定 CTO 病变的穿刺入口。PCI 术中
一旦导丝进入内膜下假腔且尝试进入真腔失败时，可采用 IVUS 定位指导导丝重新进入真
腔，但此时需先用 1.5mm 小球囊扩张假腔，IVUS 导管才能进入内膜下。此方法可导致较长
的夹层，可损伤大分支，并有引起穿孔的风险，仅作为常规方法失败后的应急手段，初学者

慎用。

（8）控制性正向和逆向内膜下寻径（controlled antegrade and retrograde subintimaltracking，CART）技术：采用正向和逆向导丝在 CTO 病变局部造成一个局限的血管夹层，便于正向导丝进入远端真腔。具体操作过程如下：首先，将正向导丝从近端血管真腔进入 CTO，然后使其进入内膜下，有经验的 CTO 介入医生可以从导丝头端或导丝前进时阻力减小判断导丝进入内膜。然后从对侧冠状动脉在微导管或球囊支持下逆向插入导丝，经间隔支的侧支循环送至 CTO 病变远端。将逆向导丝从远端真腔插入 CTO，然后进入内膜下，随后用直径 1.25~1.3mm 的小球囊以 2~3atm 扩张间隔支，其后沿逆向导丝进入内膜下并扩张球囊。扩张后将球囊撤压并留置于内膜下以维持内膜下通道开放（图 7-26）。通过上述步骤，正向和逆向的内膜下空间很容易贯通，正向导丝得以循此通道进入远端真腔。"CART 技术"操作方法较复杂，与"STAR 技术"相比其优点在于可使内膜下撕裂仅限于闭塞段内，避免了损伤远端大分支的风险。与 STAR 及 IVUS 指导导丝技术一样，此技术也需在闭塞远端的血管内膜下扩张球囊，有造成穿孔的危险，不宜作为常规手段，仅用于常规技术开通比较困难和解剖特点比较适合的病变。

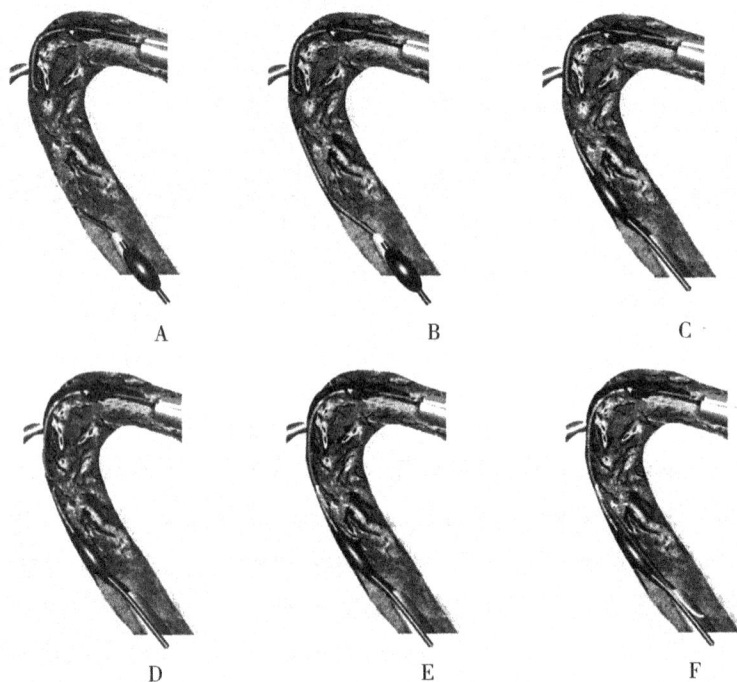

图 7-26　CART 技术示意图

六、支架置入术

1996 年发表的慢性冠状动脉闭塞支架术研究（SICCO）随机对比了单纯球囊扩张术和冠状动脉内裸金属支架（bare metal stent，BMS）植入术治疗 CTO 病变的疗效。结果发现，BMS 组患者心绞痛缓解率高于球囊扩张组（57% 比 24%，$P < 0.001$），接受 BMS 治疗者 6 个月造影随访再狭窄（32% 比 74%，$P < 0.001$）和再闭塞（12% 比 26%，$P = 0.058$）发生

率以及300天靶病变血运重建（TLR）发生率（22%比42%，P=0.025）均低于接受单纯球囊扩张者。GISSOC研究对110例成功行CTO-PCI的患者进行了长达6年的随访，结果表明，接受BMS治疗者无MACE存活率与接受单纯球囊扩张者相比有降低趋势（76.1%比60.6%，P=0.0555），而无TLR存活率则显著低于后者（85.1%比65.5%，P=0.0165）。美国Mayo心脏中心25年CTO-PCI经验表明，支架时代治疗CTO病变的成功率与支架前时代相比并无显著提高，但住院期MACE及1年随访的靶病变血运重建率降低约50%。因此，为防止再闭塞和减少再狭窄发生，CTO病变成功开通后均应置入支架。

尽管冠状动脉内支架的广泛应用显著降低了CTO介入治疗术后发生急性再闭塞的风险，但长期再狭窄率仍高达30%~40%。近年DES在临床得到广泛应用，且已被证实能够降低"真实世界"PCI后的再狭窄率。新近发表的数项临床研究表明，与BMS相比，DES能够显著降低CTO介入治疗后的长期再狭窄率和MACE发生率，初步证实了DES治疗CTO病变的长期疗效和安全性。SICTO研究观察了雷帕霉素洗脱支架治疗25例CTO的长期疗效，12个月再狭窄率和MACE发生率均为4%，显著优于BMS时代的结果。Werner等对比了紫杉醇洗脱支架与BMS治疗CTO的效果，接受紫杉醇洗脱支架治疗者12个月造影再狭窄率（8.3%比51.1%，P<0.001）和MACE发生率（12.5%比47.9%，P<0.001）均显著低于BMS治疗者。葛雷等报道雷帕霉素洗脱支架治疗CTO的长效疗效显著优于BMS历史对照，6个月造影再狭窄率和MACE发生率分别为（9.2%比33.3%，P<0.001）和（16.4%比35.1%，P<0.001）。PRISON Ⅱ研究是迄今发表的唯一的DES治疗CTO病变的随机对照研究，研究共入选200例CTO患者，随机接受雷帕霉素洗脱支架或BMS治疗，DES组6个月造影再狭窄率（11%比41%，P<0.0001）和MACE发生率（4%比20%，P<0.001）均显著低于BMS组。上述研究结果表明，DES作为改善CTO病变PCI后再狭窄的一项有效手段，其前景已经初现曙光。但应该看到，上述研究多为注册研究或回顾性分析，不能完全排除因技术进步或支架平台改善造成的疗效差异，因此其临床证据等级不高，目前欧洲心脏协会PCI指南（2005）建议DES治疗CTO病变仅为ⅡaC类适应证。此外，对第一代DES的迟发不良事件如迟发血栓、再狭窄等问题目前仍存在争议，还需要大规模随机临床研究的长期随访结果来明确DES在CTO治疗中的地位。

CTO病变的支架置入技巧与非闭塞病变相同，但考虑到CTO病变往往斑块负荷较重、常存在不同程度的钙化，因此应在充分预扩张及多次较大剂量硝酸酯类冠状动脉内注射使血管腔充分扩张之后置入支架。支架直径与参考血管直径的比例以1:1为宜。支架与病变长度的比值目前无定论，但最好应用单个支架完全覆盖病变，已有报道证实置入单个长支架可产生理想的长期效果，多支架的支架间间隙或重叠可能降低BMS的临床效果。葛雷等报道的一组病例中，DES与病变长度比值为1.8，而作为对照的BMS组中支架与病变长度比值仅为1.2，每病变支架数在DES组为1.4个，BMS组则为1.2个，提示在DES时代有采用长支架或多个支架重叠充分覆盖病变的趋势，但Moschi等报道支架长度是DES治疗CTO病变术后再狭窄的独立危险预测因素，病理研究则表明重叠DES可导致局部血管内皮化进一步受损从而增加再狭窄和血栓风险，因此，即使应用了DES，仍宜选用合适长度的支架，尽量避免多支架重叠置入。此外，DES置入后应以较短的球囊在支架内实施后扩张以使支架充分贴壁，在支架重叠处尤应注意充分后扩张，但应避免后扩张球囊在支架范围之外扩张，以免损伤血管内皮导致再狭窄。

七、并发症

过去通常认为 CTO 病变 PCI 的风险较小，但事实上临床研究报道其住院期主要不良事件发生率在 4% 左右，与非完全闭塞病变 PCI 相近。

1. 死亡　发生率 <1%，可能的原因包括术中侧支循环中断、损伤近端血管或主要分支血管、血栓形成、心律失常、空气栓塞以及穿孔导致的心脏压塞和失血性休克等。

2. 心肌梗死　发生率约 2%，多为非 Q 波心肌梗死，常由开通的靶血管再次闭塞引起，早年多为血管塌陷引起的急性闭塞，支架时代则多为血栓性闭塞所致。由于 CTO 血管再闭塞后较少引起急性心肌缺血，因此后果多不严重。

3. 血管撕裂　多由导丝或球囊进入假腔导致，一旦证实导丝进入假腔，切忌旋转导丝或继续推送导丝以避免穿孔。闭塞段血管的撕裂后果多不严重，如无成功把握可停止手术，如闭塞段已开通则可置入支架。有时也可因导管操作不当或频繁操作导管引起近端血管开口处撕裂，如损伤左主干开口则应及时置入支架或行急诊 CABG。

4. 穿孔　是 CTO 病变 PCI 最常见的并发症之一，可由导丝或球囊走行至血管壁内，误扩张分支血管，以及损伤了连接滋养血管的新生孔道等多种机制而造成。通常冠状动脉造影即可做出诊断，但其后需要迅速用球囊扩张近端以限制血流流向穿孔处假腔，静脉注射鱼精蛋白中和肝素，使活化凝血时间（ACT）尽快降至 130 秒以下。根据穿孔的解剖部位考虑是否应置入带膜支架封阻破口，根据临床病情决定是否行心包穿刺放血术及自体血液回输等。心包穿刺放血后向心包腔内局部注射鱼精蛋白可能比全身应用鱼精蛋白更有效。绝大多数穿孔，如果仅是导丝穿孔而未行球囊扩张，或患者接受的肝素剂量适当，均可通过药物治疗治愈。少数情况下患者必须急送至手术室行心包切开引流术及 CABG。

5. 急诊 CABG　发生率 <1%，公认的指征是大的边支闭塞、重要血管近端损伤（如左主干）、血管壁穿孔和器械断裂、嵌顿等。器械不能通过闭塞病变或靶血管急性闭塞均不属于急诊 CABG 的指征。

6. 器械打结、嵌顿或断裂　PCI 过程中频率交换和重复使用器械、操作不当等可导致各种器械的打结、嵌顿或断裂。操作中应避免同一方向旋转导丝超过 180°，发生导丝打结或嵌顿后可小心逆方向旋转导丝，以减少扭转力。经微导管或整体交换（OTW）球囊选择性冠状动脉内注射硝酸酯或钙拮抗剂有时可帮助解除器械嵌顿。器械断裂后可通过扩张球囊将器械固定于指引导管内取出，或采用 Snare 装置抓取，如失败则转外科行 CABG 或外周血管手术，以便取出断裂在血管中的器械。

7. 其他　由于 CTO 病变 PCI 通常造影剂用量较大、X 线曝光时间长，因此可能导致造影剂肾病和放射性皮肤损害。应尽量选用非离子型等渗造影剂，轻度肾功能不全（内生肌酐清除率 30～50ml/min）者造影剂用量应控制在 150ml 以内，如 PCI 持续 2～3 小时仍无明显成功迹象者，可停止手术以免对患者造成损伤。对多支病变手术耗时较长者，可考虑分次行 PCI，以减少单次造影剂用量和曝光时间。

（包布仁白乙拉）

第
八
章

经皮冠状动脉与心脏
瓣膜病的介入治疗

第一节 PCI 治疗的适应证与禁忌证

一、稳定心绞痛

对于慢性稳定性心绞痛患者 PCI 治疗的目的为改善预后和缓解症状，因而对于 PCI 的选择从这两方面进行全面评价。

改善预后的适应证：①左主干或 LAD 近段狭窄 >50%，且存在心肌缺血证据或 FFR < 0.8；②伴左室功能减退的 2~3 支血管病变，且存在心肌缺血证据或 FFR <0.8；③证实有大面积心肌缺血（>10% 左心室面积）；④单支供血血管狭窄 >50%，且存在心肌缺血证据或 FFR <0.8。

缓解症状的适应证：①伴有心绞痛症状的任何 >50% 狭窄病变，且最优化药物治疗无效的患者；②合并呼吸困难、慢性心功能不全等症状且大面积心肌缺血（>10% 左心室面积）由狭窄 >50% 的血管供血。

对于非 LAD 近段的单支病变且缺血 ≤10%、经优化药物治疗后无运动诱发缺血症状的患者，不宜行 PCI 治疗。

二、非 ST 段抬高型急性冠状动脉综合征 （NSTE - ACS）

NSTE - ACS 包括不稳定性心绞痛和非 ST 段抬高型心肌梗死。对 NSTE - ACS 患者进行风险评估是决定后续治疗的关键。

对于症状反复发作且合并高危因素（肌钙蛋白升高、ST - T 改变、糖尿病、肾功能不全、左室功能减低、既往心肌梗死、既往 PCI 或 CABG 史、GRACE 风险评分 >109 分，见表 8 - 1）的 NSTE - ACS 患者推荐发病 72h 内 PCI；对于合并难治性心绞痛、心力衰竭、恶心室性心律失常及血流动力学不稳定者，推荐发病 2h 内行 PCI；对于 GRACE 风险评分 > 140 分或肌钙蛋白增高或 ST - T 改变的 NSTE - ACS 者 24h 内行 PCI。

表 8 - 1 GRACE 危险评分系统

Killip 分级	得分	收缩压（mmHg）	得分	心率（次/分）	得分
I	0	<80	58	<50	0
II	20	80~90	53	50~69	3
III	39	100~119	43	70~89	9

Killip 分级	得分	收缩压（mmHg）	得分	心率（次/分）	得分
Ⅳ	59	120 ~ 139	34	90 ~ 109	15
		140 ~ 159	24	110 ~ 149	24
		160 ~ 199	10	150 ~ 100	38
		≥200	0	≥200	46
<30	0	0 ~ 0.39	1	入院前心脏停搏	39
30 ~ 39	8	0.4 ~ 0.79	4	ST 段下移	28
40 ~ 49	25	0.8 ~ 1.19	7	心肌酶升高	14
50 ~ 59	41	1.2 ~ 1.59	10		
60 ~ 69	58	1.6 ~ 1.99	13		
70 ~ 79	75	2.0 ~ 3.99	21		
80 ~ 89	91	>4.0	28		
≥90	100				

注：根据患者危险因素进行评分，最后将各积分相加。

低危至中危 NSTE - ACS 患者，采用延迟介入治疗。严重合并症患者（如肝功能和肺功能衰竭、癌症），不主张早期 PCI 治疗。

三、急性 ST 段抬高型心肌梗死（STEMI）

PCI 能有效降低 STEMI 总体病死率并改善预后。但总体病死率降低的获益取决于以下因素：发病时间；梗死部位及心功能状况；年龄及合并疾病情况；用药情况；医生经验及导管室人员熟练配合程度及进门 - 球囊扩张（door - to - balloon，D to B）时间。

（1）直接 PCI：发病 12h 内的 STEMI 患者采用介入方法直接开通梗死相关血管（IRA）称为直接 PCI，是最有效降低病死率的治疗方法（表 8 - 2）。

表 8 - 2 STEMI 患者直接 PCI 推荐指征

指征	推荐类别	证据水平
所有 STEMI 发病 12h 内，D to B 时间 90 min 内，由有经验者和团队操作者	Ⅰ	A
溶栓禁忌证患者	Ⅰ	C
发病时间 >3h 的患者更趋首选 PCI	Ⅰ	C
心源性休克，年龄 <75 岁，MI 发病时间 <36h，休克时间 <18h	Ⅰ	B
有选择的年龄 >75 岁心源性休克，MI 发病时间 <36h，休克时间 <18h，权衡利弊后可考虑 PCI	Ⅱa	B
发病 12 ~ 24h，仍有缺血证据，或有心功能障碍或血流动力学不稳定或严重心律失常	Ⅱa	C
患者血流动力学稳定时，不推荐直接 PCI 干预非梗死相关血管	Ⅲ	C
发病时间 >12h 无症状，血流动力学和心电稳定患者不推荐直接 PCI	Ⅲ	C
常规支架置入 IRA	Ⅰ	A

（2）转运 PCI：指将患者转移至有条件的医院行急诊 PCI，主要适用于患者所处的医院无行直接 PCI 的条件，而患者有溶栓治疗禁忌证，或虽无溶栓禁忌证但发病已 >3h，尤其为较大范围 MI 和（或）血流动力学不稳定的患者。

（3）补救 PCI：指溶栓失败后 IRA 仍处于闭塞状态，而针对 IRA 所行的 PCI（表 8 - 3）。溶栓剂输入后 45 ~ 60 min 患者胸痛无缓解和心电图示 ST 段无回落，临床提示溶栓失败。

表 8 - 3　STEMI 补救 PCI 的推荐指征

指征	推荐类别	证据水平
溶栓 45 ~ 60 min 后仍有持续心肌缺血症状或表现	I	B
合并心源性休克，年龄 <75 岁、发病时间 <36h、休克时间 <18h	I	B
发病时间 <12h 合并心力衰竭或肺水肿	I	B
年龄 >75 岁心源性休克，MI 发病时间 <36h，休克时间 <18h，权衡利弊后可考虑补救 PCI	Ⅱa	B
血流动力学或心电不稳定	Ⅱa	C

（4）易化 PCI：指发病 12h 内拟行 PCI 的患者于 PCI 前使用溶栓治疗，以期缩短开通血管时间，使药物治疗和 PCI 更有机结合。临床研究结果表明，易化 PCI 结果劣于直接 PCI。因此，目前已完全否定了应用全量溶栓剂后立即行易化 PCI 的策略。

（5）早期溶栓成功或未溶栓患者择期（>24h）PCI 指征：见表 8 - 4。

表 8 - 4　早期溶栓成功或未行溶栓患者择期 PCI 的推荐指征

指征	推荐类别	证据水平
病变适宜 PCI 且有再发 MI 的表现	I	C
病变适宜 PCI 且有自发或诱发缺血表现	I	B
病变适宜 PCI 且有心原性休克或血流动力学不稳定	I	B
LVEF≤40%，心力衰竭，严重室性心律失常，常规行 PCI	Ⅱa	C
对无自发或诱发缺血的 IRA 的严重狭窄于发病 24h 后行 PCI	Ⅱb	C
IRA 完全闭塞，无症状的 1 ~ 2 支血管病变，无严重缺血表现，血流动力学和心电学稳定，不推荐发病 24h 后常规行 PCI	Ⅲ	A

（刘静才）

第二节　PCI 操作流程和手术成功标准

一、术前准备

（1）术前应继续口服原有抗心绞痛药物。

（2）抗血小板制剂：术前 3 d 开始口服阿司匹林 100 mg/d，对未服用过阿司匹林而须急诊 PCI 者应于治疗前立即给予 300 mg 嚼服。对计划行 PCI 术者还应口服氯吡格雷，术前 3 d 开始服氯吡格雷 75 mg/d，未服用过的应于 6h 前服用氯吡格雷负荷剂量 300 mg，术前准备时间不足 6h，需服用 600 mg 负荷剂量。ACS 的介入治疗（包括 STEMI）还可合用血小板 GPⅡb/Ⅲa 受体拮抗药。

（3）慢性肾功能不全或对比剂肾病高危的患者应于术前 6～8h 开始持续静脉滴注生理盐水 100ml/h，直至术后 6～8h。建议使用等渗对比剂。

（4）患者术前应备皮、行碘过敏试验、当天早晨禁食（安排下午手术者可酌情进少量流食），患者入导管室前可酌情给予镇静剂。过敏体质或既往对对比剂过敏者建议术前给予地塞米松 5 mg。

（5）医生应全面了解患者临床情况，向患者和（或）家属解释操作的大致过程及须与医师配合的事项，并签署知情同意书。

（6）拟经桡动脉 PCI 的术前做 Allen's 试验。

二、器材的选择

（1）导引导管：根据不同冠状动脉解剖和病变特征来选择导引导管的类型。最常用导引导管包括 JL、JR、XB、EBU、AL 等导引导管。按大小分为 5F、6F、7F、8F 等。

Judkins 导管到位后其第二弯曲不与主动脉壁接触，其支撑力仅仅来源于导管本身的结构，支撑力不强。普通病变时 JL 和 JR 型导引导管可以满足左右冠状动脉 PCI 的需要。左冠状动脉介入治疗时，当遇到扭曲、钙化、闭塞、长病变时为了增强导管支撑力可选用 XB、EBU、AL 等导管。XB、EBU 导管的第二弯曲与左冠状动脉开口对侧主动脉壁的贴合段更长，比 JL 导管的点状支持提供更强的被动支持力。AL 的第二弯曲整个与主动脉根部贴合，能够提供超强的支撑力。右冠状动脉介入治疗时，为增强导管支撑力通常选用 AL 导引导管，还可选择 XBRCA、XBR、AR 等导管。

经桡动脉途径介入治疗者，除以上常用导管外还可选用一些专门用于桡动脉治疗的导管，如 Kimny Runway 导管、Radial Runway 导管、Fajadet JF 导管等。

IMA 导管是专门设计用于乳内动脉的导引导管；LCB/RCB 则是专门设计用于大隐静脉桥血管病变的导引导管。

（2）导引钢丝：按尖端的软硬程度，可分为柔软钢丝、中等硬度钢丝和标准硬度钢丝 3 种类型。按病变分可分为通用型导丝和闭塞型导丝。在 PCI 术中，依据病变特点正确选择导引导丝是 PCI 成功的关键之一。

1）普通病变：一般选择尖端柔软又具备顺应性的导丝。如 BMW、FloppyⅡ、Whisper、Pilot 50、ATW、PT2、Runthrough NS、Miracle 等导丝。

2）扭曲、成角病变：要求导丝具有易于通过扭曲血管的柔软尖端，还应具备良好的血管跟踪性及顺应性，同时应有较强的拉伸扭曲血管的能力，以使球囊、支架能够顺利通过扭曲、成角血管到达病变处。Whisper MS、Pilot 50、Traverse、ATW、PT2、Runthrough NS、Rinato 导丝。

3）分叉病变需对吻球囊扩张时，往往需要选择一些操控灵活、顺应性及支持力好的导丝，以求顺利穿过支架网孔到达边支。可选择超滑的软导丝如：Whisper、PT2、Pilot50 导丝，还可以选择非聚合物涂层的导丝如：Runthrough NS、Rinato、ATW 等导丝。

4）某些需要超强支持的病变：如严重钙化、扭曲、成角的病变血管，要求导丝具有柔软的头端和更好的支持力，以便拉伸血管输送体积较大的治疗装置如切割球囊或较硬、较长的支架到达病变处。符合这一要求的导丝有 Extra Support、Supersoft、Cross Wire NT 等导丝。

5）急性心肌梗死闭塞病变：不主张使用聚合物涂层的超滑导丝，因超滑导丝尖端触觉反馈性能差，导丝极易进入假腔而术者浑然不觉。建议使用缠绕型导丝，增加尖端触觉反馈能力，减少进入夹层的几率。如 Super Soft、BMW、ATW 等导丝。

6）慢性闭塞病变（CTO）：CTO 病变对导丝选择的要求较高。①对于短、硬的 CTO 病变推荐 Shinobi 导丝，该导丝又硬又滑，穿透力很强，使用要小心。②对于近端有残端，闭塞处无分支的 CTO 可选择超滑导丝，如 Cross NT、Pilot、PT2。③当遇到断端不清，有分支的 CTO 病变时可选择金属缠绕头端导丝如 Miracle、Cross IT、Conquest 等。④CTO 长闭塞段合并扭曲、钙化的建议使用亲水涂层导丝，如 Cross NT、Whisper 和 Pilot 系列导丝。⑤闭塞段长度 >20mm，闭塞时间 >6 个月的 CTO 可先选择尖端缠绕形导丝如 Miracle、Cross IT、Conquest 导丝刺破闭塞段近端纤维帽，再用超滑型导丝如 Cross NT、Pilot、PT2 通过长的闭塞段远端。

（3）球囊导管：球囊按与导丝的关系分整体交换球囊、快速交换型和尖端固定导丝型。球囊按特性不同分为顺应性、半顺应性和非顺应性球囊。还有一些特殊的球囊如双导丝球囊、切割球囊、乳突球囊、药物球囊等。球囊导管的选择主要根据病变特点，选择直径和长度合适的球囊。扭曲和严重狭窄的病变要选择外形小，弯曲性、推送性好的球囊；对于病变软硬程度选择顺应性、半顺应性或非顺应性高压球囊。

（4）支架：按支架结构分类：管状、环状和网状支架；按材料分类：医用不锈钢、新型钴合金和可降解支架；按支架表面处理分类：金属裸支架和药物涂层支架。根据支架网眼大小分类：闭球支架和开环支架。一般在血管开口部和血管近端病变处常选用径向支撑力好的管状支架，远端血管或病变处极度弯曲的病变常选用柔顺性好的环状支架，附近有大分支的病变选用有较大侧孔的支架。药物支架因为再狭窄率低而被广泛应用，但对于不能耐受较长时间双重抗血小板治疗（如 <3 个月）或近期拟行外科手术（1 年内）的应使用金属裸支架。一般选择支架与血管直径之比为 1.1 : 1 为宜，支架的长度选择要能覆盖整个病变，如长度不够可选择两个支架，但保证两枚支架间部分重叠以避免因支架之间出现无药物覆盖的间隙而导致再狭窄率增高。

三、PCI 基本操作方法

（1）血管入路

1）经股动脉途径：PCI 操作方便。缺点是患者术后需要长时间卧床；易发生局部血肿、假性动脉瘤、动静脉瘘和腹膜后血肿等并发症。

2）经桡动脉途径：压迫止血容易，出血并发症少，术后患者不需要长时间卧床。缺点是操作不如股动脉途径操作方便，血管内径较小插入较大鞘管受限。

（2）抗凝药物应用：在穿刺成功置入动脉鞘后经鞘管侧臂注射肝素 2500U，决定进行 PCI 的患者，在插入导引导管前追加 5000 ~ 7500U 肝素（或 70 ~ 100U/kg），总量不超过 10 000U，使 ACT 保持着 300 ~ 350s。

（3）导引导管置入：导引导管尾端经"Y"形连接管与高压三通板连接，肝素水冲管。在 J 型导丝导引下无阻力前进。推送导引导管至冠状窦底，撤出导丝，回抽确认导管通道内无气泡，肝素水冲管。调节导引导管进入冠状动脉开口，注意压力波形的变化。推送和调节导引导管到位一般在左前斜45°的投照体位操作。

（4）送入导丝：肝素水冲洗导丝，根据需要将导丝头端适当塑形以利于导丝进入冠状动脉到达远端。将塑形好的导丝经持针器送入导引导管，在 X 线透视下推送导丝进入冠状动脉。利用导丝调节器调整导丝头端方向，使导丝进入所需要的冠状动脉属支。冠状动脉内推送导丝时，可间断注入少量对比剂以确认导丝在正确的路径内。

（5）送导丝入冠状动脉属支的投照体位：导丝进入左冠状动脉主支如前降支或回旋支时的投照体位一般在蜘蛛位，此体位可充分展开前三叉，利于导丝进入所需的主支。导丝如进入前降支后一般调整投照体位至左肩或右肩位，以便完整展开前降支及其分支。导丝进入回旋支一般调整投照体位至右足位，可完整显示回旋支及其分支。

导丝进右冠状动脉一般在左前斜45°的投照体位下操作。如导丝需要进入后降支或左室后支远端可在后前＋头位的投照体位，此体位能充分展开右冠远端分支血管。

（6）球囊扩张：球囊扩张冠状动脉狭窄病变的目的：①作为单独球囊扩张血管成形术，即 PTCA；②为了将严重狭窄的病变适当扩张为后面置入支架做准备，即预扩张。

球囊的大小通常选择比参考血管直径＜0.5mm 直径的球囊。导丝到位后，经导丝送入球囊导管，注入少量对比剂或造影以确定球囊定位准确后，在透视下用压力泵加压使球囊扩张，扩张时注意观察球囊充盈情况以判断病变是否充分扩开。加压的时间通常为 10～20 s，加压后将压力泵抽成负压状态。球囊加压扩张进程中需要注意患者的症状，心电图及压力变化。

如病变在较高压力下仍无法扩开，则不能置入支架，需使用非顺应性高压球囊、乳突球囊或双导丝球囊扩张病变。对于无法扩开的明显钙化病变可能需旋磨后置入支架。

（7）支架置入：病变充分预扩张后即可置入支架。支架置入前须正确判断病变长度和血管直径，选择相应的支架。支架置入过程与置入球囊类似，当支架送至病变部位时，要多体位造影充分评估支架置入部位的准确性。根据支架的命名压及病变情况由术者决定支架扩张的压力和扩张时间。支架扩张释放后需要行多体位造影或应用其他方法如血管内超声（IVUS）评价支架贴壁情况。必要时需应用非顺应性高压球囊进行后扩张，以保证支架贴壁良好。

四、手术成功标准

（1）造影成功标准：PTCA 后管腔狭窄＜50%、TIMI 血流 3 级即为成功。支架后狭窄＜20% 即为成功。

（2）手术成功标准：在达到造影成功的同时，住院期间不出现并发症（如死亡、心肌梗死、急诊 CABG）

（3）临床成功标准：短期的临床成功是指达到解剖学及手术成功标准的同时，患者在术后无缺血表现。长期临床成功是指患者术后 6 个月以上持续无心肌缺血的表现。

（刘静才）

第三节　PCI 术后处理及并发症防治

一、术后处理

1. 术后护理　严密观察血压、心率等生命体征。复查心电图、记录尿量，注意血容量的补充。注意穿刺部位局部有无出血、血肿，经股动脉穿刺途径者，注意足背动脉搏动情况。注意观察有无心肌缺血的症状及体征并观察心电图动态变化。术后复查 cTnT、cTnI 或 CK - MB 及肾功能、血常规。

2. 术后用药　介入术后患者如无禁忌证应终生口服阿司匹林 100 mg/d。置入金属裸支架的应术后口服 2 个月的氯吡格雷 75 mg/d，置入药物支架的服用氯吡格雷 75 mg/d 至少 1 年。无法耐受阿司匹林的可单独使用氯吡格雷，但头 2 周剂量加倍。

支架术后肝素的使用各中心有不同的做法。通常的观点是单支血管简单病变术后可不用肝素。其他病变置入支架的建议常规使用肝素，普通肝素或低分子肝素。

STEMI 患者因血栓负荷重，术后除双联抗血小板和肝素外可加用 Ⅱ b/Ⅲ a 受体拮抗剂（如替罗非班）24～48h。

对于完全血运重建的患者术后不必长期口服抗心绞痛的药物。非完全血管重建的患者应继续服用抗心绞痛药物。

PCI 术后作为二级预防用药，应常规使用他汀类、β 受体阻滞剂、ACEI/ARB 类药物以减少心脏不良事件的发生率。

二、PCI 并发症及防治

1. 冠状动脉夹层或闭塞　轻度内膜撕裂通常不影响手术结果。严重夹层，如造影剂在管腔外滞留成"帽状"、螺旋状夹层、管腔内充盈缺损、血流减慢或完全闭塞者，应紧急置入支架，建立和恢复冠状动脉血流。

2. 分支闭塞　小分支闭塞可无缺血症状，或有胸痛但对预后无显著影响。大分支闭塞则可能发生严重后果。术中应根据分支大小及分支开口部有无病变，决定是否应用双导引钢丝技术保护分支，或对吻球囊技术扩张分支病变。在分支部位置入支架时应选择侧孔较大的支架以减少影响分支，一旦大分支闭塞，应用导引钢丝穿过支架孔眼进入分支，并用球囊再次扩张，使之再通。对大分支直径 >2.5mm 者，若单纯球囊扩张后效果不满意，可考虑置入支架。

3. "无再流"（no - reflow）现象　无再流是指尽管冠状动脉阻塞已解除，但仍然无法恢复正常心肌血流的现象（TIMI 0～1 级）。原因并未完全明确。多见于 ACS 富含血栓的病变及退化的大隐静脉旁路移植血管病变的介入治疗及斑块旋磨术治疗时。对富含血栓的病变可考虑术前开始应用血小板 GP Ⅱ b/Ⅲ a 受体拮抗剂，术中可使用远端保护装置。当出现无再流时应立即在冠状动脉内注入硝酸甘油或钙拮抗药（用法及剂量见冠状动脉痉挛），也可试用腺苷冠状动脉内注射。血流动力学不稳定者，除用升压药物外，应立即开始主动脉内球囊反搏。

4. 冠状动脉破裂或穿孔　大多由于导引钢丝穿破冠状动脉所致，少数由于球囊扩张或支架扩张造成。在治疗完全闭塞病变或使用斑块旋磨术时较易发生。

一旦发生冠状动脉穿孔会引起急性心包填塞，需紧急处理：①首先将与血管直径相当的球囊置于冠状动脉穿孔处，以 2~6 atm 的压力充盈至少 10 min 后再观察，如无效可延长低压扩张时间在 15~45 min 之间。②使用鱼精蛋白中和肝素。③上述治疗无效，附近没有大分支的血管穿孔或破裂可以考虑置入带膜支架，封闭穿孔部位。④ <1mm 的末梢小血管穿孔，可考虑使用明胶海绵或弹簧圈闭塞穿孔血管。⑤出现心脏压塞，应立即心包穿刺引流并扩充血容量。⑥经上述处理后穿孔不能闭合者应急诊外科手术。

5. 支架内血栓　形成分为急性（术后 24h 内）、亚急性（术后 1~30 d）、晚期（术后 1~12 个月）及极晚期（术后 12 个月以上）支架内血栓。1 个月以内的又称为早期支架内血栓。可能导致支架内血栓发生的原因很多，包括：支架内残余狭窄、支架贴壁不良、PCI 后持续夹层；凝血功能亢进、未服用双联抗血小板药物、阿司匹林或氯吡格雷抵抗；支架数量多、支架重叠、长支架；细支架、弯曲病变、分叉病变、弥漫性病变及急性冠状动脉综合征、糖尿病等。

一旦发生支架内血栓应立即行 PCI 打通闭塞血管，通常需要应用血小板 IIb/IIIa 受体拮抗剂。对于血栓负荷重的可用血栓抽吸导管抽吸。如有支架内残余狭窄应行球囊扩张，必要时再次置入支架。同时加强抗血小板和抗凝治疗。

6. 支架脱载　易发生于支架通过弯曲、狭窄或钙化病变时遇阻力强行推送支架；当支架试图通过病变时支架部分被卡住，回撤球囊时；置入失败，回撤支架时支架与导引导管同轴性不好；处理方法：①操作取出：包括导丝缠绕技术、远端小球囊回收技术、抓捕器捕获技术等。②原位释放：新的小球囊经原导丝进入支架内，低压力扩张后逐渐替换大球囊原位释放。③原位挤压：在原位使用另一个支架将脱载的支架挤压在血管壁上。④有时经操作将支架回撤至股动脉或桡动脉时支架却无法退回至动脉鞘管，此时需要外科桡动脉或股动脉切开取出支架。

（刘静才）

第四节　二尖瓣狭窄的介入治疗

二尖瓣狭窄是由于风湿、炎症、退行性改变、先天性畸形等原因引起的单个或多个瓣膜结构（包括瓣叶瓣环、腱索或乳头肌）的功能或结构异常，导致瓣口狭窄。治疗方法包括经皮球囊二尖瓣成形术和外科手术治疗。经皮球囊二尖瓣成形术（PBMV）在国内外已广泛开展，由于 PBMV 成功率高，避免了开胸手术，对患者损伤小，术后恢复快，目前已基本替代了传统的外科二尖瓣狭窄分离手术。

一、适应证

（1）中、重度单纯二尖瓣狭窄，瓣膜弹性好、无严重钙化，瓣膜下结构无明显异常，左心房无血栓，瓣口面积≤1.5cm²，窦性心律，心功能 II、III 级。

（2）二尖瓣交界分离术后再狭窄，心房颤动，二尖瓣钙化，合并轻度二尖瓣或主动脉瓣关闭不全，可作为相对适应证。

（3）二尖瓣狭窄伴重度肺动脉高压，手术治疗危险性很大，不宜换瓣者，也可作为 PB-

MV 的选择对象。

（4）对高龄、伴有严重冠心病，因其他严重的肺、肾、肿瘤等疾病不宜手术或拒绝手术、妊娠伴严重呼吸困难也可选择该疗法。

二、禁忌证

（1）二尖瓣叶明显变形，瓣下结构严重异常，二尖瓣或主动脉瓣中度以上关闭不全。

（2）术前经食管超声探查有左心房血栓，或近期有体循环栓塞史及严重心律失常者。

（3）风湿活动未控制或控制不满 3 个月。

（4）有房间隔穿刺禁忌及出血倾向者。

三、操作步骤

常采用 Seldinger 顺行法技术进行二尖瓣扩张。

（1）右股静脉穿刺插管，行右心导管检查，观察各部血氧饱和度、肺动脉压、肺毛细血管嵌顿压，以及测定心输出量。

（2）行右心房造影，观察二尖瓣环、左心房及主动脉根部的相对解剖关系。

（3）经右股静脉送入 Brockenbrough 穿刺针，穿刺房间隔。

（4）穿刺成功后，用 14F 扩张管扩张股静脉穿刺孔和房间隔穿刺孔。

（5）经导丝送入球囊导管（Inoue 球囊导管系统）跨越狭窄的二尖瓣，在荧屏连续监视下用生理盐水和造影剂各半的混合液体充盈球囊，分离瓣膜交界处的粘连融合而扩张二尖瓣口。

（6）扩张结束后，重复左右心导管检查，观察扩张的效果。

四、判断 PBMV 临床成功的指标

（1）心尖部舒张期杂音消失或明显减弱。心功能提高一级以上。

（2）左心房平均压 ≤1.5kPa（11mmHg），二尖瓣压差 ≤2.4kPa（18mmHg）。

（3）心输出量增加，全肺阻力下降。

（4）二尖瓣口面积为 ≥2cm^2。

（5）无重要并发症发生。

五、主要并发症

①急性心包填塞；②房间隔穿刺处残余分流；③心律失常；④二尖瓣反流；⑤体循环栓塞；⑥心脏穿孔；⑦急性肺水肿。

为避免并发症的发生，需要手术者严格掌握适应证，具备熟练的技巧，规范的操作，及时识别和快速处理并发症的能力。

（刘静才）

第五节 主动脉瓣狭窄的介入治疗

主动脉瓣狭窄是由于风湿性、先天畸形、瓣膜结构老化等原因导致主动脉瓣病变，致使主动脉瓣开放受限。随着病变的进展可出现主动脉瓣狭窄的临床三联症：劳累性呼吸困难、心绞痛和晕厥。一旦出现临床症状，病程迅速进展，预后差。尽管可以采用药物治疗，但也不能延长寿命。国际多中心的临床研究，比较了内科治疗效果，发现主动脉瓣狭窄一旦出现症状，两年内发生猝死的概率很高，因此手术治疗是此类患者解除临床症状、改善左心室功能、延长寿命的唯一有效手段。

经皮球囊主动脉瓣成形术多用于先天性主动脉瓣狭窄的小儿或青少年患者。但该技术有较多并发症，术后再狭窄发生率高，同时，对于后天性主动脉瓣狭窄患者，近远期效果不佳，且有发生瓣膜关闭不全的并发症，因此临床较少应用，我国主动脉瓣狭窄发病率较欧美国家低，该技术在国内应用报道少，需慎重应用该技术。

经导管主动脉瓣置换术是近几年国际上出现的新技术，它是经股动脉或心尖部通过特制的传输系统将瓣膜送入主动脉瓣区，释放后置换主动脉瓣。此技术总体效果比较满意，目前主要适用于那些无法耐受手术的、高龄的、严重主动脉瓣狭窄患者，对于适合主动脉瓣球囊成形术的患者，经导管主动脉瓣置换术仍为有效的治疗方法。随着器械的不断改进和操作技术熟练程度的提高，其适应证也将逐步扩大。

一、经皮球囊主动脉瓣成形术

1. 适应证

（1）典型主动脉瓣狭窄不伴主动脉瓣严重钙化。

（2）心输出量正常时经导管检查跨主动脉瓣压差≥8.0kPa（60mmHg），无或轻度主动脉瓣反流。

（3）青少年或成人，经导管检查跨主动脉瓣压差≥6.67kPa（50mmHg），伴劳力性呼吸困难、心绞痛、晕厥或先兆晕厥等症状，或心电图（安静或运动状态下）左胸导联出现 T 波或 ST 段变化。

2. 相对适应证

（1）重症新生儿主动脉瓣狭窄。

（2）隔膜型主动脉瓣下狭窄。

3. 禁忌证

（1）主动脉瓣狭窄伴中度以上主动脉瓣反流。

（2）发育不良型主动脉瓣狭窄。

（3）纤维肌性或管样主动脉瓣下狭窄。

（4）主动脉瓣上狭窄。

4. 操作方法

（1）常规股动脉、股静脉插管，肝素 100U/kg 抗凝。

（2）行右心导管、左心导管检查，猪尾导管置于升主动脉进行测压和造影观察主动脉瓣反流情况及瓣口负性射流征，测量左室压力及跨瓣压差，并行左室造影，观察瓣膜狭窄类型，测定主动脉瓣环及瓣口直径。

（3）由导管插入 260cm 长的"J"形加硬导引钢丝至左心室，撤去导管，交换球囊导管至主动脉瓣口处，先以少量造影剂扩张球囊，确定球囊中央跨于狭窄的主动脉瓣口。如果球囊位置良好，则用稀释造影剂快速扩张球囊，一旦球囊完全扩张，腰征消失，立即吸瘪球囊。可反复扩张球囊 2～3 次，每次间隔 5 min 左右。

（4）术中密切注意心率、心律、血压，球囊扩张时为避免心脏收缩所起的球囊移动，球囊扩张时可右室临时快速起搏（180 次/分）。

（5）术后局部穿刺处压迫止血或应用血管缝合器缝闭穿刺部位。

5. 疗效评价　一般认为经皮球囊主动脉瓣成形术成功的标准为：①跨主动脉瓣压差下降 >50%；②主动脉瓣口面积增大 >25%；③主动脉瓣反流无明显增加。

6. 并发症　经皮球囊主动脉瓣成形术并发症发生率约40%，因此有一定的危险性，需及时识别与处理各种危急情况，并需要外科的密切配合。常见并发症有主动脉瓣反流、左心室及升主动脉穿孔、二尖瓣损伤、局部血管并发症、栓塞、心律失常、出血等。

二、经导管主动脉瓣膜置换术

经导管主动脉瓣膜置换术（transcatheter aortic valve implantation，TAVI）是近年来介入心脏病学出现的一个新领域，已可以作为外科换瓣手术高风险患者的替代治疗方案。2002年，Cribier 报道首例人体经导管主动脉瓣的置入，其用自制的牛心包片球囊扩张支架，经静脉途径置入到主动脉瓣的位置，置入后瓣膜功能良好。此后，随着这一技术的不断改进，临床置入病例数量迅速扩大，截至目前已有近 5 万例的患者接受了 TAVI。目前临床应用较广的经皮主动脉瓣膜支架有两种，即球扩式 Edwards 生物瓣和自膨胀式 CoreValve 生物瓣，瓣膜植入途径有经股静脉顺行法、经股动脉逆行法和经心尖途径。经股静脉顺行法因并发症较多目前已基本弃用。

根据 2012 年美国 ACCF/AATS/SCAI/STS 经导管主动脉瓣置换术专家共识，TAVI 的适应证和禁忌证如下。

1. 适应证

（1）严重主动脉瓣钙化性狭窄患者。狭窄的定义为平均跨瓣压差 >5.33kPa（40mmHg），或主动脉瓣口面积 <0.8cm^2 和瓣口峰值流速 >4.0 m/s。

（2）至少一名心脏病学介入专家和两名有经验的心胸外科专家共同认为患者有外科手术禁忌或外科换瓣手术风险很高，通常采用手术危险评分的标准是 STS 评分 ≥8 分。

（3）患者有严重的症状且排除这些症状是由于其他疾病引起，NYHA 在 Ⅱ 级以上。

2. 合并以下情况之一被视为 TAVI 术的禁忌证

（1）1 个月内的急性心肌梗死。

（2）主动脉瓣为先天单叶瓣、或先天二叶瓣、或非钙化性狭窄。

（3）合并严重主动脉瓣反流。

（4）需要呼吸机支持呼吸、或需要心脏辅助装置维持血流动力学稳定的。

（5）任何原因需要紧急外科手术的。

（6）肥厚性心肌病（无论有无流出道梗阻）。

（7）严重左室功能下降（LVEF <20%）。

（8）严重的肺动脉高压和右室功能障碍。

（9）超声心动图发现心内有血栓或赘生物。

（10）有抗凝禁忌证。

（11）自身主动脉瓣环直径 <18mm 或直径 >25mm 的。

（12）近 6 个月有过脑血管事件或短暂性脑缺血的。

（13）肾功能不全肌酐 >3.0 g/L 或需要透析的。

（14）因为非心脏合并症的原因，估计寿命 <12 个月的。

（15）重度失智或痴呆。

（16）严重动脉疾病，包括胸腹主动脉瘤、外周血管极度扭曲或狭窄、主动脉弓严重钙化等。

（17）严重二尖瓣反流。

需要指出的是虽然有些患者的 STS 评分 <8 分，但合并以下一些外科无法手术的情况之一的也可以实行 TAVI 术，如主动脉严重钙化，胸部放射治疗后，特别高龄（>90 岁），体质极弱，胸廓畸形，严重肝脏疾病、严重肺部疾病等。

共识还指出，因为 TAVI 术的进展非常迅速，其适应证会进一步放宽，不远的未来 TAVI 术适用人群可能包括：外科手术中低风险、先天二叶主动脉瓣、晚期肾功能不全等患者。

特别需要强调的是"患者不愿意外科手术"不是 TAVI 的适应证。

3. TAVI 操作过程

（1）经股动脉逆行途径：适用于球扩式 Edwards 和自膨胀式 CoreValve 支架，是最常用的 TAVI 路径，但需要满足髂 – 股动脉最窄处直径 >6mm。

1）常规股动脉、股静脉插管，肝素 100U/kg 抗凝。

2）行右心导管、左心导管检查，右股静脉安置临时心脏起搏器，猪尾导管置于升主动脉进行测压和造影观察主动脉瓣反流情况，测量左室压力及跨瓣压差，并行左室造影，观察瓣膜狭窄类型，测定主动脉瓣环及瓣口直径，根据测量数据选择支架的大小。

3）主动脉瓣预扩张：由导管送入 260cm 长的"J"形加硬导引钢丝至左心室，撤去导管，交换球囊导管至主动脉瓣口处，先以少量造影剂扩张球囊，确定球囊中央跨于狭窄的主动脉瓣口。如果球囊位置良好，则用稀释造影剂快速扩张球囊预扩张狭窄的主动脉瓣，球囊扩张时为避免心脏收缩引起的球囊移动，应行右室临时快速起搏（160～220 次/分）。

4）退出球囊，交换带瓣膜支架，按不同类型带瓣膜支架植入，准确定位后释放支架。

5）术后局部穿刺处压迫止血或应用血管缝合器缝闭穿刺部位。

（2）经心尖部途径：适用于外周血管严重扭曲或狭窄无法完成 TAVI 术者，主要使用球扩式 Edwards 支架。

1）穿刺股静脉、股动脉，行右心导管、左心导管检查，右股静脉安置临时心脏起搏器，经股动脉置入猪尾导管测量左室压力及跨瓣压差，并行左室造影测定主动脉瓣环及瓣口直径，根据测量数据选择支架的大小。

2）左前侧胸，第五或第六肋间小切口入胸、显露心尖部，切口宁低勿高。打开心包，悬吊心包，暴露心尖部。注意前降支。2 – 0 prolene 线心尖荷包缝合，深度 3～5mm，不要缝透肌肉，也不能只缝在心包外脂肪上，手术过程中要保持血流动力学稳定，必要时应用血管活性药物。

3）穿刺心尖部，导丝建立轨道，置入 Edward 经心尖途径的专用鞘管。

4）经鞘管植入 Edward 带瓣膜支架，准确定位后扩张球囊，将瓣膜支架固定在原钙化的主动脉瓣环上，退出球囊。心尖部心肌荷包缝合。

与股动脉路径相比，经心尖途径适用范围更广；脑卒中的发生率更低；因路径短，瓣膜支架的定位释放更准确；缺点是需要一个小切口开胸，创伤较大。

4. TAVI 术的主要并发症

（1）传导阻滞：是 TAVI 最常见的并发症之一。CoreValve 支架需置入起搏器的传导阻滞发生率可高达 20% ~40%，而 Edwards 支架的发生率 <10%，与局部创伤和瓣膜室间隔损伤有关。

（2）瓣周漏：是较为常见的并发症，多与定位不好、瓣周贴附不良有关。轻、中度的瓣周漏不影响 TAVI 的疗效，严重瓣周漏则需要处理，如再次扩张或再次植入带瓣膜支架（瓣中瓣技术）。

（3）脑卒中：发生率在 2% ~4%，经心尖法 TAVI 术脑卒中的发生率更低，可能是球囊扩张使得主动脉瓣上钙化物质脱落造成，也可能与输送系统经过升主动脉时引起主动脉粥样斑块脱落有关。

（4）局部血管并发症：是常见的并发症，由于 TAVI 术使用的输送鞘管较大（至少 18F），易造成穿刺处血管损伤。

（5）其他：包括心肌梗死、心包填塞、肾功能衰竭、主动脉夹层、死亡等。

（刘静才）

第六节　其他心脏瓣膜病的介入治疗术

一、经导管肺动脉瓣置换术

某些复杂先天性心脏病手术需要通过采用人工或生物带瓣膜管道重建患者右室流出道，术后人工或生物带瓣膜管道易出现衰败而导致严重右室功能不全。患者一生需要多次手术置换肺动脉瓣，多次开胸的手术风险很大。TPVI 术已成为可替代的治疗方法。临床应用最多的带瓣膜肺动脉支架为 Medtronic MELODY 球囊扩张带瓣膜铂铱合金支架。另外组织工程瓣膜和主动脉瓣膜置换装置 Edwards 支架也可用于 TPVI 术，同样效果良好。TPVI 的操作方法类似经皮肺动脉瓣球囊成形术，区别在于预载一个带瓣膜支架在球囊上，当带瓣膜支架送至衰败的肺动脉瓣位置时，原位打开释放带瓣膜支架替换原肺动脉瓣。主要的并发症有支架移位、支架断裂、冠状动脉受压、右肺动脉阻塞、三尖瓣损伤等。

二、经导管二尖瓣反流介入治疗

经导管二尖瓣反流介入治疗（transcatheter mitral valve repair，TMVR）的主要适应证是不能耐受外科手术的二尖瓣反流（mitral regurgitation，MR）患者。正在研究 TMVR 术有经导管二尖瓣瓣叶成形术（经导管二尖瓣边对边缝合术）、经冠状静脉窦二尖瓣瓣环缩环术、经导管二尖瓣置换术、二尖瓣瓣环消融成形术、左心室塑形术、二尖瓣瓣叶消融成形等。目前较为成熟和进入临床应用的是 MitraClip 装置的经导管二尖瓣边对边缝合术。由股静脉入路，穿刺房间隔，通过导管将 MitraClip 推送至二尖瓣瓣环处，经食道超声和 X 影像的引导，钳夹装置夹住二尖瓣前、后叶中间的部位使之"缝合"形成二孔瓣，同时食道超声检验 MR 的程度，这样使二尖瓣口明显变小从而减轻或消除 MR。如果不满意可行二次"钳夹缝合"。研究结果表明，MitraClip 装置的经导管二尖瓣边对边缝合术可以达到改善 MR 的效果，与传统标准外科二尖瓣手术相比，其减少 MR 的效果稍差，但手术安全性更高。

三、经导管三尖瓣介入治疗

经导管三尖瓣反流的介入治疗目前还多处于动物实验阶段。

经皮肺动脉瓣球囊成形术和二尖瓣球囊成形术临床应用多年，是心脏瓣膜病介入治疗技术中最为成熟的技术，其创伤小、成功率高、并发症少，已取代了外科治疗，成为首选的治疗方法。对于高龄等不适合外科手术的主动脉瓣狭窄的患者，经导管主动脉瓣置换术已证明是一种可以替代的治疗方法，并且仍在快速发展中，未来其治疗的适应证有望与外科手术相同甚至取代外科手术。经导管肺动脉瓣置换术是较早应用于临床，也是经导管瓣膜置换中较为成熟的技术，治疗成功率高，并发症少，对于具有适应证的患者是首选治疗。经导管二尖瓣反流介入治疗的技术方法很多，但各种技术都还不是很完善，有较多的手术并发症，还需要更进一步的改进和研究。三尖瓣反流介入治疗目前国外才刚刚起步，未应用于临床，更好的技术和装置还有待研究。

（刘静才）

结构性心脏病的介入治疗

第一节 动脉导管未闭和介入治疗

动脉导管未闭是一种较常见的先天性心血管畸形，占先天性心脏病总数的 12% ~ 15%，女性约 2 倍于男性。约 10% 的病例并存其他心血管畸形。

1938 年 Gross 成功地为 1 例 7 岁女孩进行了动脉导管未闭结扎手术，开创了外科动脉导管未闭的手术治疗。本专题仅就目前应用广泛的弹簧圈和 Amplatzer 封堵器的应用进行介绍。

一、病理解剖

1. 位置　未闭的动脉导管一般位于主动脉峡部和左肺动脉根部之间、肺总动脉分叉处（图 9 - 1）；少数右位主动脉弓者，导管可位于无名动脉根部远端主动脉和肺动脉之间。未闭的动脉导管一般位于主动脉峡部和左肺动脉根部之间、肺总动脉分叉处。

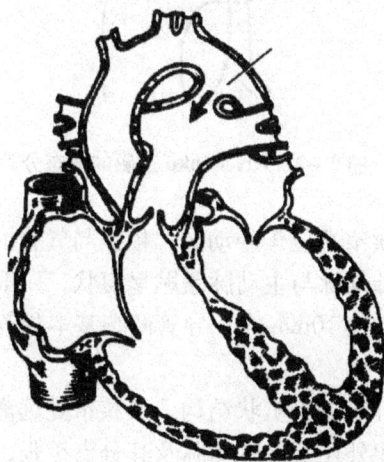

图 9 - 1　PDA 的解剖位置

2. 直径　未闭导管的直径差异很大，一般为 0.5 ~ 2.0cm，大多 2cm 左右，长度 0.2 ~ 1.3cm。

二、分型

1. 根据未闭动脉导管的形态学改变分为漏斗型、管型和窗型 3 种类型。

（1）漏斗型：较多见，长度与管型相似，但近主动脉处粗大，近肺动脉处狭小，呈漏斗状，有时甚至类似动脉瘤形。

（2）管型：管状导管连接主动脉和肺动脉的两端口径相近，管壁厚度介于主动脉与肺动脉之间，此型最为多见。

（3）窗型：动脉导管极短，口径极粗，外观似主动脉，呈肺动脉窗样结构，管壁往往极薄，此型较少见。

2. krichenko 根据动脉导管未闭造影的具体形态分为 5 种类型（图 9 - 2）。

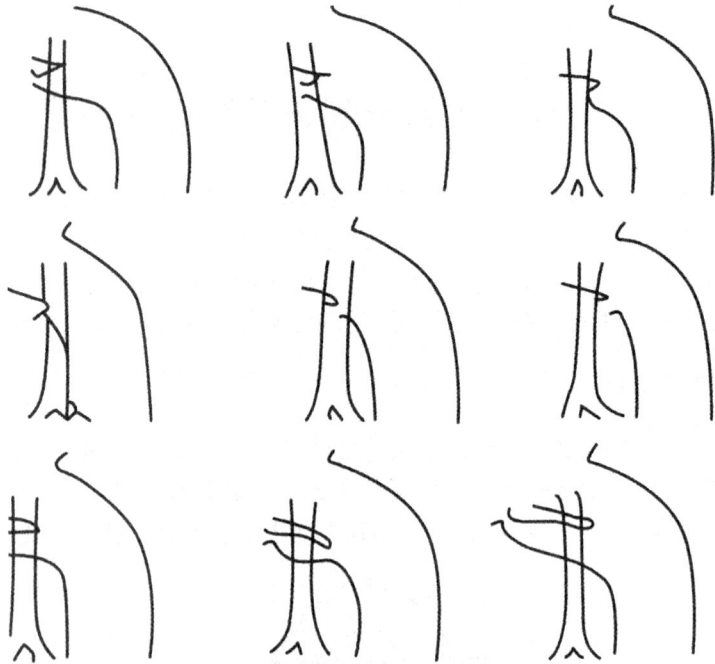

图 9 - 2　Krichenko 造影的形态分类

（1）A 型呈漏斗形，最狭窄端位于肺动脉，根据与气管的关系分为 1 型、2 型和 3 型。

（2）B 型动脉导管短，肺动脉与主动脉紧贴呈窗状，一般直径较大。

（3）C 型呈管状，长度约在 10mm 内，导管两端基本相等，无狭窄。

（4）D 型多处狭窄。

（5）E 型形状怪异，呈伸长的喇叭状结构，最狭窄处远离支气管前缘。

动脉导管未闭除上述变化外还可有肺动脉及其分支扩张，甚至类似动脉瘤样改变，导管内可有血栓形成，若导管粗大可有左右心室肥厚与扩张。

三、诊断

1. 症状　动脉导管未闭的临床表现主要取决于主动脉至肺动脉分流血量的多少以及是否产生继发肺动脉高压和其程度。轻者可无明显症状，重者可发生心力衰竭。常见的症状有劳累后心悸、气急、乏力，易患呼吸道感染和生长发育迟缓。晚期肺动脉高压严重，产生逆向分流时可出现下半身发绀。

2. 体征

（1）动脉导管未闭体检时，典型的体征是胸骨左缘第 2 肋间听到响亮的连续性机器样杂音，伴有震颤。

（2）肺动脉第 2 音亢进，但常被响亮的杂音所掩盖。

（3）分流量较大者，在心尖区尚可听到因二尖瓣相对性狭窄产生的舒张期杂音。

（4）测血压示收缩压多在正常范围，而舒张压降低，因而脉压增宽，四肢血管有水冲脉和枪击声。

（5）婴幼儿可仅听到收缩期杂音。

（6）晚期出现肺动脉高压时，杂音变异较大，可仅有收缩期杂音，或收缩期杂音亦消失而代之以肺动脉瓣关闭不全的舒张期杂音。

3. 特殊检查

（1）胸部 X 线检查：心影增大，早期为左心室增大，晚期时右心室亦增大，分流量较多者左心房亦扩大。升主动脉和主动脉弓阴影增宽，肺动脉段突出。肺动脉分支增粗，肺野充血。有时透视下可见肺门"舞蹈"征。

（2）心电图：轻者可无明显异常变化，典型表现示电轴左偏、左心室高电压或左心室肥大。肺动脉高压明显者，示左、右心室均肥大。晚期则以右心室肥大为主，并有心肌损害表现。

（3）超声心动图：是确诊动脉导管未闭最好的非创伤性检查。左心房、左心室增大，肺动脉增宽；如存在肺动脉高压，右心室亦可增大，在主动脉与肺动脉分叉之间可见异常的管道交通；彩色多普勒显示降主动脉至肺动脉的高速双期分流；连续多普勒可测得双期连续高速血流频谱。

（4）心导管及造影检查：一般不需要进行心导管检查，当有重度肺动脉高压和伴有其他心血管畸形，决定病人能否进行手术矫治用以判断血流动力学时，才需做心导管检查。通常肺动脉平均血氧含量高于右心室平均血氧含量 0.5vol% 即可诊断肺动脉水平有左向右的分流，再根据 Fick 法计算出分流量的大小。多数病人行右心导管检查时，心导管可通过动脉导管达降主动脉。某些干下型室缺或主肺动脉窗的病人，检查时导管从异常位置进入升主动脉，其走行与动脉导管有明显差别。主动脉弓降部造影是施行动脉导管未闭封堵术不可缺少的必要步骤，常规选择左侧位 90°造影。成人动脉导管由于钙化、短缩，在此位置不能清楚显示时可加大左侧位角度至 100°～110°或采用右前斜位 30°加头 15°～20°来明确解剖形态。注入造影剂的总量为 ≤5ml/kg。

三、鉴别诊断

大部分动脉导管未闭患者通过听诊和辅助检查可以明确诊断。但少数病例由于杂音不典型或伴有其他体征时，需与下列疾病相鉴别。

1. 生理性无害性杂音　在青少年时颈内静脉流向锁骨下静脉的血流急转可产生连续性血管性充盈音，头颈部转动可使杂音增强，压迫颈静脉和平卧时可使杂音消失。

2. 原发性肺动脉扩张　是一种很少见的先天性心血管畸形，无明显症状，多在体检时发现心脏杂音，杂音呈单纯收缩期吹风样或双期性，强度不超过 3 级。超声心动图和心导管检查仅能发现肺动脉扩张，无肺动脉水平的异常分流。

3. 轻度肺动脉瓣狭窄　在肺动脉瓣区可听到收缩期杂音，伴有收缩早期喷射音，肺动脉瓣区第二心音减弱；胸部 X 线片示肺动脉段凸出，肺血少或正常，而动脉导管未闭者肺血常增多，右心导管检查右心室－肺动脉的跨瓣压差在 20mmHg 以上。精确的超声心动图能够明确诊断。

4. 原发性肺动脉高压　在临床上很容易与动脉导管未闭伴有重度肺动脉高压混淆。原发性肺动脉高压多见于青年女性，有心悸、气短、呼吸困难、轻度发绀和杵状指，听诊可有单纯收缩期或双期性杂音，常需心血管造影明确诊断。

5. 主肺间隔缺损　一般来说主肺动脉间隔缺损较小时，患者的连续性杂音易误诊为动脉导管未闭，当主肺动脉间隔缺损较大，距主动脉又近，可造成大量左向右分流，患者较幼小时即出现心衰和严重肺动脉高压，心脏杂音多为单纯收缩期杂音。超声心动图能够发现主肺动脉间隔的缺损。施行右心导管检查时，导管可经主肺动脉间隔进入升主动脉及头臂动脉，而后或有可能进入降主动脉。选择性升主动脉造影可最后明确诊断及了解主肺间隔缺损的解剖形态。

6. 动、静脉瘘　瘘道如由冠状动脉、肋间动脉或胸廓内动脉与附近静脉相通，即可产生与动脉导管未闭相似的连续性杂音。但音源表浅，似来自心外。一侧肺动脉起源于主动脉亦可产生连续性杂音。较大的肺动静脉瘘可于不寻常的部位听到杂音，但分流量大时病人会出现发绀和杵状指。

7. 左冠状动脉起源于肺动脉　出生后肺动脉压力下降，不能灌注左冠状动脉；右冠状动脉仍由主动脉起源，产生茂密侧支以灌注左冠状动脉，并由左冠状动脉倒流入肺动脉；流量大者可产生连续性杂音，心电图上有特殊冠状动脉供血不足的图形。

8. 主动脉窦瘤破裂　患者发病年龄大，有室间隔缺损、胸部外伤或细菌性心内膜炎等病史。发病突然，有明显心力衰竭的表现，体检可发现连续性杂音，杂音粗糙伴有震颤，超声心动图能够作出诊断，不需行主动脉根部造影，以免使乏氏窦瘤破裂口增大，造成病人猝死。

四、适应证

根据 2004 年中华儿科医学杂志《先天性心脏病经导管介入治疗指南》中，动脉导管未闭封堵术的适应证如下所示。

1. Amplatzer 法

（1）左向右分流不合并需外科手术的心脏畸形的动脉导管未闭，动脉导管未闭最窄直径≥2.0mm，年龄通常≥6 个月，体重≥4kg；

（2）外科术后残余分流。

2. 弹簧栓子法

（1）左向右分流不合并需外科手术的心脏畸形的动脉导管未闭，动脉导管未闭最窄直径（单个 cook 栓子≤2.0mm；单个 pfm 栓子≤3.0mm）。年龄通常≥6 月龄，体重≥4kg。

（2）外科术后残余分流。

五、禁忌证

1. 感染性心内膜炎，动脉导管未闭内有赘生物者。

2. 严重肺动脉高压出现右向左的分流，肺总阻力 >14Woods。

3. 同时合并有需要外科手术矫治的心内畸形。

六、 器材准备

1. 可控弹簧圈　主要应用于临床的是德国 pfm 公司生产的 Duct – Occlud 弹簧圈（图 9 – 3）及美国 Cook 公司生产的 Gianturco 弹簧圈（图 9 – 4）和 Detachable 弹簧圈（图 9 – 5），上述弹簧圈均具有回收功能。

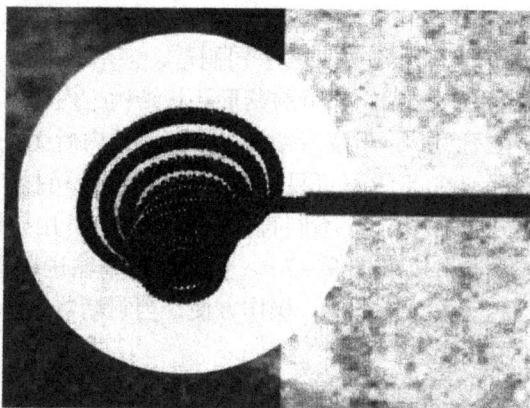

图 9 – 3　pfm 弹簧圈

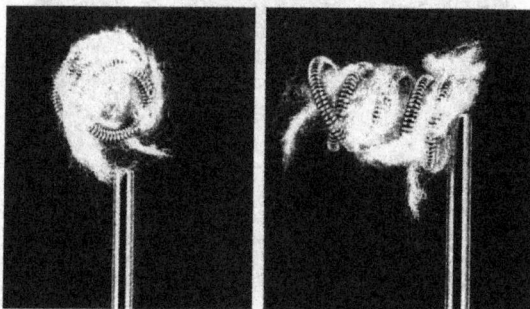

图 9 – 4　Gianturco 弹簧图

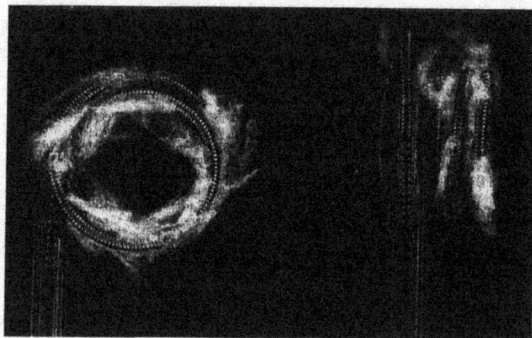

图 9 – 5　Detachable 弹簧圈

（1）1994 年 D. Redel 发明了 pfm 螺旋状弹簧圈。pfm 可控螺旋弹簧圈的头部和尾部较大，中间较小呈哑铃状，根据弹簧圈两端螺旋连接镍钛记忆合金而分为标准型（无记忆合金），加强型（主动脉侧为记忆合金）和 S 型（两端均有记忆合金），可根据动脉导管未闭形态和直径选择不同型号；适用于直径 < 3.5mm 的动脉导管未闭，输送鞘管均为 F5 或 F4 输送系统，带有内芯和锁扣装置及控制手柄，具有释放和回收双重保险功能，提供使用的安全可靠性。

（2）Cook 弹簧圈由白金和合成纤维制成，适用于直径 < 2.0mm 的动脉导管未闭，动、静脉径路均可以输送，根据弹簧圈的直径及圈数可分为 3mm 5 圈（MWCE - 3 - PDA5）；5mm 5 圈（MWCE - 5 - PDA5）；8mm 5 圈（MWCE - 8 - PDA5）等型号，目前 Cook 公司防磁性的弹簧圈已用于临床。

2. Amplatzer 蘑菇伞封堵器　为美国 AGA 公司制造，多用于直径 >2mm 的 PDA，经静脉途径输送。封堵器由镍钛记忆合金编织，呈蘑菇形孔状结构，内有三层高分子聚酯纤维，具有自身膨胀性能，反复牵拉不变形，耐疲劳性较好，置入体内后无金属支架折断现象（图 9 -6）。用激光技术焊接铂标记在 X 线下可显示封堵器的位置，封堵器长 5mm、7mm、8mm 三种规格；肺动脉侧直径分为 4～16mm 不同直径的 7 种型号，用旋钮与输送器相连能够回收，输送器由长鞘管和装载器组成（图 9 - 7）。主要优点是输送鞘管细（6～9F），通过静脉传送，能闭合较大内径的动脉导管未闭，操作方便，当封堵器选择不合适时也容易退回导管鞘内，便于取出，使用更安全可靠。

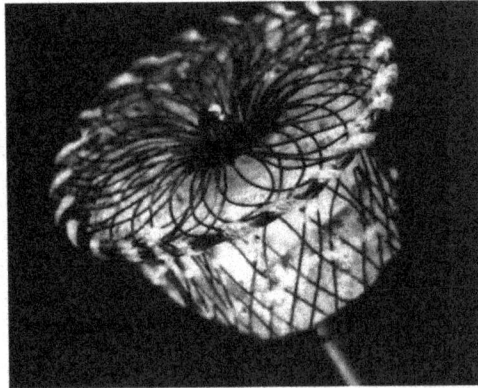

图 9 - 6　Amplatzer 蘑菇伞封堵器

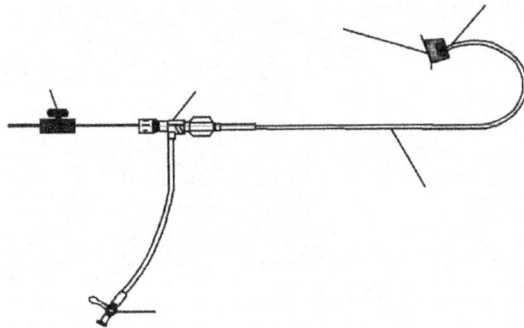

图 9 - 7　蘑菇伞封堵器传送系统

3. 国产封堵器 与 Amplatzer 蘑菇伞封堵器相类似，腰部圆柱直径 4 ~ 24mm，共 14 种型号，其价位较低，已广泛应用于临床。封堵器圆柱部分直径在 4 ~ 14mm。应用的输送鞘管与普通的封堵器相同。

七、操作步骤和技巧

1. 术前准备 常规履行签字手续，与病人及其家属交代介入治疗中可能发生的并发症，并取得同意后方可进行手术。

2. 麻醉 婴幼儿采用静脉氯胺酮麻醉，术前 6h 禁食，2h 禁水，同时给予一定比例的钾镁等渗盐水和足够热量的葡萄糖静脉补液。较大儿童能够配合者和成人选用局部麻醉。

3. 穿刺 常规右股动静脉，送入动静脉鞘管，4kg 以下婴幼儿动脉最好选用 4F 鞘管，以防动脉损伤。先行右心导管检查后再做主动脉弓降部正侧位造影，测量动脉导管未闭形态、大小、选择合适的封堵材料。术中可用少量肝素 0.5mg/kg。

4. 建立轨道 将端孔导管送入肺动脉，经动脉导管至降主动脉，若动脉导管未闭较细或异常而不能通过时，可从主动脉侧直接将端孔导管或用导丝通过动脉导管未闭送至肺动脉，采用动脉侧封堵法封堵或用网套导管从肺动脉内套住通过端孔导管的交换导丝，拉出股静脉外建立输送轨道。

5. 交换导丝 经导管送入 260cm 长交换导丝至降主动脉后撤出导管。

6. 送入传送器 沿长交换导丝送入相适应的传送器至降主动脉后撤出内芯及交换导丝。

7. 弹簧圈堵塞法 选择适当的弹簧栓子装置到传送导丝顶端，并顶入端孔导管内，小心将其送出导管顶端 2 ~ 3 圈。回撤全套装置，使该弹簧圈封堵动脉导管的主动脉一侧。端孔导管退至动脉导管的肺动脉侧，回撤导丝内芯，并旋转传送装置，使弹簧栓子在肺动脉侧形成 1.5 ~ 2 圈后旋转传送柄，使弹簧栓子释放。从动脉侧放置弹簧圈方法基本与经静脉途径相同，不同是增加股动脉穿刺，经鞘管送入猪尾导管，行主动脉造影评价封堵效果。

8. Amplatzer 封堵法 要选择比动脉导管未闭最窄处内径大 3 ~ 6mm 的 Amplatzer 封堵器连接于输送导丝前端，将输送杆通过装载鞘管与伞的螺丝口旋接，将用生理盐水浸泡的封堵伞完全浸在盐水中回拉输送杆，使伞进入装载鞘管内。用肝素盐水冲洗传送长鞘管，保证鞘管通畅及无气体和血栓。从传送鞘管中送入封堵器至降主动脉打开封堵器前端，将封堵器缓缓回撤至动脉导管未闭主动脉侧，嵌在动脉导管未闭主动脉端，回撤传送鞘管，使封堵器腰部镶嵌在动脉导管内（图 9 - 8），观察 5 ~ 10min，重复主动脉弓降部造影，封堵器位置良好，无明显造影剂反流可释放封堵器（图 9 - 9）。

9. 撤出传输系统 撤除长鞘管及所有导管，压迫止血。

10. 术后处理 术后卧床 24h。静脉给予抗生素，3 ~ 5d。一般不需服用阿司匹林，术后 24h，1 个、3 个、6 个月至 1 年复查心电图、超声心动图和心脏 X 线片。

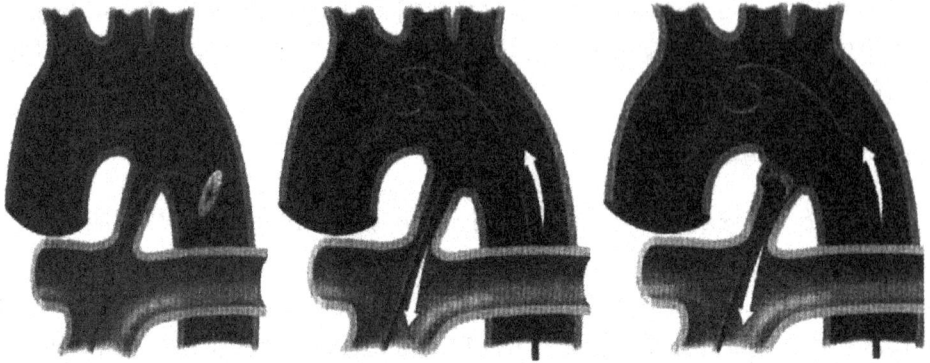

图9-8 经传送鞘送入封堵器过程

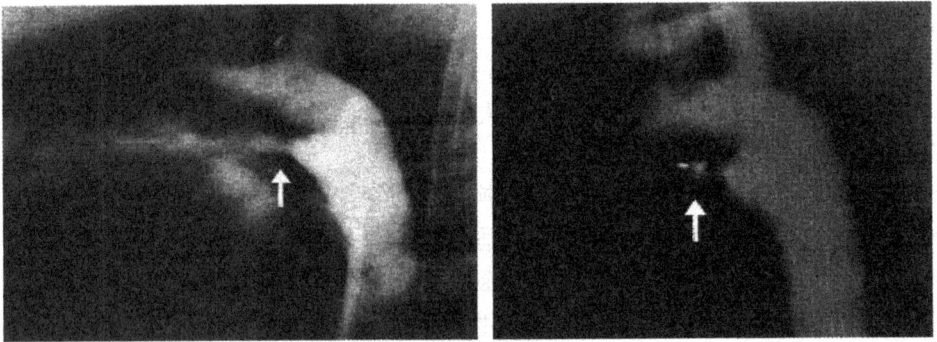

图9-9 PDA封堵术前后降主动脉造影图片

八、并发症、特殊情况及处理

应用弹簧圈和Amplatzer封堵器介入治疗的并发症发生率低，总并发症分别为7.6%和2.2%。其病死率<0.1%，死亡原因为Amplatzer封堵器严重阻塞降主动脉。因此规范化操作是非常重要的，可以避免死亡。

1. 封堵器脱落　发生率为0.3%，主要为器材本身质量问题所致，个别操作不当也可引起。封堵器置入体内前应仔细检查，包括输送鞘管及其附件等。术中推送封堵器切忌旋转动作以免发生脱载。一旦发生弹簧圈或封堵器脱落可酌情通过网篮或异物钳将其取出，栓塞重要脏器而难于取出时要急诊外科手术。严格按照操作规程，选择合适的封堵器材，一般不会造成脱落。

2. 溶血　发生率为<0.8%。主要与术后残余分流过大或封堵器过多突入主动脉有关。可发生于术后1~24h。尿颜色呈洗肉水样，严重者为酱油色，可伴发热、黄疸、血色素下降等。防治措施：尽量避免高速血流的残余分流；一旦发生术后溶血可使用激素、止血药、碳酸氢钠碱化尿液，保护肾功能等治疗，多数患者可自愈。残余分流较大者，内科药物控制无效时，可再置入一个或多个封堵器（常用弹簧圈）封堵残余缺口后溶血能治愈。若患者持续发热、溶血性贫血及黄疸加重等，则应酌情外科处理。

3. 降主动脉狭窄　应用 Amplatzer 封堵器的发生率为 0.2% ，主要发生在婴幼儿，封堵器过多突入降主动脉造成。轻度狭窄（跨狭窄处压差＜15mmHg）可严密观察，如狭窄较重需考虑接受外科手术。

4. 左肺动脉狭窄　主要由于封堵器突入肺动脉过多造成。应用弹簧圈的发生率为3.9% ，Amplatzer 封堵器的发生率为 0.2% 。与动脉导管未闭的解剖形态有关，如动脉导管较长，入口较大而出口较小，如选择封堵出口，封堵器占据左肺动脉的管腔较多，就有可能发生左肺动脉狭窄。因此术中应对动脉导管未闭的形态有充分的了解，根据解剖形态选择合适的封堵器来避免发生此种并发症。术中可行超声监测，观察封堵前后血流速度的变化。如血流速度明显增加，应调整弹簧圈的位置。必要时行肺动脉造影评价。轻度狭窄可严密观察，若狭窄较重则需要外科手术。

5. 动静脉血管损伤　尤其是婴幼儿操作应十分小心细致。由于穿刺、插管损伤引起动脉痉挛，术后下肢不能活动，伤口加压致血流缓慢，在穿刺口处形成血凝块，造成动脉栓塞或部分栓塞。因此，在拔出动脉套管时，应用示指轻轻压迫穿刺部位 10～15min，压迫的力量以穿刺部位不出血且能触及足背动脉搏动为标准，止血后再包扎伤口。如足背动脉搏动不能触及，下肢皮肤温度低，要考虑有股动脉栓塞；个别出现下肢颜色紫暗，肿胀明显时要考虑有股静脉的血栓形成；这两种情况时均应行抗凝、溶栓和扩血管治疗。如药物治疗后上述症状不能缓解，应考虑外科手术探查。股动脉的出血、血肿形成，多是由于穿刺后未能适当加压或外鞘管较粗，血管损伤大造成。一般小血肿可自行吸收，大血肿则将血肿内血液抽出后再加压包扎。

6. 封堵术后残余分流　动脉导管未闭，封堵后再通，弹簧圈的发生率为 0.9% ，Amplatzer 封堵器的发生率≤0.1% 。一般封堵后再通，可以采用一个或多个弹簧圈将其封堵，必要时接受外科手术。封堵器移位的发生率为 0.4% ，需严密观察，如移位后发现残余分流明显或移位至影响正常心脏内结构，须行外科手术取出封堵器。

7. 失血过多　需接受输血治疗的发生率为 0.2% ，全都发生在婴儿。

8. 心前区闷痛 Amplatzer 封堵器发生率为 0.3% 。主要由于置入的封堵器较大，扩张牵拉动脉导管及周围组织造成，一般随着置入时间的延长逐渐缓解。

9. 一过性高血压　如短暂血压升高和心电图 ST 段下移，多见于较大的动脉导管未闭病人在动脉导管封堵后，动脉系统血容量突然增加等因素所致，可用硝酸甘油或硝普钠静脉滴注，也有自然缓解。部分病人出现术后高血压可用降压药物治疗。

10. 声带麻痹　在年龄＜1 岁的幼儿，动脉导管长度≥12mm、直径＜1mm 者是发生喉返神经损伤的危险因素。

11. 感染性心内膜炎　患有动脉导管未闭的病人多有反复呼吸道感染病史，机体抵抗力差，若消毒不严格，操作时间过长，术后发热而抗生素应用不当，都有患感染性心内膜炎的可能。因此，导管室的无菌消毒，规范操作，术后抗生素的应用，是防止感染性心内膜炎的有力措施。

12. 术后出现心律失常　房性和室性心律失常均可以发生。

13. 导丝问题　导丝无法通过动脉导管未闭，甚至发生在较粗的动脉导管未闭患者上，其原因可能为：①动脉导管未闭开口异常，位置较高位于主动脉弓下，或开口与肺动脉成角；②动脉导管未闭为不规则型，并发多处的狭窄；③动脉导管未闭较细。

处理方法如下。

（1）对于前二种情况，可以尝试用特殊的导管（如右冠导管或多功能导管）及导丝（如泥鳅导丝），将导丝送入降主动脉，如果不成功，可从主动脉侧送入导丝，通过网篮将导丝从肺动脉内套住，建立动静脉轨道，再利用轨道从静脉侧送入动脉导管未闭输送器来进行封堵治疗；

（2）第三种情况时，应该采用弹簧栓子进行封堵。特别细小的动脉导管未闭导管和导丝都很难通过，阜外医院采用自体血栓形成法治疗可以借鉴。他们对2例降主动脉造影显示直径<1mm的动脉导管未闭，利用5F的右冠导管前端静置在动脉导管未闭的主动脉侧，以阻断动脉导管内的血流，让血栓在其内形成，以达到永久封堵的作用，术后24h及1个月复查超声心动图无动脉导管分流，证实封堵完全成功。

14. 直径粗大的动脉导管未闭　进口动脉导管未闭封堵器的最大型号是16/14mm，故仅适用于直径≤10mm的动脉导管未闭。国产封堵器的直径最大为24mm，如有必要可制作更大的封堵器。对于较大内径的动脉导管封堵时，要避免反复多次的释放和回收，容易造成肺动脉夹层。肺动脉夹层是罕见的严重并发症，其发生率<0.2%，临床处理困难，尤其合并重度肺动脉高压者，手术风险大，效果也不满意。因此，介入治疗术中操作要规范、轻柔，避免导管及导丝对肺动脉内膜的损伤。

15. 动脉导管未闭合并肺动脉高压　重度肺动脉高压时，存在不同程度的肺血管改变，病理上分为4级：Ⅰ级和Ⅱ级为可逆性病变，畸形纠正后病变可恢复，Ⅳ级为不可逆病变，应视为手术禁忌证，Ⅲ级则为临界性病变。正确判断肺血管病变的类型是手术适应证选择的关键，但仅从临床和导管资料，有时无法区分是动力性肺动脉高压还是阻力性肺动脉高压。结合外科动脉导管未闭合并肺动脉高压的治疗参考指标，如病人的 $Qp/Qs > 1.3$、股动脉血氧饱和度≥90%，可考虑行介入治疗。外科术中常用动脉导管未闭阻断及测压进行鉴别，创伤大，危险高。Amplatzer封堵器具有置入后及释放前仍可回收的特点，在手术中可以作为封堵动脉导管的判断指标。也可以采用2个步骤进行试验性封堵和永久性封堵的方法。试验性封堵为封堵成功后暂不释放封堵器，严密监测肺动脉压力、主动脉压力和动脉血氧饱和度的变化，以此来推测肺血管病变是否可逆。此时有3种情况：①如肺动脉压降低幅度为原来压力的20%或下降30mmHg以上，主动脉压力和动脉血氧饱和度无下降或上升，且无全身反应，在造影证实封堵器位置适当，左向右分流消失或仅残存微量分流时，可释放封堵器，进行永久封堵；②如肺动脉压力升高，或主动脉压力下降，患者出现心悸气短，烦躁，血压下降等明显的全身反应，应立即收回封堵器，并对症处理；③如试验性封堵后肺动脉压无变化，病人无全身反应、血氧饱和度及心排血量无下降，也可释放，但要慎重，这种情况无法判定肺血管病变是否可逆，难以预料预后，应该向病人和亲属交待病情，征得同意后再释放封堵伞，对这部分病人的介入治疗尤为慎重。

16. 婴幼儿动脉导管未闭　≤3岁的婴幼儿动脉导管未闭有其特殊性，选用蘑菇伞封堵时要注意以下几个问题。

（1）正确选择封堵伞的型号：婴幼儿动脉导管弹性较大，置入伞后动脉导管最窄径大多增宽，可能是由于封堵器本身具有膨胀性而小儿动脉导管弹性又大所致，年龄越小扩大越明显。因此，越小的患儿越要选择稍大一点的封堵伞，最好大于动脉导管未闭最窄处4～6mm，管状动脉导管未闭选用封堵伞要大于管径的一倍以上，同时要考虑到主动脉端的大小，使主动脉侧的伞尽量在主动脉的壶腹部内，术后要测量升主动脉到降主动脉的连续压力曲线，如压差 >5mmHg，应该考虑有狭窄可能，必须收回封堵伞，重新置入合适的封堵器。

（2）避免封堵伞过分牵拉：对 1 岁以内的婴儿，还需注意未闭导管的长度和封堵伞的关系及操作技巧，避免置入伞时过分向肺动脉端牵拉，造成医源性左肺动脉狭窄，多普勒超声心动图若显示左肺动脉血流速超过 1.5 m/s，可考虑有医源性左肺动脉狭窄，应该及时调整封堵伞的位置，避免将封堵伞过分牵拉至肺动脉内。

（3）导管形态的特异性：婴幼儿动脉导管内径较大，以管状形态居多，主动脉壶腹部小，主动脉腔直径相对较细，常规蘑菇伞置入后会凸入主动脉腔内，造成主动脉的变形和管腔狭窄。此时可选用成角型封堵伞治疗，减少封堵器置入后占据部分管腔和对主动脉的牵拉所引起的变形。成角型封堵伞上缘仅有 0.5mm 边，置入后不突入到升主动脉内，不会造成管腔的变形和狭窄。沈阳军区总医院对 15 例动脉导管未闭患儿选用新型成角封堵伞进行封堵获得成功，其中 4 例先行常规封堵伞堵闭动脉导管未闭，测量升主动脉到降主动脉的连续压力均有 5~10mmHg 压差，造影亦显示封堵伞呈蘑菇形占据主动脉腔内，更换成角型封堵伞后压差消失，主动脉造影无狭窄征像（图 9-10）。

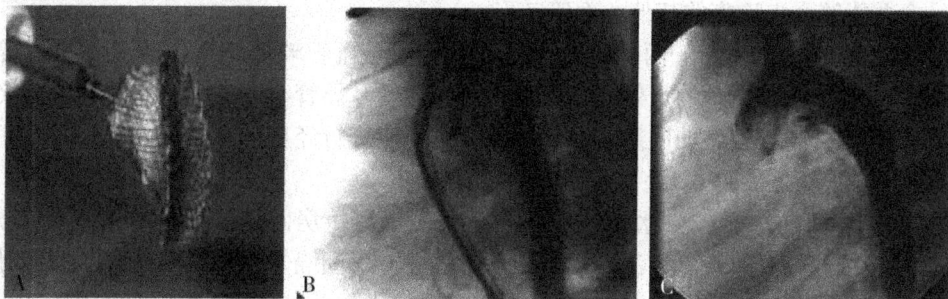

图 9-10 导管形态的特导性

A. 成角封堵器；B. 蘑菇伞置入后封堵器部分凸入主动脉管腔引起主动脉变形；C. 成角封堵器岳降主动脉造影显示主动脉管腔正常

（4）传送鞘管的使用：体重 <8kg 的婴幼儿静脉尽量不要选用 >9F 的鞘管，送入鞘管时应该用逐渐增粗的鞘管逐一扩张静脉穿刺口，以免大鞘管的突然进入造成髂静脉痉挛、撕裂、内膜卷曲断裂而形成静脉血栓、破裂等并发症。若选用新型成角形伞时要选用较大的鞘管，此种伞回收时所需面积较大，细鞘管难以回收。

17. 成人动脉导管未闭　30 岁以上成人血管壁钙化明显，开胸手术危险大，易出现大出血、残余漏、动脉瘤等并发症，应该积极建议患者做介入治疗。年龄较大的患者病史长，心肌损伤较重，精神紧张，手术时常常会出现血压升高、心律失常和心电图 ST 段下移、T 波倒置。术前应给予镇静药物，常规准备硝普钠、硝酸甘油等药物，及时对症处理。建议 >50 岁的患者常规行冠状动脉造影。此外，还要注意的是成人的动脉导管管壁纤维化重，血管弹性差，不应选择过大的封堵器，以免造成术后胸闷不适等症状。一般选择大于未闭动脉导管直径的 2~4mm 封堵器。

18. 外科手术后再通的动脉导管未闭　外科结扎术后由于局部组织粘连、纤维化及瘢痕形成，再通的动脉导管管壁弹性差，可伸展性小，且结扎后漏斗部有变小变浅的倾向。选择

Amplazter 封堵伞直径与再通动脉导管的最窄直径不能相差太大，以免造成主动脉弓或肺动脉的狭窄。选用的 Amplazter 封堵伞一般应比再通动脉导管的最窄直径大 1 ~ 2mm，但若外科术后再通的动脉导管最窄直径无变化，则应选择比再通动脉导管最窄直径大 3 ~ 4mm 为宜。对于形态怪异的小导管多选用弹簧圈封堵，治疗效果相同。

19. 合并下腔静脉肝下段缺如　下腔静脉肝下段缺如是一种极为少见的先天性心血管畸形，其发生率占先天性心脏病的 0.6% ~ 2.9%，常发现于复杂性发绀型先天性心脏病中，约 1/4 的病例有心脏位置异常。动脉导管未闭合并下腔静脉异位连接较少见，术中心导管不能从下腔静脉直接进入右心房，肝下段血流经由下腔静脉异位连接的奇静脉引流到右上腔静脉至右心房，无法经常规途径行动脉导管封堵术。常规经股静脉封堵动脉导管未闭，关键的一步是将输送鞘管经肺动脉侧通过动脉导管送至降主动脉，如患者合并下腔静脉异位连接等其他畸形，不能经此途径进入右房，可根据动脉导管的大小和形状，穿刺右锁骨下静脉、右颈内静脉，最好是选用右颈内静脉或经主动脉侧送入封堵器进行封堵的方法。

20. 合并感染性心内膜炎的治疗　动脉导管未闭合并感染性心内膜炎后再行封堵治疗的报道较少，在感染性心内膜炎治愈后仍可行介入治疗。

21. 合并能够介入治疗的其他心血管畸形

（1）合并肺动脉瓣狭窄：两种均是常见的先天性心血管畸形。经皮球囊肺动脉瓣扩张术，与动脉导管未闭封堵术的疗效同样优良。可根据动脉导管未闭的大小和肺动脉瓣狭窄的程度选择同期或分期治疗。如同期进行治疗，原则上应先行经皮球囊肺动脉瓣扩张术，再行动脉导管未闭封堵术。

（2）合并房间隔缺损：动脉导管未闭的杂音易于掩盖房间隔缺损的杂音而将其漏诊，超声心动图为本病的有效诊断方法，动脉导管未闭合并房间隔缺损进行同期介入治疗时，一般先行动脉导管未闭封堵术，后行房间隔缺损封堵术。

（3）合并室间隔缺损：动脉导管未闭合并室间隔缺损进行同期介入治疗时，一般先行室间隔缺损封堵术，后行动脉导管未闭封堵术。

九、疗效评价

应用弹簧圈和 Amplatzer 蘑菇伞封堵器介入治疗动脉导管未闭均取得了满意的疗效。弹簧圈的手术技术成功率为 94.7%，Amplatzer 蘑菇伞的手术技术成功率为 98.9%，不成功的病例主要是因为动脉导管未闭的直径过小或者是特别大的导管。术后残余分流是评价动脉导管未闭介入治疗疗效的最主要指标，弹簧圈的即刻术后残余分流发生率为 36.2%，术后 24 ~ 45h 为 17.7%，术后 1 ~ 6 个月为 11%，术后 1 年为 4.3%；而 Amplatzer 蘑菇伞术后即刻残余分流发生率为 34.9%，其中主要为微量至少量分流，术后 24 ~ 48h 为 12.3%，术后 1 ~ 3 个月为 1%，术后 6 个月为 0.2%。

（包布仁白乙拉）

第二节　房间隔缺损封堵术

房间隔缺损是成人最常见的先天性心脏病，传统的外科手术修补方法已相当成熟。1976 年 King 和 Mills 首次使用的双伞形装置行经导管房间隔缺损封堵术，1997 年 Amplatzer 发明了双盘状的镍钛合金封堵器。此项技术操作简单、安全，并发症少。

由于目前国内外应用最多的是 Amplatzer 房间隔缺损封堵器，本章主要介绍应用 Amplatzer 封堵器治疗房间隔缺损的操作过程。

一、分型

房间隔缺损可分为原发孔型和继发孔型。与封堵治疗有关的是继发孔型。根据继发孔房间隔缺损的部位、大小及其形成的机制，可分为四型。

1. 中心型　是房间隔缺损中最常见的一种，约占全部房间隔缺损的 80% 以上，缺损位于卵圆窝及其附近，周围为房间隔组织，缺损面积一般较大，直径为 1~4cm，多为单发，少数可为多发的筛孔状。

2. 上腔型　为高位缺损，缺损位于上腔静脉入口的下方，下缘为房间隔，从上腔静脉回流的血液直接流入左右心房，常常合并右上肺静脉异位引流。

3. 下腔型　为低位缺损，下缘缺损。

房间隔组织，直达下腔静脉入口处。有较大的下腔静脉瓣。一般情况下，下腔静脉回流的血液可同时流入两侧心房。

4. 混合型　两种以上的缺损同时存在，心房间隔几乎完全缺如，其血流动力学变化与单心房畸形相似。

二、适应证

1. 中央型房间隔缺损。
2. 缺口边缘有 5mm 的房间隔组织。
3. 边缘离冠状窦口、二尖瓣、三尖瓣和肺静脉 5mm 以上者。
4. 最大缺损直径可达 40mm，但一般建议超声测量的房间隔缺损直径在 34mm 以内为宜。

三、禁忌证

1. 伴有右向左分流的肺动脉高压患者。
2. 合并部分或完全性肺静脉异位引流。
3. 房间隔缺损合并其他需要行外科手术治疗其他心脏畸形。
4. 不宜行心导管检查的其他情况，如发热、下腔静脉血栓形成等。
5. 心房内血栓。

四、器材准备

1. Amplatzer 封堵器　由具有自膨胀性的双盘及连接双盘的腰部三部分组成。双盘及腰部均系镍钛记忆合金编织成的密集网状结构，双盘内充高分子聚合材料。根据腰部直径决定封堵房间隔缺损的大小，可关闭 34mm 以下的继发孔房间隔缺损。

Amplatzer 封堵器有以下优点：可自轴旋转；可回收重新放置；需附着房间隔的边缘小；输送鞘管小，适于小儿的房间隔缺损封堵；其腰部直径与房间隔缺损直径相匹配，不易发生移位；能封堵邻近继发孔边缘的多发缺损；左右心房侧的盘状结构在恢复记忆形状后，可协助封堵房间隔缺损的边缘部分，降低残余分流的发生率。封堵器的型号有 6～40mm，直径大小为封堵器的腰部圆柱的直径。每一型号相差 1～2mm。封堵器的左心房侧的边缘比腰部直径大 12～14mm，右心房面比腰部直径大 10～12mm（图 9－11）。

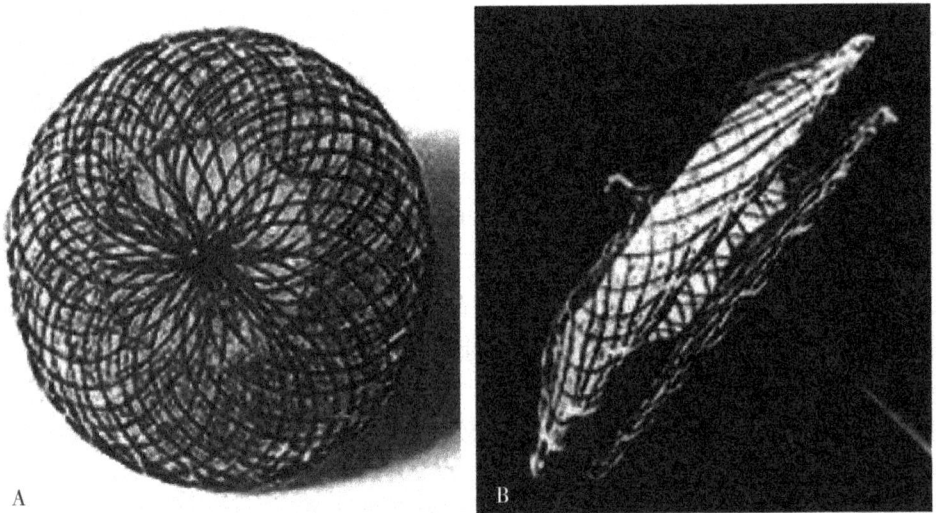

图 9－11　Amplatzer 房间隔缺损封堵器
A. 正面观；B. 侧面观

国产的封堵器最大直径为 46mm（图 9－12），能治疗直径 40mm 的房间隔缺损，其质量和性能与进口的封堵器无差别，价格仅为进口同类产品的 1/3 左右。但术后有一定量的镍释放入血，引起血镍浓度升高，尽管在正常范围，仍需评价其对人体的长期影响。

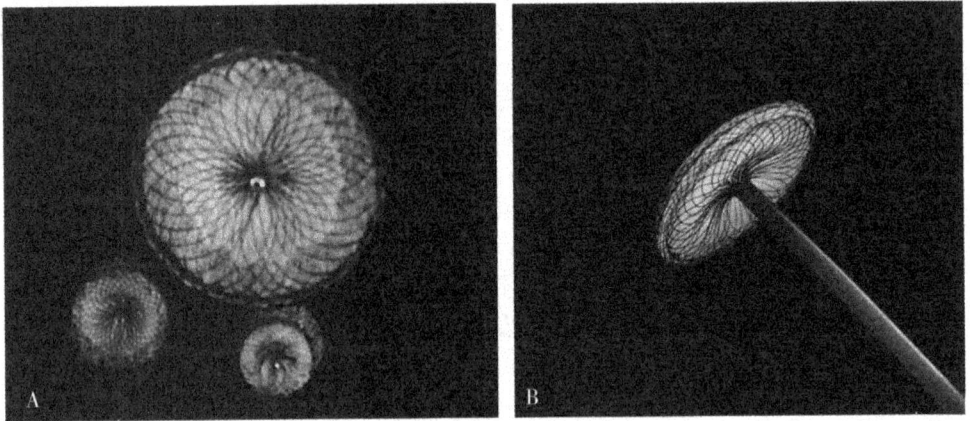

图 9－12　国产房间隔缺损封堵器
A. 正面观；B. 侧面观

2. HELEX　HELEX 房间隔缺损封堵器是最新型房间隔缺损封堵器，由可延伸的聚四氟乙烯（ePTTF）补片缝合在超弹性镍钛合金丝支架上。ePTTF 补片表面有亲水涂层。封堵器受外力牵拉时可呈线条状，释放后自然恢复成双盘状（图 9－13）。

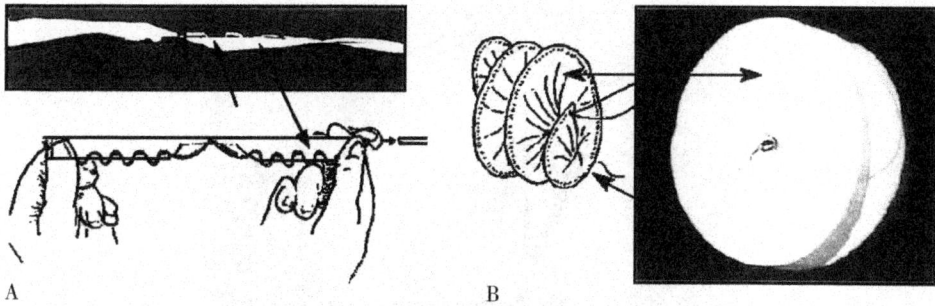

图 9 - 13 HELEX 房间隔缺损封堵器
A. 受外力牵拉时可呈线条状；B. 释放后自然恢复成双盘状

输送系统由三部分组成：9F 的输送鞘管、6F 的操作导管和一根中心导线。操作导管上配有一根 Gore. - Tex 制成的回收绳，用于调整封堵器位置和回收封堵器。封堵器有 15～35mm 共 5 种规格（每个之间相差 5mm）供选用。与 Amplatzer 封堵器相比，其金属成分含量明显减少。

HELEX 封堵器的优点是输送鞘管较短，因此在输送过程中引起潜在性空气栓塞的机会较少。另外，其压缩直径较小，有利于快速输送。由于其主要成分为聚四氟乙烯，置入体内后具有良好的组织相容性，内皮化速度快，减少了继发性血栓形成的危险。

HELEX 封堵器的不足之处是只能治疗缺损直径在 22mm 以下的房间隔缺损，选择封堵器直径与房缺直径的比值为 1.6：1。另外，其操作过程较复杂，封堵器无自行中心定位功能，对术者的操作要求高。

3. CardiolSEAL 封堵器 CardioSEAL 封堵器是由蚌状夹式装置的双伞和八个放射状可张开的镍钛金属臂构成，上面覆有高分子聚合材料薄膜。该封堵器直径 17～40mm，可关闭 20mm 以下的继发孔型房间隔缺损。由于采用了抗疲劳特性的金属材料并改进了形状设计，具有了比 Clamshell 更高的安全性和更好的疗效。它的主要优点是：不易移位，操作比 Clamshell 装置简便，成功率高；封堵器金属含量较低，利于心内膜细胞在上面附着；其盘状结构更易贴壁，最小贴壁边缘仅需 2mm，适应证相对扩大。其缺点为只能封堵 20mm 以下继发孔型房间隔缺损；需 11F 输送鞘管，不适于婴幼儿。

4. STA RFlex 封堵器 是 CardioSEAL 封堵器的改良型，2 个伞面之间由高弹性镍钛合金丝连接（图 9 - 14）。具有自行中心定位功能，输送鞘管直径进一步缩小，可通过 10F 的输送鞘管进行释放和回收，释放前封堵器可以旋转，释放后较少引起房间隔扭曲，有利于更好的定位。封堵器大小不合适时可以回收。目前提供临床应用的有 5 种规格（17～40mm）。选择封堵器直径与房缺直径的比率为 1.8/1.00 因此只能封堵缺损直径在 22mm 以下的继发孔型房缺。

5. 其他类型封堵器 曾在临床应用或目前尚在应用的房间隔缺损封堵器还有 ASD（atral septal defect occlusion system）双伞型房间隔缺损关闭系统、Angell Wings 封堵装置和 Clamshell 蚌夹样封堵器以及 Siderisbutton 封堵器等，这些类型的封堵器由于其设计本身的缺陷或操作过于复杂正逐渐退出临床应用。

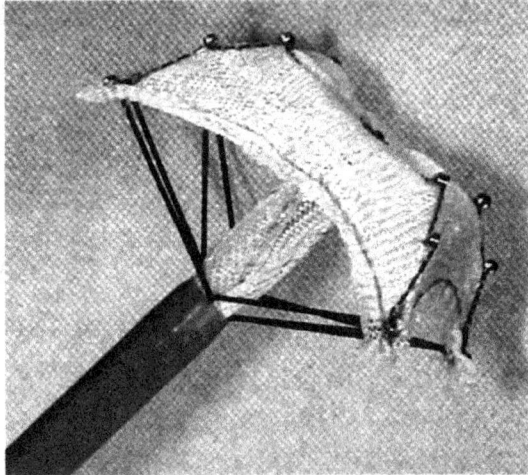

图 9 – 14　STARFlex 房间隔缺损封堵器

6. 其他器械　除封堵器外，尚应准备下列器械。

（1）输送鞘管：输送鞘管规格有 6 ~ 14F。一般封堵器的供应商会有配套供应。

（2）推送杆：为不锈钢材料制作的金属杆，头端有与封堵器相连接的螺丝，顺钟向旋转为连接，逆钟向旋转为释放。通常与输送鞘管配套供应。

（3）加硬导丝：主要为配合球囊测量房间隔直径设计的，导丝较硬，在加硬导丝上充盈球囊，一般球囊移动较少。而应用非加硬导丝，球囊容易移位，难以测量。加硬导丝长260cm，直径为 0.9mm。导引钢丝可应用 AGA 公司或 Codis 公司产品。

（4）测量球囊：直径为 7f，充盈直径有 24mm 和 34mm 两种规格供选用。球囊壁薄，充盈后无张力，故不引起房间隔缺损扩大。球囊后方的导管上有 3 个标志，分别为 10mm、5mm、2mm（测量标志的内缘）。在术中可作为测量房间隔缺损直径的参照。34mm 直径的球囊可充盈至 36mm，由于球囊壁比较薄，充盈后对房间隔残缘无扩张和撕裂作用。

（5）Seldiger 穿刺针和动脉鞘管，右心导管或右冠状动脉造影导管等。

五、术前检查

1. 常规行血常规、尿常规检查，同时检查肝功能、肾功能、血钾、钠、氯等检查。

2. 行 X 线胸片、心电图、心脏超声波检查，了解房间隔缺损的基本情况。对于缺损直径较大的房缺，必要时行经食管心脏超声检查，决定是否适合于封堵治疗。

3. 做静脉碘过敏试验和青霉素皮试。

4. 其他按一般心导管检查的术前要求准备。

六、操作步骤及技巧

1. 麻醉　年长儿及成人用 1% 普鲁卡因或利多卡因局部麻醉，小儿用静脉复合麻醉。

2. 穿刺股静脉，放置 6F 或 7F 鞘管。进行常规右心导管检查，测定右心室、肺动脉压力和血氧饱和度等，必要时计算分流量和肺血管阻力。

3. 全身肝素化　首剂肝素 100U/kg，静脉注射，如术程超过 1h，可每小时追加 1000U 肝素。保持激活凝血时间（ACT）大于 200s。

4. 将端孔右心导管或 Judkin 右冠造影导管送至左上肺静脉内，经导管插入 0.889mm（0.035in）或 0.9652mm（0.038in）长 260cm 加硬导引钢丝至左上肺静脉，退出导管及股静脉鞘管，保留导引钢丝头于左上肺静脉内。

5. 沿导丝送入测量球囊至左心房中部，测量房间隔缺损直径。方法是在体外将球囊内气体排尽，应用 1∶4 稀释的造影剂 - 生理盐水充盈球囊，直到球囊中部有"腰征"出现（图 9 - 15），取正位或左前斜位测量球囊腰部直径，或应用超声测量。

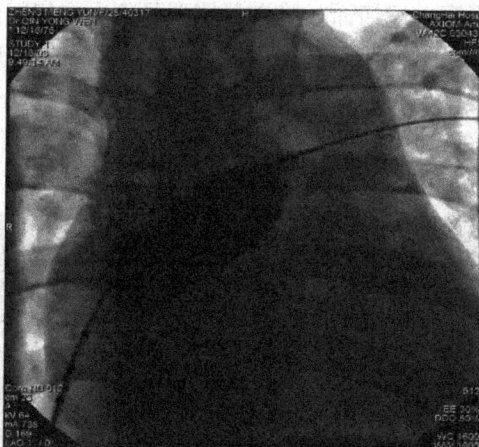

图 9 - 15　球囊测量房间隔缺损直径

如房间隔缺损直径 >34mm，球囊测量较困难，可以根据超声检查结果选择封堵器，或用三维超声成像技术测量。也可经左心房造影测量房间隔缺损直径，但准确性较差。

6. 根据选择的封堵器选择输送长鞘　通常按厂方推荐的要求选择。沿导引钢丝送入长鞘，一直送至左上肺静脉口，撤去长鞘的扩张管，保留鞘管在左心房中部，用肝素盐水冲洗长鞘，以保证长鞘通畅及无气体。

7. 封堵器的选择和装载

（1）封堵器的选择：选择的封堵器腰部直径应比球囊测量的房间隔缺损伸展直径大 1 ~ 2mm。如房间隔缺损的残缘较薄，主动脉侧无边缘，封堵器直径应比伸展直径大 4mm。对直径 >34mm 的房间隔缺损，可根据超声测量的缺损直径加 4 ~ 6mm，并要测量房间隔的总长度，要保证封堵器放置后在心房内有足够空间。

30mm 直径以上的封堵器应选择 12 ~ 14F 输送长鞘，并在体外检查封堵器在释放过程中成型是否满意。当右心房的盘片释放前，左心房的盘片应充分展开，呈一平面的圆盘，封堵器的腰部圆柱充分展开。这样的成形才能保证容易放置到位。

（2）封堵器的装载：生理盐水浸湿封堵器，将通过负载导管的推送杆与封堵器的右心房面盘片的螺丝口旋接，补片完全浸在肝素盐水中，回拉推送钢丝，使补片装入负载导管内，应用肝素盐水从负载鞘管的侧孔快速注入，排尽封堵器及鞘管内的气体。

8. 将负载导管插入长鞘管内，向前推送输送杆使封堵器至左心房，左心房面和腰部部分项出长鞘，使其恢复成盘状，回拉鞘管和输送杆，在左心房面垂直站立堵住房间隔缺损，用彩色多普勒二维超声心动图取心尖四腔切面观察房间隔缺损有无残余分流，并注意补片不能影响二尖瓣的开放和关闭，不能阻挡肺静脉回流。

超声监测必须观察以下几个切面。

（1）心尖四腔心切面，可以观察房间隔的全长，房间隔缺损的直径，缺损上缘有无边缘，或部分边缘无残缘。

（2）剑突下切面，观察房间隔缺损边缘长度，缺损直径。

（3）心底短轴切面，观察主动脉的对侧房间隔缺损边缘的长度。

当封堵器放置后重复观察上述切面，确定封堵器是否夹在房间隔缺损边缘的两侧，特别是在心底短轴切面上应观察到封堵器夹在主动脉上，形成"V"字形。反复推拉推送杆，封堵器位置固定，说明封堵器位置可靠（图9-16）。并结合透视，一般取左前斜位45°，头位25°，观察封堵器的边缘是否张开（图9-17），如有一侧未张开，需要重新调整位置，必要时放置食管超声探头，观察封堵器与房间隔缺损边缘的关系。

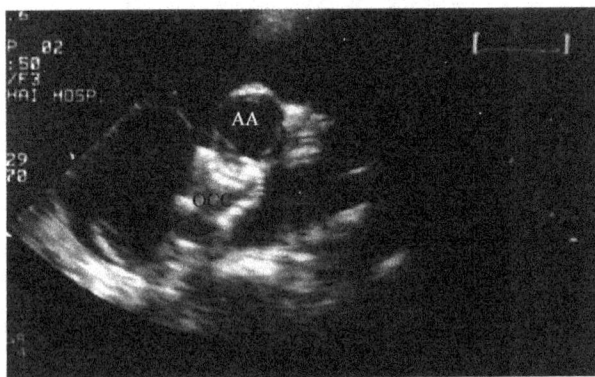

图9-16　术中超声

显示主动脉与封堵器的关系，封堵器夹在主动脉上，形成"V"字形
（AA：主动脉，OCC：封堵器）

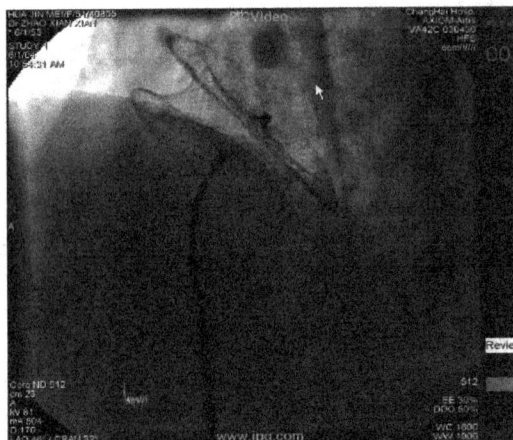

图9-17　封堵器释放前

显示左右心房盘片面充分展开

<30mm 的房间隔缺损，封堵器容易放置。当房间隔缺损较大时，边缘较短或薄时，应用常规方法封堵器难以放置到位，在左心房内释放左心房盘片，左心房的盘片容易从左心房滑向右心房。如将输送长鞘送至左上肺静脉，固定推送杆回撤输送长鞘，使封堵器的左心房盘片和腰部在肺静脉和左心房内全部释放，形成圆桶状，继续回撤鞘管释放出右心房盘片，随着右心房盘片的释放，封堵器在房间隔的两侧自行回弹，夹在房间隔缺损的两侧（图 9 - 18）。

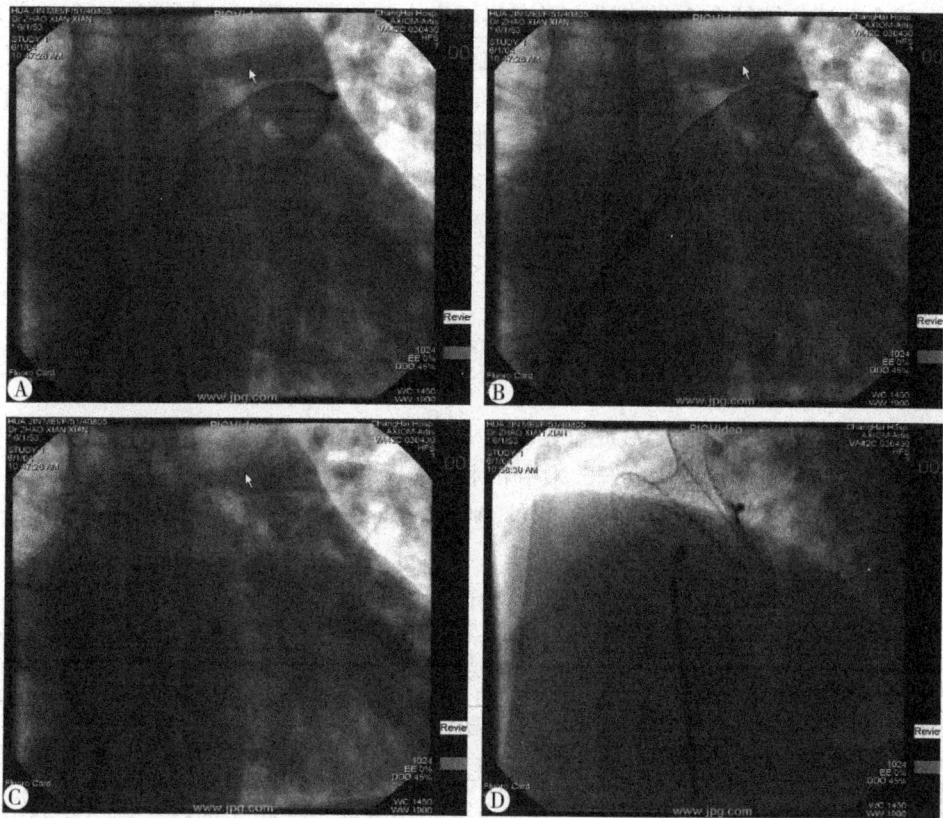

图 9 - 18　大房缺封堵器释放过程

9. 在超声指导下确认正面补片已关闭房间隔缺损和位置恰当后，固定输送杆，回撤长鞘管，释放出右心房面部分，使两块补片紧贴在一起，如超声示无左向右分流即可逆向旋转输送杆，释放出封堵器。

10. 撤除长鞘及所有导管，压迫止血。

国内外近来有应用心腔内超声心动图引导房间隔缺损介入治疗。与食管超声技术对比，心腔内超声技术在获得清晰图像方面更优且无需全身麻醉，从而减少了全身麻醉带来的相关风险，也免除了食管超声给患者带来的痛苦及并发症。可能是有发展前途的监测方法，但费用较高。

七、术后处理

1. 术后卧床 12h。静脉给予抗生素，3～5d。

2. 静脉注射肝素 10U/（kg·h），或皮下注射低分子肝素 5000U，每日 2 次，3～5d。

口服阿司匹林 3~5mg/（kg·d），疗程 6 个月。

3. 对封堵器直径 > 36mm 的患者，术后可口服华法林抗凝治疗 3~6 个月，以防止封堵器表面形成血栓，以及发生血栓栓塞并发症。

八、并发症及处理

1. 残余分流　镍钛合金封堵器由于金属网中有三层聚酯膜，如封堵器完全覆盖房间隔缺损处，随着时间的延长，聚酯膜的孔隙中血小板和纤维蛋白黏附，最终使网孔封闭，达到完全隔离血流的作用。术后早期超声可见到星点状的分流，一般在随访中无分流。如出现分流，可能是双孔型的房间隔缺损，或缺损呈椭圆形，有一部分未能完全覆盖。术后出现通过封堵器的微量分流，一般不需要处理，随着时间的推移，会自行闭合。如在封堵器覆盖的以外部分发现分流，在术中应穿刺对侧静脉，放置球囊导管测量缺损直径，如缺损 >5mm 应考虑再置入另一封堵器，保证完全封堵。对 <5mm 的缺损可不处理。

2. 血栓栓塞

（1）左心房的封堵器表面形成血栓，可引起全身的血栓栓塞，如外周动脉栓塞，视网膜动脉栓塞等。

（2）如在右心房的盘片处形成血栓，可引起肺栓塞。

血栓栓塞并发症的发生率较低，术中和术后应用肝素抗凝及应用抗血小板药物，可减少发生血栓栓塞的并发症。对直径较大房间隔缺损封堵术后是否常规应用华法林抗凝治疗预防血栓是值得研究的课题。

3. 气体栓塞　主要是未能排尽封堵器内的气泡，多为右冠状动脉气栓。临床表现为患者突感胸痛、胸闷，心率减慢，心电图 Ⅱ、Ⅲ、aVF 导联上 ST 段明显抬高。通常在 20~30min 可自行缓解。

治疗主要是对症治疗，可应用阿托品提高心率。另外，气泡可栓塞脑血管，引起意识改变，如空气量少，可自行恢复。严格操作规程，避免发生。

4. 心脏压塞　与推送导管过程中引起心壁穿孔所致。因此在推送导管和导引钢丝过程中动作应轻柔，避免动作粗暴。

5. 封堵器脱落　可发生在术中和术后。有在封堵器推出输送鞘时发生封堵器脱落，可能与旋接的螺丝在推送时发生旋转有关；也有在置入后，可能与封堵器偏小和心房间隔缺损的边缘较短有关。术中应用食管超声监护，和应用球囊测量有可能避免发生封堵器脱落。

6. 心律失常　术中可出现窦性心动过速、心房性期前收缩及房室传导阻滞，也有出现心房颤动。减少对心房的刺激后可缓解，个别患者房性期前收缩和心房颤动可持续数小时和1 周。可能与封堵器的刺激有关，应用心律平治疗有效。

7. 主动脉－右心房瘘　可能与右心房的盘片损伤主动脉有关。需要急诊外科手术治疗。发生与房间隔缺损的前上缘较短有关。

8. 镍过敏　目前尚无报道。如对镍过敏可能引起治疗方面的问题。

9. 血肿　静脉穿刺尽管放置的长鞘直径较粗，但静脉压力低，很少引起血肿。发生血肿可能是静脉穿刺同时穿过动脉，术后压迫止血不当造成血肿。

10. 猝死　原因不明。

11. 合并其他畸形的处理　部分房间隔缺损的患者可同时合并其他心血管畸形，如动脉导管未闭、肺动脉瓣狭窄、室间隔缺损等。如果合并的畸形适合介入治疗，多可同期进行处理，疗效肯定，同时可减轻患者的经济负担。治疗的原则是先治疗其他畸形，最后行房间隔缺损封堵术，以避免后续的操作对房间隔缺损封堵器的影响。

（1）合并肺动脉瓣狭窄，应先行肺动脉瓣狭窄球囊扩张术，再行房间隔缺损封堵术。

（2）合并室间隔缺损，则先行室缺封堵术，再行房缺封堵术。

（包布仁白乙拉）

第三节　室间隔缺损的介入治疗

室间隔缺损（ventricular septal defect，VSD）指室间隔在胚胎时期发育不全，形成异常交通，在心室水平产生左向右分流。室间隔缺损是最常见的先天性心脏病，约占先心病的20%，可单独存在，也可与其他畸形并存。缺损常在 0.1 ~ 3cm，位于膜部者则较大，肌部者则较小，后者又称 Roger 病。缺损若 <0.5cm 则分流量较小，多无临床症状。缺损小者心脏大小可正常，缺损大者左心室较右心室增大明显。后天性室间隔缺损包括外伤引起的室间隔破裂，急性心肌梗死伴发的室间隔穿孔等，其通常为肌部缺损。后天性室间隔缺损常因缺损口较大引起急性血流动力学障碍，死亡率很高。

一、病理解剖

1. 分类　临床习惯将直径小于主动脉口径 1/3 的缺损认为是小型室间隔缺损，直径为主动脉口径 1/3 至 2/3 的缺损认为中型室间隔缺损，而缺损大小等于或大于主动脉口径则为大型室间隔缺损。室间隔缺损命名亦不统一，目前较常用的是根据胚胎发育、形态学特征和临床实用意义将室间隔缺损分为以下三大类型及其亚型。

（1）膜部室间隔缺损：室间隔膜部面积很小，但其因胚胎发育不全或融合不好而发生缺损者最多见。约占先天性室间隔缺损的80%。可分为以下三个亚型。

1）单纯膜部室间隔缺损：仅限于膜部间隔的小缺损，缺损边缘均为纤维组织组成，有的与三尖瓣隔瓣腱索粘连，有的纤维组织或腱索可横跨于缺损上将缺损分为两个或多个孔隙。膜部间隔瘤和左心室 - 右心房通道也发生于这个部位。流入道、流出道和小梁部间隔均正常。

2）膜周型室间隔缺损：膜部间隔缺损超出膜部界限而向流入道间隔、肌小梁间隔或流出道间隔延伸如图中（图 9 - 19）所示，形成膜周型室间隔缺损。这类缺损常较大，邻近三尖瓣前隔瓣交界区。缺损和主动脉瓣相关，在主动脉右冠瓣及无冠瓣交界处下方，全部位于两个窦下者占60%，部分位于右窦内者占17%，部分位于后窦内者占15%，部分位于右窦及后窦内者占8%。在膜部与瓦氏窦之间未见有肌肉分隔，容易产生右和（或）后半月瓣脱垂。但有些病人可由很薄的肌肉组织边缘与室间隔缺损隔开。房室传导束由缺损的后下缘通过。这类缺损最常见，在外科手术的单纯室间隔缺损中约占80%。

3）隔瓣下型室间隔缺损：又称流入道型或房室管型室间隔缺损，位于三尖瓣隔瓣下方，造成流入道室间隔部分或完全缺损，其上缘往往有膜样间隔组织残留，后缘直接由三尖瓣环构成，前缘是肌肉。距主动脉瓣较远而靠近房室结和希氏束。另外，三尖瓣下的流入道室间隔也可发生肌性室间隔缺损。这种缺损的后缘有肌肉将三尖瓣环分隔开。传导组织一般从这种肌性缺损的前上缘通过。治疗时要注意避免损伤房室束和右束支。

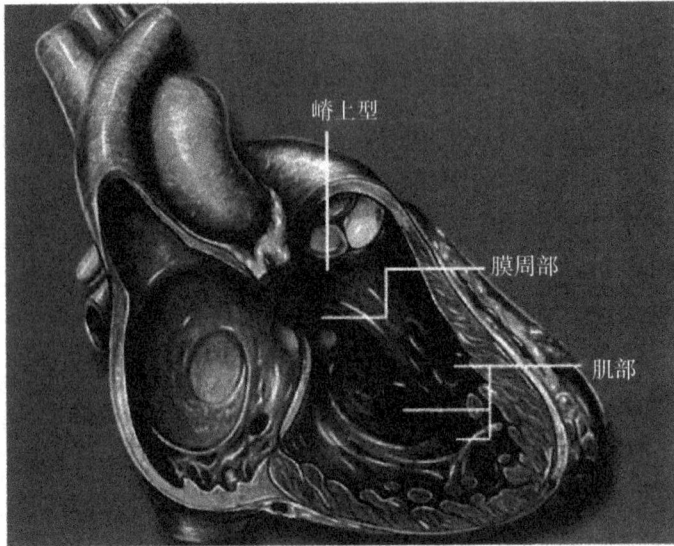

图 9 – 19   室间隔缺损的分类

（2）漏斗部缺损：缺损位于左、右心室流出道，多系圆锥部间隔融合不良所致，又称流出道室间隔缺损或圆锥室间隔缺损，一般很少自然闭合。国外该型占5% ~7%，在我国和日本约占29%，男性明显多于女性。可分为以下两个亚型。

1）干下型室间隔缺损：缺损位置偏前偏左，位于肺动脉瓣下方，室上嵴上方。缺损上缘由肺动脉瓣环构成，没有肌肉组织，缺损也邻近主动脉右冠瓣，最高可达右冠瓣与左冠瓣交界处，容易造成主动脉右冠状瓣缺乏支撑而脱垂，形成关闭不全。缺损上缘仅是一纤维组织缘将主动脉和肺动脉瓣隔开。

2）嵴内型室间隔缺损：缺损位于室上嵴结构之内，四周均为肌肉缘，其上方有一漏斗隔的肌肉桥将肺动脉瓣环隔开。干下型室间隔缺损和嵴内型室间隔缺损的后下缘常常有一肌束将三尖瓣环分之隔开，所以这类缺损远离希氏束。

（3）肌部室间隔缺损：缺损的边缘完全为肌肉组织构成，可以发生于肌部小梁间隔的任何部位，但常见于中部、心尖部和前部。发生率约为10%。希氏束行径距这类肌性室间隔缺损边缘较远。

2. 膜部室间隔瘤

（1）室间隔膜部瘤：室间隔膜部瘤系一种少见的先天性心脏畸形。1826 年由 Laennec 首次描述，系在胚胎发育过程中，由于室间隔膜部隔来源较为复杂，或有时膜部间隔虽已融合但部分组织比较薄弱，出生后，该部长期受左心室高压血流冲击，可发生瘤样扩张向右心室 – 右心房膨出，进而形成膜部瘤，一旦在薄弱的瘤部穿破，可出现类似室间隔缺损的临床表现。

室间隔膜部瘤邻近三尖瓣隔瓣与前瓣交界处，瘤囊由向右心室膨出的室间隔膜部组织形成，呈乳白色，与瓣膜及腱素无粘连，较宽，一般直径约10mm，膨出高度 4 ~ 10mm，破孔常位于瘤顶部，一般为 1 个破孔，亦有 2 处破损者。其与室间隔缺损伴发的膜部瘤鉴别有一定的困难，有的病例在二维超声心动图上难以鉴别，直到外科手术时才能最后确诊。

（2）室间隔缺损伴发的膜部瘤：室间隔缺损伴发的膜部瘤系膜部室间隔缺损的一种伴发畸形，也是膜部室缺的一种自行缩小和闭合的机制。是由于三尖瓣隔瓣缘和腱索在室间隔缺损分流长期冲击下发生粘连，室间隔缺损上方隔瓣形成膜部瘤壁，隔瓣游离缘的粘连腱索与室间隔缺损部分纤维组织围成膜部瘤破孔（外口），而膜部室间隔缺损则被认为内口。膜部瘤的形成使分流量减少，甚至完全关闭室间隔缺损。少数特别巨大的膜部瘤可引起右心室流出道梗阻。这类膜部瘤主要由三尖瓣隔瓣缘和腱索粘连及纤维组织围成，实际上为假性膜部瘤，只是人们习惯称为室间隔膜部瘤。其发生率可高达 60% 左右，伴发膜部瘤占 84%。

3. 左心室 – 右心房通道　左心室 – 右心房通道也可以认为是隔瓣下膜部室间隔缺损的一种特殊类型，比较少见，也称为 Gerbode 缺损。发生于膜部室间隔，介于左心室和右心房之间。产生这类畸形的胚胎学基础是：三尖瓣隔叶附着点较二尖瓣低，把膜部间隔分为房室部和心室部。

4. 室间隔缺损合并主动脉瓣关闭不全　室间隔缺损合并主动脉瓣关闭不全这组综合征是指先天性主动脉瓣关闭不全，包括主动脉瓣脱垂和主动脉瓣二瓣化畸形，这类畸形在出生时可能尚无主动脉瓣关闭不全。膜部缺损和干下型缺损均可并发，以干下型缺损合并主动脉瓣脱垂及主动脉瓣关闭不全多发。这两种病变紧密相邻，在这种情况下，由于主动脉瓣和瓣环缺乏漏斗隔支持，加上左向右分流又可加重对主动脉瓣脱垂的影响，因而不同于一般所见的并存心脏畸形，1921 年 Laubry 首先描述为室间隔缺损合并主动脉瓣脱垂综合征。

二、病理生理

室间隔缺损分流的大小和方向，主要取决于缺损的大小与肺血管阻力改变。

1. 小型缺损　对分流有限制作用，分流量小，但分流的流速较高，以收缩中晚期分流为主，对血流动力学的影响较小。肺体循环血液量比小于 2：1，右心室压和肺动脉阻力均维持在正常范围内，左心室的容量负荷不明显。

2. 中型缺损　左至右分流量大，肺体循环血流量比率为 2.5 ~ 3.0。右心室压力和肺循环阻力有不同程度升高，左心房压增高，左心室扩大。

3. 大型缺损　对心室间血液分流毫无阻力，容许血流自由分流。此时左、右心室，肺动脉和主动脉收缩压基本相等，肺体循环血流量比率的高低取决于肺血管阻力状况。早期肺循环阻力明显低于体循环，分流方向依然为左向右，分流量很大，除左心室增大外，左心房也常增大。随着肺动脉高压出现，肺循环阻力明显升高，左向右分流逐步减少，乃至停止，出现右至左分流或以右向左分流为主的艾森曼格综合征（Eisenmenger syndrome）。

4. 肺动脉高压　按肺动脉收缩压与主动脉收缩压的比值，可分为 3 级：轻度动脉高压的比值 ≤ 0.45；中度肺动脉高压为 0.45 ~ 0.75；重度肺动脉高压 > 0.75。

5. 肺血管阻力　也可分为 3 级：轻度增高 < 7Wood 单位；中度为 8 ~ 10Wood 单位；重度指 > 10Wood 单位。

三、临床表现

1. 症状　缺损小，分流量小，一般无症状，预后良好。缺损大而分流量大者，可有心悸、气喘、乏力、咳嗽，反复肺部感染等症状。肺动脉高压而有右至左分流者，可出现发绀，最终发生心力衰竭。

2. 体征

（1）胸骨左缘第 3、4 肋间有粗糙、响亮的全收缩期杂音，常达Ⅲ～Ⅳ级或以上，伴震颤。

（2）杂音在心前区传播广泛，有时传向颈部。

（3）缺损大，左至右分流量大的患者，可导致二尖瓣相对性狭窄而在心尖区听到隆隆性舒张期杂音，肺动脉瓣第二音亢进与分裂。

（4）随着病情的发展，肺血管阻力增高，左向右分流减少，收缩期杂音也随之减弱甚至消失，而肺动脉瓣区第二音则明显亢进。

（5）缺损的类型不同也可影响听诊，如干下型缺损的杂音位置较高且肺动脉第二音常被收缩期杂音掩盖而不甚清楚；又如隔瓣下型缺损及肌部缺损的杂音位置较低。有严重肺动脉高压时，可有右至左分流，出现发绀及杵状指（趾）。

3. 胸部 X 线检查　缺损小者，心肺 X 线检查均无明显的改变；缺损大者有不同程度的左至右分流，有左右心室的扩大，肺总动脉轻度至中度凸出，可有肺门舞蹈症；肺血管影轻至中度增粗，主动脉影则正常或较小。严重肺动脉高压者，则有右心室及右心房增大，肺动脉段显著凸出。

4. 心电图　缺损小者，心电图在正常范围内；缺损大者，可有不全性右束支传导阻滞，左心室肥大；肺动脉高压者，可同时有右心室肥大。

5. 超声心动图检查　是一项非常重要的无创伤性常规检查方法，不仅能够显示室间隔缺损部位、大小，而且能发现合并畸形。特别对于介入治疗病人的选择、术中监测和术后随访有重要作用。

6. 右心导管和选择性心血管造影　右心导管检查和心血管造影术已不再是诊断单纯室间隔缺损的常规方法，当前仅是选择性应用，重点了解肺循环高压程度和肺血管阻力状态。

四、病程演变

1. 自然闭合　室间隔缺损可完全闭合或缺损变小，其自然闭合率为 21%～63%，哪些室间隔缺损可自然闭合尚不清楚，但与缺损位置、大小、病人年龄及肺血管病变等有关。

（1）缺损位置和大小：左心室－右心房通道、膜周漏斗和漏斗间隔缺损很难自然闭合，即使闭合，常会造成主动脉瓣严重关闭不全。肌部缺损和膜部缺损可自然闭合。小的缺损闭合率高，大的缺损闭合率低。

（2）年龄：5 岁以内闭合率高，5 岁以上闭合机会较少。最终自然闭合率与病人年龄呈负相关。

（3）肺血管病变：室间隔缺损合并肺动脉高压或肺血管改变很难自然闭合。

2. 进行性加重、丧失手术时机　较大的缺损，随着患儿年龄的增长，肺血管病变逐渐发展，肺血管阻力逐渐增大，左向右分流量逐渐减少。12～18 岁或者更早一些，肺血管病变进一步发展，则内膜增生、纤维化，导致血管闭塞、狭窄，使阻力严重升高，心内出现双向分流，进而以右向左分流为主，出现发绀，形成艾森曼格综合征，最终导致右心衰竭，一般多在 40 岁以前死亡。

3. 早期恶化、早期死亡　大型室间隔缺损在 1～2 岁的病死率可达 25%～59%；少数室间隔缺损可发生主动脉瓣关闭不全；有 5%～10% 大型室间隔缺损合并大量左向右分流病例，在婴幼儿期可出现右心室漏斗部狭窄，主要为漏斗部肌肉肥厚所引起，其程度随年龄增长而加重；有 0.15%～0.3%。单纯室间隔缺损发生感染性心内膜炎。

外科治疗可改变室间隔缺损患者的自然病程。但是，外科手术后，2% 的患者可发生突然死亡，甚至小的室间隔缺损在术后也有发生突然死亡的危险，可能与外科手术引起的瘢痕或损伤引起的心律失常和传导阻滞有关。此外，外科手术对小儿的智力发育有一定的不利影响。

五、适应证

1. 室间隔缺损直径　缺损左心室面直径 3～12mm，儿童病人缺损直径一般≤10mm。膜部室间隔缺损右心室侧呈多孔时，其缺损大孔直径应≥2mm。膜周部室间隔缺损伴并发膜部瘤，缺损左心室面直径 13～18mm 为相对适应证，要求右心室面出口小，且其粘连牢靠。

2. 缺损缘距主动脉右冠瓣距离　偏心型封堵器 > 1.5mm，对称型封堵器 > 2.0mm。同时主动脉右冠瓣脱垂瓣叶未遮挡缺损口、不合并病理性主动脉瓣反流。

3. 缺损缘距三尖瓣距离　偏心型封堵器≥2mm，对称型封堵器 > 1.5mm，同时无明显三尖瓣发育异常及中度以上三尖瓣反流。

4. 有外科手术适应证的膜部室间隔缺损。

5. 膜部室间隔缺损合并可以介入治疗的心血管畸形。

6. 外科手术后残余漏。

7. 年龄大于 3 岁，体重 > 10kg。

8. 轻到中度肺动脉高压而无右向左分流。

9. 选择适应证的注意点

（1）膜部室间隔缺损上缘距主动脉右冠瓣的距离：封堵膜部室间隔缺损要求测量缺损上缘距主动脉右冠瓣的距离，而不是无冠瓣的距离。超声心动图测量膜部室间隔缺损上缘距主动脉右冠瓣距离时，多选择五腔心切面和左心室长轴切面。

（2）膜部室间隔缺损伴发膜部瘤形成：

选择膜部室间隔缺损伴发膜部瘤形成病例封堵治疗时，要注意以下几点。

1）封堵膜部瘤的入孔，膜部室间隔缺损的上缘距主动脉瓣右冠瓣的距离为 1～1.5mm。

2）封堵膜部瘤的出孔，不考虑膜部室间隔缺损的上缘距主动脉瓣右冠瓣的距离，但膜部瘤出孔必须粘连牢固。

3）膜部瘤出孔粘连牢固性的判断：膜部瘤出孔粘连牢固性较难判断，超声心动图显示膜部瘤基底部大、瘤体小，右心室面一个出孔；膜部瘤的基底部大、瘤体也大，右心室面一个出孔、出孔直径为瘤体 1/3～1/2；膜部瘤的基底部大、瘤体也大，右心室面多个出孔，最大出孔直径为 5～7mm，且右心室面回声较强等可能预示膜部瘤出孔粘连牢固。

六、禁忌证

1. 膜部室间隔缺损有自然闭合趋势者。

2. 膜部室间隔缺损合并严重的肺动脉高压和右向左分流而有发绀者。

3. 膜部室间隔缺损局部解剖结构不适合进行介入治疗或缺损过大。

4. 膜部室间隔缺损合并其他先天性心脏畸形不能进行介入治疗者。

至于缺损 < 3mm，无症状至 5 岁以后如不能自行闭合者，是否需手术治疗，有不同看法。

七、器材准备

1. 封堵器　正常人的室间隔膜部较薄，范围较小，室间隔膜部上、下、前、后和中点的厚度分别为 0.8mm、0.7mm、0.78mm、0.75mm 相 0.52mm。因此，膜音部室间隔缺损封堵器的腰部长度应在 2mm 以内。

（1）Amplatzer 膜部室间隔缺损封堵器：美国 AGA 公司生产。该封堵器是一把自膨胀镍钛合金金属网结构的双面伞，封堵器的腰部长 1.5mm，两盘片的边缘呈不对称型，在靠近主动脉侧的边缘较其对侧的盘片小，边缘为 0.5mm，与其相对的边缘为 5.5mm 且在最远端有一标记，右心室侧的盘片边缘比腰部直径大 2mm（图 9 - 20），两个盘及腰部缝有三层聚酯膜。腰的直径为封堵器大小，其规格有 4 ~ 18mm。

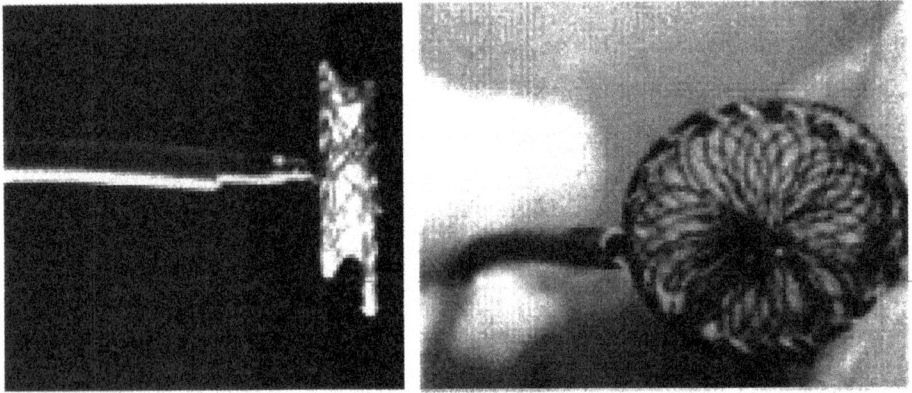

图 9 - 20　Amplatzer 膜部室间隔缺损封堵器

（2）国产膜部室间隔缺损封堵器：国产的膜部室间隔缺损封堵器有两种。①对称型双盘状膜部室间隔缺损封堵器，由直径 0.1mm 的高弹性镍钛合金丝编织盘状结构（图 9 - 21A）。②偏心型膜部室间隔缺损封堵器，封堵器腰部长 2mm，两盘片的边缘呈不对称型，在靠近主动脉侧的边缘较其对侧的盘片小，边缘为 0，与其相对的边缘为 5 ~ 6mm，右心室侧的盘片比腰部直径大 2mm。腰部直径规格同对称型封堵器（图 9 - 21B）。偏心型封堵器的优点是减少对主动脉瓣膜的损伤。

（3）动脉导管未闭封堵器：对部分应用现有的封堵器未能成功封堵的室间隔缺损患者，改用蘑菇伞形封堵器后可能获得成功。膜部室间隔缺损上缘距主动脉瓣距离如 > 3mm，动脉导管未闭封堵器置入后一般不影响主动脉瓣的关闭，封堵器的左心室面呈盘片状，类似铆钉堵住室间隔缺损口，左心室的压力大于右心室，放置后一般不会发生移位。动脉导管未闭封堵器右心室端较小，不应造成右心室流出道狭窄和影响右心室血流，以及产生目前应用的专用室间隔缺损封堵器两侧向心室间隔压迫的力量，降低发生传导阻滞的机会。但动脉导管未闭封堵器的长度为 7 ~ 8mm，明显厚于膜部室间隔，其远期疗效尚需进一步观察，不宜推广应用。

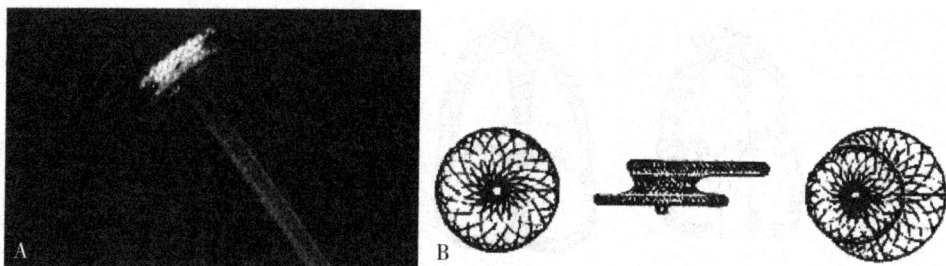

图 9 – 21　国产膜部室间隔缺损封堵器
A. 对称型；B. 右为偏心型

（4）非对称型封堵器：国产，封堵器左心室面盘片直径比腰部大 8mm，右心室面盘片直径比腰部大 4mm，主要用于膜部室间隔缺损伴发较大膜部瘤，右心室面多孔、最大孔径较小的病例。封堵器设计的优点是腰部小左盘大，腰部伸展大、封堵器成形好，右盘小，对三尖瓣的影响少。

2. 输送系统　AGA 公司的输送系统包括两根特制的输送钢丝和有一定弧度的输送长鞘。两根钢丝中一根是中空的，另一根是实心钢丝，空心钢丝中间可以通过实心钢丝。用于室间隔缺损的输送系统包括长鞘管，扩张管，推送导管，推送钢丝，装载短鞘管和旋转器。鞘管为抗折鞘，远端弯曲呈 180°，其定型有利于鞘管放置在左心室近心尖处。4mm 的封堵器选用 6F 鞘管，6mm 封堵器选用 7F 鞘管，8 ~ 18mm 封堵器选用 8 ~ 9F 鞘管。国产封堵器可通过 6 ~ 9F 鞘管推送，目前多选用 COOK 公司生产的抗折鞘。不同于进口产品的是只有一根实心推送钢丝。

3. 其他器材

（1）鹅颈圈套器：选用 Bard 公司或 Cook 公司生产的圈套器。

（2）特殊导丝：0.81mm×260cm 泥鳅导丝，其前端较软、光滑，容易直接通过室间隔缺损进入右心室、肺动脉或腔静脉。或 0.89mm×260cm 面条导丝，导丝很软，容易将输送鞘管引入左心室。

（3）5F 或 6F 右冠状动脉造影导管和 Cobra 导管用于通过室间隔，以便建立轨道。

八、术前准备

1. 同常规心导管检查的术前准备　主要检查血常规、尿常规、粪常规以及肝肾功能、心电图、心脏超声心动图等，以排除手术禁忌证；病人家属及本人签手术知情同意书；手术前 1 天静脉应用抗生素。

2. 术前心脏超声心动图检查　大血管短轴和五腔心切面重点观察 3 个切面。

（1）左心室长轴观：测量室间隔缺损上缘距主动脉右冠瓣距离及缺损口大小。

（2）大血管短轴（主动脉根部短轴）观：测量室间隔缺损上缘距三尖瓣隔瓣距离及缺损口大小，一般适合封堵治疗的位置在 9 ~ 11 点。

（3）胸骨旁、心尖、剑下五腔心观：测量室间隔缺损上缘距主动脉右冠瓣距离及缺损口大小（图 9 – 22）。

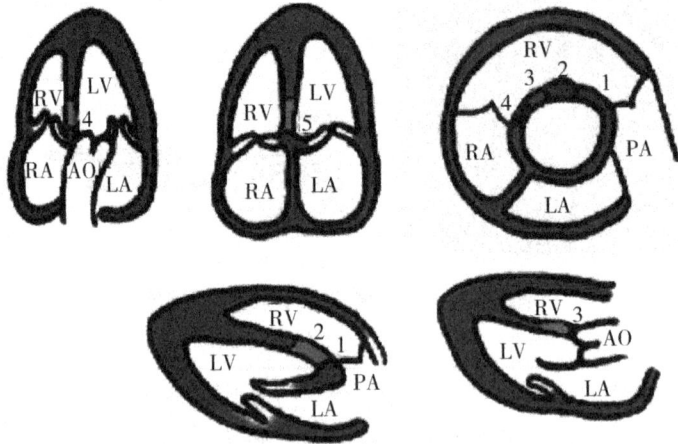

图 9 - 22　各型室间隔缺损显示切面及部位

1. 干下型；2. 嵴内型；3. 膜周型；4. 单纯膜部；5. 隔瓣下型

九、　操作步骤及技巧

室间隔缺损介入治疗的基本原理是采用双盘结构的堵闭器，其中一个盘在左心室面而另一个盘在右心室面，连接两盘的腰正好在缺损的室间隔处。即刻关闭室间隔缺损主要靠左侧盘、腰部和右侧盘内的高分子化合物，放置封堵器后在封堵器内可形成血栓，3 个月左右心内膜完全覆盖封堵器表面则完全关闭室间隔缺损。

1. 麻醉　年长儿童及成年人用 1% 普鲁卡因或利多卡因局部麻醉，小儿用基础诱导麻醉。

2. 心导管检查　常规腹股沟处消毒铺巾，穿刺右或左股动、静脉，分别置入 5（6）F 和 6F 动脉鞘管。全身肝素化（100U/kg 体重）。先行右心导管检查，测定上、下腔静脉、右心房、右心室和肺动脉压力，并测定各部位血氧饱和度，计算 Qp/Qs。将 5（6）F 的猪尾导管逆行送入左心室，在左前斜 45°～60°、头 20°～25° 的体位行左心室造影，以确定膜部室间隔缺损的形态，测量缺损口的大小和缺损口距主动脉右冠瓣的距离，主动脉瓣有无脱垂，必要时可行升主动脉造影，了解主动脉瓣有无脱垂和反流。

3. 建立动静脉轨道

（1）根据左心室造影室间隔缺损的形态，选择 5（6）F 右冠状动脉造影导管或成型的猪尾导管，从股动脉导入左心室。以左心室造影作为标志，在相同的体位下，逆时针旋转造影导管，使造影导管的顶端指向室间隔，再慢慢回撤或向前推送造影导管。当造影导管接近室间隔缺损口时，可发现导管的顶端搏动强烈，此时很缓慢的移动导管，导管的顶端会突然跳动穿过室间隔缺损口到达右心室，然后固定导管，将面条导丝（或泥鳅导丝）导入到肺动脉或上、下腔静脉。有时导管的顶端在室间隔缺损左心室面，但由于导管的角度不合适或缺损较小，导管难以直接穿过缺损口到达右心室，可先将泥鳅导丝缓慢通过缺损口到达右心室，沿导丝将导管推送到右心室。再迅速送导丝到肺动脉或上、下腔静脉，

（2）根据面条或泥鳅导丝的位置，从股静脉侧将 6F 的右心导管分别导入肺动脉或上、下腔静脉，沿导管将圈套器送到肺动脉或上、下腔静脉，用圈套器套住已经在肺动脉或上、

下腔静脉的面条或泥鳅导丝，将导丝从股静脉侧拉出体外，建立动静脉轨道。

（3）沿动静脉轨道，将右冠状动脉或成型的猪尾导管送到下腔静脉。

4. 导入输送长鞘 从静脉侧沿导丝插入 6～9F 输送长鞘到下腔静脉，与右冠导管对接，然后固定导丝，推送输送长鞘的同时回撤右冠导管，直至输送长鞘到达升主动脉。回撤右冠导管，在右冠导管与输送长鞘之间留有一段导丝，回撤输送长鞘内扩张器少许，使长鞘前端易于弯曲。有两种方法可将长鞘管送入左心室，一是直接法，固定住动脉侧导丝，推送右冠导管，将右冠导管和输送长鞘一起推到左心室靠近心尖部。如推送右冠导管时，长鞘管易退入右心室，则用间接法，即固定住输送长鞘和导丝，先将导丝和右冠导管推送到左心室，再轻轻牵拉导丝使其有一定的张力，同时缓慢回撤输送长鞘，在导丝的牵拉下输送长鞘退回左心室，再沿导丝将输送长鞘推送到左心室靠近心尖部。退出导丝、右冠导管和鞘内扩张器，将输送长鞘留在左心室内。偶尔难以将输送长鞘放在左心室，也可将输送长鞘留在升主动脉。

5. 体外装配封堵器 根据造影测量的缺损直径选择封堵器，封堵器的直径比造影值大 0～2mm。Am - platzer 封堵器与套在空心钢丝内的实心推送钢丝以螺旋的形式相连接，然后回撤实心钢丝至 Amplatzer 膜部室间隔缺损封堵器的螺旋部分进入空心钢丝并且封堵器螺旋外的平台与空心钢丝内的平台相吻合，用蚊式血管钳夹住实心钢丝，将封堵器、实心钢丝和空心钢丝结合在一起，将封堵器完全浸在生理盐水中装入相应的装载短鞘内。国产封堵器直接与推送钢丝以螺旋的形式相连接，装入相应的装载短鞘内。

6. 封堵室间隔缺损

（1）将装载短鞘连接到长鞘向前推送封堵器，将封堵器送到左心室，先释放出左心室面伞，此时 Amplatzer 封堵器左心室伞上的标记应远离主动脉瓣而指向左心室心尖。如果左心室伞上的标记指向主动脉瓣而不指向左心室心尖，必须旋转输送钢丝以达到左心室伞上的标记远离主动脉瓣而指向左心室心尖；如果还不成功，应该将左心室伞收回输送长鞘内，再次装配并输送，以保证左心室伞上的标记远离主动脉瓣指向左心室心尖。

（2）轻轻回撤整个封堵器系统，使封堵器的左心室伞紧贴室间隔，通过手感、透视和超声甚至心室造影确定封堵器的位置，如位置合适，超声检查无明显分流，则可固定推送钢丝，回撤输送长鞘，释放出封堵器的右心室伞。

（3）重复左心室造影，检查有无分流，或存在另一部位的室间隔缺损。

（4）升主动脉造影，检查有无主动脉瓣反流。

（5）经胸心脏超声检查证实不影响三尖瓣、主动脉瓣功能。

（6）左心室造影确认封堵器的位置良好后，逆时针旋转推送钢丝，释放出封堵器。

（7）拔除输送长鞘，局部压迫止血，手术完毕。

国产封堵器的释放方法基本同 Amplatzer 封堵器，对称型封堵器使用更方便，不需要调整方向。偏心型封堵器必需调整方向，在短鞘连接到长鞘管时，可将长边指向术者对侧的方向，往往释放出左心室面伞时其长边指向左心室心尖。有时输送长鞘管不能导入左心室，也可在升主动脉释放封堵器。先部分释放封堵器的左盘，使其呈葫芦状，再将长鞘管连同输送系统一起缓慢回撤，在收缩期经主动脉瓣将封堵器回撤到左心室，再完全释放封堵器的左盘，调整封堵器的方向，释放封堵器。此方法对于释放小的对称型封堵器比较方便，但要防止损伤主动脉瓣。亦有偶尔从右心室释放封堵器的报道。

十、术后处理

术后卧床 12h, 常规抗生素治疗 3d, 口服阿司匹林 3~5mg/ (kg·d), 3~6 个月。每日检查一次心电图, 共 3~5d。

十一、治疗难点

1. 如何通过室间隔缺损 介入治疗室间隔缺损要求有较好的心导管检查基础, 在此基础上容易掌握操作技术。在开展此项技术的早期可能遇到的难点是如何建立经动脉 - 室间隔缺损 - 静脉的轨道。我们体会建立动静脉轨道时应注意以下要点。

(1) 缺损部位在左心室面容易找到, 而在右心室面很难找到。一般从左心室侧导管容易通过室间隔。

(2) 选择合适的导管和导丝是成功的关键: 应根据左心室造影缺损形态选择通过室间隔缺损的导管, 常用 Judkins 3.5 或 4.0 右冠状动脉造影导管, 及成型的猪尾造影导管。偶尔亦用 Amplatzer 右冠状动脉造影导管或 Cobra 导管等。导管在缺损孔附近而不能直接到达右心室时, 需借助导丝微微调整导管头端的方向, 以便通过缺损孔。此时, 宜选用柔软、直头、细导丝, 必要时可能用 PTCA 软导丝。

(3) 选择性造影有重要作用: 室间隔缺损直径细小, 缺损并发的膜部瘤基底部大、右室面多孔、最大孔直径小或沿室间隔方向走行时, 冠脉导管在缺损的左心室面或膜部瘤的囊袋内, 但难以直接经室间隔缺损到达右心室。此时, 送导丝如不能通过缺损到达右心室, 则在膜部瘤的盲端, 导丝会反将导管顶回左心室。可在缺损口做选择性造影, 了解导管前端与欲通过缺损出孔的关系, 调整导管的方向, 使其与缺损出孔呈同轴性, 便于导丝通过到达右心室。

(4) 防止导管（丝）通过三尖瓣腱索: 建立动静脉轨道时, 右冠导管经过缺损口至右心室, 面条或泥鳅导丝到肺动脉远端; 或经股静脉送入套篮导管到肺动脉的操作过程, 都有可能使导丝（管）通过三尖瓣腱索, 特别在 VSD 伴膜部瘤患者更为常见。如建立的轨道导丝在通过三尖瓣时无明显角度、不扭曲, 导管能顺利通过三尖瓣到下腔静脉, 则提示导丝（管）不在三尖瓣腱索内。反之, 导丝通过三尖瓣时明显成角、扭曲, 导管通过有阻力、不能顺利到下腔静脉, 则表明导丝（管）通过三尖瓣腱索, 切不可强行通过导管或长鞘管, 以免损伤三尖瓣腱索。此时应将右冠状动脉导管回撤到缺损右心室面口附近, 或调整右冠导管的方向, 将导丝顺利送入肺动脉, 或调整导丝到上腔静脉, 再次建立动静脉轨道。一般来讲, 如右冠导管能从右心室顺利送达肺动脉, 或导丝直接到上腔静脉, 则预示导管（丝）未通过三尖瓣腱索。如导丝通过三尖瓣腱索与不恰当的套篮导管的输送有关, 可先将猪尾导管输送到肺动脉, 再将交换导丝沿猪尾导管输送到肺动脉的远端, 回撤猪尾导管, 沿交换导丝将套篮导管输送到肺动脉, 再在肺动脉内套取面条或泥鳅导丝。

(5) 在个别病例, 缺损右心室口与三尖瓣腱索粘连的角度较大、且出口较小时, 导管通过亦会有阻力、不能顺利到达下腔静脉。此时, 可轻轻从静脉侧引入右冠导管, 如能顺利通过三尖瓣到达升主动脉, 表明导丝（管）不在三尖瓣腱索内, 反之, 则在三尖瓣腱索内。有时在极少病例, 即使判断导丝（管）未通过三尖瓣腱索, 亦有可能实际上已通过了很细小的腱索, 输送较粗的长鞘管亦有可能损伤细小腱索, 引起三尖瓣少量反流。因此, 室间隔封堵治疗时尽量用柔软抗折的细小鞘管。

2. 缺损距主动脉瓣距离的判定 – 测量长鞘管距主动脉瓣距离的意义　封堵膜部室间隔缺损最担心的问题之一是封堵器是否会引起主动脉瓣反流。为了预防发生主动脉瓣关闭不全，在选择膜部室间隔缺损介入治疗病例时，必需准确测量缺损距主动脉右冠瓣距离。常规方法是通过超声心动图和左心室造影结果来测量，并以此为依据决定可否行封堵治疗或用何种封堵器。在室间隔缺损有多个出孔或室间隔左心室面有多个入孔时，封堵器只能通过一个孔，封堵效果依靠封堵器的左盘、部分腰部和部分右盘。此时，封堵最大孔，封堵器腰部直径伸展较大，左盘面直径亦相应较大，封堵器成型好，封堵效果好。最大孔靠近主动脉，选择何种封堵器以造影测量缺损上缘距主动脉瓣右冠瓣的距离来确定。但如最大孔不靠近主动脉，只能依靠封堵器的边缘来封堵近主动脉的小孔，如以造影测量值为依据选择封堵器种类不完全合适，有可能因选择的封堵器不合适，封堵后有残余分流或手术失败。在长鞘管通过最大孔送到左心室后，通过长鞘管或猪尾导管再次行左心室造影，测量长鞘管上缘距主动脉右冠瓣的距离，据此再选择更合适的封堵器，有可能扩大适应证、提高成功率和降低并发症，对于缺损距主动脉右冠瓣距离很近的病例更为重要。

3. 膜周部室间隔缺损伴膜部瘤介入治疗注意点

（1）要明确膜部瘤组织粘连牢固程度：室间隔缺损封堵术后无残余分流，但出现了难以解释的机械性溶血、杂音甚至心律失常，应考虑有封堵器移位的可能，应动态观察封堵器的位置变化。膜部瘤周缘组织粘连牢固程度难以判断，但室间隔缺损伴膜部瘤时，如患者年龄小（<6岁）、膜部瘤虽多个出孔但最大出孔直径为5~6mm，超声心动图检查膜部瘤右心室面回声弱等情况，预示膜部瘤周缘组织粘连牢固程度差。有可能因选择的封堵器不合适，封堵后有残余分流或手术失败。在长鞘管通过最大孔送到左心室后，通过长鞘管或猪尾导管再次行左心室造影，测量长鞘管上缘距主动脉右冠瓣的距离，据此再选择更合适的封堵器，有可能扩大适应证、提高成功率和降低并发症，对于缺损距主动脉右冠瓣距离很近的病例更为重要。

（2）膜部瘤有多个孔时，封堵最大孔。这样封堵器腰部直径伸展较大，左盘面直径亦相应较大，残余分流发生率低。

（3）封堵器选择：膜部瘤有1个孔时，根据室间隔缺损距主动脉右冠瓣的距离选择偏心或对称型封堵器。膜部瘤有多个孔时，孔的方向不一致，特别是膜部瘤的上缘有孔时，选择对称型封堵器较好。

（4）封堵膜部瘤的入口还是出孔更好尚存在一定的争议。

封堵部位取决于封堵治疗后能否确保封堵器不移位、封堵效果好和不影响到邻近组织如主动脉瓣及三尖瓣的功能为依据。封堵膜部瘤入口偏内，不完全在出孔为宜。但如膜部瘤为大囊袋，入口很大，出孔多、最大孔直径较小，粘连牢固时，可封堵膜部瘤出孔，且用非对称型封堵器更为合适。

4. 封堵器的选择　膜部室间隔缺损应视室间隔缺损的形态和距主动脉右冠瓣的距离选择封堵器。如室间隔缺损距主动脉右冠瓣的边缘<2mm应首选偏心的室间隔缺损封堵器；距主动脉瓣距离>2mm可选择对称型室间隔缺损封堵器或偏心型封堵器；对多孔型室间隔缺损可选择左心室面直径比腰部直径大6~8mm，右心室盘片直径比腰部大4mm的非对称型封堵器。

一般选择的封堵器直径较缺损直径大 0~2mm。如封堵室间隔缺损并发膜部瘤的出孔，选择封堵器应参考膜部瘤体的大小，有时封堵器直径可能小于缺损直径。封堵大的室间隔缺损并发膜部瘤的左心室面（入口），选择的封堵器直径较缺损直径大 3~4mm。封堵器选择是否合适，除了完全封堵室间隔缺损外，尚需要根据封堵器的形态判断，在透视下封堵器的两盘片应充分伸展，平整，保持在体外的初始形状，右心室侧不锈钢固定圈在凹面内，有稍突出于封堵器盘片外的。超声显示封堵器长度较短，紧贴在室间隔的两侧。

5. 室间隔缺损术后残余漏封堵　室间隔缺损修补术后残余漏多发生于并发膜部瘤和（或）较大直径的室间隔缺损。可能与术中未切开膜部瘤，瓣膜、腱索遮盖缺损，未寻找到真正的缺损边缘，补片大小不适宜，甚至修补时遗漏膜部瘤的出口；及手术修复时缝合过浅，三尖瓣隔瓣基底部瓣膜组织薄弱和缝线受力不均结扎缝线被撕脱等因素有关。法洛四联症术后并发室间隔缺损残余漏，可能与流出道疏通后缝线于肥厚心肌断面、易被撕脱有关。另外，对多发缺损的遗漏亦可造成室间隔缺损术后残余漏。由于发生残余漏缺损的左心室面直径较大，残余漏出孔为补片和缺损部位缝合交接处的部分撕脱所形成，缝线周围纤维化、缺损周围组织与补片粘连融合等因素，可以认为残余漏口粘连比较牢固。故常封堵残余漏的出孔。如残余漏有多个出孔，且出孔相距过远，一个封堵器不能封堵完全时，可选用两个封堵器。

6. 室间隔缺损并发主动脉瓣脱垂　对于此类病例能否封堵治疗尚缺乏足够的经验，封堵治疗不成熟。

（包布仁白乙拉）

第十章

缺血性脑血管病急性期的介入治疗

缺血性脑血管病一旦发生，必须在最短时间内（有效时间窗）展开治疗，才能最大限度地降低患者的死亡率和致残率。缺血性脑血管病急性期介入治疗主要包括动脉内接触溶栓、血栓抽吸术、超声动脉溶栓术、机械辅助的动脉溶栓术等；其中动脉内接触溶栓的治疗效果已经为大样本多中心随机对照研究所证实，在一些发达国家已经广泛开展。另外，血管内取栓术等技术最近几年来也发展迅速，将来有可能成为治疗急性缺血性脑血管病的主流方法。本章将主要介绍接触性动脉内溶栓技术及其相关问题。

第一节　理论基础和常用方法

目前，脑血管病已成为我国城乡居民第一位的致死原因和致残原因。随着人口老龄化速度的加快，脑血管病的发病率还有逐年上升的趋势：目前我国每年有新发脑血管病患者 250 万例；其中脑梗死是最常见的脑血管病。临床研究表明，急性脑梗死传统治疗的效果并不理想，许多患者遗留严重的后遗症。急性脑梗死于 30 天及 5 年的死亡率分别为 17% 和 40%；大脑中动脉急性闭塞患者早期死亡或严重残疾的发生率高达 78%。因此，对急性缺血性脑血管病必须采取更积极的治疗方法，以改善患者的预后，提高患者的生活质量。

一、溶栓治疗的理论依据

缺血半暗带理论是急性缺血性脑血管病救治的理论依据。研究表明，脑组织仅能耐受 5~10 分钟完全缺血。由于侧支循环的存在，局灶性脑梗死周围存在着部分受损的神经细胞。当缺血区组织及时恢复供血后，这部分神经细胞可恢复正常。因此，尽快恢复缺血组织的血供，抢救半暗带内濒死神经细胞是缺血性脑血管病救治的关键。

溶栓治疗可迅速恢复缺血脑组织的血供，缩小梗死体积，拯救缺血半暗带内濒死神经细胞。动脉内接触溶栓是将多侧孔微导管直接插入血栓内注射溶栓药物，可显著提高局部溶栓药物浓度，增加药物与栓子接触面积，减少药物使用总量。同时，使用微导丝实施机械碎栓，从而加速血栓溶解的速度。与单纯药物溶栓相比，动脉内接触溶栓可显著提高溶栓效果，减少全身副作用，缩短溶栓时间，增加闭塞血管再通率，而不增加出血危险性。一般认为 6 小时恢复灌注是缺血神经细胞恢复功能的时间窗。超过这一时间不仅溶栓效果明显下降，还会加重脑组织缺血后的再灌注损伤。目前，前循环静脉溶栓治疗的时间窗通常为使用 rt - PA 溶栓为 4.5 小时以内，使用尿激酶溶栓为 6 小时以内。

尽管动脉内溶栓在急性脑梗死救治的有效性已被多项随机对照研究所验证，但这一方法仍存在局限性。如部分患者溶栓成功后，管腔仍残留明显狭窄；当栓子很大或很硬，或被阻塞的血管有动脉粥样硬化性改变时，单纯用动脉接触溶栓很难使血管再通。即使溶栓成功，再次血栓形成的发生率也很高。临床研究表明，由于这些因素的存在，单纯药物溶栓的血管完全再通成功率甚至低于35%。如此低的血管再通率显然不能达到脑血管病急性期救治的目的。因此，应用血管内介入技术，提高动脉内溶栓的再通率，是目前缺血性脑血管病急性期治疗研究的一个重点问题。

二、溶栓治疗的种类和特点

溶栓治疗包括药物溶栓及机械辅助溶栓。机械辅助溶栓包括栓子部位的直接机械球囊扩张、机械取栓、抽吸取栓、捕获装置、经动脉抽吸装置、激光辅助溶栓和能量辅助多普勒溶栓。其中已经有两种装置获得FDA的批准应用于临床。药物溶栓目前已经在临床广泛应用。药物溶栓可根据给药途径分为静脉溶栓、动脉溶栓以及动静脉联合溶栓。美国国家神经病及脑血管病研究所（NINDS）的研究结果表明，发病3小时以内的急性脑梗死患者，静脉给予rt-PA（0.9mg/kg，总量≤90mg）治疗，有30%接受rt-PA静脉溶栓治疗的患者仅遗留轻度或没有神经功能障碍，显著优于对照组。此后，其他的对照研究将治疗时间窗延长至6小时，由于rt-PA静脉溶栓治疗显著增高脑出血转化而未能取得肯定的结果。根据这些研究结果，美国FDA批准t-PA仅用于发病3小时内的急性脑梗死静脉溶栓治疗。但是ECASS-Ⅱ试验提示在4.5小时内使用rt-PA仍可获益。这一结论已经在2008年欧洲脑卒中指南和2010年美国AHA脑卒中二级预防指南中进行推荐使用了。

由于静脉溶栓受治疗时间窗的限制，而脑梗死多于夜间发作，且缺乏心肌梗死剧烈疼痛等明显症状，加之转运及诊断过程的延误，真正能够获得静脉溶栓治疗的患者仅占极小部分，即使像美国这样的发达国家3小时内t-PA静脉溶栓治疗的患者仅占缺血性脑血管病的3%~5%。北京脑血管病协作组联合全国35家医院，曾观察急性缺血性脑血管病患者2914例，其中得到静脉溶栓治疗者占5%，这一数据还是来自我国最发达的少数几个大城市。基于1999-2001年NHDS的注册数据，共有1796513名缺血性脑卒中患者在1999-2001年间入院治疗。在这些患者中1314例（0.07%）患者接受了经动脉溶栓治疗，11283例（0.6%）患者接受了经静脉溶栓治疗。因此如何获得较长的治疗时间窗、减少颅内出血是将溶栓技术应用于临床的关键。要达到这一目的，一方面需要提高全民对脑血管病的认识，发病后及时送治；另一方面通过辅助方法延长溶栓治疗的时间窗。如通过局部低温、脑保护剂等增加脑组织对缺血的耐受程度。动脉内溶栓治疗由于选择性高、溶栓药物用量小及血管再通率高而得到广泛的关注，多中心病例对照研究表明，对发病6小时内的脑血栓形成患者采用动脉内动脉溶栓，可以显著改善患者预后，但其远期效果仍在研究之中。

（李树森）

第二节　急性脑梗死动脉内接触溶栓

目前对于脑梗死患者，发病4.5小时以内进行rt-PA静脉溶栓是FDA批准的唯一药物治疗方法。但静脉溶栓能有效溶解较小动脉闭塞（如大脑中动脉M2段及以远的分支的闭塞），对大血管的闭塞如颈内动脉末段、大脑中动脉、基底动脉等的再通率还比较低。1983年Zeumer等首先报道动脉内直接溶栓，1999年PROACTⅡ试验完成，动脉内动脉溶栓取得迅速发展。动脉内动脉溶栓较静脉溶栓或其他治疗方法具有明显优势。首先可以直接发现血管闭塞的部位，评价侧支循环的状况；其次在血栓部位直接给药，降低系统溶栓药物的用量，减少因溶栓药物引起的继发性出血；还可以同时实施机械溶栓，使血栓破裂；最主要的是闭塞血管再通率高，并可同期实施血管成形术，减除血管狭窄，减少再闭塞或复发。但动脉溶栓同样存在不可忽视的缺陷，它需要昂贵的设备、复杂的技术和高昂的费用。血管内操作本身存在一定的并发症（例如脑栓塞、出血、血管损伤等）。另外，动脉插管造影和溶栓需要较长时间，在一定程度上会延误治疗时机，因此临床应用必须掌握时机和严格控制适应证。

一、院前转运和处理

因为治疗急性缺血性脑血管病的时间窗所限，因此当患者来院后及时评估和诊断是至关重要的。目前我国的脑血管病患者大多是由急救车辆或家庭首先送到医院的急诊科，因此院前急救人员能够快速地识别和转运脑血管病患者非常重要；二是院前救护人员应了解急性脑血管病的简单评估和处理方法，在及时转运的同时，尽快与医疗机构进行联系，使其做好必要的接收和救治准备。

目前在适合时间窗内采取药物溶栓或其他手段开通血管的患者大约有一半来自急救中心，因此当来院前车辆上应当与医院急诊科通话，报告将运送一个疑诊为急性脑血管病的患者，这样有可能提高急性脑血管病的识别和诊断效率，同时医院急诊科也应当加强与救护车辆的联系，取得拟诊信息，这同样也有助于加快急性脑血管病的识别和诊断。对于另一半由家庭运送来院的患者，急诊也应当提高识别和诊断的效率。加强这方面的演练并培训出专门处理急性脑血管病的人员和方案是很有必要的。

二、急诊评估

对急性脑血管病患者的评估与其他疾病的初步评估基本一样，包括生命体征（呼吸、血压、心律、血氧饱和度和体温）是否平稳。这是最基础的评估，应当放在神经功能评估之前。这个评估能够帮助选择适合进一步介入治疗的患者。对于生命体征不平稳的患者首先要进行急救，而不是优先进行血管内治疗。对于生命体征平稳的患者，应进行病史、症状和体征的评估。

1. 病史　病史最重要的要素就是发病时间，这是决定进一步治疗方案的重要指标。有些患者并不是在发病当时就知道自己发病，例如可能是在醒来后发现出现了偏瘫，因此对于发病时间需要一个限定。目前对发病时间的定义是，能回忆的未出现此症状的最后时间。对于患者是醒来发病或因为发病后意识障碍不能提供上述时间的，就以睡前时间或最后意识清醒的时间为发病时间。如果患者先前有多次 TIA 发作，那些发作的状态均不计算在发病时间内，而以末次发病的时间来计算。发病时间越长，磁共振弥散加权成像（DWI）越容易检出病变，但是溶栓的成功率越低，并发症的发生率越高。

病史询问中还应注意结合发病时的情况及有关病史，可能会排除一些其他原因引起临床症状的可能，比如高血压脑病、低血糖昏迷等。对于急性脑血管的诊断，危险因素的询问同样重要，比如既往是否有高血压、糖尿病等。为了鉴别诊断，还应了解患者是否有药物滥用史、偏头痛史、癫痫史、感染史、外伤史及妊娠史等。通过这些病史的询问有助于对急性脑血管病的诊断和鉴别诊断，对于进一步合理选择检查和治疗手段同样重要。病史搜集中应当注意向家人及目击者了解既往史及发病时的状况。运送患者来院的人员亦应注意询问，这样可以了解患者发病后病情有怎样的演变过程，这对于完善急性脑血管病的资料是相当重要的。

2. 体检　在评估生命体征及必要的病史询问后应当进行简要的全身体检，以筛选出可能引起脑血管病的疾病及可能对进一步治疗方案产生决定性影响的疾病（如肿瘤、血小板减少等）。首先是头颈部的检查，可以发现外伤及癫痫发作的一些表现（比如瘀斑和舌咬伤等），也可能发现颈动脉疾病的一些证据（比如颈动脉杂音）、充血性心衰的证据（颈静脉怒张）等。心脏的体检主要侧重于有无心肌缺血、是否有瓣膜疾病、心律失常等。胸腹体检应了解有无并相关疾病，这对于选择治疗手段是非常必要的。皮肤和肢端的检查可能发现一些系统性疾病（比如紫癜、黄疸等）。

3. 神经系统检查及量表评估　针对已获得的既往史及现病史，对于急性脑血管病患者应当已经有初步的判断，因此进行神经系统检查时应当有针对性，尽量简短。同时对患者应当进行量表评分，这对于决定进一步的治疗方案是必要的。目前常用的是 NIHSS 量表。该量表包括了 11 项内容，主要从患者的意识水平、意识内容、语言、运动系统、感觉系统、共济运动及空间位置等方面对患者进行评估，这些内容基本上涵盖了脑血管病患者的各个方面，依据此表进行检查不易遗漏，能够对病变部分进行初步的定位，且能对患者的病情严重程度进行量化评价，有利于依据指南的要求选择合理的治疗手段并对患者的预后及治疗中可能出现的并发症进行预估。量表评分最好能够在脑卒中单元进行，因为脑卒中单元的医生经过专业的训练，可以更准确地使用 NIHSS 量表，同时对脑卒中患者的管理更专业。

4. 辅助检查　在进行完神经系统体检后要进行必要的辅助检查，这对于进一步明确诊断，防止误诊及选择合理的治疗方案至关重要。这些辅助检查包括了血糖、电解质、血常规检查（主要了解血小板数）、凝血常规检查（APTT、INR、PT）、血生化检查（了解肝肾功能）。低血糖能导致局灶性体征，引起貌似急性脑血管病的表现；高血糖容易引起症状的恶化，导致不佳的预后。对于口服华法林及肝功能不良的患者，PT 和 INR 值的检测是非常重要的。这些检查都是需要一定的时间才能得出结果的，因此除非发现了不能溶栓的一些体征（比如发现血小板减少性紫癜）或者怀疑是出血性病变，不能坐等检验检查结果回报，应当利用检验的时间进行进一步的工作，为尽早溶栓作准备。

5. 心血管检查　对所有的脑卒中患者常规的心脏的物理检查、心肌酶谱测定及 12 导联心电图检查是必要的。急性脑血管病患者中心脏疾病是普遍存在的，有些患者甚至存在需要急诊处理的心脏疾病。比如急性心肌梗死可能引起脑卒中，同样急性脑血管病也能引起心肌缺血。在急性缺血性脑血管病中可能合并心律异常。引起缺血性脑血管病的一个重要的原因的房颤通过心脏检查可以较容易发现。对于有严重心律不齐的患者应当常规进行心电监护。

6. 其他检查　以前推荐急性脑血管病患者进行胸片检查，后来一项研究发现胸片检查与常规临床检查之间的差别仅有 3.8%，这意味着常规进行胸片检查意义有限，当然也不是全无意义。对于疑诊蛛网膜下腔出血而常规 CT 检查无阳性发现的患者可进行腰椎穿刺脑脊液检查。当然，CT 检查阴性的蛛网膜下腔出血与缺血性脑血管病的鉴别诊断还是比较容易的。对于怀疑癫痫的患者可进行脑电图检查。缺乏相应影像学证据的癫痫是使用 r - TPA 的相对禁忌证。至少其他的一些相关检查（比如血液酒精含量、毒素水平、血气分析以及妊娠试验等）主要根据病史的询问以及体检中的对诊断的初步判断来实施（见表 10 - 1）。

表 10 - 1　脑血管病鉴别诊断常用检查手段

检查项目	目的
血清肝功能检查	除外肝脏疾病引起类脑卒中表现的患者
血清毒理学检查	除外某些毒物引起类脑卒中表现的患者
血酒精水平测定	除外因酒精摄入引起意识改变的患者
血 HCG 检查	对部分女性患者除外妊娠
血气分析	了解是否无低氧血症引起意识变化
胸片	除外胸部疾病引起类脑卒中表现
腰穿	除外 CT 阴性的蛛网膜下腔出血
脑电图	与癫痫部分性发作相鉴别

三、急性脑血管病的影像学检查

为了选择合理的治疗方案，急性脑血管病患者进行影像学检查的重要性越来越大。通过脑的影像学检查发现的病变的部位、大小、血管分布区域以及是否存在出血，这些对于选择治疗方案非常重要。通过这些检查可以了解病情是否可逆，了解颅内血管的状态及脑血流动力学状态，还能筛选出适合进行溶栓或血流重建治疗的患者。针对脑血管病常用的影像检查见。头颅 CT 平扫是最常用的手段，可以发现患者是否有颅内出血或者发现有无新发低密度病灶。一些临床中心可以很便利地获得头颅 MRI 影像学检查，特别是弥散加权 MRI（DWI）能够准确地提示缺血性脑血管病的部位、大小。但是选择进行 MRI 检查必须是在不影响溶栓治疗开始时间的情况下进行。

1. 头颅 CT 扫描　绝大部分的颅内出血及引起神经功能缺失的颅内占位可以通过头颅 CT 平扫发现。指南里推荐 CT 平扫是诊断脑血管病的常规检查。该检查对于幕下病变尤其是小脑干的病变的诊断是有限的。因此这些部位的病变的影像检查需要其他手段。为了筛选出适合进行溶栓治疗的患者，进行 CT 检查时应注意是否在病变区域已经出现低密度病灶或者有没有出现大脑中动脉高密度征等变化。有时前循环的脑梗死，虽然没有出现低密度灶，但是仔细阅片还是可能会发现一些征象的，比如灰白质界限不清、脑沟变平或消失等等，这些 CT 征象提示前循环大血管闭塞病变的发病时间多在 6 小时内，其检出率高达 82%。因此应当认真阅片，尤其是对这些细节多加关注，才能为选择合理的治疗方案提依据。因为出现这些征象如果采取溶栓治疗，出血率会大大增加。研究表明发病 3 小时内的缺血性脑血管病患者如果 CT 检查发现脑水肿或团块效应，溶栓治疗的出血率增加 8 倍。但是也有研究表明，如果大脑中动脉闭塞引起的急性脑梗死，早期 CT 检查发现已有超过其血区域 1/3 脑区的部位出现早期脑梗死征象，并不表明这些患者进行 rt - PA 溶栓治疗预后不佳，反而这部分患者对溶栓治疗还能获益。ECASS 试验的结果与此不同，如果急性大脑中动脉闭塞脑梗死患者发病 6 小时以内即在头颅 CT 检查中发现超过 1/3 其供血区域早期脑梗死征象，溶栓治疗后出血风险大大增加，而小于 1/3 其供血区域发现早期脑梗死征象的患者溶栓治疗是可以获益的。因此对于这些发病 6 小时以内的急性缺血性脑血管病患者，如果头颅 CT 平扫发现了一些比如灰白质界限消失或者脑沟变浅或消失的征象，其对于治疗方案的选择的影响到底如何尚需进一步研究，溶栓治疗需慎重。幸运的是在目前国内不少的临床中心，不仅只有溶栓治疗一种方案，条件许可时可以尝试采用机械的方式再通血管，这或许可以减少因为药物使用引起的出血性并发症。应当争取在患者进入医院急诊科后的 25 分钟内完成头颅 CT 检查，同时从事脑血管病的专业人员应当学会判读 CT 片，在 CT 检查完成后能够立即作出正确的和全面的研读，这样才能为尽早进行溶栓治疗节省时间。

2. 多模式 CT　通过造影剂增强 CT 扫描，可以进行脑灌注检查及血流动力学检查。这些检查目前在国内的部分临床中心均可进行，但是这不仅增加了患者的放射照射剂量，而且这些检查均有各自的缺点，且对于超早期溶栓治疗的指导性不强，因此各指南中均未推荐此检查作为常规检查，仅认为此项检查能够提供一些更丰富的信息。

3. 头颅 MRI 扫描　目前常用的检查手段有 T_1 加权、T_2 加权、梯度回波、弥散加权（DWI）、灌注加权（PWI）。对于急性缺血性脑血管病患者，尤其是常规 CT 扫描不敏感的区域（比如小脑、脑干），MRI 检查有着不可替代的作用。在上述各种检查手段里 DWI 是最有用的手段，在不需要注射对比剂时可以检出病变的部位、大小，其所显示的病变多为已经发生不可逆性脑梗死的所谓病灶的核心部位。此检查的准确性约为 88% ~100%，特异性约为 95% ~100%。而 PWI 则在通过注射对比剂的条件下显示整片病变的大小，其中包括了可以通过治疗挽救的半暗带区域。半暗带的大小定义为 PWI 所显示的病变的区域（主要表现为灌注减少）减去 DWI 所显示的病变的核心区域。因此在进行 MRI 检查时如果同时进行 DWI 和 PWI 检查，不仅可以了解病变的核心的位置和大小，而且可以了解通过治疗可能挽救的脑组织的大小，对于预判治疗的效果有一定的帮助。通过这种检查手段使一些超过时间窗的患者也获得了接受溶栓治疗的机会，但是目前没有任何指南推荐使用此方法来选择适合溶栓治疗的患者。而且这种方法需要花费不少的时间，对于尽早进行血管再通治疗是一种时间上的耗费。随着 MRI 对于超早期脑出血诊断水平的提高，直接进行头颅 MRI 检查而不是头颅 CT 检查可能成为将来进行急性脑血管病影像学检查的首选方案。当然如果临床怀疑是蛛网膜下腔出血的患者，还是应当首选头颅 CT 检查（表 10 - 2）。

表 10 - 2　脑血管病患者常规检查

检查项目	目的
头颅 CT 平扫	明确是缺血性脑卒中还是出血性脑卒中；对缺血性脑卒中还要观察是否出现新发低密度病灶
头颅 MRI 平扫 + 弥散检查	作为头颅 CT 平扫的补充，对于 CT 检查受限的部位（如后颅窝、脑干等）及 CT 检查发现的低密度病灶不能明确是否为本次发病的新发病灶时使用，不作为常规检查手段
心电图检查	了解心律及其他
血生化检查	了解患者血糖水平、水电解质情况及肾功能
心肌酶谱检查	了解有无心肌缺血
凝血常规检查	了解 PT、APTT、INR、Fib 等值
血常规检查	主要了解血小板计数

四、动脉溶栓的时机及病例选择

溶栓治疗的时间窗并非一成不变的。在事实是应从分考虑病理的动态变化和患者的个体化因素等，溶栓的效果往往与脑梗死后侧支循环情况、血压、年龄、梗死类型、有无合并症、并发症等因素有关。总体而言，目前比较认同的动脉溶栓治疗的时间窗，前循环梗死为6小时；后循环梗死由于其预后差、死亡率高，脑干对缺血再灌注损伤的耐受性强，可放宽至12小时，甚至24小时。中国脑血管病指南（2010）中推荐如下：发病6小时内由大脑中动脉闭塞导致的严重脑卒中且不适合静脉溶栓的患者，经过严格选择后可在有条件的医院进行动脉溶栓（Ⅱ级推荐，B级证据）；发病24小时内由后循环动脉闭塞导致的严重脑卒中且不适合静脉溶栓的患者，经过严格选择后可在有条件的单位进行动脉溶栓（Ⅲ级推荐，C级证据）。

颈内动脉系统急性脑梗死，当患者出现严重的神经功能障碍，CT出现大脑中动脉高密度征（M1段血管闭塞的标志）或早期皮质（岛叶外侧缘或豆状核）灰白质界限消失和脑沟变浅，进行经静脉药物溶栓治疗预后往往较差。一项非随机研究对比了伴或不伴CT显示大脑中动脉高密度征的83例患者的预后，分为经动脉溶栓组和经静脉溶栓组，溶栓药物为rt-PA。不管有无大脑中动脉高密度征，在经动脉溶栓组更有可能获得良好预后，表现为出院时的NIHSS评分显著降低。亚组分析表明，经静脉溶栓组有大脑中动脉高密度征的患者获得良好预后（表现为出院时的mRS评分降低）的可能较无高密度征的患者小。这提示有无大脑中动脉高密度征经静脉溶栓与经动脉溶栓的效果不同。MRA或DSA显示颈内动脉受其主要分支或大脑中动脉M1段闭塞，予rt-PA静脉溶栓治疗的再通效果差。因此应积极采取动脉内溶栓治疗，越早越好，可以给更多地挽救一些半暗带的神经元，减少梗死范围。溶栓时机应尽可能掌握在6小时以内，能在3小时以内则更为理想，如果发病超过6小时，溶栓后缺血区血流再灌注导致出血转化和脑水肿加重的危险性增加，特别是豆纹动脉等终支闭塞6小时以上，更增加其危险性。而单纯颈内动脉近段闭塞，Willis环代偿良好时，是否需要采取溶栓治疗目前尚无定论，总体认为溶栓治疗可能导致栓子脱落导致远端血管闭塞，存在加重神经功能缺损的风险。

虽然缺乏针对椎-基底动脉系统脑梗死动脉溶栓治疗的临床大规模随机试验，1986年以来报道的椎-基底动脉系统脑梗死UK或t-PA动脉溶栓治疗的病例数达300余例，70%的患者血管再通，总体存活率达55%~70%，其中2/3患者预后良好。椎-基底动血供区的脑梗死动脉溶栓治疗的时间窗文献报道的差异非常大，但普遍认为较颈内动弥系统而言相对较长。一方面由于后循环闭塞的预后非常差，总体死亡率高达70%~80%；另一专面脑干对缺血的耐受性强。但是否采取积极的动脉溶栓治疗的关键取决于患者当时的临床状况。

进行性椎-基底动脉供血区梗死伴不完全性脑干功能损害和进行性梗死，DSA示双侧椎-基底动脉闭塞，是局部动脉溶栓治疗的适应证，应尽早溶栓治疗。当患者因椎-基底动脉闭塞昏迷超过6小时，或脑干反射消失也可考虑溶栓治疗，但当昏迷6小时呈去脑强直状态，提示预后极差，则不适合动脉溶栓治疗。Becker等报道13例椎-基底动脉血栓形成行动脉溶栓治疗的患者，其突出的特点是患者从发病到接受溶栓治疗的时间较长，4例24小时内接受溶栓；9例24~48小时内由于症状逐渐加重而接受溶栓治疗。动脉溶栓治疗前患者头颅 CT 或 MRI 检查均提示有明显的梗死灶，接受治疗的平均时间 24h。10 例存活的患者溶栓后血管再通，溶栓时间与血管再通没有明确关系，未再通的 3 例全部死亡，2 例出血。Cross 等报道 20 例经 DSA 证实的基底动脉血栓形成的患者，分析治疗时间、术前影像学改变、术前症状、血栓的部位、患者的年龄与溶栓后出血转化及预后的关系，7 例发病 10 小时之内接受治疗，术前头颅 CT 阴性，术后 3 例出血；13 例发病 10 小时之后接受治疗（最长 79 小时），术前 CT 提示有明显梗死灶，动脉溶栓术后无出血病例。认为动脉溶栓治疗出血转化与血栓部位有关，与其他因素无关；基底动脉远段再通率高于中段和近段，再通后 3 个月预后良好的比例分别为 29% 和 15%；脑干比大脑半球更加能够耐受缺血，50% 的患者再通，其中 60% 的患者生存，30% 预后良好；未再通者全部死亡。

动脉内溶栓治疗应尽可能在脑梗死发病 6 小时以内进行，推荐应用于颈内或颅内的主要动脉闭塞，临床产生明显神经功能障碍的患者。脑动脉闭塞通常采用 Qureshi 分级（ACA：大脑前动脉；BA：基底动脉；ICA：颈内动脉；MCA：大脑中动脉；VA：椎动脉），由研究者推荐 Qurehi 分级 2 级以上时，可以考虑动脉溶栓（表 10-3）；Qureshi 分级包含血管闭塞音 B 位以及缺血程度两方面的情况。

表 10-3 动脉闭塞之 Qureshi 分级

0 级	未发现闭塞血管		
1 级	大脑中动脉闭塞 M3 段	ACA 闭塞 A2 或 A2 段远端	BA/VA 分支闭塞
2 级	大脑中动脉闭塞 M2 段	ACA 闭塞 A1 和 A2 段	BA/VA 分支闭塞
3 级	大脑中动脉 M1 闭塞		
3A	M1 闭塞，豆纹动脉通畅或存在软脑膜侧支循环		
3B	Ml 闭塞，豆纹动脉闭塞，无软脑膜侧支循环		
4 级	lCA 闭塞 存在侧支循环	BA 闭塞 部分灌注（不完全闭塞或通过侧支循环）	
4A	大脑中动脉侧支供应	顺行充盈（主要血流模式）	
4B	ACA 侧支供应	逆行充盈（主要血流模式）	
5 级	ICA 闭塞，无侧支循环	BA 完全闭塞，无侧支循环	

对于单一血管闭塞的患者，也可借用心肌梗死溶栓治疗时血管闭塞的评分法：TIMI 0：完全闭塞；TIMI 1：可见少量造影剂通过血栓部位；TIMI 2：部分闭塞或再通；TIMI 3：无血管闭塞或已经完全再通。一般溶栓时间最迟不超过发病后 48 小时。临床实践证明：发现有临床症状 6 小时以内溶栓疗效最佳，12 小时效果亦显著，若超过 48 小时，近期效果不明显，但有利于后期恢复。故介入治疗时间应尽早，一旦病情确诊，应及时行溶栓治疗。

五、动脉溶栓的病例选择

动脉溶栓治疗尚未广泛应用于临床，仅限于一些硬件和软件比较完备的医院或专科中心，因此目前缺乏统一的病例选择标准，不过有学者认为除治疗时间窗适度放宽外，病例选择应基本遵循 NINDS 急性脑梗死 rt-PA 静脉溶栓治疗试验的人选和排除标准。动脉溶栓病例选择应遵循的原则见表 10-4。（说明：目前美国 ASO/AHA 指南及中国脑血管病指南 2010 年版均明确指出，动脉溶栓目前推荐的适应证为一定的时间窗内不适合进行静脉溶栓或预期静脉溶栓不能取得良好预后的患者中进行。）

表 10-4　动脉内溶栓治疗的病例选择原则

临床入选标准

表现为脑血管病综合征，临床考虑大血管闭塞可能

发病 6~8 小时以内，后循环梗死可延长至 12~24 小时

年龄 18~85 岁

NIHSS 评分 11~24 分

患者或家属理解治疗的可能危险性和益处，并签订知情同意书

临床排除标准

最近 3 个月头部外伤和脑血管病病史

最近 3 个月发生过心肌梗死

最近 30 天消化道及泌尿道出血病史

最近 30 天曾进行外科手术、实质性脏器活检、内部脏器外伤或腰穿

最近 7 天曾行不可压迫部位的动脉穿刺

颅内出血、蛛网膜下腔出血或颅内肿瘤病史（小的脑膜瘤除外）

临床考虑脓毒性栓塞或腔隙性脑梗死者

出血素质，基础 INR ≥ 1.7、APTT 大于正常值 1.5 倍或血小板计数 $< 100 \times 10^9$/L

无法控制的高血压，收缩压 ≥ 180mmHg，舒张压 ≥ 100mmHg

体检发现活动性出血或急性创伤（骨折）证据

口服抗凝药物且 INR ≥ 1.5

最近 48 小时内曾使用肝素治疗，APTT 大于正常值 1.5 倍

合并妊娠或严重肝肾功能不全

血糖浓度 < 50mg/dL（2.7mmol/L）

不能排除癫痫发作后遗留的神经功能缺损，或者发病时曾有癫痫发作

CT 排除标准

颅内肿瘤（小的脑膜瘤除外）

颅内出血

明显的占位效应伴中线结构移位，或超过大脑中动脉供血区 1/3 的低密度病灶或脑沟消失

六、动脉溶栓的技术与方法

动脉溶栓需要 DSA 设备和训练有素的神经介入专家，即使是训练有素的医生从股动脉穿刺至开始进行动脉溶栓过程约需 0.6 小时，而如果包括术前的准备等方面，则需耗时约 1 小时余，这是临床无法推广和普及的主要原因，但随着介入技术的发展以及介入材料更新，血管内治疗必将给缺血性脑血管疾病超急性期治疗带来重大的突破。

1. 人员配备　经动脉溶栓治疗必须由能够熟练掌握全脑血管造影及有血管内治疗经验的医生完成，每台手术至少有术者两名，台下医生一名，手术护士两名。

2. 器械准备

（1）数字减影血管造影机及常规血管造影用品。

（2）5F 猪尾巴导管、造影导管和 8F 或 6F 导管鞘、Y 型阀、连接管、三通开关。

（3）动脉加压输液装置及袋装生理盐水。

（4）6F 或 8F 指引导管、交换导丝、微导管、微导丝。

（5）其他介入操作常用器材。

（6）药物及特殊材料。

（7）rt‑PA。

（8）肝素。

（9）脱水药物。

（10）急救药品及急救器材。

3. 介入的一般操作过程　患者仰卧于血管造影床上。凡能合作患者均采用右侧腹股沟区穿刺部位浸润麻醉，以便于术中观察患者意识状态、语言功能及肢体运动等。对不能合作的患者予以镇静，必要时可气管插管全身麻醉。一般术中需监护患者生命体征并记录。两侧腹股沟区常规消毒，铺巾。在穿刺部位行局部浸润麻醉。用 16G 或 18G 穿刺针穿刺一侧股动脉，采用 Seldinger 法插入 6F 或 8F 导管鞘，导管鞘与 Y 形阀相连接，Y 形阀侧臂通过两个三通连接管与加压输液管道相连及高压注射器相连接。注意排清管道内的气泡，调节加压输液持续滴入生理盐水（生理盐水中加入肝素钠注射液，配比为 2000U 加入 500ml 生理盐水）。不进行经静脉途径的全身肝素化。

进行全脑血管造影，首先进行主动脉弓造影，了解弓上血管分布及病变情况（此步骤虽然可能耗费一定的时间，但是能够为进一步的造影和治疗提供明确的路径和可能有用的诊断信息，因此建议在动脉溶栓过程中还是有必要进行主动弓造影这一步骤的）。然后对经过临床检查或影像学初步检查预判的责任血管进行造影，了解闭塞血管的部位。同时还应当进行其余血管的造影，这主要是为了评估患者脑区的血管代偿状态，部分代偿较好的患者造影时可以通过侧支循环的逆向显影判断责任血管的闭塞段长度，为进一步治疗提供决策依据。如果是颅外段闭塞，如颈内动脉颅外段或椎动脉颅外段，可以将指引导管贴近病变处，将微导丝穿过病变，引导微导管越过闭塞段，进行远端血管造影，来判断闭塞段的长度及累及的远端分支。

动脉溶栓治疗时，先在闭塞处的远心端注射一定剂量的 rt‑PA，然后在闭塞段的近心端注射一定剂量的 rt‑PA，再将微导管置入闭塞段，余量 rt‑PA 通过微导管注射入闭塞段内。有文献报道注射剂量分别为近心端和远心端各 1mg，闭塞段内 20mg，总量为 22mg。注射完毕后进行血管造影，了解血管再通情况。一般说来整个手术时间不超过 2 小时。早期在国内通常采用尿激酶（原）实施动脉内接触溶栓（图 10‑1），与 rt‑PA 治疗相比除药物本身特点有差别外，它们在使用的步骤上是相同的。

一旦闭塞血管再通，溶栓药物的灌注即刻停止，撤出溶栓微导管。若血管粥样硬化狭窄严重，再闭塞可能性较大，而病变血管不适合采取支架成形或球囊成形术，可留置微导管（肝素化生理盐水持续灌洗），密切观察患者的临床症状和体征，必要时可复查血管造影甚至再次灌注溶栓药物。术后予甘露醇脱水、扩容、自由基清除剂以及预防血栓形成的药物治疗。

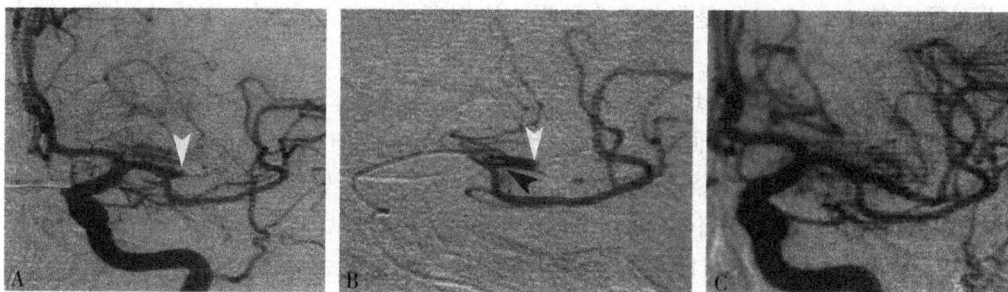

图 10 - 1　大脑中动脉闭塞动脉溶栓术

患者，女性，78 岁；因"突发右侧偏瘫及不能言语 5 小时"入院，入院时 NIHSS 评分 20 分，出院时患者恢复良好。

A. 左侧颈内动脉后前位造影示大脑中动脉上段完全闭塞（箭头）；B. 溶栓微导管头端（黑箭头）插入至血栓的近端（白箭头）；C. 2 小时内给予尿激酶原 9mg，造影示大脑中动脉上段完全再通

七、动脉溶栓的药物选择及溶栓药物的研究进展

临床上理想的溶栓药物应具备较好的安全性，毒性/疗效比值低的优点，应具备以下特点：①对血栓选择性高；②血浆半衰期短，作用迅速；③快速清除，不产生持续性的毒性代谢产物；④无免疫性反应；⑤引起颅内出血并发症的作用轻微。

第一代溶栓药物链激酶、尿激酶临床已应用多年，其优点是价廉，缺点是特异性差。ASK、MAST - E、MAST - I 等诸多的急性脑梗死链激酶溶栓治疗均因极高的出血转化和早期死亡率而终止，此外链激酶具有抗原性，易造成过敏反应，因此链激酶目前已不用于急性脑梗死的溶栓治疗。尿激酶是双链蛋白酶，不同于链激酶，尿激酶是直接的纤溶酶原激活剂，其优点是无抗原性，对新鲜血栓溶解迅速有效，缺点是对陈旧性血栓的溶解效果差，是目前常用的溶栓制剂。我国"九五"攻关课题——急性脑梗死发病 6 小时内尿激酶静脉溶栓治疗的临床多中心双盲试验的结果表明，急性脑梗死的尿激酶溶栓治疗安全有效。诸多的动脉溶栓试验也同样证实其有效性，而且准确地说尿激酶是目前动脉溶栓治疗使用最多的溶栓制剂。动脉溶栓时 2 小时内给予尿激酶 50 万 ~ 70 万 U，一般不超过 75 万 U，但也有总量至 100 万 ~ 150 万 U 的个案报道。PROACT 的结果表明大脑中动脉主干闭塞 6 小时内尿激酶原（proUK）动脉溶栓治疗有效。PROACT 选择的病例比其他急性脑梗死溶栓治疗试验选择的病例病情严重，proUK 动脉溶栓治疗的绝对和相对效益分别为 15% 和 60%。尽管 PROACT 表明 proUK 疗效确切、安全性高，但由于必须有两个以上严格的临床试验证实该药物有效方能获得 FDA 批准，而制造商（Abbott Laboratories）预计进一步的临床试验所耗费的资金将超出获得 FDA 批准后该药销售所获得利润，因此 proUK 或许永远只能作为罕用药。PRO-ACT proUK 的推荐用量为 6 ~ 9mg/2h。

第二代即组织型纤溶酶原激活剂（tissue - type plasminogen activator. t - PA）。t - PA 属天然的血栓选择性纤溶酶原激活剂，具有选择性与血栓表面的纤维蛋白结合能力，结合后的复合物对纤溶酶原具有极高的亲和力，t - PA 的这种"血凝块特异性"的溶栓作用，对循环血液中的纤溶系统几乎没有影响，不致产生全身纤溶和抗凝状态，这是 t - PA 与尿激酶的根本区别。此外，t - PA 体内半衰期短，溶栓迅速，再通率高，无抗原性，并可通过基因重组

技术大量生产（rt－PA），是目前最为理想、应用广泛的治疗血栓性疾病的药物，缺点是价格过于昂贵。

第三代溶栓药物是应用现代分子生物学对第一代和第二代溶栓药物进行改造，在特异性、半衰期、溶栓效率等方面进行改进和提高。它们都是对 t－PA 进行蛋白质工程技术的改造获得。如瑞替普酶、兰替普酶、孟替普酶等。瑞替普酶（reteplase，rt－PA）是一种单链无糖基化的 t－PA 缺失突变体，能自由地扩散到凝块中，以降解血栓中的纤维蛋白，发挥溶栓作用。其半衰期较长，为 12～16 分钟。在体外 rt－PA 与纤维蛋白的结合力很低，但在体内对纤维蛋白具有选择性。兰替普酶（lanoteplase，NPA）是采用重组 DNA 技术生产的 t－PA 中间缺失突变体衍生物，具有纤维蛋白特异性而没有抗原性。

八、动脉溶栓的并发症

动脉溶栓除了介入操作本身的风险外，症状性脑出血和再灌注损伤是其最主要的并发症。

1. 出血　所有溶栓药物均有产生出血的可能，包括脑内出血和脑外出血。影响药物疗效的主要为脑内出血。出血转化的机制尚有争论。大多数学者认为：

（1）急性脑梗死发生后：闭塞血管因缺血缺氧而受损，血管的强度降低，当血栓溶解后，受损的血管暴露于升高的灌注压下，导致出血。

（2）脑梗死时：血小板聚集形成血小板栓子，以后由于凝血酶及纤维蛋白的作用形成稳固的血栓，限制梗死区出血，溶栓药物干预血栓形成，因而溶栓药物本身是引起或加剧颅内出血的重要因素。动脉溶栓的出血转化率不同的文献报道的差异比较大，Perry 等对急性脑梗死的动脉内溶栓治疗试验进行荟萃分析，结果表明动脉溶栓治疗患者 24 小时内出血转化发生率 35%～42%，对照组患者 7%～13%；发病后 10 天动脉溶栓治疗的出血转化发生率可高达 68%，对照组为 57%，两者并无显著性差异。从上述结果可以看出，出血转化与血管再通后再灌注密切相关。尽管出血转化的发生率非常高，但动脉溶栓治疗后症状性脑出血的发生率为 10%～17%，比静脉 t－PA 溶栓的症状性脑出血发生率 6.4%（NINDS）、8.8%（ECASSⅡ）稍高，可能与动脉溶栓所入选的患者病情重有关。目前认为症状性脑出血的发生可能与伴随使用的抗凝药物如肝素的剂量、溶栓治疗的时间、溶栓药物及剂量、梗死的范围及侧支循环水平、血糖及血压等因素相关，但均缺乏定论。这给溶栓后是否适合支架置入的判断带来一定的难度。

2. 再灌注损伤　缺血脑组织在血流供应重新恢复后的短时间内，其神经损害体征和形态学改变往往会有所加重，形成脑缺血再灌注损伤，目前认为自由基级联反应是造成这种损害的重要原因。再灌注损伤引起的脑水肿可使颅压升高，严重可危及生命。因此动脉溶栓血管再通后应立即给予甘露醇脱水及自由基清除剂治疗。

九、动脉溶栓并发症的预防和处理

有关动脉溶栓的导管导丝的操作技术目前还没有统一的标准。但熟练的导管导丝操作技术对于降低并发症、提高再通率是非常重要的。在作动脉溶栓时，将微导丝穿过闭塞段到达远端往往是溶栓成功的关键。由于闭塞血管远端没有血流，因此导丝在前行过程中往往无法在路图的指引下实施。对于 Willis 环以内的闭塞血管可以借助交通支血管建立路图。例如，左侧颈内动脉闭塞时，如果前交通动脉开放良好，可以通过右侧颈内动脉建立路图，这样在路图下指导导丝安全通过闭塞段并位于血管腔内。

对于需要用球囊扩张来促进溶栓的病例，颅内段血管闭塞宜选取较小球囊进行扩张（图10-2、图10-3），颈内动脉颅外段血管闭塞的患者可从小球囊起逐渐换用较大球囊进行扩张。对于闭塞病变较长的患者，可选用短球囊由远端向近端逐步实施扩张，同时注意同步的血管造影，了解有无发生夹层及出血等并发症。

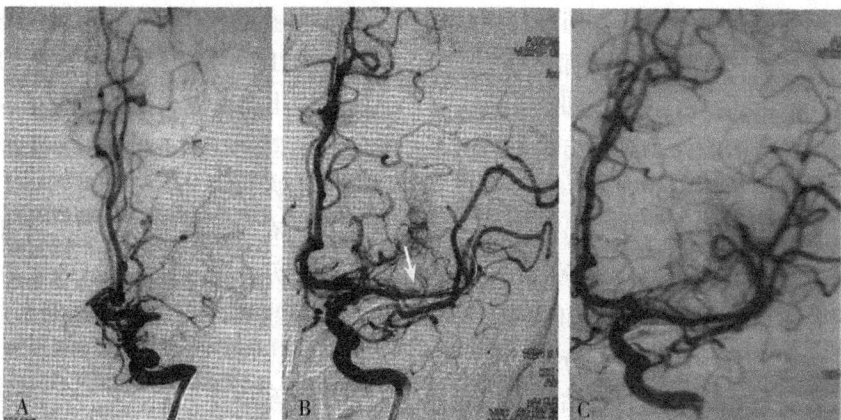

图10-2 球囊扩张机械碎栓

女性，39岁；因"突发右侧肢体无力伴言语不能1.5小时"入院。入院时 NIHSS 评分18分，出院时 NHDSS 评分为4分。

A. 血管造影提示左侧大脑中动脉闭塞；B. 2.0mm 球囊扩张（箭头）；C. 血管再通

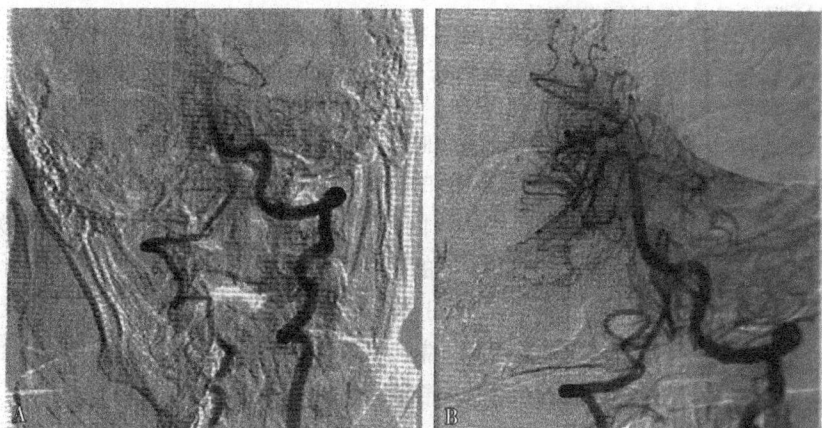

图10-3 动脉内溶栓联合球囊碎栓重建闭塞的基底动脉

患者，男性，76岁；因"突发意识不清4小时"入院，入院时 NIHSS 评分18分，出院时患者恢复良好。

A. 治疗前基底动脉尖端闭塞；B. 予 rt-PA 20mg 动脉溶栓后血管未通，遂行球囊血管成形术后基底动脉尖端完全再通

术中注意观察患者，观察的内容包括意识状况、生命体征及神经系统体征。如果发现躁动、血压升高及呕吐等表现时，应立即暂停治疗，行血管造影及神经系统体检。如果造影发现血管破裂出血或出现新的神经系统体征应立即停止治疗。必要时进行头颅CT检查。

出血是溶栓治疗较常见的并发症。出血总体上分为中枢神经系统和其他器官出血两大类。治疗出血的依据如下：①血肿的大小和位置；②出血产生机械压迫效应的可能性。③神经系统症状恶化或死亡的风险；④给予溶栓药物和出血发生之间的时间间隔；⑤所使用的溶栓药物。如果怀疑出血，应当立即进行血常规检查，了解血细胞比容和血红蛋白值及血小板计数；行凝血功能检查了解活化部分凝血活酶时间（APTT）、凝血酶原时间（PT）国际标准值（INR）和纤维蛋白原值（Fib）。某些部位的活动性出血可以采取机械的方法送行压迫止血。例如动脉或静脉穿刺点的出血可以机械压迫止血。对所有潜在的威胁生命的出血，包括可疑的颅内出血，应当立即停止给予溶栓药物。尽管颅内出血易出现血压升高，但是胃肠道出血或腹膜后出血更易引起低血压或低血容量性休克。有时即使大量补液也不能纠正。怀疑颅内出血应当立即进行急诊头颅CT平扫检查。如果证实存在颅内出血，应当请神经外科会诊，决定是否进行手术治疗。如果是非神经系统的严重出血，在进行外科手术或进一步处理前应当进行相关急诊影像学检查。

无论是否实现血管再通，在治疗完成后患者应进入脑卒中单元进行监护，观察患者的生命体征及神经系统体征的变化。动脉溶栓后最初3小时内每15分钟测量一次生命体征，每半小时进行一次神经系统体检。一旦发现生命体征变化（比如血压明显升高或者血压明显降低等）及神经系统新发阳性体征或原有症状加重，应当认真检查患者，了解有无颅内出血，对于怀疑颅内出血的患者应当立即复查头颅CT。一般术后24小时内不使用抗血小板聚集药物。当然如果是单纯使用机械辅助的方法实现再通的患者，在复查凝血常规无禁忌时可以及早应用抗凝或抗血小板聚集药物。

十、急性脑梗死动脉溶栓的预后

诸多临床试验结果使由保守的抗凝和抗血小板治疗转向积极的溶栓治疗。就目前的研究结果而言，静脉溶栓适合于小血管闭塞导致的缺血性脑血管病，动脉内溶栓则更适于颅内大血管闭塞的再通。大脑中动脉近端闭塞动脉内溶栓和静脉溶栓治疗的再通率分别为70%和31%，再通率高可能是动脉内溶栓时间窗长的原因。动脉内溶栓的另一优势是所需溶栓制剂的总量低，对全身出凝血功能的影响较小，这对一些存在出血倾向的患者可能较为安全。但动脉内溶栓症状性脑出血的发生率显著高于静脉溶栓，尽管目前认为动脉内溶栓症状性脑出血高的原因可能与入选的患者重、治疗时间窗长有关。

动脉溶栓的预后除了与溶栓后症状性脑出血直接相关外，还取决于闭塞血管供血区的侧支循环。例如：颈内动脉末端闭塞（CTO），也称为血管分叉口闭塞，即T形闭塞，此时既影响同侧的ACA A1段又影响同侧大脑中动脉M1段。这类患者预后极差。原因是缺少软脑膜提供的侧支循环。甚至有些学者认为，若CT、MRI或血管超声等检查考虑CTO，应视为非溶栓治疗适应证。

总体而言，血管再通预示良好的开端，但应该强调的是，动脉溶栓后血管再通并不总意味着良好的临床预后，血流的恢复不代表功能的恢复；反之溶栓后尽管血管未能完全再通，但可能因溶栓后侧支循环形成而取得良好的临床疗效。此外，高龄是动脉内溶栓预后不佳的独立危险因素。

（李树森）

第三节　急性脑梗死动脉内溶栓联合支架置入术

早期针对缺血性脑血管病的溶栓治疗，无论是经动脉还是经静脉途径，主要是使用单一溶栓药物。但随后的研究发现，使用一种药物无论经动脉或静脉途径均不能快速有效地开通大动脉的闭塞。即使奏效，也要花费至少 15～20 分钟。没有证据表明某种溶栓药优于其他溶栓药物。颈内动脉或基底动脉闭塞通常对单一药物溶栓反应更差。TCD 超声研究证实，经静脉途径 rt-PA 溶栓治疗大脑中动脉闭塞仅有 30% 的再通率，48% 的部分再通率，而开通动脉的再闭塞率高达 27%。经动脉 rp-UK 溶栓大脑中动脉完全再通率 2 小时后仅为 20%，63% 的部分再通率。而完全开通动脉 1 小时后的再闭塞率为 50%。一般在 rt-PA 溶栓后 24 小时内不能使用阿司匹林，这可能与较低的再通率和较高的再闭塞率有关。

对闭塞血管实施快速而完全的再通是患者良好预后的前提。为达到这一目标，在处理急性冠脉综合征（ACS）时，目前的共识是使用多种药物，而且更多地联合应用经皮冠脉介入方法。其目标就是要尽快并完全地恢复闭塞或狭窄冠脉的血流。目前，针对大多数 ACS 患者标准的治疗方法是包括抗栓（阿司匹林、氯吡格雷、Ⅱb/Ⅲa 拮抗剂）、抗凝（肝素或低分子肝素）和直接经皮冠脉介入。TIMI 研究组报道在处理 ACS 患者时，使用较小剂量的 rt-PA 联合 Ⅱb/Ⅲa 拮抗剂（阿昔单抗）闭塞血管能达更高的完全再通率。然而在 GUSTO 试验中，采用降低剂量的 rt-PA 联合阿昔单抗治疗发现 ＞75 岁的患者脑出血的风险显著增加。

为了提高急性缺血性脑卒中患者溶栓治疗的成功率，一个方法就是参考急性冠脉综合征（ACS）的治疗方法，应当探索多模式的治疗方法。颅内支架置入术治疗急性颅内血管闭塞即是其中可选方案之一。

颅内支架置入术治疗急性颅内动脉闭塞相对于其他机械性再通的方案其优势在于能够立即重建血流。有些时候因为血栓的固有结构特点对溶栓药物不敏感，有些时候因为栓子与血管内膜牢固粘连，使得机械碎栓等手段亦不易奏效。通过支架置入将栓子推移到血管壁上从而重建血流成为一种有效的治疗方法。

颅内支架置入重建脑血流的概念是从心血管治疗中演化过来的：最初关于颅内支架置入治疗急性颅内动脉闭塞的病例即是置入的冠脉用的球扩式支架。Levv 等报道了 19 例患者在发病 6.5 小时内采用颅内支架置入进行补救性治疗，79% 的患者实现了血管再通（TIMI2～3 级）；共 6 例患者死亡（5 例死于进展性脑卒中，一例死于并发症），仅有 1 例患者出现症状性颅内出血。使用球囊扩张式冠脉支架行颅内支架置入术产生并发症更多是因为冠脉和颅内血管的解剖结构不同所致。与冠脉血管不同，颅内血管缺乏外弹力膜，并且因为发出众多的穿支动脉而相对位置固定。另外，血管闭塞的原因也不同。冠脉闭塞的原因就是因为局部的血管病变，而颅内血管闭塞的原因更多是因为来源于其他血管的栓子引起的栓塞。因为球扩式支架本身所具有的缺乏弹性，因而相对而言在前循环病变使用球扩式支架更难奏效。同时因为栓子的推移效应，导致在使用球扩式支架时栓子可能被推移到穿支血管的开口部位从而栓塞了穿支血管，形成大血管再通，但病变部位脑组织无复流的现象。因此为了避免这种现象，在进行球扩式支架释放前最好先用一个球囊进行一次预扩张而预扩张球囊的直径要小于血管直径，且不要打开得充分，最好约为命名直径的80%。然后再置入球扩式支架或有助于减少上述情况的发生。

相对而言，颅内自膨式支架治疗急性颅内血管闭塞更有优势，具体表现在以下几个方面。第一，自膨式支架输送系统较球扩式支架更柔顺，在送到靶血管区域时对沿途血管的损伤较球扩式支架要小，产生诸如夹层等并发症的可能性降低。第二，自膨式支架本身亦较球扩式支架更柔顺，在释放后与血管壁的贴壁性更佳。第三，改良后的自膨式输送系统对迂曲血管的通过性较自膨式支架更强。目前临床使用的自膨式颅内支架系统有以下5类：Neuroform（Boston Scientific）、Wingspan（Boston Scientific）、Enterprise Codman、euro、fascular）、Solitaire（ev3）、Leo（Balt，Montmorency）。这5类中只有Wingspan支架是经过FDA批准的用于治疗症状性颅内动脉狭窄的支架，其他4类都是用来治疗颅内宽颈动脉瘤的支架。

目前关于自膨式支架治疗急性颅内动脉闭塞的研究仅有少量的病例报告。前文所述的Levy等的研究中共纳入了19例患者，其中16例患者使用了Neuroform支架，在另3例中使用了Wingspan支架。另外的使用了一些其他辅助再通装置，如MERCI装置等。该研究总再通率为79%，NIHSS提高4分以上的患者为39%，所有的单支血管病变全部再通，多支血管病变的再通率为64%。Zaidat等报道9例患者，再通率为89%（TIMI 2~3级），主要并发症是颅内出血。其中一例出现支架内急性血管栓形成，经使用阿昔单抗及球囊扩张成形后缓解。有3例患者死于脑卒中相关并发症，存活的6例术后90天随访，mRS评分均小于2分。Brekenfeld报道了12例患者，治疗时间为发病510分钟内（平均310分钟），再通率为92%（TIMI 2~3级）。其中6例患者术后90天随访mRS评分小于3分，另有4例患者死于进展性脑卒中。未发生颅内出血病例。

SARIS试验是FDA批准的首个使用支架治疗颅内血管急性闭塞的前瞻性研究。共纳入20例患者，NIHSS评分为14±3.8，平均治疗时间为发病5小时。12例患者采用了联合治疗，其中包括血管成形8例、经静脉rt-PA溶栓2例、经动脉溶栓10例。研究中共使用了19例自膨式支架，其中Wingspan支架17例，Enterprise支架2例。其中一例患者在支架到位时发现闭塞血管再通，遂放弃使用支架治疗。全部闭塞血管实现了部分可完全再通，其中TIMI2级为40%，TIMI3级为60%。24小时内共出现3例颅内出血的并发症，其中1例是症状性颅内出血。65%的患者术后NIHSS评分提高大于4分。5例患者死于脑卒中相关的并发症。12例患者（60%）术后30天随访，mRS评分小于3分。

新一代的自膨式支架还可以实现临床血管再通的功能。这种临床再通的好处不仅可以实现血管再通，且避免了支架置入后的再狭窄以及患者需要长期服用抗血小板聚集药物的负担。Kellv等于2008年报道了1例临时使用支架辅助再通的病例。患者为一例55岁男性，NIHSS评分为20分，经过动脉使用阿昔单抗、rt-PA以及机械再通等治疗均未实现右侧大脑中动脉M1段闭塞再通。遂采用Enterprise支架在病变部位部分释放，实现血管再通。将支架在原位维持20分钟后加收支架。患者的NIHSS评分术后戏剧性地下降到7分。Hauck等报道了一个相似的病例。一例41岁男性患者椎基底动脉闭塞9小时，NIHSS评分为19分，采用上述相似的治疗方法，术后NIHSS评分立即下降到8分，术后30天为2分。前述的5种自膨式支架中Wallstent支架和Neuroform支架因为是开球式设计，不能回收，故不适合这种疗法。Enterprise支架、Leo支架和Solitaire支架可以实现部分释放后再回收功能。其中 Enterprise 支架释放 <70% 可实现回收，Leo 支架释放 <90% 可实现回收，而 Solitaire 支架完全释放后亦可实现回收。

该治疗方法对患者的选择上与动脉溶栓不尽相同，主要注意排除的病例包括术前存在颅内出血、严重脑水肿以及没有缺血半暗带的患者。目前所进行的一些临床试验，例如 SARIS 试验以及 Enterprise 回收试验均对入组患者设定了颅内出血不能入组的排除标准。术前脑水肿是一个相对禁忌证，主要是因为术前存在脑水肿的患者进行支架置入血管再通治疗后可能会继发再灌注损伤。没有缺血半暗带血管再通后不能改善临床症状。

（李树森）

第四节　器械溶栓和超声辅助溶栓

正如前文所述，既往进行的一些关于经静脉溶栓、经动脉溶栓及两者的联合治疗在实现血管再通及良好临床预后上均未取得令人满意的效果。由此催生了进行其他方法实现血管再通及再灌流的研究热潮。第三节所述动脉溶栓联合支架置入治疗急性颅内血管闭塞即为其中方案之一，本节介绍几种近年得到重点研究并应用的治疗方法，这其中包括血栓清除、机械碎栓、血栓吸取等。

血栓清除指的是使用机械的方法将栓子从指引导管或动脉鞘中取出的方法：Chopko 等在 2000 年报道了采用血管内捕获装置对大脑中动脉进行血管内取栓治疗的报道。一例大脑中动脉 M1/M2 交界处闭塞的患者经过经静脉使用尿激酶、阿昔单抗以及经动脉微导丝碎栓等处理后仍不能实现血管再通，最后选用鹅颈式血管内捕获器成功取出栓子，立即实现了完全的血管再通。Nesbit 等报道使用 Microsnare（Microvena，Minneapolis，MN）和 Neuronet（Guidant，Temecula，CA）分别治疗了 6 例和 5 例患者，实现了约 50% 的再通，并且没有发生与器械相关的并发症（图 10 - 4）。

在 MERCI 装置于 2004 年获得 FDA 的批准用于临床之前，所有有关机械血管再通的研究均为临床试验研究。MERCI 装置是由三部分组成：镍钛合金的记忆导丝，其末端卷曲成环状、一个微导管以及一个球囊支持的指引导管。使用 MERCI 装置进行的第一阶段试验入组了 30 例不适合进行静脉溶栓或者经静脉溶栓失败的病例，43% 的患者成功实现了血管再通，64% 的患者追加了经动脉 rt - PA。在血管再通的 18 例患者中 9 例在术后 1 月随访时 mRS 评分≤3 分，术后一个月总的死亡为 36%，没有一例是因为手术相关的并发症而死亡的。由此设计了 MERCI 试验来验证 MERCI 装置治疗脑卒中发病 8 小时以内的患者的有效性和安全性。这是一个前瞻性多中心的研究，入组了 151 例不适合进行经静脉溶栓的患者。结果提示血管再通率为 46%，其中成功使用了 MERCI 的患者再通率为 48%。临床预后显著优于 PROCAT II 试验（P < 0.000 1）。3 个月随访良好预后（mRS 评分≤2 分）率为 27.7%，死亡率为 43.5%。血管再通组在术后 90 天随访时神经功能评分优于未再通组，而死亡率低于未再通组。后来又设计一个多中心的 MERCI 试验评价新一代 MERCI 装置的安全性和有效性。其中 166 例患者使用了 MERCI 装置，血管再通率为 55%，联合使用了经动脉溶栓后血管再通率提高至 68%。术后 3 个月随访良好预后率为 36%，死亡率为 34%，以上两项指标均优于 IERCI 试验的结果。Devlin 等采用与 MERCI 试验相似的设计对 25 例患者进行血管内 IIERCI 再通治疗，其结果提示再通率为 56%，90 天时死亡率为 36%，但是所有死亡患者均

为未实现血管再通的患者。

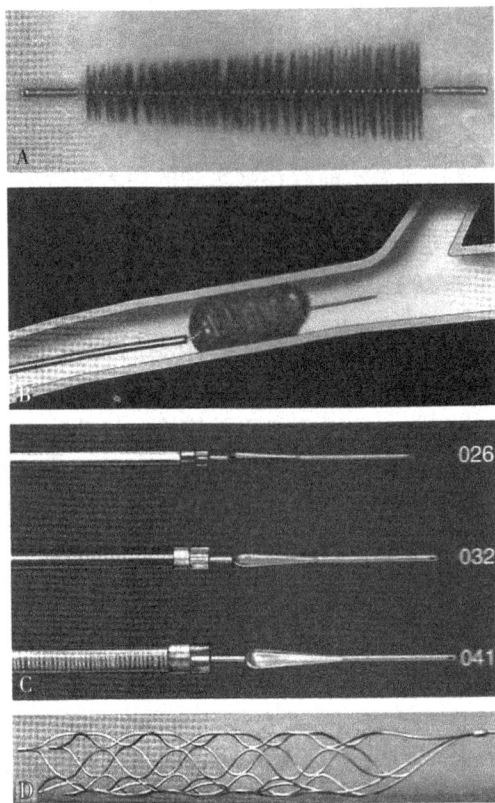

图 10 - 4　几种血管内取栓装置的示意图

A. Phonex 装置；B. MERCI 装置；C. Per∞ bre 装置；D. Solitaire AB 支架装置

　　Phonex 血栓取出装置（Phenox，Bochum，Germany）是一种类似毛刷样的装置。其核心是一根微导丝，周边是长度不等的呈栅栏样排列的微丝样结构（图 10 - 4A）。这种装置自 2006 年起在欧洲被用于治疗急性脑血管闭塞。这种装置共有三种尺寸，最小的一种能够对直径为 2mm 的血管（比如大脑中动脉的远端分枝）进行治疗。

　　Liebig 等运用第二代这种装置对 55 例患者进行了血管内治疗，包括颈内动脉、大脑中动脉、大脑后动脉、椎 - 基底动脉系统。结果提示血管再通（定义为 TIMI 2 ~ 3 级）率 56.3%，没有发生装置导致的致残和致死。

　　血管内激光装置被认为是一种设计合理很有应用前途的装置。其设计原理是通过激光的能量将血栓粉碎成能够通过毛细血管进入微循环的微碎片，从而实现血管再通的目的。LaTIS 激光装置（LaTIS，Minneapolis，MN）是第一个在美国用来进行前瞻性和开放性研究的装置。这项研究是因为在 12 个动物上进行预实验取得成功后得到 FDA 批准的。入组标准为前循环脑卒中发病 8 小时以内，后循环脑卒中发病 24 小时以内。初步研究结果显示在 5 例患者中有 2 例装置不能到过病变部位，实验总共进行了 12 例患者即停止了。后来尽管对装置进行了改进，但是未开展进一步的试验。

EPAR 激光装置（Endovasix，Belmont，CA）的原理是通过光纤将激光的能量转化为声能，在微导管的末端产生微气泡达到血栓消融的目的。一项使用此装置的先导研究纳入了 34 例患者，血管再通率为 41.1%。EPAR 试验中成功使用了该装置的病人数为 18 例，再通率为 61.1%，死亡率为 38.2%。目前正在进行对于该装置的 2 期临床试验。

通过微导管或指引导管进行血管内抽吸新鲜栓子的方法已经开展了多项研究。比如对颅外血管进行抽吸的装置，如 Angiojet System（Possis Medical，Minneapolis，MN）、Oasis System（Boston Scientific，Natick，MA）、Hydrolyzer（Cordis Endovasc ular. Warren，NJ）、Amplatz Device（Microvena，White Bear Lake，MN）等。这些装置通过在血栓局部形成涡流进而碎裂并吸出栓子。曾有一个试验用来评价使用 Angiojet System 用来抽吸颅内血管的栓子，包括颈内动脉颅内段、大脑中动脉及椎 - 基底动脉系统等，因为产生的动脉夹层及装置不能到位等导致试验提前终止了。尽管厂商更改了装置的设置及试验的设计，但目前有关该装置的安全性和有效的试验仍未得到批准。

Penumbra 装置是 FDA 于 2008 年批准用于临床的一种新型的血栓抽吸装置。研究该装置的先导试验是在欧洲完成的，共纳入了 23 例患者，均为脑卒中发病 8 小时以内的患者。尽管有 3 例患者因为血管迂曲未能使用该装置治疗，其余患者经过该装置治疗后再通率为 87%。接着这个试验又设计了一个更大规则的前瞻性多中以的研究（PPST，the PenumbraPivotal Stroke Trial），共纳入了 125 例患者，81.6% 的患者实现了完全或部分再通，3 个月后随访死亡率为 32.8%。在该装置被批准用于临床后，一项荟萃分析提示 6 个国际中心共使用该装置治疗了 105 例患者，术前 NHISS 平均分为 17 分，56 例患者治疗后 NIHSS 评分提高至少 4 分以上。术前靶血管大部分 96% TIMI 分级为 1~2 级，治疗后 52% 的患者血管再通的 TIMI 分级为 2 级，31.3% 的患者为 TIMI3 级。24 小时内颅内出血率为 5.7%，死亡率为 21%。

另外，Solitaire AB 支架装置已用于脑血管急性闭塞再通的治疗（图 10-5）。最新的研究表明，63.6% 的急性大脑中动脉闭塞的患者经 Solitaire AB 支架装置再通后，NIHSS 评分下降了 10 分；血管再通率高达 90.9%。

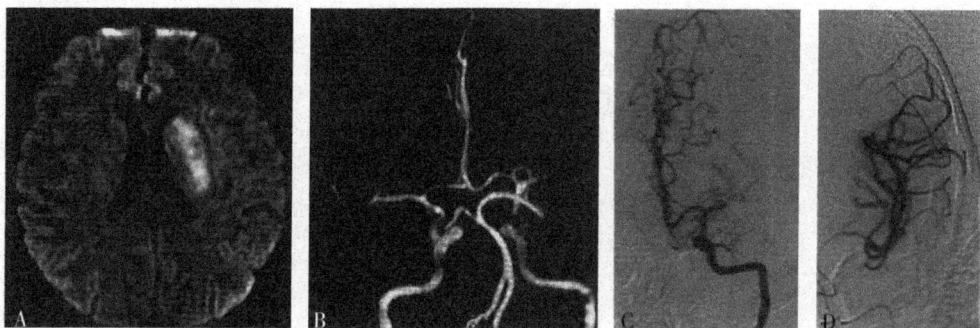

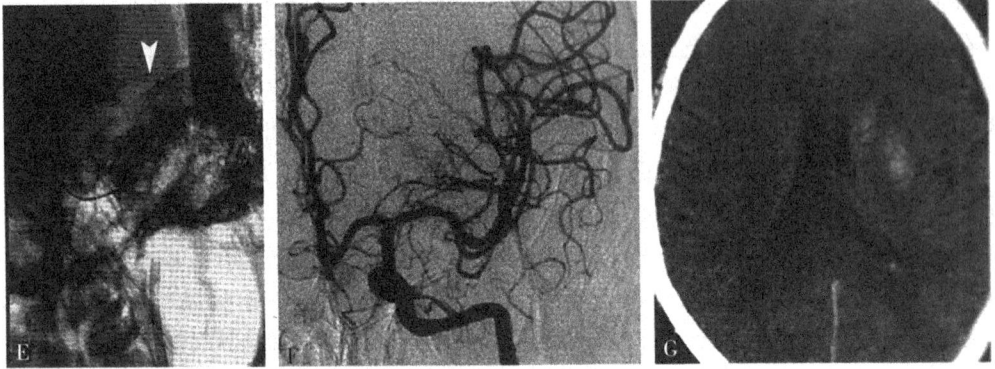

图 10 - 5　Solitaire AB 支架用于脑血管急性闭塞再通的治疗

患者，男性，58 岁，因"突发右侧肢体无力伴言语不清 6 小时"入院。入院时 NHISS 评分为 15 分，既往有高血压病和糖尿病史。行 Solitaire AB 支架取栓术，出院时 NHISS 评分为 4 分。

A. MRI - DWI 提示左侧基底节区、左侧颞及顶叶急性脑梗死（处超急性期）；B. MRA 提示左侧大脑中动脉（L - MCA）M1 段闭塞；C. DSA 证实 L - MCA M1 段闭塞，且大脑前动脉的软脑膜支向 L - MCA 血区代偿血；D. 通过微导管证实 L - MCA 远端显影；E Solitaire 支架置入病变血管（箭头）；F. 支架回收后 L - MCAM1 再通（取出的栓子图片未提供）；G. 术后 CT 提示左侧基底节区小片梗死伴少量造影剂外渗

（李树森）

第十一章 缺血性与静脉性脑血管病的常规与介入治疗

第一节　缺血性脑血管病的发病机制

一、半暗带的概念

1977 年 Astrup 等通过动物实验首次提出缺血半暗带的概念，1981 年他将缺血半暗带定义为脑缺血后坏死区周围的脑组织，其血流灌注水平低于维持正常脑功能的血流水平，但高于引起脑形态结构发生改变的脑血流水平，在一定的时间内重新恢复足够的灌注，功能能够完全恢复正常。在缺血区域，不可逆损害从最严重血流减少区域向轻微灌注不足的周边区域进展。不可逆组织损害的离心性进展以相互关联的电生理、分子、代谢和灌注损伤的复杂级联反应为主。后来缺血半暗带概念几经演变。目前认为它是功能受损的组织，如果在一定的时间内建立足够的再灌注，这部分组织可以存活和恢复。

二、缺血性脑卒中的常见发病机制

1. 脑血栓形成　由于局部堵塞而造成脑血管内血流中断，引发相应供血范围内的脑组织坏死。

2. 脑栓塞　循环系统其他部位来源的栓子，堵塞脑血管而造成相应供血范围内的脑组织坏死。

3. 低灌注　因心脏病变和低血压造成全身低灌注，引起脑部缺血比较广泛，常双侧累及，分水岭更加明显，如果存在局部血管病变，也会引起该血管供血区脑组织坏死。

血栓形成过程包括内皮细胞的损伤、血小板的黏附和聚集以及凝血酶的产生。血栓产生还依赖于其他因素，包括血管损伤的程度、剪切力和抗血栓因子的存在。凝血酶是血凝块形成的关键因子，充当激活血小板和凝血之间的纽带。凝血酶将纤维蛋白原转化为纤维蛋白。常见血栓分为 3 种：红色血栓、白色血栓和小血管中散在的纤维蛋白沉积。

近年来随着影像学的进展，对缺血性脑卒中发病机制有了更加全面的认识。脑血流下降到急性脑梗死发生经历了 3 个时期：首先是由于脑灌注压下降引起的脑局部血流动力学异常改变；其次是脑循环储备力失代偿性低灌注所造成的神经元功能改变；最后，由于 CBF 下降超过脑代谢储备力才发生不可逆转的神经元形态学改变，即脑梗死。我们将前 2 个时期称为脑梗死前期。脑血管病常有较长的潜伏期，而 TIA 以及临床出现的异常征象又是一个十分明显的预警信号，将脑梗死发生以后的超早期影像学研究转移到脑梗死前期的影像学研究具有更为重要的临床价值。目前最新的 CT 灌注成像结合自编软件进行动态增强 CT 数据处理，可获取局部脑血流量（regional cerebral blood flow，rCBF）、局部脑血容量（regionalcerebral blood volume，rCBV）、平均通过时间（mean transit time，MTT）和峰值时间（timp‐to‐peak，TTP）参数图。根据脑局部微循环的变化程度以及 CT 灌注成像表现，将脑梗死前期分为 2 期。Ⅰ期：脑血流动力学发生异常变化，脑血流灌注压在一定的范围内波动时，机体可以通过小动脉和毛细血管平滑肌的代偿性扩张或收缩来维持脑血流相对动态稳定。Ⅱ期：脑循环储备力失代偿，CBF 达电衰竭阈值以下，神经元的功能出现异常，机体通过脑代谢储备力来维持神经元代谢的稳定。研究证实，CBF 的减少首先出现脑电功能障碍（电衰竭）；随着 CBF 进一步减少并持续一段时间，则出现代谢改变甚至膜结构改变（膜衰竭）。此时，在分子水平出现一个时间依赖性缺血瀑布（瀑布效应），特点为脑组织由于缺血缺氧造成自由基的产生、兴奋性氨基酸的释放以及血小板活性因子、乳酸中毒、脑水肿等作用下，使神经元代谢紊乱，大量离子流入细胞内，特别是钙离子的内流使细胞超载线粒体钙离子沉着，发生不可逆神经元死亡，即脑梗死。从 CBF 变化过程看，脑血流量的下降到急性脑梗死的发生经历了 3 个变化时期：首先是由于脑灌注压下降引起的脑局部血流动力学异常改变；其次是脑局部 CCR 失代偿性低灌注所造成的神经元功能改变；最后，由于 CBF 下降超过脑代谢储备力才发生不可逆转的神经元形态学改变，即脑梗死。我们将前 2 个时期称为脑梗死前期。在脑梗死前期的Ⅰ期，由于 CCR 发挥作用，病人几乎没有明显的临床症状；在Ⅱ期，rCBF 下降到电衰竭阈值以下，CCR 失代偿，细胞膜的电活动消失，突触传递障碍，进入"贫困灌注（misery perfusion）"状态。这一状态甚至可以持续数年，临床上可以出现头痛、肢体力弱、肢体的轻微抖动和言语欠流畅等症状，严重时可出现 TIA。同样是 TIA 或脑供血不足患者，但其缺血以及脑局部微循环障碍的程度却有所不同。总之，低灌注是所有脑缺血病因机制的最后通路。

（刘静才）

第二节　缺血性脑血管病的急性期治疗

一、缺血性脑血管病的一般处理

1. 吸氧　低氧血症患者应给予吸氧，如存在气道障碍可考虑气管插管或者切开及辅助呼吸。积极的吸氧有利于改善缺血区神经细胞的缺血缺氧状态。

2. 体温处理　发热患者明确原因，如为感染应予以抗感染治疗；对体温高于 38℃ 患者予以降温措施。研究证实亚低温治疗对于缺血性脑组织具有较好的神经保护作用。

3. 血压管理　24 小时内血压升高患者应谨慎处理，如血压持续升高，收缩压 ≥ 200mmHg 或舒张压 ≥110mmHg，或伴有严重心功能不全、主动脉夹层、高血压脑病，可予缓慢降压治疗。既往高血压病患者，如病情平稳，脑卒中 24 小时后恢复使用降压药物。脑卒中后低血压患者应积极寻找原因，并针对性处理。

4. 血糖控制　高血糖对脑卒中预后不利，应加以控制，但目标血糖控制多少尚无共识，但一般血糖超过 11.1mmol/L，给予胰岛素治疗。低血糖可直接导致脑缺血损伤和水肿加重，影响预后，故应尽快纠正低血糖，如血糖低于 2.8mmol/L 给予高糖口服或注射治疗。

二、特异性治疗

1. 溶栓治疗　溶栓是急性期最有效的恢复血流措施，尿激酶和重组组织型纤溶酶原激活剂（rt-PA）是目前应用的主要溶栓剂，最新《中国急性缺血性脑卒中治疗指南》将静脉溶栓时间窗从 3 小时延长至 4.5 小时，动脉溶栓时间窗为 6 小时。具体推荐意见如下：①缺血性脑卒中 3 小时内（Ⅰ级推荐，A 级证据）和 3～4.5 小时（Ⅰ级推荐，B 级证据），应根据适应证严格筛选患者，尽快静脉给予 rt-PA 溶栓。方法：rt-PA 0.9mg/kg（最大剂量 90mg）静脉滴注，其中 10% 在最初 1min 内静脉滴注，其余持续滴注 1 小时，用药期间及用药 24 小时应严密监护患者（Ⅰ级推荐，A 级证据）。②发病 6 小时内的缺血性脑卒中，如不能使用 rt-PA，可考虑静脉给予尿激酶，应根据 100 万～150 万 IU，溶于生理盐水 100～200ml，持续静脉滴注 30 分钟，用药期间应严密监护患者（Ⅱ级推荐，B 级证据）。③发病 6 小时内由大脑中动脉闭塞导致的严重脑卒中且不适合静脉溶栓的患者，经过严格选择后可在有条件的医院进行动脉溶栓（Ⅱ级推荐，B 级证据）。④发病 24 小时内由后循环动脉闭塞导致的严重脑卒中且不适合静脉溶栓的患者，经过严格选择后可在有条件的单位进行动脉溶栓（Ⅲ级推荐，C 级证据）。

2. 抗血小板聚集　指南推荐意见：①不符合溶栓适应证且无禁忌证的缺血性脑卒中患者应在发病后尽早给予口服阿司匹林 150～300mg/d（Ⅰ级推荐，A 级证据）。急性期后可改为预防剂量（50～150mg/d）。②溶栓治疗者，阿司匹林等抗血小板药物应在溶栓 24 小时后开始使用（Ⅰ级推荐，B 级证据）。③对不能耐受阿司匹林者，可考虑选用氯吡格雷等抗血小板治疗（Ⅲ级推荐，C 级证据）。

3. 抗凝治疗　推荐意见：①对大多数急性缺血性脑卒中患者，不推荐无选择地早期进行抗凝治疗（Ⅰ级推荐，A 级证据）。②关于少数特殊患者的抗凝治疗，可在谨慎评估风险，效益比后慎重选择（Ⅳ级推荐，D 级证据）。③特殊情况下溶栓后还需抗凝治疗的患者，应在 24 小时后使用抗凝剂（Ⅰ级推荐，B 级证据）。

4. 降纤治疗　推荐意见：对不适合溶栓并经过严格筛选的脑梗死患者，特别是高纤维蛋白血症者可选用降纤治疗（Ⅱ级推荐，B 级证据）。

5. 扩容治疗　Cochrane 系统评价并未发现血液稀释疗法对缺血性脑卒中患者近期或远期病死率及功能结局无显著影响，一般不推荐扩容治疗（Ⅱ级推荐，B 级证据）。但对于低血压或者低灌注所致脑梗死可考虑扩容治疗。

6. 扩张血管治疗　对一般缺血性脑卒中患者，不推荐扩血管治疗（Ⅱ级推荐，B 级证据）。

7. 神经保护治疗　目前国内应用的神经保护剂中，相对具有一定循证医学证据的主要为胞二磷胆碱和依达拉奉。

三、缺血性脑卒中急性期并发症的处理

1. 脑水肿和颅内压增高　推荐意见①卧床，及时处理引起颅内压增高的因素，如头颈部过度扭曲、激动、发热、癫痫、呼吸道通畅等（Ⅰ级推荐，D 级证据）。②可使用甘露醇静脉滴注（Ⅰ级推荐，C 级证据）；必要时也可予以甘油果糖或呋噻米等（Ⅱ级推荐，B 级证据）。③对于发病 48 小时内，60 岁以下的恶性大脑中动脉梗死伴严重颅内压增高、内科

治疗不满意且无禁忌证者，可请脑外科会诊是否行减压术（Ⅰ级推荐，A级证据）。④对压迫脑干的大面积小脑梗死患者，可请脑外科会诊协助处理（Ⅲ级推荐，C级证据）。

2. 出血转化　症状性出血转化：停用抗栓治疗等致出血药物（Ⅰ级推荐，C级证据），待病情稳定后7～10天，再开始抗栓治疗。对于再发血栓风险低或者全身情况较差者，原来服用华法林，可用抗血小板药物代替华法林。

3. 癫痫　缺血性脑卒中后癫痫的早期发生率2%～3%，晚期发生率3%～67%。①目前不推荐预防性应用抗癫痫药物（Ⅳ级推荐，D级证据）。②孤立发作一次或急性期痫性发作控制后，不建议长期使用抗癫痫药物（Ⅳ级推荐，D级证据）。③脑卒中后2～3个月再发的癫痫，建议按癫痫常规治疗（Ⅰ级推荐，D级证据）。④脑卒中后癫痫持续状态，建议按癫痫持续状态治疗原则处理（Ⅳ级推荐，D级证据）。

4. 肺炎　5.6%脑卒中患者合并肺炎，误吸是主要原因。意识障碍、吞咽困难是导致误吸的主要危险因素。15%～25%脑卒中患者死于细菌性肺炎。早期评估和处理吞咽困难和误吸问题，对意识障碍患者应特别注意预防肺炎（Ⅰ级推荐，C级证据）。疑有肺炎的发热患者应给予抗生素治疗，但不推荐预防性使用抗生素（Ⅱ级推荐，B级证据）。

5. 排尿困难与尿路感染　排尿障碍主要包括尿失禁与尿潴留。住院期间40%～60%中重度脑卒中患者发生尿失禁，29%发生尿潴留。尿路感染主要继发于留置导尿的患者。推荐①建议对排尿障碍进行早期评估和康复治疗，记录排尿日记（Ⅱ级推荐，B级证据）。②尿失禁者应尽量避免留置尿管，可定时使用便盆或便壶（Ⅳ级推荐，D级证据）。

6. 深静脉血栓形成　主要包括下肢静脉血栓形成和肺栓塞，推荐意见：①鼓励患者尽早活动、抬高下肢，尽量避免下肢（尤其是瘫痪侧）静脉输液（Ⅰ级推荐）。②对于发生深静脉血栓形成高风险且无禁忌证者，可给予低分子肝素或普通肝素，有抗凝禁忌证者给予阿司匹林治疗（Ⅰ级推荐，A级证据）。③可联合加压治疗和药物预防DVT，不推荐常规单独应用加压治疗预防DVT和肺栓塞（Ⅰ级推荐，A级证据）。④对于无抗凝和溶栓禁忌的DVT或肺栓塞患者，首先建议肝素抗凝治疗，症状无缓解的近端DVT或肺栓塞患者可给予溶栓治疗（Ⅰ级推荐，A级证据）。

（刘静才）

第三节　缺血性脑血管病的二级预防

一、控制危险因素

1. 高血压　高血压病是脑血管病的最主要危险因素，我国血压与脑卒中发病危险成对数线性关系，基线收缩压每增加10mmHg，舒张压每增加5mmHg，脑卒中相对危险分别增加49%和46%。循证医学研究也证实降压治疗能使所有复发性脑卒中、非致死性脑卒中事件显著减少。推荐意见：①对于缺血性脑卒中和TIA，建议进行抗高血压治疗，以降低脑卒中和其他血管事件复发的风险（Ⅰ级推荐，A级证据）。在参考高龄、基础血压、平时用药、可耐受性的情况下，降压目标一般应该达到≤140/90mmHg，理想应达到≤130/80mmHg（Ⅱ级推荐，B级证据）。②降压治疗预防脑卒中和TIA复发的益处主要来自于降压本身（Ⅰ级推荐，A级证据）。建议选择单药或联合用药进行抗高血压治疗（Ⅱ级推荐，

B 级证据）。具体药物的选择和联合方案应个体化。

2. 糖尿病　血糖控制对 2 型糖尿病的微血管病变有保护作用，对大、中血管病变同样有重要作用，血糖控制不良与脑卒中复发有关（Ⅰ级推荐，A 级证据）。推荐意见：①糖尿病血糖控制的靶目标为 HbAlc < 7.0%，但对于高危 2 型糖尿病患者血糖过低可能带来危害（增加病死率，Ⅰ级推荐，A 级证据）。②糖尿病合并高血压患者应严格控制血压在 130/80mmHg 以下，糖尿病合并高血压时，降血压药物以血管紧张素转换酶抑制剂、血管紧张素Ⅱ受体拮抗剂类在降低心脑血管事件方面获益明显（Ⅰ级推荐，A 级证据）。在严格控制血糖、血压的基础上联合他汀类药物可以降低脑卒中的风险（Ⅰ级推荐，A 级证据）。

3. 脂代谢异常　胆固醇水平与缺血性脑卒中相关性较大。降低胆固醇水平主要通过行为生活方式改变和使用他汀类药物。包括各种降脂治疗的大型 meta 分析显示，只有他汀类药物可以降低脑卒中的危险，他汀类药物可以预防全身动脉粥样硬化性病变的进展，降低脑卒中复发风险。推荐意见：①胆固醇水平升高的缺血性脑卒中和 TIA 患者，应该进行生活方式的干预及药物治疗。建议使用他汀类药物，目标是使 LDL-C 水平降至 2.59mmol/L 以下或使 LDL-C 下降幅度达到 30% ~ 40%（Ⅰ级推荐，A 级证据）。②伴有多种危险因素（冠心病、糖尿病、未戒断的吸烟、代谢综合征、脑动脉粥样硬化病变但无确切的易损斑块或动脉源性栓塞证据或外周动脉疾病之一者）的缺血性脑卒中和 TIA 患者，如果 LDL-C > 2.07mmol/L，应将 LDL-C 降至 2.07mmol/L 以下或使 LDL-C 下降幅度 > 40%（Ⅰ级推荐，A 级证据）。③对于有颅内外大动脉粥样硬化性易损斑块或动脉源性栓塞证据的缺血性脑卒中和 TIA 患者，推荐尽早启动强化他汀类药物治疗，建议目标 LDL-C < 2.07mmol/L 或使 LDL-C 下降幅度 > 40%（Ⅲ级推荐，C 级证据）。④长期使用他汀类药物总体上是安全的。他汀类药物治疗前及治疗中，应定期监测肌痛等临床症状及肝酶（谷丙转氨酶和天冬氨酸氨基转移酶）、肌酶（肌酸激酶）变化，如出现监测指标持续异常并排除其他影响因素，应减量或停药观察（Ⅰ级推荐，A 级证据）；老年患者如合并重要脏器功能不全或多种药物联合使用时，应注意合理配伍并监测不良反应（Ⅲ级推荐，C 级证据）。⑤对于有脑出血病史或脑出血高风险人群应权衡风险和获益，建议谨慎使用他汀类药物（Ⅱ级推荐，B 级证据）。

二、大动脉粥样硬化性脑卒中患者的非药物治疗

1. 颈动脉内膜剥脱术　推荐意见：①症状性颈动脉狭窄 70% ~ 99% 的患者，推荐实施 CEA（Ⅰ级推荐，A 级证据）。②症状性颈动脉狭窄 50% ~ 69% 的患者，根据患者的年龄、性别、伴发疾病及首发症状严重程度等实施 CEA（Ⅰ级推荐，A 级证据），可能最适用于近期（2 周内）出现半球症状、男性、年龄≥75 岁的患者（Ⅲ级推荐，C 级证据）。③建议在最近一次缺血事件发生后 2 周内施行 CEA（Ⅱ级推荐，B 级证据）。④不建议给颈动脉狭窄 < 50% 的患者施行 CEA（Ⅰ级推荐，A 级证据）。⑤建议术后继续抗血小板治疗（Ⅰ级推荐，A 级证据）。

2. 颅内外动脉狭窄血管内治疗　推荐意见：①对于症状性颈动脉高度狭窄（ > 70%）的患者，无条件做 CEA 时，可考虑行 CAS（Ⅳ级推荐，D 级证据）。如果有 CEA 禁忌证或手术不能到达、CEA 后早期再狭窄、放疗后狭窄，可考虑行 CAS（Ⅱ级推荐，B 级证据）。对于高龄患者行 CAS 要慎重（Ⅱ级推荐，B 级证据）。②症状性颅内动脉狭窄患者行血管内

治疗可能有效（Ⅱ级推荐，B级证据）。③支架置入术前即给予氯吡格雷和阿司匹林联用，持续至术后至少1个月，之后单独使用氯吡格雷至少12个月（Ⅳ级推荐，D级证据）。

三、心源性栓塞的抗栓治疗

1. 心房颤动　推荐意见：①对于心房颤动（包括阵发性）的缺血性脑卒中和TIA患者，推荐使用适当剂量的华法林口服抗凝治疗，以预防再发的血栓栓塞事件。华法林的目标剂量是维持INR在2.0～3.0（Ⅰ级推荐，A级证据）。②对于不能接受抗凝治疗的患者，推荐使用抗血小板治疗（Ⅰ级推荐，A级证据）。氯吡格雷联合阿司匹林优于单用阿司匹林（Ⅰ级推荐，A级证据）。

2. 急性心肌梗死和左心室血栓　推荐意见：①急性心肌梗死并发缺血性脑卒中和TIA的患者应使用阿司匹林，剂量推荐为75～325mg/d（Ⅰ级推荐，A级证据）。②对于发现有左心室血栓的急性心肌梗死并发缺血性脑卒中或TIA脑卒中的患者，推荐使用华法林抗凝治疗至少3个月，最长为1年，控制INR水平在2.0～3.0（Ⅱ级推荐，B级证据）。

3. 瓣膜性心脏病　推荐意见：①对于有风湿性二尖瓣病变的缺血性脑卒中和TIA患者，无论是否合并心房颤动，推荐使用华法林抗凝治疗，目标为控制INR在2.0～3.0（Ⅲ级推荐，C级证据）。不建议在抗凝的基础上加用抗血小板药物以避免增加出血性并发症的风险（Ⅲ级推荐，C级证据）。②对于已规范使用抗凝剂的风湿性二尖瓣病变的缺血性脑卒中和TIA患者，仍出现复发性栓塞事件的，建议加用抗血小板治疗（Ⅲ级推荐，C级证据）。③对于有缺血性脑卒中和TIA病史的二尖瓣脱垂患者，可采用抗血小板治疗（Ⅲ级推荐，C级证据）。④对于有缺血性脑卒中和TIA病史伴有二尖瓣关闭不全、心房颤动和左心房血栓者建议使用华法林治疗（Ⅲ级推荐，C级证据）。⑤对于有缺血性脑卒中和TIA史的二尖瓣环钙化患者，可考虑抗血小板治疗或华法林治疗（Ⅳ级推荐，D级证据）。⑥对于有主动脉瓣病变的缺血性脑卒中和TIA患者，推荐进行抗血小板治疗（Ⅲ级推荐，C级证据）。⑦对于有人工机械瓣膜的缺血性脑卒中和TIA患者，采用华法林抗凝治疗，目标INR控制在2.5～3.5（Ⅱ级推荐，B级证据）。⑧对于有人工生物瓣膜或风险较低的机械瓣膜的缺血性脑卒中和TIA患者，抗凝治疗的目标INR控制在2.0～3.0（Ⅱ级推荐，B级证据）。⑨对于已使用抗凝药物INR达到目标值的患者，如仍出现缺血性脑卒中或TIA发作，可加用抗血小板药（Ⅲ级推荐，C级证据）。

4. 心肌病与心力衰竭　推荐意见：①对于有扩张性心肌病的缺血性脑卒中和TIA患者，可考虑使用华法林抗凝治疗（控制INR在2.0～3.0）或抗血小板治疗预防脑卒中复发（Ⅲ级推荐，C级证据）。②对于伴有心力衰竭的缺血性脑卒中和TIA患者，可使用抗血小板治疗（Ⅲ级推荐，C级证据）。

四、非心源性缺血性脑卒中和 TIA 的治疗

1. 抗血小板聚集的推荐意见　①对于非心源性栓塞性缺血性脑卒中或TIA患者，除少数情况需要抗凝治疗，大多数情况均建议给予抗血小板药物预防缺血性脑卒中和TIA复发（Ⅰ级推荐，A级证据）；②抗血小板药物的选择以单药治疗为主，氯吡格雷（75mg/d）、阿司匹林（50～325mg/d）都可以作为首选药物（Ⅰ级推荐，A级证据）；有证据表明氯吡格雷优于阿司匹林，尤其对于高危患者获益更显著（Ⅰ级推荐，A级证据）；③不推荐常规应

用双重抗血小板药物（Ⅰ级推荐，A 级证据）。但对于有急性冠状动脉疾病（例如不稳定型心绞痛，非 ST 段抬高性心肌梗死）或近期有支架成形术的患者，推荐联合应用氯吡格雷和阿司匹林（Ⅰ级推荐，A 级证据）。

2. 抗凝药物的推荐意见　①对于非心源性缺血性脑卒中和 TIA 患者，不推荐首选口服抗凝药物预防脑卒中和 TIA 复发（Ⅰ级推荐，A 级证据）；②非心源性缺血性脑卒中和 TIA 患者，某些特殊情况下可考虑给予抗凝治疗，如主动脉弓粥样硬化斑块、基底动脉梭形动脉瘤、颈动脉夹层、卵圆孔未闭伴深静脉血栓形成或房间隔瘤等（Ⅳ级推荐，D 级证据）。

五、其他特殊情况下脑卒中患者的治疗

1. 动脉夹层的推荐意见　①无抗凝禁忌证的动脉夹层患者发生缺血性脑卒中或者 TIA 后，首先选择静脉肝素，维持活化部分凝血活酶时间 50 ~ 70s 或低分子肝素治疗；随后改为口服华法林抗凝治疗（INR2.0 ~ 3.0），通常使用 3 ~ 6 个月；随访 6 个月如果仍然存在动脉夹层，需要更换为抗血小板药物长期治疗（Ⅲ级推荐，C 级证据）；②存在抗凝禁忌证的患者需要抗血小板治疗 3 ~ 6 个月。随访 6 个月如果仍然存在动脉夹层，需要长期抗血小板药物治疗（Ⅲ级推荐，C 级证据）；③药物治疗失败的动脉夹层患者可以考虑血管内治疗或者外科手术治疗（Ⅲ级推荐，C 级证据）。

2. 卵圆孔未闭（patPnt foramen ovale，PFO）的推荐意见　①55 岁以下不明原因的缺血性脑卒中和 TIA 患者应该进行卵圆孔未闭筛查（Ⅲ级推荐，C 级证据）；②不明原因的缺血性脑卒中和 TIA 合并卵圆孔未闭的患者，使用抗血小板治疗。如果存在深部静脉血栓形成、房间隔瘤或者存在抗凝治疗的其他指征如心房颤动、高凝状态，建议华法林治疗（目标 INR = 2.0 ~ 3.0，Ⅲ级推荐，C 级证据）；③不明原因缺血性脑卒中和 TIA，经过充分治疗，仍发生缺血性脑卒中者，可以选择血管内卵圆孔未闭封堵术（Ⅲ级推荐，C 级证据）。

3. 高同型半胱氨酸血症的推荐意见　缺血性脑卒中或者 TIA 患者，如果伴有高同型半胱氨酸血症（空腹血浆水平≥16mmol/L），每日给予维生素 B_6、维生素 B_{12} 和叶酸口服可以降低同型半胱氨酸水平（Ⅱ级推荐，B 级证据）。

（刘静才）

第四节　缺血性脑血管病的康复

一、神经功能康复的理论基础

脑卒中后神经功能恢复是相对复杂、网难的过程。许多因素可以决定、影响神经功能恢复的程度，如脑卒中的部位、性质、程度、并发症、康复时机的把握、个人的性格、家庭和社会支持系统、经济能力等。近来随着对脑可塑性研究的不断深入，为脑损伤后的康复提供了理论基础和可能性。根据最近研究的脑可塑性理论，脑损伤后恢复的可能机制包括：①神经细胞轴突的再生发芽；②功能重组；③突触的改变；④功能替代；⑤大脑皮质兴奋性改变；⑥特殊技巧学习。

二、神经功能的评定

神经功能评定包括：①认知、心理、精神障碍评定；②言语障碍评定；③运动、感觉功

能障碍评定；④吞咽障碍评定；⑤日常生活活动能力评定；⑥国际功能、残疾和分类。

三、脑卒中后神经功能康复方法

神经功能康复措施多种多样，但目前缺少具有足够循证医学证据的康复治疗手段。基于目前理解的大脑功能重组及机制，以及融入治疗方案有效性的科学循证，以下是根据循证医学国际脑卒中指南推荐的物理治疗方法。

1. 脑卒中单元　如果使脑卒中患者获得更好的恢复，就应该在患病初期住在具有特殊专业训练的脑卒中单元。脑卒中单元能够提供适当的医疗诊断和早期干预、降低合并症、病死率及相关发病因素。早期康复治疗能够降低"阴性综合征"的发生，如软组织挛缩、感认知损害后的失用、过用和不良习惯，还可以减少脑卒中后继发的合并症，如血栓、肺炎、甚至死亡，这一结论已被认同和确定。早期使患者直立及主动活动也是必需的，因为能够激发患者的觉醒水平。主动坐位平衡训练时间开始的越迟，重力控制及调整越感到恐惧和复杂。活动的频率和程度要基于患者的自身情况。亚级量的重复训练对于改善运动的控制能力是必要的。中等程度肌肉负荷对于改善肌肉力量、增加心肺耐受程度是必需的。有足够的证据支持恢复期高强度物理治疗、增强的上肢功能训练和增强的作业治疗均可以加快恢复程度和缩短住院时间，并产生更好的功能性结果。新的运动技能的获得必须进行每周超过2小时的练习。与健康的个体比较，脑卒中患者可能需要更高的练习强度来达到产生新的运动技能的目的。在现有的文献中，尚无关于能产生最优效果的每天精确治疗量的数据。在临床实践中，每天大约有2小时的治疗时间（作业治疗，每天平均40.8分钟；物理治疗，每天平均54.8分钟）。

2. 功能训练和康复　2006年渥太华脑卒中康复训练指南根据有力的证据证明有氧运动、力量训练（合并有氧运动或单独力量训练）、机器人辅助训练、水疗和想象性训练、步行能力训练（包括减重平板步行训练、不同环境下步行训练）、感觉干预、强制性运动疗法等都包括在脑卒中后康复的推荐干预方式中。根据个体化原则，对不同患者亦推荐渐进性抗阻肌肉训练、功能性任务训练、使用滑板的肩关节主动关节活动范围训练、手指弹性抗阻伸展训练、灵活性训练、音乐训练和最大等速肌力训练。不推荐的干预方式包括：①本体感觉神经肌肉促进法（PNF）用于增加急性脑卒中后踝关节的关节活动范围，特别是对已经有痉挛出现时；②亚急性期的脑卒中患者使用滑轮的训练方法，特别是有肩关节半脱位的情况出现时；③为提高平衡而进行的家庭运动，因为患者在进行这些运动时需要更周密的看护以确保其进行运动时的安全；④普遍使用Bobath或PNF方法的意见。不推荐的理由是随着时间的推移，在治疗脑卒中患者时，神经生理和发育技术可以整合到更多的功能成分，但是这些成分不能够有效的转化为日常生活活动功能成分。

（刘静才）

第五节　缺血性脑血管病预后及其影响因素

一、缺血性脑血管病的预后

不同的缺血性脑血管病预后不同。TIA发生脑卒中的几率明显高于正常人群。1次TIA

后1个月内发生脑卒中的几率为4%~8%，1年内12%~13%，5年内则达24%~29%。不同病因TIA患者预后不同。表现为大脑半球症状的TIA和伴有颈动脉狭窄的患者有70%的人预后不佳，2年内发生脑卒中的几率是40%。后循环TIA发生脑梗死的比例较少；动脉粥样硬化血栓性脑梗死和脑栓塞急性期病死率50%~15%，致残率50%；腔隙性脑梗死和分水岭脑梗死预后较好。

二、影响缺血性脑血管病预后的因素

1. 年龄　国内外研究证实，年龄是影响缺血性脑血管病的重要因素，年龄越大，患严重脑卒中的风险越大，致残和死亡率越高。

2. 性别　女性预后较男性差，其可能因素绝经后脑卒中发病率有所增高，且女性寿命高于男性致高龄女性脑卒中更多有关。

3. 就诊时间　发病至就诊时间越长，预后越差。

4. 主要疾病史　高血压病史和脑卒中病史是影响脑卒中预后重要因素，但心脏病史和糖尿病病史是否作为影响脑卒中独立因素尚存在争论。

5. 病变部位和大小　病灶部位、大小也是影响脑卒中预后的重要因素。

6. 费用性质　我国参与医保者的预后优于非医保者，可能与参保者自付费用比例较低，保证及时治疗和长期服药有关。

7. 社会心理因素　社会心理因素和社会支持系统，生活应激事件和抑郁对脑卒中预后产生明显的负面效应，良好的社会支持系统则有助于患者的康复。

（刘静才）

第六节　脑静脉系统的解剖

脑静脉系统分为颅外静脉和颅内静脉，后者又分为硬脑膜静脉窦、大脑浅静脉和大脑深静脉

一、脑静脉窦

1. 上矢状窦　上矢状窦位于矢状沟内大脑镰的上缘，前方起自盲孔，向后流入枕内隆凸附近的窦汇。上矢状窦主要接受大脑背外侧面和内侧面上部的血液，与大脑浅、深静脉以及横窦相通。

2. 下矢状窦　下矢状窦位于大脑镰下缘，与大脑大静脉汇合开口于直窦。下矢状窦主要接受大脑内侧面、大脑镰及胼胝体的部分静脉血。

3. 直窦　在大脑镰与小脑幕相接处，由大脑大静脉与下矢状窦汇合而成，向后通窦汇。

4. 横窦　为颅内最大成对的静脉窦，位于小脑幕后外侧缘附着处的枕骨横沟内，连于窦汇与乙状窦之间。正常人可有一侧横窦阙如。

5. 乙状窦　成对，位于乙状沟内，为两侧横窦的延续。向前内于颈静脉孔处延续为颈内静脉。

6. 海绵窦　位于颅中窝、蝶鞍两侧，为硬脑膜两层间不规则腔隙，形似海绵。接受眼静脉的血液。其后部通过岩上窦与横窦交通，经岩下窦与乙状窦或颈内静脉交通。海绵窦内

有动眼神经、滑车神经、三叉神经和颈内动脉通过。两侧海绵窦绕垂体沟形成环，称为环窦。

7. 岩上窦、岩下窦　岩上窦和岩下窦分别位于颞骨岩部的上缘和后缘，将海绵窦的血液引向横窦和颈内静脉。

二、脑静脉窦内的血液流向

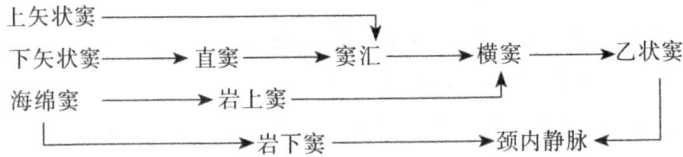

```
上矢状窦 ─────────────────────┐
下矢状窦 ──→ 直窦 ──→ 窦汇 ──→ 横窦 ──→ 乙状窦
海绵窦 ─────→ 岩上窦 ──────────┘
        └──────→ 岩下窦 ──────→ 颈内静脉 ←─┘
```

三、脑部的静脉

1. 浅静脉　脑的浅静脉包括大脑上静脉、大脑中静脉及大脑下静脉，收集大脑皮质及皮质下髓质的静脉血。大脑上静脉流入上矢状窦，大脑中静脉流入上矢状窦及海绵窦，大脑下静脉流入横窦及海绵窦。

2. 深静脉　脑的深静脉收集大脑深部的髓质、基底核、间脑、脑室脉络丛等处的静脉血，最后汇合成大脑大静脉（又称 Galen 静脉），此静脉位于胼胝体压部的下方，引流血液进入直窦。大脑深静脉与大脑浅静脉之间是相通的。

（刘静才）

第七节　CVT 的病因

CVT 的病因多达 100 余种，但仍有 20% 以上的病因不明。分类方法也较多，按发病的主要机制可分为不同种类。

一、高凝状态

高凝状态约占 CVT 病因的 70%。各种因素造成凝血功能、纤溶系统及血小板功能的异常，使血液处于血栓前状态。常见于产褥期、妊娠期、口服避孕药、血液病、白塞病、系统性红斑狼疮、肾病综合征、肿瘤等。通常认为，发展中国家 CVT 多发生于产褥期女性，而发达国家以口服避孕药多见，在中东地区，白塞病是最常见的病因。

二、血流动力学改变

血流动力学改变约占 CVT 病因的 5%，见于严重脱水造成的血流缓慢和血浆渗透压的增加、心力衰竭、硬脑膜窦梗阻等。

三、炎性或感染性疾病

炎性或感染性疾病约占 CVT 病因的 12%，包括各种引起硬脑膜、静脉或静脉窦壁感染的疾病，如鼻窦炎、乳突炎、急慢性脑膜炎等。

四、其他病因

如高半胱氨酸血症、遗传性因素如抗凝血酶Ⅲ缺乏症、蛋白 C 和蛋白 S 缺乏症、凝血因子 V Leiden 基因突变、凝血酶原 G20210A 基因突变可能是 CVT 的主要危险因素。头部和颈静脉的直接外伤、腰椎穿刺也可导致 CVT 的发生。另外根据部位可分为局部和系统性病变；有无感染分为感染性和非感染性。

（刘静才）

第八节　CVT 的诊断

一、起病形式

与动脉血栓不同，CVT 的起病形式变化多样，有以下几种：

1. 急性起病　症状在 48 小时内突然出现或加重。有些表现为剧烈头痛，类似蛛网膜下腔出血。

2. 亚急性起病　症状的发展超过 48 小时，但小于 30 天。

3. 慢性起病　病情超过 30 天。临床有少数 CVT 病例，表现为慢性头痛，病程可超过数年。

二、临床表现

1. 常见的临床表现

（1）颅内压增高：颅内压增高是 CVT 最常见的临床表现，表现为头痛、呕吐、视盘水肿等。其发生机制包括颅内血管扩张、脑脊液吸收受阻、脑及脑膜水肿、蛛网膜下腔出血、脉络膜丛充血等。CVT 头痛的出现较脑动脉血栓发生率高，约 80% 患者发生，并且可以作为唯一的临床表现。头痛可以是局限性，也可以是全头痛，常呈亚急性起病，也有少部分急性或慢性起病。有的突然起病，剧烈头痛，易被误认为单独的蛛网膜下腔出血。凡是在产后出现的持续较长的头痛，都应该怀疑 CVT，做进一步检查排除。对于慢性头痛进行性加重，尤其是年轻女性，也要考虑为 CVT 的可能。有些 CVT 儿童临床没有症状，他们可能在学校的常规眼底检查中发现视盘水肿。

（2）癫痫：CVT 累及到皮质，就会引起癫痫发作，常见于上矢状窦或大脑浅静脉血栓。

（3）局灶性神经功能缺损：最常见的是运动和感觉障碍，通常为单瘫、轻偏瘫，以下肢为主，也可出现双下肢瘫，酷似脊髓病变。其他症状和体征包括失语、脑神经麻痹。不同的脑神经麻痹可提示一些特殊部位的血栓，如Ⅲ、Ⅳ、Ⅵ、V1－2 脑神经麻痹提示海绵窦血栓，Ⅸ、Ⅹ脑神经麻痹提示颈内静脉血栓。

（4）意识及精神障碍：颅内压增高到一定程度可导致昏迷，还可以出现精神错乱、躁动、记忆力减退等。

2. 不同部位脑静脉血栓的临床特点

（1）上矢状窦血栓：CVT 最常见的发生部位是上矢状窦血栓，约占 70%，原因与上矢状窦解剖结构有关，再加上大脑大静脉注入窦内血流与窦内相反，使窦内血流减慢易于形成血栓。大多为非感染性，产褥期妇女易发病，多在产后 2 ~ 3 周发生，主要临床表现是颅内压增高，癫痫发作及不同程度的意识障碍。

（2）乙状窦血栓：乙状窦血栓最常见的原因是化脓性中耳炎或乳突炎，婴儿和儿童最易受累。临床多见发热、寒战及血白细胞增高。血栓延及上矢状窦或对侧横窦时，出现进行性脑水肿和颅高压症状。

（3）海绵窦血栓：海绵窦血栓多继发于眶部、鼻窦及面部的局部感染，非感染性血栓形成罕见。化脓性血栓形成常起病急骤，临床表现有高热、眼部及眶部疼痛、剧烈头痛、呕吐及意识障碍。眼静脉回流受阻出现眼球突出、眼睑及球结膜水肿、眼睑不能闭合。Ⅲ、Ⅳ、Ⅵ、V1 - 2，脑神经受累出现眼睑下垂、眼球运动受限和复视等。可并发脑膜炎、脑脓肿。垂体受累出现水盐代谢紊乱、垂体功能减退。

（4）大脑大静脉与直窦血栓：大脑大静脉与直窦血栓约占 CVT 的 15%，由于血栓位置位于脑深部，累及间脑和基底节，病情严重，临床以颅高压为主要表现，甚至出现昏迷、高热、去脑强直等。预后较其他静脉窦和大脑浅静脉血栓差。

（5）大脑浅静脉血栓：大脑浅静脉血栓常见于产褥期、脱水、菌血症等，发病突然，表现为局限性或全身性癫痫发作、肢体瘫痪等，而颅高压少见。

三、辅助检查

1. 脑脊液　脑脊液压力可正常或增高，最高可达 $400mmH_2O$ 以上。脑脊液外观清亮或微黄色，合并蛛网膜下腔出血红细胞大量增加。非感染性 CVT，常有少量白细胞，蛋白量可增加。感染性 CVT 白细胞数明显增多。

2. 影像学　影像学对 CVT 诊断起关键作用，包括以下几种类型。

（1）CT：CT 表现分为直接和间接征象，但不是诊断 CVT 敏感的工具。

直接征象包括条索征（常规扫描在皮层静脉、直窦、大脑大静脉处有高密度）、高密度三角征（常规扫描时上矢状窦呈现为高密度）、Delta 征或空三角征（增强扫描后在上矢状窦后部、直窦及横窦可见中心低或等密度、周围高密度现象），具有诊断价值，但阳性率低。间接征像比直接征象常见，包括弥漫性脑水肿、出血性梗死、脑膜强化等。其与动脉出血性梗死不同，表现为梗死部位与阻塞的静脉有关，与脑动脉分布区域常不一致，可伴有形态不规则的多发点状出血。

CT 静脉成像（CT venography，CTV）可作为诊断 CVT 的有效检查手段。CTV 可以显示受累静脉的形态和部位。有研究者认为 CTV 的诊断价值等同于甚至优于磁共振静脉成像（Magnetic resonance venography，MRV）。临床上，CTV 特别适用于对 MRI 检查有禁忌的患者，以及急诊筛查。

（2）MRI：MRI 是诊断 CVT 的首选方法，其特异性征象为相应的静脉窦内，血液流空现象消失，而呈现随不同时期变化的血栓信号。

急性期（发病 1 周内），T_1WI 等信号，T_2WI 低信号；

亚急性期（发病 2 ~ 4 周），T_1WI、T_2WI 均呈高信号；

慢性期（发病 1 个月后），此期血栓信号变化不定，若血管再通后则流空现象重新出现；无正常流空现象，表示持续闭塞。

怀疑 CVT 者，对静脉窦部位要针对性阅片防止遗漏。我们在工作中遇到 CVT 患者，当地医院 MRI 报告正常，仔细阅片后发现病灶：MRI 对上矢状窦、下矢状窦、直窦血栓诊断较为可靠，但对乙状窦和横窦血栓小敏感，对这类病人可进一步行 MRV 检查。

（3）MRV：MRV 能无创、全面、便捷显示脑静脉结构，是目前诊断 CVT 最好的无创方法，表现为病变的静脉窦高血流信号缺失，或表现为边缘模糊且不规则的较低的血流信号。与常规 MRI 比较，MRV 具有不受血栓形成时间的影响，可经不同方向、角度旋转来观察静脉窦病变的优点但 MRV 伪影的存在（或正常情况下出现信号丢失）会影响诊断的精确性：因此 MRV 必须与 MRI 相结合，是目前诊断 CVT 的最佳选择。

（4）磁敏感加权磁共振成像：磁敏感加权磁共振成像（SuscePiltibility weighted imaging，SWI）是一种新近发展的 MRI 技术。它基于血氧合水平的依赖效应和不同组织间磁敏感度的细微差异，对血液代谢产物顺磁性的含铁血黄素、脑内静脉结构、铁蛋白的沉积高度敏感近来研究发现 SWI 对诊断急性皮层静脉血栓具有重要价值。

（5）DSA：DSA 一直是确诊 CVT 的金标准，能够清楚地显示相应静脉窦或静脉闭塞的部位、程度、侧支循环，并可测定动静脉循环时间的延长情况等。其直接征象表现为静脉或静脉窦部分或完全充盈缺损，间接征象为皮质静脉增粗扩张，动静脉循环时间明显延长（>11 秒），主要以静脉期为主（>5 秒）DSA 尤其适用于 MRI/MRV 不能确诊的情况，如皮层静脉血栓或深静脉血栓。需要注意的是，部分患者横窦发育不全，常左右不对称，甚至一侧阙如，这种情况有可能被误诊为横窦血栓形成。

3. 血液学检查

（1）D-二聚体：研究认为血 D-二聚体检测有助于 CVT 的诊断，大多数 CVT 的 D-二聚体水平 >500ng/mL。但对于 D-二聚体检查阴性也不能排除 CVT 的诊断。

（2）部分患者血白细胞及中性粒细胞增高，血小板计数异常。合并免疫系统疾病患者可有血免疫球蛋白增高，血沉增快另外，抗磷脂抗体、蛋白 S、蛋白 C、抗凝血酶Ⅲ等检测可为 CVT 的诊断和治疗提供依据

四、诊断

CVT 多发生于年轻女性和儿童，临床表现多样，必须结合病凶、临床表现、脑脊液及影像学改变，尤其是 DSA 结果，才能作出明确的诊断。

五、鉴别诊断

1. 动脉性脑梗死　动脉性脑梗死多见于具有脑血管病危险因素（高血压病、糖尿病、高脂血症等）患者，急性起病，梗死部位符合某一血管支配区域。而 CVT 起病变化多样，多数呈亚急性起病，梗死病灶不符合动脉血管分布的特点。影像学检查（CT、MRI、MRV、DSA）有助于鉴别。

2. 良性颅内压增高　又称为假脑瘤综合征，是一种发展缓慢、可能自行缓解的颅内压增高。病因主要有：①内分泌失调；②神经系统中毒或过敏反应。脑脊液压力增高，细胞数、生化正常。脑电图及 CT、MRI 正常。有研究表明少数良性颅内压增高与静脉窦的狭窄有关。

3. 颅内占位病变　颅内占位病变到晚期可造成静脉窦尤其是上矢状窦的阻塞，产生与 CVT 相同的症状与体征，易误诊。病史、影像学检查、脑脊液病理学检查有助于鉴别。我

们曾接诊 1 例产后发病、表现为一侧肢体麻木及言语不清的年轻女性，MRI 示左侧额、顶、颞叶及左侧基底节区见大片状异常信号，T_1WI 为等低信号，T_2WI 高信号，DSA 示左侧横窦严重狭窄，左侧乙状窦以下完全闭塞，拟诊为 CVT，抗凝治疗无效，转神经外科行脑组织活检为脑胶质瘤。

4. 颅内炎性病变　脑炎或脑膜炎患者也可表现为头痛、癫痫发作、意识障碍、发热等，尤其是结核性脑膜炎与 CVT 临床相类似。结核性脑膜炎伴有脑膜刺激征，而 CVT 较少出现。脑脊液检查是鉴别两者的重要工具，前者脑脊液细胞数明显增高，糖含量下降，结核菌培养可以阳性。结核性脑膜炎 DSA 检查虽然动静脉循环时间延长，但多数是在颅内压增高的背景下发生的，并且以脑动脉期显影时间延长为主，与 CVT 主要以静脉期延长不同。

5. 脑静脉血管畸形　又称为脑静脉血管瘤，是静脉结构发生畸变的一种病理情况。源于畸形的小静脉，最终汇合于一条粗大、畸形的引流静脉。可发生颅内出血，临床表现为癫痫、神经功能缺损、颅高压症状等。CT 显示有混杂密度的病灶，伴有钙化（不同时期出血），MRI 为高低信号混杂。DSA 表现为三联症：表浅静脉阙如；深静脉汇集（形成"蟹爪"或"水母样"）；粗大引流静脉。尤其是深静脉汇集和粗大引流静脉是 CVT 所不具有的。

（刘静才）

第九节　CVT 的传统治疗方法

一、对症治疗

包括降低颅内压、脱水、维持水电解质平衡等治疗。脱水治疗应适量，防止大量脱水后加重静脉血液黏滞，增加血栓形成。

伴有癫痫发作者给予抗癫痫治疗，躁动明显者给予奋乃静、地西泮类药物。对昏迷患者应加强护理，保持呼吸道通畅，预防肺炎、泌尿道感染、压疮等并发症。对于海绵窦血栓形成导致眼球突出、球结膜水肿，以及角膜反射消失导致的角膜溃疡、球结膜破溃者，应使用眼罩和抗生素眼膏保护眼睛。

二、病因治疗

1. 对于感染性病因造成的 CVT，应进行足量的抗感染治疗。
2. 对于心功能不全者，需改善心功能。
3. 对于严重脱水或长期营养不良者，加强营养，维持水电解质平衡。
4. 伴有自身免疫性疾病，如 SLE、肾病综合征、白塞病者，给予激素治疗，必要时行甲泼尼龙冲击治疗。
5. 伴有血液系统疾病者进行相应的治疗。
6. 伴有血液黏度增高者，给予降低血黏度、改善微循环治疗。

三、抗凝

目前研究表明抗凝有效，是 CVT 的一线治疗方法。即使患者存在出血，也会受益于抗凝治疗。

1. 肝素　肝素化首次剂量 80 ~ 100U/kg 静脉推注，再以 15 ~ 18U/（kg·h）持续静滴，每日监测活化部分凝血酶原时间（APTT）2 次，控制 APTT 在 70 ~ 90 秒。肝素维持 7 ~ 10 天后，改用华法林维持治疗。应用期间应注意血小板及凝血检查，密切观察皮肤、消化道、泌尿道等部位的出血。

2. 低分子肝素　低分子肝素 4000U，皮下注射，2 次/日。华法林应与低分子肝素重叠使用 3 天，INR 达标后停用低分子肝素。低分子肝素对凝血及纤溶系统影响小，出血并发症低。

3. 华法林　华法林首次剂量为 5mg，1 次/日，根据国际标准化比率（INR）调整剂量，目标值为 INR 在 2 ~ 3，疗程 6 个月。对有遗传性或发生两次以上 CVT 的患者需长期口服华法林抗凝。

四、溶栓

目前尚无科学的证据支持溶栓治疗作为 CVT 的一线用药。在充分抗凝治疗的条件下，血栓仍在进展，病情进一步恶化，可考虑采用溶栓治疗。CVT 的溶栓方法有：全身静脉溶栓、局部静脉内溶栓、局部动脉内溶栓。

（刘静才）

第十节　CVT 的介入治疗和手术治疗

抗凝是治疗 CVT 的首选方案，肝素是其一线用药。但是，由于抗凝治疗是防止血栓进一步延伸、加重，已形成的血栓主要是靠机体自溶。对于重症 CVT 患者，抗凝治疗可能不能挽救患者的生命。因此，对于危重症患者或抗凝治疗无效的患者，采取介入或手术治疗CVT 是有必要的。介入治疗包括局部溶栓和机械性取栓，由于介入治疗能够加快血栓溶解，尽快恢复静脉回流，越来越多的试验证明了局部溶栓治疗 CVT 可以取得好的治疗效果（Ⅳ类证据），但目前介入治疗或外科手术治疗 CVT 的病例主要是选择性的，而且是小样本的，还没有随机对照试验证明系统性或局部溶栓治疗 CVT 的安全性和有效性。

一、介入治疗指征

到目前为止，CVT 的介入治疗或手术治疗的指征还不明确，主要根据患者临床情况来决定。血管内介入治疗临床试验的入选标准有：

1. 肝素治疗无效，病情仍在恶化。

2. 临床预后可能差的患者　预后差的因素有：入院时有昏迷、精神异常、深静脉血栓形成、伴有脑出血，这些因素增加了患者的死亡率和致残率。

二、介入手术操作流程

1. 术前准备　术前检查血常规、凝血功能、肝肾功能、传染病四项、心电图、胸片、头颅 CT，建立静脉通道，碘过敏试验，腹股沟区备皮。

2. 介入操作技术　在局麻下或全麻下手术，经股动脉脑血管造影明确诊断，根据动静脉循环时间延长程度，是否累及皮层静脉、深静脉、导静脉、头皮静脉扩张以及静脉窦充盈情况确定 CVT 的范围和程度，为进一步的治疗提供依据。经股静脉穿刺置入 6F 血管鞘，全身肝素化，将 6F 导引导管置于颈内静脉，导管头端位于颈静脉球部，在微导丝引导下将微导管头端插入血栓部位，小心转动微导丝，在血栓内探出一条隧道，尽可能把微导管送到病变部位：上矢状窦远端（上矢状窦血栓形成）或窦汇处（横窦或乙状窦血栓形成），随后经微导管灌注溶栓药物：尿激酶或重组组织型纤溶酶原激活物（rt-PA）。一般建议先在血栓内团注溶栓剂，尿激酶 25 万单位，或 rt-PA 每间隔 1~2 分钟团注 1mg，随后经微导管持续灌注溶栓剂（尿激酶 4~8 万单位/h，或 rt-PA 1~2mg/h），复查造影显示闭塞的静脉窦基本通畅后即可撤出微导管，终止溶栓治疗。若予以球囊导管碎栓或取栓，在微导管到位后需通过交换技术将 3m 微导丝送入到上矢状窦，撤下微导管，将球囊导管或其他介入材料输送到位，然后再进行后续操作。

3. 术后处理　术后停用肝素改用华法林持续抗凝治疗，抗凝药物使用时间根据病因而定。

三、血管内局部溶栓进展

1988 年，Scott 等首次局部使用溶栓剂治疗 CVT。1 例 33 岁男性患者，表现为进展性头痛，他的状况迅速恶化至昏迷，DSA 发现患者上矢状窦、直窦、双侧横窦广泛血栓形成。予以额骨去骨瓣减压治疗，同时经过小切口将导管置入到上矢状窦持续尿激酶灌注治疗，持续 8 小时后，CT 扫描发现颞叶出血。但是患者症状得到缓解，仅有轻度言语困难和短期记忆力损害。因此尽管怀疑出血转化与溶栓有关，但这为 CVT 治疗提供了新的途径。

随后报道了一些小样本研究。Frey 等采用 rt-PA 联合肝素连续治疗 12 例 CVT 患者，这 12 例患者均有严重的症状但无恢复的迹象，MRI 显示伴有脑出血 7 例。治疗包括：肝素抗凝，APTT 延长至 2 倍；经股静脉的静脉窦血栓内局部灌注 rt-PA，每间隔 1~2cm 团注 1mg，然后局部 1~2mg/h 持续灌注。经治疗后 6 例患者血流完全通畅，3 例部分通畅，3 例没有改善。临床症状 5 例完全恢复，6 例好转，1 例无效。Wasay 和他的同事们进行一项多机构回顾性分析，目的是比较尿激酶局部溶栓与肝素系统化抗凝治疗。每组分别纳入 20 例病人，治疗前有 7 例出血性梗死（肝素组 4 例，尿激酶组 3 例）。两组治疗前的基线资料没有差异。出院时尿激酶组神经功能状况较肝素组好，尿激酶组 16 例完全恢复，而肝素组只有 9 例完全恢复（P = 0.001 9）。虽然尿激酶组有 1 例出现硬膜下血肿和 1 例腹膜后血肿，但是没有神经功能恶化和新发的颅内出血。Yue 等通过动静脉联合灌注尿激酶并结合球囊碎栓治疗 6 例重症 CVT 患者，1 例死亡，其余患者得到了很好的恢复。

这些结果令人鼓舞，但 Stam 等进行的一项前瞻性研究的结果却不完全一致。这项试验纳入了 20 例可能预后差的患者。入选患者中，12 例存在昏迷，14 例有出血性脑梗死。除 1 例外，其他患者均在诊断当天或第 2 天开始肝素治疗。溶栓时首先团注尿激酶 12 万~60 万单位，随后 10 万单位/h 持续灌注。15 例联合接受了机械除栓术。结果 9 例患者完全恢复，3 例轻度致残，2 例重度致残，6 例死亡。明显与死亡相关的因素有：恶性肿瘤、颅内大出血、中线明显偏移、开始治疗前延误的时间。溶栓后，5 例出现了颅内出血增加，其中 4 例死亡。这项结果与前面两项结果相矛盾。结合其他资料考虑，一些学者认为伴有颅内出血的患者可能是溶栓的禁忌证。虽然下这种结论太过简单，但我们认为，伴有颅内出血的患者行血管内溶栓治疗应该慎重。

Canhao 等对 CVT 溶栓治疗进行了综述，72 项研究中获得了 169 例患者的相关资料。146 例患者进行了局部溶栓治疗，127 例使用的是尿激酶。出院时，114 例患者预后较好（mRS，1~2 分），10 例不能生活自理（mRS 3~5 分），9 例死亡。用药途径与预后没有明显相关。18 例患者有颅内出血，仅有 5 例出现神经功能恶化，出现颅外出血并发症有 23 例。Cochrane 协作组也对治疗 CVT 的溶栓剂进行了综述，由于没有符合其入选标准的试验而不能得出结论。总之，有证据表明，对于部分重症患者，局部溶栓治疗有利于患者的恢复。

四、血管内机械取栓术

机械取栓术不仅是一种治疗方法，也是药物溶栓的一种补充手段。机械取栓术最早在 1990 年开始用于治疗 CVT。这种方法不依赖于溶栓药物，不仅能够清除血栓，而且能降低出血的风险。机械取栓术包括球囊辅助的取栓和导管血栓切除术。Soleau 和他的同事们回顾性分析了 1992 年到 2001 年他们治疗的 31 例 CVT 病例，8 例病人在抗凝治疗的基础上采用 Fogarty 球囊导管行血栓切除术，其中 7 例（88%）病人有临床改善，1 例病人死亡。与之相比较，10 例病人用了药物溶栓治疗，6 例病人得到了改善，4 例病人有明显神经功能恶化或濒临死亡。随后，Kiirh 等报道了 4 例患者，除了肝素化治疗外，使用 Rheolytic 导管行血栓切除术。4 例病人中 3 例获得临床恢复，围手术期未出现手术并发症。第 4 例病人 CVT 是弥漫性的，所有硬脑膜静脉窦和深静脉系统均被累及，清除这样的血栓在技术上是不可行的，这例患者后来死亡。

Merci 机械取栓装置已被用于去除脑静脉系统的血栓。此技术需要将导管直接送到静脉窦，将小螺旋形装置送出导管头端并推送进血栓内，然后将附着的血栓缓慢地拉回到导管内。目前尚处在经验阶段无对照研究。Penumbra 系统是新一代神经系统血栓去除装置，能起到去除和抽吸急性血栓的作用，它采用一个内有能破碎血凝块和有助于抽吸的再灌注导管。目前有证据表明其治疗 CVT 有效。

资料显示，在联合药物治疗的基础上，机械取栓是合理的、安全的。因此，它可以作为药物溶栓治疗伴有出血性脑梗死的 CVT 的一种选择方法。

五、外科血栓清除术和减压术

在处理 CVT 外科手术的主要作用是降低颅内压，包括去骨瓣减压和血肿清除，被认为是挽救生命的措施。Coutinho 和他的同事在处理即将发生脑疝形成的患者，其他方法作用非常有限，这驱使他们采用去骨瓣减压术来处理这类病人。他们报道了 3 例去骨瓣减压术治疗这类患者，其中两例完全恢复，由于第 3 例患者在手术前已经昏迷了很长时间，因而这例患者虽然行了去骨瓣减压术治疗，但最后未能挽救生命。因此，这种方案主要是用来处理其他方法不能控制的颅内高压患者。

六、CVT 处理流程

虽然介入治疗 CVT 取得了很好的效果，但是病例都是小样本、非随机试验。欧洲神经病学联盟（EFNS）指南建议：在肝素抗凝治疗后无效或神经功能进行性恶化且排除其他引起恶化的原因，在无大面积及出血性脑梗死或即将发生脑疝形成的情况下，可以考虑血管内治疗。但由于伴有颅内出血时，血管内局部溶栓是否能增加出血还不确定，因此有人建议在这种情况下用血栓切除术治疗。

七、待解决的问题

血管内溶栓治疗 CVT 迫切需要多随机对照试验来验证其有效性和安全性，但是由于重症 CVT 发生率很低，单中心研究很难完成，尤其在能够早期确诊的单位。因此，这可能需要多中心乃至多个国家参与才可能完成。同时，CVT 介入治疗方案的选择，即哪些患者应该局部溶栓治疗，哪些患者应该机械取栓，哪些患者应该药物溶栓与机械取栓相结合、药物剂量的根据、微导管留置的时间等，这些问题都有待进一步解决。

（刘静才）

第十一节 CVT 的预后

相对于脑动脉血栓，CVT 预后较好，约 80% 的 CVT 患者经治疗后预后良好。预后的关键在于早期诊断、早期治疗。目前为止最大规模的研究，一组跨国多中心（21 个国家、89 个中心）624 例 CVT 患者发病后 16 个月的调查结果显示，57.1% 痊愈，8.3% 死亡，其他为不同程度的神经功能缺损。脑疝形成是死亡发生的主要原因，昏迷、精神障碍、深静脉血栓，以及合并颅内出血、后颅凹病变被证实具有独立预测死亡的价值。预后差的因素为年龄过大或过小、昏迷、重度颅高压，出现控制不好的癫痫、肺栓塞和严重感染等并发症。Baumgartner 等对 CVT 患者发病后 12 个月进行 MRI、MRV 检查和神经功能评分，结果神经功能评分良好，未再次形成脑静脉血栓。

（刘静才）

脑血管介入的并发症及处理

第一节　概述

随着技术的发展和器材的改良，血管内介入诊治的适用范围不断扩展，治疗病例的难度不断加大，与血管内介入相关的并发症种类也在不断增加。血管内介入法作一种临床新技术，其并发症的发生率和严重程度是决定其能否在临床广泛开展的一个主要因素。而对于具体病例来说，并发症的发生和处理是否得当，是评判介入操作成败的关键因素，因此，介入医生必须高度重视并发症的预防和处理，才能保证操作的成功和患者的安全。

根据发生部位和累及器官，血管内介入相关的并发症可分为四大类，即系统性并发症、穿刺点并发症，治疗局部并发症以及终末器官（神经系统）并发症（见表 12 – 1）。系统性或穿刺点并发症也可发生于其他介入操作中。而治疗局部并发症和神经系统并发症是脑血管介入所特有的。相对于内膜剥脱术而言介入治疗的并发症发生率较低。但也有一些解剖因素和伴随因素会增加介入治疗的危险性。

表 12 – 1　脑血管介入治疗相关的并发症

系统性并发症	穿刺点并发症	治疗局部并发症	终末器官并发症
心动过缓	血肿形成	血管痉挛	中风
心搏暂停	穿刺点出血	颈外动脉闭塞	TIA
低血压	腹膜后出血	动脉内膜夹层	过度灌注综合征
心肌梗死	假性动脉瘤	动脉穿通	意识丧失
充血性心力衰竭	动静脉瘘	支架内血栓形成	脑出血
肾衰竭	动脉血栓形成	保护伞内血栓形成	癫痫发作
	感染	主动脉弓损害	多发梗死性痴呆
		支架远端成角	
		支架展开不够	

（李树森）

第二节　系统性并发症

一、常见的系统并发症

SAPPHIRE 研究表明，脑血管介入治疗可以引起心脏并发症。围手术期心肌梗死的发生率为2.6%。导管或导丝进入主动脉弓、心腔或颈动脉壶腹内均可诱发心律失常。由于在颈动脉分叉处实施球囊成形或支架置入术时对血管壁的牵拉和扩张，刺激压力感受器，导致迷走神经张力增加，可导致低血压、心动过缓、甚至心搏暂停。心律失常在治疗先天性颈动脉分叉部狭窄时更容易出现。这些系统性并发症在内膜剥脱术时也可发生，尤其在切开颈内动脉壶腹部的过程中，但其严重程度较轻，持续时间也较短。由脑血管造影或介入治疗诱发的心律失常有时可进一步导致充血性心力衰竭或心肌梗死。另外，过多使用造影剂引起血浆渗透压改变也可引起或加重充血性心力衰竭。过量使用造影剂还能诱发严重肾功能不全或肾衰竭。因此，实施颈动脉介入治疗或脑血管造影时，一次操作造影剂的总量最好不要超过150ml。对于心肾功能异常的患者，造影剂的用量更应严格控制。

二、系统并发症的处理方法

1. 心动过缓和心跳骤停的防治方法　在早期颈内动脉介入治疗时，实施介入治疗前常为患者安置临时心脏起搏电极。Harrop等研究表明，术前安置的临时心脏起搏电极，有62%在介入操作过程中启动。但这一应对措施本身也会带来并发症，有报道称临时心脏起搏电极穿通心壁后可导致死亡。因此，如有必要，应随时准备好临时心脏起搏器（包括血管鞘、临时心脏起搏电极及起搏器），以备及时启用。永久性心脏起搏器仅限于特殊病例（如本身有病窦综合征或心动过缓的患者）。如果心律失常能及时得到处理，很少需要实施心脏起搏。在球囊扩张前给予0.5mg或1.0mg阿托品往往能预防或减轻心动过缓的发生，一般建议使用0.5mg即可。阿托品应在球囊扩张前1分钟静脉推注。对于有心动过缓以及正在服用β受体阻滞剂或地高辛的患者，注射阿托品后有时会出现心率急剧增快的反应。而这些患者球扩后心率减慢的反应往往较为明显，因此应适当加大阿托品的用量（1.0mg）。内膜剥脱术后发生颈内动脉再狭窄的患者，由于手术已切断了血管壁上部分迷走神经分支，因此这些患者在球扩时一般不会出现严重心律失常和低血压反应。因此术前可不给予阿托品，但应将阿托品抽取备用。已经置入永久心脏起搏器的患者，不需要降低迷走张力，因此球扩前也无需给予阿托品。但这些患者有时会出现低血压，必要时应给予适当干预。

2. 围手术期低血压处理　颈内动脉介入治疗后发生的低血压大多与心动过缓有关。但在某些血管成形或支架置入病例，血压的下降可能较心率下降更明显，同时，低血压持续的时间也较心动过缓长。对于这些患者，可先用阿托品治疗心动过缓。另外，可以考虑加大输液量，因为低血容量往往使血流动力学反应更显著。根据情况，操作过程中或术后短期可使用血管收缩药物。常用的缩血管药物有去甲肾上腺素和多巴胺等，应根据血压的监测情况决定药物的使用剂量和使用时间。一般情况下，应使收缩压保持在100mmHg以上。如患者同时有其他症状（由于脑或心肌低灌注引起），可适当再调高血压。多数情况下，血管收缩药物仅需在术后数小时内使用，个别情况可能要延续到24小时或更长时间，一些学者所做的颈动脉支架患者术后应用升压药物最长达2周左右。部分患者需要临时终止抗高血压治疗，或出院时减低抗高血压药物的剂量。在支架置入术后约2周血压一般会恢复到术前水平。因此，术后2周内定期血压监测、适时调整降压药物是非常重要的。

3. 术后高血压的处理　在内膜剥脱术中常见到剧烈而持续的血压升高，在颈动脉介入治疗中这种情况并不多见。如果出现血压急剧升高，需要积极干预。因为颈动脉介入治疗后颅内出血的发生率高于内膜剥脱术。应将收缩压控制在150mmHg以下。患者发生心动过缓或低血压一般多在操作过程中，术后如果血压仍高，也应积极予以控制。研究表明，术前基础血压偏高的患者围手术期并发症也较高。

4. 其他系统并发症的处理　介入操作还会出现其他一些系统并发症，包括感染和肾功能损害等。如果患者有全身感染的指征，应给予相应的抗生素。如果出现肾功能损害，可给予输液等处理。

（李树森）

第三节　穿刺点并发症

一、概述

根据文献报道，脑血管介入治疗的许多并发症都与穿刺点有关。常见穿刺点并发症包括皮下出血（血肿）、假性动脉瘤、动静脉瘘、血管夹层形成、血管撕裂、下肢动脉血栓形成、腹膜后出血、神经损伤、穿刺点感染等。这些并发症的产生与介入操作的复杂程度有关，也与穿刺方法、穿刺血管、穿刺点选择、穿刺次数和器材等有关。常规血管造影的穿刺点并发症在2.0%左右，而颈动脉介入治疗的穿刺点并发症大约在5%左右。

早期介入治疗是采用血管切开法实施的。因为损伤大，切开部位并发症高，操作复杂等缺点，极大地限制了早期介入技术的发展。之后发展了针外导管法和针内导管法。1953年，Seldinger创立了安全穿刺技术（Seldinger法）。这种技术显著减少了穿刺点的损伤程度，明显降低了穿刺点并发症。目前除了特殊大血管介入治疗外，基本采用这种穿刺法。

介入治疗入路的不同也会影响到穿刺点并发症的发生。由于股动脉管径较大，可放置较大管径的血管鞘，手术操作视野开阔而为绝大多数介入治疗所采用。而选择合适的穿刺点和娴熟的穿刺手法是减少穿刺点并发症的重要因素。选择正确的穿刺点应充分考虑患者的身高、体型、胖瘦、下肢有无畸形、血管的韧性等诸多因素。一般右利手操作者选择右侧股动脉为穿刺部位。操作人员必须在术前准备阶段触摸腹股沟动脉搏动情况，以排除明显的血管狭窄、硬化和闭塞。如怀疑穿刺点血管有病变，可考虑用B超进一步明确，也可选择对侧为入路。对于右侧下肢截肢、严重畸形、曾实施疝气修补术、穿刺部位有皮肤感染或血管明显硬化的患者，也应考虑经左侧股动脉或上肢动脉为穿刺点。

一般认为穿刺点并发症应控制在10%以下，而严重并发症更应控制在5%以下。这一比例是针对波立维充分抗凝并使用6~8F血管鞘而言。穿刺点血管正常、穿刺技术精确、穿刺点处理良好是介入治疗顺利实施的基本保证。有许多学者主张介入治疗后使用血管缝合器。尽管文献报道使用血管缝合器的并发症少，但这种器械有时会引起额外的并发症，严重时可能导致截肢。

对于脑血管介入操作而言，若血管没有异常，左右股动脉作为介入治疗的入路应该没有明显差异。如果患者有严重腹主动脉狭窄或双侧髂动脉狭窄，应考虑使用肱动脉作为介入入路。未经治疗的腹主动脉瘤也应使用肱动脉入路。使用交换导丝和无血流控制装置的大型号血管鞘容易引下肢动脉血栓。

经肱动脉入路实施颈动脉支架置入术已经有成功个案报道。这一入路虽然操作距离短，但操作角度往往不够理想。因此，必须仔细研究主动脉弓造影结果以判断肱动脉入路的可行性。一般选择没有锐角的入路。当对右侧颈动脉分叉部实施介入治疗时，左侧肱动脉一般为较好的入路，这样可以使导丝沿主动脉弓上缘先下行后上行进入右侧颈动脉，导管在主动脉弓内走行数厘米后进入无名动脉，这样导管可保持一定张力。肱动脉入路常采用渐进式球扩法以避免血管撕裂。左侧颈动脉狭窄的患者两侧肱动脉入路均可考虑。由于左侧颈总动脉开口与无名动脉或左锁骨下动脉开口之间距离较短，这样使进入左侧颈总动脉的通路形成一个发卡样迂回。当左侧颈总动脉发自无名动脉时，应考虑以右侧肱动脉为入路。

二、常见穿刺点并发症和处理方法

1. 穿刺点出血　穿刺点出血是经股动脉介入治疗最常见的穿刺点并发症。实施血管介入操作的患者，术后需要输血者在 1.8% ~ 6.5% 之间。与穿刺点出血有关的常见因素见表 12 - 2。

表 12 - 2　影响穿刺点出血的因素

女性	体重过轻
高血压	肥胖
置鞘时间过长	肝素用量较大
血管鞘直径较大	同时使用溶栓药物
高龄	

在开展脑血管造影或介入治疗时，使用 6F 导管比使用 7F 或 8F 导管的穿刺点并发症要低（大约在 1 : 2 之间）。而一些研究报道，血管鞘的直径似乎与穿刺点并发症关系不大。在实施颈动脉成形或支架置入术后停止使用肝素一般对介入治疗的效果没有明显影响，但可显著降低出血的发生。因此，建议术后尽早拔除血管鞘。有些介入治疗术前或术中需要使用血小板糖蛋白 II b/III a 受体抑制剂（如阿昔单抗，替罗非班），这时应适量减少肝素用量（70IU/kg）。

穿刺点附近如果出现了突出性包块，提示可能发生了血肿。然而，在较肥胖的患者，血肿发生后局部可能没有明显变化。穿刺点出血的治疗应根据出血量和有无继发血流动力学改变而定。少量出血可以使用机械压迫法处理，有的需要使用反转血液低凝状态（去肝素化）。如果在使用这些方法后穿刺点出血仍没有控制。应考虑进一步的介入治疗或用外科方法止血。

如果有出血并发症的患者正在使用阿昔单抗，可以输注血小板，一般这种新输注的血小板不受原先已经与血小板结合药物的影响。但这一原则不适用于小分子血小板糖蛋白 II b/III a 受体抑制剂，如依替巴肽，替罗非班等。因为这些小分子是竞争性受体抑制剂而不是与受体紧密结合的受体。因此血液中存在的未结合药物可以再作用于输入的血小板。但这些药物的半衰期较短，其抗血小板的作用在数小时后即开始减弱。

2. 腹膜后出血　文献报道介入操作后发生腹膜后出血的发生率在 0.12% ~ 0.44% 之间。股动脉高位穿刺（如穿刺点越过或接近腹股沟）或股动脉后壁穿通均明显增加腹膜后出血的几率。穿刺者熟悉腹股沟附近血管及其他解剖结构，对于选择合适的穿刺点并减低腹膜后出血的发生率是非常有益的。穿刺点应选择在股骨头中 1/3 对应的股动脉。

腹膜后出血的临床症状包括低血压、腹部膨隆和饱满、下腹部疼痛等。腹、盆腔 CT 扫描或 B 超探查往往能确诊腹膜后出血。如怀疑有腹膜后出血，应立即停止使用抗凝剂并使血液去肝素化。如患者有低血容量表现，应根据情况输注晶体液体、血液成分或全血。如果腹膜后出血引起明显血流动力学改变，可通过对侧股动脉行紧急血管造影以明确出血部位和程度。如造影中发现有活动性出血，可以使用球囊压迫止血，这一方法往往能使患者情况迅速稳定下来。如长时间球囊压迫仍然不能终止出血，可考虑放置带膜支架以封闭出血点。如以上方法均告失败，应及时用外科方法开放止血。

一旦确诊腹膜后出血要立即给予平卧位，腹胀严重者给予插胃管达到胃肠减压的目的，必要时可给予灌肠处理。可根据情况使用止血药物。同时及时行交叉配血，快速补液、以扩充血容量，并根据情况给予输血。如果有条件应该监测中心静脉压，而后根据监测结果调整输液、输血的量及速度。

腹膜后血肿可分为稳定型和扩展型，稳定型常是小血管破裂引起，易局限并停止。此型血肿大小无变化或逐渐缩小，血肿无波动。在给予输液或输血后生命体征可逐渐趋向平稳。稳定型血肿多采取保守治疗。扩展型血肿常由于大血管破裂，血肿迅速扩散到腹膜后间隙，动态观察时可见血肿逐渐增大，血肿呈现明显的波动性，患者生命体征不稳定，血压持续性下降，心率增快、脉搏减弱等。此种类型要尽快采取手术治疗。因腹膜后血肿压迫刺激腹腔神经丛，腹痛是最常见的症状，部分患者可有腹胀、腰背痛、肠鸣音减少，血肿巨大或有血液渗入腹腔者可有下腹部腹膜刺激征。在诊断时要注意与急腹症鉴别。同时因病情突然变化，患者常极度恐惧、紧张，应及时对患者做好耐心、细致的解释工作，尽量使患者情绪稳定。对一些过于恐惧和紧张的患者可适当使用镇静剂。但是要注意尽量使用对血压无影响或影响较小的药物。

3. 假性动脉瘤　如出血后血肿与管腔之间有血流交通，就形成一个假性动脉瘤。文献报道，介入操作后实施常规超声探查发现假性动脉瘤的发生率高达 6%。股动脉低位穿刺（穿刺点位于股浅动脉或股深动脉）可明显增加假性动脉瘤的发生率。其他与假性动脉瘤相关的因素包括女性、年龄大于 70 岁、糖尿病和肥胖。

出现假性动脉瘤的患者往往在介入操作数天后有穿刺部位疼痛感。局部检查可以触摸到有波动的液性包块，听诊时可闻及收缩期血管杂音。假性动脉瘤的治疗方法要依据瘤体的大小、严重程度以及是否继续要抗凝治疗而定。对于直径小于 2cm 的假性动脉瘤，一般会自发消失，临床仅需密切观察其有无变化。较大的假性动脉瘤可采用超声定向压迫、经皮凝血酶/胶原注射、动脉瘤弹簧圈栓塞或带膜支架置入等方法治疗。这些方法无效时考虑用外科修补法治疗。下面介绍假性动脉瘤的处理方法。

（1）延长压迫时间：轻微的假性动脉瘤，可以通过延长压迫时间进行治疗。压迫的过程中，要注意观察足背动脉的搏动情况。

（2）超声定向压迫法：1991 年，Fellmeth 等报道了超声定向压迫法治疗股动脉假性动脉瘤。这种方法治疗假性动脉瘤的原理是，在超声定向下压迫动脉瘤颈部，使瘤体内形成血栓，达到阻断瘤腔与管腔之间交通的目的。据文献报道，这一方法的成功率在 55%～90%之间。虽然多数病例都可用这种方法成功治疗，但这种方法也有局限性。实施这种操作耗时费力。压迫时间一般在 10～300 分钟之间，平均为 30 分钟。在实施过程中，因为会引起患者不适和疼痛，往往需要给予镇痛和镇静剂。如果操作后患者仍需抗凝治疗，则患者发生瘤体破裂和动脉瘤再发的可能性增加。因此必须密切观察治疗部位有无变化以及全身状况。影响治疗成功率的因素包括肥胖、瘤体过大、使用抗凝药物以及压迫时患者反应明显等。穿刺部位有感染、血肿压力高或下肢有明显缺血症状时不应使用压迫法。

（3）超声定向凝血酶注射法：在超声引导下将凝血酶注射到假性动脉瘤内也是一种有效的方法。尽管这种方法早在1986年就已经被用来治疗假性动脉瘤，直到最近这种方法才被广泛认可。文献报道，在超声定向下注射牛凝血酶（500～10 000U）治疗股动脉假性动脉瘤的成功率约在86%～97%之间。凝血酶注射法的一个潜在危险是注射的凝血酶可能进入到循环血液中引起肢体远端血栓形成。文献中已见到多例患者在凝血酶注射后发生了肢体远端血栓形成。在注射时将针头背对着瘤颈可以降低凝血酶进入血管腔的可能性，从而减少下肢动脉血栓发生的几率。另一种能有效减少下肢动脉血栓形成的方法是，在注射时用球囊临时封闭动脉瘤在血管上的开口。用这种方法治疗假性动脉瘤也有多例报道。其操作过程是，经对侧股动脉穿刺成功后，将与治疗血管管径相当的球囊释放到动脉瘤开口处，这时股动脉内的血流被阻断，进出动脉瘤的血流也同时被阻断。然后再将凝血酶注射到瘤腔内而不会发生远端血栓形成。另外，球囊对血流的阻断也有利于瘤腔内血栓形成，减少凝血酶的用量。在实施凝血酶注射法治疗假性动脉瘤时，对于曾使用过凝血酶或牛血清蛋白的患者有发生交叉过敏反应的可能。这些过敏反应可表现为低血压、心动过缓、凝血因子抑制因子形成等。因此有牛血清蛋白应用史的患者应作皮试以排除发生严重过敏反应的可能。

（4）胶原蛋白降解物注射法：经皮注射胶原蛋白降解物治疗股动脉假性动脉瘤是一项新技术。2002年Hamraoui首次报道了经对侧股动脉造影指导下，将牛胶原蛋白注射到假性动脉瘤的瘤腔内。这一技术的成功率高达98%。这一方法的优点是瘤颈部胶原栓子脱落发生的比例很低，也没有发生交叉过敏反应的报道。缺点是要经对侧股动脉造影，而且需使用较大的血管鞘。

（5）带膜支架法：用带膜支架法封闭股动脉假性动脉瘤也有多项研究报道。Weigand报道了用带膜支架法成功治疗32例假性动脉瘤患者。Thalhammer等报道了用带膜支架法成功治疗16例假性动脉瘤患者。当假性动脉瘤发生在股动脉分叉处时，一般不适合使用带膜支架治疗。因为这一部位释放支架有导致其中一支血管闭塞的可能。在股动脉放置支架后，这个部位以后将不能再作为介入治疗的入路。带膜支架置入后有发生支架内血栓形成及血管闭塞的可能，对于股动脉血流量小的病例这种可能性更大。

（6）弹簧圈栓塞法：用弹簧圈栓塞法治疗假性动脉瘤也有成功的病例报道。Waigand等报道了12例用弹簧圈封闭动脉瘤与动脉之间的通道。对于窄颈动脉瘤，可通过3F的Tracker导管释放0.014in的弹簧圈（3mm×40mm），瘤颈较宽大时，可用较大的弹簧圈（0.35in，6mm×30mm）通过5F造影导管释放。弹簧圈栓塞法是一种有效治疗股动脉假性动脉瘤的方法，缺点是操作过程有时很耗时。另外，如果弹簧圈填塞不紧密，在弹簧圈之间还会有一定血流。如果弹簧圈放置很浅，有时会引起填塞局部的不适和表面皮肤坏死，部分病例弹簧圈逸出可导致远端血管的栓塞。

（7）外科修复：目前用外科方法修复假性动脉瘤已大多被非手术方法所替代。外科手术尽管非常有效，但常常会伴随一些外科性并发症，如术后治疗部位不适、瘢痕、伤口感染、费用增加以及住院时间延长等。目前国外一般在非手术法失败后才采用外科法进行修复。

4. 动静脉瘘　动静脉瘘的产生是由于穿刺针同时穿过股静脉和股动脉，当拔出血管鞘后在动脉和静脉之间形成了瘘道。文献报道血管内介入操作后动静脉瘘的发生率约为0.4%。穿刺点过高、过低或偏内侧，多次穿刺尝试以及凝血时间过长均会增加动静脉瘘的发生几率。动静脉瘘形成后可能于术后数天后才出现临床症状。动静脉瘘在临床上一般表现为穿刺部位持续存在的来回性血管杂音。在有些情况下，由于静脉扩张，下肢出现水肿或压痛，个别严重情况下，会发生供血不足或盗血现象。彩色多普勒血流检查可辅助确诊动静脉瘘。

大多数由穿刺引起的动静脉瘘都较轻，不会对血流动力学产生明显影响，并可自行缓解。有症状的动静脉瘘需封闭治疗，以防止血液分流加重，引起下肢水肿、疼痛和坏死等症状。用超声定向压迫法或带膜支架封闭瘘道开口均为可行的方法。1994年，Uhlich报道了一例用带膜支架成功封闭严重动静脉瘘。Waigand也报道了用带膜支架治疗21例动静脉瘘患者。带膜支架治疗动静脉瘘的一个明显并发症是支架内血栓形成的比例较高（12% ~17%）。

也有用弹簧圈栓塞技术治疗动静脉瘘的小样本报道。但是，这方面的技术还不很成熟。在经皮介入治疗不成功的情况下，可以考虑用外科手术的方法修复动静脉瘘。

5. 下肢缺血　穿刺的股动脉或其分支血管发生血栓形成的比例很低，文献报道一般不超过1%。发生下肢动脉血栓的危险因素包括在相对较小的动脉使用较大的血管鞘和导管（导管动脉不匹配），患者有原发性血管疾病、高龄、心肌病以及存在血液高凝状态（如血液中蛋白C或蛋白S缺乏，存在狼疮性抗凝物）等。另外，血管夹层或痉挛也会诱发下肢动脉血栓形成。

下肢动脉血栓形成的典型临床表现为下肢缺血症状（五P症）：疼痛、皮肤苍白、麻木、无脉、皮温低。通过详细体检常常能发现下肢缺血，双功能多普勒往往能确诊下肢动脉血栓。如果患者在介入操作后出现下肢缺血症状，应及时行血管造影以明确下肢缺血的解剖学基础。如发现有动脉血栓形成，可以实施球囊扩张术以使血流恢复再通，在球囊扩张后可选择注射溶栓药物、置入支架或血栓旋切等方法。同样，如果这些介入方法失败，也可考虑用外科的方法切除血栓并行血管再建。

6. 血管夹层形成　介入操作后发生医源性股动脉或髂动脉夹层形成的发生率在0.01% ~0.4%之间（图12-1）。穿刺部位动脉夹层形成也可诱发下肢远端缺血、假性动脉瘤和动脉血栓形成。如怀疑有动脉夹层形成，最好是行血管造影以明确夹层形成的部位和程度。动脉夹层形成的治疗方法包括球囊血管成形术和血管内支架置入术。如果较为明显，限制了局部血流通过，也可考虑用外科修复法进行治疗。穿刺造成的向夹层如远端未穿通可不予特殊处理，短时间内观察如破裂口附近无血栓形成，夹层一般可自行闭合。

7. 感染　文献报道介入操作后，穿刺点感染的发生率在1%以下。穿刺点感染最常见的病原微生物是金黄色葡萄球菌和表皮葡萄球菌。热源效应一般在介入治疗数小时后出现，表现为发热、寒战和昏睡。有感染指征时，应根据患者情况选用合适抗生素进行治疗。必要时应行病原微生物培养和药敏试验。

8. 上肢穿刺相关的并发症

（1）桡动脉穿刺相关的并发症：桡动脉穿刺的优点是操作后很容易止血，因为桡动脉较为表浅，短时压迫后患者即可正常活动。在行桡动脉穿刺前，必须做Allen试验（Allen试验可用来判断手部的桡尺动脉循环情况，具体操作是：嘱患者用力握拳，术者在腕部以上2cm处同时用力压迫桡动脉及尺动脉，然后嘱患者快速松开握紧的拳头，此时患者手部因缺血而呈苍白状，然后术者松开对患者尺动脉的压迫，开始观察患者手部皮肤恢复红润所需时间，>10 秒则为 Allen 试验阳性，说明手部的尺动脉 – 桡动脉循环不足，Allen 试验阳性者不合适行同侧上肢的桡动脉穿刺及置鞘），以排除介入治疗时由于桡动脉血流阻断引起手坏死的可能。桡动脉作为脑血管介入治疗的缺点是动脉管径太小（只可置入 6F 及 6F 以下的血管鞘）。因此可作为脑血管造影、椎动脉及颅内段血管介入治疗的入路，在做颈动脉介入治疗时使用较少。

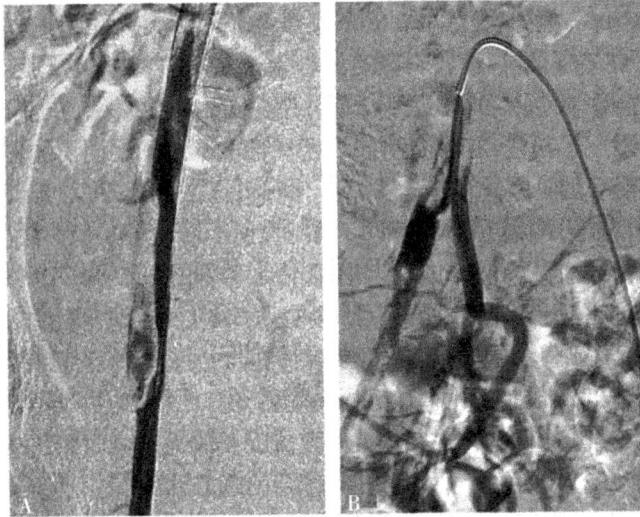

图 12 – 1　股动脉夹层

A. 股动脉夹层；B. 股动脉夹层导致髂外动脉次全闭塞

（2）肱动脉穿刺相关的并发症：早期的心脏介入操作多采用肱动脉切开法进行。自从 Seldinger 技术在临床开展以来，以肱动脉为入路的方法多为股动脉穿刺所替代。目前只是在髂动脉或下腔动脉有病变时才采用肱动脉入路。文献报道肱动脉入路较股动脉入路的穿刺点并发症约高 4 倍（0.96% vs 0.22%）。肱动脉穿刺最常见的并发症包括出血、血栓形成、假性动脉瘤形成及臂丛神经受压等。与股动脉穿刺相比，肱动脉穿刺血栓形成相对于出血的比例更高。如果介入操作后发现患者脉搏消失或有其他缺血表现，应及时行超声或造影检查。确诊有血栓形成的患者可行血管内溶栓或血栓旋切术。如造影发现有内膜夹层形成，需行球囊血管成形术或支架置入术以恢复血流。同样，如果介入手段不能解决，也需要外科修复。

9. 血管吻合设备相关的并发症　应用血管吻合设备的目的是促进介入的后止血，缩短患者制动时间，减少住院日期。根据文献报道，目前所使用的血管吻合设备均能达到上述目的。然而，这些血管吻合设备并不能降低穿刺点并发症，此外，还会带来一些额外并发症。

在美国弗吉尼亚州 Lynchburg 总医院所作的一项大样本研究表明，股动脉穿刺后使用血管吻合设备的技术失败率为 8%，出血发生率为 0.2%，假性动脉瘤发生率为 0.5%，动脉狭窄发生率为 1.4%，感染发生率为 0.2%，需要外科修复者为 1.6%。其他大样本研究也表明使用血管吻合设备的止血效果与手工压迫的效果相当，而使用血管吻合系统的并发症较高。

10. 压迫设备相关的并发症　目前国内介入治疗多采用人工压迫的方法，个别医疗机构使用了机械压迫法。常用的机械压迫法有 C 型钳压迫法和充气囊压迫法。机械压迫法优点是解放了医生及费用相对血管缝合装置低廉，缺点是压迫物随患者的活动易移位，同时压迫后不方便观察出血情况。而且研究表明机械压迫的局部出血发生率较高，有时还需要转换为传统的压迫方法，而且压迫时患者往往有明显的不适症状。

（李树森）

第四节　介入治疗局部和周围血管的并发症

目前报道的脑血管病介入治疗局部的常见并发症有十多种，这些并发症有的无关紧要，如颈动脉分叉部位支架置入术后出现的颈外动脉闭塞，一般不会产生明显的不良反应。而有一些治疗局部的并发症则会产生严重的后果，有的甚至是致命性的，如颈动脉穿通或远端动脉夹层形成。

1. 颈外动脉闭塞　在接受颈动脉分叉部支架置入术的患者，由于支架跨过颈外动脉开口，因此许多患者术后会出现颈外动脉闭塞。目前还没有关于颈外动脉闭塞后有任何不良反应的报道。不过，颈外动脉闭塞后，如果将来本侧的颈内动脉需要介入治疗，导引导丝将无法再放置在颈外动脉内。由于不产生明显的不良反应，颈外动脉闭塞无需任何治疗。

但有种情况例外，处理同侧的颈内动脉窦部病变时，支架需覆盖颈外动脉开口，而对侧的颈总动脉已发生闭塞，同侧的颈外动脉通过面部血管及对侧眼动脉为对侧颈内动脉颅内段提供血供时，需注意保护同侧的颈外动脉免发生闭塞，一旦发生同侧颈外动脉的严重狭窄或闭塞，这时可通过颈内动脉支架的网孔行颈外动脉的球囊成形术或支架术。临床上有患者因双侧颈外动脉发生闭塞后相应供血组织出现缺血的表现，如牙龈萎缩、舌部的味觉减退、面部特别是鼻尖在寒冷天气易发生冻伤等。

2. 血管痉挛　一般血管痉挛多发生于介入操作的血管或其远端分支。最常见的血管痉挛发生于颈内动脉（图 12-2）。容易发生血管痉挛的部位包括支架释放处的远端，在一些严重情况下，这种血管痉挛会导致血流的完全阻断。血管痉挛也可由于导管末端的刺激引起，但这种情况相对较为少见。另外，脑保护装置放置的部位也是血管痉挛发生的常见部位。一般放置支架处不会发生血管痉挛。如果判断支架置入处发生了血管痉挛，往往是将其他情况如血管夹层形成等误判为血管痉挛。

血管痉挛有时会引起严重的后果。严重的痉挛有时需和动脉夹层形成，脑保护装置内血栓形成以及支架内血栓形成相鉴别。因此当判断一旦有严重的血管痉挛发生且介入治疗还需继续进行，必须立即进行处理。可直接经导管将硝酸甘油注射到颈动脉内（500μg 硝酸甘油溶解于 10ml 生理盐水中，取 2ml 含 100μg 硝酸甘油一次注射）。每隔 5 分钟可以追加一次注射。注射前后必须对患者的血压和心率情况进行监测，以防止低血压的发生。如果痉挛的动脉血流明显减少，可考虑额外给予肝素或使用血小板糖蛋白 IIb/IIIa 受体抑制剂。如果血管痉挛发生时介入治疗已经结束，应及时退出脑保护装置，一般由于脑保护装置刺激血管壁导致的血管痉挛，脑保护装置撤除后血管痉

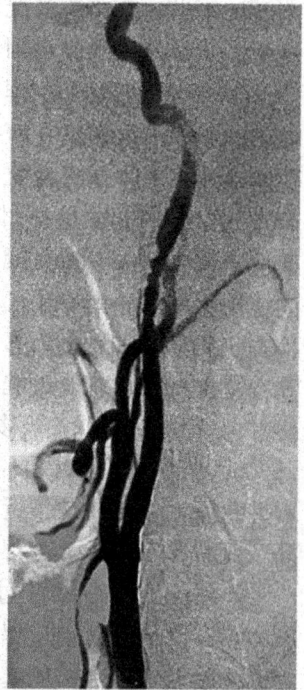

图 12-2　颈动脉支架置入后出现血管痉挛

挛可逐渐自行缓解。

3. 颈动脉穿孔　在介入治疗过程中发生动脉穿孔的情况比较少见。发生动脉穿孔往往是由于对治疗血管的过度扩张。由于颈动脉分叉部位的狭窄往往都伴有明显的钙化，有大块的斑块，有的形如硬板。因此这种狭窄血管在实施较高压力的球囊扩张时，有发生破裂和穿孔的可能。因此，多数的介入医生在执行支架置入术后扩时，在允许的范围内，一般选用稍小的球囊。这种选择一方面可以减少支架处斑块的脱落，另一方面也可减低血管撕裂或穿通发生的几率。一旦发生严重的血管破裂或穿通，可置入带膜的自膨胀支架，或行外科的开放修补。

4. 动脉内膜夹层形成　动脉内膜夹层形成的好发部位与血管痉挛的好发部位基本相同。内膜夹层形成发生的可能原因包括对治疗血管的过度扩张，治疗部位远端未被支架覆盖的斑块受到挤压，以及由于脑保护装置释放以后移位引起的血管损伤。轻度的动脉内膜夹层如果不引起明显的管腔狭窄，在动脉内壁没有明显的造影剂滞留现象，可以不需要特殊处理。如果判断有轻度的动脉内膜夹层形成，应暂停介入治疗，数分钟后行动脉造影，以判断夹层有无变化。如果造影提示管腔内流受到影响，应考虑给予额外的抗凝治疗或血小板糖蛋白Ⅱb/Ⅲa受体抑制剂。如在颈动脉分叉部发生了严重的动脉夹层，应考虑使用支架治疗。一般选择直径稍小，长度稍短的支架放置在夹层发生处。一般不采用较长的支架覆盖原先的支架。在跨过颈动脉分叉部释放支架后，由于支架贴壁性欠佳，在作评估造影时往往会看到类似于动脉夹层形成的血流现象。对于这种情况应从不同角度进行造影详细评估，以免引起误诊。

5. 颈动脉支架内血栓形成　如果颈支架释放后没有充分展开，则支架内容易发生血栓形成。因此，在多数情况下支架置入后要进行后扩，以保证支架扩张到最低的限度。引起支架内血栓形成的其他原因包括支架近端或远端的结构性异常，或患者存在血栓形成的诱因。颈动脉支架内血栓发生率很低，国外有零星报道，可能和一些术者在颈动脉支架术中选用的球囊直径偏小有关，但有些学者在＞2000例的颈动脉支架经验中，未发生颈动脉支架内血栓。如果血栓发生，应立即再次测定凝血时间，根据测定结果调整肝素的用量，必要时使用血小板糖蛋白Ⅱb/Ⅲa受体抑制剂。如果是在脑保护装置已经释放的情况下发生支架内血栓形成，脑保护装置也可能是引起血栓形成的原因。这时，应将脑保护装置放在原位，将一根长100cm或125cm的5F直端或弯端导管放置到支架近端对支架内段和保护装置近端进行抽吸。可将抽吸导管沿着0.014in导丝推进。如果完全抽吸后血栓仍然存在，可将2mg t-PA溶于5ml生理盐水中冲洗血栓。也可以考虑用机械溶栓的方法进行治疗。

6. 支架移位　支架移位主要与支架和扩张压选择不当有关。选择的支架过小，或扩张压力不足，使支架展开不充分，未完全贴壁，这时支架容易移位。另外在治疗串联病变放置多个支架时，若先放置近端支架，在放置远端支架时介入材料通过近端支架时可能会引起近端支架移位。

7. 血流过缓　血流过缓的发生几乎无一例外的与支架的形态异常有关，不管是近端还是远端。解决问题前应保证管道通畅。血流过缓可能是由于支架的近端或远端发生了内膜夹层，血管痉挛，血管闭塞，支架内发生了不完全血栓形成或有较大的栓子。

8. 保护伞内血栓形成　常用的脑保护装置有两种，一种是球囊保护装置，一种是滤过保护装置。球囊保护装置在释放支架或扩张血管时需要阻断血流。而滤过装置在介入治疗过程中打开但不阻断正常血流。因此，如果滤过装置（保护伞）释放后，出现血流阻断或血流缓慢，则可能发生了保护伞内血栓形成。如果明确保护伞内有血栓形成，应该保持保护伞在原位，和处理支架内血栓一样，将抽吸导管放置到血栓的近端进行抽吸。需要注意的是抽吸必须彻底以致保护伞内完全没有有形物质被吸出为止。在充分抽吸后回收保护伞。如果抽吸后需要球囊扩张或放置支架，应该重新使用一个新的保护伞。如果抽吸物主要由新形成的血栓组成，而很少有动脉粥样硬化斑块，这应考虑抗凝和抗血小板药物的剂量是否充足。

9. 支架远端成角　支架释放后，在其远端形成一个尖锐的角度，这种情况往往是由于术前对于颈动脉系统血管扭曲程度的估计不足造成的。支架释放后治疗血管的潜在成角由于支架的张力作用而向远端移行，因此在支架的远端形成一个锐利的夹角。最糟糕的情况是在支架的紧邻部位形成夹角。轻度的成角可以暂不予处理。没有血流动力学改变的中等程度成角应作定期随访，并进行超声检查，随访中如发现成角加大或管腔狭窄达到一定程度则应该考虑外科开放修复。对于引起血流动力学明显改变或造成血流缓慢的成角，则应给予治疗。在成角部位再释放一个支架的做法可能成为一个陷阱，因为再次释放的支架远端有可能形成更大的成角，随着治疗部位向上不断延伸，最后患者可能失去了外科手术所能到达的可能性。因此在决定是释放额外的支架还是外科修复必须慎重考虑。有时，非常局限的血管痉挛可以表现得很像血管成角。这种情况也必须通过不同的角度进行造影后，方可进行鉴别。

10. 主动脉弓损伤　处理主动脉弓损伤的最佳：方法是预防它的发生。发生主动脉弓损伤的原因往往是因为某些弓上血管入路困难。因此在进入某一血管之前，应充分评估血管的解剖走形和结构以排除发生主动脉弓损伤的可能。损伤也可能发生在原先有病变的部位，尤其是在介入治疗前的造影或其他检查未发现的病变。如果在做颈动脉介入治疗之前发生了主动脉弓损伤，如主动脉夹层形成，应及时中断介入治疗并中和肝素。这个部位的血管损伤的处理没有多少选择，往往需要外科急诊开放修复。主动脉弓的损伤最常发生在左颈总动脉开口的附近，可能和左颈总动脉与主动脉弓的相对成角较大有关，再加上常有潜在的血管狭窄、扭曲、成角或钙化斑块，在送入指引导管时易发生主动脉弓损伤。这个部位发生损伤可以考虑置入支架。如果受损部位位于血管的开口处或有明显的钙化，应考虑放置球囊扩张支架。究竟是在导管到达受损部位就行修复治疗，还是在做完颈动脉介入治疗后再修复近端的损伤目前还没有权威的观点可供参考，一般建议如发生损伤后短时间内患者生命体征不发生变化可考虑先处理颈动脉介入再处理主动脉损伤，因一旦先处理了左颈总动脉，由于指引导管再次通过左颈总动脉会很困难，想再处理同侧颈内动脉病变也会变得很困难。

11. 脊髓损伤　经股动脉穿刺行动脉造影术后发生截瘫比较少见，但是国内外均有报道。多数学者认为造影剂的毒性反应可引起脊髓血管痉挛以致脊髓缺血，或椎动脉内注射高浓度造影剂，致脊髓脱水损伤。脊髓血供以颈段最丰富，主要来源于脊髓前动脉，第一支根动脉起源于椎动脉的根髓动脉，第二支起源于颈深动脉，第三支起源于肋颈干或第一肋间动脉，一旦发生动脉主干闭塞，还可由椎动脉肌支、颈深动脉肌支、颈升动脉、枕动脉及小脑后下动脉，甲状腺上、下动脉等形成侧支吻合网。在造影过程中有可能引起脊髓前动脉痉挛，加上有些患者原有椎-基底动脉供血不足，椎-基底动脉较细，有可能颈髓供血区侧支循环不充分，容易受损伤；一些伴有椎间盘突出，椎管狭窄，有效容积减少，颈髓供血不足后发生水肿，造成颈髓压迫，导致截瘫。如果出现上述情况可给予激素如泼尼松或地塞米松、甲泼尼龙以及扩血管改善微循环、神经营养剂等治疗，同时给予功能锻炼以及高压氧治疗。

（吴永娟）

第五节　神经系统和终末器官的并发症

一、概述

神经系统并发症是脑血管病介入治疗的独特并发症。这一并发症的存在曾严重影响介入技术在脑血管病防治方面的应用。尽管脑保护装置的效果还没有被直接的比较研究所证实，在支架释放时使用脑保护装置预防脑栓塞这一理论已经极大推动了支架治疗的临床应用。表12－1列出了与支架治疗相关的神经系统常见并发症。

要防止神经系统并发症，必须执行严格的患者筛选标准，这一标准必须充分考虑患者的神经系统状况和颈动脉的解剖特点，介入治疗时必须维持合适的血液低凝和抗血小板状态，严格的将血压控制在合理水平，对介入治疗中出现的生命体征变化迅速做出反应，避免脑栓塞的发生。

除了对神经系统损害的临床特点进行充分考虑之外，评估再次发生中风的大概时间对于决定是否实施介入治疗以及决定介入治疗的时机都非常重要。介入治疗急性期的不良事件大约有一半发生在介入治疗后6小时内，在24小时后发生的不良事件仅占三分之一。在介入治疗过程中当发生新的局部神经系统损害、癫痫、意识状况变化时，应立即对支架治疗部位、脑血流量、抗凝状态等进行评估。在治疗过程中没有可靠的方法判断是否发生了脑出血，有时造影可见到造影剂外漏或有占位效应，但这些情况常常发生在出血早期。如果在球囊扩张的过程中发生并发症，这可能是由于治疗血管的灌流区缺乏有效的侧支循环。如果介入治疗后发生了新的神经系统损害，往往提示有脑出血或过度灌注发生，这些情况下必须紧急行 CT 扫描。支架释放后也可能发生迟发性栓子脱落引起脑栓塞。

二、常见的神经系统并发症和处理方法

1. 一过性脑缺血发作或急性脑梗死　介入治疗时出现新的神经系统症状、意识改变或癫痫发作往往提示有脑缺血或中风发生（图12－3）。这时应检查治疗部位和远端血流情况以排除器质性损害导致血流阻断的可能。如果检查中发现局部性神经系统损害，往往提示某一血管受损。个别需要全身麻醉的患者，可能无法判断是否有神经系统损害发生。如果没有局部血栓形成的证据，就应该考虑发生广泛栓子雨的可能。这一现象在造影时表现为脑血流普遍减慢（包括大血管和小血管）。处理栓子雨的措施包括加大抗凝药物和抗血小板药物的剂量，使血压保持在较高水平等。也可以考虑使用化学溶栓药物，不过目前这方面还缺乏可靠的参考资料。

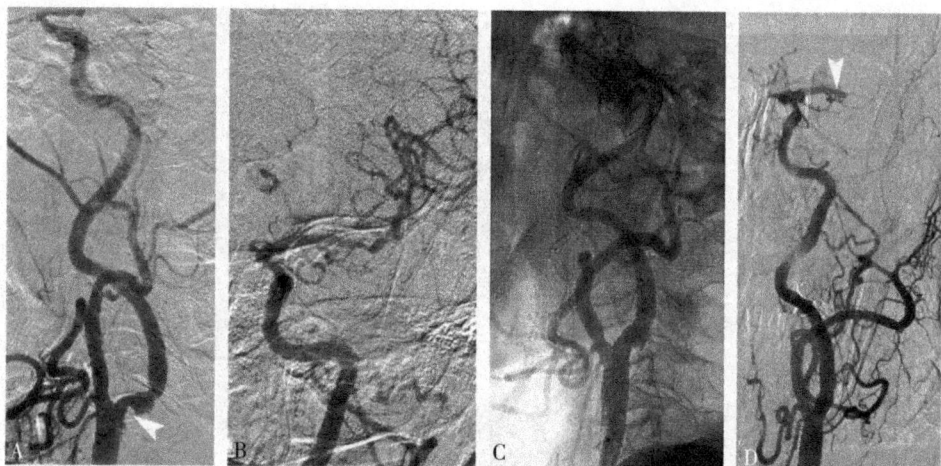

图 12-3　颈动脉支架置入术术中并发同侧大脑中动脉栓塞

患者，男性，80 岁。因 "突发右侧肢体无力 5 天" 入院，诊断为急性脑梗死。
A. 左侧颈动脉窦部重度狭窄伴溃疡斑块；B. 术前左侧大脑中动脉正常显影；C. 左侧颈动脉窦部支架置入；D. 支架置入后造影提示左侧大脑中动脉 M1 栓塞

2. **脑出血**　如果患者在头痛之后突然出现意识改变，往往提示发生了脑出血。术中可见造影外渗（图 12-4 和图 12-5）。如果新出现的神经系统损害找不出直接原因，应在完成介入治疗后立即行头颅 CT 扫描。一旦发生脑出血，应迅速停止所有抗凝及抗血小板聚集药物，控制血压并进行适当的药物治疗。介入治疗中发生脑出血与以下因素有关：实施治疗的血管为次全闭塞，过度抗凝治疗，过度抗血小板治疗，血压控制不良，新近发生的脑梗死。据文献报道，定期使用血小板糖蛋白 Ⅱa/Ⅲb 受体抑制剂也是介入时发生脑出血的危险因素。而且这种情况下发生脑出血预后不佳，往往是致命性的。

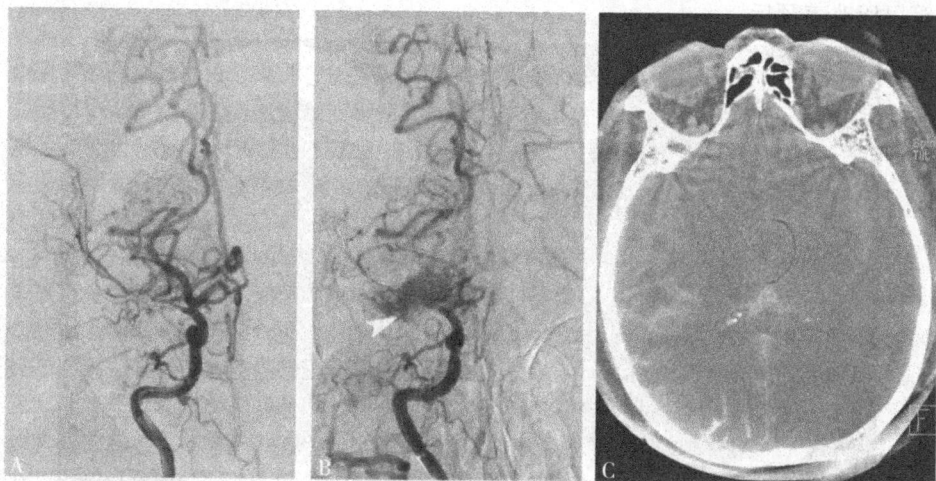

图 12-4　大脑中动脉次全闭塞实施球扩支架置入，术中并发血管破裂

患者，女性，65 岁。因 "突发左侧肢体无力一周" 入院，诊断为急性脑梗死
A. 右侧大脑中动脉 M1 段次全闭塞，局部伴新生血管形成；B 和 C. 球扩支架置入，术中并发血管破裂

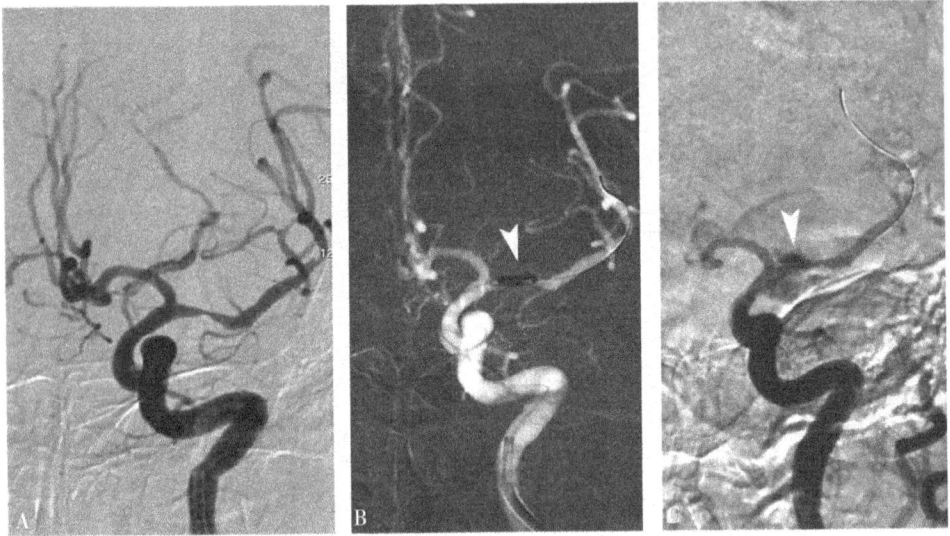

图 12-5 大脑中动脉重度狭窄实施 Wingspan 支架系统重建, 术中并发血管破裂

患者, 男性, 69 岁。因"发作性右侧肢体无力半年"入院, 诊断为短暂性脑缺血发作。

A. 左侧大脑中动脉 M1 段严重狭窄; B 和 C. Gateway 球囊成形过程中并发血管破裂

3. 过度灌注　脑水肿和过度灌注在介入治疗中不多见, 但可以发生在治疗 2 周后。介入治疗后发生过度灌注的几率高于内膜剥脱术。患者常表现为局部头痛以及难以控制的高血压, 头颅 CT 提示弥漫性脑水肿 (图 12-6)。治疗前脑缺血的症状越严重, 治疗后发生过度灌注的可能性也就越大。这是因为血管的自身调节功能往往在血管修复后的 2 到 3 周才改善。如果没有及时发现并给予治疗, 患者可能出现意识障碍和脑水肿, 导致永久性神经功能损害。过度灌注综合征发生后, 目前还没有特效的治疗方法。日本研究者曾报道使用自由基清除剂等可以改善预后。

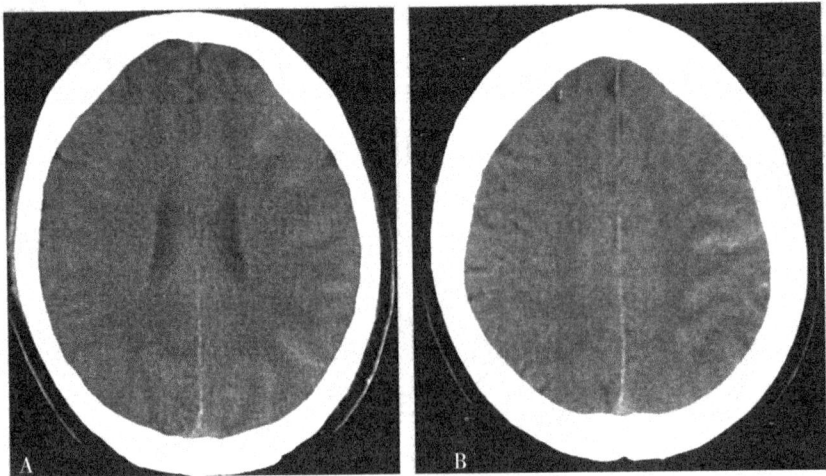

图 12-6 左侧大脑中动脉次全闭塞实施重建后并发颅内高灌注

4. 脑保护装置相关的并发症　使用远端脑保护装置的目的是防止在血管成形和支架置

入过程中，动脉粥样硬化斑块脱落运行到远端血管形成脑栓塞。介入治疗中发生脑栓塞与脱落斑块的大小和数量有关。经颅多普勒（TCD）可用于探测介入操作过程中脱落栓子的数量，并可评估不同治疗策略对栓子形成数量的影响。尽管目前还没有比较使用和不使用保护装置的随机对照研究，但有很多相关研究表明使用脑保护装置尽管不能完全避免介入相关的脑栓塞的发生，却可以使其发生率明显降低。这些研究大多采用前后对照的研究方法，即早期的介入治疗一般未使用脑保护装置，晚期的介入治疗则使用了脑保护装置。因此除了保护装置以外，不能排除手术经验，支架和输送器材改良等因素的影响。因此目前还不知道脑保护装置在减少介入相关的神经系统并发症发面发挥了多大作用。另外，不同的脑保护装置对神经系统所起的保护作用可能也有所不同。

应该注意的是，脑保护装置本身会带来一些并发症。大样本队列研究表明，颈动脉支架置入术总的并发症发生率为3.4%。但是大约有30%的严重并发症与远端保护设施有关。这些并发症包括颈内动脉远端闭塞，动脉内膜夹层形成以及内膜损伤等。在使用球囊保护设施的患者中，约有15%患者难以耐受这种操作并在球囊扩张时出现了神经系统功能损害的症状。尽管脑保护装置的整体尺寸已经明显减小（例如有的已经小到3F以下），但严重的血管狭窄常使残留管腔非常狭小。这种情况往往需要预扩或使用"强力"使保护设施通过狭窄血管，这些方法均会诱发栓子产生。关于滤过性保护设施的最佳网格大小目前也没有定论。有时当脱落栓子填满滤网时，多余的栓子会溢出或发生血栓形成。如果保护伞的贴壁性能不好或孔径太大，都会影响到其预防栓子的作用。随着脑保护设施的不断改良，相信其性能会越来越好。

5. 器材和操作相关的并发症

（1）导管扭结：头端柔软的导管容易发生扭结，特别是复合弯曲导管。一旦发现导管扭结，应立即停止操作，但不要急于退出导管。首先应严格按常规定时用肝素生理盐水灌洗导管，同时在透视下确定导管打结的方向、结的松紧和所在血管，以确定解决方法。若结扣较松可尝试用可控导丝解结。可控导丝的前端插到导管扭结的近端弯曲处，使导管在可控导丝上缓慢后退，结扣松解，然后推进导丝，增大结扣，直到管尖完全自结扣中脱出。在此过程中应注意：①定时冲洗导管，防止导管内发生血栓形成；②避免扭转的导管尖进入分支血管或刺破血管；③扭结的导管应尽量退到较粗的血管内进行解结。若结扣较紧，无法解开则应考虑手术取出。只要谨慎操作，紧密监视导管进程，注意插管长度，导管扭结是完全可以预防和避免的。

（2）导管及导丝折断：多见于操作动作粗暴、过度旋转头端制动的导管导丝、导管导丝质量存在问题等情况。所以在术前必须认真检查，发现硬度不均、表面不光滑或有皱褶痕迹的导管或导丝，都应予以废弃。当预计操作过程中旋转较多时，应选择强扭力导管及安全导丝。操作过程中动作要轻柔，忌粗暴拉扯。一旦发生导管导丝折断，应尽快取出，避免严重的并发症。可以利用环圈导管套取断端。从导管前端伸出1个环圈，将折断的导丝、导管套入环内，收紧环圈，拉到周围血管，然后切开取出。环圈导管的外套管选择大号导管（10～12F），环圈用细钢丝或小号导管（小于4F）对折后送入外套管，从导管前端伸出后即形成环圈。目前也有专用的环圈导管可供选用。若导管导丝折断位置较深，或无法用环圈取出时，则应考虑手术治疗。

（3）导管内血栓形成：也是介入操作过程中可能遇到的问题。所以导管到位后，必须先抽吸，发现有新鲜血液回流后，再注射肝素盐水或造影剂，以避免将导管内的血凝块推入血管内。如果回抽没有回血，决不容许盲目推注液体。可用 50ml 注射器与导管尾端接头相连，稍用力抽吸，一般新鲜血栓多可以吸出。如果仍然无血液回流，应在保持管腔持续负压下缓慢退出导管，寻找原因。

（4）气体栓子：往往南于操作过程中排气不充分，或注射的肝素盐水或造影剂中混有气体，另因手术时间太长或灌注肝素盐水滴注速度太快而导致输液瓶中液体用完后残余空气进入血管。因此每次注射前都应检查管道系统中有无气泡。用注射器推注时应将注射器尾端抬高，静置数秒钟待液体中溶解的气体上升到尾部后再注射，注射时不应将注射器推进到底，注射前要回抽。在连接导管和高压注射器时，也应先回抽注射器，这样，一方面可观察导管内是否有血栓形成；另一方面，可在导管接头处形成半月形液面，在高压注射器连接管末端也推注少许肝素盐水或造影剂以形成半月形液面，二者对接时可减少空气进入导管接头的可能。一旦有空气进入脑血管，根据气量多少和累及血管可出现不同后果，有的可能出现严重并发症。当确定有气体栓子形成并有临床症状时，应立即进行高压氧治疗。

（吴永娟）

第六节　造影剂相关的并发症

一、心血管反应

脑血管造影和心血管造影一样，均需要将较大剂量造影剂迅速注射到血管内。注射造影剂时注射局部的血管腔内的流体性质发生变化，这一变化依所使用造影剂的渗透压和注射剂量而不同。在冠状动脉造影时，由于冠状动脉内的血液突然被造影剂所替代，这样会影响到心肌的供氧使心肌收缩力下降。尽管这种现象在使用碘比率为 3.0 的离子型造影剂中很少见，而在使用碘比率为 3.0 的非离子型造影剂中几乎没有。而且这些变化患者常常可以耐受。但是对于本身心肌收缩力差或心室充盈压高的患者可能会出现肺水肿。因此术前应对患者心脏功能作系统评估，根据患者的具体情况选择合适的造影剂，术前还应作一些相应的抢救准备。脑血管造影时，由于进入冠状动脉的造影剂量很少，发生心肌收缩力改变的可能性较小。但脑血管造影时，当较大剂量造影剂注入较细血管如椎动脉时，患者可能会出现该动脉灌流区缺血的表现，尤其当这些血管的侧支循环不发达时。因此在做选择性造影前，应先做主动脉弓造影，对脑血管的大体情况进行评估后，再制订选择性脑血管造影的方案。

当注射剂量较大、造影剂渗透压较高时，会出现血管扩张现象。血管扩张可以导致一过性收缩压下降，尽管下降的程度可能很小。随着血管内造影剂随循环进入细胞外液并最终由肾脏排出体外，其影响将逐渐消失。造影剂在体内的半衰期约为 25 分钟。

二、电生理反应

造影剂可以对心肌的电活动产生明显影响。碘比率为 3.0 的离子型或非离子型造影剂对心电活动的影响比碘比率为 1.5 的高渗离子型造影剂要小得多。最严重的心电反应是造影剂引起室颤阈值降低。但在冠状动脉造影时发生室颤很少见，而在脑血管造影时几乎没有。有研究表明，心室颤动的发生可能与离子型造影剂中钠含量有关。使用含有钙结合 EDTA 的造影剂可降低心室颤动的发生。其他常见的良性心电反应还包括对心肌再极化的影响，在心电图上表现为 QT 间期延长。在颈动脉壶腹部注射较大剂量造影剂时，有引起血压下降和心率减慢的可能。这主要是由于迷走神经张力反射引起。因此操作前应准备好阿托品等急救药品。

三、过敏样反应

使用造影剂后发生速发性过敏样反应已经有文献报道。这种反应是由于系统性大剂量释放血管活性物质和组织胺引起的。临床症状根据反应的程度不同差异很大。轻度的过敏反应症状包括对环境温度升高的敏感、颜面潮红、多汗、阵发性皮肤瘙痒和鼻黏膜分泌物增多等；中度过敏反应包括恶心、头痛、头面部水肿、腹痛、轻度支气管痉挛、呼吸困难和心悸等；重度过敏反应包括心律失常、低血压、严重的支气管痉挛、喉头水肿、肺水肿、癫痫发作、甚至死亡。在过敏反应严重的患者可出现过敏性休克的各种表现。虽然这种反应被称为过敏样反应，一般认为并不是由免疫反应所介导。也没有关于对动物蛋白过敏与这种反应有任何相关性的报道。

过敏样反应的治疗应根据其严重程度而定。轻度过敏反应除了严密观察患者症状外，一般无需特殊处理。中度过敏样反应一般要经皮下或静脉注射肾上腺素，经静脉注射苯海拉明。如果有支气管痉挛症状，应经鼻吸入支气管扩张剂（如沙丁胺醇气雾剂），并给予吸氧；重度过敏样反应除了上述抢救措施外，往往需要快速补充液体，必要时行气管切开以保持气道通畅。

发生造影剂过敏样反应的危险因素包括：既往有造影剂过敏史、哮喘史、接触性过敏史、最近使用过 β 受体阻滞剂、充血性心力衰竭、曾使用过白介素 - 2 等。一般认为使用低渗性和非离子型造影剂发生严重过敏样反应的比例较低。Katayama 等所作的大样本研究表明，使用离子型造影剂的严重药物不良反应发生率为 0.2%，而非离子型造影剂的发生率为 0.04%。一项评估 80 年代造影剂反应的荟萃分析表明，高渗造影剂的严重不良反应发生率为 0.157%，而低渗造影剂的严重不良反应发生率仅为 0.031%。

发生造影剂过敏反应后，再次使用造影剂发生反应的几率为 15%。Lasser 的研究表明，对于有造影剂过敏史的患者，在使用碘比率为 1.5 的离子型造影剂之前 12 小时及 2 小时，各给予 32mg 甲泼尼龙治疗，可明显减少其全身反应的发生率。对这种有造影剂过敏史的患者，目前普遍接受的方法是，预先联合使用苯海拉明、口服皮质激素和 H_2 受体阻滞剂，并且最好使用非离子型造影剂。

四、肾功能异常

造影剂由体内排泄的唯一途径是通过肾脏。在西方发达国家，造影剂引起的肾损害是住院患者发生急性肾衰竭的第三位原因。这些患者占急性肾衰竭患者的 10% 左右。如果细心测量就会发现，所有使用造影的患者血肌酐水平均会有所升高。幸运的是，在没有糖尿病和基础肾脏疾病的患者中使用小剂量造影剂（<125ml），一般极少发生肾衰竭。

有关造影剂相关的肾功能损害的文献报道很多。但由于这些研究采用了不同的诊断标准和分类方法，造影剂使用的方法和剂量也不相同，以及跟踪采样的时间各异，因此其研究结果缺乏可比性。目前普遍接受的造影剂相关的肾功能损害的诊断标准是：对于基础血肌酐水平低于 1.5mg/dl 的患者，使用造影剂 72 小时内血肌酐水平增加超过 25%；对于基础血肌酐水平在 1.5mg/dl 及以上的患者，血肌酐浓度增加超过 1.0mg/dl。发生造影剂相关的肾功能损害的原因目前还不完全清楚，但有研究者认为可能是由于造影剂诱导的肾血管收缩使肾髓质发生缺血，以及造影剂对肾小管上皮细胞的直接损害引起。由造影剂引起的肾功能损害往往是非少尿性的，因此一般无需透析治疗。大多数基础肾功能正常的患者升高的血肌酐水平可在 2～7 天内恢复到基础水平，而不出现明显的临床症状。

使用造影剂后出现肾功能损害的危险因素主要包括本身存在肾功能损害和大量使用造影剂。对于基础血肌酐水平在 2.0mg/dl 的患者，使用不超过 125ml 造影剂后发生肾功能损害的几率为 2%，但如果使用的造影剂超过 125ml，则发生肾功能损害的几率可增加到 19%。如果在使用 72 小时内再次使用造影剂，发生肾功能损害的几率也会明显增加。其他发生造影剂相关的肾功能损害的危险因素还有低血容量、糖尿病和低心排出量、年龄在 70 岁以上，肾血流减少，正在使用影响肾血流的药物（如血管紧张素转换酶抑制剂）等。存在这些危险因素的患者发生肾功能损害的几率可达 40%。与造影剂相关的其他并发症不同，临床研究表明 1.5 碘比率的造影剂和 3.0 碘比率的造影剂对肾功能的影响似乎没有明显差异。

针对造影剂引起的肾功能损害，可选的治疗方法包括静脉输液，使用呋塞米（速尿）、甘露醇、钙通道阻滞剂、腺苷拮抗剂和多巴胺等药物。Solomon 等做的对照研究表明，使用造影剂前后各 12 小时联合应用呋塞米、甘露醇并输液的方法并不比单纯输生理盐水效果好。一般观点认为对于高危患者术前一天晚上就应该给予一定处理并在术前 8 小时给予输生理盐水。如果可能，术前应停用肾毒性药物和非甾体类抗炎药物。

一项研究汪明非诺多泮（Fenoldapam），一种多巴胺 1 型受体拮抗剂在高危患者中应用可以增加肾皮质和实质的血流量，减轻造影剂引起的肾血管收缩。同时它对于有心功能不全的患者可以在不增加心脏负荷的情况下发挥作用。另外据报道，口服抗氧化药物乙酰半胱氨酸（600mg，每日 2 次，连服 2 天）可显著减低造影剂诱导的肾毒性反应。

介入操作后发生肾功能损害的另外一个机制是肾动脉血栓形成。在心脏内介入治疗后其发生率约为 0.15%。血栓发生后的全身性表现有皮肤网状青斑、腹部和足部疼痛、系统性嗜酸性细胞增多伴足趾发紫（蓝趾综合征）等。与由造影剂引起的肾毒性损害不同，血栓形成性肾功能损害往往进展缓慢（数周或数月），而且约有一半的患者发展为肾衰竭。血栓形成性肾功能不全可经过肾组织活检得以确诊。一旦确诊应积极治疗。

五、胃肠道反应

碘比率为 1.5 的离子型造影剂最常见的胃肠道反应是恶心和呕吐。这些反应常出现在首次注射造影剂时。而当再次注射造影剂时，往往不再出现类似反应。使用碘比率为 3.0 的离子型造影剂这种恶心反应的发生率明显下降，而使用非离子型造影剂一般没有这种反应。

六、血液系统反应

有关造影剂对凝血功能的影响报道很多。但针对与造影剂是促进凝血还是降低凝血功能目前存在很大争议。而造影剂引起的凝血功能的改变有时会导致严重并发症，甚至危及患者生命。因此造影医师必须高度重视这一问题。

1987 年，Robertson 观察到当血液进入造影剂连接管时，与非离子型造影剂混合后形成凝血块，这一现象使研究者考虑这种造影剂可能具有促凝血作用。为了进一步探讨这一问题，此后设计了几项体外试验，但这些试验得出了不同结果。目前广泛认为，所有造影剂均具有内在抗凝血功能。将体内应用浓度的造影剂与血液混合可明显延长凝血时间。碘比率为 1.5 和 3.0 的离子型造影剂可将凝血时间由 15 分钟延长到 330 分钟以上。尽管碘比率为 3.0 的非离子型造影剂也能延长凝血时间，但其作用要小得多（从 15 分钟延长到 160 分钟）。

尽管体外试验对于支持和验证理论基础帮助很大，但体外试验的结果往往与在体反应和临床结果不同。体外试验曾报道离子型和非离子型造影剂对凝血功能的影响差异很大，但临床研究并没有发现这两种造影剂对介入后血栓形成的影响存在差异。在进行 PTCA 患者中比较不同造影剂（威视派克和海赛显）的试验 COURT（Contrast media utilization in high risk PTCA）表明，非离子型造影剂威视派克与离子型造影剂海赛显相比较，可以使严重并发症降低约 45%。而这种差异主要来自正在接受阿昔单抗的患者。因此研究者认为海赛显能中和阿昔单抗促血小板活化和去颗粒化的作用。

介入治疗选择造影剂时，不仅要考虑到造影剂的显影效果和副作用大小，还要考虑到造影剂的价格。已经有多项研究探讨了不同造影剂的效价比并提出了减少费用的策略。一般来说，便宜的造影剂如泛影葡胺等毒副作用较大。尽管绝大多数副作用如恶心、呕吐、心动过缓和充血性心衰等都是非致命性的。但在实施复杂介入治疗时会使本来就难以预料的结果变得更为复杂，因此在实施复杂介入治疗时一般应选用副作用较小的造影剂。

目前，开发显影效果更好，副作用更少的造影剂的努力还在继续。而造影剂的发展也极大地推动了介入技术的发展，拓宽了造影技术应用的领域。但在造影剂应用方面，也还存在着许多尚未解决的问题，有待今后进一步的研究。

（吴永娟）

第七节　如何减少介入相关的并发症

一、选择合适的患者

对于脑血管病患者来说，介入治疗只是其他治疗的一个补充，因而不可能完全替代其他治疗。决定介入治疗的医生们必须对患者的病情和治疗史有充分的了解，认真评估介入治疗的风险和效果，将介入治疗与传统治疗相比较，全面权衡介入治疗的利弊得失，并考虑不同治疗方法的花费和患者的社会经济状况，才能做出有利于患者长久健康的治疗决策。错误的决策可能导致患者增加并发症的危险，或使本该从介入治疗中获益的患者失去治疗机会。因此，介入医生必须对脑血管病的传统治疗和疾病的预后有充分认识。如果介入治疗的预后与传统治疗相当甚至较之更差，这种患者就要避免选择介入治疗。如果患者行介入治疗的风险很高，也不应该选择介入治疗。因此在选择患者时要执行严格的适应症标准。颈动脉狭窄的另外一个治疗方法是内膜剥脱术。这种方法已经有 50 年的临床应用历史，其疗效已为循证医学所验证。但其缺点是有一定的并发症，在某些患者中不能开展。另外，我国开展内膜剥脱术的时间较晚，能够开展这项手术的医疗机构很少：因此在制订治疗方案时也应考虑到中国的实际国情。

二、选择合适的介入治疗方案

对某一患者在决定实施介入治疗后，还应根据患者的病情特点和是否有其他伴随疾病，选择合适的介入治疗方案。选择治疗方案的原则是治疗方案是否为最简单，治疗针对的问题是否能得到充分解决。对于大多数狭窄来说，目前采用的方法是球囊扩张后再选择性地置入支架。其他的介入技术如经皮腔内斑块旋切术、复合动脉内溶栓术、多支架置入术等也可考虑。

三、选择合适的入路

在选择合适的介入治疗方案后，还要选择合适的介入入路。脑血管造影和介入治疗目前一般选择右侧股动脉为介入操作入路。但对于腹主动脉或髂动脉有严重病变的患者，应考虑以肱动脉或桡动脉为入路。文献也有报道直接以颈动脉为入路进行介入治疗者。因此在实施介入手术前，应对穿刺动脉进行初步评估：简易的方法是对要穿刺的动脉进行触诊，如发现动脉有明显的硬化、搏动减弱或消失，应选择其他动脉进行穿刺。如怀疑动脉有问题，也可进行超声检查。选择穿刺的动脉最好位于主要操作者的正手侧。穿刺过程中，如果遇到困难或多次尝试不成功，应考虑改从对侧或其他血管进行穿刺，而不应反复尝试。一般穿刺是不应穿通血管后壁。术后的按压应该力量适中，既不导致穿刺点出血，也不引起血流完全阻断。

四、选择合适的器材

目前能够做脑血管介入治疗的设备有很多种。选择合适的介入设备往往不是介入医生所能掌控。有些造影设备安装在专门造影室，有的安装在手术室。不管哪种情况，在实施介入操作前，操作者必须对造影设备和造影室的环境有所了解，并参考这些情况制订患者的抢救方案。

五、及时发现复杂的血管病变

随着介入技术的发展和介入器材的改良，能够治疗的血管病变的复杂程度越来越高。当然对这些复杂病变进行介入治疗的并发症也要高得多，而且对复杂病变介入治疗的远期结果目前还没有定论。因此对复杂血管病变进行介入治疗时，更要小心血管撕裂、急性闭塞和血栓形成等严重并发症的发生。血管撕裂很少发生，其发生主要是由于过度扩张。因此扩张时不要追求形态上的完美。血管的急性闭塞往往是由于动脉夹层形成引起，可以用另外的支架进行治疗。或者进行紧急手术，预后也不一定很差。急性血栓形成也许不都是致命性的，但也许是介入治疗中最严重的并发症。这方面的治疗方法非常有限，而且往往有终末器官的损害。对于有发生栓子脱落可能的病变，必须使用脑保护装置。

六、根据情况及时调整治理方案

并不是所有的血管狭窄都应该用介入方法进行治疗。当发现介入治疗的危险性较高，或者技术成功的可能性很低时，应考虑用其他方法进行治疗。这一原则在决定患者是否实施介入治疗时优先考虑。这也是为什么应该由对脑血管病患者熟悉的神经科医生实施介入治疗的主要原因。追求技术上的完美对于许多操作者具有极大的诱惑力。但完美的技术并不等同于完美的结果，却往往带来灾难性的并发症。每一个介入医生都必须熟知技术的缺陷和不足，学会在某些情况下放弃，这一观念能减少不必要的麻烦。在决定介入治疗时，还应该以患者的整体预后作为考虑中心，而不是仅仅重视血管狭窄的程度。

（吴永娟）

第八节　介入操作的学习曲线

学习曲线又称经验曲线，是由美国心理学家 Wright 于 1936 年发表。他的观察表明随着个体操作累计量的增加，操作效率和成功率不断提高。这种现象叫作学习效应。描述操作总量和操作效率之间关系得曲线图称为学习曲线。颈动脉支架置入术作为一种新建立的正在发展的技术，同样存在学习曲线。颈动脉介入治疗的理论和操作基础大多来源于心脏介入治疗和外周血管介入治疗。因此，如果具有其他血管球囊成形术、支架置入术经验的操作者其学习过程可能较短。开展脑血管造影时所获得的技术和理论知识对于学习脑血管介入治疗是非常有益的。通过脑血管造影可以学会一些对脑血管介入治疗非常有用的技术和方法，如评估主动脉弓的方法，导管进入目标血管的方法，颈内动脉超选择性造影的方法，以及用造影技术评估脑血管的状况。掌握这些技术是学习脑血管介入技术的最基本技能要求。

（吴永娟）

椎－基底动脉狭窄的介入治疗

椎－基底动脉系统供应脑干、小脑、间脑、大脑半球后部等重要脑区。缺血性脑卒中近1/4 发生在椎－基底动脉系统。椎－基底动脉系统发生的动脉粥样硬化是导致后循环卒中的主要原因之一。颅外脑动脉狭窄的患者中，25%～40% 发生在椎动脉颅外段。后循环卒中或TIA 患者，其 5 年内再次脑卒中的风险为 25%～35%。症状性椎动脉开口狭窄目前有多种治疗方案可供选择，单用抗血小板聚集药物行二级预防，年脑卒中发病率仍高达 15%；症状性颅内动脉狭窄的患者予华法林治疗与阿司匹林治疗效果相当，但出血的风险却大为增加；外科手术风险高、并发症多、术式复杂，在临床广泛开展亦受限。由于药物治疗及外科手术治疗的局限性，结合血管成形及支架置入术在冠状动脉粥样硬化性疾病中广泛运用的经验，椎动脉狭窄血管成形及支架置入术（vertebral artery angioplasty and stenting，VAS）因术式简单、手术风险低、并发症少，目前被认为是药物治疗无效的椎动脉开口狭窄患者一种有效选择。该方法能够明确改善血流，缓解狭窄相关的缺血症状，改善预后并预防缺血性事件的发生。

第一节　椎－基底动脉系统的解剖学特点

椎动脉（vertebral artery）、基底动脉（basilar artery）及其分支血管构成椎－基底动脉系统（vertebrobasilar artery），或称后循环系统（posterior circulation），椎－基底动脉系统供应脑干、小脑、枕叶、颞叶后部及丘脑。

一、椎动脉解剖特点

椎动脉是锁骨下动脉发出的第一个分支：它起自锁骨下动脉上后部，向上穿行于第六颈椎至第一颈椎横突孔，从寰椎横突孔穿出后向后，穿过寰枕后膜及硬脑膜，由枕骨大孔入颅，斜向上行走于延髓腹侧，在脑桥下缘与对侧椎动脉汇合成基底动脉。

椎动脉分 4 段，前 3 段为颅外段，第 4 段为颅内段。

V1 段（骨外段）：自锁骨下动脉发出的起始部，至第 6 颈椎（或第 5 颈椎）横突孔为止：

V2 段（横突段）：自第 6 颈椎（或第 5 颈椎）横突孔水平上行，至第 2 颈椎横突孔：V2 段有丰富的吻合血管，在同侧颈动脉或椎动脉近端闭塞时可形成侧支循环代偿其远端供血。V2 段有时十分曲折，给远端血管内行介入治疗造成困难。

V3 段（水平段）：位于枕下三角。起自枢椎横突孔，穿行过寰椎横突孔，经寰枕后弓上方，转向内侧，至穿寰枕后膜入颅而终。V3 段有来自颈外动脉枕支的侧支循环，在椎动脉近段发生闭塞时可代偿供血。

V4 段（颅内段）：穿寰枕后膜，经枕骨大孔入颅，至基底动脉融合处。V4 段发出许多重要分支，包括小脑后下动脉、脊髓前动脉等。这些重要分支使得 V4 段的介入治疗风险增加。椎动脉在穿过颅骨时，血管壁的结构发生了显著变化，外膜、中膜的厚度变薄，动脉中外层弹力纤维减少。故颅内段椎动脉不仅管径较小，血管壁薄而且脆性高。此外颅内血管位于蛛网膜下腔，周围没有支持组织，因此颅内血管介入治疗时并发血管破裂、穿支梗死或动脉夹层的风险高于颅外血管。椎动脉颅内段有三处显著生理性狭窄：穿过硬脑膜入颅处，分出脊髓前动脉的上方，上述两者中点。

椎动脉在形态上较为恒定的弯曲有 4~5 个，其中以 5 个弯曲占多数，与临床椎动脉造影结果一致。椎动脉在弯曲部均有明显的血管膨大，这是一种代偿机制，可以弥补由于弯曲导致的血流不足。椎动脉在入颅前形成 S 状虹吸管，可能具有衰减入颅脉搏波动的作用。

第一个弯曲：位于枢椎横突孔；第二个弯曲：位于枢椎横突孔上口和寰椎侧关节的后外侧；第三个弯曲：位于寰椎横突孔上口；第四个弯曲：位于寰椎椎动脉沟部；第五个弯曲：椎动脉颅内外段交界部。

二、椎动脉分支

椎动脉颅外段发出小的脊髓支供应骨膜和椎体，发出肌支供应颈部深部肌群。颅内段较短，分支包括：脑膜支，脊髓前动脉，脊髓后动脉及小脑后下动脉。

脑膜支可为一支或两支。两支时前支供应枕骨大孔前的硬膜，后支供应小脑镰、大脑镰、小脑幕和邻近的硬脑膜。在椎动脉造影时，其后支在正位相上接近中线，易与小脑后下动脉混淆。

脊髓前、后动脉主要供应延髓和脊髓。脊髓动脉疾病临床上较少见。脊髓后动脉供应范围较小，且吻合较好，故在脊髓后动脉闭塞时，很少引起临床症状。脊髓前动脉延髓支闭塞表现为延髓腹侧综合征。

小脑后下动脉（posterior inferior cerebellar artery，PICA）是椎动脉颅内段最大的分支，供应延髓、四脑室、小脑扁桃体、小脑蚓部及下部小脑半球的血流，起始部距椎-基底动脉融合点约 16~17mm，距枕骨大孔约 8.6mm。它是小脑动脉中最重要，变化最多的血管，为血栓形成或栓塞的好发部位。PICA 共分五段：延髓前段、延髓侧段、延髓后段、小脑扁桃体段、小脑皮质段。其分支可分为三组：脉络膜支、小脑支和延髓支。PICA 闭塞后，脉络膜支与邻近血管有丰富吻合，影响较小；小脑支因变异大，血管闭塞后病损程度视其吻合支及血管本身发育情况而定；而延髓支受影响较大，临床上表现为 Wallenberg 综合征（延髓背外侧综合征）。

三、基底动脉及其分支的解剖特点

与椎动脉相比，基底动脉管径较粗，分支较多。成人基底动脉全长约 32mm，外径约 4.1mm 左右，形态上较直的约占 45%，弯曲的占 35%，成角的占 20%。因是椎动脉的延续，来自心脏或近端椎动脉的斑块或栓子可迅速进入基底动脉，栓塞于基底动脉尖及中上段多见，临床上表现为基底动脉尖综合征。较小的栓子可随着血流进入基底动脉的分支，如大脑后动脉。基底动脉与椎动脉管壁上攀附着的自主神经丛相互延续，在一支动脉发生痉挛时，可导致另一血管反射性痉挛。基底动脉由双侧椎动脉供血，在一侧椎动脉发育不全或闭塞的情况下，另一支椎动脉可代偿供血，不会引起明显的缺血症状，但在头部运动等情况下，健侧椎动脉受压，会影响基底动脉的血供，引起缺血症状。由于以上解剖特点，椎动脉与基底动脉常同时发生病变。

基底动脉的分支主要包括脑桥支、内听动脉、小脑前下动脉（anterior inferior cerebellar artery，AICA）、小脑上动脉（superior cerebellar artery，SCA）及大脑后动脉（posterior cerebral artery，PCA）。

脑桥支（pontine branch）可分为三组：①旁中央动脉（paramedian artery）主要供应脑桥腹侧中线旁结构，如脑桥核、展神经根丝、皮质脑桥束、皮质核束及皮质脊髓束；②短旋动脉（short circumferential artery）主要供应脑桥腹外侧面楔形区域；③长旋动脉（long circumferential artery）供应脑桥被盖部。脑桥动脉都是很细小的动脉，个体解剖差异很大，与周围邻近血管吻合情况变异也较大。基底动脉支架治疗可能会造成这些动脉的闭塞，严重时，可能造成闭锁综合征甚至引起死亡。

内听动脉（internal auditory artery）也称迷路动脉（labyrinthine artery）。实际上有80%以上的人群，其内听动脉都是发自小脑前下动脉。它在内耳道可分为三支：①蜗支供应基底膜；②前庭支供应椭圆囊、球囊和外、上半规管；③前庭蜗支供应耳蜗、前庭和后半规管。每一个分支都与颈内动脉的分支有吻合，但往往吻合不够充分。眼动脉病变常作为颈内动脉疾病的预警，而内听动脉供血不足则可作为椎–基底动脉疾病的早期信号。内听动脉供血区域侧支循环较差，且组织对缺血耐受力较差。半规管、椭圆囊和球囊的血供减少，可产生平衡障碍、眩晕、恶心呕吐；耳蜗供血不足可引起高调耳鸣，进一步缺血可造成突发性神经性耳聋。这些临床症状的出现，临床医师应警惕患者是否存在椎–基底动脉狭窄性疾病。

AICA由基底动脉下段发出，主要供应小脑、小脑脚和脑桥被盖区。AICA分布到小脑的分支与PICA和SCA存在吻合，其分布到脑桥被盖部的分支与脑桥长旋支存在吻合。AICA闭塞极为少见，即便发生闭塞，因供血区存在丰富的侧支吻合，一般也不会出现特异性的临床症状。

SCA在脑桥上缘水平自基底动脉近终点处发出，与基底动脉的终末支PCA距离约3～5mm。SCA主要供应小脑上部、结合臂、中脑尾端及脑桥被盖头端。SCA出血临床上多见，而闭塞性病变较少见。SCA与AICA及PICA一样，不仅供应小脑，还供应脑干，故在发生闭塞后，可同时出现小脑及脑干的症状。

PCA在胚胎时期属颈内动脉分支，而在成人是基底动脉的终末分支，比SCA粗大。PCA可分为中央支和皮质支。中央支供应丘脑、下丘脑、底丘脑、膝状体以及中脑大部；皮质支供应半球底面和内侧面的一部分，包括海马回、梭状回、颞下回、舌状回、穹隆峡部、楔前叶后1/3及顶小叶后部。PCA与其他血管在大脑皮质有丰富的侧支吻合，故皮质支发生闭塞后，很少出现临床症状，特别是脑底面，往往不易受累。

脑血管造影时可将PCA分为四段。P1段即交通前段，自基底动脉分叉部至后交通动脉汇合处；P2段为环池段，自与后交通动脉汇合处至中脑后方；P3段为四叠体段，自四叠板至距状裂，此段很短；P4段为距裂段，是大脑后动脉的皮层分支。P1、P2以后交通动脉为界，后交通动脉与颈内动脉相连。

四、椎 - 基底动脉系统的解剖变异

人群中约5%的人左椎动脉直接起始于主动脉弓，还有极少数人其椎动脉起源于颈总动脉。也有一些个案报道，椎动脉可起始自颈内动脉、颈外动脉、肋间动脉或甲状腺下动脉。两侧椎动脉发育不对称极为常见。左侧椎动脉占优势者约有50%，右侧椎动脉占优势者有25%，其余25%的病例为双侧椎动脉管径相当。约10%的人群一侧椎动脉发育不全（图13-1），直径 <2mm，在发出 PICA 后终止（孤立型椎动脉）或发出副 PICA 连接基底动脉，但几乎不往基底动脉供血。在大多数情况下，这些解剖变异并没有特殊的临床意义。

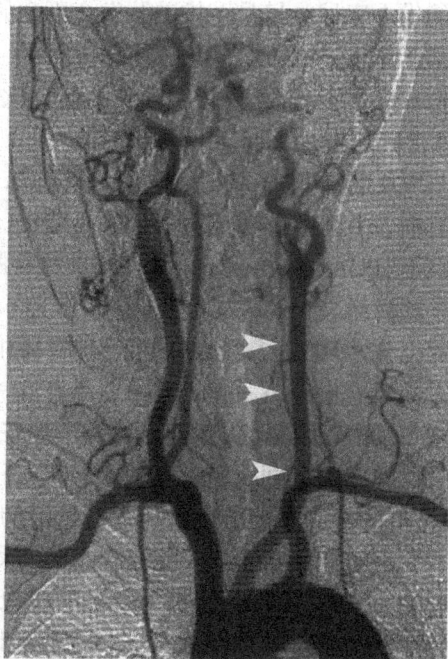

图13-1　左椎动脉发育不良

基底动脉一般沿基底动脉沟走行，但可向左或向右弯曲行走，这些变异可能与动脉粥样硬化相关，动脉硬化严重时，血管走行变得弯曲。此外，基底动脉还可能出现解剖变异或发育畸形，如开窗，动脉某一段由纵隔分开，全长为两条动脉等。

PICA 变异较多见，一般由椎动脉颅内段（V4 段）发出，但也可以从椎动脉颅外段或基底动脉发出。部分患者 PICA 先天阙如，其供血区域的血供来自于同侧 AICA 或对侧 PICA。还有少数患者，一侧椎动脉或基底动脉发出两支 PICA。

AICA 可从基底动脉的上 1/3 或中 1/3 段发出，亦可由椎动脉发出。一侧 AICA 缺失，其供血区域由 PICA 代偿。此外，一侧可出现两支或三支 AICA。

PCA 的变异情况较多，在胚胎发育时期，它是颈内动脉的一个分支，约 25～30% 的人群在出生后仍保留这种情况，P1 段阙如，PCA 由颈内动脉供血，称作胚胎型大脑后动脉。两侧 PCA 发育常不对称，偶见一侧 PCA 管径成倍加粗。

五、椎－基底动脉狭窄的代偿机制

1. 自身代偿　椎动脉受压变窄时，首先出现自身代偿，包括流速、流量增加，以及椎动脉弹性改变。自身代偿作用比较有限，尤其是老年人及动脉粥样硬化患者，其血管弹性下降，难以发挥椎动脉的自身代偿作用。

2. 对侧椎动脉代偿　双侧椎动脉在颅内融合为基底动脉。尽管两侧椎动脉在椎管内存在互相的吻合支，但是这些分支均比较细小，代偿作用不大。代偿主要依靠椎动脉在颅内吻合成基底动脉。影像学研究表明，在一侧椎动脉闭塞情况下，从对侧来的椎动脉血流会发生逆流，重新灌注椎动脉分支的供血区域。但是，椎动脉发育不全的情况比较多见，在这种情况下，基底动脉主要由一支椎动脉供血，若出现该侧椎动脉闭塞，就难以代偿。

3. 颅内 Willis 环　颈动脉提供的脑血流量占85%左右，因此临床十分重视连接颈动脉系统和椎－基底动脉系统的 Willis 环。在此环发育健全的情况下，能起到重要代偿作用，是椎动脉供血不足的主要代偿机制。但是此环的发育不完整较常见，仅40%左右的人群 Willis 环结构完整，74% 人群前环完整，52% 人群后环完整。而后交通动脉发育不全者占20% ~ 30%。一项研究表明一侧后交通动脉阙如达28%，双侧后交通动脉阙如达13%。Willis 环发育不完整势必会影响其代偿能力。

4. 颅外椎动脉与颈动脉系统间的吻合　颅外椎动脉与颈动脉间有丰富的侧支吻合存在，主要包括椎动脉－咽升动脉、椎动脉－颈升动脉的吻合，椎动脉－枕动脉、椎动脉－颈深动脉的吻合。另外还有椎动脉与甲状腺上、下动脉间的吻合。这些吻合一般属于细小肌支吻合，直接吻合较少。椎动脉与枕动脉之间的吻合比较恒定，直接吻合有10%，肌支吻合有90%。由于细小肌支吻合的数量巨大，且距主干较近，可提供的血流量也不可忽视二其中枕、椎动脉间的侧支吻合恒定，分支血管较粗，在椎动脉供血不足中的代偿作用受到广泛重视，其意义不亚于颅内的 Willis 环。但是除了少数直接吻合在血管闭塞的急性期可以开放外，肌支吻合建立成足够的侧支循环是一个慢性过程。颅外椎动脉与颈动脉间的侧支吻合属于储备的代偿机制，一般在椎动脉慢性闭塞性疾患时可出现。

在脑血管造影过程中，应注意是否存在上述的解剖变异或侧支循环情况。造影中要特别注意分支血管的解剖部位，以免介入操作损伤这些血管。此外，血管变异情况及侧支循环建立情况对治疗策略的选择和预后均有影响。

（吴永娟）

第二节　椎－基底动脉系统

对于椎－基底动脉狭窄及后循环卒中，目前尚缺乏以人口学为依据的流行病学资料。资料主要来自于几个脑卒中注册系统及一些大样本队列研究。

一、椎－基底动脉狭窄的发病率

缺血性脑卒中近1/4 发生在椎－基底动脉系统二椎－基底动脉粥样硬化是导致后循环卒中的主要原因之一。动脉粥样硬化狭窄可以发生在椎－基底动脉全程，但以椎动脉起始部最为常见。除颈内动脉分叉段之外，这一部位是脑血管最易发生动脉粥样硬化性狭窄的部位。

症状性椎 - 基底动脉狭窄患者，其年脑卒中发病率高达 5% ~ 11% 。椎动脉颅外段狭窄所致的 TIA 患者，其 5 年内后循环卒中发生率高达 30% 。虽然目前缺乏基于普通人群的椎动脉狭窄流行病学资料，但估计其发生患者占动脉粥样硬化性周围血管病的 40% 。椎 - 基底动脉系统缺血患者有 25% ~ 40% 伴有椎动脉狭窄。

椎动脉起始部狭窄的患者常有吸烟史，并常合并高血压、冠状动脉疾病和外周血管闭塞性疾病。虽然临床上已证实抗凝、抗血小板聚集、调脂稳定斑块等药物治疗对椎 - 基底动脉狭窄患者有效，但在椎动脉狭窄 >50% 的患者中，接受抗凝治疗的同时仍有 56% 的患者有临床症状。在首次症状后平均 36 天，51% 的患者会再次出现症状。在接受抗凝治疗的基底动脉狭窄患者中，年脑卒中发生率高达 10% 。

在新西兰医学中心后循环登记中的 407 名椎 - 基底动脉系统 TIA 或脑卒中患者，椎动脉颅外段为最常见的粥样硬化性动脉狭窄部位。共有 131 例患者（32%）患者椎动脉颅外段动脉严重狭窄（狭窄程度超过 50%），其中双侧狭窄为 29 例，所占的比例为 22.1% 。有 13 例患者有慢性的、反复发作的低血流动力学脑缺血症状。在这 13 例患者中，12 例有严重双侧椎动脉狭窄或闭塞，6 例患者为双侧椎动脉颅外段严重病变，6 例患者为单侧椎动脉颅外段狭窄严重病变，另外 6 例患者为单侧椎动脉颅外段严重病变，合并对侧椎动脉颅内段严重病变。仅有 1 例没有双侧椎动脉病变的患者伴有一侧椎动脉颅外段闭塞和双侧颈内动脉闭塞。所有 13 例患者均有 TIA 发作，其中有两例脑梗死，1 例累及枕叶，另一例累及颞叶和小脑。这 13 例患者的 TIA 为多发性，且在 1 周至数月内反复发作。其中头晕伴有一侧偏斜、共济失调步态、视物模糊、口周麻木或复视是最常见的 TIA 症状。

在缺血性脑卒中患者中，椎 - 基底动脉严重狭窄的脑卒中发生率明显高于颈内动脉，椎 - 基底动脉严重狭窄的患者再发 TIA 或脑卒中的发生率明显高于非严重狭窄的患者。英国牛津大学临床神经病学脑卒中预防研究中心于 2009 年统计了 538 例未行血管内介入治疗的脑卒中患者，有椎动脉系统 TIA 或小卒中且有影像学资料的 141/151 例（93%），颈动脉系统 TIA 或小卒中且有影像学资料的 357/387 例（92%），椎动脉或基底动脉狭窄 ≥50% 的患者有 37 例（26.2%），颈动脉狭窄 ≥50% 的患者有 45 例（11.5%），两组患者 ≥50% 狭窄的比例存在明显差异（$P = 0.002$），动脉狭窄发生率后循环卒中组明显高于前循环组。在后循环 TIA 或小卒中患者中，椎 - 基底动脉狭窄率 ≥50% 的患者与狭窄率 <50% 的患者相比，药物治疗后短期内 TIA 发病率分别为 22% vs3%（$P < 0.001$），90 天内缺血事件的发病率分别为 46% vs21%（$P = 0.006$）。

后循环动脉狭窄的自然病程中，脑卒中的发生率较高，对于无脑卒中发作的症状性患者来说，其长期生存率也偏低。WASID 研究表明，后循环颅内狭窄患者，致命脑卒中及突然死亡的发生率为 10% 。后循环卒中发生后短期死亡率为 3% ~ 4% 。基底动脉闭塞性疾病的死亡率和致残率很高。椎 - 基底动脉卒中的预后，与神经系统症状严重程度、是否有动脉病变，梗死部位和程度，以及缺血发生机制有关。排除患者的年龄和危险因素的影响，心脏栓子、累及基底动脉的病变、颅内多处病变是预后不良的预测因素。

关于国人后循环卒中的预后，四川大学华西医院一项基于住院患者的统计表明，从 2002 年到 2008 年共入组了 1962 例急性缺血性脑卒中患者，其中 433 例为后循环卒中（22.1%），随访结果发现后循环卒中一个月、三个月、一年的死亡风险较前循环小（3.93 vs 7.26、5.3 vs 9.3、9.7% vs 13.7%；$P < 0.05$），三个月、一年的致残率亦较前循环低

（19.6 vs 29.1、6.5% vs 15.2% ；P < 0.001）。这与我们前面文献描述并不一致。

椎 - 基底动脉缺血有时难以诊断，患者主诉多变，且这些症状易与其他系统疾病相混淆，导致临床医生忽视后循环供血不足的存在。此外，一些无创性影像学检查往往不能很好的显示椎动脉起始部，而它恰好又是后循环狭窄最常发生的部位。所以，以上这些数据可能低估了椎 - 基底动脉供血不足的患者数量。

二、危险因素

后循环卒中的患者，其危险因素及种族分布特性与前循环一致。高血压是最常见的危险因素，约61%的患者存在高血压病。糖尿病在颅内血管病变的患者中也较为常见，而对于颅外动脉病变的患者，有冠状动脉及外周血管病变者较多。

后循环血管狭窄病变常伴有冠心病及心肌梗死，心源性栓子脱落是导致后循环卒中的首要原因。一项研究表明，6 个月以内发生过后循环卒中或 TIA 的患者，35% 伴有冠状动脉疾病。在接受心脏检查的患者中，64% 患有心脏疾病。故后循环卒中或 TIA 患者也应对其心脏功能及心血管状况进行评估。

颅内椎动脉狭窄常与基底动脉狭窄同时存在。与颅外椎动脉狭窄相比，颅内椎动脉狭窄更易发生脑干梗死。对于症状性狭窄患者的研究表明，颅内椎动脉狭窄在中国人、日本人、黑人及女性中发生率较高；椎动脉颅外段狭窄在男性白人中发生率较高。

（吴永娟）

第三节　椎 - 基底动脉系统缺血性脑卒中的病因和临床表现

一、椎 - 基底动脉系统卒中的病因

椎 - 基底动脉卒中最常见的病因包括栓子脱落、大动脉粥样硬化病变、穿支病变及动弥夹层。其他少见的原因包括偏头痛、纤维肌发育不良、凝血功能障碍、药物滥用等。13% 的脑卒中患者存在多个发病机制。10% 的患者其脑卒中原因不明。根据患者神经系统体征来明确脑卒中的发病机制是十分重要的，这不仅有助于制订治疗方案，对临床研究也十分有帮助。

1. 栓子脱落　栓子脱落是椎 - 基底动脉缺血最常见的原因，占40% ~ 54%。栓子脱落常导致严重的神经系统体征二栓子最主要的来源是心脏，主动脉弓及椎 - 基底动脉近端血管也是常见的栓子源。栓子最常累及远端的高流量血管，即后循环远端供应皮质的分支，常与视觉相关。栓子脱落引起的症状可很快缓解，特别是在发生栓子自身溶解的情况下。与血栓形成及低灌流等原因造成的脑卒中相比，栓子脱落引起的脑卒中更易发生梗死后颅内出血。

椎 - 基底动脉系统中最易发生栓子栓塞的动脉为颅内段椎动脉，常导致小脑梗死。此外，远段基底动脉也是栓子栓塞的好发部位，常引起基底动脉尖综合征。

若考虑为栓子脱落所致脑卒中，不仅要对心脏及心血管进行检查，对椎动脉也应进行详细评估。栓子脱落常与椎动脉起始段动脉粥样硬化有关。椎动脉 V1 段与颈内动脉病变有相似的发病机制，即粥样硬化斑块形成，脱落后引起脑卒中。但是，文献报道来源于椎动脉起始部栓子脱落引起的脑卒中明显少于前循环，这是由于椎动脉起始处粥样斑块的性质与颈动

脉分叉处斑块不同，它较坚硬、光滑，不易发生溃疡。

2. 大动脉粥样硬化性狭窄和闭塞 椎动脉开口或近开口处狭窄或闭塞常出现血流动力学低灌流，表现为短暂性 TIA，包括眩晕、视物旋转、平衡障碍，患者突然体位改变或血压下降时因脑灌流不足而发病，这些症状与脑干和小脑缺血有关，有些患者是由于近端大动脉粥样斑块脱落而发病。颅内椎动脉狭窄和闭塞也是远端基底动脉及其分支的栓子来源，当双侧颅内椎动脉受损时，最常见的临床类型是视力下降、共济失调，并由于体位或血压变化时而诱发。在新英格兰神经医学中心后循环卒中登记系统中，407 位患者有 13 例出现了低灌流性缺血。

低灌流引起的椎－基底动脉供血不足常发生在固定部位，与某些特定的头颈部运动相关，如向前伸颈，向特定方向转头等。仅动脉粥样硬化这单一因素即可造成后循环低灌流。此外，颈部关节硬化所致横突孔狭窄亦可引起脑供血不足。椎－基底动脉供血不足还可由锁骨下动脉盗血引起。但即使超声或动脉造影证实存在锁骨下动脉盗血，大多数患者也无临床症状。

椎动脉起始处狭窄的患者常可出现 TIA，表现为头晕、注意力集中困难、平衡缺失，通常发生在站立或血压、血流量下降时。双侧颅内段椎动脉狭窄最常见的临床症状是发作性视野缺失及共济失调，也常在患者站立或血压下降时出现。

3. 穿支动脉闭塞 椎动脉颅内段、基底动脉及大脑后动脉 P1 段发出许多穿支动脉，供向脑干－丘脑等部位，高血压、糖尿病常导致上述血管内膜增厚，大动脉粥样硬化斑块阻塞或延伸入穿支血管开口，形成微小动脉粥样斑，出现穿支动脉闭塞。

4. 动脉夹层动脉夹层（artery dissection）也可引起椎，基底动脉系统缺血。椎动脉夹层的主要症状为疼痛，以颈、枕后部为著，向肩部放射。患者也可出现弥漫性头痛，常在枕部。颅内段椎动脉夹层可造成延髓、小脑和脑桥缺血，引起头晕、复视等症状；与栓子栓塞不同，它同时还可引起蛛网膜下腔出血。

二、椎－基底动脉狭窄的临床表现

椎－基底动脉系统狭窄常见的症状有头晕（dizziness）、眩晕（vertigo）、头痛（headache）、呕吐（vomiting）、复视（double vision）、失明（loss of vision）、共济失调（ataxia）、麻木（numbness）、无力（weakness）等。其中最常见的症状为肢体无力（limb weakness）、眩晕、共济失调、眼球运动障碍（oculomotor palsies）、视力障碍（visual dysfunction）以及吞咽困难（oropharyngeal dysfunction）。发作性口周麻木及感觉异常亦为椎－基底动脉缺血较特异性的症状。后循环缺血极少出现单个症状，常常表现为一组症状和体征。

后循环梗死最常累及的部位是脑干（60%）和小脑（50%）。单纯一侧或双侧脑干梗死（包括中脑和/或脑桥），常常与基底动脉狭窄相关。单纯小脑梗死，常常与心源性栓子有关。

小脑梗死的患者常主诉头晕，偶尔伴有视力模糊，行走困难，以及呕吐。患者易向一侧倾倒，在没有帮助下不能垂直站立。梗死侧的上肢可能会出现肌张力减低。眼球震颤是常见症状。若患者为单纯的小脑梗死则不会出现偏瘫或偏身感觉障碍。

栓子栓塞可累及一侧大脑后动脉，导致对侧视野偏盲。有时，患者会出现偏盲侧躯体及面部感觉异常。左侧大脑后动脉栓塞可出现阅读和颜色识别困难，而右侧大陆后动脉栓塞则会出现左侧视野偏盲以及定向力障碍。双侧大脑后动脉栓塞可致双侧视野缺失，有时表现为皮质盲。也可出现无法记忆新事物以及激惹状态。

中脑前部及丘脑栓子梗死可伴有特征性的嗜睡，有时表现为木（stupor），不能记忆新事物，瞳孔变小、反应迟钝，垂直凝视障碍（defective veflical gaze）等。

三、与其他系统疾病鉴别

以上很多症状并不是椎－基底动脉系统疾病所特有的。全身系统性疾病、循环系统疾病、前庭耳源性疾病均可引起类似椎－基底动脉缺血的症状，应加以鉴别。

1. 头晕、头痛或眩晕发作　头晕是指轻微的头痛、头胀、头重脚轻等主观感觉，或称一般性眩晕（frank vertigo）。眩晕指周围前庭或中枢前庭小脑系统的功能障碍所引起的症状。周围性前庭神经病变引起的眩晕常由运动或姿势突然改变引起，一般与耳部症状同时存在；椎动脉疾病引起的短暂眩晕常伴有其他的脑干、小脑症状。一般单纯的眩晕发作，持续超过3周，都不考虑为椎－基底动脉病变。部分糖尿病患者会出现一种罕见情况，其内听动脉闭塞，引起眩晕及单侧听力丧失，这些症状可发生在脑干梗死之前，提示椎－基底动脉可能有病变。轻头痛通常是晕厥前期的表现，与循环系统、全身系统性疾病或心脏疾病密切相关。在不伴随其他神经系统症状体征时，轻头痛不是椎－基底动脉缺血的表现。在单纯晕厥患者中进行神经血管检查（神经影像和超声），后循环病变阳性率很低。单纯晕厥并不增加脑卒中发生的风险。

2. 短暂意识丧失（transient decrease in consciousness）　比起脑血管疾病，癫痫和晕厥更易引起短暂意识丧失。网状上行激动系统位于脑干上部的旁中央被盖部，可以促进觉醒。基底动脉闭塞可阻断该纤维束功能，影响意识状态，发生昏迷。但基底动脉闭塞常伴有其他神经系统表现，如眼球运动障碍及运动系统体征。

3. 猝倒发作（drop attacks）　猝倒指在没有预警的情况下，姿势突然发生变化并摔倒，如伴有意识丧失，则大多由于癫痫或晕厥引起。若为脑干缺血，同时还可影响皮质脊髓束对四肢运动的控制，会出现持续性无力。如没有脑干或小脑缺血相应症状，后循环缺血很少引起猝倒。

（吴永娟）

第四节　椎－基底动脉狭窄的临床评估及干预策略

一、椎－基底动脉狭窄的临床评估

首先，应详细询问病史，全面进行体格检查和神经系统检查。根据这些原始资料，确立进一步的检查方案。脑卒中及血管病变类型的判断依赖以下资料：人口学评价（年龄、种族及性别），存在的危险因素，症状发生发展的过程（在脑卒中发生前是否有过一次或多次TIA发作，TIA发作是多变的还是刻板的，脑卒中发作是否为突然的，之前有没有TIA发作，缺血症状是否进展等），患者存在的症状和体征。可采用NIHSS评分，对患者的神经功能进行评价。

所有疑为椎－基底动脉系统卒中或TIA的患者，均应进行神经影像学检查。首选MRI，对于安装起搏器等不适宜进行 MRI 检查的患者，可行 CT 检查，但颅骨会干扰脑干部位的 CT 成像。对于急性梗死，MRI 的弥散加权序列（diffusion - weighted imaging，DWI）检查最为敏感。所有脑卒中患者及部分 TIA 患者，发病时间在 1 小时以上，DWI 都会显示脑部急性损伤。在极少情况下，急性脑卒中患者弥散加权检查可正常，此时并不能排除梗死，此后再行 MRI 检查通常会发现与症状相符的梗死灶。

对后循环卒中或 TIA 患者，评价椎 - 基底动脉是否存在狭窄或闭塞性病变是十分重要的。血管形态学的检查包括：颈部血管超声、TCD、CTA、MRA、DSA 等。若从国情出发，由于我国人口基数庞大，而超声检查简单易行，费用低，在各级医疗机构均可开展，所以椎动脉颅外段的无创检查首选超声作为初筛。超声对于椎动脉起始处的病变有 60% 的检出率，若采用彩色多普勒血流图像，可使阳性率达 70% 以上。但超声检查需要有经验的技师才能取得较满意的检查结果。

颅内椎 - 基底动脉病变可选用 TCD 检查，灵敏度达 80%，特异度达 80% ~ 97%。但对于半数以上的患者，TCD 检查会低估动脉狭窄程度，已闭塞血管也可能检测不出。TCD 还可用于检测狭窄处的栓子，监测介入治疗中脑血流的变化。

在患者没有禁忌情况下，可行 CT 血管成像（CTA）。随着多层螺旋 CT 的问世，CTA 成像技术不断完善，在确定动脉狭窄程度以及区分狭窄与闭塞方面，CTA 与 DSA 的一致性可达 90%，其空间、时间分辨率高于 MRA。得益于近来 CTA 技术的更新，如更快的扫描速度、更高的空间分辨率和更好的后期处理软件，使得 CTA 的应用日益普及。高质量 CTA 可充分显示后循环颅外及颅内的血管，对于可疑基底动脉闭塞的患者进行评估十分有帮助。对于颅外段椎动脉病变，CTA 可区分血管扭曲与血管动脉粥样硬化狭窄。

MRA 可检测颅内及颅外血管病变。MRA 对 ACA、MCA、PCA、基底动脉和 ICA 的敏感性和特异性均接近 100%；对岩上窦和岩下窦的显示率较低，亦可达 85% 二对于基底动脉狭窄及椎动脉颅内段，MRA 有较高的诊断价值。但对于椎动脉起始处，MRA 敏感性较低，对于椎动脉颅外段与颅内段交接处，MRA 显影也不佳。MRA 是依赖血流速度来显示血管的，狭窄程度较高的血管，血流速度慢，在 MRA 上会表现为闭塞性病变。使用造影剂可提高 MRA 的准确性，增强 MRA 还可以更好地显示小血管，但由于磁共振为螺旋扫描，在扫描间隙会丢失部分信号，使得椎动脉起始处高度狭窄的病变难以与闭塞病变区分，即便使用造影剂也不能完全解决这一问题。

AHA/ASA 推荐 CTA 和 IRA 作为无创评估椎 - 基底动脉狭窄病变的首选。在检测椎动脉时 CTA 和 MRA 比二维超声波检测（敏感性 70%）有较高的敏感性（94%）和特异性（95%），而且 CTA 比 MRA 和二维超声波稍微准确些。超声检测的相对不敏感性一定程度反映了超声检查的技术困难，同时使得超声波不适合应用于检测椎动脉相关的疾病。当然，我们在考虑选择非侵袭性的检查方法时，该临床中心的专业技术及相应的成像技术都需要考虑在内。目前，对于有症状性的后循环脑梗死，不管是 MRA 还是 CTA 都不能准确地发现椎动脉的起始部的病变，因此我们在给患者行血管成形术前一般会常规性行 DSA 检查，但是关于数字减影动脉造影术和 CTA 两者的准确率差异目前还没有相关报道。

椎 - 基底动脉狭窄诊断的金标准是数字减影血管造影（Digital Subtraction Angiography，DSA）。诊断性造影应明确病变血管部位、直径、病变长度、偏心率、病变血管及其邻近血管发出的分支或穿支动脉，后交通动脉以及颈外动脉 - 椎动脉侧支血管是否存在。应从多个

角度全面评价椎 – 基底动脉颅外段及颅内段的情况。在常规主动脉弓前后位图像下，椎动脉起始处与锁骨下动脉有部分重叠，可能无法发现椎动脉起始处的狭窄，在前后位的基础上增加 20°或更大角度的头位可使整个椎动脉颅外段（包括椎动脉起始部）较好地显影。

椎动脉颅外段狭窄程度计算目前多参照 NASCET 法（图 13 – 2）：

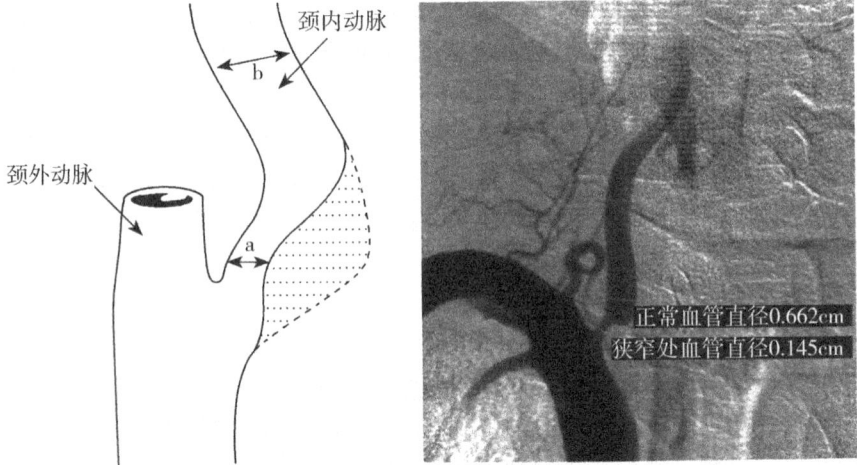

颈内动脉

颈外动脉

正常血管直径0.662cm
狭窄处血管直径0.145cm

图 13 – 2　椎动脉颅外段血管狭窄的 NESCET 测量方法示意图

狭窄率 = （1 – a/b）×100%

式中：a 为最狭窄处血管直径；b 为病灶远端正常血管直径（颅外段）

椎动脉颅内段及基底动脉狭窄程度计算目前多参照 WASID 法：

狭窄率 = ［1 – （Ds/DN）］×100%

式中：Ds 为病变部位残余管腔的最小直径；DN 为病变近心端最近处正常血管的管腔直径；闭塞血管的狭窄率定义为 100%

对椎动脉狭窄患者，应评估其脑血流储备情况。TCD（二氧化碳吸入试验或屏气试验）、PET、SPECT 或 CT 灌注扫描（无论给予或不给予乙酰唑胺）对于评价是否存在脑血流储备不足均有重要价值，可根据临床特点及医院具体情况，选用相应的评估手段。

心脏检查如心电图、心脏超声及心电监护，可评价是否有来自心脏或主动脉的栓子。对于多支脑血管供血区域的脑梗死患者，心脏检查更为重要，特别是在相应的脑血管无明显狭窄的情况下。

监测血液和凝血指标包括全血细胞计数及凝血功能检查。对于既往有静脉或动脉闭塞病史的患者，及无心脏、主动脉、颈部及颅内血管病变的患者，应排除是否存在遗传性或获得性凝血功能异常，并检测心磷脂抗体等免疫学指标。

二、椎 – 基底动脉狭窄的临床干预策略

对缺血性后循环疾病临床上可疑椎动脉狭窄患者（表现为后循环的 TIA、脑卒中、锁骨上窝或乳突后杂音等），先行颈部血管彩超和 TCD 检查，颈部血管彩超若提示椎动脉狭窄 <50%，可每半年检查并给予阿司匹林及他汀药物干预；若椎动脉狭窄 ≥50% 且计划行介入治疗，或新发的闭塞（特别是有症状的患者）或超声显示不清，可进一步行 CTA

或 MRA 检查。TCD 检查目的是排除后循环颅内段狭窄病变并可监测微栓子。若 CTA 或 MRA 检查椎动脉狭窄 <50%，每半年检查并给予阿司匹林＋他汀药物干预；若 CTA 或 MRA 检查椎动脉狭窄≥50%，每 3 个月复查，强化药物治疗（阿司匹林＋氯吡格雷＋他汀药物），症状未能缓解者行椎动脉血管内治疗；若 CTA 或 MRA 检查不清楚，可进一步行 DSA 检查。

（吴永娟）

第五节 椎－基底动脉血管内介入治疗的适应证

目前椎－基底动脉狭窄的介入治疗并没有统一的指南，2008 年欧洲脑卒中组织（ESO）发布的《缺血性脑卒中和短暂性脑缺血发作管理指南 2008》对椎动脉颅外段病变有简要描述，但未给予治疗的推荐等级，国内出版的《中国缺血性脑卒中和短暂性脑缺血发作二级预防指南 2010》则并未提及椎－基底动脉血管内介入治疗，美国心脏协会/美国脑卒中协会（AHA/ASA）于 2010 年及 2011 年先后发布了《缺血性脑卒中或短暂性脑缺血发作患者预防脑卒中指南 2010》及《颅外段颈动脉及椎动脉疾病处理指南 2011》，对椎－基底动脉狭窄病变的临床评估、药物治疗、血管重建均给出指导性的意见。

一、AHA/ASA 2011 椎动脉疾病诊断的血管影像指南

Ⅰ级推荐：

（1）有后循环及锁骨下盗血症候群的患者，无创的 CTA 或 MRA 检查可初步评估椎动脉疾病。（C 级证据）

（2）无症状的双侧颈动脉闭塞或单侧颈动脉闭塞且 Willis 环不完整的患者应对椎动脉进行无创检查。（C 级证据）

（3）提示有大脑后部或小脑缺血患者，更推荐行 MRA 或 CTA 检查而非超声评估。（C 级证据）

Ⅱa 级推荐：

（1）有大脑后部或小脑缺血症状的患者，系列无创的颅外椎动脉检查是合理的，可评估动脉粥样硬化疾病的程度并且排除新发的病损。（C 级证据）

（2）患者出现大脑后部或小脑缺血症状且可能行血管重建，当无创检查无法定位或评估狭窄程度时，基于导管的血管造影术对评估椎动脉病理解剖学有益。（C 级证据）

（3）已行椎动脉血管重建的患者，可间隔行颅外椎动脉无创的血管影像学检查。（C 级证据）

二、AHA/ASA 2011 椎动脉疾病的药物治疗指南

椎动脉粥样硬化高危因素管理推荐：

Ⅰ级推荐：

（1）根据对颈动脉颅外段动脉粥样硬化的标准化推荐，椎动脉粥样硬化患者推荐药物治疗和生活方式调整以降低动脉粥样硬化风险。（B 级证据）

（2）若无禁忌证，动脉粥样硬化性椎动脉疾病应接受抗血小板药物治疗（阿司匹林

75 ~ 325mg/d），以预防心肌梗死或其他缺血事件。（B 级证据）

（3）与颅外椎动脉粥样硬化相关的缺血性脑卒中或 TIA 推荐抗血小板药物治疗作为首选的治疗方法。阿司匹林（81 ~ 325mg/d）或阿司匹林联合双嘧达莫缓释剂（每次 25 ~ 200mg，2 次/天）或氯吡格雷（75mg/d）均是可选方法。应根据患者的基础疾病的风险、成本、耐受性和其他临床特征个体化选择药物治疗方案。（B 级证据）

Ⅱa 级推荐：

对阿司匹林禁忌的患者（包括阿司匹林过敏症），除了活动性出血，氯吡格雷（75mg/d）或噻氯匹啶（每次 250mg，2 次/天）是合理的代替。（C 级证据）

三、AHA/ASA 2010 椎动脉颅外段介入治疗指南

2010 年 12 月 AHA/ASA 发布了《缺血性脑卒中或短暂性脑缺血发作患者预防脑卒中指南》，在 2006 年版指南的基础上，进一步对椎动脉颅外段血管内介入治疗进行如下阐述：椎动脉近端或颈段闭塞与后循环或椎 - 基底动脉缺血高度相关，系统回顾性研究认为，与新近发生的症状性颈动脉狭窄患者相比，症状性椎动脉狭窄患者在首发症状 3 天内再发脑卒中的风险更高，然而这类患者最佳的药物治疗方案仍不清楚，而且浸袭性治疗的治疗价值仍不能准确评估。考虑到外科手术干预（动脉内膜切除术或血运重建术）的高风险，药物治疗仍是这类患者治疗的主要手段，但是仍有许多的回顾性病例研究报告了血运重建术在药物治疗无效的椎 - 基底动脉 TIA 或脑卒中患者中开展。

2010 指南推荐：所有椎动脉狭窄的 TIA 或脑卒中患者仍推荐口服药物治疗。包括抗血小板聚集治疗、他汀药物治疗及危险因素的控制（Ⅰ级推荐，B 级证据）。口服药物治疗（包括抗栓、他汀及危险因素控制）无效的颅外椎动脉狭窄患者，可以考虑血管内治疗和外科手术治疗。（Ⅱb 级推荐，C 级证据）

四、专家建议

上述指南仅是对针对症状性椎动脉颅外段狭窄血管内治疗的推荐，但对具体的治疗适应证及手术操作并未给予进一步的说明，亦无手术相关的指南。我们查阅了国内外相关文献，专家组的建议如下：

1. 症状性椎动脉狭窄患者　症状性椎动脉颅外段动脉粥样硬化性疾病传统的药物治疗方法有：抗血小板聚集、抗凝或是二者联合治疗。但上述治疗方法是沿用了来源于颈动脉治疗的研究数据，尚不知晓这种治疗方法患者能够获益多少，也不知道上述药物是否应该成为一线治疗药物。当最优化的药物治疗失败，不能缓解后循环缺血的症状，将考虑血管内治疗。原因是在这些选择性的病例中，血管内治疗（血管成形术及支架置入术）潜在获益优于手术的风险。最优化的药物治疗失败且 DSA 证实椎动脉开口狭窄 >50%，应考虑血管内治疗。若是后循环缺血事件是由于栓塞引起的，若未能找到心源性栓塞的证据，可以考虑是近端椎动脉引起的动脉 - 动脉栓塞导致的临床症状，基于这个原因，即使狭窄 <50%，但由于是栓子的来源仍应考虑血管内治疗。理由是：血管内治疗术后新生内膜使得不规则的血管内腔变得光滑，从而预防可以发生的远端栓塞。若存在两处狭窄病灶，处理其中一处还是两处，应根据后循环缺血的发病机制。如果是栓子脱落所致的症状性病灶或是串联病变，则倾向于治疗起始部、病变程度较高或伴有溃疡的病变。

2. 无症状性椎动脉狭窄患者　大多数无症状性狭窄患者不需进行介入治疗。但对于具有脑卒中高发风险的患者，行介入治疗是有指征的。需再次强调的是，对于颅外段椎动脉闭塞性病变而言，常以脑卒中为首发症状，而非 TIA，而椎－基底动脉系统脑卒中伴随着高发病率和死亡率。存在高度血管狭窄病变（≥70%）或狭窄程度进行性加重的患者，若脑储备功能下降，他们发生脑卒中的风险更高。因此，介入治疗对于这些患者是十分有益的，特别是在伴有一侧椎动脉先天发育不良或阙如的情况下。我们认为有证据表明患者后循环灌注不足或脑血管储备功能下降且是由椎动脉狭窄病变或同样高危的串联病变引起的，则应考虑治疗。还有一些患者并发同侧颈动脉的闭塞，颅内血管有后向前的代偿，表现为前循环缺血的症状，此类患者经椎动脉血运重建后，前循环缺血的症状明显改善。

五、后循环介入治疗的适应证

1. 颅外段椎动脉狭窄　典型的椎动脉狭窄致后循环缺血患者首先要给予传统的药物治疗，只有当最优化的药物治疗无效时方能考虑血管内介入治疗。完整的病史、体格检查、辅助检查在术前、术后及随访中都应由独立的神经专科医生来完成。根据 AHA/ASA 的指南推荐及专家组建议，结合相关的文献及临床经验，我们总结椎动脉颅外段狭窄介入治疗的适应证如下：

（1）症状性椎动脉狭窄，最优化的药物治疗失败且血管狭窄程度 >50%。

（2）症状性椎动脉狭窄，对侧椎动脉闭塞、狭窄或发育不良且血管狭窄程度 >50%。

（3）症状性椎动脉狭窄，若是由近端椎动脉粥样硬化斑块引起的动脉栓塞，即使血管狭窄程度 <50%，若最优化的药物治疗无效，也考虑治疗。

（4）无症状性椎动脉狭窄患者，血管狭窄程度 >70% 且椎动脉为单侧优势型或孤立型。

（5）无症状性椎动脉狭窄患者，血管狭窄程度 >70% 或串联病变且后循环灌注不足或脑血管储备功能下降。

（6）无症状性椎动脉狭窄患者，血管狭窄程度进行性加重。

（7）无症状性椎动脉狭窄患者，血管狭窄程度 >70%，并发同侧颈动脉闭塞，其供血区由椎动脉代偿分流。

2. 颅内段椎－基底动脉狭窄　ASTIN（the American Society of Interventional&Therapeutic Neuroradiology）、SIR（Society of Interventional Radiology）及 ASNR（American Society of Neuroradiology）这三个组织一致认为：①症状性颅内段血管狭窄 >50%，且内科治疗无效的患者，应行血管成形术，可根据需要辅以支架置入术。②无症状性颅内段血管狭窄患者，目前没有充足的依据支持血管内介入治疗。应给予患者最佳的药物治疗（包括抗血小板和他汀类药物治疗），并密切随访，包括评估患者是否有神经系统症状出现，及常规的无创影像学观察 6~12 个月（如 MRA，CTA），如有必要，随访过程中可行脑血管造影检查。

六、后循环介入治疗的禁忌证

根据目前文献的报道，总结已经发表的对照研究的结果，目前一般认为后循环介入治疗禁忌证包括：

1. 3 个月内有颅内出血。

2. 伴有颅内动脉瘤，并且不能提前或同时处理者。

3. 2 周内曾发生心肌梗死或较大范围的脑梗死。

4. 胃肠道疾病伴有活动性出血者。

5. 不能控制的高血压。

6. 对肝素、阿司匹林或其他抗血小板类药物有禁忌者。

7. 对造影剂或所使用的材料或器材过敏者。

8. 有严重心、肝、肾疾病。

9. 血管迂曲或变异，导管或支架等输送系统难以通过。

10. 目标血管直径 <2mm。

11. 狭窄血管供血区域已建立良好的侧支后循环。

12. 血管病变广泛或狭窄范围过大。

13. 血管炎性狭窄，广泛的血管结构异常。

14. 穿刺部位或全身有未能控制的感染。

15. 没有获得患者或其家属知情同意。

（吴永娟）

第六节　椎 - 基底动脉血管成形术及支架置入术

一、椎 - 基底动脉血管成形术

1980 年，Sundt 等首先应用经皮腔内血管成形术（percutaneous transluminal angioplasty，PTA）成功治疗了 2 例基底动脉高度狭窄病例，并取得极好的短期疗效。此后，PTA 开始应用于椎 - 基底动脉狭窄的治疗。PTA 手术成功率达 90% 以上，短期疗效较好，长期疗效目前还未验证。

由于血管弹性回缩，PTA 术后有 10% 的患者残存严重狭窄（>70%）：PTA 术后脑卒中发病率依然很高。经 PTA 治疗（无论是否辅以支架）的患者，在没有脑卒中发生的基础上，其术后第一年生存率为 88%～93%。PTA 前后并发颅内出血的风险较高，特别是在术后 1 小时内。其他并发症如远端血管闭塞、血管内膜夹层等很难防治，术后再狭窄发生率也很高。椎动脉 V1 段的动脉弹力纤维丰富，对于球囊扩张不敏感，经 PTA 治疗会出现弹性回缩（elastic recoil），造成残留狭窄，辅以支架置入术，可有效解决这一问题。

随着导管及导丝技术的不断完善，PTA 并发症的发病率在不断下降。但由于存在以上问题，目前 PTA 仅作为椎动脉颅外段支架置入前预扩张处理或在分期支架置入术中应用，但在颅内段及基底动脉介入治疗中，是单纯行 PTA 还是行 PTA + 支架置入术目前临床上仍有争议。

二、椎 - 基底动脉支架置入术

由于药物、外科手术及 PTA 均存在不同缺陷，人们开始探讨椎 - 基底动脉狭窄的血管内支架置入治疗。血管内支架置入术很早就被用于治疗冠状动脉及周围血管的狭窄病变，并取得了肯定的疗效。1996 年 Storey 等应用血管内支架置入术成功治疗了 3 例 PTA 术后再狭窄的椎动脉起始部狭窄病例。1999 年 Phatouros 等报道了第一例基底动脉狭窄支架置入术治疗病例。此后陆续有支架治疗椎－基底动脉狭窄的报道出现，且疗效较佳：与 PTA 相比，血管内支架置入术治疗有以下优点：①对管腔狭窄的改善程度优于 PTA；②可降低目标血管急性闭塞的危险；③血栓形成及栓子发生率较低；④症状复发率明显降低。

支架治疗有三种方法：①常规支架置入术，即在支架置入前先用球囊进行预扩，这是目前应用最广泛的支架置入方法。②直接支架置入术，在支架放置前不进行球囊血管成形，已在冠状动脉及外周血管狭窄治疗中证实安全可靠，治疗的成功率与常规支架置入术相当，但它可以减少手术费用、手术时间、射线照射时间、造影剂用量及导管用量。对于狭窄程度相对较轻、病变较直、预计球囊扩张式支架可顺利通过狭窄病变的患者，可采用该方法。③分期支架置入术，在球囊血管成形术 1 个月后，再置入支架。对于不稳定（近期引起症状）、溃疡性或高度狭窄的病变，可采用分期支架置入术。

三、技术路线

1. 术前准备

（1）术前 3～5 天开始口服阿司匹林（100～300mg/d）和氯吡格雷（75mg/d）。如患者需行急诊介入，则静脉给予糖蛋白Ⅱb～Ⅲa 抑制剂［如盐酸替罗非班氯化钠注射液 0.4μg/（kg·min）］，并同时口服负荷剂量抗血小板药物。

（2）术前 6 小时禁食、禁水。

（3）术前 6 小时内行碘过敏试验。

（4）双侧腹股沟区备皮。

（5）除急诊介入外，术前应对患者进行全面的评估，完善各项检查。

（6）准备好急救药物及抢救设施。

（7）获得患者或其家属的知情同意。

2. 椎动脉颅外段手术过程

（1）局部麻醉，常规右侧股动脉 Seldinger 穿刺，置入 6F 动脉鞘。全程给予肝素（50～75U/kg）抗凝，监测活化凝血时间（activated coagulation time. ACT），ACT 控制在 250～300 秒。

（2）在 0.035in 的亲水导丝的引导下送入 6F 导引导管。若狭窄部位位于椎动脉 V1 段及 V2 段中下段，将导引导管头端置于锁骨下动脉；若狭窄部位位于 V2 段中上部，可将导引导管头端置于椎动脉近端，距病变约 3～5cm 左右。行血管造影，再次确认病变部位、狭窄程度及性质，并测量病变的长度及直径，选择可能使用的支架型号。

（3）更换 0.014in 微导丝（或脑保护装置），头端越过病变部位 5cm 以上。

（4）高度狭窄的病变，支架置入前需行球囊预扩。将球囊沿微导丝送至病变部位，使其覆盖整个病变，略偏向于狭窄的近段。缓慢扩张球囊，压缩斑块，扩张压力则根据球囊张开的形态而定，一般在 6～10atm 左右。球囊撤回后对患者进行简单的神经功能评价并造影确认血管形态。

（5）沿微导丝将支架送至病变部位，缓慢释放支架，使其完全覆盖病变部位。支架释放成功后，对患者进行神经功能评价。

（6）支架释放后，再次行血管造影，并测量治疗后血管直径。

（7）若支架释放后残留狭窄严重，可行球囊后扩。

（8）撤回导引导管及微导丝（脑保护装置），停用肝素。

（9）采用血管吻合器缝合股动脉壁的穿刺孔；或在术后 4~6 小时采用动脉 C 型夹夹闭血管；或术后 6 小时拔出动脉鞘，人工按压止血 15 分钟。

3. 椎动脉颅内段及基底动脉手术过程

（1）局部麻醉，常规右侧股动脉 Seldinger 穿刺，置入 6F 动脉鞘二全程给予肝素（50~75U/kg）抗凝，监测活化凝血时间（activated coagulation time，ACT），ACT 控制在 250~300 秒。

（2）在 0.035in 的亲水导丝的引导下插入 6F 导引导管，超选至椎动脉，将导引导管头端置于椎动脉 C2 水平。行血管造影，再次确认病变部位、狭窄程度及性质、手术径路，并测量病变的长度及直径，选择可能使用的支架型号。

（3）更换 0.014in×300mm 微导丝，头端置于同侧或对侧 PCA P1 段或 P2 段内。

（4）选择合适的低压球囊预扩。将球囊沿微导丝送至病变部位，使其覆盖整个病变，略偏向于狭窄的近段。缓慢扩张球囊，压缩斑块，扩张压力在 4~6atm 左右。球囊撤回后对患者进行简单的神经功能评价。

（5）沿微导丝将支架送至病变部位，缓慢释放支架，使其完全覆盖病变部位。支架释放成功后，对患者进行神经功能评价。

（6）支架释放后，再次行血管造影，并测量治疗后血管直径。

（7）除非残留狭窄严重，一般不行球囊后扩。

（8）撤回导引导管及微导丝，停用肝素。

（9）采用血管吻合器缝合股动脉壁的穿刺孔；或在术后 4~6 小时采用动脉 C 型夹夹闭血管；或术后 6 小时拔出动脉鞘，人工按压止血 15 分钟。

4. 注意事项

（1）术中密切监测患者生命体征。

（2）大多数患者可行局麻；不能有效配合治疗的患者，可予全麻防止术中躁动。

（3）对于椎动脉颅外段病变，6F 的导引导管可适用于大多数支架置入术。如需使导引导管更可靠地固定，可采用 0.014in 或 0.018in 的双导丝技术，其中较硬的导丝放置到锁骨下动脉远端，起到更好的固定作用。

（4）对于椎动脉颅外段病变，大多数情况下，为防止指引导管弹出锁骨下动脉，指引导管到位后继续将 0.035in 的亲水导丝放置在锁骨下动脉远端，0.014in 微导丝顺利通过病变部位并能提供足够的支撑时再将 0.035in 的亲水导丝撤出。微导丝输送至足够远的位置是十分重要的，这样才能确保它的稳定性。整个操作过程中导丝的头端都应在荧光屏监视范围内，以减少血管穿孔的风险。

（5）处理颅内病变时，导引导管头颅勿顶在 V2 段转弯处血管壁上（极易产生血管痉挛）。若颅内血管严重迂曲，输送球囊或支架则比较困难，导引导管支撑力不足时因反作用力而后退，常在锁骨下或弓上形成绊，影响手术成功率并可增加手术并发症的风险，此时可选择 6F 指引导管外套用 8F 指引导管或 7F80cm 的长鞘，增加指引导管的支撑力。

（6）颅外段病变球囊扩张的速度一般在 1atm/s 左右，缓慢扩张球囊的目的是使狭窄部分充分扩张，降低动脉壁弹性回缩的发生率，并可充分观察患者的临床表现，减少出血或夹层的发生率。但扩张球囊时间较长存在血流减慢、穿支血管栓塞等风险。对于后交通或对侧椎动脉发育较好的患者，可适当延长扩张时间；反之，应缩短扩张时间，否则易造成远端供血不足及血栓形成。颅内段病变因其血管壁较薄，且血管周围缺乏软组织的支撑，为减少血管破裂或夹层形成，球囊扩张时速度较颅外段慢，根据患者对缺氧的耐受程度，一般在 0.5atm/s 左右。

（7）球囊扩张及支架释放应在透视下完成，以避免球囊或支架发生移位，产生"瓜子现象"。

（8）进行球囊后扩时，支架的骨架可能会影响球囊进入支架，对于开环式支架尤为突出。将导引导管送至支架近端可帮助球囊进入支架。有时后扩球囊会难以从支架中撤回，这可能是由于抽气不完全或支架骨架阻碍造成的。将导引导管向上输送，往往可帮助球囊回撤。

（9）万一脑保护装置不能通过其标准回收鞘收回，可尝试采用造影导管、导引导管或 0.038in 输送系统的球囊将其收回。但有学者行椎动脉支架置入时极少使用脑保护装置。

（10）操作过程中，应密切监测患者的不良反应。特别是在输送导管导丝、扩张球囊及释放支架过程中。如球囊扩张过程中，患者出现疼痛，应立即停止球囊扩张，及时造影评估，并对患者进行神经功能评价。

（11）椎动脉起始处病变常累及锁骨下动脉，支架近段应延伸至锁骨下动脉内 2mm 左右。若支架仅覆盖椎动脉边缘，会增加再狭窄的发生率；若支架伸入锁骨下动脉过多，易导致红细胞机械性破坏。

5. 术后处理　术后患者返回监护病房，监测血压、呼吸、脉氧及心电 24 小时，保持收缩压 <140mmHg。注意观察是否有新出现的神经系统症状或体征，原有的症状体征是否有所加重。若出现新发症状或体征，应及时行头颅 MR 或 CT 检查，排除脑栓塞、颅内出血、急性支架内血栓形成等严重的并发症。

术后应口服氯吡格雷（75mg/d）至少 6 个月，终身服用阿司匹林（100mg/d）。

四、相关技术问题

1. 选择合适的支架类型　由于椎－基底动脉特殊的解剖结构，要求使用的支架具有良好的柔顺性、较强的径向支撑力和 X 线下的可视性。支架类型主要有球囊扩张式支架和自膨胀式支架两种。球囊扩张支架有良好的径向支撑性，但其顺应性及通过性较差，多用于较平直的颅外血管，自膨胀式支架柔顺性较佳，适用于走行迂曲的椎－基底动脉。

支架类型的选择取决于病变的解剖特点和动脉通路的选择。一般来说，椎动脉颅外段常选用径向支撑力较大的球扩式支架，若血管管径过大（如 >5.5mm），亦可选择适用于颈动脉的自膨胀式支架，若病变过于迂曲，则应选择通过性及顺应性强的支架；椎动脉颅内段及基底动脉因其血管迂曲、管壁较薄，常选用通过性好的自膨胀式支架或球扩式颅内专用支架。目前，球扩式冠脉支架及肾动脉支架已被广泛应用于治疗椎动脉颅外段狭窄病变：它具有以下特性：①良好的径向支撑力；②较低的径向回缩率；③较小的外形构造；④可选择的适合尺寸。支架的直径选择原则是颅外段远端正常血管管径的 1.1 倍或颅内段近端血管管径的 0.9 倍。支架的长度应能覆盖病变部位及病变两端各 2mm 左右。

2. 选择合适的手术路径　合适的手术路径的选择对手术的成功率会产生很大的影响，椎动脉手术绝大多数采用股动脉入路，但椎动脉起始处解剖变异较多，血管常迂曲或与锁骨下动脉成角，若经股动脉入路不能使导管导丝可靠固定，可采用经肱动脉入路，快度到达病变部位。在椎动脉起始部成角较大或主动脉弓解剖变异时，选择桡动脉或肱动脉建立动脉入路更好。

基底动脉的狭窄病变，究竟该选择哪一支椎动脉为合适的手术路径，有学者认为应把握以下几个原则：①优势椎动脉；②椎动脉无串联病变；③椎动脉起始部或颅内段弯曲度小，通过性好；④根据两椎动脉的解剖实际，判断哪支椎动脉可能给指引导管提供更强的支撑力。

3. 支架置入前是否要进行球囊预扩　对于高度狭窄的病变，支架置入前行小球囊预扩是必需的。其目的是轻度扩张狭窄段血管，便于支架输送器顺利通过狭窄部位，进而降低支架输送过程中斑块脱落栓塞远端血管的风险。球囊预扩本身仅将狭窄部位的斑块撕开、压扁，及时覆盖支架，导致斑块脱落的风险不大。所选择的球囊长度应能覆盖整个病变，直径应小于病变远端血管的直径。

4. 支架置入后是否需要球囊后扩　支架置入后应慎用球囊后扩，除非残余狭窄严重，否则一般不再进行球囊后扩。球囊后扩张有可能使支架的网眼对斑块形成切割效应，导致小斑块脱落。所选球囊直径应与病变远段血管直径一致。需要强调的是不可采用过大直径的球囊，以免造成血管破裂或内膜夹层形成；球囊过度膨胀还可使斑块从支架中挤出，造成远段栓塞。

5. 椎动脉介入治疗是否需要脑保护装置　椎动脉 PTA 和支架置入术，血管远端栓塞是其风险之一。但椎动脉介入治疗常难于使用脑保护装置，这是由于以下原因：

（1）椎动脉管径相对狭小。

（2）将脑保护装置运送至椎动脉远端在技术操作上相对困难。

（3）椎动脉很少能提供适于脑保护装置放置的平直血管段。

（4）回收脑保护装置时可能出现困难。

所以，对于椎动脉直径 >3.5mm，椎动脉起始部成角较小，且为溃疡斑块的病变，才考虑使用脑保护装置。

6. 置入的支架是否会导致穿支血管或小的分支血管闭塞　支架置入后是否会导致分支血管闭塞是一个重要的问题，目前用于颅内支架的金属丝（钢丝或合金）的直径约 80 ~ 120μm，金属丝覆盖的主要分支的直径为 100 ~500μm，故由支架金属丝闭塞分支血管的可能性较小，而斑块在 PTA 及支架置入术过程中被挤压进入分支血管开口，导致血管闭塞的可能性较大。术前、术中及术后给予抗凝治疗对于预防血栓形成及血管闭塞有重要作用。

五、双侧椎动脉狭窄或串联狭窄病变

双侧椎动脉狭窄及串联狭窄的 PTA 及支架置入术较为复杂，易发生过度灌注综合征。介入治疗应遵循以下几点：①双侧椎动脉狭窄患者，原则上首先处理狭窄更严重侧的血管；②串联狭窄应首先处理远端病变，再处理近端病变；③术中密切监测血压，术后严格控制血压在 110 ~ 130/70 ~ 80mmHg 水平；④手术后可适当静滴尼莫地平以缓解脑血管痉挛。

六、如何减少介入手术的并发症

PTA 及支架置入术的并发症有：动脉内膜夹层、血管闭塞、血管痉挛、血栓形成、远段栓塞、血管破裂等。为了避免这些并发症的发生，所选用的球囊直径应比治疗血管的管径小一个尺寸或0.2mm，在球囊扩张时应尽可能缓慢。采用气压计是必需的，它能使球囊扩张尽量缓慢，防止球囊过度扩张或破裂。

颅内血管管径很小，若损伤血管壁，很容易造成血栓形成，血管闭塞，手术过程中应特别注意动作轻柔，导管导丝头端均应在荧光屏监视范围内。此外，术前术后抗凝治疗也是必需的。后循环介入治疗很少采用脑保护装置，栓子脱落造成远段栓塞也需引起注意，术中应密切观察患者反应，一旦发生栓塞，及时给予降纤药物。术后可行 MRI 检查。

（吴永娟）

第七节　后循环介入治疗的循证医学证据

一、前瞻性临床试验

近年来随着医学影像学的发展、新材料新技术的运用，椎动脉支架置入术已成为椎动脉颅外段狭窄病变较为成熟的治疗方法，中外文献也大量报道了 VAS 的可行性、安全性、有效性、围手术期并发症及短中期随访结果，但无论是最优化的药物治疗、外科手术治疗，还是 VAS 联合最优化的药物治疗，现阶段尚缺乏针对其远期疗效的大规模的随机临床对照试验或荟萃分析结果。目前报道的 VAS 前瞻性研究有三个：2004 年的 SSYLVIA 试验、2007 年的 CAVATAS 试验、2008 年的 VEST 试验。

1. SSYLVIA 试验　SSYLVIA（症状性椎动脉或颅内动脉动脉粥样硬化性病变支架置入术）试验是多中心、非随机化、前瞻性研究，该研究并非专门针对椎动脉颅外段，入组椎动脉颅外段病例数有限，总共只有18例，结论是 VAS 手术成功率高，术后30天内脑卒中发病率为6.6%，术后30天到1年内脑卒中发病率是7.3%。虽然术后再狭窄率达35%，但仍有61%患者无临床症状。该研究结果仅能说明临床的一些现象，并不能提供有说服力的证据。

2. CAVATAS 试验　CAVATAS（颈动脉和椎动脉腔内血管成形术研究）试验是前瞻性、多中心、随机化对照研究，其中一个亚组比较了症状性椎动脉狭窄血管内治疗与药物治疗的远期疗效。入组的16例症状性椎动脉狭窄患者被随机分成 VAS 组8例与最优化的药物治疗组8例，由独立的神经科医生随访患者，随访时间长达8年。8例 VAS 手术成功率为100%，其中2例出现术中 TIA，30天内无干预血管区域的脑卒中或死亡，在平均随访时间4.7年期间，两组均未发生椎－基底动脉的脑卒中，但两组各有3例患者死于心肌梗死或颈动脉系统脑卒中，VAS 组另有一例出现颈动脉系统脑卒中。该研究认为：椎动脉狭窄患者在随访过程中发生心肌梗死或前循环卒中的几率大于再发前循环卒中 VAS 并不优于药物治疗，但是样本量太小，偏差大，并没有大的说服力。

3. VEST 试验　VAST（椎动脉支架试验）是前瞻性、多中心、开放式的随机化对照研究，始于2008年，由荷兰心脏基金会支持，荷兰多家医学院神经科参与，现处于实施阶段。拟入组180例患者，入组对象是：椎动脉狭窄>50%且出现短暂性脑缺血发作或非致残性脑卒中的患者。首要目标是比较症状性椎动脉狭窄>50%的患者行最优化的药物治疗与最优化药物治疗＋支架置入术两组的安全性及有效性；其次是比较两组远期的预后。该试验入组病人数量大，设计严谨，可以期待在不久的将来对药物治疗或是药物＋支架治疗有个令人信服的结论。

二、介入治疗术后疗效

1. 术后短期疗效 手术的短期目标包括：①成功的临床预后，患者症状获得缓解；②技术上成功（定义为支架放置在合适部位，术后造影残余狭窄＜30%），无围手术朝（术中及术后30天）神经系统及血管通路上的并发症。

国外文献曾统计了300例椎动脉开口狭窄介入治疗的病例，其手术死亡率是0.3%，围手术期的神经系统并发症是5.5%，手术成功率高达95%以上。而对170例远端椎－基底动脉血管介入治疗的回顾性研究中，其围手术期的神经系统并发症为24%（80%的并发症发生在急诊椎－基底动脉血管重建术）。

急性脑卒中及串联狭窄患者具有较高的围手术期并发症，并且预后较差。

2. 长期随访和再狭窄评估 对椎－基底动脉狭窄PTA及支架置入术后患者应进行长期随访，观察支架内再狭窄以及患者是否有椎－基底动脉缺血事件的发生。

患者的基础状况、狭窄部位和程度以及随访时间和方法均可影响长期随访结果。在VAS术后随访中，无论是小样本的前瞻性研究，还是大样本的回顾性病例研究，其最突出的问题是狭窄病变处术后再狭窄的问题，文献报道中的术后再狭窄发生率差异很大。随访时间越长，亚急性和慢性支架内再狭窄的发生率就越高。许多随访研究都没有血管造影资料。部分接受血管造影检查的患者是因为他们在支架置入术后出现了新症状，或原症状有所进展。值得注意的是，相当一部分患者其血管再狭窄程度较严重，所表现的临床症状却很轻；而那些症状不稳定的患者，其再狭窄程度反而较轻。症状的持续性、再发性与再狭窄的程度并没有明确相关性。所以在随访过程中仅关注患者的临床表现是不够的，对患者的血管状况进行评价（超声、CTA、MRA等）是必需的，有条件应行血管造影检查。

我们统计了近年来发表的较大样本的椎动脉颅外段回顾性病列研究，平均随访12个月（4~36个月），再狭窄发生率平均为26%（0~48%）。从统计结果中我们认为：椎动脉颅段狭窄血管成形术及支架置入术手术操作相对简单，手术成功率高，围手术期并发症少，安全性、可行性高，症状缓解率高，但是金属裸支架的术后再狭窄率高，相反，药物涂层支架的术后再狭窄率相对较低，术后再狭窄与症状缓解率并不对称，多数术后再狭窄患者并无临床症状。

椎动脉颅内段及基底动脉狭窄的血管内介入治疗其远期再狭窄率较椎动脉开口低，大约在10%左右（平均随访12.6个月）。综合14个单中心回顾性病例研究中，远端椎－基底动脉血管内介入治疗年脑卒中发病率在3%，越是远端病变，越是复杂病变，其脑卒中发生率及再狭窄发生率就越高。

3. 再狭窄发生的病理机制 支架置入术后发生再狭窄的病理机制是内膜的过度增生和支架内附壁血栓的机化。血管壁发生急、慢性炎症，诱导一系列细胞因子和生长因子分泌，激活各种信号转导途径，使平滑肌细胞增殖、迁移，导致血管内膜增生，管腔缩窄。发生再狭窄的患者，2/3是无症状性的，这是因为由内膜增生引起的再狭窄病变，较动脉粥样硬化而言，其发生血栓栓塞的风险较低。

4. 加速再狭窄的诱因

（1）吸烟：吸烟患者其椎动脉支架术后再狭窄率较未吸烟患者高，亦有文献报道吸烟是椎动脉支架术后再狭窄的独立危险因素。

（2）糖尿病患者，支架置入术后再狭窄率≥30%。

（3）血管直径小，再狭窄的发生率高。

（4）椎动脉开口处病变再狭窄的发生率较高。

（5）病变血管扭曲度大，其术后再狭窄高。

（6）所选择的支架大小不合适，可加速再狭窄。若所选支架尺寸偏大，则可能破坏内弹力膜，促进肌纤维增生。新内膜增生，加速再狭窄。若所选支架尺寸偏小，则可能破坏层流现象，形成一个血流淤滞区域，造成涡流，发生再狭窄。

（7）目前适合椎－基底动脉的神经介入专用器材较少，椎动脉颅外段大多是采用冠脉支架或肾动脉支架。这些支架并不是针对扭曲的椎动脉及坚硬而有弹性的斑块设计的，这从某种程度上可能会增加血管再狭窄的发生率。

5. 椎动脉开口处的再狭窄　椎动脉开口处的解剖组织学特征决定了其有较高的再狭窄发生率。椎动脉管径较小，在扩张后较易发生回缩。椎动脉起始处较为扭曲，PTA 或支架置入术将其不自然的拉直，这会造成内膜损伤，加速再狭窄。此外，椎动脉开口处的斑块常较坚硬，球囊及支架难以将其完全压缩。血管造影椎动脉起始处常与锁骨下动脉重叠，不能很好显像，造成支架难以放置在最佳位置。

椎动脉开口处与冠状动脉、肾动脉开口处一样，具有丰富的弹力蛋白和平滑肌，可在PTA 及支架置入术后可产生巨大回缩力。研究表明，冠状动脉、肾动脉开口处较其远段更易发生支架后再狭窄。这是因为它们从主动脉直接发出，有较大的切应力，并易在开口处形成涡流。同样，椎动脉起始处常成锐角，其管径与锁骨下动脉相差甚大，与冠状动脉、肾动脉开口一样，再狭窄发生率较高。

不同的回顾性病例研究发现，吸烟、术前病变长度、糖尿病、术前血管高度狭窄、术后残留狭窄大于30%、血管扭曲度、血管管径、支架类型可能是再狭窄风险相关因素。绝大多数椎动脉起始狭窄患者在支架置入术后症状都能改善，其术后 1 年的症状缓解率在80% ~ 97%左右，这与术后再狭窄率并不匹配。其症状改善的原因是支架覆盖斑块防止栓子脱落还是因为血流量得到了改善？目前观点倾向于认为椎动脉起始处狭窄栓子栓塞性疾病要多于血流动力学疾病。

三、药物涂层支架的应用

目前主要有两种药物涂层支架（drug－eluting stents，DES）：西罗莫司涂层支架（sirolimus－eluting stent）及紫杉醇涂层支架（paclitaxel－eluting stent）。药物涂层支架置入术的操作技术成功率已取得理想结果，但对其远期疗效还需要长期随访的资料。

对于再狭窄风险较高的血管病变，DES 可能成为一种有效的治疗工具。一项研究表明，颅内狭窄患者支架置入术后再狭窄发生率有32%。再狭窄预示着脑卒中再发的风险较高，若再次进行介入治疗会增加患者手术并发症的风险。DES 治疗冠状动脉狭窄已取得了成功，使冠状动脉再狭窄率下降至5%。近几年，DES 也开始应用于颅内动脉狭窄的治疗。一项研究对 8 名颅内动脉狭窄者进行了 PTA＋药物涂层支架置入治疗。术后一年随访，患者均没有再出现脑缺血事件，血管造影结果显示除一位患者在支架处出现轻度内膜增生（29% 狭窄），其他患者均没有内膜增生表现。这说明 DES 治疗颅内动脉狭窄，远期随访结果要好于普通支架。

采用 DES 也存在一些理论上的风险。如药物会引起血管或脑组织毒性反应，造成动脉瘤等不良后果。动物实验及临床应用结果均证明药物涂层支架是安全的。此外，DES 还存在迟发性内皮化（delayed endothelialization）的可能性，即在支架置入 6 ~ 12 个月之后出现迟发性支架内血栓形成（stent thrombosis），当然普通支架也存在这样的风险。延长联合抗血小板治疗（阿司匹林 + 氯吡格雷联合使用 1 年以上）可预防支架内血栓形成。但最新研究表明，对于伴随广泛的小血管病变或糖尿病的脑卒中患者，联合应用阿司匹林和氯吡格雷的时间延长，会增加颅内出血的风险。

四、展望

脑血管介入技术已经日臻成熟，围手术期并发症也在不断降低，但椎动脉开口处狭窄支架治疗究竟能否预防椎 – 基底动脉系统脑卒中发生，还需依赖多中心随机对照研究的结果而定。

最近的研究并没有足够多的例数来调查基于椎动脉疾病自然史最优化的药物治疗的影响或与椎动脉支架的比较。将来，仍有许多最优化的血管内治疗策略尚未解决，双侧椎动脉狭窄成了临床的一个挑战。与前循环缺血不同，椎 – 基底动脉缺血的症状很难判断是哪一侧导致的。尚不清楚单侧椎动脉支架能缓解临床症状还是有必要行双侧椎动脉支架。锁骨下动脉狭窄并无椎动脉狭窄也能引起椎 – 基底动脉缺血。最近的研究表明，29.9% 的患者并发锁骨下动脉狭窄。很需要知道是否锁骨下动脉狭窄也应该行支架治疗。

另一个重要的问题是支架内的再狭窄问题。与 CAS 较低的再狭窄率不同，VAS 有很高的再狭窄率。关于药物涂层支架的使用其信息量也很有限，虽然最初的报告提示了较低的再狭窄率。目前严格控制适应证、选用适当的支架、控制危险因素、药物预防和新技术新材料的应用可能会降低支架内再狭窄的发病率。

对于动脉粥样硬化性病变而言，治疗的目标是安全、有效（症状可得到缓解或可预防脑卒中发生）、持久。对于椎 – 基底动脉狭窄病变而言，DES 的应用可能会使治疗成果到达一个新的高度。糖尿病患者较非糖尿病患者发生支架内再狭窄的几率高，所以采用 DES 可能会使糖尿病患者受益。

随着对内膜增生和支架内再狭窄发生机制的深入研究，以及材料科学的发展，应用生物降解材料制造的支架治疗血管狭窄病变已成为一种可能。在动脉内膜重塑后逐渐降解为可溶解部件，它可以预防再狭窄。

（吴永娟）

现代介入技术与临床诊疗应用

（下）

包布仁白乙拉等◎主编

吉林科学技术出版社

第十四章 颅脑肿瘤的介入治疗

第一节 脑膜瘤的诊断

一、临床表现

脑膜瘤（meningioma）主要起源于蛛网膜帽状内皮细胞（脑膜乳头细胞），少数脑膜瘤来源于硬膜的成纤维细胞、蛛网膜和脉络膜，约占脑肿瘤的15%，是患病率仅次于胶质瘤的颅内原发肿瘤，各个年龄段均可发病，好发年龄为40～60岁，女性多于男性，好发部位为大脑凸面、嗅沟、颅前底窝、蝶骨嵴、鞍结节、鞍旁、鞍膈、矢状窦旁、大脑镰旁、小脑幕、桥小脑角及侧脑室三角区等部位，儿童脑膜瘤少见，患者多发生在脑室内，多数脑膜瘤为良性，生长缓慢，出现临床症状时已经存在多年，组织学上可分为许多亚型，但影像学上一般很难区分，脑膜瘤主要的临床症状为颅内高压、局部压迫症状，癫痫或肢体运动感觉功能障碍，较小的脑膜瘤可无症状。脑膜瘤多有完整的包膜，少数有分叶，位于大脑镰或小脑幕的肿瘤可穿过脑膜向另外一侧生长，变现为中间较小、两侧较大的哑铃状。

二、影像学诊断与鉴别诊断

1. X线

（1）如靠近颅骨，可引起局部颅骨增生或破坏。

（2）可见脑膜动脉压迹增粗、棘孔扩大等征象。

（3）约30%的脑膜瘤可出现点状、片状或放射状的钙化，砂粒样脑膜瘤可全部钙化。

2. CT

（1）肿瘤多为圆形、类圆形，部分呈不规则形，少数呈扁平型，肿瘤边缘规则，边界清楚。

（2）平扫多数脑膜瘤呈等密度或高密度，囊变、坏死、陈旧性出血及脂肪变性区为低密度。

（3）肿瘤以宽基底附着于硬膜或颅骨，肿瘤附着处可见局限性颅骨破坏或增生。

（4）瘤周可无水肿，也可有明显水肿。

（5）肿瘤邻近蛛网膜下腔扩大。

（6）增强扫描大多数呈明显均匀强化（图14-1）。

— 297 —

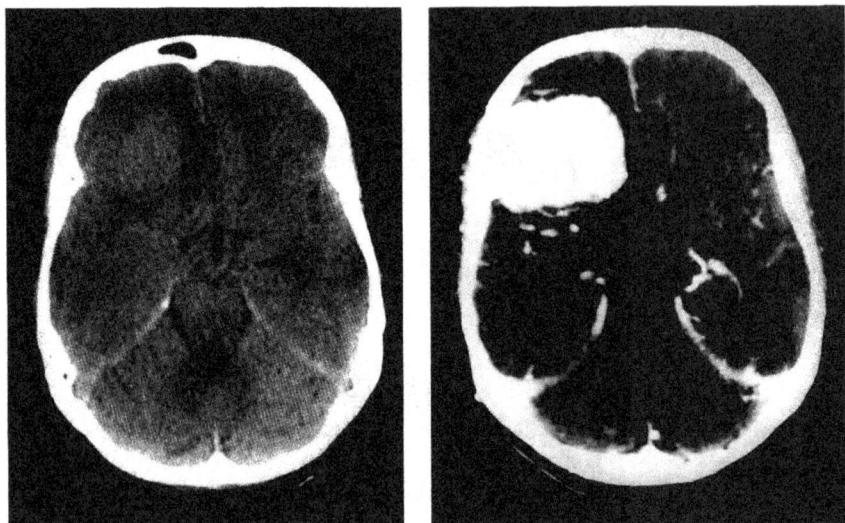

图14－1　右额部脑膜瘤CT

平扫呈类圆形稍高密度影，以宽基底附着于右侧额骨，边界清，增强扫描呈明显均匀性强化

3. MRI

（1）一般来说在低场强的MRI上，病变在 T_1WI 以及 T_2WI 序列均与脑实质内信号相似，在高场强的MRI上，T_1WI 序列一般呈稍低信号，T_2WI 呈稍高信号。

（2）肿瘤与脑表面常有低信号环带出现，如果此低信号环带在 T_2 序列上呈高信号，可能与周围脑组织受压缺血水肿有关，如果在 T_2 加权图像上也呈低信号环带，则可能为肿瘤周围的血管性包囊或纤维组织。

（3）增强扫描呈均显著强化，部分脑膜瘤由于邻近脑膜增生增厚，出现线条样强化，超出肿瘤与脑膜相连的范围，向周围延伸，称为脑膜尾征。

（4）脑膜尾征的特点是肿瘤连接部最厚，向外逐渐变薄，脑膜尾征常见于脑膜瘤，也可见于邻近脑膜的肿瘤或病变，所以并非脑膜瘤专有（图14－2）。

4. 鉴别诊断

（1）脑外海绵状血管瘤：①脑外海绵状血管瘤与脑内海绵状血管瘤不同，通常较大，T_1WI 序列呈低信号。T_2WI 序列呈高或者明显高信号，而脑膜瘤常呈等信号；②海绵状血管瘤可以出血，出血沿硬膜扩散，如果同时有硬膜下出血，通常考虑海绵状血管瘤；③MRI氢质子波谱也可提供决定性鉴别诊断。脑膜瘤中不含神经元细胞，所以波谱中检测不到NAA和Cr波，而Cho波明显增高，另外一个具有特征性的波是Ala（丙氨酸）波，波峰在1.47ppm处，而脑外海绵状血管瘤通常有NAA和Cr波，而Cho波均缺如。

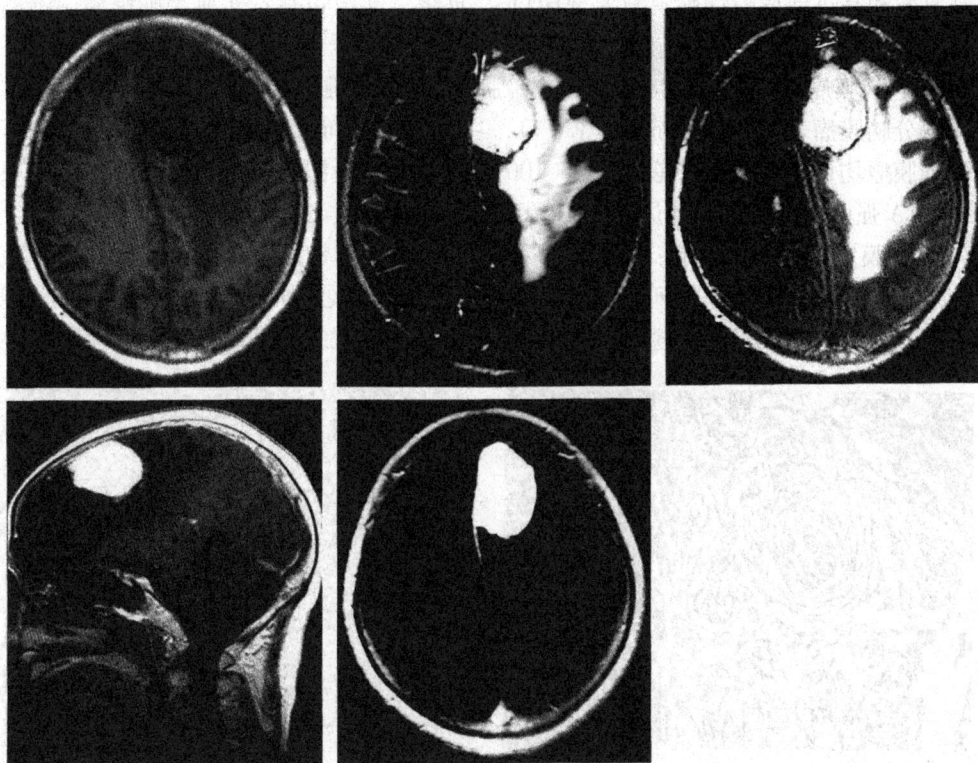

图 14 – 2　脑膜瘤

MRI 平扫左额部大脑镰旁病变 T_1WI 呈等长 T_1 信号，T_2WI 呈高信号，内可见斑点状低信号，周围见低信号包膜及大片长 T_2 水肿信号，增强扫描呈明显均匀性强化，可见脑膜尾征

（2）脑膜浆细胞瘤：发生在骨髓以外的浆细胞瘤少见，累及脑膜者更为少见，通常表现为与脑膜接近的肿块，显著均匀强化，但 CT 平扫时呈低密度，T_1WI 序列呈低信号，T_2WI 序列呈稍高信号，肿瘤内通常无钙化。

（3）颅骨致密骨瘤：位于大脑凸面的脑膜瘤通常要与颅骨致密骨瘤相鉴别：①CT 骨窗扫描是最好的方法，扫描瘤体密度与周围骨组织密度一致即为颅骨致密骨瘤；②在增强 MRI 上效果明显，致密骨瘤不强化；CT 增强扫描对此无法辨别，因为强化后两者均呈高密度，无法判断是否强化。

三、病理学表现

1. **大体观察**　大部分肿瘤与硬脑膜广泛附着，压迫附近脑组织，很少侵及脑组织，也可包绕邻近脑动脉，罕见情况下侵犯血管壁。少数肿瘤长成扁平的包块，呈斑块状覆盖较广泛区域，甚至整个脑半球，称为斑块型脑膜瘤。肿瘤质地硬，切面灰白色，颗粒状或条索漩涡状，有的质地似砂粒样。

2. **组织病理学**　低复发和低进展危险性脑膜瘤为 WHO Ⅰ级，包括：脑膜皮细胞型脑膜瘤、纤维型脑膜瘤、过渡型（混合性）脑膜瘤、砂粒体型脑膜瘤、血管瘤型脑膜瘤、微囊型脑膜瘤、分泌型脑膜瘤、富于淋巴浆细胞型脑膜瘤、化生型脑膜瘤。

高复发和高进展危险性脑膜瘤为 WHO Ⅱ、Ⅲ 级。Ⅱ 级包括：非典型脑膜瘤、透明细胞型脑膜瘤（颅内）、脊索瘤样脑膜瘤。Ⅲ 级包括：骨骼肌样型脑膜瘤、乳头状脑膜瘤、间变型（恶性）脑膜瘤、伴高生长指数和（或）脑浸润的任何脑膜瘤亚型。

大部分脑膜瘤表达上皮膜抗原（EMA），在非典型和间变型脑膜瘤阳性少见，Vimentin 在各型脑膜瘤均可阳性，有些脑膜瘤 S - 100 蛋白阳性，但阳性一般不强。分泌型脑膜瘤假砂粒体 CEA 强阳性，假砂粒体周围细胞 CK 阳性。

（1）脑膜皮细胞型脑膜瘤：该型常见，瘤细胞似正常蛛网膜细胞，大小一致，核圆形或卵圆形，致密、片状镶嵌排列，胞质呈合体细胞样，可见小而不明显的核仁，偶见核内假包涵体及核内窗（有的核中间透明，可能是糖原），漩涡状结构和砂粒体少见（图 14 - 3）。

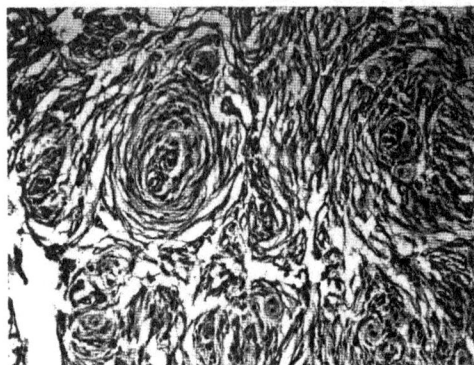

图 14 - 3　脑膜皮细胞型脑膜瘤

瘤细胞大小一致，核圆形或卵圆形，致密、片状镶嵌排列，胞质呈合体细胞样

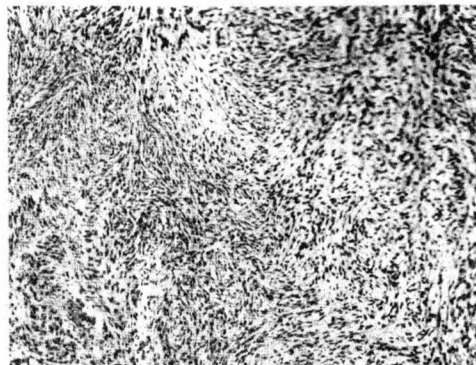

图 14 - 4　纤维型脑膜瘤

由成束的、类似于纤维母细胞的长梭形细胞组成

（2）纤维型（纤维母细胞型）脑膜瘤：肿瘤由成束的、类似于纤维母细胞的长梭形细胞组成，但瘤细胞的核具有脑膜皮细胞型脑膜瘤细胞的特点，这对鉴别其他梭形细胞肿瘤如神经鞘瘤等很有帮助。可见玻璃样变及钙化，富于网状纤维和胶原纤维（图 14 - 4）。

（3）过渡型（混合型）脑膜瘤：该亚型常见，具有脑膜上皮型和纤维型脑膜瘤间的过渡特点，排列成分叶状和束状结构。局部可见典型脑膜皮细胞特点。其特征为形成典型的同心圆状漩涡结构，其中心可为血管；也可为松散的多个细胞，晚期只有一两个细胞，再晚期为砂粒体，尤其在细胞漩涡中心，也可为胶原（图 14 - 5）。

（4）砂粒体型脑膜瘤：该亚型也可诊断为脑膜瘤富含砂粒体。砂粒体构成肿瘤的主要成分，偶形成骨化小体（图 14 - 6）。

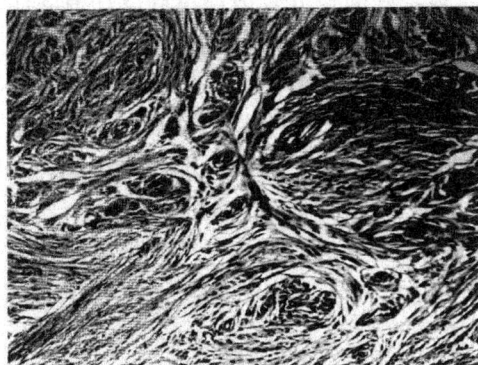

图 14-5 过渡型（混合性）脑膜瘤
具有脑膜上皮型和纤维型脑膜瘤间的过渡特
点，排列成分叶状和束状结构。局部可见典型
脑膜皮细胞特点

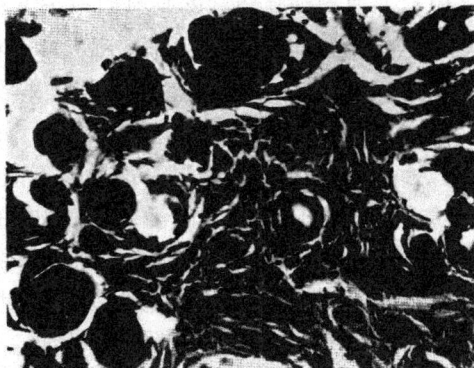

图 14-6 砂粒体型脑膜瘤可见大量砂粒体

（5）血管瘤型脑膜瘤：富含血管的脑膜瘤。含有丰富的、大小不等的、发育完好的血管，血管成分分化成熟，大部分血管小、管壁透明变性，也可为高度扩张壁薄的海绵状血管瘤样。血管之间散在脑膜皮细胞型、纤维型或过渡型脑膜瘤的小巢。鉴别诊断包括血管畸形和血管母细胞瘤，取决于脑膜瘤血管的大小。

（6）微囊型脑膜瘤：肿瘤细胞呈星芒状或梭形，有细长的突起，背景疏松、黏液状。肿瘤细胞之间形成许多小囊为特点，也可以形成大囊，仅见很少的实体成分。肿瘤间质有丰富的小血管，易发生透明变性。

（7）分泌型脑膜瘤：该亚型的特点是背景为脑膜皮细胞型和过渡型脑膜瘤，部分上皮胞质内含 PAS 染色阳性的嗜伊红物质，直径 $3\sim100\mu m$，多为圆形，均匀一致，该结构称为"假砂粒体"。免疫组织化学染色上皮 CEA 和 EMA 强阳性，部分瘤细胞 CK 阳性。

（8）富于淋巴浆细胞型脑膜瘤：为伴有大量淋巴细胞、浆细胞浸润的脑膜瘤，背景为脑膜皮细胞型、过渡型或纤维型脑膜瘤。浸润的淋巴细胞、浆细胞可掩盖脑膜瘤结构，形成淋巴滤泡并出现明显的生发中心。临床可伴有免疫球蛋白血症和（或）贫血。

（9）化生型脑膜瘤：脑膜皮细胞型、纤维型和过渡型脑膜瘤内可见间叶成分，如黄瘤性化生、软骨性化生、骨化生、黏液化生、脂肪化生等，不管伴有哪种化生，肿瘤中均可找到典型脑膜瘤的证据。

（10）脊索瘤样型脑膜瘤：组织学类似脊索瘤的脑膜瘤。黏液背景，瘤细胞嗜伊红，空泡状，排列成小梁状，与脑膜瘤区相混，典型的脑膜瘤特点不明显，很少见到漩涡状结构和砂粒体。间质内大量慢性炎细胞浸润，常出现粗大的胶原纤维，血管也较多。有些患者伴血液性疾病，如 Castleman 病。此亚型肿瘤具有侵袭性，次全切除后常复发，相当于 WHO Ⅱ级。

（11）透明细胞型脑膜瘤：该亚型少见，好发于小脑桥脑角和马尾。镜下为多角形、胞质透明、富含糖原细胞的细胞构成，典型的脑膜瘤特点不明显。有些肿瘤，特别是颅内透明细胞脑膜瘤，临床生物学行为较具侵袭性（WHO Ⅱ级）。

（12）非典型脑膜瘤：该亚型相当于 WHO Ⅱ级。肿瘤核分裂活性增高或伴有 3 个或更多的如下特点：细胞密度高；小细胞大核；核质比例增高，核仁明显；无定型或片状生长方式和局部"海绵状"或"地图样坏死"。核分裂增多≥4 个/10HPF 时，复发率增高。

（13）乳头状脑膜瘤：该型肿瘤罕见，瘤细胞密集，至少部分区域存在血管周围假菊形团结构，细胞间网状纤维明显。该肿瘤好发于儿童，75% 病例侵及局部和脑组织，55% 复发，20% 转移。由于肿瘤的高侵袭性生物学行为，此亚型定为 WHO Ⅲ级。

（14）骨骼肌样型脑膜瘤：骨骼肌样细胞形态与发生在其他部位（如肾）者相似，大部分肿瘤具有高度增生活性和其他恶性特征。临床经过相当于 WHO Ⅲ级。若肿瘤仅有灶性骨骼肌样特点，而缺乏其他组织学恶性特征，其生物学行为不定。

（15）间变性（恶性）脑膜瘤：该肿瘤具有明显的恶性细胞学特点，包括肉瘤样、癌样、恶性黑色素瘤样或高核分裂指数（≥20 个/10HPF），相当于 WHO Ⅲ级，存活均数 < 2 年。

（吴普照）

第二节　脑膜瘤介入治疗

一、概述

脑膜瘤是一种常见肿瘤，其发病率在脑瘤中仅次于星形胶质细胞瘤，约占颅内肿瘤 11%。肿瘤起源于结缔组织，绝大多数发生在蛛网膜颗粒的蛛网膜细胞，极少数发生在硬膜的纤维母细胞。脑膜瘤生长缓慢，多见于中年人，以女性多见，男女性之比为 1：2。有学者报道，在许多脑膜瘤中可发现有雌激素和孕激素受体。

二、病理

脑膜瘤一般有完整包膜，呈圆形、类圆形或分叶状。大多数脑膜瘤血供丰富，为高血运肿瘤。瘤内常有钙化，也可有出血、坏死，其组织病理学上一般可分为合体型、过渡型、纤维型、血管母细胞型和恶性型 5 种。脑膜瘤多数位于脑外，见于矢状窦旁、大脑凸面、蝶骨嵴、嗅沟、桥小脑角、大脑镰和天幕等处。肿瘤常位于硬膜窦附近，可引起硬膜窦的狭窄和阻塞。

三、临床表现

脑膜瘤起病慢、病程长，其初期症状和体征常不明显，可出现头痛、视力障碍、癫痫发作等。随病程进展对邻近脑组织造成压迫，逐渐出现颅内高压和局部神经定位症状和体征。天幕切迹附近的肿瘤可造成对中脑导水管的压迫而产生脑积水。脑膜瘤累及颅骨可引起颅骨增生和颅板增厚，使局部颅骨变形，累及头皮组织可出现头皮肿块，通常生长缓慢。

家族性脑膜瘤罕见，这些患者大多有神经纤维瘤病。这种类型常被称为"中枢型神经纤维瘤病"或"Ⅱ型神经纤维瘤病"，包括神经纤维瘤伴双侧听神经瘤，属常染色体显性遗传，常同时伴有染色体异常。患者最常见的为双侧听神经瘤，可伴发脑膜瘤、胶质瘤和晶状体混浊。这类患者的皮肤表现要少于通常的神经纤维瘤病（Ⅰ型）。放射线照射也可能与脑膜瘤的发生有关，其潜伏期长达 25 年，这种超因所致的脑膜瘤浸润性强，易于复发，与普通脑膜瘤相比，其多发的概率要高得多。

四、影像诊断

（一）X 射线检查

颅内脑膜瘤好发于矢状窦旁、大脑凸面、蝶骨嵴、嗅沟、桥小脑角、大脑镰和天幕等部位。目前头颅 X 射线平片对于脑膜瘤的检测，其作用已甚微，但头颅 X 射线平片在显示骨增生、钙化、脑沟影增宽及颅内高压等方面仍有一定的作用。

（二）CT 检查

脑膜瘤在 CT 平扫时表现为均一、略高密度或等密度肿块，其内可有点状和不规则钙化影，或肿瘤边缘的弧线钙化。病灶大多呈类圆形或分叶状，边界清楚、光整，位于脑膜瘤好发部位，以广基与颅骨内板或硬膜相连。肿瘤较大时可出现明显的占位表现，脑水肿一般较轻，当肿瘤压迫脑静脉和静脉窦时也可出现脑积水。肿瘤引起的颅骨内板增生或破坏，在骨窗上可清楚地显示。在增强后扫描可见肿瘤有明显均质的强化，可将肿瘤的边界勾画得更为清楚。少数肿瘤其内可出现大小不等的低密度区，多数为肿瘤的囊变、坏死所致。

（三）MRI 检查

脑膜瘤在 MRI 图像上也有较强的特异性，特别是可清楚地显示肿瘤和邻近硬膜窦的关系。在 T_1 加权图像上，脑膜瘤大多表现为等信号，在 T_2 加权图像上可表现为高信号或等信号，但以等高信号为多。大部分脑膜瘤与其周围脑组织有一包膜相隔，因此不少病例在 T_1 和 T_2 加权图像上可清楚显示呈低信号的环影，包膜所致的环影常在 T_1 加权图像上显示更为清楚。注射 Gd - DTPA 后，多数肿瘤出现信号增高，并可持续较长的时间。MRI 对水肿显示的敏感性相当高，可清楚地显示脑膜瘤周围的水肿情况。

（四）脑血管造影

脑膜瘤的血液供应大致可分为 4 型，即单纯颈外动脉供血；颈内、颈外动脉联合供血，以颈外动脉为主；颈内、颈外动脉联合供血，以颈内动脉为主；单纯颈内动脉供血。由于多数脑膜瘤血供丰富，因此脑血管造影显示肿瘤血管可有相当高的比例，在血管造影时可见比较有特征性的表现。

1. 中心型肿瘤血管　在动脉期，肿瘤部位出现异常血管。形成粗细较为一致、比较均匀的小动脉网。瘤体中心常呈轮状或网状，其血供常为脑膜动脉或颅外动脉分支，以颈外动脉造影显示最为清晰，瘤体的外层常形成环状或半环状的网状血管带，这些血管由脑动脉分支供养，以颈内动脉造影显示为好。在毛细血管期至静脉期，肿瘤区出现明显的肿瘤染色，在瘤区出现浓密的造影剂阴影，其周缘可见粗大、迂曲的引流静脉。

2. 脑内、脑外双重血供　脑内动脉常供应肿瘤的外围，脑外动脉常供应肿瘤的中心。因此脑膜瘤的血管造影检查宜分别做颈外和颈内动脉造影，以详细了解其血供情况。脑膜瘤的供血动脉无论来自颈外动脉或颈内动脉的脑膜支均比较粗大，行程较长且比较迂曲，其末端进入肿瘤处常呈现脑血管弧形推移。脑膜瘤大多位置浅表，造成脑动脉局限性的推移。如肿瘤位于切线位时，可见移位的脑动脉远离颅内的内板和中线，并可显示肿瘤的基底紧贴颅骨部。

窦旁脑膜瘤显示其硬膜静脉窦是否受累及其通畅情况，对于术前准备相当重要。当显示肿瘤已完全引起硬膜窦阻塞，常表明已有相当的静脉侧支循环形成，对这类肿瘤和已阻塞的硬膜静脉窦做完全的切除，一般不会引起静脉性梗死。但如发现硬膜静脉窦已有累及而无阻塞，特别是在上矢状窦后部、横窦和乙状窦等部位，则发生手术后硬膜静脉窦阻塞的危险性很高。必要时可做直接法硬膜静脉窦造影，即将微导管直接置入硬膜静脉窦，然后注入造影剂，并对硬膜静脉窦进行测压。

五、传统治疗

对脑膜瘤的治疗，以手术切除为主。原则上应争取完全切除，并切除受肿瘤侵犯的脑膜与骨质，以期根治。脑膜瘤属脑实质外生长的肿瘤，大多属良性，如能早期诊断，在肿瘤尚未使周围的脑组织与重要颅神经、血管受到损害之前手术，应能达到全切除的目的。但是有一部分晚期肿瘤，尤其是深部脑膜瘤，肿瘤巨大，与神经、血管、脑干及丘脑下部粘连太紧，或将这些神经、血管包围不易分离。这种情况下，不可勉强从事全切除手术，以免加重脑和颅神经损伤以及引起术中大出血的危险，甚至招致患者死亡或严重残废；宜限于肿瘤次全切除，缩小肿瘤体积，辅以减压性手术，以减少肿瘤对脑的压迫作用，缓解颅内压力，保护视力；或以分期手术的方式处理。对确属无法手术切除的晚期肿瘤，行瘤组织活检后，仅做减压性手术，以延长生命。恶性者可辅以放疗。

对于每一例脑膜瘤手术，术前都要有充分准备。脑膜瘤血运极为丰富，瘤体较大，与周围结构关系复杂，常伴有明显的颅内压增高。根据这些特点，手术前准备要注意；①肿瘤定位要确切，对其生长特点，供血以及肿瘤与周围的联系，术者对其应有一立体概念。这样才有利于手术进程中遇到特殊情况时采取适当措施；②充分备血以便手术中遇到大出血时，能够及时补充；③鞍区脑膜瘤和颅内压增高者，术前几日酌用肾上腺皮质激素，有利于降低颅内压；④运动区、颞叶等部位脑膜瘤，特别是已有癫痫者，需用镇痉药物预防和制止癫痫；⑤用脱水药物，或必要时采用脑脊液引流，以缓解脑水肿与颅内压，缓解颅内瘀血的状态，使脑组织松弛，有利于减少手术出血和减少术中过分的脑组织牵拉造成损伤；⑥注意检查周身有无严重器质性疾病，纠正脱水与电解质紊乱。

脑膜瘤手术麻醉，以全麻和采取控制性低血压最为适当，预计肿瘤切除情况复杂，手术中可能对脑组织牵拉较多者，术中尚可辅以低温，以减轻脑水肿反应。保持呼吸道通畅也很重要。局麻则适用于较简单的脑膜瘤手术。脑膜瘤的手术．通常应注意下列几点，以便手术能够顺利安全地进行。

（一）手术显露

一定要充分开颅切口设计切合肿瘤部位，满足手术处理需要。骨瓣要大于造影片上肿瘤影像的范围，以保证有足够余地进行肿瘤探查、游离和切除。切口显露太小，既不便探查肿瘤，处理中也会遇到困难，尤其在切除深部肿瘤中，万一遇到大出血，因手术野窄小，止血不便，使手术陷于被动，甚至发生危险。此外，也难免因过度牵拉脑组织造成损伤。

（二）术中降低颅内压

静脉注射20%甘露醇250～500ml或呋塞米40mg；脑室穿刺并留置导管引流出脑室液或预先腰穿脑脊液引流。这些措施行之有效，可使脑组织塌陷，利于手术操作。

（三）预防与减少术中出血

脑膜瘤切除术中应随时警惕大出血甚至发生休克的危险。采取控制性低血压（收缩压80mmHg左右）、头高卧位，并常在术前做颈外动脉肿瘤供血动脉栓塞术或结扎颈外动脉。术中结扎脑膜中动脉及其通向肿瘤的分支，可以减少肿瘤供血来源。探查与切除肿瘤过程，采用处理颅内动静脉畸形的方式，先电凝，夹闭进入肿瘤的大、小供应动脉支干，最后才切断回流静脉。

（四）肿瘤摘除

肿瘤基底较宽且与硬脑膜紧密粘连的脑膜瘤，也可以先游离与切断肿瘤基底，使肿瘤脱离硬脑膜和静脉窦的联系。在上一个步骤完成后，将有利于肿瘤摘除和减少出血，因为有许多血液供应，是由肿瘤基底部进入瘤内。而且，只有在松动其基底之后，才能将肿瘤摘除。

（五）完整地或分块地切除肿瘤

应酌情而定要根据肿瘤的部位、大小及其与周围的解剖关联有无重要结构而定，一般中、小肿瘤与周围结构无紧密粘连的，可以将肿瘤整个摘除。在切断肿瘤主要供血后，断开肿瘤基底，便可以缓慢牵引肿瘤，轻巧地予以摘除。术中避免过分牵开脑组织。不可不适当地和用手指做肿瘤深部分离，或粗暴地剜出肿瘤，特别是处理脑重要功能区域或深部脑膜瘤时要在直视下谨慎操作，以防造成不可逆的脑神经损伤或难以制止的大出血，这种出血，可来自撕断的动脉或来自静脉窦。对手术显露较窄、肿瘤深在的情况下，宁可采取分块切除的方法，逐步地缩小肿瘤体积，将肿瘤游离，最后取得完全切除。这种方式的优点是在复杂解剖关系下，可以一面切除肿瘤，一面查明肿瘤与神经血管的关系，有利于预防大出血和附加损伤。

大静脉窦出血时，防止空气栓塞。脑膜瘤并有明显的颅骨增生时，开颅可采用围绕颅骨隆起区域，肿瘤外围做一圈钻孔，而后咬开骨瓣，并随时用骨蜡止血，代替常规的锯开骨瓣法，有利于减少出血。受肿瘤浸润的硬脑膜与颅骨骨质，应予以切除，以减少肿瘤的复发机会。酌情辅加减压性手术措施，如颞肌下减压术，以防止术后严重脑水肿反应与颅内压增高导致加重脑损害，甚至发生脑疝的危险。

六、介入治疗

患者均应用 Seldinger 技术穿刺右侧股动脉，行全脑 DSA 检查，示肿瘤均由双侧颈动脉联合供血。记录供血动脉的位置、数量和来源。应用 4F 导管进入供血动脉近端（如颞浅动脉、脑膜中动脉开口处），采用明胶海绵或 PVA 临时和造影剂混合成混悬液中，用 2ml 注射器缓慢注入 250～500m 颗粒混悬液栓塞。经导管缓慢注入颗粒混悬液，边栓塞边造影观察，直到肿瘤染色完全或大部分消失为止。每注入一部分栓子，均需注入造影剂了解肿瘤显影减退、血流减退或反流等情况。当肿瘤染色消失，供血动脉血流明显减慢并出现逆流颈外动脉主干时，结束栓塞。对以颈内动脉供血为主的肿瘤，因软脑膜动脉细小、迂曲，部分呈网状供血，难以进行血管内栓塞治疗，此时将微导管超选择插入软脑膜动脉开口，均用较小的PVA 颗粒进行栓塞，注意防止颗粒逆流入颅内正常供血血管。栓塞后常规给予脱水、激素、抗炎、止痛等治疗。栓塞治疗后 5～7d，于全麻下行开颅显微镜下肿瘤全切术。术中见脑膜表面血管有细小血栓形成，切除脑膜瘤时见肿瘤血供减少，质脆，将肿瘤分块切除，同时将受累硬膜及颅骨切除，较大的骨缺损用钛板行一期修补。

（吴普照）

第三节　颅内动脉瘤介入治疗

颅内动脉瘤是动脉壁上的异常膨出，发生率为 0.2% ~ 7.9%，可发生于任何年龄，但其高峰年龄为 40 ~ 60 岁。颅内动脉瘤是一种极其凶险的疾病，病死率和致残率都很高，但如果得到及时正确的治疗，其后果可大为改观。Hoesley 首先用颈动脉结扎术治疗经开颅证实的颅内动脉瘤；Dandy 首次成功地用金属夹将颅内动脉瘤夹闭，从而开创了处理颅内动脉瘤的主导方法；之后，多种新的治疗方法不断涌现，在外科治疗朝着微创方向发展的同时，介入神经放射技术的发展为颅内动脉瘤的治疗开辟了新的途径。

一、流行病学

在一般人群中，很难确定动脉瘤的发病率。这是因为死于蛛网膜下腔出血的患者，生前未必都能住入医院或得到详细的检查；同时对于脑动脉瘤的诊断标准，各家也有分歧，如将直径 2mm 以下的微小动脉瘤包括在内，在常规尸检中有报告可达 17%；再则，病理学家对动脉瘤搜索的经验和细致程度，也很有出入，例如即便是同一病理学家，在他第一次 13185 例尸检中发现的动脉瘤为 153 例（1.2%），而在第二次 1587 例尸检中却为 125 例（7.8%）。虽然如此，目前根据一些大系列尸检的资料，破裂的和未破裂的动脉瘤合在一起的发病率约为 5%。

先天性动脉瘤在儿童和 70 岁以后的老人，甚为少见。30 岁后发病率渐渐上升，半数以上患者的年龄是 40 ~ 60 岁，发病年龄的高峰是 50 ~ 54 岁。总的来说，女性发病率略高。不过，性别与动脉瘤的部位和患者的年龄有一定的关系。例如根据 Sahs 等人的统计，在颈内一后交通动脉动脉瘤中，男性占 32%，在前交通动脉动脉瘤男性占 58%，大脑中动脉动脉瘤男性为 41%；在 20 岁以下的患者中，男性的发病率高于女性。

近年来有关先天性动脉瘤在一个家族中发生多个患者的报告已屡见不鲜。这种情况可见于同代或上、下两代或旁系的亲属中。O,Brien 和 Fairburn 2 人各报告一起见于单卵孪生兄弟的动脉瘤。据有些文献报道，先天性动脉瘤在发展中国家，发病率较低，但是否确实，尚有待研究。

二、发病机制

了解脑动脉的组织学特征，对脑动脉瘤形成的认识很有帮助。脑部较大的动脉都在蛛网膜下腔内走行，缺乏脑实质的支持。脑动脉属于肌型动脉，管壁由内膜，中膜和外膜 3 层组成。内膜为一层内皮细胞和发育良好的内弹力层组成；中膜为一层较厚的肌环所组成，外膜较薄，由结缔组织构成，含有胶原、网状和弹力纤维。与身体其他部位的动脉不同，脑动脉无外弹力层。在脑动脉的分叉处，特别是在其夹角内缺乏中膜，因此，此处的管壁仅由内膜、内弹力层和外膜所构成，造成此处发育上的弱点，称为 "Forbus 中膜缺陷"。有关脑动脉瘤的形成机制，文献报道很多，意见分歧，大致可归为 3 类：①先天性因素；②后天性因素；③混合因素。兹将各因素分述如下。

1. 先天性因素　不少作者认为脑动脉分叉处的先天性中膜发育缺陷，在动脉瘤的形成过程中起着重要的作用。在血流和血压旷日持久的影响下，内膜常通过中膜上的缺损而向外疝出，成为囊状动脉瘤。在动脉瘤患者中，大缺损显然比小缺损为多，说明动脉瘤的形成与中膜缺陷有一定的关系。此外，有些动脉瘤患者有家族史这也支持先天性因素的学说。先天性因素的另一事实是残留的胚胎血管可转变为动脉瘤，这种动脉瘤虽不多见，但确能说明先天性因素的作用。有原始三叉动脉、舌下动脉或其他颅内动脉异常的患者，动脉瘤的发病率均较常人为高。

2. 后天性因素　鉴于中膜缺陷，也常可见于无动脉瘤的正常人，Glynn 发现，只要内弹力层完整无损，则虽有中膜的缺损，即使动脉腔内的压力增加到 600mmHg，仍不会有内膜从中膜缺损处外疝的现象。因此，他提出了内弹力层对动脉瘤形成的重要性。内弹力层的变性和破裂，常是动脉硬化的一种表现，高血压可促进其进程，动脉瘤之所以多见于中年以后的患者，就是这些后天性因素的作用。

3. 混合因素　目前多数人认为在大的脑动脉分叉处的先天性发育缺陷和随年龄增长而后天发生的内弹力层的改变，是形成动脉瘤的主要因素，高血压和血流的冲击也起着一定的作用。综上所述，虽然这种动脉瘤被称为先天性动脉瘤，实际上是指中膜的缺陷是先天性的，而并非动脉瘤是先天性的。

三、病理

先天性脑动脉瘤多在脑动脉的分叉处或分支的夹角内向外突出多呈囊状；其与载瘤动脉相接连的部位为瘤颈。瘤颈有很细长的，也有很粗宽的，与载瘤动脉的直径相近或大大超过其直径，特别是巨大的动脉瘤，瘤颈可以完全缺如，或载瘤动脉的部分管壁直接参与瘤颈的组成。与瘤颈相对的部分是瘤底。界于瘤颈与瘤底之间的为瘤体。瘤底常是动脉瘤的较薄部分。加之底壁容易发生退行性变，因此在此处破裂的机会最大。有时在未破前，内膜又可通过瘤底上的弱点再向外突出，成为分叶或葫芦状的动脉瘤，比一般的动脉瘤更易破裂，虽然瘤底最容易破裂，但少数病例，却在瘤体或瘤颈破裂。Crawford 在 163 例破裂的动脉瘤中，发现在瘤底破裂的占 64%，瘤体为 10%，而在瘤颈的只有 2%（有 24% 的破裂部位不明）。动脉瘤瘤体的形状不一，最常见的是囊状，其他的如分叶状、葫芦状、圆球形、腊肠形等。多数的动脉瘤像绿豆或黄豆大小．偶有大如核桃或更大的，直径大于 2.5cm 的，即为巨型动脉瘤。小的动脉瘤常突出在蛛网膜下腔内，根据它的位置和扩展的方向有时可压迫邻近的神经如视神经，动眼神经、滑车神经、三叉神经、外展神经或后组颅神经等。瘤壁或瘤底可与蛛网膜或软脑膜或皮层发生粘连，这样倘若动脉瘤在此处破裂，出血就不仅进入蛛网膜下腔，尚可侵入硬脑膜下间隙或脑内，伴发颅内血肿。巨型动脉瘤大多是埋在脑组织内，形似一占位性病变，压迫毗邻的脑组织或血管，产生相应的局灶性神经症状。这种动脉瘤的瘤腔内多有一层层业已机化和未完全机化的血凝块，紧贴于其内壁，有些甚至钙化，这样就反而不如小的动脉瘤易于破裂出血。不过在 Drake 所报告的 121 例巨型动脉瘤中，有 53 例（44%）曾有过出血过程。

在显微镜下动脉瘤的特征是瘤壁内缺乏中膜的肌层。载瘤动脉内的肌层，在瘤颈开口处突然中断，瘤体壁主要由内膜和外膜 2 层组成，内可见有变性的破裂内弹力层残余。内膜为一层或增厚的多层的血管内皮细胞紧贴于外膜的结缔组织和肉芽组织斑组成，后者多见于较大的动脉瘤。瘤颈常显示程度不等的动脉硬化性的假行性变，如内弹力层的变性和破碎，内膜下的结缔组织增生和动脉粥样硬化沉积。在出血后不久的瘤壁内，尚可见到含铁血黄素的吞噬细胞，淋巴细胞的浸润和纤维组织的增生性改变。

动脉瘤部位、大小和数目：先天性脑动脉瘤好发于脑底 Willis 动脉环及其主要分支。位于，前半环颈内动脉系统的占 85%，后半环椎 - 基底动脉系统的约 15%，左右两侧发病率相近。根据 Locksley 所收集的 2672 例破裂的脑动脉瘤部位的统计，颈内动脉（包括后交通动脉、眼动脉与末端分叉处的动脉瘤）约占 40%，大脑前动脉（包括前交通动脉）占 35%，大脑中动脉 20%，椎基底动脉 5%，由于该组患者多数未进行全面的（四根血管）脑血管造影，故椎基底动脉上动脉瘤的发病率较低。现在在普遍应用四血管造影的病组中，椎 - 基底动脉动脉瘤的发病率约为 15%。某些部位的动脉瘤与年龄有一定的关系，例如颈内动脉末端分叉处的动脉瘤在 20 岁以下的发病率约为 35%，而在成人中只占 5%。

脑动脉瘤的大小不一，从直径小于 2mm 到大于几个厘米的都有。据 Locksley 的协作研究，绝大多数产生症状的动脉瘤直径为 7～10mm，直径小于 3mm 者很少会引起症状，多为偶然的发现。5～6mm 直径的动脉瘤是破裂的临界大小。大的动脉瘤可见于任何年龄，在儿童中的发病率并不很低。

据多数作者的统计，多发性动脉瘤约为 20%，有报告高达 31%，多发性动脉瘤的数目，2～15 个不等，但以 2 个动脉瘤的最多。在 Locksley 收集到的多发动脉瘤中，15.1% 为 2 个动脉瘤，3 个动脉瘤的占 3.5%，4 个或 4 个以上的仅占 1.4%。多发性动脉瘤的分布，常在两侧相对称的部位，或在同一支动脉上的不同部位。在多发性动脉瘤中，各动脉的发病率不同，颈内动脉的最多，为 48%，大脑中动脉的 30%，在大脑前动脉和椎 - 基底动脉上就很少见。

其他异常或病变：在动脉瘤患者中，伴有其他血管性或非血管性异常的情况并非罕见。Walsh 与 King 就报告了脑动脉瘤与脑动静脉畸形同时存在的病例，以后这类报告时有所见，Locksley 的协作研究中已收集到 37 例。动脉瘤多在供应动静脉畸形的增粗的动脉上。脑底动脉环有异常的人，比常人的动脉瘤发病率高 1 倍。例如一侧大脑前动脉水平段发育不良的患者，由于对侧水平段负荷增加，也可促成该侧水平段和前交通动脉相接处的动脉瘤形成。脑动脉瘤好发于多囊肾和主动脉弓狭窄的患者已是众所周知的事实。某些疾病，如 Ehlers - Danlos 综合征。Martan 病已有多起报告伴有脑动脉瘤的情况。在妊娠妇女的后期，脑动脉瘤的发病率也增多。

与动脉瘤扩大、出血有关的某些因素：动脉瘤形成之后，进一步的变化常是扩大和破裂，虽然也有动脉瘤自行闭塞的报道，但极为少见。动脉瘤破裂出血后，可导致一系列继发的功能性和器质性的紊乱，加剧病情的复杂性，并常因此而致死或致残。引起动脉瘤扩大和破裂的原因，归纳起来有瘤内、瘤壁和瘤外 3 种因素，具体的与下列几个方面有关。

1. 瘤内因素

（1）高血压：由于高血压增加动脉瘤瘤腔内的张力和瘤壁的负荷，加速瘤壁动脉硬化的进程，因此，高血压的存在，就使动脉瘤扩大和破裂的倾向大为增加。高血压的发病率，在较大的动脉瘤患者中较一般大小动脉瘤的要高，这就说明两者的关系。但必须说明，高血压本身并不能激发动脉瘤的形成。

（2）动脉瘤内的涡流：动脉瘤内的血流涡流被认为是造成动脉瘤扩大和破裂的一个因

素。Ferguson 提出这种涡流所产生的震动如与瘤壁的共鸣频率相同，就会引起瘤壁结构疲劳，导致动脉瘤瘤壁的弱化及动脉瘤的扩大和破裂。

（3）动脉瘤瘤腔与瘤颈大小的比率：Black 与 Germar 二人在实验性的动脉瘤中发现，瘤腔与瘤颈的比例对于动脉瘤的扩大或者发生自发性血栓的形成有一定的关系。宽颈的动脉瘤容易扩大。瘤体直径小于 5mm 者破裂的机会很小。

（4）搏动性血流与动脉瘤的破裂：测定动脉瘤内的压力时，发现其血流是呈搏动性的。若将载瘤动脉的近端，缩小到 1mm 时，搏动就会消失。如果在一支动脉上有远近 2 个动脉瘤，则远端动脉瘤内的血流搏动，弱于近端的动脉瘤；倘若将近端动脉瘤的瘤颈夹闭，则远端动脉瘤内的搏动程度增强。因此也就易于发生破裂。在一支动脉上的 2 个动脉瘤，近端的动脉瘤容易破裂。

（5）动脉瘤瘤体扩展的方向：瘤体顺着载瘤动脉内的血流方向的，容易扩大和破裂。反之，如不是顺着血流方向的，则破裂的机会减少。

2. 瘤壁因素　包括瘤壁机械性疲劳、滋养血管闭塞和酶的作用等因素，它们可使瘤壁局限性弱化，Crompton 和 Stehbens 均发现在动脉瘤壁上的局部白细胞和纤维蛋白浸润，认为是局部弱化的证据。在瘤壁局部弱化部位，或者出现小的向外突起的小阜，并可随之而破裂；或者发生胶原物质的沉积而使之加强，弥补局部的弱化。

3. 瘤外因素　动脉瘤瘤外的压力或阻力，在很大程度上影响动脉瘤的扩展和破裂。如在海绵窦内和眼动脉分支处的动脉瘤有较大倾向发展成为大动脉瘤，因为海绵窦的硬脑膜和前床突常起到保护作用而减少了动脉瘤破裂机会，使动脉瘤得以不断扩大。另外，颅内压力对动脉瘤的再破裂也有影响。Nornes 用连续测定颅内压的方法，研究了两者的关系，发现当压力低于 400mmHg 时，新近出血过的动脉瘤较易发生再出血。

四、并发症

动脉瘤出血后的并发症动脉瘤破裂如发生大量而猛烈的出血，多在短时间内迅速死亡。在急性期存活下来的患者，尚可发生下列并发症。

1. 脑血管痉挛　蛛网膜下腔出血（SAH）后发生脑血管痉挛的机制，近 10 余年来，虽做了大量的研究，但至今尚不清楚。在实验动物中可见到机械刺激可引起血管痉挛，不过蛛网膜下腔出血后的持续痉挛的时间难得会超过半小时以上。目前认为乃与血液中释放出来的血管收缩物质有关，可能是 5-羟色胺、儿茶酚胺、红细胞溶血后氧合血红蛋白和前列腺素 E、F 等。由于这种物质需经过一段时间才能释放出来，因此出血后痉挛的出现常有一潜伏期，一般为 3d 左右，常常在第 2 周是高峰，多在 3 周后开始逐渐消退，长者可持续数周。近来 CT 扫描的研究表明蛛网膜下腔内血凝块的大小和多少与血管痉挛有明显的关联。

蛛网膜下腔出血后脑血管痉挛的发生率为 40% 左右，由于血管造影的时间不同，各家报告的发生率殊不相同。Sundt 认为所有破裂的动脉瘤都可有脑血管痉挛，只是程度有所不同而已。

Yasargil 在手术中的观察，发现基底部的蛛网膜下腔又被隔成多个彼此相通的小腔，因此在动脉瘤破裂时，出血可被相对地局限在相邻的小腔内，也可扩展到较广的范围。这样，痉挛可局限在动脉瘤附近的载瘤动脉，或累及该动脉整个主干，或扩展到对侧动脉，甚至波及全脑。局限在动脉瘤瘤颈部的痉挛，出现较早，有时在破裂一开始，就立即出现。Wilkin

认为，痉挛都发生在硬脑膜内的血管，不会涉及硬脑膜外的颈内动脉。

血管痉挛的直接影响是降低瘤腔的血压或减少血流量，血压降低可暂时防止再出血。实验室和临床研究证明血流量的减少，不一定出现症状，不过如低于每分钟 20ml/100g 脑组织时，就会发生脑缺血，引起脑水肿或脑梗死，造成死亡或病残。局部的血流量减少，往往只出现局灶性神经缺损；较大范围或全面的减少，引起意识障碍，甚至昏迷。病情严重的程度和痉挛有一定的关系，在意识障碍较重的患者中，80% 有痉挛，而病情较轻的，只有 14% 有痉挛。脑血管痉挛而引起的神经症状的特点是呈进行性的加重。虽然程度不重的痉挛并不引起脑缺血，但是，倘若此时尚有颅内血肿、脑积水或别的原因所造成的脑血管部分阻塞等因素存在，则可加重痉挛的不良影响。在已有血管痉挛的患者，如再加上手术操作的干扰，或因发生再次出血，痉挛就会在原有的基础上进一步加剧，有时可达极为严重的程度，引起大区域的脑梗死。所以对痉挛较重的患者，不宜进行手术。

2. 颅内血肿形成　动脉瘤多处于脑底部的蛛网膜下腔内，因此当动脉瘤破裂后，出血理应进入蛛网膜下腔。但是，如果动脉瘤的出血较凶猛，而其所在的蛛网膜下腔间隙又较窄小，一时不能容纳大量的血液，出血就可将软脑膜撕裂，破入脑组织内，形成脑内血肿。有时动脉瘤瘤壁的薄弱部分，事先就与软脑膜粘连，以后如在此处破裂，出血也可直接破入脑内，甚至可以完全没有蛛网膜下腔出血的过程。脑内出血和血肿形成的发生率和血肿的位置与动脉瘤的位置有关。据 Lougheed 和 Marshall 的资料，大脑中动脉动脉瘤的血肿发生率最高，将近 50%；其次是前交通动脉动脉瘤，为 20%；颈内动脉动脉瘤为 15%；而椎基底动脉动脉瘤往往只引起蛛网膜下腔出血，极少并发脑内血肿。就血肿的位置而言，大脑中动脉动脉瘤，血肿多在颞叶或额叶；前交通动脉动脉瘤所引起的血肿，常在一侧或双侧额叶的内侧或底部；颈内动脉动弥瘤多破入颞极内侧部分或额叶底部。小的血肿多在皮层或皮层下，无临床意义。发展快的或大的血肿，不仅压迫相邻的脑组织，往往还要引起急性颅内压增高和脑疝，使病情迅速恶化。

硬脑膜下血肿在动脉瘤中的发病率为 5%～20%。出血进入硬脑膜下间隙可能通过以下几种途径：①动脉瘤瘤底与相邻的蛛网膜粘连。以后如在粘连处破裂或漏血，出血便可进入硬脑膜下间隙；②动脉瘤出的血先包裹在一周围有粘连的蛛网膜下腔内，若压力过大使蛛网膜破裂，出血就侵入硬脑膜下腔；③Basett 和 Lemmen 曾报告 2 例动脉病病例，因出血昏迷而跌倒，且并发了外伤性硬脑膜下血肿。

Stehbeu 根据 130 例硬脑膜下血肿的资料，发现并发于颈内动脉的有 47 例，大脑中动脉的 43 例，大脑前动脉（包括前交通动脉）的为 32 例，说明在前循环各部位动脉瘤并发硬膜下血肿的发生率相差不大。由于椎基底动脉上的动脉瘤，多处于较宽阔的基底池内，因此常不与蛛网膜粘连，所以仅在少数的情况下，可在颞叶底面或小脑半球上面发生薄层积血。硬膜下血肿的大小，各例出入颇大，小的就局限在动脉瘤附近，大的可以很大，或甚至为双侧性的。Clark 和 Walton 认为，真正具有临床意义和威胁生命的硬脑膜下血肿，为数并不很多。

完全被包裹在蛛网膜下腔内的血液，则为脑池血肿。这种血肿一般均不大，虽不引起脑受压，不过常可压迫脑池内的血管（包括穿动脉）而引起供血障碍。容易发生较大脑池血肿的部位有：①外侧裂池；②终板池；③脚间池；④小脑脑桥池等。自从应用 CT 检查后，发现脑池血肿的发病率不低，并与脑血管痉挛常有密切的关系。

3. 脑室内出血　脑室内出血都极严重，出血来源可以是：

（1）动脉瘤出血直接通过皮层而破入脑室，如后交通动脉动脉瘤破入颞极内侧底部而血液进入下角，或前交通动脉动脉瘤破入直回、嗅三角、胼胝下回而进入额角等。

（2）由已形成的脑内血肿破入脑室。

（3）血液由蛛网膜下腔经第四脑室的正中孔或侧孔逆行进入脑室。脑室出血不管其来源如何，由于下丘脑常遭损害，因此一开始就有严重的全身性功能紊乱，病情都较严重，倘若脑室内的鲜血又凝成血块，堵塞脑脊液循环通路，形成急性脑积水，因此病情加速恶化。

4. 脑水肿与脑梗死　蛛网膜下腔出血后，脑水肿的发生和发展是一常见的情况，是引起颅内压增高和病情加重的主要原因。在大多数患者，它可能是继发于蛛网膜下腔出血后脑血管痉挛所致脑缺血的后果，也有可能是因直接或间接累及间脑的缘故。

据尸检资料统计，动脉瘤破裂后的脑梗死发病率为 8% ~ 80%，在并发急性脑内血肿的病例，发病率较低，但在基底池和外侧裂池内出血者，发病率较高。脑梗死虽多见于载瘤动脉的供应区，但发生在任一大脑半球的其他区域内的也属不少。Hauau 等人报告在他们的病组中，后者反而更为多见，约占 2/3 的病例。他们区分出 3 种梗死：①早期坏死（48%）；②血管造影后梗死（30%）；③手术后梗死（22%）。产生脑梗死的原因，主要是严重的脑血管痉挛，多见于并发外侧裂池和终极池内血肿的病例，其他的原因有动脉粥样硬化、Willis 环异常、低血压、脉水肿、手术干扰和动脉瘤内栓子脱落等。梗死范围可以是大块的缺血，也可以是散在的小片软化灶，极少数为出血性梗死。

5. 脑积水　蛛网膜下腔出血后脑积水的发生率为 5% ~ 10%。脑积水通常于出血 3 ~ 4 周后才出现，也可迟至 6 个月。大脑前交通动脉、后交通动脉和基底动脉上动脉瘤的出血发生率较高，而大脑中动脉动脉瘤的破裂出血，则很少引起这种并发症。就并发脑积水的发生率来说，反复出血的次数比一次出血的血量更为重要。形成脑积水的机制尚不完全清楚。目前有 2 种假说：①软脑膜的纤维性增厚，蛛网膜下腔的粘连和阻塞；②血液将蛛网膜粒堵塞，并使之机化，阻碍脑脊液的正常吸收。动脉瘤出血患者的恢复常因并发脑积水而停滞不前或甚至倒退。

6. 下丘脑损害　Crompton 在死于动脉瘤出血的 106 例尸检中发现，61% 有下丘脑损害的证据，并提出在脑底部动脉瘤的破裂，特别是前交通动脉动脉瘤的破裂，较易损害下丘脑功能的完整性。Barnett 认为下丘脑的损害，可由下列几种方式造成：

（1）Willis 环穿动脉痉挛，引起下丘脑区域的缺血。

（2）出血破入脑室，引起第三脑室的急性扩大。

（3）出血直接破入和损坏下丘脑。有时因并发急性脑积水，也会引起下丘脑的功能紊乱。

五、临床表现

绝大多数的动脉瘤在未破裂出血前都无症状，少数病例可因压迫相邻的神经结构出现相应的神经症状。

1. 未破裂前的表现　只见于少数患者，其表现取决于动脉瘤的部位、大小、形状和扩张的方向。有些患者可有发作性头痛或头昏等非特异性症状，其与动脉瘤的关系尚待确定。现将一些较常见部位动脉瘤的主要特点和其症候群分述如下：

（1）颈内动脉动脉瘤发生在与后交通动脉交接处的最多，其他的部位有在海绵窦内，眼动脉起点，颈内动脉终末分叉处和脉络膜前动脉等。有人把颈内动脉上的动脉瘤，以前床突为界，划分为床突上动脉瘤和床突下动脉瘤，按此分法，则海绵窦内的动脉瘤和部分的颈内－眼动脉动脉瘤则为床突下动脉瘤，其余均为床突上动脉瘤。床突上段的颈内动脉常处于内侧的视神经及视交叉和外侧的动眼神经的间隙内，这里的动脉瘤特别是起病较急的患者，除有动眼神经和视神经症状外，常诉患侧前额部和眶部疼痛。

颈内－后交通动脉动脉瘤：占颅内动脉瘤 25% 以上，较易破裂出血，较大的动脉瘤常会引起动眼神经麻痹，出现如复视、眼睑下垂、眼球外斜、瞳孔散大、对光反应和调节反应消失等表现。此外，还可因压迫内侧的视神经和视交叉而引起视力减退、视神经萎缩和视野缺损等。颈内－后交通动脉动脉瘤也有人称为后交通动脉动脉瘤。但动脉瘤真正在后交通动脉上的却很少见。Yasargil 报告的 136 例后交通动脉动脉瘤中，位于后交通动脉上的只有 6 例，而在颈内动脉侧壁或在其与后交通动脉交接处的却占 130 例。颈内－脉络膜前动脉动脉瘤较为少见，只占颅内动脉瘤的 2% ~4%，其临床表现与颈内－后交通动脉动脉瘤相似，只能在血管造影上才能鉴别。

海绵窦内动脉瘤：占颅内动脉瘤的 2% ~3%，大多为囊状，偶可为梭状。较多见于中年妇女。由于海绵窦内有Ⅲ、Ⅳ、Ⅴ、Ⅵ等颅神经通过，因此眼部表现甚为明显，如眼睑下垂，完全性眼肌麻痹和轻度突眼等。眼球外展受限一般出现较早。患侧瞳孔散大，光反应消失是动眼神经中的缩瞳纤维受累的表现，但有时因颈内动脉周围的交感神经丛受动脉瘤的压迫而表现为瞳孔缩小，三叉神经症状与动脉瘤在海绵窦内的位置有关，Jefferson 将海绵窦分为前、中、后 3 段，位于前段的动脉瘤产生眼枝症状，中段者为眼枝和上颌枝症状，而位于后段者到为完全的三叉神经症状。大型动脉瘤尚可压迫视神经而出现视力、视野障碍。但它因受窦壁的保护，故不易破裂。小的动脉瘤破裂后，就成为海绵窦内动静脉瘘，出现额部疼痛，搏动性突眼、球结合膜充血和水肿，眼底静脉增粗，视盘水肿和眼底出血等。80% ~90% 的患者，可在其额部或眼眶闻到血管性杂音，压迫同侧颈动脉可使杂音消失。

颈内－眼动脉动脉瘤：本动脉瘤的发病率为 1.3% ~5.4%，女性较多，多起自限动脉起始部的颈内动脉上方或内上方。常为多发性动脉瘤中的一个，Yasargil 报告的 25 例中，16 例为多发性动脉瘤。亦较易发展成为巨型动脉瘤，Guidetti 报告的 25 例中，15 例属巨型瘤。由于此瘤与视神经和视交叉相邻，因此蛛网膜下腔出血，视力障碍，视野缺损和视神经萎缩为主要表现，也有患者毫无症状，仅属偶然发现。

颈内动脉末端分叉处动脉瘤：占颅内动脉瘤 5% ~7%。多见于青年男性，在 133 例儿童动脉瘤中，34% 在此部位。小的动脉瘤在出血前多无症状，个别的可大至 3 ~5cm，可出现进行性患侧视力障碍和视神经萎缩。

（2）大脑前动脉动脉瘤发病率最高的是在前交通动脉，虽然在水平段或胼周支或胼边支上的也有，但较为少见。

前交通动脉动脉瘤：前交通动脉是动脉瘤的高发病部位之一，前交通动脉动脉瘤约占颅内动脉瘤的 30%。Willis 环的解剖异常，可能与动脉瘤的形成有一定的关系，在这种动脉瘤中，有 Willis 环前份发育不良的可高达 85%。大的动脉瘤可直接压迫视交叉和脑下垂体等结构而产生相应症状，小的多无症状。一旦破裂，由于其与下丘脑相邻并和丘脑下动脉的关系密切，因此下丘脑功能障碍的表现较突出。

大脑前动脉主干或分支上的动脉瘤：发病率低。小的动脉瘤，不论是在前动脉的水平段或在胼周支或胼缘支上，都无症状。在水平段上的大型动脉瘤，可因压迫同侧的视神经和嗅束而产生视力障碍和嗅觉丧失。

（3）大脑中动脉动脉瘤：各组报告的发病率不一，为16%～33%。大多数处于外侧裂内的主干分叉部位，少数可在中动脉主干及中动脉的远端分支上。在主干分叉部位的动脉瘤与岛叶、额叶底部和颞叶的关系密切，但未破裂前很少会有症状。在分叉部位的动脉瘤有发展成为巨型动脉瘤可能，如其中血凝块脱落，形成栓子，产生中动脉区内的栓塞，出现突然的偏瘫和抽搐发作。破裂出血后常有偏瘫、失语、视野缺损和抽搐等症状。在中动脉主干及远端分支上的动脉瘤，体积都较小，除非破裂出血，否则都无症状。

（4）大脑后动脉动脉瘤：发病率很低，据不同作者的报告，只占椎－基底动脉动脉瘤的1%～15.4%，较多的发生在与后交通动脉及颞前支交接的2个部位：前者可产生动眼神经麻痹或Weber综合征，后者因邻近颞、枕叶内侧部分，可引起视野改变。大型动脉瘤可直接压迫脑干，与基底动脉动脉瘤的表现相似。

（5）基底动脉动脉瘤：动脉瘤的位置可在基底动脉末端分叉处、中段或小脑上动脉、小脑下前动脉的起点附近。Hamby描述了3种形态：①基底动脉增长、扭曲、呈梭形S形；②球形；③囊形。前2种多为动脉硬化性动脉瘤，虽然不易破裂，但却可压迫相邻的结构而产生一侧或双侧的5、6、7、8等颅神经症状和反复或两侧交替发作的不全性偏瘫、体位性眩晕，眼震等脑干症状，甚至有时可引起脑积水。此处的囊状动脉瘤多在基底动脉末端分叉或在小脑动脉开始分出部位。大的有压迫症状，小的未破前多无症状。

（6）椎动脉动脉瘤：属于少见的动脉瘤，可在椎动脉汇入基底动脉或其与小脑下后动脉交接处，产生小脑症状、延髓或后组颅神经症状和美尼尔综合征等。

2. 动脉瘤行将破裂前的先兆症状　不少动脉瘤在破裂前先有一个突然扩大或漏血阶段。据一些作者的回顾性研究，40.2%～60%的动脉瘤患者在破裂前会出现某些警告性先兆，其发生率在女性略高，并随年龄的增加而递减；这种递减趋势在男性较为明显。Kawara将这些先兆性症状和体征，分为3类：

（1）血管源性症状：大多是动脉瘤扩大的直接结果，包括局部头痛、眼痛和脸痛，视力减退，视野缺损和眼球外肌麻痹等。

（2）动脉瘤少量漏血症状：出现全面性头痛，恶心、项部僵痛、腰背痛、畏光，倦睡等。

（3）缺血性症状：可能与动脉痉挛有关，也可能是血管的闭塞或栓塞所致，表现为运动或感觉障碍、视幻觉，平衡失调，眩晕等。这些先兆的发生率与动脉瘤的部位有关，以颈内－后交通动脉动脉瘤最高，可达69.2%，而椎－基底动脉动脉瘤则较少发生。在先兆中，虽然头痛和眩晕较普遍，但缺乏特异性；而以漏血表现最有临床意义，值得据此而进行腰椎穿刺和进一步的脑血管造影检查，以便采取积极措施，防止动脉瘤发生突然破裂，引起灾难性的自发性蛛网膜下腔出血。这种自发性蛛网膜下腔出血常在出现漏血现象后1周左右发生。

3. 蛛网膜下腔出血　有80%～90%的动脉瘤患者是以自发性蛛网膜下腔出血起病的，症状的轻重视出血的缓急和程度而定。一般有下列3种表现：

（1）起病：脑膜刺激征和一般的神经症状多为突然发病，常在体力活动或情绪激动时发生，偶可在睡眠中发生。通常以头痛和意识改变为最普遍和突出的表现。根据出血凶猛程度，有下列4种起病方式：①起病时仅诉头痛、颈僵、程度不重，无其他症状；②骤然剧烈头痛，继之昏迷，经几分钟，或几十分钟后，虽似又清醒，但仍然有精神混乱、倦睡、健忘、虚构等表现，并可持续几天或几周之久；③无任何诉述，突然深昏迷，几分钟或几小时内死亡。一般头痛常从枕部或前额开始，迅速遍及全头，或延及颈项、肩背和腰腿等部位。除头痛外，其他的脑膜刺激征有恶心、呕吐、畏光、面色苍白、颈项阻力和克尼格征。意识障碍是蛛网膜下腔出血的常见症状之一，有41%~81%的患者在起病时或起病后的近期内出现程度不等的昏迷。抽搐的发生虽非多见，但有个别报告高达22%者，全身性抽搐比局限性抽搐多见。在后半Willis环动脉瘤出血的患者中，有17%~26%在起病时诉眩晕。此外，在动脉瘤破裂出血的患者中，约有1/3尚可出现视网膜，视网膜前或玻璃体下出血。

（2）蛛网膜下腔出血的局灶性神经表现一般来说，单纯的蛛网膜下腔出血，很少会发生较持久的局灶性体征。但是若有继发性的病理变化，则常会出现某些特定的局灶性神经体征。如后交通动脉动脉瘤破裂出血后常有同侧动眼神经麻痹的表现，这可能是该神经受动脉瘤或血凝块压迫，或因出血直接破入神经鞘或神经实质的结果。蛛网膜下腔出血并发血管痉挛或脑内血肿时常伴发半球症状（如偏瘫、偏身感觉障碍、偏盲、失语等）。精神错乱在出血早期颇为多见，常尚有近事记忆力障碍和虚构等症状，可能与丘脑的背内核，前腹核或海马和穹窿等功能障碍有关。

（3）全身性症状：蛛网膜下腔出血的早期，常有程度不等的短暂的血压升高、体温上升（38℃）、白细胞增多、高血糖和糖尿、蛋白尿等。发生机制尚不清楚，可能是血液刺激下丘脑中枢的结果。由出血所引起的下丘脑器质性损害，可产生严重的全身性功能紊乱，如出现中枢性高热、深昏迷、急性肺水肿、胃肠道出血、抗利尿激素异常分泌及电解质紊乱，类似急性心肌梗死的心电图改变等征候。这些症状的出现，一般都意味着预后较为恶劣。

4. 几个常见部位动脉瘤出血的定位表现　必须说明，前述各个部位动脉瘤出血的定位表现，临床意义是有限的。因为大多数的动脉瘤患者都是以其动脉瘤所在的位置加上出血而表现出来的。下列情况为几个常见的表现及其临床意义。

（1）动眼神经麻痹提示该侧的颈内-后交通动脉动脉瘤。

（2）在出血早期就出现一侧或双侧下肢短暂性轻瘫的，常为一侧或双侧大脑前动脉痉挛，提示前交通动脉动脉瘤。

（3）患者意识虽似清醒，但处于无动缄默状态者，也常是前交通动脉动脉瘤的表现，意味着一侧或双侧额叶内侧面、下丘脑或胼胝体的缺血性或出血性损害。

（4）偏瘫（完全性或不完全性），失语症多见于大脑中动脉动脉瘤，提示并发了大脑中动脉的痉挛或额叶内血肿。

（5）一侧视力减退或失明多见于Willis环前份内侧部分的动脉瘤（颈内-眼动脉，颈内动脉末端分叉处和前交通动脉等部位的动脉瘤）。

（6）持续于一侧的眼痛或眼眶痛、一侧性的视网膜前出血，多有定侧价值，并多为Willis前半环的动脉瘤。

5. 几种比较特殊的表现

（1）曾有报告，起自颈内动脉或前交通动脉的动脉瘤，临床上很像鞍内或鞍上肿瘤的表现，出现双颞侧视野缺损，类似鞍内肿瘤的头痛和垂体功能全面低下等。这些症状，有些是因动脉瘤不断扩大后所引起的，也有的是发生在蛛网膜下腔出血之后。Meadows 曾援引 1 例钙化了的颈内动脉动脉瘤表现为肢端肥大症，尸检发现垂体和下丘脑均有遭受压迫的证据。

（2）偶有动脉瘤以短暂性脑缺血（TIA）发作为主要表现，这种表现常有如下特点：①动脉瘤较大，血管造影显示腔内存有血栓的证据；②每次发作模式固定不变；③缺乏其他足以解释 TIA 发作的病变；④动脉瘤处于供应缺血区动脉的近端；⑤瘤颈夹闭后就终止 TIA 发作。

（3）有少数患者，蛛网膜下腔出血后主要表现为急性精神错乱，定向力障碍、兴奋、语无伦次和暴躁行为等精神异常，令人的是从不诉述头痛。这可能是因以前所形成的蛛网膜下腔粘连，使血液包裹在正中裂或外侧裂的蛛网膜下腔内，并不能进入游离的蛛网膜下腔，所以出现突出的精神症状而缺乏脑膜刺激的表现。

六、诊断

对大多数脑动脉瘤来说，诊断的原则主要是根据自发性蛛网腔下腔出血来考虑的和脑血管造影来确诊的。蛛网膜下腔出血的临床表现已在前面叙述，临床诊断不难，证实是否蛛网膜下腔出血最简便和可靠的方法是腰椎穿刺，视脑脊液是否染血。在鉴别诊断时，需考虑到其他会引起自发性蛛网膜下腔出血的病变，特别是高血压脑出血、脑动静脉畸形、脑卒中、血液病和某些结缔组织疾病。此外在诊断过程中，还需全面评价动脉瘤患者总的情况和有无蛛网膜下腔出血所致的并发症及其程度。因此对临床上诊断为出血的脑动脉瘤患者常需进行下列特殊的和辅助性的检查。

1. 血、尿常规检查 在动脉瘤出血患者的早期，周围血液内的白细胞增加到（15～20）×10^9/L 者，甚为普遍。血沉也普遍有轻度或中度的增快，其程度常与白细胞增多的程度相应。蛋白尿和糖尿在出血早期也颇为常见，重者还可有管型尿。

2. 脑脊液改变 有脑膜刺激征或起病急骤且伴有意识障碍或神经体征者，均应及时做腰穿和检查脑脊液，除非患者已有脑疝或脑疝趋势者（目前倾向于先行脑超声或 CT 扫描，除外占位病变后再做腰椎穿刺）。清晰正常的脑脊液一般都意味着没有发生过动脉瘤破裂出血。但是，也有例外的情形，如出血既不剧烈又是单纯地破入脑实质内或硬脑膜下间隙或粘连了的蛛网膜下腔内。单纯的蛛网膜下腔出血，脑脊液压力可有轻度或中度增高。动脉瘤破裂后，除非出血非常猛烈，一般总要在 2h 后腰穿才能发现明显的蛛网膜下腔出血和脑脊液经离心后上清液才会变黄。一般在 1～2 周后肉眼红细胞才逐渐消失。黄变的脑脊液要 3 周左右退净，出血后脑脊液中的白细胞也可有程度不等的增多，先为中性，后为淋巴细胞，待脑脊液黄变消失 2～3d 后也恢复正常。生化测定，糖和氯化物均正常，但蛋白增高，其程度多与红细胞数增多平行。由此可见，在蛛网膜下腔出血后，脑脊液的变化 3 周左右基本上就恢复正常。近年伊藤等用一种特殊的方法将含铁的细胞染色，在蛛网膜下腔出血后，这种含铁细胞在 4 个月内均可被找到。这样，即使脑脊液已不复血性或黄变，但仍可根据脑脊液中有无含铁细胞而断定 4 个月内曾否发生过出血。

3. 脑超声和脑电图检查 这 2 项检查方法对脑动脉瘤虽无特异性价值，但因它们属无创伤性检查、操作简便、安全、可反复使用和追踪其发展趋势，因此仍有一定价值。如发现有中线波移位，第三脑室扩大，局限性或一侧性的低波幅等，则提示有颅内血肿、脑积水或脑梗死存在的可能。

4. 放射学检查 一般在头颅平片上能发现动脉瘤的机会不多，只有偶尔在巨型动脉瘤中会见到弧形钙化阴影，特别是在靶区的意义较大。脑动脉瘤主要是依靠脑血管造影检查来确诊。通过脑血管造影，加之如又采用减影法，放大法和不同角度地快速连续摄片等方法，不仅能证实动脉瘤的存在，还可确定其部位、形态、瘤颈宽狭、瘤体大小和扩展方向、数目、与相邻动脉的关系、动脉硬化程度、侧支循环好坏和有无并发血管痉挛、颅内血肿及脑积水等。

关于出血的动脉瘤患者做脑血管造影的时间问题，近来已趋向一致。虽然 Koenig 曾报告了在血管造影时发生动脉瘤破裂的经验，但是一般认为造影本身并不特别增加再出血的危险，因此只要病情较好，多主张在蛛网膜下腔出血后 24h 内进行。倘若疑有并发血肿和有脑疝趋势时或急性脑积水时，则应做紧急造影，以便及时决定处理方案。

造影方法，直接穿刺颈动脉或经股动脉插管行选择性血管造影均可。由于动脉瘤不一定都有定位表现和 20% 的患者患有多发性动脉瘤，因此插管造影较为理想，便于一次做几条血管或甚至 4 条血管的全面造影检查。若在早期的造影未能找出蛛网膜下腔出血的原因，同时造影中又显示脑血管有程度不等的血管痉挛，则应隔 2 周左右待痉挛消退后再做第 2 次血管造影复查，常可将一些在第 1 次造影阴性的或显影不佳的动脉瘤较满意地显影。倘若第 2 次造影仍属阴性，则暂时不必再做造影，除非又发生出血。

脑血管痉挛所造成脑缺血的范围和其程度，虽然现在已有较先进的方法来测定，但是无疑的，脑血管造影对蛛网膜下腔出血后或动脉瘤直接手术后发生的痉挛的了解，仍不失为一有效和可靠的手段。从脑血管造影中所显示出来的痉挛，可以局限在载瘤动脉附近，也可波及较广的范围或甚至对侧动脉，但是有趣的是从不会累及硬脑膜外的近端动脉或远端的皮层血管。

在多发性动脉瘤患者中，血管造影尚能定出哪一个是出血的动脉瘤。凡在动脉瘤邻近见有局限性动脉痉挛或血管移位者，均提示该动脉瘤有过新近的出血。若发现瘤腔很不规则，或瘤底部有小的乳突样外突，也有意义。动脉瘤的大小和部位也有参考价值，较大的动脉瘤容易出血，在动脉近端的动脉瘤和前交通动脉上的动脉瘤均属较易出血的动脉瘤。

5. CT 与磁共振检查 具有辅助诊断价值，可了解出血的部位、血肿的大小、有无脑受压、脑积水等。MRI 可判断动脉瘤内有无血栓，从出血部位可以间接推断动脉瘤可能发生的部位；CT 血管造影和磁共振血管造影可以清晰地显示颅内动脉瘤，对于直径在 2mm 以上的动脉瘤的准确率达到 98% 以上，进行三维重建可显示动脉瘤的几何形态学特征及其与载瘤动脉的关系。

近年来人们重视蛛网膜下腔内的血凝块与发生脑血管痉挛的关系，CT 扫描可了解蛛网膜下腔内局限性和弥漫性积血情况。Fisher 等发现在 18 例 CT 扫描无局限性积血或只有弥漫性出血的蛛网膜下腔出血患者中，只有 1 例以后发生严重的血管痉挛；而在另 24 例 CT 扫描见有蛛网膜下腔内存在有局限的 3mm × 5mm 大小血凝块的或较弥漫积血达 1mm 厚的患者中，23 例在血管造影显示严重的血管痉挛和临床上有延期出现的神经症状和体征。由此可见 CT 扫描检查可预测哪些患者有可能发生症状性脑血管痉挛，而较早地做出处理对策。

6. 心电图检查 动脉瘤破裂出血后，心率和心律均可发生显著的改变。心率可以极慢，酷似传导阻滞。心电图的 T 波和 S－T 段改变，提示心肌缺血或梗死。这种改变，常在蛛网膜下腔出血发生后 1h 左右出现，若当时患者意识不清或不能陈述头痛，同时又尚未出现脑膜刺激表现，诊断就较困难，易被误诊为心血管疾病。目前对于此项改变的机制尚不明了，可能出自反射性的冠状动脉痉挛或大量交感神经冲动的发放，大概与出血所招致的下丘脑功能紊乱有关。

7. 脑血管造影　脑血管造影目前仍是颅内动脉瘤诊断的"金标准"，对其诊断具有极其重要的价值，可以查明出血原因、病变部位、大小、形状、数目、瘤颈宽窄、瘤颈伸展方向、侧支循环、有无动脉粥样硬化、瘤腔内有无附壁血栓等。旋转数字减影血管造影及通过工作站进行血管的三维重建，可以立体的、动态的显示动脉瘤与载瘤血管之间的关系。

在动脉瘤破裂后的急性期进行血管造影没有绝对的禁忌证，但是对于有造影剂过敏体质、心肺疾病及出血倾向的患者应适当注意。未破裂或病情属 Hunt – Hess Ⅰ ~ Ⅱ级，在出血后应尽早造影，以便尽早诊断。尽快治疗；Hunt – Hess Ⅲ ~ Ⅳ级者，应待病情好转后再造影；对伴发颅内较大血肿、情况紧急者，可急诊造影。

尽管脑血管造影是诊断颅内动脉瘤的"金标准"但却是一种有创性检查，因为图像质量、局部血管痉挛、瘤内血栓形成等影响，约存在 2% 的假阴性，因此首次造影阴性的患者需要在出血 2 周后进行血管造影复查。

七、血管内介入治疗操作常规

（一）载瘤动脉闭塞术

1. 适应证　颅内巨大动脉瘤（直径大于 25mm）、宽颈或梭形动脉瘤、Willis 环远端小动脉分支动脉瘤和创伤后假性动脉瘤及感染性动脉瘤，此类动脉瘤在侧纸循环充足的条件下，血管内应用球囊、组织胶或微弹簧圈进行闭塞载瘤动脉可达到治疗动脉瘤的目的，而避免手术的风险。

2. 球囊闭塞试验　闭塞载瘤动脉之前一定要测定侧支循环是否充分，首先行全脑选择性血管造影，在颈动脉造影时压迫对侧颈动脉，以观察大脑动脉环的交叉循环情况以及有无解剖变异；球囊闭塞试验在完全抗凝情况下进行，在示踪图的导引下，将不可脱球囊导管放置在血管需要闭塞的部位，充盈球囊闭塞血管至少 30min，球囊闭塞期间可经静脉注入尼莫地平使血压降低 20 ~ 30mmHg 以增加边缘供血区的敏感性，同时做一系列造影和神经功能检查，侧支循环代偿充分的影像学标志为：①患侧颈动脉供血区毛细血管充盈良好；②双侧静脉期同时出现或差异不超过 1.5s。

3. 操作过程　若球囊闭塞试验耐受良好，即可行载瘤动脉的永久性闭塞。经导丝将闭塞球囊引入到动脉瘤前的载瘤动脉，以非离子型造影剂充盈球囊直至完全闭塞载瘤动脉，然后牵拉球囊导管即可将球囊释放。通常还需要在第一个球囊的近端 1 ~ 2cm 处放置另二个保护球囊，而在后交通支或眼动脉远端闭塞时仅需一枚球囊即可；基底动脉和椎动脉动脉瘤，闭塞一侧主要供血的椎动脉已足以诱发动脉瘤内血栓形成。

4. 闭塞部位　主要根据大脑动脉环及颈外动脉的代偿情况而定，对于眼动脉开口以下动脉瘤，可将球囊置于瘤颈近端；对于颈动脉 – 眼动脉瘤，可能存在自眼动脉的血液再灌注，当存在颈外动脉向眼动脉侧枝供血时需将球囊置于动脉瘤与眼动脉之间，并横跨瘤颈部位；若不存在侧支循环，则仅在眼动脉开口以下放置球囊即可；眼动脉以上的动脉瘤复发取决于后交通动脉的血液动力学，球囊通常置于后交通动脉以下；对于不适合手术夹闭或瘤内栓塞的椎动脉动脉瘤亦可使用球囊，其目的是减少或改变血流的方向，促使后颅窝内血栓形成。

八、选择性铂金微弹簧圈栓塞术（GDC）

（1）特殊器材准备：除一般性血管造影器材外，需准备 Bait 硬度渐变导引管、加压输液袋和输送电解铂金微弹簧圈所需用的 Tracker/FasTracker - 10、Tracker/FasTracker - 18 双示标微导管各 1 根，Seekerlite - 10、Dasher - 10、MackDesign - 18、Seekerlite - 18、TaperDesign - 18 微导丝各 1 根，电解铂金微弹簧圈各种规格若干和 GDC 直流电解装置 2 台。

（2）穿刺造影：常规经股动脉穿刺插管，依次插入 6F 导管鞘，6F 导引管，将导引管送到患侧颈内动脉或椎动脉行全脑血管造影，进一步了解动脉瘤的部位、大小、形态等。

（3）器材连接：导引管尾端接 Y 型带阀接头，其侧臂与带三通的软连接管相连，再与动脉加压输液相连，开放加压输液袋慢慢滴入生理盐水，并给患者实施全身肝素化。

（4）选择弹簧圈：根据动脉瘤的形态、大小选择适宜的微导管与铂金微弹簧圈，微弹簧圈的选择取决于瘤腔与瘤颈的比例，一般动脉瘤腔/颈比例为 4 : 1 最适合行 GDC 栓塞，该比例不得小于 3 : 1，瘤颈宽大于 4mm 则不适合做 GDC 栓塞治疗。第一、二个弹簧圈选择弹性较强的普通型，以使其进入动脉瘤内，可与瘤壁贴紧呈网篮状结构，其直径不得小于瘤颈的宽度，否则 GDC 有脱出动脉瘤的可能；而后用柔软型充填网篮状结构的间隙，以达到紧密填塞动脉瘤的目的。

（5）导引管尾端 Y 型阀由阀臂插入微导管，用可控铂金导丝将微导管导入动脉瘤腔内，使其尖端在动脉瘤腔中部，抽出铂金导向导丝，用 1ml 注射器抽吸低浓度造影剂，经微导管缓慢注入，以了解导管在动脉瘤腔的位置。

（6）在微导管尾端接 Y 型带阀接头，其侧臂与带两通连接管相连，两通连接管再与压力为加压输液袋相连，开放加压输液调节慢慢滴入生理盐水。

（7）检查铂金微弹簧圈：术者左手拇食指固定引导鞘管螺旋锁结构的远侧，右手拇食指固定其近侧，并逆时针旋转引导鞘管将螺旋锁松解，使 GDC 铂金微弹簧圈不再卡住而能在导鞘管内无阻力地移动，慢慢将 GDC 铂金微弹簧圈推出引导鞘管，置于助手手心检查 GDC 电解点是否失灵，弹簧圈的记忆形状是否拉长变形，如仍完好，则抽回引导鞘管内，两手拇食指分别抓住引导鞘管螺旋结构的远近侧，左手固定，右手顺时针旋转，将螺旋结构锁紧。

（8）经微导管尾端 Y 型阀插入带引导鞘管的引导钢丝，使引导鞘管前端与微导管尾端紧密衔接，并拧紧 Y 型阀以固定引导鞘管，助手慢慢将 GDC 铂金微弹簧圈推入微导管内，松开 Y 型阀，慢慢抽出引导鞘管，将 GDC 铂金微弹簧圈慢慢推入，当其进入动脉瘤内时，即见其呈螺旋状盘绕，紧贴动脉瘤壁呈网篮状，当输送钢丝上不透 X 射线的示标超过微导管的第二个示标，与其重叠时，即表示连接 GDC 铂金微弹簧圈的电解点已送出微导管进入动脉瘤内。

（9）电解脱栓：仔细检查与判断 GDC 与动脉瘤是否匹配相进入动脉瘤内是否准确无误，如无疑问，即可准备进行电解脱。在穿刺侧腹股沟部用 20 或 22 号不锈钢针刺入皮下肌肉内，将 GDC 专用直流电解装用的黑色负极连接线前端微钩与不锈钢穿刺针连接；将红色正极连接线前端微钩与引导钢丝尾部无绝缘的裸体部连接；并将正负极连接线的另一端分别插入直流电解装置的正负极插孔。再次确认 GDC 在动脉瘤内位置、导引钢丝上示标位置无误。按下 GDC 直流电解装置的开/关按钮，3s 自检后电流将闪动 3 次，表明为 1mA 电流设置，需大约 10s 才能达到所设置的输出电流值。当 GDC 铂金微弹簧圈从不锈钢引导钢丝上解脱时，则全出现电流停止、所有显示器冻结、直流电装置发出蜂鸣声 5 次、黄色电解状态显示灯亮和解脱显示箭头闪亮。

（10）分离弹簧圈：透视下慢慢回拉 GDC 铂金微弹簧圈引导铜丝，如弹簧圈没有移动，则表示已解脱；如弹簧圈移动，则表示未解脱，可延长解脱时间，一旦确认微弹簧圈已解脱，移去引导铜丝尾端红色电极，将导引铜丝慢慢从微导管内抽出。关闭直流电解装置，如需加用微弹簧圈可重复上述操作步骤，直到将动脉瘤紧密闭塞为止。

（吴普照）

头颈部肿瘤的介入治疗

第一节　鼻咽癌的诊断

一、临床表现

鼻咽癌（nasopharyngeal carcinoma）是我国常见的恶性肿瘤之一，最常发生在中年人，男性多见。早期常无明显症状，中、晚期因侵犯范围不同而表现各异。主要症状有鼻塞、鼻出血、耳鸣、耳闷塞及听力减退。部分患者以颈淋巴结肿大为首发症状。鼻咽镜检查肿瘤呈紫红色，触之易出血。实验室检查 EB 病毒抗体增高。

二、影像学诊断与鉴别诊断

1. X 线

（1）鼻咽侧位片或颅底片可显示鼻咽顶后壁软组织增厚，破裂孔、卵圆孔、棘孔或岩骨尖骨质破坏。

（2）体层照片对显示鼻咽顶后壁软组织增厚有一定诊断价值，亦能发现骨质破坏情况。鼻咽腔造影对肿瘤轮廓显示更清晰。

2. CT

（1）局部软组织肿块见于咽隐窝及侧壁，表现为黏膜增厚、表面凹凸不平，肿块平扫为等密度，增强扫描有轻度强化。咽隐窝消失，肿块常突出鼻咽腔，使鼻咽不对称狭窄或闭塞。

（2）向深部侵犯可累及翼内外肌，咽旁间隙变浅消失，向后外蔓延至颈血管鞘，向前扩展可填塞后鼻孔及鼻腔，并可累及蝶窦、筛窦、上颌窦。

（3）鼻窦炎症：由于耳咽管开口闭塞和副鼻窦引流不畅，常可见鼻窦、乳突炎症，表现为黏膜增厚或积液，呈低或等密度。

（4）常见破裂孔、蝶骨大翼等骨质吸收、破坏。

（5）颅内侵犯常累及海绵窦，颞叶，桥小脑角等处。

（6）淋巴结转移多见于咽后外侧淋巴结、颈静脉链周围及颈后三角区等，呈等密度，增强扫描能区分强化的血管和无强化的淋巴结。

（7）远处可转移至椎体、肝、脑内等（图 15 - 1）。

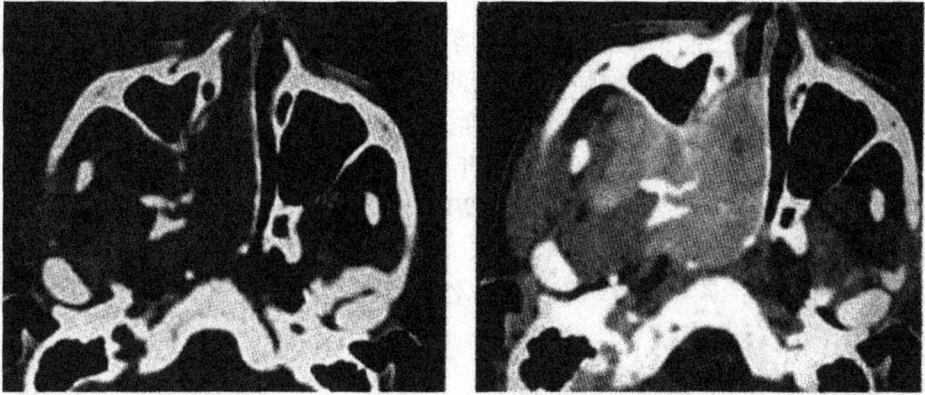

图 15 - 1　鼻咽癌

CT 平扫及增强扫描，肿瘤侵犯右侧鼻腔，经翼上颌间隙侵犯翼腭窝，翼上颌间隙增宽，翼
腭窝扩大，上颌窦后壁受压前移、塑形，上颌窦腔缩小，上颌窦后壁骨质无破坏。增强后
病灶明显强化

3. MRI

（1）肿瘤的信号：在 T_1WI 上呈等信号或略低信号，T_2WI 呈稍高信号，增强扫描可有
轻度或中度强化。

（2）鼻窦、乳突黏膜增厚或积液：T_2WI 呈明亮高信号，与肿瘤信号不同。

（3）颅底骨质破坏：低信号的骨皮质不完整或髓质高信号脂肪消失。

（4）颅内侵犯：冠状面最易显示肿瘤自鼻咽部向颅内侵犯情况。

（5）颈部淋巴结转移：在 T_1WI 为低或略低信号，T_2WI 为高信号，中央坏死信号更高
（图 15 -2）。

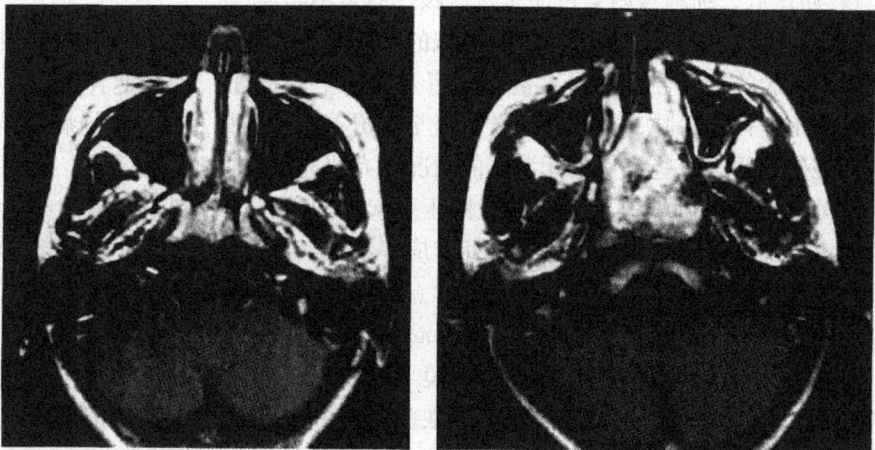

图 15 - 2　MRI 鼻咽癌

MRI 增强扫描肿瘤局限于鼻咽部，信号均匀，边界清，明显强化并扩展至鼻腔、蝶窦，
鼻中隔受压推移

4. 鉴别诊断

（1）鼻咽部恶性淋巴瘤：软组织弥漫性增厚，侵犯范围较广泛，颅骨破坏少见，受侵淋巴结多边缘规则，密度均匀，增强扫描多无明显强化。

（2）腺样囊性癌：鼻咽部不均匀囊性密度，有沿神经播散倾向。

（3）青年血管纤维瘤：几乎均见于青少年男性。肿瘤多位于蝶骨体、枕骨斜坡及后鼻孔，类圆形，增强扫描明显强化，MRI 的 T_1WI 呈中等信号，T_2WI 呈明显高信号，内部可掺杂低血管基质信号，呈"胡椒盐"样改变。

（4）腺样体增殖：鼻咽顶壁、后壁对称性软组织增厚，不累及其下方肌肉，无骨质破坏。

三、病理学表现

1. 大体检查　因取材所限，肉眼病变多不明显。个别可见肿瘤突出于黏膜表面，有或无溃疡，或为明显浸润的蕈伞状肿物。

2. 非角化性癌（nonkeratinizing carcinoma）

（1）组织病理学：活检标本有多种不同的形态表现，可为明显的肿块伴表面溃疡或表面上皮完整而在黏膜下浅浸润等。肿瘤呈实性片状、不规则岛状、无黏着性的片状或梁状。癌巢和不同数量的淋巴细胞和浆细胞混在一起。进一步可将其再区分为未分化型及分化型。

未分化型：常见，肿瘤细胞呈大的合体细胞样，细胞界限不清，核呈圆形或椭圆形泡状，大核仁位于中央。瘤细胞常排列密集甚至重叠。有时核并不呈泡状，染色质丰富，细胞质少，呈双染性或嗜酸性。

分化型：瘤细胞呈复层和铺路石状排列，常呈丛状生长，与膀胱的移行上皮癌相似。肿瘤细胞界限非常清楚，有时细胞间桥并不明显，偶见角化细胞。与未分化型相比，肿瘤细胞常较小，核/质比低，细胞核内染色质丰富，核仁通常不明显。

结缔组织间质不常见。淋巴细胞和浆细胞的浸润很明显。大量的淋巴细胞和浆细胞浸润到癌巢内把癌细胞的上皮性质显得不清，所谓"淋巴上皮样癌"即指此种病例。一些病例中可见散在的上皮样肉芽肿，且非常明显，以至于覆盖小的癌巢。约 1/4 的病例伴有较多的嗜酸性粒细胞的浸润。一些病例在无溃疡的情况下有明显的中性粒细胞浸润。

（2）鉴别诊断：鼻咽癌的活检中常见挤压引起的假象，这对判断变形的细胞为癌细胞还是单纯的淋巴样细胞带来困难。这样的标本应仔细观察未挤压组织中的肿瘤细胞，如果仍然不能确定，可进行角蛋白免疫组化染色确诊。

3. 角化型鳞状细胞癌（keratinizing squamous cell carcinoma）

（1）组织病理学：是一种浸润性癌，光镜下有明显的鳞状细胞分化，大部分肿瘤有细胞间桥和（或）角化物，形态上与其他发生在头颈部黏膜的角化型鳞状细胞癌相似。被覆上皮常见受累，表现为原位癌。

角化型鳞状细胞癌可能是非角化性鼻咽癌放疗数年后出现的新的与放疗有关的癌。与非角化性癌相比，角化型鳞状细胞癌表现出较高比率的局灶性浸润和低的淋巴结转移率。一些研究提出此亚型对放疗的敏感性差，而且预后比非角化性癌差。

（2）鉴别诊断：根据明显的浸润性生长，核的不典型性和明显的鳞状细胞化生，通常可以作出鳞状细胞癌的诊断。但是在一些病例，特别是鼻咽癌放疗后的非角化性癌与分化非常好的角化性鳞癌和鳞化/过度增生之间的区别会非常困难。因为角化性鳞癌的癌细胞核的不典型性很轻,呈局灶性分布,且浸润性生长并不明显。放疗所引起的丰富的纤维化间质,使肿瘤浸润性的评价困难,间质内也缺乏正常的结缔组织。为得到最后诊断,有时需要多处取材,进一步明确间质浸润和灶状分布的轻度核异型性。

4. 基底样鳞状细胞癌(basaloid squamous cell carcinoma)　形态上与其他部位发生的此类肿瘤完全相同。

5. 前驱病变　组织学上,纯粹的原位鼻咽癌表现为局限于表面或下陷上皮的不典型改变,无浸润成分。这些上皮通常轻度增厚,有不同程度的极性丧失,核变大、密集和有明显的核仁。有时可见散在的淀粉样球。

(吴普照)

第二节　甲状腺肿瘤的诊断

甲状腺肿瘤(thyroid tumor)分为良性和恶性,良性主要为腺瘤,恶性为甲状腺癌,是人体内分泌系统最常见的恶性肿瘤。两者均为女性多见。

一、甲状腺腺瘤(thyroid adenoma)

(一)临床表现

多无自觉症状,常偶然发现。表现为颈部包块,光滑,质硬,可随吞咽运动。瘤内突发性出血,可致肿块增大,伴局部疼痛和压痛。

(二)影像学诊断与鉴别诊断

1. X线

(1)平片:颈部正侧位见局部软组织密度增高,有时肿块轮廓清楚,稍呈分叶状,密度均匀,伴有钙化。肿块较大者气管可受压、移位及变形。

(2)血管造影及DSA:多数呈单个圆形或椭圆形缺血区,少数呈多血区,边缘光滑,见肿瘤新生血管及肿瘤染色,甲状腺上动脉增粗、纡曲。

(3)甲状腺功能亢进者则出现以下骨质改变:a. 普遍性骨质疏松,尤以脊柱为甚,严重者可出现椎体压缩变形。b. 长管状骨可出现囊状密度减低区,易并发病理骨折。

(4)甲状腺功能减退者则出现以下表现:a. 颅骨囟门及颅缝闭合延迟,颅底短小,出现缝间骨;b. 骨龄延迟,骨骺出现延迟,密度不均匀,可呈点状碎裂状;c. 骨骼变形,股骨头变扁,可出现髋内翻畸形;d. 椎体高度缩小,椎间隙增宽,下胸段及腰段脊柱后突畸形。

2. CT

(1)甲状腺内的孤立性结节,呈类圆形,边缘光滑,界线清楚,部分肿瘤与周围结构间有明显被压缩的脂肪间隙。

(2)平扫肿块为均匀低密度,低于正常甲状腺,增强扫描有一定程度的均一强化,囊变者包膜呈环状均匀强化。壁厚薄均匀。

3. MRI

（1）病侧甲状腺局限性增大，圆形肿块影，边界清楚。

（2）在 T_1WI 上低或中等信号，如有出血可呈高信号。在 T_2WI 上，信号明显高于正常甲状腺（含水量增加，局灶性出血及胶样囊变）。可见完整的低信号晕环（包膜），厚薄不一。

4. 超声

（1）甲状腺内呈圆形、椭圆形的实质性光团，多为单发，边缘光滑、完整，内部呈均质，较正常甲状腺组织回声强的密集光点，底部回声不衰减是其典型征象。

（2）挤压周围甲状腺但无浸润性特征。

（三）病理学表现

滤泡性腺瘤（follicular adenoma）

（1）大体检查：滤泡性腺瘤通常为单发、圆形或椭圆形、薄包膜的结节状病变，切面呈灰白色、褐或棕褐色肉样。一般情况下，灰白色肿瘤常为实体性或梁状形态，而棕褐色肿瘤则呈滤泡结构，其腔中含胶质。可见出血和囊性变等继发病变。肿瘤直径常为 1～3cm，也可以很大。偶尔滤泡性腺瘤可有结节状增生的背景，腺瘤与背景结节（胶样或增生性）的区别主要依靠包膜和均质细腻的切面外观。

（2）组织病理学：典型的滤泡腺瘤由较薄的纤维包膜包裹，无包膜和血管侵犯（图15-3）肿瘤的组织结构和细胞形态与周围甲状腺组织不同。肿瘤呈现不同的结构特征，最常见的是滤泡性或梁状。肿瘤细胞立方形、柱状或多角形，含一致、深染、圆形的核，偶尔可见增大、深染的核。肿瘤的中央由于接触固定液较晚，核可以膨胀、大而淡染，但不够乳头状癌诊断性核的标准。核分裂象罕见。通常仅见少量富于血管的间质，为纤细的毛细血管。包膜下区域可以见到局灶性淀粉样变。继发病变包括间质水肿、纤维化、透明变性、出血、钙化、软骨化生、囊性变和梗死等。

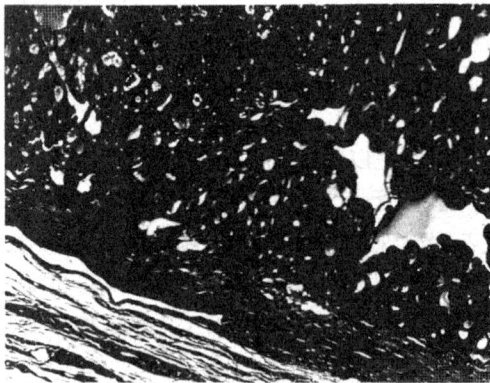

图15-3 甲状腺滤泡性腺瘤

肿瘤具有完整纤维包膜，包膜内滤泡结构相对一致，由小滤泡构成

（3）鉴别诊断：鉴别滤泡性腺瘤与滤泡癌的可靠组织学形态是见到血管或包膜侵犯，强调对可疑性肿瘤的多处取材，以仔细寻找这些特征。包膜侵犯应与原先针吸活检的位置区

别，针吸活检最常见的表现是与包膜形成直角的腺样管道。血管内皮细胞增生应与血管侵犯的部位相鉴别，可采用血管内皮标记物来确定。与滤泡性腺瘤相比较，滤泡癌具有较厚的纤维包膜。如果待诊的滤泡性腺瘤呈现不寻常的组织学形态，例如富含纤维血管间隔、实体性生长或梭形瘤细胞，则应除外髓样癌。发生在甲状腺内的甲状旁腺腺瘤易与微滤泡腺瘤、透明细胞性或嗜酸性滤泡腺瘤相混淆。

二、甲状腺癌

（一）临床表现

患者可无症状，仅表现为颈部质地坚硬、表面凹凸不平的肿块。部分患者表现为肿块迅速增大，吞咽时无明显上下移动，累及喉返神经时可出现声嘶或出现其他压迫症状。颈部淋巴结肿大或经血道发生远处转移。

（二）影像学诊断与鉴别诊断

1. X 线

（1）颈部平片：局部软组织密度增高，肿块呈波浪状，部分病例出现钙化，气管受压移位及变形。

（2）动脉造影及 DSA：肿瘤新生血管不规则，粗细不均，扭曲而聚集成团，并可见动-静脉瘘及引流静脉早期显影。

2. CT

（1）肿块呈不规则形或分叶状，大多呈浸润性生长，与周围正常甲状腺分界不清。

（2）平扫大多数为不均匀低密度区并常伴有砂粒样钙化，增强后呈不均匀强化。

（3）较正常甲状腺密度为低，颈部血管可明显强化。

（4）累及颈静脉时见血管闭塞。

3. MRI

（1）甲状腺不对称性肿大，肿块呈圆形或分叶状，不规则，边缘欠清。

（2）T_1WI 其信号强度取决于肿块内滤泡及其胶质、出血及囊变的多少，可呈高信号、等信号或稍低信号；T_2WI 呈高信号。可有假包膜，在 T_1WI 及 T_2WI 上表现为肿块周围弧形低信号影。

（3）肿瘤可有占位征象及转移：气管受压移位，食管受侵，肌肉、脂肪受侵及邻近血管侵犯，颈部或纵隔淋巴结肿大。

4. 超声

（1）甲状腺肿块边界及轮廓不清，呈蟹足样浸润。

（2）内部呈不均质低回声光点，底部回声衰减，如有出血、坏死或囊性变时，内见不规则的无回声区，呈实性组织光团夹杂其中的多房样变。

（三）病理学表现

1. 乳头状癌（papillary carcinoma）

（1）大体检查：肿瘤大小从微小（<1cm）到几厘米，也常见到多中心生长。大多数乳头状癌为灰白色，质硬，可见灰白色颗粒状乳头结构，伴不规则的边界甚至浸润到周围甲状腺实质。一些病变中可见营养不良性钙化，肿瘤中偶见骨形成。许多肿瘤会出现囊性变。

（2）组织病理学：乳头状癌特征性的核为增大的、卵圆形、长的和重叠核。典型的核染色质细，毛玻璃样。常见不规则核型包括核沟和核内假包涵体。在没有复杂乳头状结构的肿瘤，乳头状癌的诊断则依赖于这些核的特征，但必须占肿瘤相当大的部分。

乳头状结构的基本构成是血管、纤维结缔组织轴心，其外围是基底膜成分，其上排列上皮细胞，乳头呈典型的复杂分支，像珊瑚或树枝状伸展。可有其他结构（不同大小的滤泡、实性和梁状结构）与乳头共存。间质内可见砂粒体。

（3）鉴别诊断：癌性乳头应与结节性甲状腺肿的乳头结构相鉴别，后者的乳头是假乳头，缺乏纤维结缔组织轴心，轴心处可见滤泡结构，核也没有乳头状癌特征性改变。也要与弥漫性增生中短的乳头状内折叠鉴别，后者的核是典型的圆形，位于胞质基底部，最重要的是缺乏乳头状癌核的特征。

2. 滤泡癌（fojiicular carclonma）

（1）大体检查：滤泡癌通常是有包膜、圆形、椭圆形实性肿瘤，一般直径 >1cm。在切面上，肿瘤突出表面，以灰黄色到褐色。微小侵袭性肿瘤与滤泡性腺瘤在大体上是不能区分的，除非滤泡癌有厚的和更不规则的包膜。广泛侵袭性滤泡癌可见广泛的包膜侵犯。罕见情况下肿瘤侵入甲状腺静脉甚至上腔静脉。

（2）组织病理学：滤泡癌是侵袭性滤泡细胞肿瘤，缺少乳头状癌典型的核特征。滤泡癌显示不同的形态学变化，从含有胶质的完整滤泡到实性或梁状结构。不完整的滤泡或不典型结构（例如筛状）可以出现，常见多种结构类型并存。然而，不管是结构的还是细胞的非典型性特征本身都不能作为诊断恶性的可靠指标，因为这些变化都可见于良性病变，包括结节性甲状腺肿（腺瘤样）和腺瘤。肿瘤的包膜浸润、血管侵犯以及甲状腺外的转移是滤泡癌的诊断要点，只要能确定上述的任何一点，即可确立滤泡癌的诊断。包膜浸润是指穿透肿瘤包膜并与先前 FNAB（细针穿刺活检）的位置无相关性（图 15 - 4）。血管侵犯是指血管内存在肿瘤细胞既可被内皮细胞覆盖，也可与血栓相连。为了确定血管侵犯，受累及的血管必须在包膜内或包膜外。

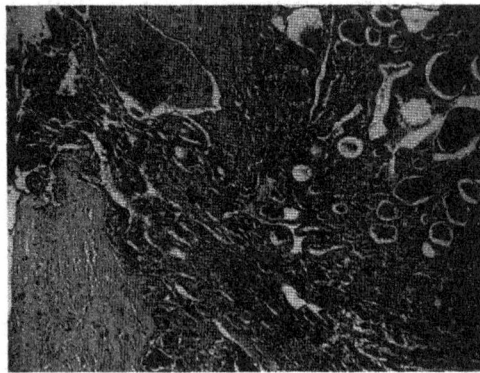

图 15 - 4　甲状腺滤泡癌

癌组织由滤泡构成，滤泡大小不等，滤泡互相贴近，可见背靠背及共壁现象。癌细胞立方形，核略大，深染。癌组织已穿透包膜

（3）鉴别诊断：与滤泡性腺瘤的鉴别时，包膜浸润、血管侵犯是确诊的必需条件。再加上临床上癌的转移，以上三点在滤泡性癌的诊断中，至少应有一点能够确认。血管侵犯灶应该与下列情况相区别：肿瘤细胞在内皮下聚集、包膜内裹入的肿瘤细胞团周围人为造成的收缩、人为造成的肿瘤细胞脱落在血管腔以及血管内皮细胞增生。人为造成血管内脱落的肿瘤细胞呈现不规则构型，不与血管壁接触，而收缩造成的周围空隙无内皮细胞覆盖。

3. 髓样癌

（1）大体检查：肿瘤直径从不足 1cm（微小癌）到数厘米。肿瘤质地硬，灰白至棕竭色，砂荏感，界限清楚但包膜不完整。散发性常为单侧，而家族性常为多发或双侧。

（2）组织病理学：组织学变化多样：特征性形态包括片状、巢状或梁状，由多角形、圆形或棱形细胞组成，它们被不等量的纤维血管间隔，有些呈小叶状（器官样）或小梁状排列（图 15 - 5）。一些肿瘤可显示类癌的组织学特征。上皮巢的大小和形态不一样。肿瘤细胞含有圆形或椭圆形、规则的核，含粗的染色质。一般核仁不明显，很少见核分裂象。偶见核增大、多形、浓染，甚至多核。细胞质呈颗粒状，嗜酸或是嗜双色，边缘不整齐。很少见坏死和出血。刚果红染色阳性的淀粉样变间质见于 80% 的肿瘤组织中，它们有时伴异物巨细胞反应和钙化。

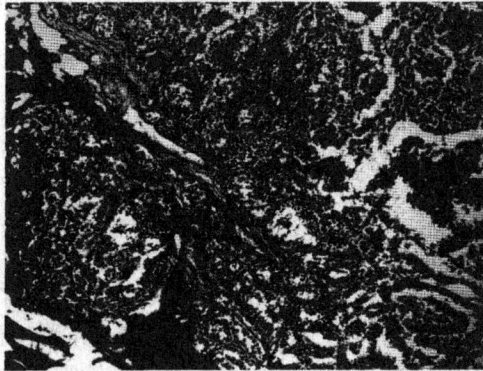

图 15 - 5 甲状腺髓样癌癌
细胞呈不规则巢状排列，细胞大小一致，间质内有淀粉样物质沉着

（3）鉴别诊断：与滤泡细胞来源的肿瘤鉴别：髓样癌降钙素免疫组化染色阳性，此外一些神经内分泌标志如铬粒素 A（CgA）和突触素（Syn）也可以阳性。滤泡上皮来源的肿瘤，包括腺瘤、癌等，它们的甲状腺球蛋白阳性，而降钙素表达阴性。

4. 未分化癌

（1）大体检查：肿瘤体积大，鱼肉样，白至棕褐色，常见坏死和出血区。具有侵袭性，大多数病变已取代甲状腺实质的大部分，并侵袭到周围软组织和邻近结构，包括淋巴结、喉、咽、气管和食管。

（2）组织病理学：癌组织部分或全部由分化不良的上皮样细胞组成，癌细胞呈多边形，由不同比例的棱形，多边形和巨细胞构成，大多伴有分化性甲状腺癌的成分。棱形细胞可以是细长或饱满的，巨细胞可以含有单个或多个奇异形核。20% ~30% 的病理可见到明显上皮样区域，有时显示鳞状结构特点。核分裂象易见，间质很少。常能见到广泛的凝固性坏死伴不规则边缘和栅栏状结构。血管壁浸润常伴有血管腔闭锁。

（3）鉴别诊断

肉瘤：未分化癌肉瘤样分化的区域仍可见高分化成分，有清楚的上皮灶，坏死灶周边的肿瘤细胞常呈栅栏状排列，瘤细胞易于侵犯静脉壁并取代平滑肌层。CK 和甲状腺球蛋白免疫组化染色阳性可资鉴别。

髓样癌：梭形细胞髓样在淀粉样物质少或缺乏时，易误诊为未分化癌。但髓样癌很少呈现细胞的多形性、坏死和病理性核分裂象，此在未分化癌则常见。仔细寻找淀粉样变和钙化有助诊断。降钙素、CgA、Syn 等免疫组化染色也可作出鉴别。

（吴普照）

第三节　鼻咽部血管纤维瘤介入治疗

一、概述

鼻咽部血管纤维瘤，根据其病理上的良性形态结构和不发生转移等特点，归属良性肿瘤。但因具有强大的浸润性生长扩张能力，又发源于颅底，可引起危及生命的大出血等特点，故在临床上发展甚恶。

其病因不明，绝大多数发生于青少年男性，起病于青春期前，25 岁以后肿瘤有可能停止生长，个别病例有自行消退现象，但也有反对此说者。病变通常起源于颅底的骨膜，也可源自咽腱膜层，个别病例可发源于咽旁的蝶腭纤维软骨。

二、病理

根据肿瘤中血管成分与纤维组织成分孰占优势，或称纤维血管瘤，或称血管纤维瘤，偶也可为淋巴管纤维瘤。后者术前临床所见与前两者无异，只能在病理切片中鉴别。在典型的病理象中，肿瘤实体主要由丰富的胶原纤维和多核纤维母细胞形成的网状组织所构成，其中间以大量无收缩能力的血管，故若受到损伤，易发生大出血。瘤体根部为正常结构的动脉，有分支伸入瘤体，与血管壁极薄的静脉相吻合。静脉管腔粗细不等，不规则地向瘤体周围伸展，管壁为未分化型胚胎间质细胞——血管母细胞所构成，薄者仅具内皮层，有时血管受瘤组织的压迫，内腔呈裂隙状。瘤体表面覆以正常黏膜，一般质硬，瘤体可呈海星状分支侵入翼腭窝、眼眶、鼻旁窦、鼻腔或口咽，也可窜入颞窝及腮腺等处软组织之下，或经蝶骨和鼻腔顶侵入颅内，但少见。

三、临床表现

肿瘤生长缓慢，局限在鼻咽部者，症状多不明显，可有轻度鼻塞，偶有咯血或鼻出血现象，易于漏诊。随着肿瘤的增大，常有反复出血，量多少不一，表现为鼻出血或口中吐血，由于大量或长期出血，患者多伴有继发性贫血。肿瘤增大阻塞后鼻孔，鼻塞加剧，由一侧到双侧，可致张口呼吸、闭塞性鼻音。压迫咽鼓管咽口，致耳闷塞感、耳鸣、听力下降。破坏颅底及压迫脑神经，则有头痛及脑神经麻痹，并可出现颅内并发症。侵入眼眶出现复视、流泪、视力减退等；侵入翼腭窝及颞下窝，出现患侧颊部及颞区隆起；向前可伸入鼻腔或鼻窦，引起感染出现嗅觉减退或脓性分泌物增多等；向下扩展，可使软腭膨隆，在口咽部可见肿瘤。

四、诊断

鼻腔后部可见到红色肿物，间接鼻咽镜检查见鼻咽顶壁、侧壁有圆形或分叶状表面光滑的肿瘤，可见显著的血管纹。肿瘤压迫咽鼓管咽口可有鼓膜内陷、积液等分泌性中耳炎的体征。如肿瘤侵犯邻近部位，可有面颊隆起、眼球移位、张口受限、脑神经麻痹等体征。

鼻咽镜检查，可见灰红色结节状表面光滑的肿块，上覆正常黏膜，表面或有明显血管。有时可见肿瘤有分支侵入鼻内，当推压软腭时突出于口咽。典型者触诊时质硬如软骨，不能移动，可触知根部在颅底，与周围组织可有粘连。活检虽能确定诊断，但易引起严重出血，通常列为禁忌。如不做活检则不能确诊，应以电刀采取标本或只在突入鼻腔的部分取材，并做好止血的充分准备。术前放射影像学检查，可了解肿瘤范围、有无颅底破坏和颅内侵犯等。

血液供应主要来自颈外动脉分支如颌内动脉、面动脉腭升支、咽升动脉等。当肿瘤侵入颅内时，颈内动脉的脑膜支甚至大脑前、中动脉的皮质支也可能参与；累及筛窦、眶尖的肿瘤有可能接受来自双侧颈外动脉分支的供血。因此，凡怀疑鼻咽部血管纤维瘤的患者，都应做双侧颈内、外动脉选择性造影以清楚了解整个供血情况，典型的血管造影影像是在动脉早期即可见大片血管团块影，其间血管蜿蜒迂曲，部分形成血窦。

鉴别诊断时需与咽扁桃体肥大、鼻后孔息肉、鼻咽恶性肿瘤特别是淋巴肉瘤相鉴别，因后者外形与本瘤相似，可能导致肉眼下误诊。

五、介入治疗

传统的方法是行根治性手术切除，由于肿瘤血供丰富，往往出血较多。采用控制性低血压、冷冻切除术或行颈外动脉结扎，对控制术中出血虽有一定作用，但近年来这些方法逐渐由术前选择性颈外动脉栓塞所代替，使鼻咽部血管纤维瘤成为最适合做手术前栓塞准备、防止术中出血的肿瘤之一。

（一）术前准备

1. 患者准备 ①CT 检查和 MRI 检查；②术前 3 大常规，出、凝血时间检查；③肝肾功能检查；④X 射线胸透、心脑电图检查；⑤术前禁食，碘过敏试验；⑥会阴部备皮等。

2. 特殊器械与药品准备 ①18G 穿刺针 1 根；②直径 0.089cm、长 40cm 短导丝 1 根；③6F 导管鞘 1 根；④4F 或 5F 脑血管造影导管 1 根，6F 导引管 1 根；⑤带三通软连接管 1 根；⑥Y 型带阀接头 1 个，二通开关 1 个；⑦加压输液袋 2 套；⑧Magic – 3F 导管 1 根；⑨明胶海绵若干。

（二）手术步骤

（1）穿刺插管采用 Seldinger 法：经右侧股动脉插入 6F 导管鞘。

（2）将 4F 或 5F 脑血管造影导管经 6F 导管鞘分别选择插入左、右颈内，外动脉行选择性血管造影，了解肿瘤的供血来源、肿瘤染色情况、引流静脉，与颈内动脉、椎－基底动脉有无危险吻合。

（3）如患者为术前栓塞的适应证，将导管超选择插入颈外动脉的供血分支，并避开危险吻合。如普通导管无法达到超选择插管的目的，则在肝素化后，更换 6F 导引管，经 6F 导引管插入 Magic – 3F 导管行超选择插管。一般要求超选择插管水平应达到颌内动脉的脑膜中动脉分支以外。

（4）超选择插管成功后，将明胶海绵用剪刀剪成或刮削成碎屑，使之成大小约 250μm 的微粒，并用 30% 造影剂与之混合。用 1ml、2ml 或 3ml 注射器抽吸明胶海绵微粒，在电视监视下，经导管间断注射，以做栓塞。操作时应注意观察患者病情变化，每注射 1～2 管微粒，即注射 1 次生理盐水，以防微粒将导管堵塞。同时在栓塞过程中，还应不时地注入造影剂，监视栓塞情况，如见造影剂流速变慢或有反流时即停止推注微粒。

（5）经造影导管或导引管造影了解栓塞情况。

（6）治疗结束，酌情用鱼精蛋白中和肝素，拔出导管与导管鞘，穿刺部位压迫 10～15min，无出血后局部盖无菌纱布，加压包扎。

（三）术中注意事项

（1）栓塞的关键在于术中超选择插管是否到达供血动脉，同时避开颈外动脉分支与颈内、椎动脉间的危险吻合，这样才能进行安全而有效的血管内栓塞治疗，栓塞应进行肿瘤内栓塞而非供血动脉主干栓塞，这样的栓塞才能达到术中减少出血，有利于手术的真正目的。

（2）在注射栓塞微粒前，应先注射造影剂，在电视下观察以什么样的注射压力和速度不会产生反流，这样在推注微粒时才不至于有反流出现，从而避免微粒反流入颈内动脉而发生并发症，在推注微粒过程中，随时注射造影剂监视栓塞情况，当发现血流速度减慢时即停止栓塞，严防栓子反流进入颈内动脉系造成异位栓塞。

（四）术后处理

（1）严密观察病情变化，注意有无因反流或通过危险吻合栓塞了颈内动脉、椎 – 基底动脉系统而产生的神经功能障碍。注意穿刺部位有无出血，穿刺侧足背动脉搏动及肢体血循环等。

（2）因颈外动脉系统栓塞后缺血出现局部疼痛与张口、伸舌困难等反应，术后给予糖皮质激素、镇痛治疗，以减轻症状。

（吴普照）

颈动脉颅外段狭窄的介入治疗

目前，已有多项随机试验证实颈动脉内膜切除术（carotid endarterectomy CEA）能降低中重度（>50%）症状性和无症状性（>70%）颈动脉狭窄患者的脑卒中风险在西方发达国家。CEA 是最常用的治疗颈动脉狭窄的方法。但因解剖或伴随相关疾病等因素的存在，使这些患者无法实施 CEA 治疗。另外，在中国能够开展 CEA 的医疗机构和从业医生也非常有限。最近的大样本随机对照研究表明，颈动脉成形和支架置入术（carotid artery stenting. CAS）与 CEA 具有类似的治疗效果。而且，随着介入器材的不断改良和介入操作经验的不断积累，CAS 的优势在未来可能进一步凸显。

第一节　CEA 和 CAS

一、颈动脉内膜剥脱术

CEA 经历了 50 多年的发展历程，有多个随机对照研究证明其疗效优于单纯的药物治疗。这一技术也曾在欧美国家广泛开展，为降低脑卒中的发病率和复发率做出了贡献。

1. 颈动脉内膜剥脱术的循证依据　1953 年，Dehack 实施了首例 CEA。随后于 20 世纪 80 年代，6 个随机试验证实 CEA 联用阿司匹林治疗动脉粥样硬化性颈动脉分叉处狭窄，以预防脑卒中的发生较单用阿司匹林更加有效。

北美症状性颈动脉狭窄内膜切除研究（North American Symplomatic Carotid Endarterectomy Trial，NASCET）、欧洲颈动脉外科试验（European Carotid Surgery Trial. ECST）和美国退伍军人事务部联合研究项目（Veterans Affairs Cooperative Study Program，VACSP）三个随机试验比较了 CEA 联用阿司匹林与单用阿司匹林治疗症状性颈动脉狭窄预防脑卒中发作的疗效。这些随机试验纳入标准限于症状性颈动脉狭窄患者（责任血管同侧伴有 TIA、非致残性脑卒中或视网膜缺血病变）。这些试验结果一致表明，伴发 TIA、小卒中和颈动脉严重狭窄的症状性患者获益较大。一项荟萃分析纳入 6092 例患者，且对其中 3500 例进行了随访，其结果表明，致死率为 1.1%，CEA 后 30 天脑卒中或死亡率为 7.1%。经 5 年随访发现，颈动脉重度狭窄（70% ~ 99%）和中度狭窄（50% ~ 69%）患者的责任血管同侧脑卒中相对风险和绝对风险分别下降 48% 和 28%，轻度狭窄（<50%）的患者并未获益。且亚组分析表明，中度狭窄的女性、次全闭塞和视网膜缺血症状的患者亦未获益。

VACSP、无症状性颈动脉粥样硬化研究（Asymptomatic Carotid Atherosclerosis Study，ACAS）和无症状性颈动脉狭窄外科治疗研究（Asymptomatic Carotid Surgery Trial，ACST）三个随机试验比较了 CEA 联用阿司匹林与单用阿司匹林治疗无症状性颈动脉狭窄的疗效。汇合这些试验数据（包括 17 037 例患者，其中 5223 例患者平均经历了 3.3 年随访），结果表明，30 天围手术期内脑卒中或死亡的发生率为 2.9%。与单用阿司匹林相比，CEA 能使脑卒中和死亡的相对风险下降 31%，但每年的绝对风险仅下降 1%。然而，通过性别亚组分析发现，男性患者获益程度较大，其脑卒中风险减少 51%，女性患者获益程度较小，其脑卒中风险仅减少 4%；另外，通过年龄亚组分析表明，年轻患者比年老患者获益程度大。ACST 研究表明，对于行 CEA 治疗的女性患者，仅当颈动脉狭窄程度超过 60% 时方能获益。总之，并非像症状性患者那样，无症状性颈动脉狭窄患者行 CEA 治疗获益程度与血管病变程度缺乏相关性。

2. 颈动脉内膜剥脱术研究中存在的问题　目前 CEA 随机试验设计的科学性和合理性亦有几个值得问题关注。首先，在现有的随机试验中，手术医生和患者均是经过精心挑选的。正是此因素的存在决定了目前随机试验的数据缺乏普遍的代表性。实际上，美国医疗保险审计部门发布的数据显示，手术相关的致死率较上述试验发布的要高。同时亦发现，手术高风险的患者并没有纳入到这些随机试验当中。其次，在现有的涉及 CEA 与药物治疗比较的随机试验中，对照药物仅包括阿司匹林。目前的观点认为，最为优化的药物治疗应包括他汀类、血管紧张素转换酶抑制剂（ACEI）和相关危险因素综合干预。最后，在现有的 CEA 随机试验中，围手术期脑卒中和死亡的评估并非由神经专科医生承担。这些因素的存在亦会影响现有的数据的可靠性。实际上也是如此，如 16 000 例症状性 CEA 治疗荟萃分析数据表明，若由神经科专家评估 30 天围手术期脑卒中和死亡的发生率，其值为 7.7%；若由外科医生评估，则为 2.3%。这些事实证明，在 CEA 临床实践中必须建立独立科学的评估系统。

3. 颈动脉内膜剥脱术的局限性　目前，CEA 虽然是颈动脉狭窄血管重建的金标准，但亦有自身的弱点。血管外科医生必须牢记 CEA 术禁忌证（见表 16 - 1）。另外，血管外科医生亦必须全面了解与 CEA 相关的并发症（见表 16 - 2）。

表 16 - 1　CEA 的禁忌证

解剖因素	年龄和共患疾病
颈动脉病变位于第二颈椎或以上水平	年龄 ≥80 岁
颈动脉病变位于锁骨以下水平位置	Ⅲ级或以上的充血性心力衰竭
放射损伤导致的颈动脉病变	Ⅲ级或以上心绞痛
对侧颈动脉闭塞	冠心病
同侧颈动脉曾行 CEA 治疗	30 天内心脏手术
对侧后组脑神经损害	左心室射血分数 ≤30%
气管造瘘	30 天内发生心肌梗死
	严重慢性肺功能不全
	严重肾功能不全

表 16 - 2　CEA 和 CAS 的并发症

CEA 并发症	CAS 并发症
心血管系统	心血管系统
血管迷走神经反射（1%）	血管迷走神经反射（5% ~10%）
低血压（5%）	血管减压的反射（5% ~10%）
心肌梗死（1%）	心肌梗死（1%）

CEA 并发症	CAS 并发症
手术切口	颈动脉
感染（1%）	夹层形成（<1%）
血肿（5%）	血栓形成（<1%）
神经系统	动脉穿孔（<1%）
高灌注综合征（<1%）	颈外动脉狭窄或闭塞（5%~10%）
颅内出血（<1%）	短暂的血管痉挛（10%~15%）
脑神经损伤（7%）	再狭窄（3%~5%）
癫痫（<1%）	神经系统
脑卒中（2%~6%）	短暂性脑缺血发作（1%~2%）
颈动脉	脑卒中（2%~3%）
颈动脉血栓形成（<1%）	颅内出血（<1%）
颈动脉夹层（<1%）	高灌注综合征（<1%）
再狭窄（5%~10%）	癫痫（<1%）
死亡（1%）	全身系统
	穿刺部位损伤（5%）
	输血（2%~3%）
	造影剂肾病（2%）
	造影剂过敏（1%）
	死亡（1%）

二、颈动脉成形和支架置入术

1. 颈动脉成形和支架置入术的发展简史　1979 年世界上第 1 例颈动脉狭窄患者成功实施球囊扩张血管成形术。随后于 20 世纪 80 年代，报道了球囊闭塞系统用于颈动脉狭窄血管成形术，以减少栓塞事件。1989 年第一例球扩式支架用于颈动脉狭窄血管成形术获得成功，但随后发现因支架压迫血管内壁，使得患者 30 天围手术期主要并发症高达 10%；但随着科学技术的发展，自膨式支架的应用使以往球扩式支架置入后发生变形问题得到解决。

在早期的颈动脉成形和支架置入术（CAS）临床实践中，因栓塞事件的发生极大的抑制。临床工作者的热情。面对栓塞事件，起初的策略是动脉内给予降纤药物治疗，或者采用导管辅助下的机械碎栓治疗。但此法不能保证所有发生栓塞事件的患者获得良好的预后。因此，治疗策略由被动的神经系统补救方法转向到主动的采取神经系统保护装置，即捕捉栓子的保护装置（embolic protection devices，EPD）应运而生。随着装备和技术日益成熟，CAS 有望成为替代 CEA 微创治疗颈动脉狭窄的新方法，尤其是适用于行 CAS 存在高风险的患者。CAS 的适应证和相对禁忌证见表 16-3。

表 16 - 3　CAS 适应证和相对禁忌证

CAS 适应证	血管损伤部位存在新生的血栓
无症状性重度颈动脉狭窄（≥70%）	完全闭塞
症状性中重度颈动脉狭窄（≥50%）	长条状线性征的次全闭塞
年龄≥18 岁	严重的神经功能受损
CAS 禁忌证	意识障碍
主动脉弓严重扭曲（绝对禁忌证）	4 周内发生过大范围脑梗死
颈总动脉或颈内动脉严重扭曲（绝对禁忌证）	预期寿命 <5 年
颅内有需处理的动脉瘤或动静脉畸形	存在抗血小板药物抵抗或过敏
血管路径存在严重钙化斑块	严重肾能不全

2. 颈动脉成形和支架置入术的循证医学证据　因 CEA 是治疗颈动脉狭窄的金标准，故 CAS 所有的随机试验的效果必须与 CEA 相比较。早期的 CAS 是在技术低下、经验不足和缺乏 EPD 背景下完成的。首个随机临床试验纳入对象为症状性颈动脉狭窄 >70%，且行 CEA 治疗风险较低的患者。其结果表明，7 例行 CAS 治疗，其中 5 例在围手术期发生脑卒中，试验最后被迫终止。多中心 Wallstent 试验以症状性颈动脉狭窄 >60% 的患者为研究对象。其次数据表明，CAS 组 30 天脑卒中和死亡的发生率为 12.1%，而 CEA 组为 4.5%。因其糟糕的结果，此试验同样被迫停止。另外一项研究入选了 104 例颈动脉狭窄 >70% 症状性和 85 例狭窄 >80% 无症状性的患者。其研究结果提示，CEA 与 CAS 两组患者在住院期间均无发生脑卒中或者死亡。颈动脉和椎动脉经腔血管球囊成形术研究（Carotid and Vertebral Artery Transluminal Angioplasty Study，CAVATAS）是一个国际性、多中心、随机临床试验。纳入了 504 例受试患者，其中有 22% 的患者实施了支架置入术。虽然，CAS 和 CEA 两组 30 天脑卒中或死亡的发生率均为 10%，但 CAS 组心肌梗死、肺栓塞和颈部血肿发生率明显低于 CEA 组。在 1 年再狭窄数据上，CEA 组优于 CAS 组（4% vs 14%；P <0.001）；在 3 年脑卒中和死亡的发生率上，两组间却相似。

唯一的 CEA 治疗存在高风险且带有栓塞保护装置的 CAS 随机试验（Stenting and Angioplasty with Protection in Patients at High Risk for Endarterectomy，SAPPHIRE）入选了 334 例患者（纳入标准包括 >50% 的症状性、 >80% 的无症状性和至少带有一个 CEA 治疗高危因素），其结果表明，CAS 组技术成功率为 95.6%。CSA 组和 CEA 组 30 天围手术期心肌梗死、脑卒中和死亡的发生率分别为 4.8% 和 9.8%（P =0.09）。此研究的首要复合终点事件包括 30 天围手术期心肌梗死、脑卒中、死亡和围手术期之后的 11 个月手术相关的神经系统疾患导致的死亡和责任血管同侧的脑卒中。其结果显示，主要复合终点事件发生率在 CAS 组和 CEA 组分别为 12.2% 和 20.1%，通过非劣性检验证实，CSA 处理 CEA 高风险患者是可行的（P =0.004）。在去掉心肌梗死后，其他的主要复合终点事件发生率在 CAS 组和 CEA 组分别为 5.5% 和 8.4%（P =0.36）。另外，此研究结果表明，对于症状性患者这些复合终点事件发生率在 CAS 组和 CEA 组分别为 16.8% 和 16.5%，组间无统计学差异；但在无症状性患者 CAS 组和 CEA 组间比较表明，前者为 9.9%，后者为 21.5%。1 年随访发现，CEA 组脑神经麻痹发生率为 4.9%，明显高于 CAS 组（0%，P =0.004）；在目标血管再通率方面，CAS 组明显劣于 CEA 组（0.6% vs 4.3%，P =0.04）。但 3 年随访发现，CEA 组和 CAS

组复合脑卒中的发生率和目标血管再通率分别为 6.7% vs 7.1% 和 7.1% vs 3.0%. 均无统计学差异。

一项涉及 6 个临床随机试验荟萃分析数据表明，血管内治疗（包括球囊和球囊辅助的支架血管成形术）与 CEA 相比，在 30 天围手术期脑卒中或死亡的发生率为 8.1% vs 6.3%；心肌梗死、脑卒中或死亡 30 天复合发生率为 8.1% 比 7.8%；1 年随访，脑卒中或死亡的发生率为 13.5% vs 13.3%。这些比较均无统计学意义。但此荟萃分析存在着自身的缺陷，主要表现在以下几方面：支架和保护伞的类型无法统一；没有根据症状特点和外科治疗高风险因素作分层分析；其中三项研究提前终止；更重要的是，这些试验均未设立药物对照组。

保护性支架血管成形术与颈动脉内膜切除术比较试验（Stent – Protected Angioplasty Versus Carotid Endarterectomy, SPACE）是一项在德国、澳大利亚和瑞士进行的多中心、随机临床试验。入选对象为颈动脉狭窄 >50% 的症状性患者。该研究的早期结果表明，30 天围手术期死亡或同侧缺血性脑卒中发生率在 CAS 组和 CEA 组分别为 6.8% 和 6.3%，单侧非劣性检验 P = 0.09，故此研究尚不能证明，CAS 治疗颈动脉狭窄的短期效果不比 CEA 差。但其 2 年随访研究结果表明，责任血管同侧缺血性脑卒中、围手术期间所有脑卒中或死亡并发症在 CAS 组和 CEA 无统计学意义；≥70% 再狭窄率 CAS 组明显高于 CEA 组；但在 CAS 组所有出现再狭窄患者中，仅有 2 例出现神经系统症状。并且研究组分析认为，CAS 组高的再狭窄率可能与颈动脉超声诊断夸大再狭窄效应有关。

重症颈动脉狭窄患者内膜切除术与血管成形术试验（Endarterectomy Versus Angioplasty in Patients with Symptomatic Severe Carotid Stenosis, EVA – 3S）是在法国实施的一项多中心研究，共纳入颈动脉狭窄 >60% 的症状性患者 527 例患者。其早期的结果表明，CAs 组 30 天围手术期所有脑卒中或死亡的发生率为 9.6%，明显高于 CEA 组（3.9%）；同样，6 个月随访结果亦表明，CAS 组所有脑卒中或死亡的发生率明显高于 CEA 组（11.7% vs6.1%；P = 0.02）：但 CEA 组脑神经损伤并发症明显高于 CAS 组。随后的 4 年随访数据表明，CAS 组围手术期脑卒中或死亡和非手术相关的责任血管同侧脑卒中的累计发生率为 11.1%，明显高于 CEA 组（6.2%；风险比为 1.97；P = 0.03）；随访数据表明，CAS 和 CEA 两组责任血管同侧脑卒中发生率均呈下降趋势，且无统计学意义；所有脑卒中或围手术期死亡风险比，在 CAS 组是 CEA 组的 1.77 倍（P = 004）所有脑卒中或死亡的发生率前者是后者的 1.39 倍（P = 0.08）。该研究结果提示，在预防中期（4 年内）责任血管同侧脑卒中作用方面，CAS 功效与 CEA 类似。但随后相关的分析认为该试验设计极不合理，主要的原因在于，CEA 组手术普遍由经验丰富的外科医生完成，而 CAS 组手术医生经验极为欠缺。此因极有可能是导致该试验早期结果（6 个月内）如此悬殊的重要原因。

国际颈动脉支架研究试验（International Carotid Stenting Study, ICSS）入选颈动脉狭窄 >70% 的症状性患者（CAS 组 855 例，CEA 组 858 例），且随机分组后，CAS 组和 CEA 组分别有 2 例和 1 例患者被剔除。该研究结果表明，CAS 组脑卒中、死亡或手术相关的心肌梗死发生率为 8.5%，高于 CEA 组（5.2%；P = 0.006）；CAS 组所有脑卒中和死亡发生率亦高于 CEA 组：在 CAS 组有 3 例并发与手术相关致死性心肌梗死，CEA 组发生 4 例手术相关的心肌梗死。但均为非致死性；在脑神经麻痹和严重血肿并发症方面，CAS 组均低于 CEA 组，且有统计学意义。该研究认为，比较 CAS 与 CEA 的功效需要长期随访。同时，认为 CEA 仍是那些适合行手术治疗颈动脉狭窄患者的首要选择。

颈动脉内膜切除术与支架置入术对比试验（Stenting Versus Endarterectomy for Treatment of Carotid – Artery Stenosis），即 CREST 试验是美国国立神经疾病和脑卒中研究所承担的临床随机研究，其首要终点事件包括脑卒中、心肌梗死、围手术期任何原因引起的死亡或术后 4 年内责任血管同侧脑卒中，2502 例患者中位数随访时间超过了 2.5 年。研究结果表明。CAS 组和 CEA 组 4 年的首要终点事件发生率分别为 7.2% 和 6.8%，无统计学差异（P = 0.51）；根据症状状态或性别不同亚组分析发现，组间主要终点事件均无统计学意义：CAS 组术后 4 年脑卒中或死亡发生率为 6.4%，高于 CEA 组（4.7%；P = 0.03）；相应值在症状组分别为 8.0% 和 6.4%（P = 0.14）、无症状组分别为 4.5% 和 2.7%（P = 0.07）。围手术期死亡、脑卒中和心肌梗死各自的发生率在 CAS 和 CEA 组有所不同，对应分别为 0.7% vs 0.3%（P = 0.18）、4.1% vs 2.3%（P = 0.01）和 1.1% vs 2.3%（P = 0.03）。此研究提示，症状性或无症状性颈动脉狭窄患者的首要预后指标包括脑卒中、心肌梗死或死亡发生率在 CAS 组和 CEA 组均无显著性差异。另外，在围手术期 CAS 组脑卒中的发生率较高；在 CEA 组心肌梗死的发生率较高。至此，CAS 用于颈动脉狭的治疗已获得了高级别的循证医学证据的支持。

（穆永旭）

第二节　颈动脉成形和支架置入术的操作流程

一、术前准备和术中监护

CAS 术前要求严格的入选患者（表 16 – 3），回答患者的有关疑问，设计详细的手术方案，制订突发事件的抢救预案。另外，术前要给予仔细地神经系统功能评估。虽然，其他部位血管成形和支架置入术的基本原则适用于 CAS，但 CAS 与其他部位的血管成形术有诸多的不同。其中最为显著的是 CAS 可能于术中和术后产生严重的神经系统并发症，因而更具挑战性。成功的血管内介入治疗应具备以下要素：①建立安全的血管入路；②将导丝小心地通过病变部位；③选择合适的球囊及支架。

主动脉弓造影是必需的。通过主动脉弓造影成像，术者可判断大血管动脉粥样硬化程度和解剖形态结构，为评估手术的可行性、是否采用套管技术和手术器材的选取提供重要的依据。实施颈动脉造影为明确动脉狭窄严重程度、测量颈总动脉和颈内动脉直径及选择 EPD 释放的位置做准备。必须牢记，颅内血管造影可提示颈动脉系统是否存在串联病变，为全面的制定手术策略提供的帮助。

将指引导管顺利的输送至颈总动脉远端是手术成功的关键。这要求术者在术前对颈总动脉起始部的解剖特点有充分的认识。若头臂干或左侧颈总动脉起始部与主动脉弓顶的距离超过颈总动脉直径的两倍（约 2cm），则指引导管到位难度较大。利用透视标尺可测量病变长度、狭窄程度及颈总动脉和颈内动脉的直径。测量的结果可帮助医生在术前选择大小合适的球囊和支架，有利于手术快捷的实施。CAS 术前的颅内血管造影结果是评估术后脑血流量改变的必要依据。故在 CAS 术前，应常规行诊断性脑血管造影，从多个角度拍摄颅内外脑血管造影图像。

在股动脉置鞘成功后，静脉推注肝素（50 ~ 60U/kg）以全身抗凝。对于栓塞风险较高的患者，还可加用 Ⅱb/Ⅲa 抑制剂，如依替巴肽或替罗非班，一般用量稍少于冠脉系统。由于 CAS 会刺激颈动脉窦压力感受器，术中心动过缓和低血压的发生率为 5% ~ 10%，因此必须监测患者的生命体征和动脉血氧饱和度。动态心电监护不仅能及时的显示心动过缓，而且能观察药物治疗的效果。另外，为观察血流动力学的变化，最好采用动脉内血压测定。但对于一般状况较好的患者也可采用外置的袖带式血压器测定。术前可给予少量镇静药物，如苯巴比妥 100 ~ 200mg。术中与患者及时交流，可以及时的发现相应的并发症。

二、介入操作的入路

CAS 常采用股动脉作为手术入路。此种入路便于将导管系统输送至颈总动脉的远端。但在股动脉闭塞或经股动脉无法将导管输送至颈总动脉的情况下，可借上臂动脉作为入路。如选择肱动脉为入路，一般采用右肱动脉入路处理左颈动脉病变；采用左肱动脉入路处理右颈动脉病变。如以桡动脉为入路，一般使用 6F 导管，而不推荐使用 7F 或更大型号导管，以免引起严重的血管痉挛。

三、诊断导管

将诊断导管选择性的送至颈总动脉是必要的。除了可获得病变血管的造影图像外，还可作为支撑导管将指引导管输送到治疗部位。通常采用的诊断导管为右弯型 Jundkins 导管；若颈总动脉起始部成角较大，可选用右弯型 Amplatz 导管。若采用肱动脉或桡动脉入路，可选用内乳动脉导管。颈动脉的某些解剖变异会增加介入操作的困难，譬如颈动脉起始部位于升主动脉。因此，行颈动脉诊断性造影及介入治疗前，应备齐一些特殊类型导管，尽管它们的使用几率很小。诊断性导管的管径在 4 ~ 6F 范围内。将 4F 导管选择性插入颈总动脉行血管造影，可获得高质量颈动脉造影图像。诊断性导管较细、较柔软，不易造成血管内膜损伤；除某些简单病例外，导管均应沿着 0.035in 导丝前行。目前常用的亲水导丝十分柔软，极少引起血管损伤。颈动脉造影是 CAS 操作的一部分。在一般情况下，不将诊断性导管送至颈动脉分叉以上，这样能将并发栓塞症的风险降到最低。有研究表明，在诊断性脑血管造影后行 MRI 检查，25% 以上的患者出现了局灶性脑梗死。这些梗死灶一般范围比较小，而且多为无症状性，可能与主动脉弓或颈动脉开口处斑块脱落有关。通过导管在颈动脉内注射造影剂，行颅内血管正侧位造影，除能发现潜在的颅内血管病变外；还可获得治疗前的颅内血管的基线影像。其益处在于通过比较术前、术后造影图像能及时发现栓子栓塞事件，以便及时的处理。

四、进入颈总动脉

将指引导管顺利地输送至颈总动脉是 CAS 成功的关键之一。能否完成此操作是介入治疗成败的关键因素。导管不能顺利的输送至颈总动脉往往是由于难以将导管从头臂干或主动脉弓插入颈总动脉，或颈总动脉自身十分迂曲，妨碍了导管的进入。主动脉弓造影或 MRA 影像资料为选择最佳路径方法提供了依据。

采用 Roubin 法输送导管最好选用 6F 或 8F 导管。具体步骤如下：①将诊断导管置于颈总动脉远端：采用缓慢推送和抽拉（push and pull）的操作方法，沿着 0.035in 柔软、亲水导丝，将导管向上推送至颈总动脉上 1/3 处；②撤出软导丝，更换为长 220 ~ 260cm 高支撑力的硬导丝，将导丝头端置于颈外动脉。导丝输送过程应在路图指引下完成，以避免导丝越过颈内动脉病变部位而致斑块脱落；③将指引导丝置于颈外动脉后，撤出诊断导管，且在透视下将指引导管送至颈总动脉；④将指引导管放置于邻近颈动脉分叉部的位置后撤出硬导丝：

部分介入医生使用同轴长鞘技术（coaxial technique）来放置导管。具体步骤如下：①即将一根长度大于120cm，4～5F的诊断性导管预先置于长鞘导管内；②沿着亲水导丝将诊断导管送至颈总动脉，随后将长鞘导管沿着导丝及诊断导管送至颈总动脉。

长鞘导管技术和指引导管技术各有其优缺点。长导管本身结构较复杂，价格稍贵，当颁使用诊断导管。长鞘导管技术最突出的优点是：诊断性导管和导丝可使导管头端逐渐变细，使得导管由主动脉弓向颈总动脉推进这一过程易于掌控，因而可减少斑块脱落、栓子栓塞的风险。此外，放置于颈总动脉的长鞘导管可为整个支架置入过程提供有力的支撑作用。

指引导管技术相对简单，价格较为便宜。但对于主动脉弓存在严重狭窄病变的患者，使用该技术理论上会增加栓子栓塞的风险。若颈总动脉起始部成角较大（Ⅱ型或Ⅲ型主动脉弓或牛型主动脉弓），应首先选用曲棍式指引导管（hockey stick guiding catheter）。

在导管放置成功后，应对患者进行神经功能评估。将带喇叭的橡皮圈或其他发声器置于患者对侧手中，术中嘱患者挤压该装置，可评估其运动神经功能及完成指令情况。另外，让患者回答一套标准化的问题，可评估其语言和认知功能。

多项研究表明，导管在主动脉弓操作时间过长易导致严重并发症。若尝试30分钟后仍不能将指引导管送至颈总动脉远端，则应停止介入操作。

五、脑保护系统

经颅多普勒超声研究表明，与CEA相比，CAS引起栓子栓塞的风险较高。为避免栓子脱落引起神经系统并发症，现已有多种脑保护系统应用于血管内介入治疗。首个脑保护系统是由Theron于1990年设计的远端阻塞球囊。目前市场上常见的脑保护系统主要有三种类型。其中两种置于远端血管（见图16-1），分别为远端阻塞球囊和滤器；另外一种是将颈总动脉与颈外动脉阻塞的近端保护系统（如MoMa系统见图16-2）。通过对脑保护装置收集到的组织碎片进行组织病理分析，发现它们是在CAS术过程中脱落的动脉粥样硬化斑块。

1. 远端阻塞球囊　远端阻塞球囊是首个获得广泛应用的脑保护装置。它包括一根0.014in导丝，导丝远端有一个可充气的球囊。其操作过程如下：①将导丝越过病变部位，使球囊置于病变远端血管内；②充盈球囊，阻断颈内动脉血流；③行血管成形术或支架置入术；④将一根导管送至球囊附近，抽吸颈内动脉处血液，以清除在支架置入过程中脱落的斑块；⑤最后将球囊放气，撤出导丝。远端阻塞球囊的优点在于其直径小（2.2F），易于操作，顺应性佳。但约有6%～10%的患者难以耐受血流阻断，且球囊充盈后不能通过造影显示颈内动脉病变部位。

2. 远端滤器系统　脑保护滤器是以金属骨架结构覆以聚乙烯薄膜，或以镍钛合金编织成孔径大小为80～100μm的滤网。滤器常置于0.014in导丝的远端。其操作过程如下：①闭合的滤器预置于输送导管内，将输送导管连同滤器一起送至狭窄病变远端；②通过狭窄病变后，撤出输送导管，滤器即被释放；③支架置入；④通过回收导管（retrieval catheter）将滤器闭合，撤回滤器。

闭合的滤器不易通过钙化或纤维化程度严重的狭窄病变。使用0.014in的双钢丝（buddy wire），或用直径 2mm 的球囊进行预扩，可帮助滤器通过狭窄部位。脑保护滤器装置不但会引起血管痉挛，而且脱落的斑块可能造成滤网堵塞，引起血流不畅。但在撤出滤器后，这些症状多可得以缓解。

目前脑保护滤器装置还在不断改良，优质的脑保护滤器应具有以下特性：①外径较小（＜3F）；②良好的扭控性，能通过迂曲血管；③滤器释放后，能与血管壁充分贴合发挥最佳的脑保护作用。

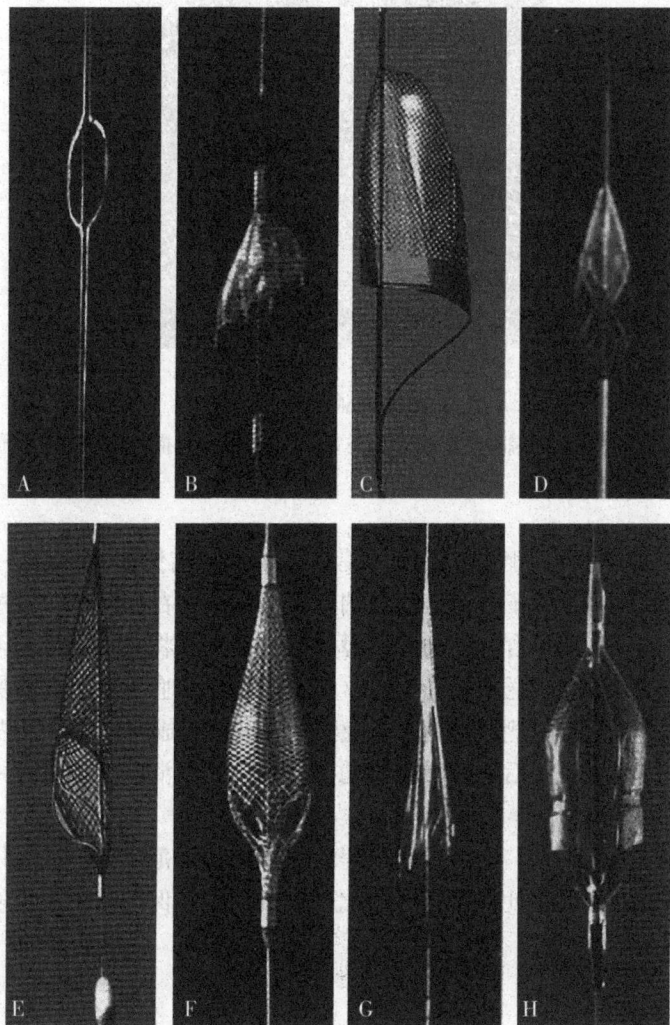

图 16－1　几种远端脑保护装置

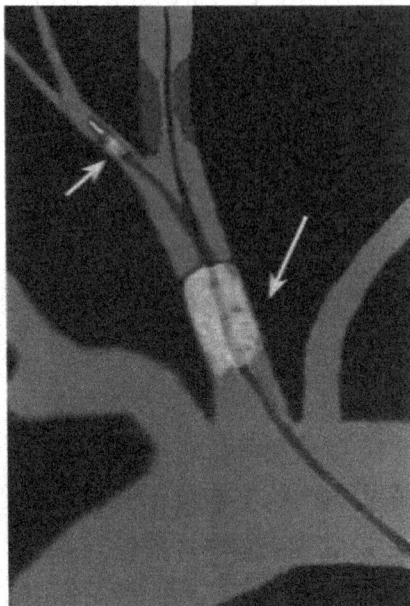

图 16 - 2　MoMa 脑保护装置

长箭头所指两近端球囊，位于颈总动脉；短箭头所指为远端球囊，位于颈外动脉

3. 近端脑保护系统　远端脑保护系统均有以下缺点：它们在打开前必须通过病变部位，这可能会造成斑块脱落并发栓子栓塞。而近端脑保护系统则在任何器械通过病变部位前即可起到脑保护作用。这一系统包含顶端具有球囊的长鞘导管。将长鞘导管送至颈总动脉，充盈球囊阻断血流；再将另一球囊送至颈外动脉，充盈球囊阻断血流。近端脑保护系统阻断了来自颈总和颈外动脉的血流，对侧血管的血流通过 Willis 环造成回压，使颈内动脉顺行血流得以完全阻断。在支架放置成功后，抽吸颈内动脉处血液，以清除操作过程中脱落的斑块。最后将球囊排气撤出。

近端脑保护装置的优点是：整个操作过程均有保护，规范操作可避免任何栓塞事件的发生。但并非所有患者都能耐受此操作过程；此外，目前近端保护系统多需使用 10F 的长鞘导管输送。

六、球囊预扩

术中通过导管注射造影剂，可进一步明确颈动脉分叉部和病变部位的情况。将影像增强器放置在适当位置，有助于将颈外和颈内动脉的起始部展开。之后将直径为 3 ~ 4mm 的球囊小心地放置于颈动脉病变处，行球囊扩张血管成形术。然后，再次通过导管注射造影剂评价扩张疗效。

通常选取的规格为直径 3 ~ 4mm 和长度 15 ~ 40mm 球囊预扩。预扩球囊的直径不宜太大，一般遵循球囊与血管直径比为 0.5 ~ 0.6。若球囊的长度过短会造成"瓜子"现象，在扩张过程中易造成斑块脱落；若球囊的长度过长则易造成两端扩张，形成"狗骨"现象。

球囊预扩压力是额定的，只有对于有明显钙化的狭窄，才使用更大的压力（14～16atm）。球囊只扩张一次，球囊预扩时间取决于球囊的形状和特性。如果球囊能迅速展开，则所需的预扩时间较短；如果球囊展开时间较长，则需将预扩时间延长至 120 秒，尤其是对于易于回缩的钙化。如果使用远端阻塞球囊作为脑保护装置，则需在荧光屏上标记出狭窄病变位置。因为在球囊充盈后，通过造影显不能显示出狭窄病变部位。如使用滤器装置，则可以通过造影监测病变部位。

七、支架置入

研究表明，支架置入术的短期和长期疗效均比单纯球囊血管成形术好。对于大多数病例，可直接采用支架置入术。高度狭窄（＞90%）或钙化病变可能会造成支架通过困难或扩张受限，这时可借助直径为 3.5～4mm 冠状动脉球囊进行预扩。通常选用的支架直径一般与远端血管一致，直径范围为 6～9mm。在少数情况下，支架完全置于颈内动脉内而不覆盖颈动脉分叉部，此时所选支架直径应与颈内动脉直径一致。常选用相对较长的支架以确保完全覆盖病变部位，长度范围为 30～40mm。目前尚没有关于支架长度与支架内再狭窄的相关报道。在确保支架能覆盖整个病变的前提下，应尽可能使支架放置于血管近端。大多数情况下，支架放置会覆盖颈动脉分叉部，即颈外动脉开口处。通常不会造成颈外动脉闭塞。

CAS 一般选用自膨式支架。与球囊扩张型支架相比，它们不易变形或弯折。目前，自膨式支架有两种类型。一种是由合金编织的金属网线型支架，可像弹簧一样张开与血管壁贴合（如 Wallstent）。此类型的支架具备以下优点：①外径小（5.5F）；②顺应性佳；③具备快速交换系统，可使用较短导管；④易于释放；⑤支架未完全打开前可将其再度收回，确保支架精确到位。但金属网线型支架在释放过程有明显的纵向回缩，以及血管被拉直后可能会造成支架远端扭曲。这些均是金属网线型支架潜在的缺点。另一种支架是自膨式镍钛合金支架。它们具备更大的径向支撑力，更适用于弯曲血管。当颈内与颈总动脉直径差异较大时可选用此类支架。镍钛合金具有热记忆功能，支架置入体内后即可释放至预制大小。一些镍钛合金支架被预制成锥形，其目的是为放置在颈内动脉的部分管径较小，而放置在颈总动脉的部分管径较大。但研究表明，关于这两类支架的长期疗效没有明显的差异。因此，支架类别的选取主要取决于支架输送系统的通过性和能否降低急性并发症的风险等因素。

支架置入后需再行血管造影，获得颈部及颅内血管的前后位及侧位影像，并与术前的造影图像加以对比，以便及时的发现栓子栓塞事件。此外，还应再次对患者的神经功能进行评估。若怀疑患者发生相关并发症，则应进一步分析支架放置后的动态造影图像，包括支架放置的位置和脑血流情况。若明确患者无神经系统和操作相关的并发症，则将导管和导丝撤出。当 ACT＜150 秒时，即可拔出鞘管。若术后患者出现低血压，应临时给予升压药物。

八、支架放置后球囊扩张

选取支架放置后球囊扩张（简称后扩）球囊的直径通常为 4.5～6mm 和长度为 15～30mm。后扩的球囊的直径不宜太大，球囊与血管直径比为 0.6～0.8。反复的血管成形和过度扩张会增加栓子脱落、血管破裂的风险。对没有充分展开的支架行球囊后扩，会造成支架支柱切割斑块增加栓塞风险。除非存在严重的残余狭窄，否则在支架置入后一般不再行球囊后扩。术中采用 TCD 监测，发现在球囊后扩时微栓子信号最明显：球囊后扩张有诱发栓子脱落的风险。因此，即便在使用脑保护装置的情况下，所选球囊直径直小于对应的血管直径，球扩压力不应超过10atm。与冠状动脉不同，CAS不要求残余狭窄达到0%，因CAS的目标为稳定斑块减少脑卒中发生，故20%左右残余狭窄是可接受的。基于以下理由，术者不可一味地追求病变血管术后造影形态学的完美性而多次采用后扩。①球囊多次扩张可增加并发症的发生，一次前扩和一次后扩是合理的；②中度残余狭窄绝大多数源于病变血管严重钙化，严重钙化引起的残余狭窄不会因为重复后扩而减轻；③自膨式支架术后有继续扩张的趋势，术后即刻的中度残余狭窄可能在术后的数月得到重塑，使残余狭窄减轻。④最后，血管迷走神经反射和血管减压反射等因素引起的血流动力学紊乱，不容许多次球囊后扩。颈动脉支架的操作流程见表16-4。

表16-4 颈动脉血管成形及支架置入术的操作流程

- 股动脉逆行穿刺
- 穿刺通道循序扩张至8F
- 静脉推注肝素（70U/kg）全身肝素化
- 栓塞风险较高的患者，可考虑联合使用 Ⅱb/Ⅲa 抑制剂或依替巴肽（eptifibatide）65μg/kg 静脉推注，续以 0.25μg/（kg·h）
- 将导管系统输送至主动脉弓实施主动脉弓造影（左前斜位20°~30°）
- 将指引导丝和单弯导管置于颈外动脉
- 将导丝更换为 Amplatz 超硬导丝，并将其输送至颈外动脉
- 将指引导管（90cm）输送至颈总动脉近端
- 用 0.014in 或 0.018in 的导丝，或滤器或阻塞球囊系统的导丝越过病变部位
- 撤出 Amplatz 导丝，放置并释放脑保护装置
- 通过导管注射造影剂实施颈动脉造影，以明确狭窄病变的状况
- 行球囊扩张前，静脉予 0.5~1.0mg 阿托品
- 用直径 3~4mm 球囊行预扩
- 颈动脉造影，评估预扩效果
- 支架定位和释放
- 支架释放后实施造影
- 根据情况决定球囊后扩
- 颈动脉造影，评估支架和后扩效果
- 退出脑保护装置
- 退出导管、导丝系统
- ACT<150秒，拔出血管鞘

九、颈动脉支架置入术的技术要点

1. 神经系统功能评估 术前应充分评估患者的神经功能，并取得高质量的脑血流图像。若患者在术后出现了神经系统并发症，术后与术前资料的对比为及时诊断及治疗提供了依据。

2. 导丝和导管的操作 为了使指引导头端安全的到达颈总动脉远端、应实 Roubin 交换技术。应将 Amplatz 导丝或类似的刚性导丝尽可能地放置在颈外动脉远端。在导管输送过程中，术者应固定交换导丝和注视其头端的位置，以防导丝操作不慎导致血管穿孔。

3. 闭塞和次全闭塞患者的操作 对于颈外动脉闭塞的患者，将指引导管头端定位于颈

总动脉往往有一定难度。此时，有两种方法解决这一问题：①选用 0.035in 预成形的 "J" 形刚性导丝，将其输送至颈总动脉远端，注意不要触及颈动脉球部及分叉部。"J" 形结构可阻止导丝通过病变部位。另外，还可选用具有可塑性头端的刚性导丝；②选用直径渐变的导丝（如 TAD 导丝），头端直径为 0.018in，直径渐增大，至近端直径为 0.035in。将其越过颈内动脉病变处，可增加指引导输送的支撑作用。相比较，后者支撑导丝两次通过病变部位，因此较前者所带来的风险大。

4. 导管的灌注冲洗　导管放置到位后，通过三通持续、缓慢地滴注肝素化生理盐水，以防导管血栓形成。

5. 导管和导丝位置的控制　在输送指引导过程中，导引头端的遮光性较差，操作不慎可致不稳定斑块脱落，故术者应了解指引导管头端的长度。0.014in 导丝头端易受损，故在通过血管鞘阀门时，需特别小心。另外，0.014in 导丝或脑保护装置需要在路图的指引下通过病变部位。

6. 凝血功能检测和控制　在指引导丝和脑保护装置越过病变部位前，最好检测一次 ACT。使用远端阻塞球囊作为脑保护装置时，ACT 要求 >300 秒；使用标准指引导丝或滤器装置时，ACT 要求 >250 秒。

7. 血流动力学检测和控制　球囊扩张前可给予阿托品（静脉给予 0.5～1.0mg）预防球囊在颈动脉窦处扩张时出现血管迷走反射；在球囊充盈过程中，监护护士应密切注意患者生命体征变化，此时有可能会出现严重的血流动力学不稳定现象（如心动过缓、低血压）。

8. 脑保护装置　如使用脑保护装置，应将其放置在颈内动脉颅外段远端（C1 的远端）；使用远端阻塞球囊时，应确保阻塞部位无血流通过；使用滤器装置时，应确认滤网边缘与血管壁充分贴合。

9. 球囊预扩　支架置入前采用小球囊进行预扩，可降低斑块脱落的风险。保存球囊扩张时的造影图片，以比较球囊与颈内动脉、颈总动脉直径的大小。

10. 支架释放　确认支架到位后，释放支架。当镍钛合金支架释放过快时，支架会向远端 "跳跃移位"，导致无法完全覆盖病变部位。因此，可释放一部分支架后停留 5～7 秒，待支架远端完全扩张并与病变远端部位充分贴合后，再释放支架余下的部分。与前一部分释放速度相比，后一部分操作可快速完成。支架的尺寸应以最大血管直径为准，常以颈总动脉远端为参照直径；若支架与颈总动脉不能充分贴合，则会在不贴合处形成血栓。

11. 球囊后扩张　必要时可用直径 5mm 的球囊进行后扩，更大尺寸的球囊使用几率极小。因为 CAS 治疗的主要目的是为了避免斑块脱落造成梗死，不要一味地追求完美的影像结果。故 20% 左右的残余狭窄完全可以接受。在支架置入后应避免反复后扩，轻度的残余狭窄是可以接受的。此外，球囊后扩压力不可过大，以免造成颈动脉破裂。

12. 完成造影　在导丝和脑保护装置撤出前，需行脑血管造影，了解颈动脉球部、颈动脉分叉部及 ICA 颅外段远端是否有夹层的存在。当出现严重的血管痉挛，应耐心等待其自行缓解，必要时亦可通过导管给予血管扩张剂（如 100μg 硝酸甘油）。在排除动脉夹层的前提下撤出导丝，最后行颈部和颅内血管造影。

十、术前、术中及术后的药物治疗

1. 术前药物治疗　术前应该避免深度镇静，故使用低剂量的苯二氮䓬类药物，如咪达唑仑 0.5~1mg 静脉注射，在不干扰神经功能评估前提下，达到减轻焦虑情绪的作用。因术中可造成血管内膜损伤，从而诱发血栓形成。因此，患者于术前充分给予抗血小板和术中充分给予抗凝治疗非常重要。至少于术前 3 天给予双重抗血小板药物治疗，包括阿司匹林（100mg/d）联用氯吡格雷（75mg/d）或噻氯匹定（每次 250mg，2 次/天）。对于已经服用阿司匹林的患者，可于术前加用氯吡格雷负荷量（400~600mg）。此为至少连续服用双重抗血小板治疗 3 天的替代疗法。另外，对于行急诊手术治疗的患者，则需一次性联合服用300mg 阿司匹林和 300mg 氯吡格雷。

2. 术中药物处理　当置鞘成功后，静脉推注肝素（50~60U/kg），使活化凝血时间（activated clotting time，ACT）在 250~300 秒。手术结束后，停止使用肝素。有些 CAS 试验使用比伐芦定抗栓，但还缺乏大样本数据。与普通肝素相比，比伐芦定具有出血风险性低、作用持续时间短便于较早拔除血管鞘和不需要监测 ACT 等优点。

术中一些并发症的处理非常重要，尤其需要掌握相关的药物规范化使用。球囊扩张和支架置入引起血管迷走或血管减压反应较为常见。虽然大部分患者是暂时的，但低血压持续 12~48小时并不少见。对于 CAS 术前静息心率小于 80 次/分的患者，可用阿托品 0.5~1.0mg 静脉内注射。如果用阿托品和补液不能快速纠正低血压，应及时使用升压药物，如 5~15μg/（kg·min）多巴胺静脉注射。对于持续的心动过缓的患者，可采用心脏临时起搏器治疗。对于收缩压高于 180mmHg 患者，应该给予降压治疗，以减少高灌注综合征和颅内出血的风险。

3. 术后药物处理　术后在监护病房内应常规评估穿刺部位和神经功能状态。术后 24h内推荐实施包括美国国立卫生研究院脑卒中量表评分（NIHSS）在内的神经功能评估，或者于神经系统症状出现后立即评估。根据处理方案的不同，可将患者分为 3 类。第一类患者占90%，表现神经功能和血流动力学平稳，第 2 天通常可以出院。出院后在能耐受的情况下，阿司匹林终身服用，氯吡格雷最少服用一个月。第二类患者占 5%~10%，表现神经功能正常，但血流动力学波动，包括如低（高）血压和（或）心动过缓。此类患者需要住院进一步观察和治疗。通过输液、应用血管活性药物和早期下床活动可恢复正常血压。第三类患者所占比例不足 5%，表现新的神经功能缺损，需要在 ICU 病房观察、采用适当的影像学评估和治疗。

（穆永旭）

第三节　脑保护装置

虽然随着 CAS 不断发展有逐渐替代 CEA 的趋势，但 CAS 致命的弱点在于术中病变远端的血管并发栓塞的危险仍未解决，尤其是不稳定的动脉粥样硬化性斑块，动脉粥样硬化斑块脱落的碎片并发的栓塞与血栓所致的栓塞不同，对动脉内接触溶栓等急救措施反应欠佳。因此，预防远端栓塞的发生非常重要。现有使用或未使用栓塞保护装置的 CAS 试验结果，表明脑保护装置在 CAS 中的重要性不容忽视。虽然脑保护装置的有效性还未经随机试验证实，但目前的观点认为脑保护装置可使 CAS 神经系统并发症显著降低。设计脑保护装置的目的是安全的捕获和清除手术操作过程中可能的栓子，避免栓塞事件发生。目前有三类脑保护装置，包括远端闭球囊闭塞式装置、远端滤网式装置和近端球囊闭塞式装置。其作用机制不同，优缺点各异。

一、远端球囊闭塞式保护装置

自 1996 年 Theron 在 CAS 中首次成功实施了脑保护技术后，远端闭塞装置得到逐步发展。它通过球囊充盈后阻断颈内动脉远端的血流达到预防栓子进入脑内并发栓塞事件。在球囊泄气，通过导管回抽出栓子。球囊闭塞装置是最基本的脑保护装置。目前市场上远端闭塞装置有 Medtronic 公司的 PercuSurge Guardwire；Kensy Nash 公司的 Tri – Activ；Rubicon – Abbott 公司的 Cuardian。

PercuSurge CJuardwire（图 16 – 1A）由固定在 0. 014in 导丝上的有较好顺应性球囊和微型封闭阀门组成。阀门可使球囊在充盈装置撤除后仍保持充盈状态，但病变的血管成功成形后，用抽吸导管吸出颈内动脉内静止的血液，以清除任何血栓碎片。PercuSurge 系统的球囊直径范围为 3 ~ 6mm。PercuSurge 的优点是输送系统外径小（0. 036in），且与标准导丝的尺寸基本相当（0. 035in）。与其他的远端闭塞保护装置比较，PercuSurge 弱点在于需手动抽吸栓子。Tri – Activ 由带有球囊的导丝、4F 冲洗导管和蠕动泵抽吸装置三部分组成。蠕动泵提供了持续的抽吸动力，可安全、持续的抽吸脱落的栓子碎片。

远端闭塞保护装置的工作原理是通过充盈的球囊于病变血管的远端阻断颈内动脉的血流，避免远端颈内动脉发生栓塞事件。但闭塞保护装置却完全的阻断了脑的血流，势必给 Willis 环发育不全的患者脑组织供氧带来不利的影响。虽可通过间歇性球囊泄气恢复脑血流，但此法会降低脑保护的功效。另外，完全阻断颈内动脉导致不能术中造影观察血管成形效果。远端滤器装置与之相比，远端闭塞装置最大的优点在于输送外径小、顺应性好，故它的输送过程更为顺利。使用球囊闭塞保护装置需注意以下几点：

1. 术前行血管造影检查，以弥补术中球囊充盈完全阻断颈内动脉的前向血流的不足。若通过升高血压和充分肝素化抗凝，患者仍无法耐受球囊充盈后的脑缺血状态，则采用滤器式保护装置更为合理。

2. 患者应该接受阿司匹林、氯吡格雷和肝素的抗栓预处理，使活化凝血时间≥300 秒。

3. Guardwire 越过目标病灶，放置在颈内动脉岩段的近端，在球囊扩张之前，将预扩球囊放置在颈总动脉远端。

4. 根据血管造影测量的颈内动脉直径时，不可使球囊处充盈状态。当球囊接近目标直径时，应造影观察颈内动脉血流情况，最佳球的囊扩张直径应是能恰好的阻断颈内动脉血流的最小直径，过度充盈可能导致颈内动脉夹层。在极少的病例中，远端颈内动脉直径大于 6mm，球囊无法完全阻断颈内动脉血流。此时，应采用滤器式保护装置。对于一些患者仅由病变单侧血管供应大脑血流时，在球囊充盈 60 秒内即可出现神经系统症状，从而迫使球囊泄气。对于这样的病例有以下几种处理方法：在间歇性阻断血流的情况下完成手术；在无球囊阻断血流的情况下完成手术；或者采用滤器式保护装置完成手术。

5. 球囊阻断血流后，是在盲态下完成所有的操作，故操作者必须依靠支架释放后的透视显影来评价结果。

6. 血管成功重建后，回抽颈内动脉内静止的血液（3 次，每次 20ml）。若颈外动脉并发栓塞，则需要更为有力的抽吸，并冲洗导管鞘来清除碎屑。然后将球囊放气恢复血流，再次造影复查，明确是否有医源性动脉夹层。

二、远端滤网式保护装置

远端过滤是更为直观的脑保护装置，栓子在通过放置在颈内动脉病灶远端的伞样滤网时被捕获。支架置入成功后，将回收装置输送到邻近滤网近端的位置，即可回收滤网。目前，滤网有两种不同的输送系统：一种是滤网直接附着在导丝上通过病灶（Angioguard 保护系统）；另一种是将无滤网的微导丝越过病灶部位，然后通过该微导丝将专门的滤网保护装置通过病变血管（Spider 保护系统）。

这种装置一般是由 0.014in 导丝系统控制其远端的"滤网"的释放和回收，其优点在于可以保证 CAS 术中颈内动脉持续的血流。这些滤网可以阻止大于滤网网孔直径的栓子进入脑内。滤网在输送过程中处于闭合状态，当其通过病变部位后，在合适的位置后释放（颈内动脉 C1 段远端）。滤网的释放方法有所不同，但是大多数是通过撤除包裹滤网的输送鞘。SAPPHIRE 试验中应用的是 Angioguard 保护系统（Cordis 公司），其网孔大小为 100μg，即可以允许 ≤100μm 的栓子通过网孔。目前认为，≤100μm 栓子不会引起临床症状。目前市场上远端过滤装置有 Angioguard XP（Cordis 公司）、FilterWire EX 和 FilterWirP EZ（BostomScientific 公司）、AccuNet（Guidant 公司）、Spider（EV3 公司）、Interceptor（Medtnxiic 公司）、Rubicon filter（Rubicon Medical 公司）及 Neuroshield（MedNova 公司）等。

Angioguard XP 是由附着有聚氨酯滤网的防损伤软头导丝构成（图 16 - 1B）。滤网由 8 根镍钛合金支撑杆支撑呈伞状，且其中 4 根支撑杆带有不透射线的标记，其可视性极佳。滤网孔径为 100μm，输送外径在 3.2F 至 3.9F 之间。Angioguard XP 根据滤网直径的不同有 5 种规格，分别为 4mm、5mm、6mm、7mm 和 8mm。SAPPHIRE 试验对部分行 CEA 术存在高风险的患者采取 CAS 治疗，证实了使用 Angioguard XP 保护装置的应用价值。

FilterWire EX 由附着有聚氨酯滤网的 0.014in 导丝组成，滤网近端有透视显影镍钛环。滤网孔径为 80μm，输送系统外径为 3.9F。近端镍钛环保证了滤网壁的适应性，使单个尺寸滤网可适用于直径在 3.5 ~5.5mm 的所有动脉。FilterWire EX 是偏心设计，所以必须通过造影确定滤网的位置。若透视下镍钛环标记紧贴动脉壁，则说明滤网与动脉壁完全密闭。Bosiers 等对 100 例颈内动脉严重狭窄行 CAS 治疗患者进行分析发现，69% 症状性患者 30 天内脑卒中和死亡发生率为 2.0%，且于 56.9% 症状性患者的术中使用的 FilterWire EX 滤网里检测出栓子。

FilterWire EZ 是新一代 FilterWire EX 保护装置（见图 16 - 1C）。FilterWire EZ 亦是于近端附有透视显影的镍钛环的聚氨酯滤网，孔径为 110μm，输送系统的外径被减小至 3.2F。导丝被设计在滤网内腔更为中心的位置，这样可以保证镍钛环滤网在直径为 3.5 ~5.5m 动脉内较好的贴壁。另外，与 FilterWire EX 相比，FilterWire EZ 的可视性和顺应性得到进一步改善。使滤网更容易通过迂曲的动脉。

RX AccuNet（见图 16 - 1D）有一个伞样的聚氨酯滤网，通过类似支架的镍钛合金结构使滤网固定在血管壁上，血液可以从其近端的大孔隙流过，而栓子被滤网薄膜捕获。其孔径统一为 125μm。RX AccuNet 根据直径大小不同有四种规格，分别为 4.5mm、5.05mm、6.5mm 和 7.5mm。前两种和后两种分别匹配外径规格为 3.5F 和 3.7F 输送系统。

Spider 保护装置（见图 16 - 1E）的滤网是由镍钛合金编织而成，其近端至远端网孔孔径是可变的，能捕获最小的栓子的直径为 50μm。其近端的透视显影金环标记不断增加了该装置的可视性，而且有助于滤网和血管壁的贴合。Spider 保护装置需要先用 0.014in 导丝越过病变处，然后沿着导丝将外径为 2.9F 的输送系统通过病灶部位，接着撤除导丝，推送头端连接滤网的微导丝将滤网输送到合适的位置。Spider 滤网直径有 5 种规格，分别为 3mm、4mm、5mm、6mm 和 7mm，但其输送系统外径均为 2.9F。

Interceptor（见图 16 - 1F）借助镍钛合金网捕获栓子。其远端捕获栓子孔径为 100μm，而血液从其近端四孔流过。Interceptor 有两种规格，分别为 5.5mm 和 6.5mm，它们的输送系统外径均为 2.9F。另外，Rubicon filter 在所有远端保护装置中输送外径最小（<2F）。其滤网的孔径为 100μm，直径有 4mm、5mm 和 6mm 三种规格。

Neuroshield 的滤孔直径为 140μm。该输送系统先借助头端为 0.018in 的 0.014in 导丝通过病灶部位，然后将 3F 输送鞘的滤网沿着导丝送入。Macdonald 等发现，在 CAS 术中使用 Neuroshield 保护装置的患者 30 天围手术期的脑卒中和死亡率较未使用该保护装置的患者低（4.0% vs 10.7%）。Rubicon filter（Rubicon Medical 公司）及 Eemboshield 保护装置分别见图 16 - 1G 和图 16 - 1H。

远端过滤保护装置优势不仅在于 CAS 术中可实施造影观察病变部位，更为重要的是，它在保护过程中不影响脑组织的血流。当在保护过程中出现栓子过多或有血栓形成时，滤网可被阻塞。此时可以通过输送鞘用 5F 单弯导管从滤网中抽吸栓子。若栓子阻塞滤网引起血流阻断，应迅速撤除滤网，CAS 术可在更换新的保护装置之后继续进行。若无法更换保护装置时，可以考虑在无保护装置下完成手术。操作开始即进行肝素化或选择孔径足够大的滤网可有效地预防滤网血栓形成。80 ~ 140μm 孔径既可有效地防止滤网血栓形成，又可达到保护作用。多数远端过滤装置的输送系统外径大于远端球囊闭塞装置，所以前者在通过严重僵硬或迂曲病变时更为困难。但随着技术进步，远端过滤装置的输送外径逐渐减少，且各组成部分顺应性得到改善，通过迂曲的血管能力得到提高。因为多数远端过滤装置有不同的规格，故在放置保护装置前需要精确测量血管直径，以指导选择合适的直径滤网实现最佳的血管适应性和充分的保护效果。与远端球囊闭塞装置相比，过滤装置对动脉壁的压力较低，由此引起动脉痉挛或夹层的危险性较小。因为不同的滤过装置有着不同的特点，故在实际临床实践中需要根据患者的具体情况选取不同的滤过装置。远端过滤装置应用时意事项有。

1. 因为将过滤装置放置在颈内动脉迂曲部位会增加操作的困难，故通常情况下过滤装置应放置在颈内动脉颅外平直、形态正常的节段（如 C1 远端）。

2. 滤装置在通过极度狭窄、迂曲或钙化的病变发生困难时，可采用双导丝技术提供额外的支撑力。

3. 通过不同角度造影检查，确保滤网边缘与颈内动脉紧密贴合，以实现充分的保护作用。

4. 术中应注意滤网的造影剂流量。如果发现造影剂通过减少，说明滤网内充满栓子，则必须将其吸出或暂时撤除。当撤除保护装置时，不要完全收紧滤网，否则可能挤出部分栓子导致远端栓塞。

三、近端球囊闭塞式保护装置

近端闭塞装置一般有两个顺应性球囊，一个放置在颈总动脉，另一个放置在颈外动脉，这样就构成了血液逆流的保护装置。目前市场上近端闭塞装置有 Parodi Anti - Emboli System（ArteriA 公司）和 Mo. Ma（Invatec 公司）等。

Parodi 系统是一种血液逆流保护装置，顶端带有低压球囊的双腔软导管（Parodi 抗栓子导管，PAEC）和系于导丝的小球囊（Parodi 外置球囊，PEB）。当 10F 输送鞘插入动脉后，将 PAEC 放置在颈总动脉作为抽吸装置。然后充盈 PAEC 近端的球囊阻断血流，接着将 PEB 放置在颈外动脉充盈后阻断血流，这样真空腔形成可致血液逆流，实现栓塞保护作用。Whitlow 等报道了 75 例使用 Parodi Anti - Emboli System 症状性患者，发现 95% 的患者可耐受，围手术期内无一例患者发生脑卒中或死亡。

Mo. Ma 系统是一种无血流保护装置，它借助固定在 5F 导引导管顶端的两个顺应性人造橡胶球囊预防脑栓塞。Mo. Ma 系统需要 11F 的输送鞘。术中充盈颈外动脉的远端球囊和颈总动脉的近端球囊，阻断颈动脉血流。血管重建后主动抽吸鞘中的血液以清除碎片，然后将球囊放气以恢复血流（图 16 - 2）。

近端闭塞装置最大优点在于不需越过病变部位即可实现脑保护。球囊闭塞状态一建立，操作者就可选择适合的导丝安全越过病变。与其他的保护装置相比亦存在一些缺点：①近端闭塞装置体积大硬度高，进入颈动脉操作更为困难；②当患者侧支循环不充分对，颈总动脉和颈内动脉阻塞可能会导致脑血流急剧下降，患者无法耐受；③虽然术中间歇的放松球囊可间断的恢复脑组织氧供，但无法实现全程脑保护；④有引起颈总动脉和颈外动脉夹层或痉挛的潜在危险。

总之，目前多数学者认为，脑保护装置的使用能给大多数颈内动脉狭窄患者行 CAS 治疗带来益处，且支持 CAS 术应常规采用脑保护装置。

（穆永旭）

第四节　动脉粥样硬化性颈动脉狭窄的评估

一、症状和体征评估

短暂性脑缺血发作（transient ischemic attacks，TIA）和急性脑梗死都是临床急症。颈动脉系统 TIA 表现为视网膜或大脑半球神经功能缺失，症状在发病后 24 小时内消失。一项研究表明，有 11% 和 50% 脑梗死患者分别由 TIA 发作后 90 分钟和 2 天内进展所致。以双侧视网膜和双侧大脑半球神经功能缺失为临床表现，往往提示该患者颈动脉颅外段存在严重的病变。但这种情况并不多见，需要与椎基底动脉病变引起血流动力学障碍相鉴别。对既存在椎基底动脉病变又合并无症状性颈动脉狭窄病变的患者，鉴别其临床症状的责任血管尤为重要。TIA 和脑梗死发生后，快速准确的明确责任血管能为极早的实现血管重建创造条件。颈动脉颅外段狭窄或闭塞相关的临床症状见表 16 - 5。

全面的神经系统体格检查、包括心脏和颈动脉杂音的听诊、眼底镜视网膜血栓的检测均非常重要。NIHSS 用于测评神经系统功能缺失，根据分值判断脑卒中患者的预后，在临床实践中有很大的应用价值。患者的临床表现和阳性体征必须要与脑血管影像学资料联系在一起，以明确其产生的原因是否源于同侧病变的颈动脉，此为定义症状性颈动脉狭窄或闭塞的关键。

表 16 - 5　颈动脉颅外段狭窄闭塞性病变临床表现

视网膜症状
　短暂性缺血发作
　　一过性黑矇或短暂性单眼失明
　　一过性黑矇变异型
　视网膜梗死
　　视网膜中央动脉闭塞
　　视网膜动脉分支动脉闭塞
缺血性视神经病
半球症状
　TIA
　短暂性半球型 TIA（如言语功能、一侧肢体运动和感觉功能受损等）
　单侧肢体型 TIA（如一侧肢体运动和感觉功能受损）
　单侧型脑梗死
　　分水岭型脑梗死
　　血栓栓塞型脑梗死
全脑性症状
　双侧或双侧交替型 TIA
　双侧同时发作型 TIA（需要与椎基底动脉系统病变病变鉴别）
双侧型脑梗死

二、影像学评估

影像学能评估包括占位、陈旧和新鲜性梗死、出血和萎缩等脑组织改变和颈动脉解剖形态、狭窄程度、斑块特点及病变性质如夹层和炎症等形态学特点，为优化治疗提供了重要依据。目前，除冠状动脉手术搭桥治疗的患者建议行颈动脉狭窄筛查外，没有证据支持对无症状的患者常规实行颈动脉狭窄筛查。对于无症状但伴有颈动脉杂音的患者，颈动脉病变筛查仅限于较好的具备血管重建治疗指征的患者。颈动脉超声、磁共振血管造影（magnetic resonance angiography，MRA）和计算机断层扫描血管成像（computed tomographic angiography，CTA）常常用于绝大部分颈动脉病变患者初级评估，包括病变性质和狭窄的程度。虽然北美症状性颈动脉内膜切除试验（North American Symptomatic Carotid Endarterectomy Trial，NASCET）、欧洲颈动脉外科手术试验（European Carotid Surgery Trial，ECST）和无症状动脉粥样硬化性颈动脉研究（symptomatic Carotid Atherosclerotic Study，ACAS）采用有创的血管造影检查评估颈动脉狭窄程度，但在通常情况下，血管超声和 CTA 等无创方法可替代血管造影（digital substraction angiography，DSA）评估经动脉狭窄的严重性，并指导血管内重建手术的制定。这些无创方法评估血管狭窄程度与目前视为金标准的血管造影检查结果有很高的一致性。这些方法与 DSA 比较，在判断是否需血管重建的准确率的偏差小于 20%。

1. 颈动脉超声　颈动脉超声是一项应用程度最广和费用最低的无创评估颈动脉狭窄的成像技术。采用灰阶成像（gray - scale imaging）技术直接的评估横断面狭窄程度，提供能预测脑卒中风险的斑块形态学信息，包括不光滑斑块、溃疡斑块和低回声斑块。目前数据显示，超声检测到的颈动脉收缩期血流速度是唯一的最为准确的衡量颈动脉狭窄程度的参数。与血管造影相比，颈动脉超声诊断颈动脉≥70% 狭窄的敏感性为 77% ~ 98%，特异性为

53%～82%。对一侧颈动脉存在严重狭窄或闭塞的患者而言，对侧颈动脉因发挥侧支代偿作用使血流加快。此时采用收缩期 ICA 近端与颈总动脉远端血流流速比更能准确的反映血管狭窄严重程度。采用静脉注射增强剂法可鉴别血管严重狭窄产生的极为细小血流和完全闭塞无血流时的两种状态。虽然，超声难以胜任用于伴发心律失常、颈动脉二分叉高位、动脉扭折和极度钙化和罹患一些不常见的疾病如肌纤维发育不良和动脉夹层患者的颈动脉狭窄的评估，且存在 ICA 颅内段的病变和主动脉弓不能成像的缺点，但高质量的颈动脉超声设备能获得与血管造影高度一致的评估效能。

2. MRA　MRA 是神经系统应用程度最为广泛的技术，随着科技的突飞猛进，其获取的成像质量日益提高。与颈动脉超声相比，MRA 能检测超声所不及的颅内动脉狭窄与 CTA 相比，MRA 的优势在于避免使用放射性碘剂作，不具有肾毒性。MRA 的劣势包括面对安装了心脏起搏器和除颤器、罹患恐惧症和肥胖患者无法实施；因运动伪影可将狭窄程度扩大化，将动脉次全闭塞评估为完全性闭塞。但这些劣势通过磁共振快速增强序列和联合应用超声技术在很大程度上能得到弥补。

3. CTA　CTA 可用于颈动脉和颅内动脉狭窄的评估。与颈动脉超声比较，存在自身的优势，包括能用于颈动脉超声成像模糊和诊断颈动脉狭窄程度不确定的患者。能检测主动脉弓和高位二分叉患者颈动脉形态学特点，能可靠的鉴别完全和次全闭塞病变，能评估动脉开口、串联病变和伴有心律失常、心脏瓣膜病变和心肌病患者颅内外血管形态学特点。另外，CTA 通过增强剂成像，能提高评估扭曲动脉狭窄的精确度。CTA 存在的劣势包括要求放射性碘剂作增强剂，且有肾毒性。另外，在甄别斑块的稳定性能力方面稍逊于颈动脉超声。CTA 检测颈动脉≥70% 狭窄的敏感性为 85%～95%，特异性为 93%～98%。

4. DSA　以导管为基础的主动脉弓和脑血管 DSA 是评估颈动脉病变的金标准。通过其可明确主动脉弓的类型、弓上大血管形态学特点和颅内侧支循环模式。目前，根据正常参照动脉的不同，有三种方法评估颈动脉狭窄严重程度。NASCET 法是以颈动脉窦以上颈内动脉近端的正常血管直径为参照；ECST 法是以颈动脉窦部最大直径为正常参考血管；第三种方法是以颈总动脉为正常参考动脉。脑血管造影检查的优势在于对血管狭窄严重程度和血管钙化程度的评估更为准确。正如一项研究结果表明，血管造影对溃疡斑块诊断的敏感性和特异性分别仅为 46% 和 74%。作为有创的检查方法，DAS 在操作的过程会出现相应的并发症，包括穿刺点的损伤、造影剂脑病、过敏反应和动脉性栓塞等。症状性脑动脉粥样硬化化性患者在行 DSA 过程中发生脑卒中和 TIA 几率分别为 0.5%～5.7% 和 0.6%～6.8%。但是近的研究表明，随着使用器材、技术和操作熟练程度的提高神经系统并发症发生率低于 1%。

（穆永旭）

第五节　动脉粥样硬化性颈动脉狭窄病变的内科治疗

一、危险因素的干预

明确脑卒中的危险因素对脑卒中的预防非常关键，这些危险因素可分为不可干预性和可干预性两种。前者包括种族、年龄和家族史等，后者包括高血压、吸烟、高血脂和糖尿病等。对颈动脉狭窄患者无论是否采取血管重建治疗，进行脑卒中危险因素控制和物干预以延缓动脉粥样硬化的进展和临床脑缺血事件的发生尤为重要。相关的危险因素治疗达标值见表 16 - 6。

对于其他的危险因素，如高纤维蛋白原和 C 反应蛋白等，虽然是心脑血管事件独立的危险因素，但通过饮食补给 B 族维生素和叶酸治疗并非能改变它们对脑卒中发生的影响。另外，对于吸烟和年龄超过 35 岁的服用避孕药的女性，发生脑卒中的风险较 35 岁以下且缺乏其他脑卒中风险因素女性要高。

表 16 - 6　危险因素干预目标值

危险因素	目标值	干预方法
血压	BP ＜149/90mmHg BP ＜130/80mmHg（慢性肾衰竭或糖尿病患者）	控制体重、增加体力活动、减少酒精和盐分摄入及药物控制
吸烟	戒烟 避开被动吸烟的环境	采取戒烟计划、尼古丁替代疗法及安非他酮和瓦伦尼克林药物戒烟
血脂	LDL - C ＜100mg/dl（冠心病患者理想达标值为＜70mg/dl）	控制体重和增加体力活动、低饱和脂肪酸饮食及他汀类、烟酸和贝特药物治疗
糖尿病	HbA1c ＜7%	控制饮食和体重、口服降糖药和胰岛素治疗
缺乏体力活动	每天坚持 30 分钟体力锻炼（每周最少保证 5 天）	步行、骑自行车、游泳和从事家务劳动等
肥胖	体重指数（BMI）控制在 18.5 ~24.9 范围内； 男性腰围控制不超过 40 英寸（101.6cm）； 女性腰围控制不超过 35 英寸（88.9cm）	增加体力活动和利莫那班药物减肥等

二、抗栓治疗

所有颈动脉狭窄和闭塞的患者均需给予药物治疗，包括抗血小板聚集和致动脉粥样化的危险因素治疗。伴有一个或多个动脉粥样硬化危险因素的无症状患者需行抗血小板药物治疗，以预防心脑血管事件发生。基于众多的脑卒中预防研究表明，近期伴发 TIA 或小卒中的患者，依照不同的脑卒中病因，亦推荐使用抗血小板药物治疗。

1. 抗血小板聚集　阿司匹林用于 TIA 和脑卒中患者再发脑卒中二级预防能使致死性和非致死性脑卒中相对风险分别下降 16% 和 28% 。随机研究表明，对于颈动脉狭窄 ＜50% 的症状性和 ＜60% 无症状性患者，阿司匹林的脑卒中预防效果优于 CEA。行 CEA 治疗的患者，在术后 1 ~ 3 个月服用低剂量的阿司匹林（81mg/d 或 325mg/d）获益程度较高剂量（650mg/d 或 1300mg/d）的要大。即使是那些正服用低剂量阿司匹林遭受 TIA 频繁发作的患者，目前仍无证据支持阿司匹林服用量应超过 325mg/d。

双嘧达莫虽不用于心脑血管事件的一级预防，但两个试验证实可用于脑卒中的二级预防。欧洲脑卒中预防研究 - II（European Stroke Prevention Study，ESP II）表明，双嘧达莫缓释剂单用及其与阿司匹林联用的功效均优于安慰剂，但两者的单用功效无统计学差异。欧洲/澳大利亚逆转脑卒中预防试验（European/Australian Stroke Prevention in Reversible Ischemia Trial，ESPRIT）提示，双嘧达莫缓释剂和阿司匹林联合用于心肌梗死和脑卒中的二级预防优于单用阿司匹林。另外，双嘧达莫缓释剂和阿司匹林联用干预脑卒中二级预防的功效与氯吡格雷的相比无明显差异。

加拿大 - 美国噻氯匹定脑卒中二级预防研究（Canadian - American Ticlopidine Study，CATS）结果表明，与安慰剂相比，噻氯匹定能减少 23% 心脑血管事件。另外，噻氯匹定和阿司匹林脑卒中研究（Ticlopidine Aspirin Stroke Study，TASS）纳入对象为已遭受 TIA 或大卒中的患者，结果表明，噻氯匹定减少脑卒中事件发生的效果明显，且有较少的出血并发症。但嗜中性白细胞减少症发生率达 0.9%。

氯吡格雷因安全谱广和每日一次给药便捷的特点，目前已很大程度上替代了噻氯匹定的使用。氯吡格雷与阿司匹林脑卒中的二级预防比较试验（Clopidogrel Versus Aspirin in Patients at Risk of Ischemic Events，CAPRIE）结果提示，氯吡格雷和阿司匹林作用相当。在氯吡格雷治疗存在动脉粥样硬化血栓形成高风险、脑卒中稳定、处理和预防研究试验（Clopidogrel for High Atherothrombotic Risk and Ischemic Stabilization, Management, and Avoidance, CHARISMA）中，氯吡格雷联用阿司匹林与阿司匹林单用在治疗效果上无统计学差异。另外，MATCH 试验是以动脉粥样硬化血栓形成为基础的近期存在 TIA 或脑卒中高风险的患者为对象的研究，其结果表明，两者的联用不但增加了全身系统性出血和脑出血风险，而且与单用氯吡格雷相比，并未减少脑卒中发生的风险。总之，在脑卒中二级预防中，阿司匹林与氯吡格雷相比不存在优劣之分，两者联用会增加严重出血的风险。

另外，对已使用单一抗血小板聚集药物治疗仍频发缺血事件的患者，可考虑药物联用：第一种方法是加用华法林；第二种方法是联用氯吡格雷；第三种方法是采用三种药物联用，即在阿司匹林联用氯吡格雷的基础上，加用双嘧达莫、西洛他唑和华法林三者中的一种。值得注意的是，这些药物的联用缺乏临床试验证据支持，且存在增加出血的风险。

2. 抗凝治疗　除非有药物使用禁忌证，房颤患者的脑卒中的二级预防首选华法林抗凝治疗。在华法林和阿司匹林复发脑卒中预防比较研究（Warfarin Aspirin Recurrent Stroke Study，WARSS）中，脑卒中、死亡和大出血并发症的发生率均无统计学差异。另外，在华法林和阿司匹林治疗症状性颅内动脉狭窄比较研究（Warfarin Aspirin Symptomatic Intracranial Disease，WASID）中，结果表明华法林不优于阿司匹林。因此，基于这些试验研究结果表明，阿司匹林在治疗非心源性颈动脉狭窄脑卒中患者时，疗效优于华法林。

三、调脂和抗动脉粥样硬化治疗

普伐他汀、辛伐他汀和阿托伐他汀已被美国食品药物监督局批准用于冠心病患者并发心肌梗死的预防性治疗。他汀类药物可用于 CEA 后预防再发脑卒中的治疗。在采用 80mg 阿托伐他汀积极降低血脂脑卒中二级预防研究（Stroke Prevention with Aggressive Reduction of Cholesterol Levels，SPARCL）中，阿托伐他汀使无冠心病病史的患者再发脑卒中的风险降低 16%。美国国立血脂教育计划指南推荐，他汀类药物可用于已遭受 TIA、脑卒中或颈动脉狭窄 >50% 的患者。另外，2006 年 ASA、2008 年 ESO 及 2008 年 NICE TIA 和脑卒中的二级预防治疗指南均推荐使用他汀类药。

四、血管紧张素转换酶抑制剂和血管紧张素受体抑制剂

目前，相关的研究暗示血管紧张素转换酶抑制剂（angiotensin - converting enzyme inhibitors，ACEI）和血管紧张素受体抑制剂（angiotensin receptor blockers，ARB）用于脑卒中预防获益程度超过因它们降低血压所获取的。一项关于雷米普利用于存在心血管事件高危患者的脑卒中预防研究表明，在 5 年内雷米普利使脑卒中的风险下降 32%。虽然雷米普利能使收缩和舒张期血压下降 2~3mmHg 及血管内一中膜厚度减小，但这些作用本身并不能充分解

释如此之大的获益。ACEIs 和 ARBs 除通过降低血压来减少脑卒中发生外，亦能通过抑制血管紧张素Ⅱ生理作用，使血管舒张、抑制血管平滑肌增生、改善内皮细胞功能和提高内源性纤维蛋白溶解功能来增进脑卒中的预防作用。

（穆永旭）

第六节 颈动脉成形和支架置入术的指南

本节以 2008 年欧洲脑卒中组织（European Stroke Organisation，ESO）、2010 年美国心脏和脑卒中协会（American Heart Association/American Stroke Association，AHA/ASA）和 2011 年中华医学会神经病学分会脑血管病学组发表的颈动脉狭窄血管内治疗指南为依据，概述 CAS 的指南推荐。为便于 CAS 与 CEA 间的比较以下也包括 CEA 指南推荐。另外，CAS 术规范化处理流程见图 16-3。

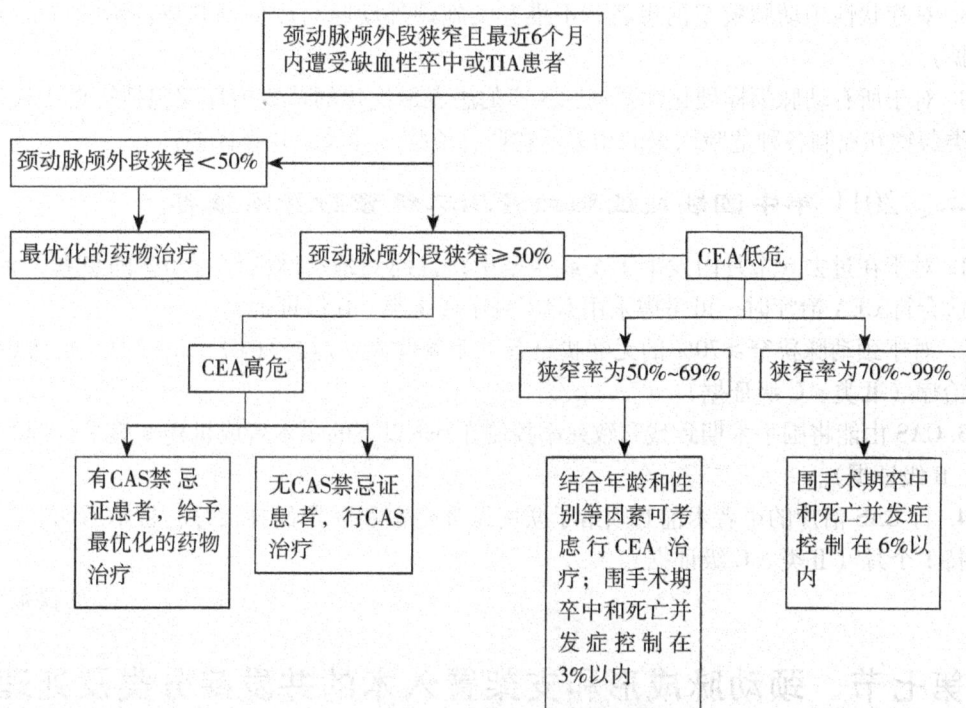

图 16-3 颈动脉狭窄处理流程

一、2010 年 AHA/ASA 指南推荐

1. 对于在过去的 6 个月内发生 TIA 或脑卒中，且与其同侧的颈动脉呈重度狭窄（70%～99%）的患者，可推荐给能将围手术期致残和致死率控制在 6% 以内的医疗机构行 CEA 治疗（Ⅰ类、A 级证据）。

2. 对于症状性中度狭窄（50%～69%）的患者，根据其特定的因素（如年龄、性别、共患疾病来）决定是否行 CEA 治疗。且围手术期致残和致死率控制在 6% 以内（Ⅰ类、B 级证据）。

3. 颈动脉轻度狭窄（<50%）不推荐行 CEA 和 CAS 治疗（Ⅲ类、A 级证据）对于 CEA 治疗时机的选择，若无早期手术禁忌证则推荐在出现症状后的 2 周内进行（Ⅱa 类、B 级证据）。

4. 对于颈动脉狭窄通过无创影像检查证实 >70% 或通过血管造影检查证实 >50% 的症状性患者，若行 CAS 治疗的并发症不超过 6%，则 CAS 可作为 CEA 的替代治疗方法（Ⅰ 类、B 级证据）。

5. 对于症状性重度狭窄（>70%）的患者，若外科治疗存在入路困难和伴有增加手术风险的共患疾病，可考虑采用 CAS 治疗（Ⅱb、B 级证据）。

6. 对于特殊原因引起的狭窄，如放射性狭窄或 CEA 后的再狭窄等，亦可以考虑采用 CAS 治疗（Ⅱb 类、B 级证据）。

7. CAS 由能将围手术期致残和致死率控制在 4%～6% 之间的手术者实施是合理的（Ⅱa 类、B 级证据）。

8. 对症状性颈动脉狭窄的患者，不推荐实施颈外动脉与颅内动脉搭桥治疗（Ⅲ类、A 级证据）。

9. 对于所有动脉粥样硬化性颈动脉狭窄的患者最优化的药物治疗应包括抗血小板聚集、他汀类药物和控制各种危险因素的相关药物联合治疗（Ⅰ类、B 级证据）。

二、2011 年中国缺血性脑血管病二级预防指南推荐

1. 对于在过去 6 个月内发生 TIA 或脑卒中，且同侧颈动脉狭窄 ≥50% 的患者，无条件或不适合行 CEA 治疗时，可考虑采用 CAS 治疗（Ⅰ类、B 级证据）。

2. 对于颈动脉狭窄 ≥70% 的无症状患者，无条件或不适合行 CEA 治疗时，可考虑采用 CAS 治疗（Ⅱ类、C 级证据）。

3. CAS 由能将围手术期致残和致死率控制在 6% 以下的手术者或机构实施是合理的（Ⅱa 类、B 级证据）。

4. 行 CAS 治疗的患者术前必须给予联用氯吡格雷和阿司匹林治疗，且术后两者联用至少维持 1 个月（Ⅱ类、C 级证据）。

（穆永旭）

第七节　颈动脉成形和支架置入术的并发症分类及处理

CAS 成为治疗颈动脉疾病的重要方法。尽管治疗器械和技术有了空前的发展，但在 CAS 术中和术后依然有各种各样并发症发生。据最新不同的荟萃分析和随机试验结果。表明在 CAS 整个操作中发生各种不良事件的百分率为 6.8%～9.6%。虽然目前文献对这些并发症已有全面的报道，但重点不突出。快速识别、迅速评估 CAS 一些重要并发症是改善患者预后的重要前提。本章节结合目前最新文献，仅对 CAS 关键部位并发症予以分类二同时，重点介绍能够及时发现和正确的评估这些并发症的方法，为最大限度地实施有效治疗提供帮助。

一、颈动脉颅外段并发症分类及处理

本节根据并发症发生所处的解剖部位分类，其优势在于在术中简单易行且使用二此外还为不同的研究中心并发症的分析研究提供了可比性。

颈动脉颅外段并发症是指位于颈总动脉或颈内动脉岩骨颈动脉孔以下的并发症，将其分为三类：支架段并发症，支架近端并发症，支架远端并发症。

（一）支架段并发症及其处理

发生在支架段的并发症可细分为四亚类，包括：急性支架内血栓形成（acute stent thrombosis）、斑块脱垂（plaque prolapse）、残余狭窄（residual stenosis）和支架定位不当（incorrect stent placement）。

1. 急性支架内血栓形成　因急性支架内血栓形成与斑块脱垂在造影成像上有着相同的特征，均表现支架内造影剂充盈缺损，特别需要鉴别。急性支架内血栓形成发生率虽然相对较低（0.04% ~2.0%），但给患者带来了致命后果。根据目前的文献报道，诱发急性支架内血栓形成的常见原因有：①术前抗血小板聚集治疗或术间肝素化不充分；②存在抗血小板药物抵抗；③支架置入错位；④支架置入后残余狭窄明显。其中以抗血小板聚集治疗不充分为最常见的原因。基于这一原因，故患者术前必须给予充分抗血小板聚集治疗。具体方法为至少于术前 3 天给予阿司匹林（100mg/d）和氯吡格雷（75mg/d）双重抗血小板治疗。对于已经服用阿司匹林的患者，可于术前 24 小时或术前加用氯吡格雷负荷量（400 ~600mg）。另外，对于行急诊手术治疗的患者，则需一次性联合服用 300mg 阿司匹林和 300mg 氯吡格雷。对于已充分给予抗血小板聚集治疗但在术后发生支架内血栓形成的患者，需考虑患者是否存在抗血小板药物抵抗。

急性支架内血栓形成的处理目前仍然缺乏统一的标准。下列几种方法可供选择：①动脉内溶栓，为提高血管再通的几率，亦可将半剂量 rt - PA 与阿昔单抗联合使用；②动脉或静脉使用阿昔单抗；③条件允许可采用机械碎栓或血栓切除术，亦可与阿昔单抗联合治疗；④采取急诊手术取出带血栓的支架或可视状态下切除支架内血栓。总之，并发症一旦发生联合多学科合作是非常必要的，包括神经科、血管外科和神经影像科等。

2. 斑块脱垂　2004 年 Clark 等运用血管内超声技术定义病变处斑块突入支架内腔 >0.5mm 时称为斑块脱垂。到目前为止，斑块脱垂在大样本随机的 CAS 试验中并未给予其他的定义，并且它的发生率从未公开报道。但根据未发表的数据表明，斑块脱垂发生率约为0.2% ~4%。目前，虽然尚缺乏通过血管造影定义斑块脱垂，但凭借血管造影能在可视的状态下发现支架内腔造影造影剂充盈缺损，从而明确斑块脱垂诊断。造成斑块脱垂的常见因素有软斑块、大斑块及在术中使用的支架类型为开环式支架。斑块脱垂可分为小脱垂和大脱垂两类。小脱垂是指脱垂的斑块并未明显侵入血管内腔；大脱垂是指脱垂的斑块明显的侵入血管内腔，且形成内腔明显狭窄。斑块脱垂可导致神经系统不良事件发生。斑块脱垂处不但易诱发支架内血栓形成，而且可通过血栓形成物或斑块突出的成分促发早期或晚期栓塞事件发生。

血管内超声技术在筛查斑块脱垂方面有着重要的诊断价值。但它的使用不但增加了手术时间，而且增加了术中血栓栓塞事件发生的风险。基于这些原因，限制了它在临床上常规应用。不过常用的二维超声技术亦能提供脱垂的斑块大小和部位等相关信息，可作为血管内超

声技术的替代工具。

斑块脱垂应根据血管腔受累的程度的不同采取个体化的处理。小脱垂需严格的采用超声随访。同时强制性给予阿司匹林和氯吡格雷双重抗血小板聚集治疗。另外，在术后的两周内亦可采用低分子肝素抗凝治疗。大脱垂可采取支架内重复球囊后扩。对于脱垂持续存在的患者，可借助双支架套叠治疗。

3. 残余狭窄　支架释放及后扩后其内腔局部仍存在部分的造影剂充盈缺损，即为支架术后残余狭窄。目前认为，术后残余狭窄率若 > 30% 则称为 CAS 技术失败。采取多次后扩，则会增加颈动脉窦部牵张反射发生，诱发血压下降和心率减慢。另外，多次后扩亦会增加斑块物质脱落和血管发生破裂的风险。病变处严重钙化和斑块的体积较大是形成残余狭窄的最常见的原因。此外，术中定位不当和支架在释放的过程中发生移位亦可促发残余狭窄的发生。为避免或减少残余狭窄的发生率，术前需认真评估狭窄病变的性质和程度。针对严重钙化和斑块的体积较大的病变，可选用纵向支撑力大的支架。因支架定位不当或在释放的过程中发生移位形成的残余狭窄，可置入另一枚支架使整个病变的血管得以覆盖。

4. 支架定位不当　由于各种原因可导致支架定位不当，支架最终的定位点与最初计划的定位点偏移 10mm 以内时，则称为"小幅定位偏移"。此类发生率并不少见，但不会因此而明显的增加患者术后不良事件的发生。但对于本身存在栓子脱落潜在风险的患者，支架定位不当可能会增加 CAS 术后早期或晚期神经系统并发症。定位不当亦可并发残余狭窄。基于这些原因，采用第二枚支架封堵未覆盖的病变是非常必要的。

另外，支架释放在极少数情况下会发生移位，即支架最终的定位点与最初计划的定位点定偏移大于 10mm，亦称为"大幅定位不当"。支架向目标定位点远端移位比较常见．若远端血管直径较大无影响到血流供应，则无需处理；若远端血管直径较小影响到血流供应，则需要外科手术取出移位的支架。支架的近端移位少见，一般不会引起不良事件。采取超声随访和双重抗血小板聚集治疗即可。

（二）支架近端并发症及其处理

颈总动脉夹层是支架近端血管最为常见的并发症。目前有关颈动脉夹层的发生率仍不清楚。血管扭曲和反复操作是导致夹层发生的主要原因。此外，诸如"牛角弓"、Ⅰ型弓或Ⅱ弓这些血管学解剖特点是造成夹层又一重要原因。动脉夹层根据造影结果分为血流限制性夹层（flow - limiting dissections）和血流非限制性夹层（non - flow - limiting dissections）。无论是何种颈动脉夹层，均有可能引起夹层血管闭塞性或栓子脱落栓塞性脑血管事件的发生。

血流非限制性夹层通常采取保守治疗，包括强化华法林或肝素抗凝，或阿司匹林抗斑小板聚集治疗，以预防血管血栓形成和栓塞事件发生。抗凝和抗血小板聚集治疗亦能促进夹层处血管的修复，治疗的标准疗程为 14 天。另外，亦可选择采用长球囊使血管内膜贴壁联合上述的药物治疗。血流限制性夹层应采用支架置入术干预。其支架类型选择上遵循颈总动脉开口处病变选用球扩式支架，非开口处病变选用自膨胀式支架。在严重症状性夹层无法采用血管内治疗时，可采取外科治疗。

（三）支架远端并发症及其处理

远端并发症的产生与远端保护装置的使用息息相关。虽然脑保护装置能减少患者 CAS

术中脑血管事件的发生，但因它的使用亦能诱导各种不良事件。文献报道，直接因脑保护装置使用导致的并发症发生率较低（1%~5%）。大部分并发症与滤器型保护装置相关，但多数并发症是无症状的。支架远端并发症可为 5 类：①滤器闭塞；②颈内动脉夹层；③保护伞回收困难；④血管痉挛；⑤血管扭折（kinking）。

1. 动脉夹层形成　夹层的发生与保护装置的使用或球囊扩张相关。脑保护装置通过颈动脉扭曲的段可诱发夹层产生。直径较大、材料相对较硬的脑保护装置亦可导致夹层形成，即使是在脑保护装置到位展开的情况下。与支架近端夹层一样，其远端夹层亦可分为血流限制性夹层和非限制性夹层两类。血流非限制性夹层可用质地柔软、尺寸较长的球囊将血管内膜贴壁。血流限制性夹层采用支架辅助治疗。

2. 滤器内血管闭塞　CAS 术发生滤器闭塞较为常见，与斑块脱落较大的碎片和血栓物质堵住滤器孔有关。在完成滤器型脑保护装置回收前阶段，若出现滤器放置处发生闭塞或狭窄，血管造影则表现为血流速度缓慢或滤器造影剂充盈缺损。当放置滤器处完全被碎片物质阻塞，造影时可出现近端血管被流速缓慢的造影剂充盈和滤器装置的残端。在诊断滤器或滤器放置处血管闭塞前，必须与颈总动脉夹层和颅内"微栓子雨"相鉴别。若大碎片引起滤器闭塞，可采用特殊导管在滤器未回收之前将其抽吸回收，以最大限度地减少滤器中体积过大的碎片。通过此法可避免或减少在回收滤器型保护伞时发生碎片移位、脱落的可能性。在此情形之下必须牢记，不必将已捕获碎片的滤器完全的回撤到回收鞘中，以免因为挤压导致碎片脱落发生血管栓塞事件。通常情况下，当滤器型保护伞回收后血流会即刻恢复，故不会影响患者的预后。

3. 保护伞回收困难　通过正常的回收鞘，不能顺利地将保护伞回收或回收的时间延长的现象称为保护伞回收困难。回收困难最为常见的背景是扭曲的血管内置入开环式支架，支架的龙骨碰及了血管内壁。保护伞回收困难的原因多见于颈动脉扭曲或成角。另外，技术熟练程度缺乏的术者亦会增加滤器网孔套陷于支架龙骨的几率，导致保护伞回收困难。

处理保护伞回收困难的方法有下列几种：①让患者深吸气或将头部转向对侧，减轻血管扭曲度，有利于回收鞘的通过；②将指引导管小心的进入支架的腔内，使保护伞输送导丝与支架壁分离，从而允许回收鞘通过；③实施体表压迫支架，亦能使输送导丝与支架龙骨分离；④采用直径较大的球囊扩张，便于回收鞘通过；⑤将硬导丝放置颈外动脉或颈动脉，以改变扭曲血管，方便回收鞘通过；⑥若滤器网孔套陷于支架龙骨，可采取推送保护伞输送导丝，使滤器重新与支架分离；⑦可借助长 4 或 5F 单弯导管回收保护伞；⑧当上述方法失败后，需要求助血管外科行手术治疗。

4. 血管痉挛　保护伞放置处血管痉挛是 CAS 术最为常见的并发症。目前文献报道，滤器式保护伞和球囊式保护伞引起血管痉挛的发生率达 7.9%，单使用滤器式保护伞引起血管痉挛的发生率为 3.6%。有时因支架直径过大在支架远端亦会出现血管痉挛。但这两处的血管痉挛通常不会造成不良后果。在处理血管痉挛策略上，可借鉴以下方法：①"等等和看看（wait and see）"：一些患者出现血管痉挛后，在不做任何处理的情况下，等几分钟后血管痉挛可自发的解除；②如血管痉挛引起明显的血流动力学紊乱，可于动脉内给予硝酸甘油（150~200μg）消除血管痉挛。

5. 血管扭折　若在支架置入前，目标支架释放部位的血管已存在血管扭曲的现象，则于支架置入后于支架远端的血管可发生扭折。与开环式支架相比，质地坚硬的闭环式支架更加容易将狭窄处的扭折推向远端。另外，直径过大的支架诱发支架末端血管扭折的几率也越大。轻度血管扭折一般不会引起严重后果。但扭折的血管明显成角，可诱发血流紊乱，从而诱发支架内急性血栓形成和再狭窄。处理上除双重抗血小板聚集治疗外，必要时可采用质地柔软的支架放置入扭折处以减少成角、恢复血流。

二、颅内段并发症及其处理

颅内段并发症是指位于岩骨颈动脉孔以上的并发症。根据病变的性质将其分三类：脑栓塞，高灌注综合征，造影剂脑病。

（一）脑栓塞及其处理

脑栓塞是 CAS 术严重的并发症，从理论上讲可发生在 CAS 术任何阶段。但发生脑栓塞可能性较大的阶段包括：指引导管到位阶段、球囊前扩便于保护伞通过狭窄病变阶段、支架置入阶段和球囊后扩阶段。

颈动脉狭窄所致的脑卒中主要归因于血栓栓塞，减少血栓脱落的风险比完全消除狭窄更重要。但 CAS 术的本身亦可产生血栓事件，即使是使用了脑保护装置。必须牢记，于主动脉弓过度操作不但会引起病变血管同侧发生脑栓塞，而且对侧亦可发生。经验丰富的术者不仅能恰当的选取患者，而且熟悉不同血管内治疗器材的性能。这些素质是最大限度地减少栓塞事件发生的首要因素。

不同大小栓子颗粒脱落后栓塞不同直径的脑血管，引起不同临床表现的血管事件。通常情况下按栓子直径的大小将其分为三类：①直径 $<20\mu m$：可以通过脑微循环；②直径为 $20\sim80\mu m$：不能通过脑微循环，但神经系统无症状；③直径 $>100\mu m$：虽具备了阻塞血管的能力，但仅部分患者表现有神经系统体征或症状。根据不同栓子栓塞血管后引起患者临床预后的不同，将栓塞并发症分为三类：①大栓子（macroemboli）；②微栓子"栓子雨"（shower of micro-emboli）；③无症状栓子（silent emboli）。

1. 大栓子　大栓子所致的栓塞事件能导致破坏性的临床后果：在 CAS 术中若发现新的大血管闭塞，此时，术者在决定是否采取血管内再通术及采用何种技术实再通时必须牢记三点：①闭塞的血管是否引起神经系统定位体征；②导管器材能否顺利达到闭塞血管的近端；③是否存在溶栓禁忌证。

大栓子并发症的处理需要结合具体情况，采用个体化治疗。正确的判断血管堵塞物的成分能为选取合适的机械材料实现血管再通提供了重要的依据，具体策略如下：①若堵塞物是固有斑块脱落的碎片或结构紧密的血栓时，处理方法如下：如果闭塞血管导致明显的神经系统定位体征，且导管器材能顺利的达到闭塞的近端，此时，首选机械的方法（取栓装置）实现血流的再灌注；如果取栓失败，可考虑采取包括导丝和球囊辅助的机械碎栓治疗。②若堵塞物是临时形成的且组织结构紧密性较差的血栓时，首选药物溶栓治疗：选用的药物有 rt-PA、血小板膜糖蛋白 IIb/IIIa 受体抑制剂等，且包括这些药物联合使用。这些药物给予的方式有动脉途径和静脉途径，但据目前的循证医学证据表明，动脉内溶栓血管再通的几率要比静脉途径的高。现有的且被证实有效的溶栓药物使用方法详见缺血性脑血管病急性期血管内治疗章节。但值得注意的是这些药物的使用剂量和给药途径均基于急性缺血性脑卒中临床试验，故直接将其应用于 CAS 术中脑栓塞事件处理的科学性可能有一定探讨的空间。如由

CAS 术所带来的一些超出急性脑梗死溶栓适应证（如穿刺部位血肿及已全身肝素化）的特定背景需要在溶栓治疗前作详尽评估。另外，血管能否再通与闭塞血管的部位、栓子的成分及侧支循环是否建立等因素密切相关，故在决定溶栓前需要评估这些重要因素。

2. 微栓子"栓子雨" "栓子雨"可致与病变血管同侧的脑功能区域短暂的缺血，表现相关的神经功能缺损。但更多的情况是患者不表现有明确的神经系统定位体征，仅表现认知或精神功能障碍（如意识模糊等）。发生微栓子"栓子雨"有时虽然通过造影发现颅内血流流速减慢、动脉期和静脉期显影时间均延长，但并没有发现闭塞的血管。行头颅 CT 检查能发现，术则前循环脑组织存在明显的广泛性水肿。"栓子雨"需要与造影剂脑部和高灌注综合征相鉴别。另外颈动脉窦部受刺激后，血管迷走反射导致系统性低灌注亦可表现精神状态紊乱和意识模糊，故亦在鉴别之列。诊断"栓子雨"的前提是排除一切能引起精神状态紊乱和意识模糊的相关并发症。

关于"栓子雨"的治疗目前暂无循证医学证据。鉴于意识模糊和精神异常一段在术后 24～48 小时内完全恢复，故采取"等等和看看"的方法可能是最好的选择。但值得注意的是"栓子雨"能促发血小板活性导致原位终末血管闭塞。另外，微循环的局部炎症反应引起局部血管痉挛加剧了微血管闭塞的发生。针对这些病理生理机制，可采取抗血小板聚集、解除血管痉挛及激素等相关的药物治疗以减少微血管原位血栓形成。

3. 无症状栓子 血管造影和随后的 CAS 术间操作均可导致无症状的栓塞事件发生。通过多经颅多普勒和弥散磁共振加权成像证实，这些无症状性脑栓塞的形成与气体栓子和微小的血栓相关。双侧大脑半球均可出现无症状性梗死灶，但非术侧半球的梗死灶多发生于诊断性脑血管造影阶段，术侧半球的病灶多与 CAS 术操作相关。于弓上血管进行不规范的操作是产生这些无症状性脑梗死灶的重要原因。对每一个 CAS 术后的患者需仔细地体格检查以发现其中可能的无症状性脑梗死患者，最后通过磁共振明确诊断非常重要。

无症状性脑梗死在治疗上目前仍缺乏循证医学证据，亦缺乏大样本长期预后的随访研究。现有的文献报道，有极少部分无症状性脑梗死患者进展至神经系统轻微的功能缺损，且多表现为短暂性脑缺血发作和长期的认知功能下降。总之，对于 CAS 术后无症状性脑梗死患者无需特殊处理，但仍需长期随访以了解长期预后。

（二）高灌注综合征及其处理

颈动脉狭窄血管重建所致的高灌注综合征虽然发生率低，但是一种致死性并发症。目前，关于高灌注综合征的定义已达成共识，定义为术侧半球出现神经系统功能缺损（如癫痫发作等），但这些缺损的神经功能与脑栓塞无关。颈动脉狭窄的患因脑组织长期缺血缺氧，已极度扩张的脑血管失去了自身调节功能，血管反应性（vascular reactivity）下降是形成高灌注综合征的基础。而 CAS 术后脑血流量（cerebral blood flow，CBF）过度增加超过脑组织代谢的需要是促发高灌注综合征产生的动力。CAS 术者必须牢记下列易诱发高灌注综合征发生的因素，包括严重单侧或双侧颈动脉狭窄、对侧血管闭塞、侧支循环差、术前已存在脑梗死、围手术期高血压及老年患者等。

极早的识别高灌注综合征的发生极为重要。高灌注综合征的临床表现缺乏特异性，可表现精神错乱、非典型头痛、癫痫和脑卒中样发作等。其发生的时机存在双峰现象，第一峰出现在血管重建后的 30min 内（早期发作），第二峰出现在术后的第 2 周（晚期发作）。在早期，脑卒中样发作多与弥漫性脑水肿相关。造影剂脑病（contrast‐induced encephalopathy）

和"栓子雨"亦可出现类似的临床表现，必须加以甄别。发生高灌注综合征患者颈动脉血流速度增快，通过彩色多普勒超声可有助于诊断。

对于伴有上述高灌注综合征诱发因素的 CAS 围手术期患者应严密监护。具体方法如下：①血压较高的患者需予严密的监测和控制，但应避免使用血管扩张药物降压，多主张采取静脉给予 β 受体阻止剂药；②对于因高灌注并发脑出血患者，需立即静脉给予鱼精蛋白中和肝素以限制颅内血肿进一步扩大；③对于并发脑水肿患者，可给予激素和甘露醇脱水以降低颅内压；④如果患者表现癫痫发作，可予抗癫痫药物控制。

（三）造影剂脑病及其处理

造影剂脑病发生率较低，与术中使用造影剂过量有关，尤其是渗透性较高的造影剂。造影剂脑病临床预后较好，典型的临床表现包括视觉障碍、一过性皮质盲和短暂的偏瘫等类脑卒中样发作。造影剂脑病发生的病理生理机制与造影剂神经毒性造成血脑屏障破坏密切相关。通过脑 CT 或 MRI 检查发生脑皮质和基底节区存在异染病灶。另外，急性血脑屏障破坏可导致脑脊液外渗形成脑水肿。通常情况下，神经系统症状和影像学异常表现在症状出现后的 24~48 小时完全消失。

造影剂脑病需与高灌注综合征鉴别。前者临床预后好、恢复快，后者则相反。另外，两者在累及脑解剖部位亦存在差异。前者前后循环均可累及，而后者仅累及前循环。造影剂脑病重在预防，无特殊治疗。

（穆永旭）

第八节　动脉粥样硬化性颈动脉狭窄的临床实践

一、药物治疗与血管重建的选择

颈动脉狭窄处理目的是减少脑卒中或死亡的风险。在充分的评估将来可能发生的脑卒中风险和因血管重建本身带来的风险大小后，决定是选择药物治疗还是选择血管重建治疗。药物治疗发生脑卒中的风险与患者的临床表现和狭窄的严重程度有关。而血管重建术的风险，包括心肌梗死、脑卒中或死亡，则与一些高危因素密切相关。无论是否行血管重建术处理，应该为所有的患者提供最为优化的药物治疗，包括干预动脉粥样硬化危险因素和抗血小板治疗。单用药物治疗适用于那些行血管重建术风险大于获益的患者，这些患者包括症状性颈动脉狭窄程度 <50%、无症状性狭窄 <60% 的患者和存在手术相关的脑卒中或死亡高风险因素的患者。2006 年 AHA/ASA 颈动脉狭窄治疗指南推荐：对于无症状性颈动脉狭窄 >60 或症状性颈动脉狭窄 >50% 患者，若采用血管重建治疗脑卒中或死亡并发症分别不超过 3% 和 6% 时，则是可以接受的。

二、无症状性低危患者的血管重建

症状性颈动脉狭窄患者血管重建可依据 2010 年 AHA/ASA 指南。无症状性颈动脉狭窄患者的治疗目前仍存在两个重要问题，血管重建术可行性证据综合可信度；行血管重建术治疗血管狭窄程度的标准（图 16-4）。支持血管重建者认为，第一个问题通过 ACAS 和 ACST 试验已取得了证据，即外科处理发生并发症风险较低的患者行 CEA 联合阿司匹林的疗效优于单用阿司匹林。相反，保守疗法支持者认为 ACAS 试验已经过时，因为目前采用的积极干预颈动脉粥样硬化危险因素和"最优化的药物治疗"方案在 ACAS 试验尚未得到实施。虽然在 ACST 研究中的药物治疗方案得到很大的完善，但在 1993～1996 年间随机入组的患者他汀类药物服用率仅为 17%，即使是在 2000～2003 年间也只有 58%，尽管 70%～90% 的患者在后来临床随访期间服用了抗血小板聚集、抗高血压和降脂药物，但是否达到目前要求的治疗目标值仍是未知数。因此，血管重建术与现阶段"最优化的药物治疗"效果的比较仍需要进一步研究。

CEA 治疗颈动脉合适的狭窄标准是另一个争论焦点。ACAS 和 ACST 研究均得出无症状性 >60% 狭窄患者行 CEA 疗效优于阿司匹林，但 ACST 研究并没有证实随着狭窄程度增加（60%～90%），患者发生脑卒中风险有任何差异。另外，ACAS 研究亦没有就此问题给予评估。因 CEA 与阿司匹林治疗相比，每年绝对的脑卒中风险减少仅为 1%，所以有理由质疑将无症状性颈动脉狭窄重建术的血管狭窄标准增加至 80% 的合理性。1998 年修订的 AHA 指南提出了这个问题并且修改了早期指南推荐的标准：无症状性狭窄程度 >60% 且手术风险 <3%；无症状性狭窄 >75% 且手术风险为 3%～5%。值得注意的是 AHA 指南并没有明确指出狭窄的严重程度是通过血管造影明确还是通过无创技术评估。

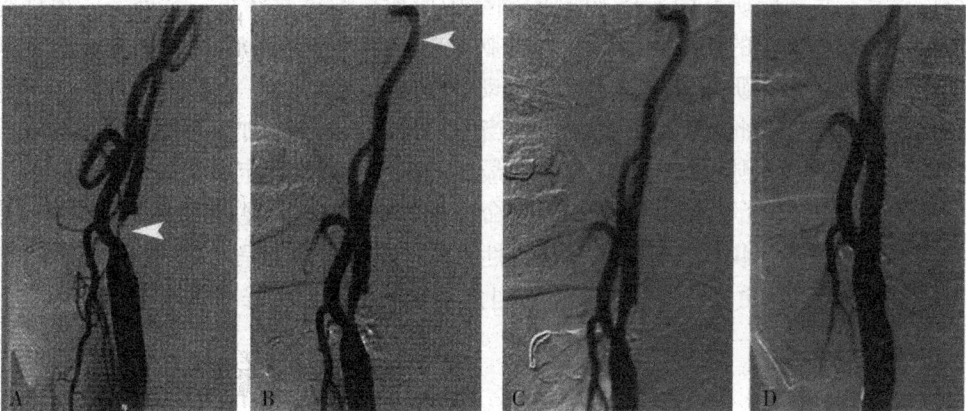

图 16-4　无症状性颈动脉狭窄支架置入术

A. 颈动脉侧位造影显示窦部次全闭塞；B. 0.014in 微导丝通过病变，用直径 2.0mm 球囊导管预扩后，Spider 保护装置在微导丝的辅助下通过病变，置入颈动脉颈段的远端（箭头所指为保护伞伞体）；C. Precise RX 自膨式支架置入后，可见明显残余狭窄；D. 用直径为 6.0mm 球囊导管后扩后，造影示支架形态良好，无残余狭窄

目前，随机的临床试验数据仅支持 CEA。如果 CEA 和 CAS 临床比较试验能够证明它们具有相同的效果或 CAS 更优越，那么 CAS 可能成为 CEA 治疗低风险的患者一种理想选择。

三、无症状性高危患者血管重建

目前，对于严重颈动脉狭窄且 CEA 治疗存在高风险无症状性患者的治疗仍有争议，因为当前 CEA 和药物治疗比较随机试验尚未纳入这类患者。尽管此类患者行 CEA 治疗风险比低危患者明显增加，但并没有足够的证据证实药物或手术治疗对此类高风险患者的 5 年无脑卒中存活率的影响。目前必须意识到，若血管重建本身的风险高于术后带来的获益，那么其疗效将会得到否定；CEA 会带来更高的风险但并不意味要求患者行 CAS 治疗。目前迫切的是开展一些 CEA 治疗存在高危风险的无症状颈动脉狭窄患者药物疗效方面的研究。如患者存在低灌注情况，对于由放射引起或 CEA 再狭窄的患者，可考虑用 CAS 治理。

四、年龄因素

随着年龄的增长，收缩期高血压、心房颤动、全身动脉粥样硬化和脑血管疾病的风险亦在增加，这些因素均会增加老年人脑卒中风险。就某一个患者来讲，很难评估每个危险因素的相关风险，故需给予综合治疗。因阿司匹林、β 受体阻滞剂、他汀类药物和 ACEIs 有较好的安全性和耐受性，且这些药物能降低老年患者心血管疾病的致残和致死率，故在制定脑卒中预防最优化的药物治疗方案时应包括这些药物。相比之下，老年患者 CEA 术后更易出现相关的并发症，正是因为此种原因导致目前许多 CEA 随机试验排除了这类患者。虽然 SAP-PHIRE 研究结果表明，高危患者经 CAS 和 CEA 治疗后，前者拥有较低的不良事件发生率，但另一项存在高危风险研究因 CAS 过高的脑卒中或死亡率提前终止。另外，一项试验研究结果支持，释放保护伞的持续时间是独立的脑卒中预测因子；年龄并非构成 CAS 脑卒中或死亡的独立预测因子。研究者推测，Ⅲ型主动脉弓和头臂干扭曲等解剖因素易使 CAS 手术时间延长和程序复杂，此种情况在老年患者当中较常见，从而增加了此类患者发生并发症风险。因此，无症状颈动脉狭窄的老年患者的最佳治疗方法尚未确定。但采用内科药物治疗和危险因素干预仍是合理的选择。对于预期寿命少于 5 年的患者．主张单用内科药物治疗。对于预期寿命大于 5 年症状性患者，尤其是男性患者，血管重建术是合理的。虽然可靠的数据表明 CAS 也许比 CEA 更安全且损失较小，但血管重建术的技术选择仍不确定。内科治疗与 CAS 的相对优势需要进一步的评估。

五、性别因素

与低龄和非糖尿病女性患者相比，年龄大于 65 岁和女性糖尿病患者罹患动脉粥样硬化和脑卒中的风险较高。阿司匹林用于对这些高危亚组人群脑卒中一级预防是合理的。NASCET 研究的数据表明，症状性颈动脉重度狭窄的女性经 CEA 治疗后脑卒中预防效果优于单用阿司匹林组，但症状性中度狭窄的女性未能从 CEA 中获益。ACAS 试验中。与应用阿司匹林相比，无症状女性未能从 CEA 中获益。但 ACST 研究表明，女性可以适度的从 CEA 中获益。男性和女性从 CEA 中获益不一致，这可能归因于女性在 CEA 后发生并发症的风险较高。但 CREST 前期研究结果表明，女性组和男性组在 CAS 后 30 天脑卒中和死亡发生率分别为 4.5% 和 4.2%，差异无统计学意义。总之，为探讨女性对 CEA 或 CAS 术后的影响，有必要在高（低）危风险的有（无）症状性颈动脉狭窄的女性患者中作进一步研究。

六、冠状动脉搭桥术与颈动脉重建术共存的处理

研究表明，需行冠状动脉搭桥术（coronary artery bypass grafting：CABG）患者。若既往

有 TIA 和脑卒中病史，颈动脉狭窄重建围手术期发生脑卒中风险是无 TIA 和脑卒中病史患者的 3 倍。颈动脉疾病是 CABC 患者术后发生脑卒中的重要原因。拟行心脏外科手术的患者如果存在下列特点，包括颈动脉杂音、年龄大于 65 岁、周围动脉疾病、TIA 或脑卒中病史、吸烟和冠状动脉左主干病变，则术前需接受双侧颈动脉检查。重度颈动脉狭窄患者可行颈动脉血管重建。根据患者的症状、疾病的严重程度和血管重建的迫切程度组织血管重建术的时间和秩序。当无症状性颈动脉狭窄患者合并严重的左主干疾病、顽固性急性冠脉综合征或其他急性 CABG 指征，首先可不处理颈动脉狭窄，而直接给予 CABG 治疗。但对于 2 周内发生 TIA 且颈动脉狭窄大于 50% 的患者，如果 CABG 推迟几天是安全的情况下，可考虑急诊行 CEA 治疗。一项荟萃分析结果支持，对于症状性颈动脉狭窄 >50% 或无症状的颈动脉狭窄 >80% 的患者，CEA 应在 CABG 之前或与其同时进行。另有证据表明，CEA 和 CABG 同时进行的风险与两者分开实施的风险相比并未明显的增加，包括死亡率、脑卒中和心肌梗死的发生率分别为 4.7%、3.0% 和 2.2%。如果在 CABG 之前行颈动脉血管重建治疗，那么 CABG 术后的并发症就会降低。

七、非心脏手术的术前评估

推荐无症状性颈动脉狭窄但伴血管杂音的患者实施非心脏手术前，有必要行全面的神经系统检查。无症状或神经系统缺乏阳性体征的患者在颈动脉重建术前实施非心脏手术，并发脑卒中风险较低，故非心脏手术可提前进行。但对于症状性颈动脉狭窄 >50% 患者推荐在外科手术前实施颈动脉血管重建。

八、房颤

在缺血性脑卒中中，心源性脑栓塞占 1/5，且绝大部分病因与阵发性或持续性房颤有关。大约 1/3 的既有房颤又有脑卒中史的患者将再发脑卒中，究其病因除与房颤有关外，颈动脉狭窄亦是主要因素，故这些患者均推荐行颈动脉超声检查。房颤合并颈动脉狭窄的患者在治疗上以华法林长期抗凝和采用颈动脉血管重建治疗为主。虽然，以往的存在高风险的 CAS 试验研究纳入标准排除了房颤，但此类患者颈动脉血管重建术的指征和技术要求方面与其他类型患者的相同。

九、颈动脉夹层

颈动脉夹层通过动脉栓塞、动脉闭塞或假性动脉瘤压迫血管导致神经系统损伤。经过保守治疗后，高达 80% 的动脉夹层患者可以痊愈。治疗方法包括抗凝和抗血小板聚集治疗。血管造影证实，夹层持续存在反复发作缺血事件的患者采用 CAS 治疗（图 16 – 5），比外科手术更安全。

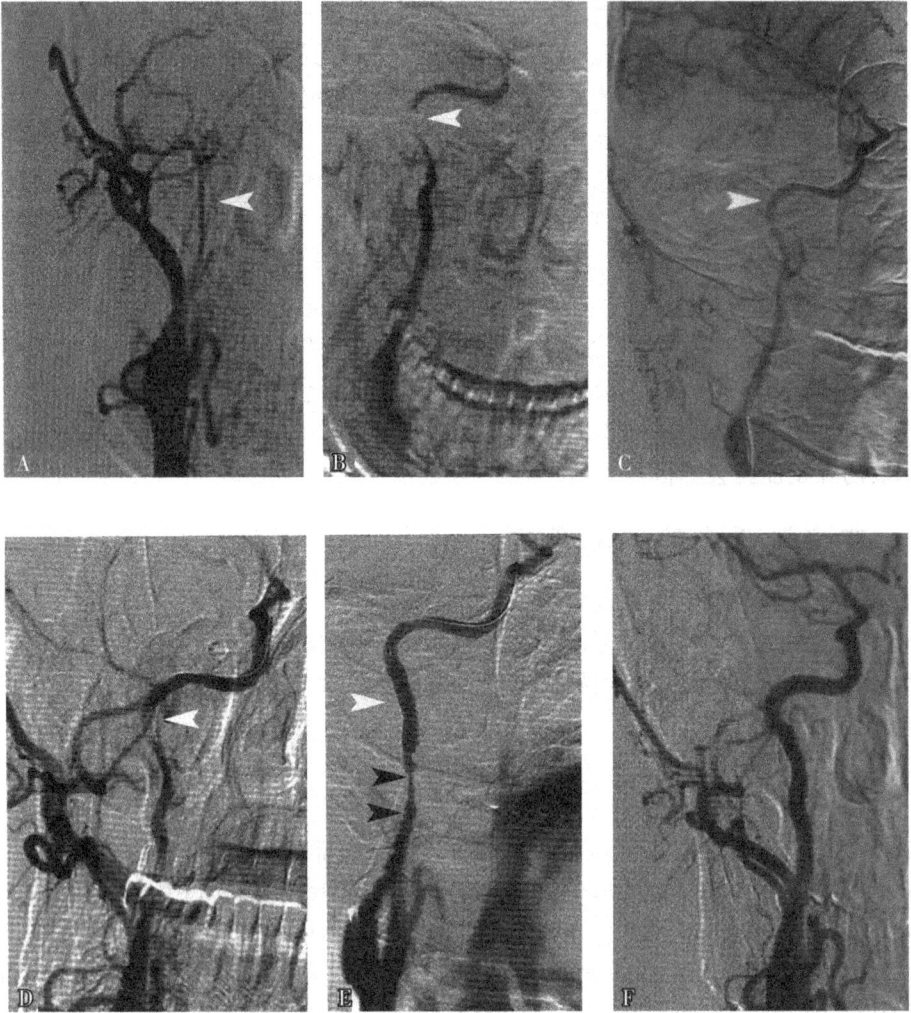

图 16 - 5　颈动脉夹层支架置入术

A. 右侧颈动脉侧位动脉早期造影显示窦部至 C1 的远端全程纤细（箭头）；B. 右侧颈动脉侧位动脉晚期造影显示 C1 的远端次全闭塞，病变的性质为夹层（箭头）；C. 微导丝通过病变；D. 球囊预扩张后；E. Express Vascularr™ SD 支架置入（白色箭头），支架的近端出现血管痉挛（黑色箭头）；F. 观察 15 分钟后，支架形态良好，血管痉挛消除

十、合并颅内病变或串联病变

许多患者在评估颈动脉疾病时发现合并有无症状性颅内疾病。无症状性颅内血管狭窄一般不影响颅外颈动脉血管重建术的实施。但对于症状性颅内狭窄患者，因在 2 年内发生脑卒中的风险为 19%，故在颈动脉血管重建术前推荐正规的神经系统评估，必要时可同时处理（图 16 - 6）。

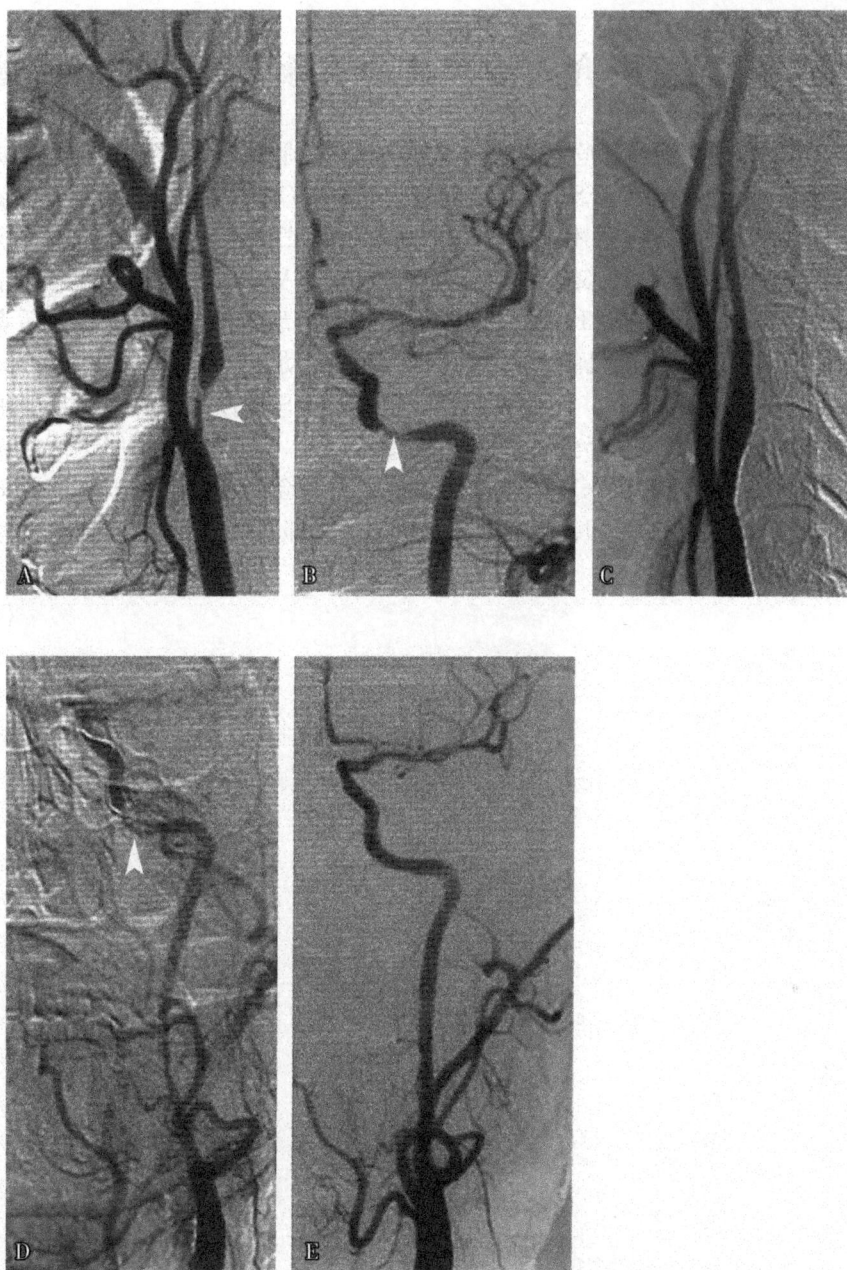

图 16 - 6　颈动脉串联狭窄支架置入术

A. 左侧颈动脉侧位造影显示窦部严重狭窄（箭头）；B. 颈动脉前后位造影显示破裂孔段 50% 狭窄（箭头）；C.0.014in 微导丝通过病变，用直径 2.0mm 球囊导管预扩后，Spider 保护装置在微导丝的辅助下通过病变，置入颈动脉颈段的远端；用直径为 5.0mm 球囊导管预扩，Precise RX 自膨式支架置入，造影显示支架形态良好，可见明显 20% 残余狭窄；D. 破裂孔段 50% 狭窄单用直径为4.0mm 球囊成形（箭头）；E 造影显示远端的血管形态良好，无残余狭窄

（穆永旭）

第九节　血管内介入治疗在颈动脉病变中的应用展望

在 2007 年，CAS 在治疗高危症状性和无症状性颈动脉狭窄患者的疗效上被认为不劣于 CEA，两者相互补充。随着 CREST 研究结果的发表，即 CAS 和 CEA 近 4 年的首要终点事件（包括脑卒中、心肌梗死、围手术期任何原因引起的死亡或术后 4 年内责任血管同侧脑卒中）发生率无统计学差异，势必给目前视为金标准的 CEA 带来巨大的挑战。面对 CAS 创伤小的优势，对于那些既可选择 CEA 又可选择 CAS 治疗的患者可能更倾向选择后者二值得关注的是，历时 5 年的前瞻性随机的跨大西洋无症状的颈动脉介入试验（Transatlantic Asymptomatic Carotid Intervention Trial，TACIT）目的是比较 CAS 联合优化的药物与单用优化的药物的疗效，其试验结果将于今年公布。这些结果的发表，将为 CAS 应用于低危人群提供更多客观的依据。另外，随着未来科学技术的发展，势必会出现性能更加优良的 EPD、支架和支架输送系统。这所有的一切，可能造就一个事实，即 CAS 替代 CEA 成为治疗颈动脉疾病最终的金标准。

（穆永旭）

第十七章　颈动脉颅内段狭窄的介入治疗

第一节　颅内动脉粥样硬化性狭窄的常见危险因素

很早就有人提出颅内/颅外动脉粥样硬化的危险因素存在分布差异。高血压比高血脂更容易促进颅内动脉粥样硬化，而高脂血症和颅外动脉粥样硬化与冠心病关系更密切。然而，这些关系又被其他研究者所否定，并认为动脉粥样硬化分布差异主要是受种族和性别影响，而不是传统血管危险因素。

评价颅内动脉粥样硬化危险因素的研究主要集中在症状性患者和亚洲人群。大多数研究结果认为年龄、高血压和糖尿病是颅内动脉粥样硬化的重要危险因素，而性别与颅内动脉粥样硬化之间关系存在争论。一些研究报道女性患者容易发生颅内粥样硬化，而其他一些研究则显示在男性患者中更常见。

近年来有研究证实，与影响颅外动脉粥样硬化相比，代谢综合征被认为与颅内动脉粥样硬化关系更密切。WASID 试验显示在颅内动脉粥样患者中代谢综合征更为常见，有近一半的颅内动脉粥样硬化患者被诊断有代谢综合征，这类人群再次发生血管事件的风险更高。2005 年韩国的 Bang 教授等对 512 例脑卒中患者进行一项研究，发现 55% 颅内动脉粥样硬化患者存在代谢综合征，认为代谢综合征与颅内动脉粥样硬化关系密切，这一点有别于传统的危险因素。2009 年，一项北曼哈顿脑卒中研究（Northern Manhattan Stroke Study）结果发现，糖尿病和代谢综合征是症状性颅内动脉粥样硬化而不是颅外动脉粥样硬化的重要决定因素。

（李树森）

第二节　颅内动脉粥样硬化性病变程度和性质的评估

一、血管造影评估依据

2009 年 AHA 一项科学声明《急性缺血性脑卒中影像推荐》强调颅内动脉慢性狭窄或者闭塞病变最好行增强 MRA、CTA 或 DSA 评估，狭窄程度的测定方面 DSA 或 CTA 具有更高的准确性，其中 DSA 更优于 CTA。对于 Wills 环区域的血管，推荐采用 CTA 或 DSA 评估，虽然 MRA 不够准确，但仍有用；对于远端颅内动脉，应该采用 DSA。

二、颅内动脉粥样硬化性病变程度和性质的评估

在脑血管造影过程中，评价动脉狭窄的程度和性质是十分重要的。病变性质和程度是决

定下一步治疗方案的重要因素，这对于选择合适的球囊或支架非常重要，并有助于判断不同治疗的预后。

由于颅内动脉本身固有的解剖结构，用于计算颅外动脉狭窄程度的方法不适合于颅内血管。颅内动脉更加迂曲、更纤细，并有更多分支。WASID 研究建立了一套可靠的方法用于测量颅内大动脉的狭窄程度（包括术前、术后和随访时）。狭窄程度通过下面公式进行计算：

狭窄率 ＝ ［1 － （狭窄管径／参考管径）］×100%

狭窄管径是狭窄程度最严重的血管直径，而参考管径是指附近正常动脉的直径。由于解剖原因，参考管径的确定，颈内动脉颅内段不同于大脑中动脉、椎动脉颅内段和基底动脉。

1. 若狭窄位于大脑中动脉、椎动脉颅内段或基底动脉时，参考管径的测定应为：

（1）若狭窄没有累及到目标血管的起始端，那么近端最宽、最平直且无迂曲的正常血管用来作为参考管径。

（2）若目标血管的起始端有狭窄，且供血动脉正常的话，那么供血动脉最宽且无迂曲的正常血管被用来作为参考管径。

（3）若目标血管全长都有病变的话，那么平直且无迂曲的正常远端血管被作为参考管径。

2. 若狭窄位于颈内动脉的颅内段时，参考管径的测定应为：

（1）若狭窄位于颈内动脉海绵窦前段、海绵窦段和海绵窦后段时，颈内动脉岩段最宽、无迂曲的正常血管部分用作参考管径。

（2）若颈内动脉岩段全长都有病变时，颈内动脉颅外段最远端的正常平直部分作为参考管径。

根据病变的形态学特征，Mori 等提出了一套颅内动脉造影分类系统来预测单纯球囊成形术的临床预后，在 DSA 下根据病变长度和几何形态学分以下三种类型为：Mori A 病变是指短的（长度≤5mm）同心圆或适度偏心的非闭塞病变；Mori B 病变是指管状（长度为 5 ~ 10mm）的极度偏心的适度成角病变；Mori C 病变指的是弥漫的（长度 >10mm）极度成角的近端部分迂曲病变。病变越复杂，短期和远期结果就越差。尽管这种分类原先是为单纯球囊成形术而提出来的，但目前也已广泛应用于支架成形术。

北京天坛医院为了预测支架成形术的结果，结合 Mori 分型、病变部位分型和路径分型制定了一个 LMA 分型（Classifications of location，morphology and access）。部位分型：A、B 型部位分别为分叉前、后狭窄；C 型部位，跨分叉狭窄，边支动脉无狭窄；D 型部位，跨分叉狭窄，边支动脉有狭窄；E 型部位，边支动脉开口部狭窄；F 型部位，分叉前狭窄和边支开口部狭窄。大脑中动脉 M1 段开口部病变被定义为距起始部 3mm 以内的狭窄，视为 B 型部位。M1 段最大分支被视为 M1 段主干的延续，然后进行部位分型。N 型部位，非分叉处病变。形态学分型：即 Mori 分型。路径分型：Ⅰ型路径，适度的弯曲，路径光滑；Ⅱ型路径，较严重的迂曲或路径的动脉壁不光滑；Ⅲ型路径，严重的迂曲。他们认为颅内支架成形术的技术成功率与径路分型的关系密切，Ⅰ、Ⅱ、Ⅲ型径路的技术成功率分别是 100%、93% 和 66%。

动脉粥样硬化斑块根据病理学特征可以分为稳定斑块和不稳定斑块。在急性缺血性脑卒中患者中，对其脑动脉斑块的性质缺乏研究。因不像急性冠脉综合征患者具有很高的死亡率，大多数脑卒中患者经治疗可以存活，其尸检率极低，故此类患者病理研究受到很大的限制。现在依靠血管内超声、磁共振血管成像等先进技术可以较准确地分辨颈动脉颅外段斑块性质，但是这些技术应用在颅内动脉上的准确性还不确切。目前仍是依靠血管造影影像学特点粗略判断斑块性质。一般斑块较锐利、成角，或呈溃疡形，则认为不稳定斑块的可能性大。

有研究表明，颅内动脉狭窄是动态发展的病变，可以出现继续发展、退化或保持原状 3 种情况。发生这些病理过程的机制目前仍不是很清楚，其缺乏有效的评估手段预测斑块具体的演变趋势。所以颅内动脉血管成形和支架置入术的患者选择应较颅外动脉更为严格。

（李树森）

第三节　颅内动脉粥样硬化狭窄血管内治疗的发展简史

过去的二十年，球囊和支架成形术已经成为治疗症状性颅内动脉粥样硬化性狭窄的一种手段。在 WASID 研究中，颅内动脉狭窄患者尽管予以药物治疗，但仍有较高的脑卒中复发率。因有冠心病血管内介入成功的典范以及微导管、球囊和支架技术的快速发展，促使越来越多的颅内动脉狭窄患者接受血管内治疗。

一项对 2006 年 3 月份以前发表的关于颅内动脉狭窄行单纯球囊成形术的所有回顾性和前瞻性病例研究的荟萃分析，发现手术期间发生脑卒中率为 7.9%（95% CI，5.5% ~ 10.4%），死亡率为 3.4%（95% CI，2.0% ~ 4.8%）。近年来的现有资料显示颅内动脉单纯球囊成形术虽具有相对高的成功率和安全性，但仍没有涉及远期预后的前瞻性研究，而且，单纯球囊成形术本身存在诸多技术上的缺陷，如术后的弹性回缩、残余狭窄、急性血管腔闭塞、夹层形成和极高的再狭窄率等。

症状性的椎动脉和颅内动脉粥样硬化性病变的支架成形术（stenting of symptomatic atherosclerotic lesions in the vertebral or intracramal arteries，SSYLVIA）研究是第一个金属裸支架（NeuroLink system）治疗颅内动脉狭窄的多中心、前瞻性试验研究。SSYLVIA 研究包括 61 名患者，其中症状性颅内动脉狭窄 43 例，颅外椎动脉狭窄 18 例。技术成功率为 95%，30 天内脑卒中发生率为 7.2%，没有死亡病例，接受治疗的同侧血管区域年脑卒中发生率为 10.9%，6 个月时复查脑血管造影显示再狭窄率为 35%。该研究存在一些缺陷，如没有设立对照组，也没能证实颅内支架成形术是否改变颅内动脉狭窄的自然史和远期预后。依据此项研究结果，尽管美国 FDA 在人道主义豁免（humanitarian device exemption，HDE）下批准使用该支架治疗药物治疗失败的症状性颅内动脉狭窄患者，但目前市场上已不提供该类型装置。

2005 年，美国 FDA 批准 Wingspan 支架系统治疗症状性颅内动脉狭窄，该装置是一种颅内专用的自膨式支架。第一个关于 Wingspan 的研究是一前瞻性多中心 I 期临床试验，研究对象是 45 例经抗栓药物治疗脑卒中仍再次发作的症状性颅内动脉狭窄患者（狭窄程度为 50% ~99%）。其结果表明，技术成功率为 97.7%，30 天内脑卒中或死亡率为 4.5%，第一年同侧脑卒中发生率为 9.3%，6 个月再狭窄率为 7.5%，所有再狭窄患者均没出现症状。

在 WASID 研究中，研究表明 ≥70% 症状性颅内动脉狭窄引发再次脑卒中的风险最高。结合该研究发现中度与重度狭窄患者于支架置入后手术期间并发症发生率相似，故推测支架成形术治疗重度狭窄可能更获益。因此，由美国国立卫生院资助建立了一项集中此部分高度狭窄的人群实施了基于 Wingspan 支架系统的多中心登记研究，来自 16 个中心的症状性颅内动脉高度狭窄患者 129 例，结果表明技术成功率为 96.7%；30 天内的脑卒中、出血或死亡及经 6 个月随访的同侧脑卒中事件总发生率为 14%。

最近一项多中心随机实验比较了颅内动脉狭窄血管内治疗（基于 Wingspan 支架系统）与强化的药物治疗（Stenting versus aggressive medical therapy for intracranial arterial stenosis, SAMMPRIS）的远期效果。SAMMPRIS 试验的目的是采用何种治疗方法有益于症状性颅内大动脉高度狭窄患者脑卒中二级预防，验证假设"支架成形术联合强化药物是否比单独药物强化治疗更有优势"。但其结果表明，30 天围手术其内脑卒中或死亡率在支架置入联合强化药物治疗组高达 14.7%，在单纯强化药物治疗组仅为 5.8%，故该实验被提前终止。但鉴于此实验本身存在诸多不合理因素，故颅内支架置入联合强化药物治疗与单用强化的药物治疗在预防缺血性脑卒中的整体疗效优劣方面仍有待于进一步研究。

（李树森）

第四节　颅内动脉粥样硬化狭窄介入治疗的适应证

一、颅内动脉狭窄介入治疗适应证

近年来，除了刚刚提前终止的 SAMMPRIS 试验外，还没有其他大型的临床随机双盲对照试验支持血管内治疗对颅内动脉粥样硬化性狭窄更有效．且国内外介入指南没来得及更新，目前，最近的推荐指征仅仅参考 2010 年 AHA/ASA《缺血性脑卒中和短暂性脑缺血发作预防指南》（以下简称《指南》）。

各国指南均强调血管重建术对治疗有症状性颅内动脉粥样硬化性狭窄的有效性还不明确，其适应证方面除了一致强调血管重建术仅针对症状性颅内动脉粥样硬化性狭窄外，还有一些细微差异，包括：就其狭窄程度而言，2006 年 AHA/ASA《指南》强调只有影响血流动力学的颅内动脉狭窄才考虑血管内治疗，2010 年 AHA/ASA《指南》却把狭窄程度放宽至 50%～99%，而 2008 年 ESO《指南》和 2010 年中国《指南》推荐中没有对狭窄程度做明确的限定；另外 2006 年 AHA/ASA《指南》强调患者在接受内科药物优化治疗失败后才可以考虑血管内治疗，而其他指南并没有强调此推荐意见。

因为颅内动脉血管内治疗具有较高的并发症发生率，也不清楚患者是否真正获益，尽管各国指南明确颅内动脉粥样硬化性狭窄血管内治疗应用方向，但是未能提供明确的细则。临床医师在介入规范和日常实践存在一定的差距。临床中应该对颅内动脉粥样硬化患者实施严格的危险评估，重视内科药物优化治疗。如果有条件的医疗机构进行颅内动脉粥样硬化性狭窄血管内治疗时，一定要仔细评价患者的获益风险比，严格遵从操作规范，降低并发症发生率。

根据各国指南推荐，现将颈内动脉颅内段介入治疗适应证总结如下：

1. 症状性颅内动脉粥样硬化性狭窄（50%～99%）的患者在接受内科药物优化治疗失败后，可考虑血管成形术或（和）支架置入术。

2. 无症状性颅内动脉粥样硬化性狭窄属低危病变，不推荐介入治疗。

二、颅内动脉狭窄介入治疗禁忌证

1. 不能接受或耐受抗血小板或抗凝药物治疗。
2. 严重钙化病变。
3. 因血管扭曲或变异而使导管等介入输送系统难以安全通过。

（李树森）

第五节　颅内血管成形和支架置入术操作要点

一、颅内血管成形和支架置入术的术前准备

1. 术前检查与评估

（1）术前详细询问病史；完善全身体检和神经系统检查。

（2）完善血液学检查（全血细胞计数、肌酐、PT 和 PTT）；EKG；脑 CT 和 MRI；脑血管学检查（CTA、MRA 或者 DSA）。

（3）完善脑血流量检查，例如氙 – CT、单光子发射体层摄影（single photon emission computed tomography，SPECT）、正电子发射体层摄影（positron emission tomography，PET），以证实有脑低血流动力学区域。

2. 抗血小板药物　为了减少手术过程中血栓形成引起的脑血管事件的危险性，术前至少 3 天开始给予阿司匹林 100mg/d，波立维 75mg/d；若急诊手术，需要术前 1 天或者术前至少 5 小时前口服负荷剂量，即波立维 300mg、阿司匹林 300mg 顿服。而 SAMMPRIS 研究中，除了给予阿司匹林外，应联合波立维 75mg/d，至少 5 天或术前 6～24 小时口服负荷剂量 600mg，但这不一定适合中国人群。

3. 颅内血管介入治疗的时机选择　WASID 试验提示颅内动脉粥样硬化性狭窄患者在首次缺血事件 30 天内更易再次发生缺血性脑卒中。因此，为更大程度的获益，血管内治疗应该更早或应该在首次缺血事件后数天内进行。然而，与亚急性或慢性期缺血性脑卒中患者相比，超急性期或急性期患者更易发生与血管成形术相关的并发症。因此，对于症状性颅内动脉粥样硬化性狭窄的患者来说，血管内介入时机的把握很难，同时也非常关键。SSYLVIA 研究中，术前 6 周内的缺血性脑卒中患者被排除。而在最近在一项 Wingspan 研究中，发生缺血性脑卒中 7 天后的患者才考虑行颅内支架置入术。

上述两项研究并未能确定最佳介入时间，早期介入治疗或许能预防缺血事件发作，而延迟介入时间却可能减少操作相关并发症的发生。因此，还需要前瞻性随机临床试验来进一步明确最佳介入时间。

4. 术中事项的准备

（1）建立两条外周静脉通道。

（2）留置导尿管。

（3）除服药之外，术前 6 小时禁食。

（4）术前在导管室备用所有必备的介入器材。

二、麻醉

尽管 SAMMPRIS 研究采用全麻方式，但还没有证据支持颅内动脉血管内治疗在局麻还是在全麻下操作更好，但目前大部分操作者更倾向于采用局麻方式。尽管颅内动脉球囊或支架成形术都可以在全麻或局麻下进行，但各有优缺点。全麻下行血管成形术可以最大限度减少动作伪影和节约操作时间，但最大的不利就是不能观察或监测新发的神经系统体征，局麻却可弥补这方面的不足。但局麻的缺点就是不能控制术中的动作伪影和减缓患者术中的恐惧。另外，考虑到基底动脉球囊成形术可致穿支血管闭塞或短暂意识丧失、呼吸暂停，故此部位病变的血管重建在全麻下进行可能更为合理。

三、治疗通路的建立

发生颅内动脉粥样硬化的患者常常合并颅外血管病变。有关路径技术的详细描述和复杂情况的技术要点。

1. 穿刺置鞘和造影　其过程包括将患者安置于造影台上接受局麻或全麻；评估和标记足背动脉和腘动脉；对双侧腹股沟区进行消毒、铺巾，然后局部浸润局麻；在股动脉内留置鞘（6F）。通过诊断导管进行全脑造影。在介入治疗前需要进行路径血管（颈动脉颅外段）造影和颅内血管后前位和侧位成像。

颈动脉的检测对指引导管的选择很有必要，另外也可以评价动脉粥样硬化病变的部位和性质。在介入治疗前后需要进行颅内血管成像比较，评估是否发生局部血栓形成或者栓子脱落事件的发生。

2. 肝素化　因指引导管到位后导致血流缓慢及微导丝、球囊或支架在病变血管内的操作都可诱发血栓栓子并发症的发生，故一般经静脉给予负荷剂量的肝素（70U/kg），5 分钟后从鞘内抽取 5ml 血标本用来测定活化凝血时间（activated clotting time，ACT）。只有当肝素化发挥作用后（一般在静脉推注肝素 5 分钟后或 ACT 处于目标范围时），指引导管才能留置在颈内动脉内。操作期间 ACT 应保持在 250～300 秒范围内。对于持续数小时操作的病例，就需要追加肝素。

术中备用鱼精蛋白。将已抽取能中和全部肝素的鱼精蛋白的注射器放置在操作台上，以便当患者并发出血发生时，术者能及时得到。要求每中和 1000U 肝素需鱼精蛋白剂量为 10mg。

3. 指引导管选择　操作者一般喜欢自己较熟悉的一种或两种指引导管，但选择更多依赖于患者和病变血管的特征。不同导管具有不同的性能。

（1）Neuron™颅内径路系统（Penumbra, Inc., San Leandro, CA）的优点是非常柔软和易通过性；能置入颈内动脉或椎动脉颅内远端；缺点是稳定性和支撑性不如其他导管，仅仅远处头端不透射线，主体部分在透视下很难看到。

（2）Guider Softip™ XF 指引导管（Boston Scientific, Natick, MA）的优点是柔软，头端对血管壁损伤小，在小而迂曲的血管中不容易发生血管痉挛和夹层形成；缺点是支撑力相对稍差，当血管扭曲时，容易掉入主动脉弓内。

（3）Envoy（Cordis Neurovascular, Miami Lakes, FL）导管的优点是相对较硬，在迂曲和血管内径较大的血管中能提供更好的支撑力。缺点是相对较硬，头端较锐利。

除了选择合适类型的指引导管外，还应根据病变特征、患者身高等因素考虑导管的长度和直径。在传递 Wingspan 支架系统时，应该选择 90cm 长的指引导管。大部分病例采用 6F 外径的指引导管。血管管径小且侧支循环很少的情况下，有时得选择 5F 的指引导管。比如，对侧椎动脉未发育，在同侧较细的椎动脉操作时，选择 5F 外径指引导管较为合适。但其缺点是指引导管内径空间有限，容纳微导管或球囊后就很难完成血管造影。

导管头端形态的选择往往要根据病变的特点决定。直头指引导管一般用在相对较直的或能通过的迂曲血管，例如用于椎动脉介入的首选。当指引导管头端位置应在血管迂曲部位时，可以使用弯头导管。弯头导管比直头导管更容易通过主动脉弓。

4. 指引导管到位技术

（1）直接导航技术：在非迂曲、无动脉粥样硬化的血管中可采用直接导航技术。通过 0.035in 或 0.038in 亲水涂层导丝直接将弯头指引导管缓慢输送至颈动脉。

（2）交换技术：在迂曲的、伴有动脉粥样硬化斑块或纤维肌性发育不良的患者中采用。这种技术可以减少对颈动脉血管壁损害，特别对血管起始部。通过 0.035in 泥鳅导丝或 stiff 交换导丝（260cm 或 300cm）将 5F 造影导管输送至颈动脉中上段。在路图下将交换导丝的头端小心的送至颈外动脉远端粗且相对较直的分支。造影导管缓慢撤出同时，在透视下交换导丝的头端应保证不发生移动。用肝素水浸湿的纱布小心缓慢地擦湿留在患者体外的亲水涂层导丝。同样在透视下保持交换导丝头端不动，通过交换导丝将指引导管输送至颈总动脉上段。

相对于其他颅内介入操作而言，指引导管的支撑作用在颅内血管成形术中显得尤为重要。球囊和支架相对较硬，不容易通过，这些装置向前输送时可能对指引导管产生较大的后坐力，使指引导管位置发生变化甚至会滑入主动脉弓内。因此，在指引导管的选择和位置摆放方面就应该仔细推敲。

在路图下通过亲水导丝将指引导管送至颈内动脉尽可能远的位置。指引导管处于较高的位置可增加导管稳定性，同时有助于微导管和微导丝在其内部的操控性。在无迂曲且无病变的颈动脉系统，我们推荐将指引导管的头端置于颈内动脉 C2 垂直段；如果颈内动脉 C1 段极度迂曲的话，指引导管的头端更适合摆放在迂曲血管的近端；如果是相对迂曲，可以借助于相对较硬的亲水导丝（如 0.035in 或 0.038in）将迂曲血管拉直，然后将指引导管跟进摆放。

一旦指引导管到位成功后，需要在透视下通过指引导管冒烟以检测其头端附近血管的结构是否发生变化，如是否并发血管痉挛和夹层形成等。若因为导管头端刺激血管壁导致血管发生痉挛和血流缓慢，应缓慢的回撤导管头端数毫米，等待血流恢复后再进行操作。导管头端会随着每一次心脏跳动上下滑动和摩擦血管壁，在摆放导管时需要考虑到这一点。

5. 指引导管灌洗　一般采用肝素生理盐水（每 500ml 生理盐水中加 5000U 肝素）导管内持续灌注，对于防止导管内血栓形成很重要。在整个操作过程中，应密切观察并保证指引导管内无血栓或气泡。

6. 防止指引导管诱发的血管痉挛　当严重的血管痉挛发生时，缓慢回撤导管至血管下段。尽可能保持导管头端远离血管迂曲部位。使用型号更小的指引导管可以降低血管痉挛的发生率。使用软头的指引导管，如 Guider Softip™XF 指引导管（Boston Scientific，Natick，MA）可减少导管对血管壁的刺激。指引导管内衬填充器，比如 Northstar Lumax@ Flex Cath-

eter（Cook，Inc.，Bloomington，IN）也有益于防止血管痉挛的发生。当发生血管痉挛时，可于动脉内注射硝酸甘油（每次 30mg），但缺点就是可能导致低血压和头痛发生。

四、球囊扩张和支架置入

一旦指引导管成功到位，应该选择一个便于操作的操作像位或工作像位。操作像位应在高倍放大状态，并能很清晰地识别病变部位、远处血管以及指引导管的头端。在特定的情况下，如当血管次全闭塞或途径极度迂曲时，可通过长的交换导丝将微导管输送并越过颅内狭窄病变。采用微导管交换是为便于顺利的将微导丝送至病变的远处血管，以建立一无创、快捷通道。当微导丝到位后移除微导管，顺着微导丝将球囊输送至狭窄位置，准确定位，缓慢释放。对非闭塞或不使用 Wingspan 系统时，我们机构多数情况下不采用微导管交换技术。若需要采用支架置入术，先将预扩球囊退出，后将自膨式支架或球扩式支架输送至病变部位，准确定位后释放。

1. 操作器材的选择　颅内血管成形术必备材料包括交换导丝、微导管和球囊。Gateway™ PTA 球囊导管和 Wingspan™ 支架系统（波士顿科学公司）是专门为颅内而设计的球囊和支架。它已经得到人道主义豁免，且该系统的应用也得到伦理委员会的许可。

（1）微导丝的选择：微导丝的选择需要考虑其可视性和可控性。这两大性能对颅内血管成形术尤为重要。其头端相对较软，可以降低远处血管痉挛和血管穿通发生率。我们中心在多数病例中，如果采用微导管交换技术或者使用 Gateway™ PTA 球囊导管和 Wingspan™ 支架系统时均使用 Transend™ 微导丝（规格为直径 0.014in；长度 300cm）（波士顿科学公司）。Transend™ 微导丝具较好的可控性，其头端在透视下有较高可视性。但对于病变复杂程度不高，亦可不采用微导管交换技术而直接使用快速交换球囊或（和）球扩式支架，此时可使用更容易操控的较短的微导丝，如 BMW 或 PT Graphix 微导丝（波士顿科学公司）。

（2）微导管的选择：一般的微导管均能满足操作需要，常用的微导管有 Prowler 14（Cordis，Miami，Fla）和 Echelon-10（ev3，Irvine，CA）。

（3）球囊的选择：一般选用具有较强膨胀力的非顺应性球囊。目前市场上可供选择的颅内球囊包括 Gateway™ PTA 球囊（波士顿科学公司）；Maverick2™ Monorail™ 球囊（波士顿科学公司）；非顺应性 Ranger™ 球囊（波士顿科学公司）和非顺应性 Raptor™ 球囊（Cordis，Miami，FL）。球囊大小一般要求其直径略小于临近正常血管的直径，球囊的膨胀直径和长度则取决于临近正常血管的直径和病灶的长度，一般选择直径在 2.0～4.0mm，长度在 9～20mm 的球囊。

（4）支架的选择：用于颅内的支架包括球扩支架和自膨式支架。球扩支架相对较直，有时很难通过迂曲的血管，在颅内血管实际使用中可能会存在一些问题。更重要的是，颅内动脉悬浮在脑脊液中，周围缺少像冠状动脉一样的纤维结缔组织，球扩支架在释放过程中难免会导致夹层形成和穿通发生。所以一些文献报道使用球扩支架具有相对高的并发症。然而，仅在中国市场使用的 Apollo 支架（上海微创医疗器械有限公司）是一种专门用于颅内动脉的球扩式支架，相对于其他冠脉球扩支架来说更软，通过性更好。虽在我们中心和国内其他的机构使用了多年，并未发现由此引起的并发症高于自膨式支架。2009 年 Groschel 等对 2008 年 4 月份以前发表的有关颅内动脉粥样硬化支架成形术的文献进行临床和影像结果（31 个研究 1177 次手术操作）分析发现，无论使用球扩支架还是自膨式支架，两者在围手术期并发症的发生率上并无差别。

2. **球囊血管成形术** 单纯球囊成形术治疗症状性颅内动脉狭窄是一不错的选择。这里仅描述冠脉球囊的操作技术，如 Maverick™ Monorail™球囊（波士顿科学公司），而 Gateway™ PTA 球囊操作在 Wingspan 系统操作技术部分详细描述。

现代 PTA 技术是指应用球囊导管装置放置在动脉阻塞或狭窄部位，以较高的压力膨胀球囊，达到扩张血管，消除狭窄，使血流通过增加，从而改善脑灌注状态。PTA 的原理是球囊充胀的压力造成狭窄区血管壁内、中膜局限性撕裂。血管壁特别是中膜过度伸展和动脉粥样斑的断裂，从而导致血管壁张力减退和血管内径的扩大。颅内动脉血管成形术的目的是纠正动脉狭窄所引起的血流动力学紊乱，减少血栓形成的机会，保证颅内血流供应。

Maverick2™和 Monorail™球囊需求的指引导管直径≥6F、长度≤90cm。Maverick2™经皮冠状动脉腔内成形术（PTCA）扩张导管系一种快速交换球囊导管，导管末端附近装有一只球囊。导管末端部分为同轴双腔设计。外层管腔用于球囊膨胀处理，而导引钢丝腔则允许导引钢丝（≤0.014in/0.36mm）将导管推送至需要扩张的狭窄部位。在建议的压力下，球囊提供一个预先设计的直径和长度以实现膨胀扩张。导管包括一个锥形末端，以便将导管推进至狭窄部分。在 X 线透视下，附在导管上不透射线标记环有助于判断导管球囊部分的位置。

所选球囊的直径一般不超过参考直径的 80%，以便血管扩张幅度可以达到但不会超过病变近端和远端的血管直径；如果病变血管的近端和远端有不同的正常参考直径时，球囊直径应该依据两者最小直径来选择；如果指定的球囊导管无法穿过狭窄部位，应使用直径更小的球囊导管对病变部位进行预扩张处理，以便尺寸更为适合的球囊导管通过。所选球囊必须得完全覆盖病变，其长度可以接近或稍长于病变长度。

操作前应做充分的准备。球囊导管进行灌洗和充盈操作。使用肝素化的生理盐水按 1：1 的比例稀释处理造影剂。将 3ml 造影剂吸入一支 10ml 注射器内。只能使用适当的球囊充盈介质。切勿使用空气或任何气体介质充盈球囊。手持装有造影剂的注射器链接球囊端口进行吸气操作，切记不能预先膨胀球囊。确定扩张导管球囊端口和充盈器械连接处的造影剂均为明显的弯液面。将充盈器械与球囊扩张导管的球囊端口牢固地连接起来。

将 6F 导引导管头端送至颈内动脉颅外段稍远处。在路图指引下将直径为 0.014in、长为 182cm、头端柔软的微导丝沿着导引导管小心通过动脉狭窄部位并使其头端置于合适位置，微导丝头端位置因狭窄部位不同而不同，如大脑中动脉 M1 段狭窄微导丝头端应置于 M2 段；颈内动脉颅内段狭窄微导丝头端应在大脑中动脉 M1 段。沿导丝将所选球囊置入狭窄段的中央部，如果狭窄直径小于输送球囊的导管外径，使用小球囊进行预扩以使所选球囊容易通过，造影观察定位后给予 5~10atm 压力缓慢扩张球囊 10~50 秒，根据病灶的情况可以重复扩张 2~3 次后，解除压力使球囊回缩，但仍留置在原处，随即造影复查血管扩张情况，以确定是否需要额外扩张。若扩张效果满意，则退出球囊，再次造影评价残余动脉狭窄的程度。

3. **球扩式支架置入术** 在国内，目前采用的球扩支架多为 Apollo 支架（见图 17-1）。在路图下，经 0.035 泥鳅导丝插入 6F 导引导管，头端置于颈内动脉的 C1 段的远端。导丝定位同 PTA。一般应先在正侧位下做路图，清晰显示脉络膜动脉，以便于避免微导丝进入脉络膜动脉或其他较小的皮质分支。当微导丝接近 MCA 主干时改正位像路图。同时，建议将导丝放置于 MCA 的下干中，这样导丝的支撑力较强，也相对安全。

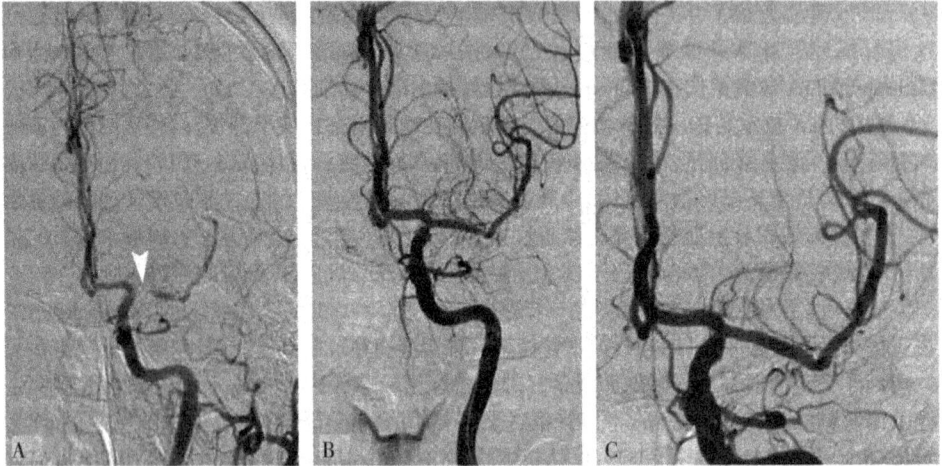

图 17 - 1　Apollo 支架置入术重建重度狭窄的左侧大脑中动脉（MCA）

A. 左侧 MCA M1 段重度狭窄（箭头）；B. Apollo 支架置入后；C. 为 B 图的局部放大像

将支架输送系统沿着微导丝放置在跨狭窄位置。造影定位后，在透视下，以 4～6atm 压力缓慢加压扩张球囊，使支架缓慢展开到预定直径。然后减压球囊，使支架与球囊脱离，即刻造影了解支架形态。若支架展开的形态欠佳或者残余狭窄大于 50% 时，可再次扩张球囊。将球囊导管撤至指引导管内，进行血管造影复查，若无异常则撤出球囊、导丝和导引导管。颅内动脉狭窄支架成形术成功标准：复查造影显示前向血流良好，残余狭窄≤50%。

4. Wingspan 系统操作技术　带有 Gateway™ PTA 球囊导管的 Wingspan™ 系统已得到美国 FDA 人道主义豁免。这套系统专门用于治疗症状性颅内动脉粥样硬化性狭窄（≥50%）且内科药物治疗无效的患者（见图 17 - 2）。

Gateway 是在 Maverick 球囊导管的基础上改良形成的，球囊有硅树脂涂层，导管外涂有亲水涂层，这可减少操作过程中出现的摩擦力。导管末端逐渐变细，便于将导管输送抵达和穿过狭窄部位。球囊末端的标记带可指导在 X 线透视下方便导管球囊的定位。Gateway 球囊扩张的原则同上述 Maverick2™ 和 Monorail™ 球囊。

Wingspan™ 支架是两端（远端和近端）带有 4 个不透 X 线标记带的自膨式镍钛支架。其设计类似 Neuroform2™ 支架（Boston Scientific，Natick，MA）。带有预装支架的递送导管（由内管和外管组成）。

支架的长度应至少比病变部位长 6mm，以便支架的两端均比病变部位至少延伸 3mm。所选支架的直径应等于或稍大于正常参考直径，如 4.0mm 直径的支架适合于放置于 4.0mm 参考直径血管内；而对于 4.1mm 参考直径的血管，应选择 4.5mm 直径的支架。支架释放后，2.5mm 支架可能会短缩 2.4%，4.5mm 支架可能会短缩 7.1%。

无菌肝素化生理盐水冲洗输送系统内管管腔和外管，排除系统内的所有气体。将输送系统外管和输送系统内管的止血阀侧面端口与密封的加压无菌肝素化生理盐水冲洗管连接。

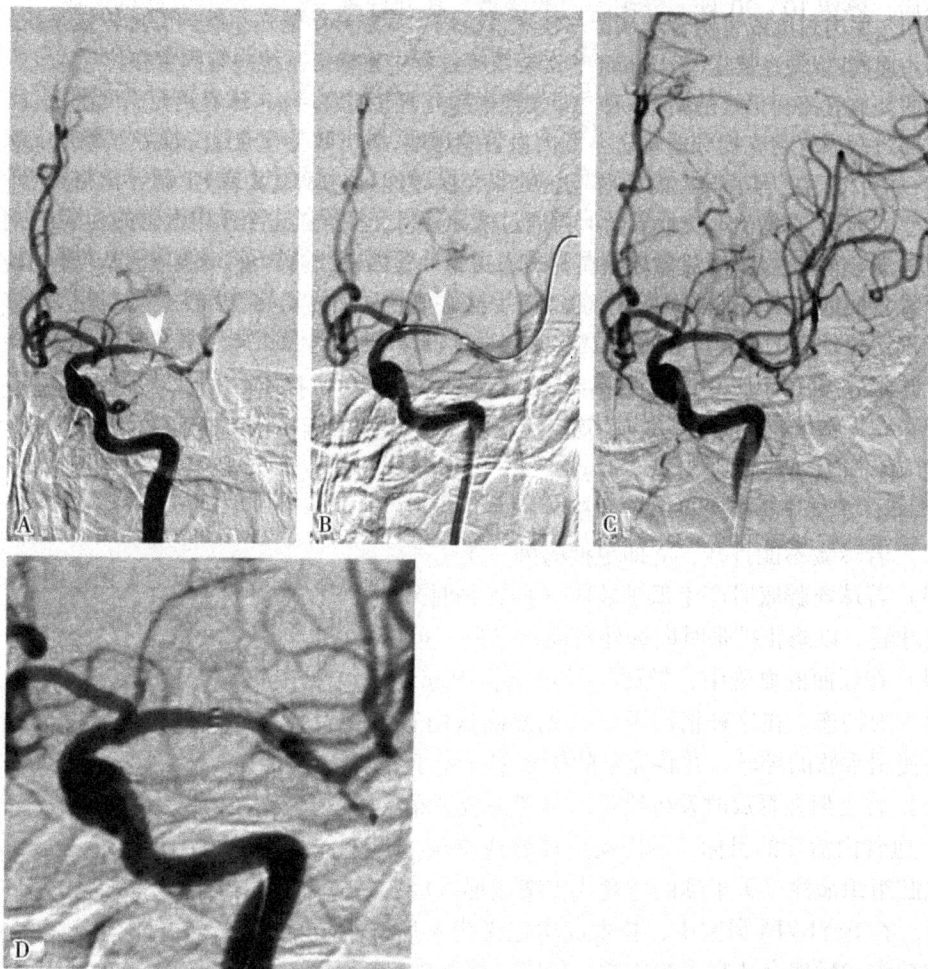

图 17 - 2　Wingspan 支架置入术重建重度狭窄的左侧大脑中动脉（MCA）

A. 左侧 MCA M1 段重度狭窄（箭头）；B. Wingspan 支架置入中（箭
头）；C. Wingspan 支架置入后；D. 为 C 图的局部放大像

　　旋松输送系统外管的止血阀（外管锁定在输送系统内管上），轻轻回撤输送系统内管，以便双锥形末端的近端与外管的远端之间出现 1～2mm 的缝隙，使盐水能从外管末端快速滴落。切勿用力过度或将内管末端留在输送系统内。旋紧环绕输送系统内管的输送系统外管上的止血阀，以便在推送 Wingspan™ 支架系统过程中将输送系统内管固定在位。

　　假如血管路径很好的话，可通过非交换微导丝直接将 Gateway 球囊送至病变部位。反之，可见通过微导管将交换导丝输送至颅内血管的远端，撤出微导管通过交换导丝输送 gateway 球囊；亦可使用更容易操控的相对较短的非交换导丝，比如 BMW 或 PT 微导丝将微导管送至病变的远端，在撤出非交换导丝后再通过微导管将交换导丝送至颅内血管的远端。

　　球囊导管灌洗后，通过微导丝将其送入指引导管内，在透视下将球囊导管头端标记送至指引导管的远端出口。在路图下，通过微导丝将球囊远端标记越过病变。通过指引导管造影准确定位球囊的位置。在透视下，以约 1atm/10s 的速度缓慢扩张球囊至命名压。当球囊充分膨胀后，停留 10~20 秒，紧接着回缩球囊。移开球囊之前进行指引导管造影。大部分病例单次预扩就足够。偶尔情况需要第二次预扩，有时需要更高的压力进行扩张（如 8atm）。

旋紧指引导管止血阀以防交换导丝头端发生移动，旋紧内管的旋转止血阀以防内管移动，通过交换导丝输送 Wingspan 系统的外管至指引导管止血阀，打开指引导管止血阀，在透视下输送外管并稍稍越过狭窄病变。在造影或路图下，通过支架远端和近端标记带进行准确定位。需要注意的是，传递系统只能通过抓握外管进行输送，这样可以避免误送内管而导致支架提前释放。另外，整个过程都必须注意微导丝头端的移动，必要及时调整。旋松输送系统外管止血阀。右手握紧输送系统内管手柄并固定不动，左手继续轻微缓慢的回撤输送系统外管手柄，在释放期间，不要试图改变支架位置。支架完全扩张后，旋紧输送系统外管止血阀，并轻轻退出 Wingspan 支架系统至指引导管内，通过指引导管造影了解支架位置、病变形态和有无造影剂外渗及远端血管有无栓塞等发生，最后撤出微导丝和指引导管。

5. 颅内球囊成形和支架置入要点

（1）不要过分旋紧球囊导管体部的旋转止血阀。

（2）若球囊不能打开，立即更换另外一个。

（3）若球囊膨胀时产生瓜子效应（即扩张时来回滑动），采用适度牵拉球囊导管的方法来稳定球囊，以防止扩张时向远处滑动；另外，可选择更换更长的球囊。

（4）在迂曲的血管中，较硬导丝可能会引起导丝在 Wingspan 支架系统或 Gateway PTA 球囊导管内粘连。在这种情况下，首先要确认内管和外管是否得到充分的灌洗；如仍不成功，则使用柔软的导丝，并将导丝的松软部分置于支架内。

（5）若支架在释放时发生错位。可考虑放置第二个支架。

6. 血管内治疗的目标　颅内动脉球囊或支架成形术的目的是治疗症状性动脉狭窄以改善供血脑组织灌注。关于颅内球囊或支架成形术后狭窄应该改善到什么程度目前还没有统一的目标。在 SSYLVIA 研究中，技术成功定义为术后残余狭窄≤30%。目前大部分文献定义技术成功为术后残余狭窄≤20% 或≤30%，而更常见采用≤50% 残余狭窄。技术成功合理的定义应是残余狭窄≤50%。

7. 围手术期间血压调控　大部分病例系列或研究没有提供如何监测和处理术前、术中和术后血压的证据。术后最佳的血压水平目前还没有达成共识。术后患者血压调控个体差异较大。一些操作者认为在术后 24~48 小时内应将收缩压维持在 120~140mmHg，高血压患者使用静注哌胺甲尿啶，低血压患者采用等渗液体而尽量避免使用多巴胺。对于高灌注综合征患者，收缩压应低于 120mmHg。

8. 术后处理

（1）完善神经系统检查。

（2）将患者安置在神经监护病房，每小时进行一次神经系统体检和腹股沟部位检查。

（3）抗血小板治疗：术后对于无阿司匹林过敏或者高出血风险的患者，100mg/d 长期口服。氯吡格雷 75mg/d 持续至少 3 个月，也有达 6~12 个月。

（4）若无并发症发生，大部分患者可在术后 1~2 天出院。

9. 颅内动脉血管内治疗注意要点

（1）操作者经验和对患者的严格筛选非常关键：因为颅内动脉血管内治疗具有较高的并发症发生率，考虑行血管内治疗时，必须持相对谨慎的态度，应仔细评价他们的获益风险比；如果接受血管内治疗，必须由经验丰富的操作者来完成。

（2）患者在接受股动脉穿刺置鞘前，应备好所有必需的介入器材并放置在操作者身后的台面上以便能快速得到。

（3）每一步结束后均应手推造影，来判断是否发生造影剂外渗、夹层形成、管腔内血栓发生和装置定位等。假如操作期间出现并发症，完整的造影资料有助于将并发症进行分类和处理。

（4）假如患者意识清醒，每一步操作完成后，都应进行简单的神经系统体检。

（5）应该避免球囊过度扩张，最好选择小直径而不是大直径的球囊。

（李树森）

第六节　颅内介入治疗围手术期并发症的识别与处理

围手术期颅内并发症的快速识别非常关键。假如手术期间患者血压、心率和意识突然发生变化或者清醒的患者出现新发神经系统体征时，需要立即完成以下几件事情：①立即对操作血管区域执行正位和侧位造影；②查找是否发生造影剂外渗、血管穿通、管腔内血栓以及造影剂在颅内远处血管内滞留或者通过缓慢（提示栓子已进入多个细小分支等）。如果术后出现新发神经系统体征，应该立即完成头颅 CT 扫描；如有必要可考虑再次血管造影和动脉溶栓。如果血管造影和 CT 扫描仍不能解释神经系统体征变化时，可考虑 DWI 检查证实是否发生小缺血事件。下面详细介绍各种常见的并发症的识别和处理。

一、血管破裂

颅内血管成形和支架置入术最严重的术中并发症之一。Suh 等曾报道血管内治疗症状性颅内动脉狭窄过程中，导管刺破血管发生率为 3%。

1. 血管破裂的可能原因

（1）支架或球囊选择过大。

（2）球囊扩张压力过大、过快。

（3）颅内血管解剖学特点决定了在狭窄段置入支架或球囊并扩张释放后有潜在血管破裂的风险，因为颅内血管全部位于蛛网膜下腔，周围没有任何支撑组织，且管径小，加之长期动脉粥样硬化致血管本身结构不良，脆性增加，易于破裂。

（4）操作过程动作粗暴，推进导管和导丝的动作不当。例如支架释放过程中导丝过度移动，导丝头端就有穿破皮质动脉的风险。

2. 血管破裂的诊断　如果患者突然发生血压升高、心动过缓或者头痛出现，就应怀疑颅内出血可能。立即进行血管造影，查看造影剂外渗情况。头颅 CT 表现为蛛网膜下腔出血。

3. 处理措施　如果出血得到证实，采用的方法就是：

（1）鱼精蛋白中和肝素，每 1000U 肝素需要 10mg 鱼精蛋白，静脉推注。

（2）严格控制血压；或者输注血小板逆转抗血小板药物（主要针对阿昔单抗）。

（3）若发生血管破裂，即刻使用不可脱球囊于血管内封闭破裂点，如有必要可急诊行侧脑室引流或开颅修补破裂血管。

4. 预防措施 在支架置入之前要准确测量狭窄程度，支架直径应等于或稍小于狭窄远端近段的正常血管直径，并且所选支架要柔顺性好。球囊支架释放时，扩张压力要谨慎，坚持较低压力、缓慢、渐进的原则。在导管和导丝推进过程中，一定要在路图下进行，并不时检测正侧位影像，确定在导管和导丝的位置适当；支架释放过程中注意观察导丝头端，尽量避免导丝突然、过度移动；另外操作者的小心谨慎也是十分重要的。

二、斑块破裂、栓子脱落、远端栓塞

可以发生在手术的各阶段，是术中和术后急性缺血性脑卒中发生重要原因。

1. 斑块破裂、栓子脱落、远端栓塞发生的原因

（1）输送导管、导丝及支架操作方法不当。

（2）球囊扩张压力过大、时间过长。

（3）支架释放过程对斑块的切割、扩张作用。

（4）由于颅内血管球囊成形和支架置入术一般无法使用血管保护装置，也增加了远端栓塞的风险。

2. 斑块破裂、栓子脱落、远端栓塞的诊断 如果患者出现短暂性或者持续性新发的神经系统体征时，需要对治疗血管进行重新造影评估，脑缺血事件可能为斑块破裂、栓子脱落、远端栓塞所致。

3. 斑块破裂、栓子脱落、远端栓塞的处理措施 一旦发生远端栓塞并经造影证实，即刻在栓塞部位动脉内给予尿激酶或重组组织纤溶蛋白酶原激活剂（rt - PA）溶栓治疗。尿激酶用量为首先 50 万单位 + 10ml 生理盐水，造影检查若未通，则追加 25 万单位加 10ml 生理盐水，最大剂量 150 万单位。rt - PA 用量按 0.85mg/kg 给予。注意每 30 分钟复查造影 1 次，了解血管再通情况，以及警惕继发出血可能。术后予以抗脑水肿、维持正常动脉压和脑灌注压，以及肝素化治疗。

4. 预防措施 术前规范给予阿司匹林、波立维；术中严密观察患者神经系统体征和生命体征；规范操作，减少导管等对斑块的刺激；不断给肝素盐水冲管和排除空气，全身肝素化。

三、血栓形成

在支架或球囊置入后急性或亚急性的血栓形成是急性神经功能缺失、再狭窄的重要因素。

1. 血栓形成发生的原因 其发生原因是多因素的，主要与术中操作时间过长；操作过程中内膜损伤；支架贴壁不良；抗凝不充分；凝血系统被激活等因素有关。各种情况导致血小板在支架上和被损伤的内膜上沉积，形成血栓。

2. 血栓形成的诊断 若术中或术后患者出现急性局灶性神经功能缺失，要考虑血栓形成，即刻行头颅 CT、MRA 及 DSA 检查。一旦确定，即刻溶栓治疗，并加强抗凝。

3、血栓形成的处理措施

（1）血小板 IIb/IIIa 抗体治疗（如 Abciximab，阿昔单抗；Eptifibitide，埃替巴肽）。优点：强力的抗血小板药物，特别适用于血小板源性血栓形成，这是支架内血栓形成的最常见原因。缺点是因其有半衰期相对较长，易增加了颅内出血的风险。这种矛盾也是目前争论、

研究的焦点。如果需要，有专家推荐阿昔单抗而不是埃替巴肽，因为前者可以通过输注血小板进行逆转。阿昔单抗用法为：负荷剂量 0.25mg/kg，然后静脉推注 10μg/min 维持 12 小时。

（2）动脉溶栓（t-PA 或者尿激酶）。优点：半衰期短。缺点：疗效不如血小板 Ⅱb/Ⅲa 抗体，也容易增加出血风险。

（3）对于术中急性血栓形成，也有人用导管吸取血栓：将导管插至血栓近端，再将导丝插至血栓远端，退出导管，进行导管交换。再插入的导管要选用大于 8F 的端孔导管，尖端呈截头状。将截头导管尖端与血栓接触后，拔去导丝，用装有肝素溶液的 50ml 注射器接在导管尾端，用力抽吸，新鲜的血栓可能被吸出。血栓吸出时，注射器负压突然降低，血栓涌入肝素溶液。

4. 预防措施

（1）熟练操作，尽量缩短手术时间。

（2）支架充分贴壁。

（3）插管前彻底冲洗导管、导丝，且导管充满肝素溶液，特别是用福尔马林浸泡消毒过的导管、导丝。因为福尔马林能使蛋白凝固，导管、导丝上若有残留，则促使凝血块形成。术中不断注入肝素溶液冲管。

（4）充分抗凝：术前、术后阿司匹林、波立维规范应用；术中患者肝素化。特别是有房颤史的患者建议接受华法林治疗，使 INR 在 2.5~3.5 之间。也有学者建议术后低分子肝素维持治疗 3 周。

四、穿支动脉闭塞

颅内动脉尤其是 MCA 有许多穿支动脉向基底节区和脑干供血，而且这些动脉多为终末动脉，一旦闭塞可能引起严重的脑梗死。引起穿支动脉闭塞的因素有"除雪机"效应（snow plowing effect），即动脉粥样硬化斑在支架、球囊切割、挤压、扩张作用下出现移位，进入并阻塞了穿支动脉。颅内动脉粥样硬化常发生在血管分叉部或紧邻分支血管开口部，所以支架置入后支架本身的网状结构难免会压迫或覆盖穿支动脉开口。但是由于目前采用的球囊扩张支架的网孔都较大，编织支架的网丝较细，所以对于较重要的分支动脉（如豆纹动脉等）影响不大。有研究表明，如果支架网丝覆盖穿支动脉开口 50%，穿支动脉会保持通畅。其他可能机制包括：支架闭塞、支架内内膜的过度增生、分支动脉的痉挛等。

五、再狭窄

再狭窄是颅内血管成形和支架置入术值得关注的一个重要问题。在颅外动脉，由于管径较大，即使发生支架内狭窄，一般狭窄率较低，对血流动力学影响较小，可以忽略不计。颅内动脉则不同，即使管径轻微的改变，也会引起血液动力学明显改变。Mori 等认为 PTA 术后脑卒中、再狭窄以及和操作有关的并发症的发生与病变的形态学特征有关，资料显示 Mori 分型中 A、B、C 三型的 PTA 术后脑卒中率分别为 8%、26%、87%，1 年再狭窄率分别为 0、33%、100%。球扩支架置入术后再狭窄发生率各研究报道有所不同，一项多中心、前瞻性研究报道，颅内动脉置入球扩金属裸支架半年后再狭窄率高达 32.4%，也有研究认为其再狭窄发生率低，报道最低的为 7.5%。我们机构报道颅内球扩支架置入术后再狭窄发生率为 29.5%。至于 Wingspan 支架系统,报道一年后再狭窄发生率高达 30%。2009 年,Groschel 等对影像学随访的 535 例支架置入的患者进行综述发现,自膨式支架术后再狭窄发生率高于球扩式支架(分别为 17.4% 和 13.8%)。尽管颅内血管成形和支架置入具有较高再狭窄率,但是大多患者(约 61%)是无症状,这可能与支架置入后血管扩张改善了脑供血有关。此外再狭窄速度缓慢,有足够的时间建立良好的侧支循环;同时尽管内膜过度增生,但新生的血管内膜较原有的粥样硬化斑块光滑,所以对血液动力学影响不大,症状不明显。

1. 发生再狭窄的可能原因

(1) 单纯球囊扩张术后再狭窄主要原因是球囊扩张部位内膜纤维细胞增生。研究表明,PTA 是一种损伤血管壁成分的机械治疗方法,术后必然会引起一系列修复反应,这就成为再狭窄的病理学基础。PTA 结局有两重性,内、中膜局限性撕裂造成血管腔的扩大,血流灌注得以恢复;同时内、中膜撕裂也成为纤维组织增生导致再狭窄的原因。再狭窄其他原因包括血管壁的弹性回缩和原有病变的进展。

(2) 支架置入过程中或多或少都会损伤血管,引起平滑肌增殖、新生内膜化、内膜过度增生、血管重建,导致再狭窄。其他可能机制包括血栓形成、血管回缩等。再狭窄的危险因素包括糖尿病、支架置入血管管径小、术后残余狭窄大于 30%(见图 17-3 及图 17-4)。

2. 支架内再狭窄的诊断 根据大多数文献报道,再狭窄定义为 DSA 显示支架内狭窄程度 >50% 或残余狭窄为 30%~50% 时采用病变血管管径绝对值减少 >20%。

3. 支架内再狭窄的处理措施 目前文献大多数意见为当再狭窄程度 <70% 且无症状时,可继续随访观察;当再狭窄程度 ≥70% 或者有症状时,可考虑单纯血管成形或支架置入术。

4. 支架内再狭窄的预防措施

(1) 术中谨慎操作,尽量减少对血管的损伤,避免内膜过度增生。

(2) 释放支架时尽量使支架充分展开,减少残余狭窄。

(3) 术后规范抗凝、抗血小板治疗。

(4) 糖尿病患者积极控制血糖水平。

(5) 另外,药物洗脱支架用于颅内动脉狭窄治疗,正处于实验研究和探索阶段。国外对药物洗脱支架进行了一系列的动物实验及临床研究,证实它可以明显降低再狭窄的发生。这种支架应用的药物有肝素、西罗莫司(雷帕霉素)、紫杉醇等。肝素化支架(Cordis 公司)可以在局部缓慢持久释放肝素的活性部分,充分发挥抗凝作用,降低支架内血栓形成,同时可使修复后的动脉内膜更光滑。西罗莫司洗脱支架(CYPHER (R) 支架,Cordis 公司)可以使药物在 30 天内缓慢释放 80%,在再狭窄高峰期抑制纤维组织增生和平滑肌细胞迁移及增殖,起到预防再狭窄的作用。在 RAVEL 临床试验中显示,与普通支架相比,西罗莫司支架明显的降低再狭窄发生率。紫杉醇洗脱支架(TAXUS 支架,Boston 公司)通过长时间抑制血管内皮细胞增生达到预防再狭窄的作用。一个多中心、随机双盲、对照研究 TAXUS V 结果显示,紫杉醇洗脱支架能显著降低糖尿病患者的再狭窄率。但是药物涂层支架还处于初步探索阶段,对于颅内血管的影响及是否存在神经毒性等问题亟待研究说明。此外有报道提出药物涂层支架有致过敏、迟发血栓形成等不良反应的病例。所以药物涂层支架在颅内动脉狭窄治疗上应用需要进一步研究、积累经验及观察疗效。

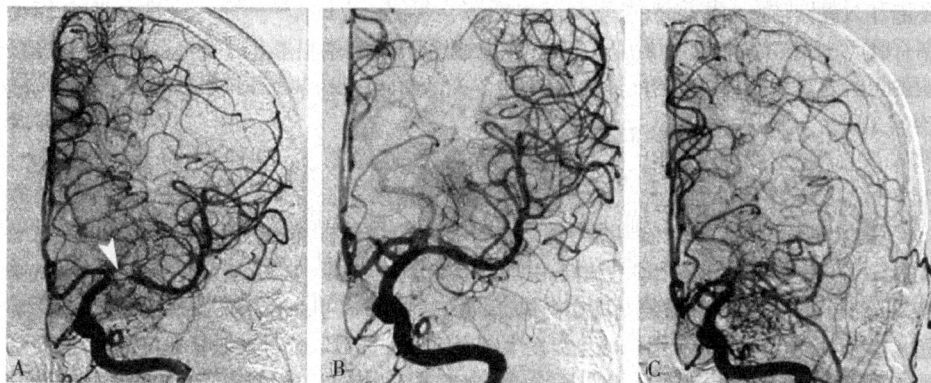

图 17 -3 Apollo 支架置入术重建狭窄的右侧大脑中动脉（MCA）后出现再狭窄

A. 左侧 MCA M1 段重度狭窄；B. 球扩支架置入术后狭窄消失；C. 6 个月后复查 DSA 提示治疗处血管闭塞

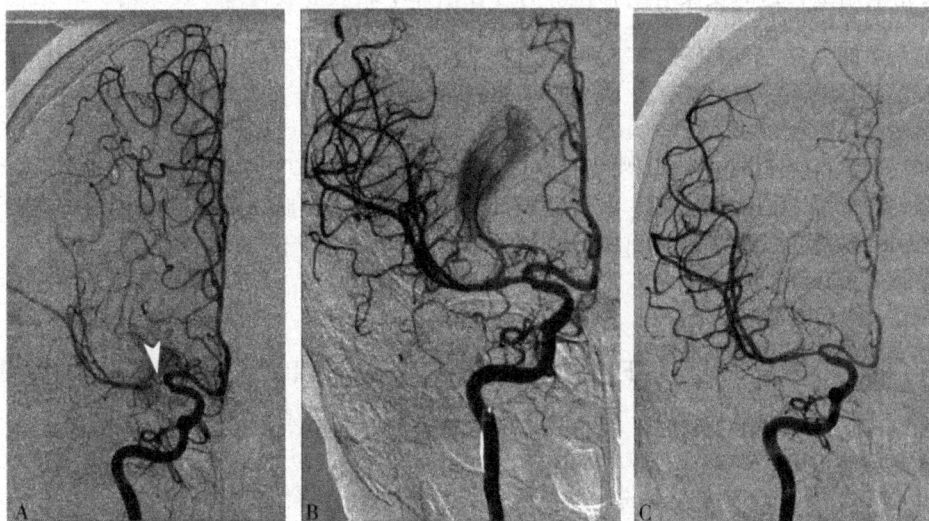

图 17 -4 Wingspan 支架置入术重建狭窄的右侧大脑中动脉（MCA）后出现再狭窄

A. 右侧 MCA M1 段重度狭窄；B. 球扩支架置入术后狭窄消失；C. 6 个月后复查提示治疗处血管闭塞

六、脑过度灌注综合征（hyperperfusion syndrome，HS）

过度灌注综合征是一种发生率不高，但一旦发生，其死亡率和致残率较高。发病机制与长期低血流灌注导致的脑血管自动调节功能紊乱有关。因为脑动脉狭窄的存在，为了维持正常脑血流，脑血管处于持续舒张状态，无法适应动脉狭窄解除后瞬间的高血流量。同时长期的缺血状态可导致血脑屏障结构出现病理性改变，快速恢复正常的灌注压使同侧（偶尔在对侧）局部血流量较术前显著增高，超过脑组织代谢需求，血脑屏障被破坏，血液成分渗入到组织间隙，导致脑组织肿胀、小动脉纤维素样坏死以及脑出血。其临床症状多样，主要有严重的单侧头痛、面部和眼部疼痛、癫痫发作，以及因脑水肿和（或）颅内出血引起的局灶性神经症状。HS 的危险因素有动脉狭窄严重（≥90%）；侧支循环不完善；术中/术后高血压；抗凝治疗过量。

预防和处理措施：术前评估全面，包括侧支循环状况；脑血管反应性；脑血流动力学储备；凝血状态；血压水平。因为术前脑血管反应性（cerebrovascular reactivity，CVR）降低与术后 HS 的发生显著相关，是 HS 的独立危险因素。所以术前应用 TCD、SPECT 测定 CVR 非常重要。有条件时，术中 TCD 监测脑血流速度，评估支架释放后是否存在局部血流的过度灌注。术后即刻行 TCD、SPECT、MRI 灌注显像、PET 等检查，评价局部血流量。术中、术后充分控制血压，尤其术后血压应控制在 120/80mmHg 以下，避免血压急剧上升。抗凝药物剂量适中。术后一旦出现异常情况，即刻头颅 CT、MRI 灌注显像检查。有报道应用自由基清除剂治疗 HS，但疗效仍需进一步观察。HS 发生率虽低，但预后较差，应提高警惕，预防为主。

七、支架移位

主要与支架选择、扩张压力有关。选择的支架过小，或扩张压力不足，使支架展开不充分，未完全贴壁，这时支架容易移位。另外在治疗串联病灶放置多个支架时，若先放置近端支架，那在放置远端支架时可能会引起近端支架移位。

八、血管痉挛

Purdy 和 Takis 等都报道过颅内动脉 PTA 术中或术后几分钟到几小时出现血管痉挛的病例。血管痉挛可以是无症状的，可自行好转。但也可以引起血流动力学变化（低灌注），或者局部血栓形成，从而导致缺血性脑卒中严重后果。所以对于血管痉挛要予以重视，及早发现，及早治疗。

1. 血管痉挛可能的原因

（1）颅内动脉处于蛛网膜下腔的脑脊液中，周围无软组织包绕、支撑，而且血管迂曲。所以导管、球囊等器材通过时，若操作不当、动作粗糙，或者球囊扩张时压力不适当，就容易导致动脉痉挛。

（2）PTA 可以造成内膜剥脱、动脉粥样斑块薄弱处破裂以及中膜扩张。因此在动脉扩张的位置上内膜损伤，导致血小板黏附聚集，释放 5 - 羟色胺或促凝血素，最终导致血管收缩。

（3）支架置入与 PTA 类似，多数与机械刺激有关。

2. 血管痉挛的处理措施　一旦发生血管痉挛，撤出导管，一般痉挛即会解除。如果无效，可以即刻予以尼莫地平 10mg，静脉泵缓慢滴注；或者罂粟碱 30～60mg 微导管内灌注。若仍不能缓解，可经导管缓慢推注 25% 甘露醇 10ml。术后继续予以尼莫地平静脉滴注。重度的脑血管痉挛，常危及患者生命，应保持呼吸道通畅，充分给氧，必要时行气管插管控制或辅助呼吸，对于烦躁不安者，予以镇静药、快速输入甘露醇液降颅压减轻脑水肿、维持血流动力学的稳定。

3. 预防措施　在颅内动脉内避免使用头端较硬的球囊导管，同时在输送导管的过程中操作要柔和，若血管严重迂曲通过困难时，宁可放弃不要勉强进行。如果全身麻醉也可降低血管痉挛的发生率。

九、穿刺部位的并发症

主要有局部血肿、假性动脉瘤、动脉瘘、腹膜后血肿、动脉夹层、感染等。其危险因素包括鞘的尺寸较大、动脉严重钙化、穿刺位置过高、反复穿刺、血压水平、凝血状态等。

十、导管扭结

7～8F 导管最易扭结，特别是 S 型导管。一旦发现导管扭结，应立即停止插管，但不要急着退管，严格按常规定时用肝素溶液冲洗导管，同时在监视屏上确定导管打结的方向、结的松紧来确定解决方法。

若结扣较松可以利用可控导丝解结：可控导丝的前端插到导管扭结的第 1 圈，导管可在可控导丝上后退，使结扣松解，然后推进导管，增大结扣，直到管尖完全脱出。在此过程中应注意：定时冲洗导管，防止导管栓塞；避免扭转的导管尖进入分支血管或刺破血管；扭结的导管尽量退到较粗的血管处进行解结。若结扣较紧，无法解开则考虑开颅手术取出。只要谨慎操作，紧密监视导管进程，注意插管长度，导管扭结是完全可以预防避免的。

十一、导管及导丝折断

多见于操作动作粗暴、导管导丝质量存在问题。所以在术前必须认真检查，有任何一点软硬不均、表面不光滑或有皱褶痕迹，都应予以废弃。当预计插管时要反复旋转操作时应选择强扭力导管及安全导丝。操作过程动作轻柔，忌粗暴拉扯。

一旦发生导管导丝折断，应尽快取出，避免严重的并发症。可以利用环圈导管套取断端：从导管前端伸出 1 个环圈，将折断的导丝、导管套入环内，收紧环圈，拉到周围血管，然后切开取出。环圈导管的外套管选择大号血管导管（10～12F），环圈用细钢丝或小号导管（＜4F），对折后送入外套管，从导管前端伸出后即形成环圈。若导管导丝折断位置较深，或无法用环圈取出时，则考虑手术治疗。

十二、导管栓塞

也是插管过程中可能遇到的意外。所以插管成功后，必须先抽吸，待血液流出，再注射肝素溶液，以避免将导管内的血凝块推入血管。如果没有回血，决不容许盲目推注液体。可以用 50ml 注射器与导管尾端接头相连，用力抽吸，一般新鲜血栓多可以吸出。

预防措施：①术前肝素溶液彻底冲洗导管、导丝；②插管过程中，导丝头端要伸出导管尖端；③术中不断肝素溶液冲洗。

（李树森）

食管癌的介入治疗

第一节 食管癌临床诊断治疗概要

一、流行病学与病因学

（一）流行病学

食管癌是一种常见的恶性肿瘤。据国际肿瘤研究协会（HRc）的统计，全球每年新发病例40余万人，年龄调整发病率为：男性12/100 000，居恶性肿瘤发病的第6位；女性8/100 000，居恶性肿瘤发病的第8位。中国是世界上食管癌发病率最高的地区之一。2002年国际肿瘤研究协会的统计显示中国食管癌年龄调整发病率为：男性27/100 000，居恶性肿瘤发病的第4位；女性12/100 000，居恶性肿瘤发病的第5位。2005年中国食管癌新发病例为185 211例，估计中国每年新发病例20余万例，占全球新发病例的50%。食管癌的死亡率很高，全球每年约30万人死于食管癌。2002年国际肿瘤研究协会的统计显示全球食管癌年龄调整死亡率为：男性9/100 000，居恶性肿瘤死亡的第5位；女性4/100 000，居恶性肿瘤死亡的第7位。中国是食管癌死亡率最高的国家，中国食管癌年龄调整死亡率为：男性22/100 000，居恶性肿瘤死亡的第4位；女性9/100 000，居恶性肿瘤死亡的第4位。1990～1992年中国进行了全国1/10的人口抽样死亡调查，结果显示：食管癌死亡率男性为27.73/10万，女性为13.63/100 000；均位居国内恶性肿瘤死因的第4位。

食管癌流行病学的重要特征之一是突出的地理分布差异。虽然食管癌的发病分布于世界各地，但在不同国家及同一国家的不同地区发病情况却差别悬殊。中国、伊朗、南非、乌拉圭、中亚、法国和意大利的部分地区属食管癌高发区。中国的食管癌高发区集中于华北三省一市的太行山区、闽粤地区、四川盆地及川西北地区，另外鄂、鲁、苏、陕、甘、内蒙古、新疆等部分地区也有高发；其中尤其以河南、河北、山西三省交界的晋东南地区、安阳地区和邯郸地区的死亡率最高。

（二）食管癌发病因素

近年来，有许多关于食管癌发病因素的调查研究和实验室观察，一般认为下列因素是主要导致食管癌发病的因素。

1. 亚硝胺化合物 近年来，实验证明诱发食管癌的亚硝胺类有20多种。这些物质存在于某些食物、蔬菜和饮水中，也可在体内和体外形成。例如，河南省林县等地居民常吃的酸菜中，亚硝酸盐的含量甚高。

2. 真菌的致癌作用 用霉变食物可诱发大鼠或小鼠食管和前胃的癌前病变或鳞癌，从这些霉变食物中可分离出的自地霉、黄霉、根霉及芽枝霉等均能诱发动物肿瘤，这类真菌与亚硝胺对促癌起协同作用。从我国调查部分食管癌的资料证明，高发区居民比低发区食用发酵和霉变的食物较多，如广东潮汕地区居民常吃的鱼露。

3. 微量元素缺乏 据调查我国食管癌高发区人体外环境中钼、锌、铜、镍的含量均偏低。

4. 饮食习惯 食物的物理性刺激，如热、粗、硬、吸烟、饮酒以及营养缺乏等似与食管癌的发生有一定的关系。

5. 遗传易感性 无论在食管癌高发区还是低发区均可以找到食管癌的高发家族。这说明食管癌有明显的家族性聚集现象。但是这种家族聚集现象是出于遗传因素所致抑或出于家族成员在相当长的一段时间中接受相同的环境致癌因素所致，目前尚无定论。

6. 食管的癌前病变 食管慢性炎症、反流性疾病、贲门失弛缓症、缺铁性吞咽困难综合征、瘢痕狭窄、白斑病等可能导致癌变。

二、病理

（一）食管癌的临床分型

1. 食管表浅癌 病变只累及上皮、固有膜或黏膜下层，未侵犯肌层。根据标本的肉眼、镜下所见又可分为：隐伏型（旧称平坦型）、糜烂型、斑块型及乳头型。其中隐伏型病变最早，全部为上皮内癌（原位癌）。

2. 中晚期食管癌的临床病理类型

（1）髓质型：肿瘤在食管壁内生长、浸润，使食管壁明显增厚，累及食管周径的全部或大部，管腔因而狭窄。肿瘤上、下的黏膜面呈坡状隆起，病变中部的黏膜常有深浅不均的溃疡，但其余部分的黏膜常较完整。切面上肿瘤呈灰白色、均匀、坚硬的实质性肿块，肌层轮廓消失，或因肿瘤的浸润而变厚。癌组织多已侵透肌层而达食管纤维膜。这一类型较为常见，它常有较明显外侵，手术切除率较低，外科治疗预后较差，放射治疗效果中等，复发率也高。

（2）蕈伞型：肿瘤常呈椭圆、扁平形，周边突起或外翻，界限清楚，犹如蘑菇，故名蕈伞。病变表面为浅溃疡，溃疡底凸凹不平，为灰褐色渗出物覆盖。切面可见肿瘤边缘向腔内隆起，但肿瘤较薄，食管壁增厚不明显。蕈伞型食管癌也较常见。它往往外侵不明显，因而有较高的切除率。放射敏感度较高，放射治疗效果较好。

（3）溃疡型：肿瘤为一凹陷而界限清楚的孤立溃疡，其边缘有时稍隆起或悬空。溃疡较深，其底部凹凸不平，往往深达肌层或穿透大部肌层。病变多不累及食管全周。切面可见肿瘤较薄，溃疡底部组织更薄，溃疡周围瘤组织不多。溃疡型食管癌较少见。应避免一旦肿瘤有溃疡灶就定为溃疡型，因为其他类型食管癌也常有溃疡。溃疡型食管癌常有较明显但较局限的外侵，切除率中等。本类型因有穿孔危险，放射治疗应密切注意。

（4）缩窄型：肿瘤在食管壁内浸润，形成明显的环形狭窄，一般长度约3cm，很少超过5cm。肿瘤呈向心性收缩，使其上下端食管黏膜呈辐射状皱缩。切面可见癌组织较坚硬，纤维化很明显。这一类型食管癌较少见。病变虽较短，但外侵较严重，切除可能性一般。因管腔狭窄，放射治疗症状改善较差。

（5）腔内型：此型以食管鳞癌为多，癌肉瘤较少见。肿瘤体积巨大，并向食管腔内凸入，管腔明显扩大。肿瘤表面有不规则的浅糜烂区。肿瘤往往只占食管周径的一部分，其余部分管壁较正常。多数病例肿瘤只侵及部分食管肌层，只有少数侵透全部肌层。腔内型食管癌虽体积常较巨大，但常无明显外侵，因此手术切除率很高。放射治疗也甚敏感。但不论手术或放射治疗，除早期者外，远期效果均不满意。

（二）食管癌的组织学类型

食管癌发生于食管黏膜上皮细胞，绝大多数是鳞状细胞癌。食管下端及贲门部则可由黏膜组织发生腺癌。偶见鳞状细胞癌及腺癌合并发生在一个癌中，称为鳞腺癌，此外有癌肉瘤，腺样囊性癌及未分化癌，但更少见。与西方食管癌病理类型不同（60% 为腺癌），中国人食管癌病例中的鳞癌占 90% ~93%，腺癌占 5%，其余约占 3%。

（三）食管癌的扩散与转移

1. 食管壁内扩散　癌组织通过食管黏膜及黏膜下层的淋巴管形成广泛的黏膜及黏膜下层的癌细胞浸润。有时蹦现互不相连的癌结节，可距原发灶 5 ~6cm 之外，故手术时食管的切断与癌边缘的距离应超过上述距离。

2. 直接浸润邻近器官　食管颈段癌侵入喉部、气管及颈部组织，甚至甲状腺。胸段食管癌可浸润支气管，形成食管–支气管瘘，也可侵入胸导管、奇静脉、肺门及肺组织，少数病例则浸润至主动脉，形成主动脉瘘，突然大出血而死亡。亦可累及贲门及心包。

3. 淋巴道转移　食管癌的淋巴道转移较为常见，一般顺淋巴引流方向而转移。

4. 血行转移　以肝、肺转移最为常见。

三、临床表现

（一）食管癌的临床表现

1. 食管浅表癌症状　多数食管浅表癌有肯定的但较轻微的症状，主要表现为进食时胸骨后的不适、摩擦感、微痛或异物停留感。这些症状常只在吞咽食物时出现，开始是间歇性的，以后逐渐变为经常性的。

2. 中晚期食管癌症状

（1）进行性吞咽困难：是中晚期食管癌的典型症状，即初期进食固体食物时觉吞咽障碍，以后则进半流质甚至流质饮食亦有此症状，最后可发展至滴水不入。此症状的发展速度随着病理类型的不同而相差很大，一般蕈伞型、腔内型及溃疡型较其他类型轻些。呕吐黏液为食管癌另一常见症状。吐出量随肿瘤梗阻程度而增减。因为涎液及食管分泌液不能流入胃内，加上癌瘤和炎症引起食管腺和唾液腺反射性分泌增加，这些液体存积于肿瘤上方的食管腔内，当积存量太多时，便会吐出，并溢入呼吸道内，引起阵发性呛咳，严重者可引起吸入性肺炎。

（2）胸和（或）背部持续性隐痛也很常见：食管周围炎、纵隔炎、食管溃疡或肿瘤较严重的外侵常导致此隐痛，若疼痛剧烈，且伴有发热，则常预示着肿瘤穿孔。

（3）由于进食量的减少，呕吐大量黏液，疼痛以及精神上的烦恼，必然引起营养不良、脱水及消瘦以致恶病质。

（4）肿瘤侵犯气管：引起呼吸道阻塞时可致呼吸困难，向气管或支气管内穿破则引起食管—气管瘘或食管—支气管瘘、纵隔炎症、脓肿等。肿瘤压迫或侵犯喉返神经引起声带麻痹可致声嘶；侵犯大血管可引起大出血。此外，还可引起肺炎、肺脓肿、心包炎、胸积液及腹水等。

（5）肝、肺、脑等器官及锁骨上淋巴结都可以发生转移：引起相应的黄疸、腹水、肝功能衰竭以致昏迷、呼吸困难、全身水肿等表现。

（二）贲门癌的临床表现

贲门癌与食管癌的发病比例约为 1∶2。两者病理学虽不同，但症状上有很多相似之处。不过，贲门癌的症状较食管癌更不明显，到诊断明显时，大多已非早期。

（1）贲门癌初期可间歇性渐进性出现腹部不适、微痛、烧灼感或轻度吞咽梗阻感。如有明显吞咽困难，大多数已较晚期。

（2）贲门癌出血较食管癌常见，轻微出血可出现大便潜血阳性，重则出现柏油样大便，亦可发生呕血现象。

（3）当肿瘤本身或其转移灶严重侵犯胰或腹后壁组织时，常引起上腹部和背、腰部的持续性疼痛，此已预示病情较晚，手术切除的可能性甚少。

（4）贲门癌亦可与一般胃癌一样引起盆腔的种植。其他症状及远处转移情况类似食管癌。

四、诊断及鉴别诊断

（一）诊断

对年龄 40 岁以上，有吞咽不适和（或）异物感，尤其是进行性吞咽困难者，应想到本病之可能，必须做食管气钡双重造影检查及食管镜或胃镜检查。经上述检查后，绝大部分患者可获确诊，对一时尚难确诊者，经短期治疗观察仍高度怀疑者，可考虑剖胸或剖腹探查，以免错过治疗时机。

1. 体格检查　早期病例在体格检查上无特殊发现。在中、晚期病例中，常有不同程度的衰弱、消瘦、贫血及脱水现象。重点应检查双侧锁骨上窝深部有无淋巴结肿大，对贲门癌病例还要注意左上腹深部是否有肿块，必须做直肠指检以明确盆腔有无癌种植。

2. 实验室检查　患者因长期食物摄入不足，常有贫血、低蛋白及水电解质失调现象，反映在相应的化验检查上。

3. X 射线检查　此乃一项较简便面实用的方法，诊断率也较高，特别是在肿瘤定位上必不可少。不同肿瘤的生长方式和病理类型特点有不同的 X 射线表现，其基本改变归纳为：①黏膜皱襞增粗、迂曲、中断或消失。这些黏膜的改变，主要是由于肿瘤侵犯黏膜层或黏膜下层所造成，为早期肿瘤的重要诊断依据。②管腔的充盈缺损和狭窄。常见管腔边缘不规则，有如虫食或鼠咬状，主要是由于肿瘤管内突入或侵犯肌层所致。管腔狭窄程度视肿瘤突入管腔或侵犯肌层的程度而异。③管腔舒张度减低、消失以致管壁僵硬，主要是由于癌瘤侵犯黏膜、黏膜下层或肌层所产生的功能改变。管腔舒张度减低常是癌瘤尚局限于黏膜或黏膜下层的表现。而如果蠕动消失、管腔僵硬则表示癌瘤已侵犯肌层。④软组织肿块阴影，主要是肿瘤向食管壁外侵或贲门癌向胃腔突入所造成，是中、晚期病例的常见表现。⑤钡剂通过及排空障碍，主要是由于癌瘤突入管腔所引起的不同程度的管壁僵硬和管腔狭窄的表现。

4. 细胞学诊断　近年来由于细胞取材方面的改进，细胞学检查的阳性率可以高达90%～95%，若与其他诊断方法配合应用，更能大大提高诊断的阳性率。目前国内所使用的采集食管及贲门癌表层细胞的工具暂称为食管细胞采取器。一般用单腔或双腔塑料或橡皮管末端接上胶囊，囊外套上一层线网而制成。

5. 食管镜检查　当上述检查尚未能明确诊断时，可做食管镜检查，它往往可以进一步了解病变的部位、性质、范围，对治疗后的患者可排除复发等。

6，其他辅助检查手段　CT、MRI、食管腔内超声、纵隔镜检查等方法对于食管癌的进一步分期和制定治疗方案有较大帮助；CT、MRI 等在 T 分期及 N 分期方面有价值，特别在 M 分期上可提供很大的帮助；食管腔内超声对肿物的外侵程度判定、N 分期方面有价值；纵隔镜在 N 分期方面可提供明确的病理学诊断，故有条件的单位可以开展此类检查。

（二）鉴别诊断

食管癌与贲门癌应与下列疾病相鉴别。

1. 食管炎　该病的临床表现与早期食管癌相似，细胞学检查见食管上皮细胞不同程度的增生或炎症改变。

2. 功能性吞咽困难　这类患者主诉常有食管异物感、阻塞感，吞咽不畅，甚至吞咽困难。例如，重症肌无力患者可有此表现，食管镜及细胞学检查并无阳性发现，食管吞钡检查食管无异常。

3. 食管良性狭窄　如常见的食管烫伤或化学烧伤，这类患者常有吞服强酸或强碱史，这种瘢痕狭窄有可能癌变，尤需警惕。

4. 外压性食管梗阻　食管受外压而引起吞咽困难者可能为：邻近器官的异常，如异位锁骨下动脉、双主动脉弓、主动脉瘤、胸内甲状腺等；纵隔原发性或转移性肿瘤、巨大淋巴结、肺结核瘤或肺癌等。外压性吞咽不适，食管只见移位，黏膜无破坏。除恶性肿瘤引起外压症状发展较快外，其他外压引起吞咽困难程度进展缓慢。

5. 食管或贲门部的良性肿瘤　常见为食管平滑肌瘤，病程长，症状亦轻。X 射线可见圆形或卵圆形有时呈分叶状的充盈缺损，表面光滑，黏膜无破损。

6. 贲门失弛缓症　患者年龄较轻，女性多见，虽吞咽困难，但非进行性，可因情绪变化而间歇发生，病程长，进展缓慢。X 射线检查可见狭窄上段食管高度扩张，钡剂呈漏斗状通过贲门部，狭窄部可因注射阿托品或吸入硝酸戊酯而松解。

7. 食管憩室　食管憩室也常有吞咽不适，胸骨后疼痛等症状，但很少有吞咽困难，通过钡餐检查，不难鉴别。

五、分期

（一）食管癌 TNM 定义

美国癌症联合会（AJCC）及国际抗癌联盟（UICC）首次明确制定了食管癌的 TNM 分期系统，并进行了更新。目前 UICC 及 AJCC 使用的分期系统较老版在转移疾病方面有所不同，主要强调食管壁病变浸润的深度及淋巴结状况对分期的影响，而非病变长度。

1. T - 原发肿瘤

Tx：原发肿瘤不能测定。

T_0：无原发肿瘤证据。

Tis：原位癌。

T_1：肿瘤只侵及黏膜固有层或黏膜下层。

T_2：肿瘤侵及肌层。

T_3：肿瘤侵及食管纤维膜。

T_4：肿瘤侵及邻近器官。

2. N – 区域淋巴结

Nx：区域淋巴结不能测定。

N_0：无区域淋巴结转移。

N_1：区域淋巴结转移。

3. M – 远处转移

Mx：远处转移不能测定。

M_0：无远处转移。

M_1：有远处转移。

胸上段食管癌：M_{1a}：颈淋巴结转移；M_{1b}：其他的远处转移。

胸中段食管癌；M_{1a}：不应用；M_{1b}：非区域性淋巴结或其他的远处转移。

胸下段食管癌：M_{1a}：腹腔动脉淋巴结转移；M_{1b}：其他的远处转移。

（二）TNM 分期（表 18 – 1）

表 18 – 1　TNM 分期

分期	原发肿瘤	区域淋巴结	远处转移
0 期	T_{is}	N_0	M_0
I 期	T_1	N_0	M_0
IIa 期	T_2	N_0	M_0
	T_3	N_0	M_0
IIb 期	T_1	N_1	M_0
	T_2	N_1	M_0
III 期	T_3	N_1	M_0
	T_4	任何 N	M_0
IV 期	任何 T	任何 N	M_1
IVa 期	任何 T	任何 N	M_{1a}
IVb 期	任何 T	任何 N	M_{1b}

以上检查以病理检查为依据，应以 PTNM 分期为记号。对每一病例，应根据病理及手术所见，在出院诊断栏上分别注明 TNM 各自的级别。

六、治疗

（一）外科治疗

目前，手术切除仍然是治疗食管癌的主要手段，对于 0、I 期的食管癌来说，手术是标准的治疗手段，可获得满意的生存率。对于大部分Ⅱ期或及若干Ⅲ期者一旦明确诊断，在患者全身情况许可时，应争取外科治疗，其5年生存率仍能达到20%～30%。中国估计行食管癌手术治疗已超过10万例，随着手术技术、麻醉、围手术期处理的日趋完善，手术切除率由早年的60%左右提高到了90%以上，并发症和死亡率明显下降，手术死亡率从30%降至5%左右。

1. 外科治疗的原则　外科手术的进路、途径、吻合部位、重建方法应取决于病变情况、患者身体条件以及医生的擅长、经验及习惯等因素，但应遵循下列原则：①在病变比较局限的情况下，应力求彻底切除肿瘤以达到根治性切除。这就要求在保证患者安全的前提下，有足够的食管切除长度和充分的淋巴结和食管旁结缔组织的清扫。一般胸中、下段食管癌应行主动脉弓上、胸顶部或必要时颈部吻合术，胸上段食管癌应行颈部吻合术。食管上下缘切除长度一般应距离病变边缘5cm以上。②在病变已有广泛转移或有明显外侵（T₄）并经探查判断不可能行根治性切除的情况下，则仍应争取姑息性切除以达到改善生活质量和延长生命的目的。术后再进行可能的放射或药物治疗。行姑息性切除时应避免切开或切碎肿瘤组织而加速医源性肿瘤的扩散转移，并应力求减少肿瘤残留体内。可能时应放置金属标记，以便为术后放射治疗时定位参考。③在肿瘤已明显侵入周围器官形成冻结状态确定不能切除时，则应根据患者吞咽困难的程度、周身和术时情况等考虑是否进行减状手术（如食管胃分流吻合术、胃空肠造瘘、腔内置管术等）或中止手术。

2. 早期食管癌的外科切除　手术切除是早期食管癌治疗的标准治疗方式，特别是对于黏膜下浸润癌，因为它有淋巴结转移的可能，应进行食管癌根治性切除术。国内报道手术治疗早期食管癌远期效果良好。

3. 内镜技术在早期食管癌治疗中的应用　早期食管癌的内镜下治疗技术大致可分为2大类：①癌组织切割技术，主要指内镜食管黏膜切除术（endoscopic esophageal mucosal resection，EEMR），具有诊断和治疗的双重作用，能从回收的切除标本检查癌灶浸润深度和判断切除是否完全，是内镜治疗的首选方法；②癌组织破坏技术，包括氩离子束凝固术、光动力学治疗（photodynamic therapy，PDT）、内镜激光治疗、局部药物注射等，不能回收病灶，判断切除的彻底性有赖于术前的正确诊断和术后的长期随访。应用内镜技术治疗早期食管癌的研究越来越多，取得了良好的治疗效果。

氩离子束凝固术（argon plasma coagulation，APC），俗称氩气刀，是一种非接触性电凝固技术。APC成功应用于外科开放手术后，德国Grund等首次通过特殊设计的内镜APC探头将该技术应用于可屈式内镜。国外主要应用于Barrett食管黏膜的重度不典型增生及食管腺癌的原位癌。

光动力学疗法（PDT）是一种光激发的化学疗法。肿瘤组织选择性摄取光敏剂，并储于其内，随后在适当波长光线局部照射后，光敏剂被激活，产生光敏效应，从而杀灭肿瘤细胞。PDT亦是目前有效而简便的消除Barrett上皮的手段，不仅能有效地消除Barrett食管高度不典型增生，而且对早期腺癌也有良好的效果。PDT对低度不典型增生、高度不典型增生和早期癌的治愈率分别为92.9%、77.5%和44.4%。

内镜激光治疗是指经内镜活检钳道插入激光光导纤维，利用激光的凝固、气化、烧灼、切割等作用治疗早期食管癌。虽然报道疗效良好，但照射深度难以控制准确是食管内镜激光治疗的主要缺点，限制了其临床使用。

4. 进展期食管癌的手术治疗 手术切除目前是治疗进展期食管癌的主要手段。自吴英恺教授进行了首例食管癌切除、食管胃胸内吻合成功以来，我国食管癌外科发展迅速，文献报道食管癌的切除率达 58%～92%，并发症发生率为 6.8%～20.5%，30d 手术死亡率为 2.3%～5%，切除后的 5 年、10 年生存率分别为 8%～30% 和 5.2%～24%。虽然手术切除率稳步提高，30d 手术死亡率逐步下降，但是由于收治者大多为中晚期食管癌患者，术后 5 年生存率始终徘徊在 18%～38%。在淋巴结清扫范围上，日本学者推崇进行三野（颈、胸及腹部）清扫，他们在这方面的研究处于领先水平。一般三野清扫的手术并发症的发生率较高，尤其是喉返神经麻痹和呼吸道并发症。广泛性淋巴结清扫是否有助于提高远期生存率，目前尚无一致的结论，大部分报告支持食管癌切除并三野淋巴结清扫。一般认为食管癌发生于气管隆突以上部位者为三野清扫的适应证，对 Ⅰ～Ⅱb 期的食管癌患者为佳，但如果有很多淋巴结转移的情况下，肿瘤的远处或血行转移机会势必相应增大，三野或二野淋巴结清扫的预后就无明显差别。

5. 常见术后并发症诊治 食管、贲门癌的手术复杂，牵涉呼吸及消化系统，手术耗时长，因此术后容易发生各种并发症，常见的有以下几点。

（1）呼吸道并发症：一般多发生在术后头 3 天，患者主要表现为体温升高，脉快气短，烦躁，多汗甚至可有不同程度的发绀。胸部体检可听到干、湿性啰音，发生于术后 1～2d，应考虑是否是胸腔内病变所致，如自发性气胸、纵隔摆动、气管受压移位等，应做 X 射线检查，及时处理。还常见有肺部炎症，多发生于术后 3～4d，持续体温上升，这是因为麻醉剂刺激了气道黏膜，痰分泌物多，黏膜水肿，加上患者不敢用力咳嗽，引起了呼吸道感染，因此应给足量抗生素及液体，供氧，化痰剂，超声雾化抗生素吸入，必要时可做气管切开。此外术后也会出现呼吸窘迫综合征，病变主要为肺实质性水肿，治疗比较困难。

（2）吻合口瘘：常在术后近期发生，发生原因很多，如局部血运不良，吻合口张力过大，缝合技术欠佳等。若发生在术后 3～4d，常有高热、急性张力性肺脓气胸，处理不及时可引起休克甚至死亡。若发生在 1 周以后，肺已和胸膜粘连，则多会形成较为局限的脓胸或脓气胸。X 射线检查见有液气胸，如未拔除引流管，口服少量龙胆紫，可见从引流管排出，得以确诊。早期发现吻合口瘘，若患者情况许可，则可考虑再开胸切除吻合部重新吻合，瘘口小的也可做肌瓣修补术。一般来说，吻合口瘘多行保守治疗，其处理有 3 项措施：立即做胸腔闭式引流且应保持引流通畅；应用敏感抗生素；补足量液体及蛋白质保证营养。必要时可做高位空肠造瘘术。

（3）吻合口狭窄：早期吻合口狭窄，大多数是吻合技术不佳所致，一般经内科治疗（如扩张等）可缓解。后期的狭窄分为良性狭窄和恶性狭窄，良性狭窄主要是吻合口瘢痕增生所致，可定期做食管扩张术，必要时可行食管支架置入术。而恶性狭窄要注意是否有肿瘤的复发，应做食管镜检查找如原因再做相应的治疗，例如，为肿瘤复发可考虑做放射治疗及激光光动力治疗，覆膜支架的植入也是晚期恶性狭窄的治疗方法之一。

（4）乳糜胸：乳糜胸是术中误伤胸导管所致，一般术后 2～5d 出现，患者常有呼吸急促、脉快、胸腔引流大量增加（日引流量可达 1000ml 以上）等症状。胸腔引流液早期微红，后呈橙红，用苏丹Ⅲ染色可见脂肪滴。如患者情况许可，一般在补足液体及矫正电解质平衡失调后，重新开胸结扎胸导管，若病情不容许，则必须十分注意保证水及电解质平衡，并加强营养。

（二）放射治疗

目前采用单一外科方法治疗食管癌和贲门癌的效果均不满意，其主要障碍是肿瘤的复发和转移。采用术前和（或）术后放射与外科综合治疗，以期减少肿瘤的转移、复发，从而提高疗效是近年来临床研究的重要课题之一。

术前放射治疗旨在消灭或抑制活跃的肿瘤细胞，使原发肿瘤缩小、外侵减轻、淋巴结转移率降低，从而提高手术切除率。但术前放疗是否提高术后生存率一直存在争议。近年来国内外大宗随机对照研究显示，术前放疗加手术组与单一手术组相比，其 5 年生存率仅提高 3% ~4%，无统计学意义，即术前放疗仅能提高切除率，不能延长生存期。

术后放射治疗常应用于有肿瘤残存的部位，由于目标明确，可用较小放射野和较大剂量，因而有较肯定的效果。但 30 年来的研究并没有肯定术后预防照射能改善长期生存。国内外多项研究显示，术后放疗对转移淋巴结阳性者和Ⅲ期患者有益，而淋巴结阴性或Ⅰ、Ⅱ期患者术后放疗对提高生存率并无明照优势。近年来在放疗技术方面进行了大量的研究，例如，三维适形放疗、IMRT、IGRT 能更准确地设置靶区，故有可能提高放疗对食管癌的局部控制率，减少正常组织的损伤，从而提高生存率。

目前国外多采用 N 步放化疗来提高食管癌治疗后的生存率。国内外多个随机对照试验开展术前放化疗加手术与单纯手术比较的研究，它们的结果互不相同。近年来 4 个 Meta 分析均显示术前放化疗可提高食管癌患者的预后，特别是达到病理性缓解（PCR）的患者，同时显示，术前放化疗对食管鳞癌（HR 0.84；95% CI 0.71 ~0.99；P = 0.04）与腺癌（HR 0.75；95% CI 0.59 ~0.95；P = 0.02）的预后获益均等。

对于不能手术的局部晚期食管癌，同期放化疗在国际上早已成为标准的治疗模式，并有充分的循证医学证据说明同期放化疗比单纯放疗或化疗具有更好的疗效。例如，RTOG8501 研究中，J. S. Cooper 等对局部晚期的食管癌进行同期放化疗及单纯放疗的长期随访比较，认为综合性治疗对（$T_{1 \sim 3}$、$N_{0 \sim 1}$、M_0）食管癌患者有较大的生存获益。

（三）化学治疗

单药化疗的效果不理想，而联合化疗方案中以 DDP 加 5 - FU 缓解率最高。虽然单一治疗（包括手术、放疗、化疗）在局部病变的控制方面有一定的效果，但由于复发和转移造成食管癌的总体疗效欠佳，生存率没有明显的提高。

Gebski 等的 Meta 分析收集了 8 个术前化疗的随机对照临床试验（包括 MRC 的研究，n =1724），结果显示，8 个试验中的 4 个提示新辅助化疗有益，但仅有 1 个（样本量最大的一个试验）具有显著性意义，各临床试验或时间趋势上未发现有差别（P = 0.1）。总的结果，术前化疗可使食管癌患者的死亡相对危险度减少 10%（HR 0.90；95% CI 0.81 ~1.00；P = 0.05），并可使食管癌患者的 2 年生存率增加 7%。术前辅助化疗在不同病理类型食管癌的疗效方面有所不同，术前化疗仅能使食管腺癌获益（HR 0.78；95% 01 0.64 ~0.95；P = 0.014），而鳞癌的预后无获益（HR 0.88；95% CI 0.70 ~1.03；P = 0.12）。

术后辅助化疗的作用，长期以来也存在争议。Leonard 等报告多中心临床试验，认为辅助化疗可以改善食管鳞癌患者术后无疾病生存期，但不能延长总的生存期。美国肿瘤东部协助组（ECOG）组织Ⅱ期多中心临床试验（E8296）以评价术后 Taxol、PDD 治疗对下段食管腺癌、食管与胃交界处腺癌及贲门癌根治术后生存率的影响，结果显示辅助化疗组 2 年生存率为 60%，相对照组提高了 20%。国内许多学者也进行了相关辅助化疗的研究，但是结果也不统一。2006 年发表的一篇荟萃研究分析了 1995～2005 年术后化疗相关研究，结果显示与单纯手术者相比，食管癌手术并术后化疗患者 3 年内死亡的合并相对危险度 HRs = 0.83，P = 0.009，95% 置信区间为 0.71～0.95，结果显示术后辅助化疗能够改善 3 年生存率。

尽管 DF 方案仍然是目前食管癌化疗中的经典方案，但近年来的大量随机对照研究也在寻求新的化疗药物及方案，如拓扑替康、泰素、泰索蒂等，而希罗达、环氧化酶 – 2 抑制剂、吉西他滨等也在研究中。另外近年来开展的分子靶向治疗也为食管癌的个体化治疗带来了希望。

（袁岸龙）

第二节　食管癌经血管介入治疗

一、食管动脉解剖

食管没有专供血管。动脉供血来自周围其他器官的动脉分支，其分支起源、起始高度、方向不同。呈节段性分布，颈部食管动脉多由锁骨下动脉的甲状颈干发生的甲状腺动脉的食管支供应，其中以甲状腺下动脉升支起始的动脉分支为最粗。颈部食管动脉还有从锁骨下动脉、椎动脉、甲状腺上动脉、颈浅动脉以及肋颈干的最上肋间动脉发出的食管支供应。胸部食管动脉主要接受主动脉弓、胸主动脉和右侧肋间动脉的分支供应。腹部食管动脉由腹腔干发出的胃左动脉的食管支供应。腹部食管动脉还可以由食管同有动脉下支、左膈下动脉、胃十二指肠动脉、腹主动脉、脾动脉及左肝动脉发出的食管支供血。

二、食管癌动脉灌注化疗的适应证与禁忌证

（一）适应证

（1）不能手术切除的中晚期食管癌，虽无远处转移，但失去手术条件者。

（2）不能手术或放疗的患者，行动脉插管化疗使肿瘤缩小后再择机手术或放疗者。

（3）有手术禁忌证或拒绝手术者。

（4）手术切除前局部化疗以增加切除机会。

（5）手术切除后残端遗留或手术后复发者。

（6）配合放疗以获得放疗增敏的疗效。

（二）禁忌证

（1）心、肺、肝、肾功能严重损害或衰竭的恶液质患者。

（2）食管有出血、穿孔倾向者。

（3）食管 – 气管瘘形成急性肺感染，感染尚未控制者。

（4）其他化疗及血管造影禁忌证。

三、食管癌动脉灌注化疗常用药物及术前准备、器械准备

（一）药品准备

（1）化疗药物的准备与方案选择：氟尿嘧啶（5 – FU）1000～1500mg、顺铂（DDP）

80～120mg、丝裂霉素（MMC）20～30mg、阿霉素（ADM）60～80mg、卡铂（CBP）500～700mg、平阳霉素（PYM）32～48mg、博来霉素（BLM）30～40mg、环磷酰胺（CTX）1000mg。可以单药应用。也可选用2～3种化疗药物联合应用。如DDP加PYM，DDP＋5－FU、ADM＋MMC、DDP＋MMC＋PYM等。

（2）造影剂准备：安其格纳芬（泛影葡胺）100ml、优维显370 100ml或碘海醇100ml。

（3）其他：肝素12 500U、地塞米松10～15mg、昂丹司琼8mg、利多卡因2ml、强痛定100mg。

（二）患者术前准备

（1）完善术前检查：如肝功能，肾功能，血常规，血型，出、凝血时间及凝血酶原时间、血离子、胃镜、食管CT、X射线胸片等检查。同时血常规白细胞计数＞3.5×10^9/L，血小板计数＞100×10^9/L。

（2）备皮、造影剂皮试、抗生素皮试。

（3）术前禁食水4h；术前30min肌注地西泮10mg、异丙嗪25mg。

（三）器械准备

（1）血管造影手术包1个。

（2）Seldinger穿刺针、超滑导丝1根、动脉鞘1个。

（3）导管：Cobra、Headhunter、Hook、Judkins、RH导管、BLG导管、RLG导管等。根据血管不同选用不同的导管。

四、食管癌动脉灌注方法

采用常规Seldinger技术。经股动脉穿刺插管，在电视透视下进行选择性食管动脉插管和血管造影。一般来说，颈段食管癌需行甲状颈干插管。多应用Headhunter导管。支气管动脉选用不同型号的Cobra、Headhunter、Hook、Judkins、BLG导管。食管同有动脉使用Hook、RLG导管。胃左动脉选用RLG、RH、Cobra导管。

颈段病变需行双侧锁骨下动脉－甲状颈干动脉造影。甲状颈干为椎动脉发出的第一个分支。向上走行。胸段根据病变位置高低分别选择支气管和食管同有动脉。中段偏上的食管癌选择支气管动脉。中段偏下食管癌选择食管动脉。其开口在支气管动脉下方（胸6、7水平）胸主动脉侧后壁。在近膈肌处癌选择左膈下动脉和胃左动脉进行插管。贲门癌选择胃左动脉。

五、动脉灌注化疗的并发症及处理

（1）脊髓损害：这是食管癌介入治疗最严重的并发症之一。造成脊髓损害的主要原因有：①多见于食管中段癌。中段癌血供多来源于支气管－肋间动脉支。肋间动脉有脊髓动脉分支。离子型造影剂或化疗药物进入脊髓动脉支。造成脊髓损伤。②导管插入血管后阻碍血供或者形成血栓引起暂时性脊髓缺血。③离子型造影剂的毒性作用。④化疗药物对脊髓的毒性作用。

脊髓损害的主要临床表现：①注射药物时出现胸痛。②肢体麻木、乏力、背痛，重者出现偏瘫。受损节段以下感觉迟钝、大小便障碍及锥体束征等。

脊髓损害的预防：①选用非离子型造影剂如优维显或将常用的离子型造影剂如泛影葡胺稀释至50%以下。②导管插入肋间动脉等可疑血管内应立即退出。重新选择，后阻碍血供或者形成血栓引起暂时性脊髓缺血。③如注射药物后出现胸痛等症状时立即给予肝素生理盐水静推。防止形成血栓。④稀释化疗药物。

脊髓损害的治疗：①早期可以应用脱水剂减轻水肿。②应用血管扩张剂如复方丹参、潘生丁等药物。③应用激素如地塞米松等。

（2）血栓形成：为防止血栓形成，应术前用肝素盐水浸泡冲洗导管和导丝。

（3）食管出血和穿孔：多见于溃疡型，由于化疗后肿瘤细胞坏死和管壁的脆性增加。易使食管破裂穿孔和出血。出现食管－纵隔瘘或食管－气管瘘。可行覆膜支架介入治疗。如出血量不多。可对症处理。如出血多可按照急性上消化道出血处理。

（4）其他：局部血肿、恶心、呕吐、感染等。

六、区域动脉灌注化疗的疗效评价

姬统理等对 60 例晚期食管中下段癌进行动脉灌注化疗。用药均为卡铂 300mg。5－FU 1200mg。四氢叶酸 400mg，表阿霉素 60mg。60 例患者可评价疗效有效率为 95%。张伟生等报道，大剂量顺铂联合方案治疗食管癌（62%），介入治疗疗效明显高于静脉化疗，且毒副反应较小。

Sarref 等经过对 35 例食管癌患者进行介入灌注化疗及辅助放疗后观察到经过综合治疗的患者生存期明显延长。平均生存期为 14.1 月。5 年生存率达到 27%。较单独放疗的患者生存期明显延长。

陈彤宇等针对食管癌的患者进行介入灌注化疗后。发现患者的临床症状明显减轻。哽咽、进食困难明显好转。

刘璋等通过对 45 例晚期中下段食管癌的患者进行了介入化疗加放射治疗后，行手术治疗，发现肿瘤瘤体明显缩小，术后病理比较术前可见癌巢中心坏死、闻质纤维化和炎症细胞浸润。并且患者无明显副作用。可见介入灌注化疗的优势。

（袁岸龙）

第三节　食管内支架植入术

Symonds 首次报道植管术治疗晚期食管癌以来，支架植入术已经得到了广泛的应用。采用食管内支架植入术治疗食管狭窄的适应证为：①心肺功能欠佳，不能耐受剖胸手术的食管癌、贲门癌患者；②食管癌、贲门癌患者无手术指征或手术无法切除者；③无法切除的纵隔肿瘤压迫食管致吞咽困难者；④食管癌、贲门癌术后吻合口狭窄者；⑤癌性食管、气管瘘者。食管支架植入术可在短时间解决上述问题，改善患者的饮食及营养状况，为后续治疗赢得时间。

一、术前准备

（1）病变长度的确定：患者术前行 X 射线钡餐检查确定狭窄的长度及瘘口的位置，其方法简单易行，因患者多数为食管重度狭窄，内镜不能通过，如扩张后再行内镜检查可增加患者的痛苦。

（2）食管扩张适度：术前适当扩张食管，食管扩张仅需大于 5mm，植入器能通过即可，不必扩张到 10～15mm，这样可减少扩张时患者的疼痛，减少发生出血和穿孔，并可缩短支架植入的操作时间。

（3）食管支架的选择：支架直径大、小选择适当可减少患者痛苦及并发症的发生。柔软型支架顺应性较好，患者能耐受，适用于食管不规则狭窄患者，可减轻术后疼痛。抗反流型支架下端带有抗反流瓣膜，可阻止反流，适用于食管中下段及贲门狭窄患者，可减少术后反酸等症状。

二、支架植入方法

取左侧卧位，常规注射阿托品 0.5mg、地西泮 10mg，2% 利多卡因咽部局麻，插入内镜测量门齿至食管狭窄上端的距离。在直视下从活检孔插入导引钢丝，退出内镜。重度狭窄者先行扩张术，采用沙氏扩张器，由细到粗，扩张至 6~8mm 即可。将附有带膜金属支架的植入器沿导丝插入狭窄部，再次插入内镜，在直视下确定支架准确位置后，缓慢释放支架，推出支架植入器和导丝，内镜观察支架充分膨胀后，退出内镜。术后让患者饮温水，如无吞咽困难或饮水呛咳，提示支架放置成功。

三、术后处理

术前口服抗生素及餐后清洁食管，有利于避免病原菌寄生于食管表面与支架之间，发生继发感染。术后禁食 12h，观察生命体征，注意有无呛咳、呕血、黑便等症状，常规应用止血、抗感染及抗反流等药物。12~24h 后开始进流质饮食，后逐渐过渡到普食。忌食大块固体食物及饮冰水，部分恶性患者植入支架后接受放、化疗。

四、术后并发症及其处理

1. 疼痛　可表现为咽部、胸骨后、上腹部疼痛。咽部疼痛与器械插入有关，术者熟练、轻柔的操作可减轻症状；术后胸骨后和上腹部疼痛一般是因支架膨胀后压迫并刺激局部所致，1 周左右可消失，无需特殊处理。

2. 出血　早期出血为扩张使局部组织撕裂所致；后期出血为支架与黏膜发生摩擦或支架压迫使肿瘤血运受限、血管损伤引起。为防止术中或术后大出血，术前应常规检查凝血四项、血小板，异常者给予纠正，术前应配血以备急用；术中应选择适当的支架；术后采用止血、抑酸、抗感染等治疗措施。

3. 反流症状　这主要是支架放置接近胃食管连接处，使胃食管抗反流屏障减弱或消失所致。对食管下段病变，放置支架时应尽量保持与贲门的距离，以保留贲门生理功能；贲门失弛缓症狭窄和胃食管吻合口病变，可放置防反流支架，以阻挡胃内容物反流。因支架覆盖的食管部分基本无蠕动功能，术后应嘱患者取坐位进食，应用抑酸、胃动力药辅以半卧位等措施。

4. 支架移位及脱落　如有发生，应立即在胃镜直视下用专用拉钩或鼠齿钳调整支架位置。为防止支架移位，术中扩张度要适宜、选择直径及长度适当的支架，另外术后禁食不应少于 12h，并禁冷饮。对吻合口狭窄者应注意扩张时应适度，因吻合口的箍力可增加植入支架的稳定性。

5. 术后再狭窄　文献报道食管支架植入术后再狭窄十分严重，可应用电灼狭窄部位或电灼后再行 Savary 探条扩张，重新植入支架，可改善吞咽困难症状。

（袁岸龙）

第
十
九
章

胃癌的介入治疗

第一节　胃癌临床诊断治疗概要

胃癌是一种常见的恶性肿瘤，目前发病率在全球仅次于肺癌，居第 2 位，估计全球每年有逾 800 000 例新发病例。胃癌的发病率和死亡率在世界各地差异悬殊，在日本、南美和东欧发病率最高，为（30～85）/100 000；而美国、以色列、科威特等国家发病率仅为（4～8）/100 000。实际上，从过去几十年来看，胃癌的发病率在全球呈下降趋势，但由于人口的增多和人口老龄化，胃癌发病的绝对数是增加的。发病率的下降主要与饮食、食品制作的改变以及其他环境因素有关。虽然如此，食管－胃结合部腺癌发病率的下降却不明显，而这一部位的肿瘤在生物学行为上比起胃远端的肿瘤具有更强的侵袭性且预后不良，这一现象已引起了学术界的注意。胃癌总体讲预后不良，主要与胃癌无特异性症状，多数发现较晚，且对治疗敏感性不高等原因有关。日本胃癌发病率较高，但日本在胃癌的筛查和治疗方面走在世界的前列，他们通过筛查以早期发现胃癌，因此，其胃癌患者生存率较高。手术是目前唯一经证实的可能治愈胃癌的手段，但即便是经过所谓的胃癌根治术，仍有部分患者会出现复发和（或）转移。术后的辅助性放化疗对控制疾病的复发或转移可能有效，也可能延长患者的生存期。对于晚期胃癌，化疗可能改善患者的生活质量，延长其生存期。一些新的治疗手段，特别是靶向治疗的加入显示了较好治疗前景。

一、病因

胃癌的病因尚未完全清楚，可能与下列因素有关。

（一）饮食

胃癌的发生与饮食有较强的关联性。过多食用食盐、熏制或腌制的肉以及泡菜和辣胡椒等可能增加胃癌发病的风险。食品内含的硝酸盐能转换成亚硝酸盐和亚硝基化合物，而后两者能在实验动物中产生胃癌。食用蔬菜、水果有很明确的降低胃癌发病风险的作用，特别是生食一些富含抗氧化剂的食物，如含维生素 C、维生素 E、胡萝卜素和叶酸等的食物。绿茶因含大量的酚，有研究认为对减少胃癌发病有作用，但目前尚未达成共识。

对移民及其后代胃癌发病率的观察是饮食对胃癌发病率影响的有力证据。观察发现，移民的后代胃癌的发病率逐渐趋于移民地的发病率，这一现象强烈地支持环境因素在发病中起了主要的作用。一项研究显示，日本人移居到胃癌低发的西方地区，其胃癌发病率介于西方人群和日本本土人群之间；如果其后代继续食用日本式的饮食，那么他们仍保持较高的胃癌发病率；如果食用西方饮食，则发病率有所下降。一项对移民至美国 10 年的波兰人群的调查发现，他们的胃癌发病率降低至美国和波兰之间。这些研究说明早年生活的环境因素对胃癌发病的风险起决定作用。

（二）幽门螺杆菌感染

有研究报道，在幽门螺杆菌感染超过 10 年的人群中，约有 5% 的患者会发展成胃癌。但幽门螺杆菌引起胃癌发病率增高的确切机制仍不清楚，似乎与导致慢性萎缩性胃炎的发病率增加有关，后者可造成低酸的环境；还可能与造成组织化生和间变有关。由于在世界许多地方，幽门螺杆菌的感染超过 50%，很显然幽门螺杆菌的感染不是胃癌发生的充分条件。多种因素可能与幽门螺杆菌相互作用促进胃癌的发生，包括吸烟、感染时的年龄、性别、饮食等。而幽门螺杆菌的亚类也是一个因素，有研究认为 cagA 菌株具有更强的毒素产生能力，引起更多的胃部炎症，与胃癌发生呈强相关。幽门螺杆菌的感染主要与胃体和胃窦的腺癌关系密切，感染者的发病率增加约 1 倍。而贲门或食管 – 胃结合部的癌似乎与幽门螺杆菌感染关系不大。

（三）胃慢性疾病

伴有肠上皮化生的慢性萎缩性胃炎与胃癌发病关系密切，慢性萎缩性胃炎与胃癌的发生呈显著正相关，伴有肠上皮化生的部位与胃癌的好发部位也一致。Correa 曾提出了从慢性萎缩性胃炎到肠上皮化生，再到间变的演变过程学说。

胃部疾病术后残胃发生的残胃癌的概率在 10 年后明显上升，特别是 Billroth Ⅱ 吻合术后，可能与该术式导致胆汁反流增加有关。良性胃溃疡恶变是以前常关注的一个问题，但目前的观察认为，似乎胃溃疡恶变的机会并不高。胃溃疡本身并不是一种癌前病变，溃疡边缘的黏膜似乎更易发生肠上皮化生。

（四）其他因素

流行病学调查发现，胃体癌和胃窦癌的发病率在下降，而胃近端和食管远端腺癌的发病率在增加。美国资料显示，10 年来，胃近端癌的发病率以每年 3.6% ~ 5.6% 的速度增加，贲门的肿瘤大约已占胃癌的 47%。欧洲也有类似的报道。近端胃癌较远端胃癌预后差，病因似乎也有所不同，胃体的病变与胃酸分泌少和幽门螺杆菌感染有关，而贲门的病变与这些因素的关系似乎不大。食管 – 胃结合部癌的发病似乎是多因素的，肥胖和过量酒精食入似乎与该部位癌发病率增高有关，胃食管反流性疾病可能是另一个危险因素，抽烟似乎也与之有关联。相反，在使用阿司匹林及其他非类固醇类抗炎药的人群中，这一肿瘤的发生率偏低，提示炎性反应可能与其发病有关。

以上各种因素均在不同程度上提示与胃癌发生有关。值得一提的是，胃癌的发生可能是以上多种因素共同作用的结果。譬如，幽门螺杆菌的感染可增加慢性萎缩性胃炎的发病率，后者造成低酸的环境，而胃内 pH 值的增高有利于亚硝酸盐类物质的产生等。

二、病理

（一）大体分型

Borrmann 分类法从大体解剖上将胃癌分为 4 种类型：第 1 类是乳头状癌，第 2 类是周边隆起的溃疡型，第 3 类是周边浸润型，第 4 类是弥漫浸润型。后来有作者又加入了浅表型和早期癌等。胃癌的大体分型和组织学分化程度不是胃癌的独立预后因素。

（二）病理学类型

腺癌约占胃癌的95%，通常所指的胃癌即为胃腺癌。胃腺癌的分类目前采用最多的是WHO分类。

1. 管状腺癌　管状腺癌存在显著扩张或裂隙样和分支状的导管，管腔大小各异，也可存在腺泡状结构。

2. 乳头状腺癌　乳头状腺癌具有伸长的指状突起，突起表面覆盖圆柱状或立方上皮，轴心为纤维血管结缔组织。

3. 黏液腺癌　50%以上黏液腺癌含有细胞外黏液池，可有两种主要生长方式：①腺体由柱状黏液分泌上皮细胞组成，间质腔隙中存在黏液；②细胞呈链状或串状散在漂浮于黏液湖内。

4. 印戒细胞癌　印戒细胞癌超过50%的细胞由孤立的或呈小圈的、包含有细胞内黏液的恶性细胞组成。还有一种常用的Lauren分型法，描述了2种胃癌的组织学类型，即肠型和弥漫型。肠型主要从癌前病变（主要包括萎缩性胃炎和肠上皮化生）演化而来，在老年和男性多见，说明环境因素在胃癌发病中的主要作用。弥漫型一般不是从癌前病变演化而来的，主要发生在胃癌低发地区，女性和年轻患者更常见，与家族因素相关（如血型A）。虽然Lauren分型的命名有些混淆，但这种分类法有利于我们深入地理解胃癌的病因学和流行病学。

另外，虽然胃黏膜中没有正常的淋巴组织，但胃是胃肠道淋巴瘤最常发生的部位，目前十分重视的幽门螺杆菌感染与胃黏膜相关淋巴瘤的密切关系可以解释这一现象。胃淋巴瘤不论从分期、处理和预后都是与胃腺癌明显不同的另一种疾病。其他类型较少见，包括平滑肌肉瘤、鳞癌、腺鳞癌、类癌等。

（三）扩散方式

胃癌可直接向周围的组织结构延伸扩散，也可形成淋巴转移、腹膜转移和远处转移。

三、临床表现及诊断

（一）临床表现

早期胃癌多数无症状，因此多数患者就诊时已属晚期。晚期胃癌也无特征性的临床表现，患者可能表现为体重下降、食欲减退、疲乏、上腹部不适等。但有些症状对提示病变部位有一定帮助，如吞咽困难，可能提示贲门部的肿瘤；进食少量食物即有饱胀感，提示可能有弥漫浸润的肿瘤；持续性的呕吐，提示可能是胃窦的病变并伴有幽门梗阻。胃肠道出血在胃癌的病史中并不常见，占10%~15%，若出现腹水、黄疸，或可扪及的腹部包块往往提示肿瘤已到晚期。因为胃结肠韧带的原因，横结肠是距离胃较近且容易受累的器官，因此可能出现横结肠梗阻的症状。腹膜的广泛种植常常造成其他肠道的梗阻。大的卵巢或盆腔转移包块可产生直肠阻塞的症状。

（二）诊断

中晚期胃癌的诊断并不困难，但治疗效果不佳。因此，要提高胃癌的治愈率和5年生存率，重在早期发现、早期诊断。由于胃癌目前发病年龄有年轻化的趋势，原则上所有出现上腹部症状的成年人，均应警惕，诊断时应注意排除胃癌。特别是对下列患者要重点警惕：①

上腹不适、疼痛，以慢性胃炎或溃疡病治疗未见好转者。②原有胃病患者，近期症状加重，治疗欠佳。③不明原因的贫血、消瘦，大便隐血持续阳性者。④有胃癌家族史者，近期出现上腹部症状。对上述患者应重点排查，胃镜或 X 射线钡餐检查应列为必选项目。对于过去发现有肠上皮化生或不典型增生者、多发性腺瘤样息肉、慢性胃溃疡以及残胃患者应定期复查胃镜。胃镜检查中应对所有可疑部位进行活检，以发现早期病变并及时确诊。

1. 胃镜检查　纤维胃镜可以在直视下检查胃、食管和十二指肠上段几乎每一个角落。同时，检查中可以对可疑部位进行活检、刷片、染色，乃至镜下肿瘤切除等治疗。目前的超声胃镜不仅可以了解胃癌的形态、大小，而且可以显示其浸润深度及转移范围，有助于黏膜下肿瘤的鉴别和胃癌的术前分期。胃镜检查虽有一定痛苦，但其却是目前确诊胃癌最经济、最简便、最可靠的方法。目前该项检查已经普及，为胃癌的诊断提供了有力的武器。以后还应充分利用胃镜对高危人群进行普查，以便发现更多早期胃癌。

2. 腹腔镜检查　腹腔镜检查在判断胃癌侵犯的范围、淋巴结和腹膜转移情况中有特殊的地位。它在胃癌的术前分期、指导治疗和判断预后中均有不可替代的作用。有些胃癌还可以在腹腔镜下予以切除。国外有些医院已经把腹腔镜检列为胃癌术前的常规检查项目。

3. X 射线钡餐检查　X 射线钡餐检查是诊断胃癌的重要检查方法。双重对比造影技术及多角度摄影可进一步提高胃癌的检出率，但无论其特异性、灵敏性和准确性都不如胃镜。目前主要用于不适合胃镜检查的患者。早期胃癌的 X 射线征象难以鉴别，可能只见局部黏膜增粗、紊乱或小的容易忽视的充盈缺损或龛影。X 射线钡餐对中晚期胃癌的诊断相对容易，主要征象有胃壁僵直、蠕动消失、黏膜皱襞中断、明显的充盈缺损或边缘不规整的大龛影，浸润型胃癌还可表现为胃腔缩小、狭窄，累及全胃时呈"革袋状胃"。

4. CT 检查　CT 检查可显示胃癌侵犯的范围，腹腔淋巴结、腹膜以及相关器官和组织的转移情况，在病变分期、综合治疗方案的选择以及疗效判断上具有重要的指导意义。

5. 实验室检查

（1）常规检查：胃癌中晚期可有不同程度的贫血、红细胞沉降率（血沉）增快、白蛋白降低等。大便隐血试验在早期胃癌阳性率较低，可作为体检时筛查使用，中晚期者则有较高的阳性率。胃液分析现在已很少开展，部分患者胃酸降低或缺乏，但缺乏特异性。

（2）肿瘤标志物检查：通过血清中肿瘤细胞产生的特异性分子来确诊肿瘤，一直是肿瘤工作者的梦想。目前临床常用的胃癌标志物有癌胚抗原（CEA）、糖类抗原 19－9（CA19－9）、糖类抗原 72－4（CA72－4）和糖类抗原 50（CA50）等。其在胃癌中单独检测的敏感性多不超过 50%，联合检测可以大大提高检出率。

（三）鉴别诊断

在纤维胃镜几近普及的情况下，胃癌的诊断并不困难。溃疡型胃癌应注意与良性胃溃疡鉴别，隆起型胃癌应注意与胃息肉鉴别，浸润型胃癌应注意与胃皱襞巨肥症（该病在中国罕见）、胃淋巴瘤鉴别，黏膜下病变应注意与恶性淋巴瘤或胃肠道间质瘤等鉴别。

四、分　期

目前常用的胃癌分期方法是由美国癌症联合委员会（AJCC）和国际抗癌联盟（UICC）联合制定的 TNM 分期法。其依据是胃癌数据库的资料中，淋巴结阳性胃癌患者的预后与淋巴结受累的数目明显相关。另外，日本癌症研究会也制定了详尽的分期方法。该方法根据肿瘤侵犯的精确解剖学范围，尤其是淋巴结分站情况而制定。这里主要介绍前一种 TNM 分期法。

（一）T——原发肿瘤

Tx：原发肿瘤无法评估。

T_0：无原发肿瘤的证据。

Tis：原位癌：上皮内肿瘤，未侵及固有层。

T_1：肿瘤侵犯固有层或黏膜下层。

T_2：肿瘤侵犯固有肌层或浆膜下层。

T_{2a}：肿瘤侵犯固有肌层。

T_{2b}：肿瘤侵犯浆膜下层。

T_3：肿瘤穿透浆膜（脏腹膜）而尚未侵及邻近结构。

T_4：肿瘤侵犯邻近结构。

（二）N——区域淋巴结

Nx：区域淋巴结无法评估。

N_0：区域淋巴结无转移。

N_1：1~6 个区域淋巴结有转移。

N_2：7~15 个区域淋巴结有转移。

N_3：15 个以上区域淋巴结有转移。

（三）M——远处转移

Mx：远处转移情况无法评估。

M_0：无远处转移。

M_1：有远处转移。

（四）G——组织学分级

Gx：分级无法评估。

G1：高分化。

G2：中分化。

G3：低分化。

G4：未分化。

（五）胃癌的 TNM 分期标准（详见表 19-1）。

表 19-1　胃癌的 TNM 分期标准

分期	T	N	M
0 期	T_{is}	N_0	M_0
I 期			
I a 期	T_1	N_0	M_0
I b 期	T_1	N_0	M_0
	$T_{2a/b}$	N_0	M_0
II 期	T_1	N_2	M_0
	$T_{2a/b}$	N_1	M_0

续　表

分期	T	N	M
	T_3	N_0	M_0
Ⅲ期			
Ⅲa期	$T_{2a/b}$	N_2	M_0
	T_3	N_1	M_0
	T_4	N_0	M_0
Ⅲb期	T_3	N_0	M_0
Ⅳ期	T_4	$N_{1\sim3}$	M_0
	T_4	$N_{1\sim3}$	M_0
	任何T	任何N	M_1

胃癌患者的分期与治疗和预后密切相关。影像学技术的进步使临床分期有了很大的改进，这些技术包括腹腔镜下对腹腔和肝脏进行检查，以及用内镜超声对原发肿瘤和局部淋巴结进行评价。约有50%的患者在诊断时，胃癌已经超过了局部范围。因此，早期诊断对胃癌尤为重要。

五、治疗

（一）治疗原则

0期及Ⅰ期：根治性手术治疗。

Ⅱ期和Ⅲ期：根治性手术，辅以术后化疗或化放疗，术前或术中化疗。

Ⅳ期：以化疗（全身或腹腔）为主，辖以提高免疫力为主的生物治疗，肝转移时可行介入治疗，必要时做姑息性手术或放疗。

（二）手术治疗

外科手术是胃癌的首要治疗方法。手术的目的是尽可能达到根治性切除（R0），提高治愈率和5年生存率。手术原则如下所述。

1. 远端胃癌　多采用胃大部切除术。对于远端胃癌，胃大部切除术与全胃切除的效果相当，而并发症明显减少。

2. 近端胃癌　可采用近端胃大部切除或全胃切除手术。

3. 手术切缘　近端切缘和远端切缘均应该距离肿瘤大于或等于5cm。

4. 淋巴结清扫　至少切除15个以上的淋巴结并进行检查。手术中应尽可能避免切除脾和胰腺。对淋巴结清除的范围国际上存在很大的争议，目前我国推荐D2根治术（第2站淋巴结完全清除，保留胰尾部和脾）。如果存在腹膜受累、远处转移或主要血管侵犯或包裹，则不宜手术切除。

内镜下黏膜切除术（EMR）是胃癌微创手术的主要进步。其适应证为肿瘤分化良好或中度分化、肿瘤最长径小于30mm、无溃疡以及肿瘤浸润的证据。目前还没有随机研究比较EMR和其他手术方法对胃肠道肿瘤的治疗效果。但在严格掌握适应证的情况下，它将是很有前途的微创治疗方法。

（三）新辅助治疗

术前新辅助化疗或化放疗的优点是通过肿瘤降期提高 R0 切除率，同时有可能消灭微转移灶。其缺点是早期患者可能会受到过度治疗；对于 Ⅱ～Ⅳ 期患者，治疗的有效率可能并不满意，部分患者可能反而影响手术的成功率或失去手术机会。因此，目前多用于局部晚期胃癌不能手术切除或虽可手术切除但复发风险较高的患者。

术前新辅助化疗的代表性研究为英国医学研究委员会主持进行的 MAGIC 试验。该试验选择表柔比星（表阿霉素，EPI）、顺铂（DDP）和氟尿嘧啶（5 – FU）联合的 ECF 方案。具体如下：EPI 50mg/m^2，第 1 天；DDP 60mg/m^2，第 2 天；5 – FU 200mg/m^2，第 1～21 天；每 3 周应用 1 次。

患者被随机分为两组，治疗组 250 名术前术后各采用 3 个周期 ECF 方案，另一组 253 名单用手术治疗。每组患者中，74% 为胃癌，14% 为低位食管癌，11% 为食管 – 胃结合部癌。围手术期化疗组患者的 5 年生存率为 36%，单独手术组为 23%。同时化疗组的死亡风险降低了 25%。该研究显示，使用 ECF 方案进行围手术期化疗可以显著延长可手术胃癌和低位食管腺癌患者的无疾病进展生存期和总生存期。因此，ECF 作为围手术期辅助化疗方案已基本得到共识。

关于术前新辅助化放疗的效果，目前仅有几项小样本 Ⅱ 期临床研究表明，以紫杉醇为基础的新辅助放化疗，初步显示出较高的病理完全缓解率（26%）和病理切缘阴性率（77%）。但由于研究中入组病例组成复杂（Ⅰb～Ⅲ期），因此，尚无法判断新辅助化放疗的适应人群及其疗效，需要开展大型的、设计严格的随机对照临床研究以提供充分证据。

（四）术后辅助治疗

1. 辅助化疗　胃癌术后辅助化疗的大型临床研究较多，但其结论和解读差异较大。大多数研究者多推荐使用。临床上除早期无高危因素的患者外，几乎普遍使用。但目前仍然没有标准的辅助化疗方案。实践中多参照进展期胃癌的化疗方案。

2007 年，日本 Sasako 报道了 ACTS – GC 的 Ⅲ 期临床试验结果。该项研究将 1059 例 D2 根治术后的 Ⅱ 期、Ⅲ，期和Ⅲb 期胃癌患者随机分入替吉奥（S – 1）单药口服组和单纯手术的对照组，随访 4 年中期总结的结果证明 S – 1 单药口服组的 3 年生存率较对照组明显提高，分别为 80.5% 和 70.1%，且不良反应轻微，证实了 S – 1 在 Ⅱ 期、Ⅲ 期的胃癌根治术后辅助化疗中的安全性和有效性。但该试验目前仅为中期总结，其 5 年生存率是否有意义尚需要进一步等待随访数据。

2. 辅助放化疗　在美国完成的 INT – 0116 多中心试验是胃癌辅助放化疗的重要临床试验。该试验的入组对象为 T_3 和（或）有淋巴结转移的胃癌或食管 – 胃结合部癌患者。在接受了 R0 切除后，603 名患者被随机分为观察组和术后联合放化疗组，每月 1 个周期静脉化疗［化学药物采用氟尿嘧啶 + 四氢叶酸（LV）］，共 5 个周期，同时在第 2 个周期、第 3 个周期中联合 45Gy 的同步放疗。联合放化疗组以局部复发为首次复发的比例明显降低（联合放化疗组为 19%，单纯手术组为 29%），中位生存期明显延长（联合放化疗组为 36 个月，单纯手术组为 27 个月），3 年无复发生存率（联合放化疗组为 48%，单纯手术组为 31%）和总生存率（联合放化疗组为 50%，单纯手术组为 41%，P = 0.005）显著提高。根据该项研究结果，美国将术后放化疗列为胃癌术后的标准治疗。但该项研究一直颇具争议，主要有以下几方面不足：①入组病例 85% 为 Ⅲ 期或 Ⅳ 期；②54% 的患者仅接受了小于 D1 的手术（即 DO 手术），接受 D2 手术者仅占 10%；③采用的化疗方案为氟尿嘧啶单药，故仅可看做放疗增敏，即其主要作用为放疗的作用，并非真正的放化疗。

韩国 Kim 等将 INT-0116 的试验在韩国进行了重复，并进行了分层分析，证明对于术后病理分期为 $T_{1,2}N_0$ 者行辅助放化疗无意义，仅对 T_3、4 N_0 或者 T_{1-4} N_{1-3} 者方可延长生存期和减少局部复发。T_2N_0 期患者，如果存在高危因素（肿瘤低分化或组织学分级高、淋巴管浸润、神经浸润或年龄小于 50 岁），术后都应接受辅助放化疗。因此，目前认为所有达到 Ro 切除的 T_3、T_4 期或任何 T 伴淋巴结转移的胃癌患者术后都应接受放疗（45 ~ 50.4Gy），同时给予以氟尿嘧啶类为基础的放疗增敏剂（首选）或氟尿嘧啶加或不加四氢叶酸。

获得 R1 手术切除的胃癌患者应当接受放疗（45 ~ 50.4Gy），同时给予以氟尿嘧啶类为基础的放疗增敏剂（首选），或氟尿嘧啶加或不加四氢叶酸。如果没有远处转移，R2 手术切除的胃癌患者可以选择下列治疗：①放疗（45 ~ 50.4Gy）联合以氟尿嘧啶类为基础（氟尿嘧啶、卡培他滨、替加氟）的放疗增敏剂；②挽救性化疗；③如果患者身体状况很差，可以选择最佳支持治疗。

（五）晚期或转移性胃癌的化疗

由于胃癌早期诊断困难，故手术切除率低，5 年生存率也低。在我国，临床上 50% 以上的胃癌为不能手术或术后复发的晚期胃癌。

迄今为止，化学药物治疗仍然是晚期胃癌内科治疗的主要手段。遗憾的是胃癌对化学药物治疗具有天然的抗性，并且即使用一种药物化疗，其耐药性也常常出现在其他化学药物上，即所谓的多药耐药性。也鉴于此，胃癌的化疗方案层出不穷且不断更新，但至今仍没有一个"标准方案"问世。

晚期胃癌虽然难以治愈，但是化疗明显有姑息性治疗效果。目前只有少数几个单药对晚期胃癌有肯定的疗效。这些药物包括氟尿嘧啶、丝裂霉素、依托泊苷和顺铂，总体有效率为 10% ~ 20%。有几种新药及其联合方案显示出对胃癌有治疗活性。这些药物包括紫杉醇、多西紫杉醇、伊立替康、表柔比星、奥沙利铂、替吉奥和 UFT（一种尿嘧啶和替加氟的复合物）。一些口服药也有望用于胃癌治疗。

1. 口服化疗药　以氟尿嘧啶为代表的胸苷酸合成酶抑制剂是胃癌化疗的主要口服制剂。氟尿嘧啶最于 20 世纪 60 年代已应用于临床的抗肿瘤治疗，但因其口服制剂胃肠吸收差，直到近些年一些新的制剂及其衍生物，如呋喃氟尿嘧啶（FT-207）、优福定、卡莫氟、氟铁龙等的出现才使其真正走上抗肿瘤的舞台。在此仅介绍近 2 年上市的新药希罗达和替吉奥。

（1）希罗达：希罗达又名卡培他滨，为氟尿嘧啶的前药，口服后胃肠道吸收好，生物利用度高，可在人体组织中经过三种酶的催化作用最终转化为氟尿嘧啶。该催化过程的最后一步是希罗达的中间代谢产物 5'-脱氧氟尿嘧啶（5-DFUR）在组织中的胸苷磷酸化酶（TP）作用下转化为具有细胞毒作用的氟尿嘧啶。正常组织中一般均含有一定活性的 TP，但肿瘤组织中的 TP 活性往往比正常组织高出数倍（如胃肠肿瘤中的 TP 活性比正常高 6 倍）。因此，从某种程度上讲，肿瘤组织和其来源的正常组织中 TP 活性的差距决定了希罗达的药物靶向性和疗效。大多数消化道肿瘤、泌尿生殖系统肿瘤及乳腺癌中 TP 的活性比其来源的正常组织高出许多倍，这就为希罗达选择性杀伤作用奠定了基础。研究显示，希罗达的抗癌活性高出口服氟尿嘧啶及优福定 5 ~ 18 倍。初步临床应用显示，希罗达用于胃癌治疗其疗效与氟尿嘧啶静脉给药相仿。目前临床上希罗达除一般口服化疗外，在联合化疗中有明显代替氟尿嘧啶的趋势。

希罗达的不良反应主要有手足综合征和胃肠反应，停药后症状均可恢复。

（2）替吉奥：日本学者通过研究氟尿嘧啶的代谢机制，发现氟尿嘧啶在肝脏通过二氢嘧啶脱氢酶的作用降解，在胃肠上皮细胞通过 ORTC 酶将氟尿嘧啶合成 FUMP，而后者与胃肠细胞毒性有关。它们通过 CDHP 抑制二氢嘧啶脱氢酶的降解作用以增效，用乳清酸钾抑制 ORTC 的活性以减轻胃肠细胞毒性。结果产生了新药替吉奥（S-1）。S-1 由 FT-207、CDHP 和乳清酸钾三种成分组成，其分子比依次为 1：0.4：1，临床应用显示这类药物的胃肠反应明显减轻。通过近些年的临床验证，其总有效率为 25% ~ 40%，胃肠反应减轻了 80% 左右。

2. 静脉化疗药

（1）紫杉醇和多西紫杉醇：紫杉醇和多西紫杉醇进口药的商品名分别为泰素和泰索帝。这两种药、物均属紫杉类药物，由紫杉的树干、树皮或针叶提取或半合成，主要活性成分为紫杉醇。早在 20 世纪 60 年代，人们就发现美国西部紫杉树的粗提物有抗肿瘤作用。经多年研究直到 1992 年底，泰素才被美国 FDA 正式批准用于治疗转移性卵巢癌。随后发现其在乳腺癌、肺癌、头颈部肿瘤中亦有很好的抗肿瘤作用。在胃肠道肿瘤，特别是胃癌的化疗中，无论是单药还是和其他药物联合应用，紫杉类药物均有不俗的表现，是胃癌化疗的一个新方向。以欧洲紫杉树叶为原料的泰索帝比泰素的抗肿瘤活性高两倍以上。肿瘤细胞对泰索帝也更敏感。可喜的是，我国的科学工作者发现，我国西南和东北的红豆杉中亦含有丰富的紫杉醇并开发了具有自己独立知识产权的新药——紫杉醇（特素）。

紫杉类药物的抗肿瘤作用机制比较独特：一般认为，它主要作用于细胞的微管，既抑制微管蛋白的装配，也抑制微管蛋白的解聚，结果造成微管束的排列异常，细胞因有丝分裂被阻断而死亡。但我们新近的研究发现，紫杉类药物具有很强的诱导细胞凋亡的作用，提示其作用机制可能远比我们已知的复杂。

（2）薯酸铂：草酸铂（奥沙利铂，oxaliplatin）进口药的商品名为乐沙定，国产药的商品名为奥沙利铂，为第三代铂类抗肿瘤药物。化学结构上，草酸铂与顺铂的差异在于顺铂的氨基被 1，2-二氨环己烷基团所替代。该药首先在日本合成，后在欧洲研发并上市。草酸铂对多种肿瘤细胞有明显的抑制作用，其活性与顺铂相似，但其胃肠和肾脏毒性明显比顺铂轻。草酸铂最先应用于晚期大肠癌，近年应用于胃癌、胰腺癌并取得良好的疗效。特别适合老年患者、有肾脏疾病的患者使用。在联合化疗中似有取代顺铂的趋势。

（3）伊立替康：伊立替康（irinotecan，CPT-11），商品名为开普拓（campto），为喜树碱的衍生物，由日本学者研制。美国人 wall 等首先从我国特有的植物喜树的果实和树皮中分离得到具有明显抗肿瘤作用的喜树碱。在 20 世纪 70 年代初期的研究中，由于其制剂的水溶性差、毒性大而被迫放弃。其后发现喜树碱的抗癌机制独特，是迄今唯一的特异性作用于 DNA 拓扑异构酶 I 的抗肿瘤药物。因此，对喜树碱的研究再次形成了高潮。经过近些年的开发，我国提取到了 10-羟基喜树碱，为纯天然抗癌药；美国研制出拓扑替康（topotecan），日本研制出 CPT-11，后两者均为喜树碱的衍生物。这类药物具有广泛的抗肿瘤活性，其中对 CPT-11 的研究尤为深入。CPT-11 在体内迅速酯化为活性代谢产物 SN-38，后者的活性是 CPT – 11 的 100 ~ 1000 倍，是所有喜树碱中体外活性最强的成分。CPT – 11 的抗癌机制是通过在 DNA 复制时，与拓扑异构酶 I 和 DNA 形成复合物来稳定结合，特异性抑制 DNA 的重连步骤，进而引起 DNA 断裂、细胞死亡。目前 CPT – 11 主要用于大肠癌、胃癌、肺癌、皮肤癌、生殖系统癌、非霍奇金淋巴瘤等。

3. 联合化疗　几个大宗的循证分析已经证实，与最佳支持治疗相比，以往的联合化疗也可以明显提高晚期胃癌患者的生活质量和总生存率。在 20 世纪 80 年代初期，FAM 方案（氟尿嘧啶 + 多柔比星 + 丝裂霉素）是治疗晚期胃癌的"金标准"。美国癌症治疗北方中心工作组（NCCTG）在一项关键性的研究中比较 FAM、氟尿嘧啶单药和氟尿嘧啶联合多柔比星这 3 种方案的疗效。结果发现 3 种方案的生存率没有显著性差异。不过，联合化疗的缓解率要高于氟尿嘧啶单药。因此，联合化疗作为姑息性治疗要优于单药化疗。从氟尿嘧啶应用于临床后的 40 年来看，人们一直致力于寻找一个最佳的化疗方案，先后有几十个方案出台，至今仍不断推陈出新。从过去的报道来看，单药化疗的疗效一般在 20% 左右；双药在 30% 左右；三药联合往往在 40% 左右；四药以上联合因未见疗效增加而毒副作用大增，故很少应用。

（1）以铂类为基础的化疗方案：卡培他滨如上所述，20 世纪 80 年代初期，FAM 方案（氟尿嘧啶 + 多柔比星 + 丝裂霉素）是治疗晚期胃癌的标准方案。20 世纪 90 年代初在 FAM 方案基础上用甲氨蝶呤代替丝裂霉素的 FAMTX 显示出比 FAM 更好的疗效，故在欧洲特别流行。20 世纪 90 年代中开始，以顺铂为基础的 CF 方案（顺铂 + 氟尿嘧啶）或 ECF 方案（表柔比星 + 顺铂 + 氟尿嘧啶）逐步显示出良好的有效性和生存期。Water 等将 ECF 方案和 FAMTX 方案进行了比较，两组患者各 137 名，有效率分别为 46% 和 21%，中位生存期分别为 8.7 个月和 6.1 个月，2 年生存率分别为 14% 和 5%，完全缓解患者 ECF 组 3 名而 FAMTX 组无，可手术患者 ECF 组 10 名而 FAMTX 组仅 3 名。结果均对 ECF 组有利，FAMTX 方案从此淘汰出局。以顺铂为基础的 CF 和 ECF 方案逐步走上抗肿瘤舞台并成为以后临床研究中标准的对照方案。

在英国完成的大型 REAL – 2 临床试验，是以 ECF 方案为参考方案评价新药奥沙利铂（O）、卡培他滨（X）分别代替顺铂和氟尿嘧啶后，在晚期胃食管癌一线治疗中的疗效。该试验入组的是经病理证实的胃癌和食管 – 胃结合部的腺癌、鳞癌或未分化癌患者。这些患者随机接受 2×2 设计的四个化疗方案（ECF、EOF、ECX 和 EOX）之一。剂量：表柔比星（E）$50mg/m^2$，顺铂（C）$60mg/m^2$，奥沙利铂（O）$130mg/m^2$，静脉滴注，每 3 周 1 次；氟尿嘧啶（F）$200mg/m^2$，静脉滴注，每天 1 次，卡培他滨（X）$625mg/m^2$，每天口服 2 次，连续给药；均治疗 8 个周期。观察的主要终点指标是总生存率。该试验共入组 1002 名患者。结果显示 ECF 方案有效率为 41%，与 EOF 方案 42%、ECX 方案 46% 和 EOX 方案 48% 相比，差异没有显著性。REAL – 2 研究结果表明，含卡培他滨方案的 1 年生存率和总生存率不低于含氟尿嘧啶方案，卡培他滨可以在治疗中取代氟尿嘧啶；含奥沙利铂方案的疗效也不低于含顺铂方案，在三药方案中奥沙利铂可以在治疗中取代顺铂。

ML17032 是一项随机性 III 期试验，评价卡培他滨加顺铂（XP）方案和氟尿嘧啶加顺铂（FP）方案作为一线方案，治疗以前未经治疗的晚期胃癌的疗效差异。结果显示，XP 方案比 FP 方案有较高的有效率（XP 方案为 41%，FP 方案为 29%）和总生存期（XP 方案为 10.5 个月，FP 方案为 9.3 个月），而中位无疾病进展生存期二者相似（XP 方案为 5.6 个月，FP 方案为 5.0 个月）。这些研究结果也证实卡培他滨不比氟尿嘧啶差。因此，由于卡培他滨口服方便，可以减少住院时间；奥沙利铂也具有毒副作用小的特点，故目前临床上两药有分别取代氟尿嘧啶和顺铂的趋势。

S-1 代替氟尿嘧啶的研究也很多。许多 I 期或 II 期临床试验验证了 S-1 作为单药和与顺铂联合应用时的效果。在一项随机性 III 期试验（SPIRITS 试验）中，S-1 联合顺铂方案的总生存期和有效率均高于 S-1 单药，提示该方案可以作为晚期胃癌的一线治疗方案。目前旨在比较该联合方案与氟尿嘧啶和顺铂联合的一项 III 期试验（FLAGS）正在进行中。

（2）以紫杉类为基础的化疗方案：20 世纪末和 21 世纪初，许多临床 II 期试验在 CF 方案的基础上加泰素组成的联合方案在晚期胃癌的一线治疗中显示了可观的疗效。大量类似的研究，其相似的结果牢固地树立了紫杉醇的地位，使大家对紫杉类药物在晚期胃癌治疗中的作用寄予了很高的期待。在一项随机性多中心 III 期临床研究中（V325），445 名未经治疗的晚期胃癌患者被随机分为 2 组，一组用 DCF 方案（多西紫杉醇 + 顺铂 + 氟尿嘧啶）治疗，每 3 周 1 次；另一组用顺铂加氟尿嘧啶（CF 方案）治疗。DCF 组的有效率比 CF 组明显提高，分别为 37% 和 22%；无疾病进展生存期明显比 CF 组延长，分别为 5.6 个月和 3.7 个月。DCF 组的 2 年生存率为 18%，CF 组为 9%。DCF 方案的总体中位生存期比 CF 组明显延长，分别为 9.2 个月和 8.6 个月（P = 0.02）。根据这些研究结果，2006 年 FDA 批准 DCF 方案可用于晚期胃癌的一线治疗，但该方案的血液学毒性和胃肠不良反应明显比 CF 组大。

（3）以伊立替康为基础的化疗方案：屡有研究报道以伊立替康为基础的联合用药在晚期胃癌中的作用。V306 RCT（H）结果显示：IRI 加 LF（74 例）和 IRI 加 DDP（72 例），其有效率分别为 34% 和 28%，中位疾病进展时间（mTTP，单位为月）为 6.5：4.5（P = 0.000 1），中位总生存期（mOS，单位为月）为 10.7：6.9（P = 0.003）。1 年生存率为 44%：25%，且 IRI + LF 不良反应小，证明 IRI + LF 有生存与安全的优势。Dank 于 2005 年报告了 RCT（III）结果：ILF（IRI 80mg/m^2，氟尿嘧啶 2000 mg/m^2，持续静脉滴注 24h；LV 500 mg/m^2，每周 1 次，连用 6 次，FU-LIRI）和 CF（DDP 100 mg/m^2，第 1 天；氟尿嘧啶 1000 mg/m^2，持续静脉滴注 24h，连用 5 天，每 4 周重复）入组例数 170：163，有效率（RR，%）32：26（N.S），mTTP（月）5.0：4.2（P = 0.088），mOS（月）9.0：8.7（P = 0.53）。ILF 除腹泻外其他不良反应少，ILF 的 RR、TTP、OS 有增高的趋势。IRI 与其他新药联合如 FOLFIRI、FOLFOXIRI 及加 CAPE、S-1 的报道也显示其有不错的有效性和生存优势，但均有待于高水平 III 期的临床研究验证。

胃癌治疗效果取决于早期诊断和治疗。外科根治手术是治疗胃癌的主要手段，但手术能根治者仅占 30% 左右，综合治疗的 5 年生存率为 20% ~ 30%。如何提高手术切除率，减少复发和转移，是胃癌综合治疗长期有待解决的问题。对于不能手术、根治术后或姑息手术后的患者多采用静脉途径化疗和放疗。但全身化疗存在局部药物浓度较低、全身副作用大的缺点，随着介入放射学的发展，动脉灌注化疗在胃癌治疗中取得了良好的疗效。目前选择性插管灌注化疗治疗消化道恶性肿瘤已经逐渐受到重视，甚至被公认为是不能手术切除的恶性肿瘤。其为综合治疗中最好的方法。

（袁岸龙）

第二节　胃癌介入治疗

一、胃的血管解剖基础及胃癌的主要供血动脉

一般认为，贲门和胃体部由胃左动脉供血，胃窦小弯侧和胃窦大弯侧分别由胃右动脉和胃网膜右动脉供血，胃底主要由脾动脉发出的胃短动脉供血。邹寿椿观察了胃癌的供血动脉情况，其中胃左动脉供血占83.3%，胃十二指肠动脉占26.2%，胃后动脉占14.28%，左隔下动脉占9.5%，胃右动脉占9.5%。

二、胃癌的血管造影表现及意义

①胃癌的血管造影表现主要有：血管包绕，肿瘤血管，肿瘤染色，血管受压移位，供血动脉增粗。根据血供多少，可分两种类型。无染色和少量染色为乏血运型；中量染色和大量染色为富血运型。②其他表现有：肿瘤所在区域血供增加，供血动脉及分支增粗、扩张、扭曲、动脉托直、异位，偶有其他部位血供；可见相应的供血血管不同程度地不均匀狭窄或闭塞；肿瘤血管和肿瘤染色，于动脉期可见肿瘤局部血管的粗细不均、分布杂乱，实质期肿瘤内造影剂存留；肿瘤出血可见造影剂外溢；偶可见肝脏、胰腺、脾脏或腹腔淋巴结转移的血管改变等。

胃癌血管造影的意义有：①作为胃癌诊断的辅助方法之一使用；②根据染色量的多少推测胃癌的预后及治疗效果；③根据肿瘤部位的血管在影像学上的改变，估计肿瘤的大小、浸润范围以及其周围比邻关系，从而判断肿瘤切除的可能性；④行局部灌注化疗。

三、胃癌血管介入治疗的适应证及禁忌证

（一）适应证

（1）胃癌切除术前化疗。
（2）不能外科手术切除的胃癌患者。
（3）高龄或拒绝外科手术的胃癌患者。
（4）胃癌伴远处转移的胃癌患者。
（5）胃癌术后预防性动脉内化疗。

（二）禁忌证

（1）心、肝、肺、肾功能严重不良，全身衰竭者。
（2）出、凝血功能障碍者。
（3）已有全身广泛转移者。
（4）有化疗禁忌证，对化疗药物过敏及对碘过敏者。
（5）明显的深溃疡型胃癌者应慎重，注意防止此类型患者出现胃穿孔。

四、术前准备、药物选择、剂量及灌注方法

（一）术前准备

（1）完善术前检查：如肝功能，肾功能，血常规，血型，出、凝血时间及凝血酶原时

间，血离子，胃镜，腹部 CT、X 射线胸片等检查。凝血酶原时间需 > 70%。在凝血酶原时间 60% ~ 70% 时，出、凝血时间需正常。同时血常规白细胞计数 > 3.0×10^9/L；血小板计数 > 8×10^9/L。

（2）备皮、造影剂皮试、抗生素皮试。

（3）术前禁食水 4h（有消化道梗阻症状需禁食水 12h），术前 30min 肌注地西泮 10mg、异丙嗪 25mg。

（二）药品准备

1. 化疗药物的准备　5 – FU 750 ~ 1250mg、MMC 10 ~ 20mg、DDP 60 ~ 120mg、ADM/EADM 60 ~ 90mg、卡铂 500mg、VP – 16 100 ~ 200mg。选用 3 种化疗药物联合应用。

2. 造影剂准备　安其格纳芬（泛影葡胺）200ml 或优维显 370100ml 或碘海醇 100ml。

3. 栓塞剂　40% 围产碘化油或进口超液化碘化油 10 ~ 20ml，明胶海绵。

4. 其他　肝素 12500U、地塞米松 10 ~ 15mg、昂丹司琼 8mg、利多卡因 0.2、强痛定 100mg。

（三）器械准备

（1）血管造影手术包 1 个。

（2）Seldinger 穿刺针、超滑导丝 1 根、动脉鞘 1 个。

（3）导管：向右两弯导管（RH 导管）、RLG 导管。向左两弯导管（LH 导管）。Simmons – I 导管、盘曲型导管。

（四）插管技术及造影方法

1. 插管技术　采用 Seldinger 法插管到腹腔干，可采用 Cobra、肝动脉、脾动脉和单弯导管。寻找腹腔动脉开口（在第 12 胸椎右下角处），注射造影剂，胃癌证实后如为术前化疗或有肝、腹腔淋巴结转移者即可直接给药。如需要行局部病灶化疗，可根据病灶的位置选择胃左动脉或胃右动脉。胃左动脉是腹腔动脉的第一主要分支，但变异较多。一般选用胃左动脉导管（RLG）、盘曲型导管，与腹腔动脉起始处附近进行插管，一般可以成功。

2. 造影方法　首先行腹腔干造影，了解胃癌病灶的血供情况，造影剂用量 20 ~ 25ml，注射速度为 6 ~ 10ml/s。胃左动脉造影的造影剂用量为 10 ~ 15ml，流速为 2 ~ 3ml/s。

3. 药物选择　通常选择联合用药，如①FAC 方案：5 – FU ± ADM/EPI + DDP/CBP。②FMC 方案：5 – FU + MMC + DDP/CBP。③FAM 方案：5 – FU + MMC 加 ADM。④FCM 方案：5 – FU + MMC + CTX。注射时间在 15 ~ 30min。一定要缓慢注射，防止压力过高，以免造成化疗药物进入正常胃组织中，引起化学性胃炎，推注后需用生理盐水反复冲洗导管，防止药物残留，造成皮肤和皮下组织坏死。

4. 胃动脉栓塞化疗　通常行胃癌灌注化疗后给予碘化油与化疗药物的混合乳液，碘化油乳液有：进口碘化油 5 ~ 10ml + MMC10 ~ 20mg、进口碘化油 5 ~ 10ml + ADM30 ~ 60mg。碘化油乳液注射应在监视下推注，根据肿瘤供血情况选定用量，防止碘化油反流引起误栓。

五、灌注化疗后手术时机的选择

化疗后的手术时机目前认为灌注化疗后 5 ~ 30d 手术。普遍认为平均 12d 左右手术较为适宜。化疗次数各家报道不一。邹寿椿等报道，为 1 ~ 3 次，间隔时间 10 ~ 72d。孙洪山等报道，半年内连续 2～3 次插管化疗为宜。普遍认为需要 1～3 周后手术。若估计不能切除，则在第一次介入后，根据肿瘤缩小程度，间隔 3～4 周行第二次或第三次介入治疗，以争取较高的手术切除率。

六、血管介入治疗的并发症及处理

胃癌的血管介入治疗的并发症，除了介入手术的常见并发症之外，主要为化学性胃炎，介入手术的并发症主要有造影剂过敏、局部血肿、出血、急性动脉血栓形成和栓塞、急性血栓性静脉炎、假性动脉瘤或夹层动脉瘤、内膜下通道、血管穿孔和破裂等。通常手术后为防止并发症的出现给予下列处置：术后禁食 1d，流食 1 周。加强营养支持治疗，3d 复查肝功能、肾功能、血常规、便常规。注意消化道出血的防治等。

化学性胃炎的防治，首先应特别强调行胃癌灌注化疗时严格控制推注化疗药的速度和压力，防止过快和压力过大，并尽可能超选至肿瘤的供血血管，避开正常的胃动脉分支，降低化学性胃炎的发生，化学性胃炎治疗以黏膜保护及抑酸治疗为主。

七、胃癌血管介入治疗疗效评价

李东等对 3 例进展期胃癌患者进行术前动脉介入化疗。其治疗方案为 FAM15 – FU750mg/m^2、MMC 10mg/m^2、DDP 60mg/m^2。通过对手术前后肿瘤组织的病理对比发现胃癌介入灌注化疗可提高肿瘤部位的药物浓度，增强对肿瘤细胞的杀伤作用，缩小病灶提高手术切除率，防止术中医源性扩散，降低化疗的毒副反应，提高化疗疗效。对已存在的微小转移灶和亚临床病灶能得到较早的控制，以减少手术的复发和转移，同时通过对切除后标本的病理检查，有助于了解肿瘤细胞对化疗药物的敏感性，有利于术后化疗药物的选择，介入化疗对肿瘤细胞的组织病理学作用，介入化疗的重要作用是增加肿瘤细胞的病理，控制癌细胞增殖，促进肿瘤病理性坏死。

黄文等对 14 例胃癌患者术前行经股动脉穿刺置管到达腹腔干或肝总动脉，注入化疗药氟尿嘧啶脱氧核苷（FUDR）0.8mg/m^2、表阿霉素 40mg/m^2，奥沙利铂 80mg/m^2。化疗后 5～7d 行根治性切除术。通过对介入灌注化疗患者的手术前后的肿瘤组织和手术中肿瘤切除的观察得出结论为：大剂量、高浓度的化疗药可引起肿瘤区域小动脉炎症，血管内膜水肿，血栓形成，引起肿瘤缺血坏死。术前肿瘤组织坏死与术后化疗引起坏死的机制显然不一样，其坏死灶远离血管，是由于肿瘤生长过快，肿瘤相对供血不足引起的组织坏死。介入治疗创伤小。只要患者无严重的器官功能障碍，均可以接受，化疗药对肿瘤组织进行一次高浓度冲击化疗后。药物进入全身血液循环。药浓度明显降低，对机体无明显影响，不影响手术伤口愈合，也不会延误手术时机。化疗后的主要反应为轻度的胃肠道反应。

金雪熙报道，术中发现肿瘤病灶周围均出现不同程度的纤维化，浸润粘连少，局部组织疏松水肿，肿瘤容易剥离，术中清扫淋巴结出血少，粘连少，操作方便。同时发现癌组织变性、坏死主要在癌边缘的血管周围，血管壁炎症水肿，血管内膜增厚，管腔狭窄，沿血管壁纵轴出现大片多灶凝同性坏死。介入治疗后 7～10d，15 例复查胃肠钡餐或胃镜，癌变溃疡明显缩小、接近消失者占 13%；肿瘤体积不同程度缩小的占 53%；CT 复查 7 例，病灶缩小变薄，与胰腺后腹膜界限清楚的为 71%；病灶周围肿大淋巴结消失缩小的为 14%。而且术中发现肿瘤病灶与胃镜检查时相比都有不同程度的缩小。

李国立观察了灌注化疗后组织和细胞结构的变化，总结如下：①坏死灶特点：60 例（73.2%）标本中有明显坏死灶，其中 46 倒（56.1%）位于血供良好的血管周围，14 例（17.1%）位于血供较差的远离血管区域，22 例（26.8%）标本未发现明显坏死灶。②细胞成分变化：细胞核出现同缩和碎裂。偶见空泡化；细胞质出现凝同和坏死。这些变化以血管周围显著。除细胞质坏死以轻度为主外。其余均以中度变化为主。无变化和重度变化者较少。③细胞间质及血管变化：细胞间质出现水肿、炎细胞浸润、炎症反应、纤维增生。血管内膜增厚。以上变化是以中度变化为主，无变化及重度变化者均较少，而血栓形成则以轻度变化为主。其次为中度变化，细胞成分变化及间质反应也以血管周围显著。

肖乾虎报道，灌注化疗后胃癌原发灶和淋巴结转移灶中，癌细胞均有不同程度的变性坏死。部分早期胃癌术后病理标本中未找到癌细胞。

卞育海根据组织学判定标准发现总有效率为 65%。20 例中，显效 2 例，中度有效 7 例，轻度有效 4 例，其余 7 例无明显变化。并且发现 2 例显效者，术前胃镜活检分别为低分化腺癌与印戒细胞癌，术后仅在肌层和浆膜下个别视野内找到少量变性癌细胞及黏液湖。有 4 例出现淋巴结转移灶坏死，2 例浆膜外癌结节、1 例脾脏转移结节出现坏死。

路平观察到了癌细胞、淋巴结转移癌细胞的坏死，说明此疗法具有使肿块缩小，并消灭胃周淋巴结和亚临床病灶中癌细胞的作用。

（袁岸龙）

胆管系统肿瘤的介入治疗

近年来，胆管系统恶性肿瘤发病有上升趋势。胆管恶性肿瘤包括胆囊癌和胆管癌。这里胆管癌是指肝外胆管癌。目前外科手术切除仍是最有效的治疗手段。但由于胆囊癌和胆管癌特殊解剖关系。其早期缺乏特异临床表现。临床能够发现的早期病例很少。获诊的患者中能够行根治性手术切除的病例仅有 20%～30%。使外科手术在胆管恶性肿瘤治疗中价值有限。更多病例治疗有赖于其他治疗手段。近年来不能手术的患者多采用介入方法行动脉灌注化疗、胆管内外引流术、支架植入内引流术。同时辅助以全身化疗、放疗以减轻患者痛苦，延长生存时间。

第一节 胆囊癌临床诊断治疗概要

胆囊癌是一类高度恶性的肿瘤，因早期常无特异性症状，或仅有慢性胆囊炎、胆囊结石的某些表现，至晚期时才表现出明显的临床症状，因此，术前确诊率很低，报道为 1%～15.2%，甚至只在手术时或术后病理检查才能确诊。手术根治性切除率低，术后 5 年生存率保持在 2%～3% 的低水平，预后很差。如何提高对胆囊癌的早期诊断率和治疗效果，一直受到临床医务工作者的关注。

一、发病率

胆囊癌的确切发病率很难确定，而且存在地理分布和人群的差异。一般来讲，胆囊癌的发病位居消化道恶性肿瘤的第 5 位。我国一项胆管肿瘤的全国性调查发现，胆管癌占75.2%，胆囊癌占 24.8%。从国内其他综合性医院的统计资料报道看，胆囊癌发病率仍存在地区差异。在我国北方各省份，胆囊癌发病率要高子胆管癌，主要与胆囊结石的相对发病率高有关。在国外，南美洲国家的胆囊癌发病率较高，欧洲国家次之，而美国和英国的胆囊癌发病率较低。Segi 等研究了 24 个国家胆囊癌的发病率，结果日本最高。

在性别上，女性发病率高于男性，在日本男女比例约为 1：1.6，西方国家女性发病率占 66%～77%。而在我国，多家研究报道的胆囊癌男女发病率比例约为 1：2。胆囊癌多发生在老年女性，发病高峰年龄在 60 岁左右，50 岁以上者发病率占 82.3%，随年龄增加发病率增加，平均发病年龄 65.2 岁。

临床上，对于因胆囊良性疾病行胆囊切除术、术中或术后偶然发现的胆囊癌称之为意外胆囊癌（unexpected gallbladder carcinoma，UGC）。UGC 是医患都未预料到的，虽然临床报道的病例数不多，但危害极大，应当引起重视。UGC 的发生率各家报道不一，传统的开腹胆囊切除术 UGC 的发生率为 0.3%，而腹腔镜胆囊切除术的 UGC 发生率，国外报道为

0.15% ~2.85% ；国内报道为 0.12% ~3.86% 。UGC 的发生主要与胆囊癌的早期诊断困难、胆囊癌高危因素的认识缺乏有关。

二、发病危险因素

胆囊癌的病因目前尚不清楚，但胆囊结石、胆囊炎、胆汁酸代谢紊乱、胆管感染等是胆囊癌发生的危险因素。

（一）胆囊结石与慢性胆囊炎

胆囊结石及胆囊慢性炎症与胆囊癌关系密切，是胆囊癌最常见的危险因素。有关胆囊结石与胆囊癌并发的报道中，国外为 54.3% ~96.9% ，国内报道为 31% ~89% ，中位并发率为 60% 。单个结石直径超过 3cm，导致胆囊癌发生的危险性明显增加。结石诱发胆囊癌可能与结石嵌顿引起胆管阻塞，使胆汁瘀积引起胆囊黏膜慢性炎症、增生有关，而胆囊癌的癌变过程则是从黏膜单纯增生开始到不典型增生最终发展为原位癌。有研究发现，慢性结石性胆囊炎患者存在肿瘤抑制基因甲基化现象。

Mirrizi 综合征患者是发生胆囊癌的高危人群。有报道显示，在 Mirrizi 综合征患者中胆囊癌发病率要高于一般胆结石患者。另外，胆囊结石合并细菌感染也是诱发胆囊癌的重要因素。研究表明，胆结石合并细菌感染的胆囊中厌氧菌、梭状芽孢杆菌能使胆酸脱氢为去氧胆酸和石胆酸，而这两种物质与致癌物多环芳香烃结构相似。有报道发现，伤寒沙门菌感染也可能是胆囊癌的诱发因素。有研究表明，在结石合并有伤寒沙门菌感染的患者中，伤寒沙门菌紧贴于结石表面的同时，可在结石表面形成生物被膜，有助于细菌抵御外源性物质对其进行降解。伤寒沙门菌诱发胆囊癌的机制目前尚不清楚，可能与其形成的生物被膜使其抵抗外源性降解物质能力增强，以及持续产生的 β - 葡萄糖醛酸酶使毒素及胆汁酸解离，同时产生高活化的中间产物与 DNA 结合导致其突变有关。

（二）胆囊腺瘤样病变与胆囊癌

胆囊腺瘤是常见的良性肿瘤，由胆囊腺瘤引发的胆囊癌已经引起了人们的广泛注意。有研究发现，在直径超过 1cm 的腺瘤中异倍体明显高于直径小于 1cm 的腺瘤，直径超过 1cm 的腺瘤恶变概率明显增大。一般认为无蒂、直径超过 1cm 的腺瘤以及病理类型为管状腺瘤者具有明显的癌变潜能。

腺瘤诱发胆囊癌的依据主要有：①组织学上存在着腺瘤向腺癌的移行；②大部分浸润性腺癌中有腺瘤组织成分；③随着腺瘤的增大，癌变的概率增加；④从腺瘤到腺癌患者的发病年龄有递增趋势；⑤良性腺瘤直径一般小于 1cm，而恶性腺瘤直径通常都超过 1cm。

目前普遍认为胆囊腺瘤、胆囊黏膜的肠化生是癌前病变，胆囊的良性息肉与胆囊腺瘤和胆囊癌之间存在发病顺序的关系，从胆囊黏膜不典型增生发展到癌通常需要 3 ~10 年的时间。

（三）胰胆管合流异常（anomalous pancreaticobiliary junction，APBJ）与胆囊癌

APBJ 是一种少见的先天性胆管系统畸形，胰管与胆管在十二指肠壁外提前会合，形成的共同通道长度超过 15mm，使 Oddis 括约肌失去调节作用，致使胰液和胆汁相互混合及逆流，最终导致胆管和胰腺发生病变。许多学者指出胆胰管合流异常者胆囊癌的发病率上升。

APBJ 诱发胆囊癌的机制仍不明确，可能为失去括约肌调节作用使胰液反流，而反流到

胆管中的胰蛋白水解酶和磷脂酶 A2 被激活，后者产生溶血性磷脂酰胆碱发挥细胞毒作用，刺激胆囊黏膜上皮增生，黏膜反复地变质、渗出、增生及肠上皮化生，最终引起癌变。

另有研究表明，基因表达在 APBJ 中起重要作用。有研究发现，在胆囊癌合并胰胆管合流异常的胆囊黏膜上皮中，有 K - ras 基因、p53 基因突变以及 p53 蛋白过量表达。研究结果表明，在 APBJ 患者中，基因突变是引起胆囊癌变的重要因素。

（四）瓷化胆囊与胆囊癌

瓷化胆囊是指胆囊壁因钙化而形成质硬、易碎且呈淡蓝色的一种特殊形状的胆囊，胆囊内有结石或钙沉淀物及浓稠的胆汁。瓷化胆囊在胆囊切除标本中仅占 0.06% ~ 0.08%，但发生胆囊癌的危险度为 12.5% ~ 61%。特别是选择性胆囊黏膜钙化与胆囊癌关系密切。

瓷化胆囊引起胆囊癌的机制仍不清楚，可能与胆管阻塞导致黏膜中钙盐沉积、胆汁淤积在胆囊内有关，也可能与胆石嵌顿引起胆囊钙化，导致营养缺乏、免疫力低下，使囊壁出血、瘢痕形成及透明化有关。但是又有学者指出瓷化胆囊与胆囊癌的发生无关，因此，瓷化胆囊引起癌变的机制仍需进一步研究。

（五）胆囊腺肌增生症与胆囊癌

胆囊腺肌增生症是以胆囊腺体和平滑肌增生为特点的一种非炎症性胆囊疾患，分为基底型、节段型、弥漫型。过去认为胆囊腺肌增生症无癌变可能，最近有报道指出，胆囊腺肌增生症可发生癌变。有研究指出，在节段型胆囊腺肌增生症患者中，胆囊癌发病率为 6.6%；而在无腺肌增生症患者中，胆囊癌发病率为 4.3%，而其他两种类型腺肌增生症未发现与胆囊癌发生相关。

胆囊腺肌增生症引起胆囊癌的机制尚不清楚，有研究发现，节段型胆囊腺肌增生症易引起胆囊结石的形成。目前多数学者认为胆囊腺肌增生症，尤其是节段型胆囊腺肌增生症为胆囊癌的癌前病变。

（六）女性性激素与胆囊癌

各国流行病学调查均显示女性胆囊癌发病率高于男性，女性性激素可能在胆囊癌的发病中起着重要作用。动物试验发现，在小鼠体内雌激素（ER）- α 过量表达可导致胆固醇大量合成、胆汁分泌过多。高浓度的胆固醇胆汁有利于胆固醇结晶的析出和结石的形成，结石的机械性刺激和并发的炎症反应促进了胆囊癌的发生。临床研究发现，胆囊癌组织内雌激素受体和黄体酮受体表达升高，且黄体酮受体表达与肿瘤分期呈负相关，Cox 回归分析表明，黄体酮受体是发生胆囊癌的独立的危险因素（R = 0.2238）。因而认为女性性激素与胆囊癌的发生关系密切，且黄体酮受体表达率可作为胆囊癌患者预后的重要指标。

（七）其他危险因素

研究证实，长期接触橡胶、金属的产业工人是胆囊癌的高发人群。有病例对照研究表明：总热量及碳水化合物摄入过多与胆囊癌的发生呈正相关，而纤维素、维生素 C、维生素 B_5、维生素 E 及蔬菜水果能减少胆囊癌发病的危险性。另外，肥胖患者也是胆囊癌的高危人群，肥胖患者体内的胆固醇合成量绝对增加，胆固醇易过饱和，而胆固醇过饱和是形成结石的重要原因。

三、病理与临床分期

（一）病理类型

胆囊癌起源于胆囊黏膜的不典型增生，进而演变为胆囊原位癌、浸润癌，从黏膜不典型增生发展为原位癌的平均时间为 5 年，原位癌演变为浸润癌的平均时间为 10 年。不同部位胆囊癌的发病率不同，位于胆囊底部的占 60%，位于胆囊体部的占 30%，10% 位于胆囊颈部。大体形态上，胆囊癌一般分为以下四型。

1. 肿块型　癌肿呈肿块状向胆囊腔内生长，易导致局部组织坏死和脱落，引起出血和感染；位于胆囊颈或胆囊管的肿瘤有时可阻塞胆囊出口而引起急性胆囊炎。此型约占 15%。

2. 浸润型　最常见，占 75% ~ 80%，癌肿在胆囊壁内浸润性生长，胆囊壁弥漫性增厚、变硬；也容易浸润到周围脏器和组织，预后差。

3. 乳头型　肿块呈乳头状、菜花状外观，肿块大小、硬度不定，突入胆囊腔，有时为黏液变性而呈胶冻样，胆囊壁常有癌肿侵犯。

4. 混合型　肿块多呈结节性或乳头性浸润，较少见。

组织学上，腺癌最常见（占 60% ~ 98%），又分为硬化性腺癌、乳头状腺癌、管状腺癌和黏液腺癌。其次为未分化癌（9.8%），恶性程度高，转移早，预后差；少见的有鳞状细胞癌（3%）、腺鳞癌、棘皮瘤等。

根据国际抗癌协会（UICC）的标准，胆囊癌依其分化程度可分为高分化（G1）、中分化（G2）、低分化（G3）和未分化癌（G4）四级，大多数胆囊癌为 G3 级。

（二）临床分期

胆囊癌的临床分期是判断预后的可靠依据，其意义优于肿瘤组织学、肿瘤分级及其他生物学指标。目前胆囊癌的常用临床分期方法有 Nevin 分期和 TNM 分期 2 种。

1. Nevin 分期　Nevin 等根据癌肿在胆囊壁的浸润深度和扩散范围，提出了如下分期方案：

Ⅰ期：肿瘤侵犯仅限于黏膜层的原位癌。

Ⅱ期：肿瘤侵犯到黏膜下及肌层。

Ⅲ期：肿瘤侵犯至胆囊壁全层，但尚不伴淋巴结转移。

Ⅳ期：胆囊壁全层受累合并胆囊管周围淋巴结转移。

Ⅴ期：肿瘤侵犯至肝或其他脏器伴胆总管周围淋巴结或远处转移。

2. TNM 分期　UICC 采用 TNM 方法来规范恶性肿瘤的临床分期。UICC 和美国抗癌联合会（MCC）公布了统一的胆囊癌 TNM 分期标准，成为全面衡量病情、确定治疗策略和评估预后的重要参考。UICC 规范了胆囊癌的分期标准（表 20 - 1）。

表 20 - 1　胆囊癌的 TNM 分期

TNM 分期	原发肿瘤（T）	区域淋巴结（N）	远处转移（M）
0	T_{is}	N_0	M_0
Ⅰ	T_1	N_0	M_0
Ⅱ	T_2	N_0	M_0

TNM 分期	原发肿瘤（T）	区域淋巴结（N）	远处转移（M）
Ⅲ	T_1 或 T_2	N_1	M_0
	T_3	N_0 或 N_1	M_0
Ⅳa	T_4	N_0 或 N_1	M_0
Ⅳb	T_x	N_2	M_0
	T_x	N_x	M_1

注：T：原发肿瘤。

T_x：原发肿瘤无法评估。

T_{is}：原位癌。

T_1：肿瘤侵及黏膜或黏膜肌层。

T_2：肿瘤侵及肌层周围结缔组织，但未突破浆膜或侵及肝脏。

T_3：肿瘤突破浆膜层（脏层腹膜），或直接侵犯一个邻近脏器（浸润肝脏深度浅于2cm）。

T_4：肿瘤浸润肝脏深度超过2cm和（或）侵及2个以上相邻脏器。

N：区域淋巴结。

N_0：无区域淋巴结转移。

N_1：胆囊管、胆总管周围和（或）肝门部淋巴结已有转移。

N_2：胰头旁、十二指肠周围、门静脉周围、腹腔动脉和（或）肠系膜上动脉周围淋巴结转移。

M：远处转移。

M_0：无远处转移。

M_1：有远处转移。

四、临床表现

胆囊癌早期无明显症状和体征，在临床上不易引起重视。至晚期可出现持续性腹痛、黄疸等，往往提示肿瘤很难根治性切除。胆囊癌的临床表现主要有腹痛、上腹部肿块及黄疸等。随病情发展患者会有明显消瘦、贫血、出血及邻近脏器压迫等表现。

（一）腹痛

腹痛是胆囊癌最多见的症状，约有80%的患者以右上腹钝痛为首发症状，开始为间歇性发作，后变为持续性钝痛。胆囊浆膜及胆囊床受侵犯时，患者可同时伴有右肩胛部放射性痛。位于胆囊管或胆囊颈部的癌肿时，常产生胆绞痛；或阻塞胆囊管出口，引起胆囊肿大及急性胆囊炎的症状。因急性胆囊炎而施行胆囊切除术的患者，有1%的病因是胆囊癌，其临床表现很难与结石引起的急性胆囊炎症状区别。

（二）右上腹肿块

当胆囊癌阻塞胆囊管引起胆囊积液肿大时，右上腹可触及肿大的胆囊；硬化性的胆囊癌表现为胆囊区不规则的硬结，随呼吸可上下移动。胆囊癌侵犯邻近脏器时也可发现上腹部肿块，如肝脏侵犯转移引起肝肿大，临床上往往诊断为肝脏占位性病变；当横结肠受侵犯并与大网膜包裹时，也可形成上腹部包块。当上腹部出现质硬固定、表面高低不平的肿块时，往往提示胆囊癌已属晚期。

（三）黄疸

当癌肿侵犯肝门部或肿大的淋巴结压迫肝外胆管时，可出现阻塞性黄疸。癌肿组织坏死脱落，进入胆总管也可阻塞胆管引起阻塞性黄疸。胆囊癌侵及肝实质，可引起肝细胞性黄疸。若黄疸出现后，85%的胆囊癌患者已经失去手术根治的机会。

（四）其他

部分患者可出现上消化道出血，一般为癌肿组织坏死脱落所致；也可是肿瘤侵及邻近血管引起的出血。晚期患者可出现消瘦、腹水等恶病质表现。

五、诊断

胆囊癌发病隐匿，早期无特异性表现，术前确诊率很低，国内报道一般为15%左右，而国外报道不及10%。当胆囊癌患者因上腹痛、右上腹肿块和黄疸而入院时，往往提示肿瘤已到晚期，根治性切除机会很少。胆囊癌的诊断目前尚缺乏特异性的肿瘤标志物，主要依赖影像学诊断。近年来随着超声、CT、MRI和ERCP等技术的广泛应用，胆囊癌的总体诊断率有所提高，但早期诊断率依然较低。

（一）B超

B超是胆囊癌的首选检查方法，一般的诊断率为80%左右。虽然B超可以发现直径1~2cm的胆囊壁病变，但要明确胆囊癌的诊断是很难的。

B超下胆囊癌的图像改变通常有四种类型：隆起型、壁厚型、混合型和实块型。B超对胆囊隆起样病变的动态观察更是具有独特的优越性，彩色多普勒超声检查尚可提供有关门静脉及肝动脉有无受侵犯的图像信息，有助于对肿瘤的可切除性做出评估。但由于B超易受腹壁肥厚、肠管积气以及操作者经验等因素的影响，早期胆囊癌仍较难检出。一般早期胆囊癌往往被攒述成胆囊息肉样病变或隆起样病变。

为了避免肠腔积气和肠内容物对超生分辨率的影响，近年来开展了内镜超声（EUS）检查的新技术，即采用高频探头隔着胃或十二指肠对胆囊进行扫描，由于其避免了肠道气体的干扰，能够判定胆囊壁各层结构受肿瘤浸润的程度以及区域淋巴结有无转移，因而可提高胆囊癌的早期诊断水平，有助于肿瘤的临床分期，对手术治疗有指导意义。

B超检查胆囊癌的特点如下。

1. 腔内息肉样病变　胆囊壁向腔内突出的强回声光团，不伴声影的息肉样突起；直径大于1cm，基底较宽。

2. 弥漫浸润性病变　肿瘤沿胆囊壁浸润生长，显示胆囊壁增厚、表面凹凸不平，胆囊腔变小。

3. 晚期胆囊癌　癌组织侵及邻近组织，胆囊三角内淋巴结肿大，形成肝门肿块的图像回声。胰头部淋巴结肿大则形成胰头肿大的声像，有时出现肝内胆管扩张。

近来还有通过在超声引导下穿刺抽取胆汁，做脱落细胞检查或胆汁中CA19-9和CEA检查。有利于提高诊断率，亦可直接穿刺病变组织行病理学检查，阳性率能达到74%。

（二）CT

CT在发现胆囊小的隆起样病变方面不如B超敏感，但在定性方面优于B超。CT检查不受胸部肋骨、皮下脂肪和胃肠道气体的影响，而且能用造影剂增强对比及薄层扫描，是胆囊癌的主要诊断方法之一。其早期诊断要点有以下几点：

（1）胆囊壁局限或广泛增厚，多超过 0.5cm，不规则，厚薄不一，增强扫描有明显强化。

（2）胆囊腔内有软组织块影，基底多较宽，增强扫描有强化，密度较肝实质低而较胆汁高。

（3）合并慢性胆囊炎和胆囊结石时有相应征象。

厚壁型胆囊癌需与慢性胆囊炎鉴别，后者多为均匀性增厚；腔内肿块型需与胆囊息肉和腺瘤等鉴别，后者基底部多较窄。

CT 越来越普遍用于临床，对胆囊癌总体确诊率高于 B 超，结合增强扫描或动态扫描适用于定性诊断。以及了解病变与周围脏器的关系，有利于手术方案的制定。但是，对于胆囊癌的早期诊断，CT 仍无法取代 B 超。

（三）磁共振（MRI）

胆囊癌的 MRI 表现与 CT 相似，可有厚壁型、腔内肿块型和弥漫型等。MRI 价值和 CT 相仿，但费用更昂贵。磁共振胰胆管成像（MRCP）是根据胆汁含有大量水分且有较长的 T_2 成像时间，利用 MR 的重 T_2 加权技术效果突出长 T_2 组织信号，使含有水分的胆管、胰管结构显影，产生水造影结果的方法。胆汁和胰液作为天然的对比剂，使得磁共振成像在胆管胰管检查中具有独特的优势。胆囊癌表现为胆囊壁的不规则缺损、僵硬或胆囊腔内软组织肿块。MRCP 在胆胰管梗阻时有很高价值，但对无胆管梗阻的早期胆囊癌效果仍不如超声检查。

（四）经皮肝穿刺胆管造影（PTC）

应用 PTC 诊断肝外胆管梗阻操作容易，诊断价值高，但对早期胆囊癌的诊断帮助不大，其诊断价值在于抽取胆汁行细胞学检查。PTC 属于侵袭性的检查，术后出血、胆瘘是较常见的并发症。

（五）内镜逆行胰胆管造影（ERCP）

ERCP 对胆囊癌常规影像学诊断意义不大，仅有 50% 左右的病例可显示胆囊，早期诊断价值不高，适用于鉴别肝总管或胆总管的占位病变或采集胆汁行细胞学检查。

（六）血管造影

血管造影对胆囊癌的定性诊断及浸润深度判断的正确性比 B 超、CT 和胆管造影高。胆囊癌常见的血管造影异常为胆囊动脉扩张、胆囊壁不规则和中断、胆囊壁呈高低不平的增厚以及肿瘤区有新生血管形成动脉包绕。日本学者报道，胆囊癌在 4mm 大小时便可见肿瘤新生血管形成，动脉造影可见肿瘤染色现象，肿瘤 1.5cm 时可清楚显示。当有肝脏浸润时，造影可见肝右动脉有新生血管形成、肝静脉早期瘀血和肝右动脉缺损。尽管选择血管造影可成功发现早期病变，但毕竟是创伤性检查，加之技术要求较高，有一定的并发症，目前尚难在临床上广泛应用。

（七）分子水平诊断的研究

近年来，随着分子生物学技术的迅速发展，人们已经认识到，恶性肿瘤的发生是由于癌基因、生长基因及其受体基因的活化，以及抑癌基因的失活或丢失引起的，所以在基因水平上诊断和治疗是人类征服癌症的突破点。现在已经可以直接检测和鉴定一些缺陷基因，使胆囊癌的诊断从传统的形态学诊断上升到基因诊断。

目前研究较多的与胆囊癌相关的癌基因有 ras、src、C – erbB – 2、bcl – 2、C – myc、bax 和 Fas 基因等，抑癌基因有 p53、p16、nm23、p27 和 Rb 基因等。有研究发现，胆囊癌 p53 基因杂合性缺失（LOH）达 90%，其发生较蛋白表达更频繁且更早；提示对 p53 基因进行 LOH 检测可能有助于胆囊癌的早期诊断。此外 bcl – 2 基因在早期肿瘤的发生中发挥着重要的作用，其他基因及其产物在胆囊癌中的变化也在研究之中。近年来的研究表明，胆囊癌的发生和发展涉及多种癌基因与抑癌基因的异常改变，是多基因变异积累的结果。有实验证实，对血清中一些抑癌基因的甲基化检测可望对胆囊癌的早期诊断有着潜在价值。基因诊断在胆囊癌的早期诊断中有着广阔的应用前景，但尚需要进一步深入的研究。迄今为止，尚未发现对胆囊癌有特异性的肿瘤标志物，故肿瘤标志物检测只能作为诊断胆囊癌的参考，应结合临床资料具体分析。

六、治疗

胆囊癌是一种侵袭性很强的恶性肿瘤，死亡率很高，整体 5 年生存率不足 5%，平均生存期 5 ~ 8 个月。胆囊癌最有效的治疗是手术治疗。既往术后 5 年生存率维持在 2% ~ 3% 的低水平。自 20 世纪 80 年代以来，随着根治性及扩大根治性手术的开展，胆囊癌术后 5 年生存率有所提高，有报道伴有淋巴结转移者经根治术后 5 年生存率为 45%，而不伴有淋巴结转移者根治术后 5 年生存率为 85%，总体 5 年生存率为 65%。因此，对胆囊癌的治疗应持积极的态度，以求进一步提高术后生存率。

（吴普照）

第二节　胆管癌临床诊断治疗概要

一般认为胆管癌的发病率较低，占胃肠道肿瘤的 3%，仅及胆囊癌的 50% 左右，但近年其上升很快，目前认为至少不低于胆囊癌和胰腺癌。高发年龄在 60 ~ 65 岁，以男性稍多。以发病部位分为上、中、下段胆管癌，其中以上段胆管癌最多见，占 60% ~ 70%，又称为肝门胆管癌。

一、病因

具体病因尚不明确，可能与胆管结石、先天性胆管囊肿、原发性硬化性胆管炎、胆 – 胰管合流异常、胆管寄生虫和溃疡性结肠炎等因素有关。胆管乳头状瘤和腺瘤可能是胆管癌的癌前病变。胆管癌患者中 1/3 有胆管结石；在日本，17.5% 胆管囊肿会发生癌变；原发性硬化性胆管炎本身为癌前病变。近年报道胆管癌与 HCV 感染有一定关系，日本肝癌协作组统计了 10 年间胆管癌 1491 例，男性 HCV – Ab 阳性率为 28.3%，女性为 26.6%，而正常人感染率仅为 1%。

二、病理

胆管癌大体上可分为硬化型、乳头型、结节型和弥漫型，以硬化型最多见，占 50% ~

65%，多发生于肝门部；乳头型以胆管下段多见；结节型则多处于中段。组织学上95%为腺癌，少见的有乳头状癌、鳞癌、腺鳞癌等。

临床上将肝外胆管癌分为4型：Ⅰ型，肿瘤位于肝总管汇合部以下；Ⅱ型，肿瘤侵犯汇合部，但未累及左、右肝管；Ⅲ型，肿瘤侵犯一侧肝管；Ⅳ型，肿瘤侵犯双侧肝管。

AJCC将胆管癌依据TNM分为5期：0期，$TisN_0M_0$；Ⅰ期，$T_1N_0M_0$；Ⅱ期，$T_2N_0M_0$；Ⅲ期，$T_{1\sim2}N_{1\sim2}M_0$；Ⅳ期，$T_3N_xM_0$或$T_xN_xM_1$。T_1指肿瘤侵及胆管上皮下结缔组织或肌层；T_2指肿瘤侵及肌层周围结缔组织；T_3指肿瘤侵及邻近器官。N_1、N_2和M_1意义同胆囊癌。

三、临床表现

无痛性进行性黄疸是胆管癌的主要基本症状，同时可出现乏力、纳差、消瘦、瘙痒和陶土样便、尿色加深等。下段胆管癌还可因胰管阻塞而引起腰背部持续性痛、脂肪泻和继发性糖尿病等；中段癌与下段癌均可触及肿大胆囊；肝门胆管癌胆囊多空虚。

四、诊断

肝外胆管癌的诊断主要依靠临床表现、肿瘤标志物和影像学资料。

经典和临床常用的肿瘤标志物有CEA、CA19-9、CA50和CA24-2，往往联合检测可有较高的敏感性，但特异性较差；近年新出现的标志物较多，但大多未经大规模临床验证，包括：①肿瘤细胞表面相关抗原：RCAS1，敏感性为74%，特异性为96%；Mac-2连接蛋白；MUC5AC，阳性者死亡危险性比阴性者高2.5倍。②胆管癌细胞产物：如CYFRA21-1；IL-6；胆汁纤维连接蛋白，敏感性为57%，特异性为79%。③基因型标志物：如k-rus；bcl-2，阳性者淋巴结转移率显著高于阴性者；p14和p16，预示疾病前期或早期；p53；DNA非整倍体，胆汁中脱落细胞通过流式细胞计数法和数字影像分析法检测的敏感性分别为52%和90%，特异性分别为96%和100%。

影像学检查顺序为B超、CT和MRI、PTC和ERCP，进一步检查还有动脉造影、PET等。在影像资料上往往只能观察到胆管梗阻的间接征象如近端胆管扩张等，肿瘤本身不易显现。B超可清晰显示胆管扩张情况，近年推广的管内超声将探头经PTC或ERCP途径进入胆管内直接探查，常可发现微小肿瘤，并可诊断肿瘤的浸润程度和有无门静脉侵犯，据报道其正确率可达80%~90%，但本法对淋巴结是否转移则不很敏感；CT和MRI则对胆管肿瘤本身显现更佳，还能辨别淋巴结转移情况和对局部血管的侵犯状态；PTC和ERCP属于有创检查，对于胆管癌并非常规必须，应用经皮胆管镜或经口胆管镜可直接观察胆管，如狭窄部位发现不规则、扩张扭曲的血管，常提示为胆管癌；动脉造影和PET则在判断可切除性上有一定临床意义。

五、治疗

（一）手术治疗

中、下段癌多需行胰－十二指肠根治术。肝门胆管癌过去根治切除率很低，近年随着手术范围的扩大，尤其是联合肝叶切除概念的逐渐得到共识，R0切除率有了很大提高，在国际各大专业治疗中心联合肝叶切除率可达60%~90%，根治性切除率提高到50%~80%。

（二）辅助治疗

理论上胆管癌对放疗和化疗均缺乏敏感性。放疗分为体外放疗和介入腔内放疗两种。体外放疗目前多应用于无法切除而成功减黄者，可延长生存期。介入腔内放疗是指将放射源经T管、PTCD 和 ERCP 等途径置入胆管腔内。

化疗有全身静脉化疗、经肝动脉栓塞化疗（TACE）及胆管腔内局部化疗。全身静脉化疗多采用以吉西他滨为主的联合氟尿嘧啶、铂类、紫杉醇等化疗方案；TACE 的化疗方案与全身静脉化疗相似，可与外放射治疗联合应用，对无法切除的肝内胆管癌有效率达 20% ~ 30%；胆管腔内局部化疗可通过 T 管等引流管注入铂类和丝裂霉素，从而达到杀伤、抑制癌细胞的作用。无法切除的肝门胆管癌可采用置管减黄加光动力治疗。

（吴普照）

第三节　胆管系统肿瘤介入治疗

一、胆囊及胆管的血管解剖

（一）胆囊

1. 动脉　胆囊供血动脉为胆囊动脉。通常为 1 ~ 2 根，偶有 3 根。起自肝右动脉右缘。胆囊动脉尚发 1 ~ 2 分支到肝管、胆囊管、肝总管上部。胆囊动脉常有变异。按起始位置不同分为 7 种类型：

Ⅰ型：胆囊动脉在胆囊三角内起于肝右动脉的占 54.2%。

Ⅱ型：胆囊动脉在肝管左侧起于肝右动脉的占 20%。

Ⅲ型：胆囊动脉起于肠系膜上动脉发出的肝右动脉占 8.4%。

Ⅳ型：胆囊动脉起于肝左或肝中动脉的占 10.3%。

Ⅴ型：胆囊动脉起于肝总动脉或肝固有动脉的占 2.6%。

Ⅵ型：胆囊动脉起于胃十二指肠动脉或十二指肠后动脉的占 2.6%。

Ⅶ型：胆囊动脉起于肠系膜上动脉。发出Ⅲ型以外的其他变异肝右动脉占 1.9%。

2. 静脉　多于胆囊动脉伴行。小分支分别汇于肝静脉、门静脉右支及门静脉。

（二）胆总管

1. 动脉　胆总管上部，由胆囊动脉分支供血。胆总管中部，由肝固有动脉右支发出的分支供血。胆总管下部，由胰十二指肠上后动脉的分支供血。上述动脉分支构成血管网。

2. 静脉　胆总管前面静脉丛直接注入门静脉；胆总管上部静脉经胆囊静脉进入肝静脉。

二、胆管系统恶性肿瘤血管介入治疗的适应证、禁忌证

胆管系统恶性肿瘤发病隐匿，大部分就诊已是晚期，对于不能手术、术后复发者及肝转移者，血管介入治疗是综合治疗的手段之一。目前包括选择性动脉灌注化疗或栓塞化疗术、经植入式导管药盒系统灌注化疗术。其中在胆管引流术基础上对阻塞胆管的肿瘤病灶进行选择性动脉灌注化疗或栓塞化疗术，称之为双介入疗法。

（一）适应证

（1）不能手术切除的晚期胆管癌、胆囊癌。

（2）肝门部胆管癌姑息性治疗。

（3）中下段胆管癌伴梗阻性黄疸的术前减黄（结合 PTCD 或 ERBD 退黄肝功改善后。方可进行 TAE 或 TAI）。

（4）肝内外胆管广泛狭窄者。

（5）术前灌注化疗，为根治手术创造条件。

（6）术后复发者。

（7）高龄体弱或不愿意接受外科手术者。

（8）心肺功能差、解剖位置复杂、手术困难、危险性大者。

（二）禁忌证

（1）有严重出血倾向者。

（2）大量腹水。

（3）恶液质者。

（4）肝肾功能衰竭者。

（5）碘过敏者。

三、血管介入治疗方法

（一）操作方法

采用 Seldinger 技术穿刺股动脉，插入 RH 或 Cobra 导管，选择腹腔动脉造影，了解肿瘤血供情况，尽可能超选择肿瘤供血动脉血管进行灌注化疗和（或）栓塞化疗。①胆囊癌者：胆囊动脉若起于肝右动脉、肝左或肝中动脉、胃十二指肠动脉或十二指肠后动脉、肝总动脉、肝固有动脉则导管分别超选择插入上述动脉行灌注化疗。若不能判定则肝总动脉或肝固有动脉或肝右动脉灌注化疗。②胆管癌者：则选择胆囊动脉、肝固有动脉、胃十二指肠动脉或腹腔动脉灌注化疗、胆管癌合并肝转移者在胆汁引流基础上。可行 TACE 术；胆管梗阻先行 PTCD 或支架植入术（ERBD）引流，1～2 周后再行动脉灌注化疗和（或）栓塞化疗（双介入法）。肿瘤供血不丰富者或有条件者，可用全植入式导管药盒系统（PCS）。行肝动脉 PCS 植入术，可反复多次灌注化疗，避免多次介入操作。

（二）灌注化疗方案

常用化疗药有氟尿嘧啶（5－FU）500～1000mg/m^2、四氢叶酸钙（CF）100mg/m^2、顺铂（DDP）80～100mg/m^2、丝裂霉素（MMC）10～10mg/m^2、吡柔比星（ADM）50mg/m^2、健泽（GEM）1000mg/m^2 等。多选择 2～3 种药物。如：5－FU＋CF＋健泽或 5－FU＋DDP＋MMC 用生理盐水稀释后。一次性经导管缓慢注入（10～15min）；化疗检栓时加碘化油制成混悬液，用量视病灶大小及血供情况定；若肿瘤较大，供血丰富，可用少量明胶海绵颗粒栓塞供血动脉；有文献报道，配合血管紧张素Ⅱ升压灌注或肾上腺素灌注化疗，将提高肿瘤细胞药物浓度。将 10μg 肾上腺素经导管注入肝动脉，20s 后进行灌注化疗。灌注化疗间隔以 3～4 周为宜，4～5 次为一个疗程。PCS 者，方案为 5－FU 500mg、DDP 20mg、MMC 4mg

联合灌注，连续 5d 为一疗程，每月 1 次，3~5 个疗程。

四、血管介入治疗的并发症及处理

1. 消化道反应　较多见。上腹不适、恶心、呕吐、食欲缺乏，2~3d 可缓解。为化疗药物副作用。也可能由于化疗药物或栓塞剂反流入胃十二指肠动脉损伤胃肠黏膜所致。

2. 胆囊炎、胆囊坏死　剧烈腹痛时，应考虑大剂量化疗药进入胆囊动脉，造成动脉损伤导致缺血甚至坏死。需禁食、抗炎，必要时行外科手术。

3. 感染　抵抗力低且多有胆管梗阻，均有不同程度的混合细菌感染，需加强抗炎，联合使用抗生素。

五、血管介入治疗的疗效评价

胆管恶性肿瘤是消化道预后极差的肿瘤。传统的以手术为主的综合治疗方法 5 年生存率为 0~5%，1 年生存率不到 20%。国外报道，胆囊癌、胆管癌采用肝动脉灌注化疗，总有效率为 48%~60%，中位生存期为 14 个月，对照组为 4 个月，而且药物毒性低，5 年生存率无明显区别；另报道，胆囊癌肝转移者行肝同有动脉灌注治疗后一般状态好转，1~4 个月肿瘤缩小 40%~80%；胆囊癌Ⅳ期患者外科手术前行 2 个周期的肝动脉灌注化疗，4 周后行根治性手术，患者 3 年仍存活；国内报道，胆管癌在 PTCD、ERBD 基础上行灌注化疗，一定程度上可抑制肿瘤生长、缩小肿瘤，再通胆管，减压祛黄。姜成文报道，3 例胆管癌患者，行 ERBD 时，肿瘤组织硬，支架扩张不完全。行动脉灌注及化疗栓塞 4 周后，肿瘤缩小，支架扩张良好；肝门胆管癌患者，术前 4~8 周对受侵犯的肝右叶行 TAE，可使左叶显著的代偿性增大，从而获得半肝切除的机会。随着近年介入治疗在胆管癌中广泛应用，胆管内支架的成功使用，2 年生存率上升至 40%~70%。单纯动脉灌注化疗或栓塞化疗在治疗胆管恶性肿瘤方面国内外报道较少。而且生存时间与接受治疗的患者肿瘤分期也有重要关系。还需要临床工作者对更多病例进行进一步探讨。目前在治疗胆管癌的疗效较差的情况下，主张综合模式治疗，如手术 +PTCD 或 ERBD +动脉灌注 +栓塞化疗 +胆管内外放射治疗 +免疫治疗。尤其对中晚期胆管癌者，虽不能达治愈目的，但可减轻患者痛苦、减轻黄疸，改善患者情况，提高生活质量，延长生存时间。在提高手术机会、减少药物毒性方面也起到重要作用。

（吴普照）

第四节　经皮肝穿胆管引流术及胆管内支架植入术

一、经皮肝穿胆管引流术

经皮肝穿胆管引流术是指在影像设备（通常为 X 射线透视或 B 超）引导下经皮经肝穿刺胆管并置入引流管，使胆汁流向体外或十二指肠的一系列技术。主要用于胆管梗阻的治疗。包括外引流、内引流和内外引流，是所有胆管梗阻介入治疗的基本技术。

（一）适用范围

胆管梗阻引起胆管扩张及阻塞性黄疸，为本术的主要适应证。急性化脓性胆管炎亦可行本术。大量腹水和弥漫性胆管狭窄不宜采用本术治疗。

1. 器材

（1）千叶针：千叶针用于经皮肝穿刺胆管造影。可通过微导丝引入导管，亦可在其外套以套管针，引导穿刺。

（2）套管针：套管针为一针芯（实心或空心）和外套管（塑料或金属）组成。一般长度为 15~20cm，外径为 6F 或 7F，用于胆管穿刺并引入导丝。

（3）胆管引流管：胆管引流管一般为多侧孔短导管，外径 6~8F，长度 30~40cm。现流行用较软且抗折曲的聚酯材料。外引流管头端常为钩形或猪尾形，侧孔 2~5 个，多在弯曲部内侧，以防与胆管壁密切接触造成引流不畅。头端常有一尼龙丝由内腔引出至尾端，再由锁定装置固定，使头端形态固定，防止导管脱出。在拔管时应注意先松开锁定装置，使尼龙丝松弛方可拔出，以免该线切伤胆管。内外引流管的侧孔位于导管头端及干部，中间留有 3~5cm 的无孔区置于胆管狭窄部。头端应入十二指肠。有侧孔的干部应置于扩张的胆管内，切勿置于肝实质内，否则，可造成持续的血胆汁或导管内血块阻塞。

（4）导丝：可采用常规导丝或超滑、超硬导丝。与引流管相应直径的扩张器亦常备。

（二）技术方法

1. 入路的选择

（1）腋中线入路：适用于大多数患者。患者平卧于检查床，选其体厚的中点，在透视下选右肋膈角下二十肋间（大多数在 8~9 肋间）作为进针点。局部麻醉并切一长 0.5cm 的小口。

（2）剑突下入路：剑突下入路适用于左肝管的阻塞和腋中线入路不能完成操作者。一般选择在剑突下 3~4cm，偏左侧 2~3cm。应透视下观察该点是否已避开心影、胃泡和胀气显示的横结肠。

2. 胆管穿刺　胆管穿刺分为一步穿刺法和两步穿刺法。两步穿刺法通常采用两步穿刺法，即先用千叶针行胆管造影。腋中线入路进针时水平刺向第 11 或 12 胸椎体右缘约 2cm 处。剑突下入路进针时向右侧指向肝门区穿刺。用 5ml 注射器抽稀释的对比剂，边注入边后撤穿刺针，直至胆管显影。其显影的标志为管道持续显影，并缓慢流动形成树枝状管道，继续加注 5~10ml 对比剂，至主要的胆管显影。若刺中肝静脉则显示对比剂向第二肝门迅速排空，提示穿刺层面偏背侧。若刺中肝动脉或门静脉，显示对比剂较快速流向肝内并消失，提示胆管在其邻近，可将穿刺层面略偏背侧或腹侧。肝外和包膜下穿刺则显示条状或片状密度增高影。肝实质或肿瘤内穿刺可显示小团状影，弥散缓慢。应注意胆管内不可过多注入对比剂，以免胆管内压突然增高，使感染的胆汁逆行入血造成菌血症。

用套管针穿刺选定的胆管。术者左手持针体，右手顶紧针芯勿使其退入针套，进入皮下组织后嘱咐患者闭气，迅速刺进肝包膜，然后调整方向，向已显影的胆管分支穿刺。部位一般选择胆管分支为宜，以利后续操作。一般刺入胆管时可见管壁先受压变扁。退出针芯，缓慢后退针套，观察有无胆汁流出，一旦有胆汁顺利流出，即可送入导丝。若流出血液则稍候，观察后来是否流出胆汁或血中是否混有胆汁（胆汁常较黏稠并带丝，将其滴于干净纱布上，可于周边显示明确的黄色带）。否则，继续后撤外套管，一般要求套管勿退出肝包膜，以免肝包膜多处损伤，造成出血。有时胆汁过于黏稠不易流出，可采用注入对比剂观察的方法。本法的优点为：第 2 次行套管针穿刺时，可根据胆管显影的情况，选择有利于胆管插管等后续操作的胆管分支及部位进行。缺点为：行套管针穿刺时，有时难以一次成功，对肝脏损伤相对较大。一步穿刺法有 2 种：如配有微导丝，可沿千叶针送入，然后退出穿刺针，再沿导丝送入 5F 扩张管，最后引入导丝；如为 PTCD 套装则可沿千叶针直接送入套管针。本法损伤相对较小，操作较简单。若因穿刺的胆管部位不满意，有时难以完成后续的胆管插管等操作，仍需行二次穿刺。

3. 胆道插管　胆管穿刺成功后，先送入较柔软的导丝，尽量使其进入胆总管。需做内外引流时可通过狭窄区进入十二指肠。可顺手沿导丝推送外套管深入。撤出导丝后，放出部分胆汁，并注入少量对比剂做进一步观察，以明确管端的位置和胆管情况。换入超硬导丝，并用相应的扩张器扩张穿刺的通道，再置入引流管。单纯外引流可用猪尾形导管置于狭窄的近端。内外引流则用多侧孔的内外引流管，远端置于十二指肠内，近端置于扩张的胆管内，切忌其侧孔置于肝实质内和肝包膜外，否则，可造成出血、胆汁腹腔漏和导管堵塞。若梗阻平面较高，位于肝门区同时累及左右肝管，而导丝经反复尝试仍不能通过狭窄段进入胆总管，引流管可置于左右肝管的较大的分支内或骑跨于 2 个分支。

为提高引流效果，可同时经剑突下和右腋中线入路行左右肝胆管引流术。引流管植入后，即观察胆汁是否顺利流出及胆汁性状。若胆汁流出困难，则透视下调整管端位置，并注入对比剂观察其是否位于胆管内。可用生理盐水注入导管，待胆汁自行流出，必要时可稍加抽吸。

4. 引流管的外固定　观察到胆汁顺利流出后方可进行外固定。首先将导管固定线轻轻拉紧，旋紧接口螺丝或固定器，剪去多余固定线。可用专用导管固定器将导管夹紧，将固定器贴于皮肤上。简易的方法是用大块手术膜或透气良好的带敷料的胶布固定。

（三）术后观察及护理

术后 24h 内应严密观察患者生命体征。每天胆汁流量和性状是观察的重要指标。单纯外引流者每天胆汁流出量为 400~2500ml，胆管不全阻塞者胆汁量稍少。胆汁过少时，应考虑导管脱落和阻塞的可能，必要时行造影复查。导管阻塞时可用生理盐水冲洗后待其自然流出。抽吸的方法易使残渣堵塞导管，多不采用。必要时可用导丝疏通引流管。术后早期可出现血胆汁，但不能结成血凝块，否则提示胆管出血。通常引流 24h 后胆汁应不含血色，否则，应在透视下观察导管侧孔是否位于肝实质内或胆管内是否存在残余血凝块。必要时可用维生素 K 等止血药止血。正常胆汁为金黄色，绿色或混浊胆汁常提示合并感染，应采样送检和行细菌培养。感染者可经引流管注入庆大霉素 8 万~12 万 U 或 0.5% 甲硝唑 10~20ml，保留 1~2h 后再开放引流，每日 2~3 次。胆汁黏稠或有血凝块残余于胆管者，可加用糜蛋白酶溶于生理盐水中作保留灌注。引流过程中禁用负压吸引装置。每隔 1 周左右对局部皮肤消毒，更换固定器具。

二、经皮经肝穿刺胆管内支架植入术

经皮经肝穿刺胆管造影（pereutaneous transhepatic cholangiography，PTC）由 Nakayama 首先报告，在 PTC 基础上发展起来的胆管引流术（percutaneous transhepatic cholangial drain-age，PTCD 或 percutaneous transhepatic biliary drainage，PTBD）已成为胆胰疾病常用的有效治疗方法。其中，经 PTC 途径植入胆管内支架行胆道内引流术近年来临床应用日益广泛，取得了理想的效果。

（一）适应证及临床疗效

各种良恶性胆道梗阻是经皮经肝穿刺胆管内支架植入术的主要适应证。各种良恶性胆道梗阻所致的黄疸，药物治疗常难以奏效，如果不能及时解除胆道梗阻以减轻黄疸，终会导致肝功能衰竭而成为患者的直接死亡原因。实践表明经皮经肝穿刺胆管内支架植入术可有效地解除胆道梗阻。此外，经皮经肝穿刺胆管内支架植入术还被用于胆漏和胆石症等疾病的治疗。

1. 恶性胆道梗阻　恶性胆道梗阻临床常见，多由胆管癌、胆囊癌、胰腺癌、肝门部或肝外胆管周围淋巴结原发性病变或转移性癌肿所致。恶性胆道梗阻患者，经皮经肝穿刺胆管内支架植入术可以改善健康状况、提高生存质量、创造手术和放化疗机会，并适当延长生存期。与外引流相比，内引流符合生理、生活方便、疗效优越，易于为医生和患者所接受。Shinchi 等报告无法手术切除的肝门部胆管癌患者，内引流（10 例）与外引流（10 例）相比，可明显延长平均生存时间（分别为 6.4 个月和 4.4 个月，$P < 0.05$），提高生存质量（Karnofsky 积分分别为 68.1 和 57.7，$P < 0.05$），缩短生存期内住院时间（每月平均 14.2d 和 27.3d，$P < 0.05$）。Polikarpov 等报告恶性阻塞性黄疸患者，外引流 18 例、内引流 38 铡，平均生存期分别为 2.1 个月和 7.9 个月，1 年生存率分别为 10% 和 25%，结果也表明内引流明显优于外引流。与塑料内支架相比，一般认为金属内支架引流时间更长、引流效果更理想。文献报道金属支架 5~6 个月通畅率 60%~70%，20%~25% 的病例需要再次介入治疗。

2. 良性胆管狭窄　良性胆管狭窄常见于原发性硬化性胆管炎或胆道手术后。原发性硬化性胆管炎最终可发展为淤胆性肝硬化，尚无特效治疗方案。文献报告原发性硬化性胆管炎患者经 PTC 途径植入金属内支架是一种有效的姑息性辅助疗法。

3. 胆漏　胆漏常见于手术或某些疾患者，随着腹腔镜下胆囊切除术的广泛应用，其所引起的胆漏也日益多见，通过 PTC 途径植入胆道金属支架是行之有效的治疗方法。

4. 胆石症　复发性肝内胆管结石合并肝内胆管狭窄的患者常用的治疗方法为肝内狭窄胆管的扩张术和震波碎石等，但治疗后胆管狭窄的症状一般难以彻底缓解。

（二）并发症

经皮经肝胆管支架植入术的常见并发症包括胆管炎、支架移位、出血、败血症、胆漏等。胆管炎是 PTCD 的主要并发症，高达 47%。右侧穿刺置管时，左侧胆管炎发生率达 25%。但术前有无胆管炎并不会增加操作的并发症。胆管炎的发生率与引流管粗细、抗生素应用与否、术后冲洗与否等有关。10~12F 粗导管置管时胆管炎发生率低。当术后以生理盐水冲洗时，胆管炎发生率低。有文献报道一种可冲洗的引流管，临床观察发现其胆管炎发生率较低。术前术后应用抗生素也可降低术后胆管炎发生率，但也有文献对此持有异议。术后远期发生的胆管炎多是支架堵塞所致，支架阻塞的原因常为浓缩的胆汁、组织碎片、肿瘤在支架两端过度生长所致。支架堵塞时可气囊清理或在原支架腔内再次植入支架。覆膜支架可以防止肿瘤长入支架网眼，堵塞管腔。对既往植入的塑料支架堵塞时，经 PTC 途径以一硬导丝插入十二指肠，再以气囊导管在支架近端扩张可将该塑料支架送入十二指肠，并植入金属内支架。

（吴普照）

胰腺癌的介入治疗

第一节　胰腺癌临床诊断治疗概要

胰腺癌是指发生在胰腺腺泡或导管腺上皮的恶性肿瘤，是消化系统恶性程度很高的一种肿瘤。胰腺癌被称为"癌中之王"，在国际医学界被列为"21世纪顽固堡垒"，近年来其发病率呈明显上升趋势，大约每10年增加15%。胰腺癌中最常见的是胰头癌，占60%～80%，多发生在40岁以上，男性多于女性，为（2～4）：1。胰腺癌超病隐匿，无特异症状，早期诊断困难，病情发展快，手术切除率低，手术并发症多，预后很差。但是随着影像学的发展，血清肿瘤标志物的检测，早期病例的发现以及手术操作的进步，手术切除率有所提高，手术并发症有所降低以及术后综合治疗措施的应用等，5年生存率也有所提高。

尽管如此，现在胰腺癌的早期诊断率还很低，收治的患者中大多已进入中、晚期，治疗效果很差，胰腺癌仍然是对外科医师的一个挑战。如何发现早期小胰腺癌是研究的热点和努力方向。

一、发病率

早在170年前就有胰腺癌的报道。随着时间的推移，胰腺癌的发病率呈不断上升趋势，目前已占癌种的第10位，是消化系统中常见的恶性肿瘤之一。我国于近期的统计就比10年前增加了5倍多。在日本胰腺癌的发病率也有明显上升，30年前1.8/100 000人，20年前5.2/100 000人，10年前为10.9/100 000人，男性上升3倍，女性上升2.9倍，近30年内已增加5倍。美国近20年来也增加3倍，每年大约有28 000新病例，在全部癌肿新增病例中占2%。胰腺癌已占癌肿死亡原因的第5位（仅次子肺癌、大肠癌、乳腺癌和前列腺癌），占全部癌肿死亡男性的5%，女性的6%。20世纪90年代世界统计结果表明，芬兰、新西兰、日本、加拿大、美国、英国等为高发国家，而波多黎各、哥伦比亚、巴西、印度、科威特、中国香港等为低发国家或地区。世界部分国家或地区胰腺癌平均每年发病率为5/100 000人。中国肿瘤防治办公室统计表明。我国部分城市的胰腺癌发病率平均为5.1/100 000，已接近西方发达国家。

胰腺癌的发病率随着年龄而增加，以40～70岁为最常见，大约占总数的87.6%。男性病例（67%）多于女性（33%），男性与女性之比为（1.5～2）：1，而20世纪90年代女性发病率也在不断上升。男女之比为1：1，可能与女性吸烟人数增加有关。

二、致病因素

虽然胰腺癌和壶腹部癌的具体发病原因至今尚不清楚；但是有些因素，尤其是与胰腺癌的发病有密切关系。

（一）吸烟

大样本调查研究结果表明，吸烟者胰腺癌的发病率比不吸烟者高 1.5 倍。随着吸烟量的增加，发病率也随之增高；若每日吸烟量多出 1 包，其发病率在女性高出 2 倍，而在男性则高出 4 倍。Robert M. Beazley 也认为虽然胰腺癌的高危人群尚不能清楚确定，但是抽烟比不抽烟者的发病率高 2.6 倍。吸烟者的发病年龄也比不吸烟者提早 10～15 年。

（二）饮食

经调查显示胰腺癌的发病与长期摄入高热量饮食有关。多摄入富含脂肪和蛋白质食物、油炸食物和低膳食纤维食物，均可增加胰腺细胞的更新和胰腺细胞对致癌物质的敏感性，促进胰腺癌的发生。多摄入新鲜水果和蔬菜可减低致癌危险。

（三）糖尿病

统计胰腺癌患者中 80% 的病例患有糖尿病，而糖尿病患者中胰腺癌的发病率又比健康成人高出 2～4 倍，尤其是女性患者可更高，说明糖尿病可能是与胰腺癌发病因素有关。

（四）慢性胰腺炎

因为慢性炎症过程的反复刺激，可导致胰腺导管狭窄、梗阻，胰液潴留，小胰管上皮增生以致癌变。若有胰管结石、组织钙化，可能性就更大。

（五）胃切除手术或恶性贫血者

胃酸可抵抗致癌物质，缺乏胃酸者发病率可增加 2～3 倍。

（六）饮酒和咖啡

曾一度被少数研究认为与胰腺癌发病有关，但多数研究未能证实其有关系。

（七）遗传与基因突变

大多数胰腺癌的发病是散在性的，但是近代分子遗传学研究发现 20%～50% 病例有继承性遗传缺陷。在人类所有肿瘤中最常见的是抑癌基因 p53 和 p16 的突变。90% 胰腺癌患者有 p16 基因突变，50%～75% 有 p53 基因突变，50% 有 DPC4 基因突变。

三、病理变化

（一）部位

常见于胰头颈部，占 66%～70%；胰体尾部次之，占 20%～25%；局限在尾部者占 5%～10%；全胰仅占 6%～8%。

（二）组织分类

大体肉眼检查这种肿瘤质硬、切面呈淡褐色。根据其组织来源分以下 3 类。

（1）胰管上皮细胞发生的胰腺导管癌：约占 90%，主要是高、中、低分化腺癌，其次有鳞腺癌、巨细胞癌和黏液癌。

（2）由腺泡细胞发生的腺泡细胞癌：占 4%。

（3）由胰岛细胞发生的胰岛细胞癌：罕见。

（三）胰腺癌的转移和扩散

1. 淋巴转移　胰腺内有丰富的毛细淋巴管网，由许多淋巴管网形成许多淋巴丛，由许多淋巴管丛发出许多集合淋巴管到达胰腺表面，然后伴着血管走行，沿不同方向进入各个局部淋巴结，最后汇入腹腔淋巴结主干。淋巴转移是胰腺癌早期最主要的转移途径。虽然直径仅为 2cm 的小肿瘤，可能 50% 的病例已有淋巴结转移。因其在早期即可发生转移，故是影响手术治疗效果的重要因素。

按胰腺淋巴引流和淋巴结的分布，胰腺癌的转移途径如下：

（1）胰头癌的淋巴转移：①第一站淋巴结：幽门下淋巴结→胰头前上淋巴结→胰头前下淋巴结→胰头后上淋巴结→胰头后下淋巴结→沿肠系膜上动脉根部周围淋巴结→肝总动脉周围淋巴结；②第二站淋巴结：腹腔干周围淋巴结→脾动脉根部淋巴结→肝动脉淋巴结→胆管淋巴结；③第三站淋巴结：腹主动脉周围淋巴结→胰下淋巴结。

（2）胰体尾癌的淋巴转移：①第一站淋巴结：肝总动脉和肝固有动脉周围淋巴结→腹腔干周围淋巴结→脾动脉周围淋巴结→脾门淋巴结→胰下动脉周围淋巴结；②第二站淋巴结：肠系膜根部淋巴结→结肠中动脉周围淋巴结→腹主动脉周围淋巴结。

2. 直接浸润　虽然是早期胰腺癌，但癌细胞可早期穿出胰管向周围浸润；如胰头癌就可向胆总管末段浸润引起梗阻性黄疸；而胰体尾癌常可浸润到十二指肠空肠曲，对肠系膜上血管、腹腔干和脾门等处的直接浸润或形成后腹膜结缔组织块，致使手术切除困难。

3. 沿神经束扩散　沿神经束扩散是胰腺癌特有的转移方式。最早癌细胞可直接侵及神经束膜进入束膜间隙沿着神经鞘蔓延，并向周围浸润扩散，随着肠系膜上动脉并行的神经丛和腹主动脉周围神经丛，向腹膜后浸润可出现腰背疼痛。

4. 血行转移　胰腺癌晚期常通过胰腺丰富的血流，经门静脉扩散到肝脏，还可转移到肺、脑。

5. 腹膜种植　常可在前上腹膜和双侧腹膜呈多发性、弥漫性、粟粒状或结节状种植。

四、临床表现

由于胰腺癌早期无特异性症状，常被误诊为胃病、肝病、胆管病等，使正确诊断延迟 2~3 个月，影响了疾病的预后，应引起警惕。以下是常见的症状和体征。

（一）临床症状

1. 上腹疼痛　早期胰腺癌无特异症状，上腹不适或疼痛占 70%~90%，胰腺疼痛常位于上腹部，表现为模糊不清而无特殊性，可能在餐后发生。1/4 的患者可能发生背部放射痛，若固定于背部疼痛则要考虑胰腺体尾部癌肿，疼痛的程度可反映肿瘤大小和后腹膜组织被浸润情况。严重疼痛提示癌肿浸润内脏神经，病变已属中晚期。

2. 体重减轻　胰腺癌患者常有体重减轻占 70%~100%。可能由于多因素所致，如休息性能量消耗增加、食量减少热量降低和脂肪吸收障碍有关。后者乃因胰管阻塞致使胰腺外分泌功能不全所致。

3. 黄疸　如癌肿发生在胰头部，肿瘤可直接压迫胆总管末段，则可早期出现梗阻性黄疸，占 80%~90%，无痛性进行性黄疸是胰头癌和壶腹部癌的特征，尤其是后者可更早出现黄疸。胰腺体尾部癌肿亦可发生黄疸，往往提示已有广泛肝转移。

4. 胰腺炎 临床上可见到少数胰腺癌患者，可发生急性或亚急性胰腺炎症状，此乃胰腺管被堵塞所致。此对无暴饮暴食和非胆源性者更应提高警惕，应做进一步检查。

5. 浅表性血栓性静脉炎 不到5%的胰腺癌患者，有反复发作的迁徙性血栓性浅静脉炎（Trousseau，s征）的病史。这可能是由于肿瘤组织细胞阻塞胰管，导致胰蛋白酶进入血液循环，使凝血酶原转变为凝血酶，促进了血栓形成。

6. 精神抑郁症 50%的胰腺癌患者，在做出癌症诊断之前有精神抑郁症。其发生率比其他腹部恶性肿瘤为高。此发现的原因不清，可能与胰腺癌的神经内分泌物质有关。这些物质影响着中枢神经系统。

7. 其他 胰腺癌起始的模糊而无特异性症状还包括乏力、食欲缺乏、食量降低。大约10%病例伴有不同程度的不规则性发热，可能为癌组织坏死和其代谢产物被吸收所致。一般均为低热，但亦可出现38～39℃中、高热。后者若伴有畏寒或疼痛时，在有黄疸患者应排除是否有胆管感染。患者反映尿色不断加深、大便色淡发白，亦应引起注意是否胆管有阻塞。

（二）体征

除了临床上出现黄疸外，典型的体征如下。

1. 胆囊肿大 如临床上有无痛性进行性黄疸，再加上右上腹扪到肿大的胆囊（Courvoisier's征），乃是典型的肝胰壶腹周围癌的体征，占少于1/3的病例。

2. 脾肿大 有30%～50%的患者可扪及肝脏肿大。中、晚期胰体尾部癌肿可压迫脾静脉或脾静脉血栓形成引起脾肿大。

3. 腹部肿块 只有5%～10%的胰头癌患者可能扪到右上腹部肿块，而胰腺体尾部癌肿有20%患者可在上腹或左上腹扪到肿块。

五、诊断

胰腺癌隐蔽于腹膜后，早期又无特异性症状和体征，诊断较为困难。但对40岁以上的胰腺癌高危人群，若出现以下情况，应高度怀疑胰腺癌的可能，应尽早进行深入详细的检查，争取早期做出正确诊断：①梗阻性黄疸；②近期发生不能解释的体重减轻，超过原体重的10%者；③不能解释的上腹部饱胀、不适和腰背疼痛；④模糊而不能解释的消化不良，X射线胃肠检查阴性者；⑤无家族史、无肥胖者而在近期发生糖尿病；⑥突然发生不能解释的腹泻；⑦特发性胰腺炎反复发作；⑧重度抽烟者。

（一）实验室检查

1. 常规化验 除了梗阻性黄疸外，一般均在正常范围。高胆红素血症和碱性磷酸酶升高，或有氨基转移酶增高，或其他肝功能异常，均不能作为鉴别手段。血清淀粉酶和血清脂肪酶升高，亦只能鉴别胰腺炎。

2. 肿瘤标志物 20年来有许多肿瘤标志物用于胰腺癌的诊断和术后随访。目前发现与胰腺癌相关肿瘤标志物有十多种，但至今为止尚未找出一种敏感性和特异性均令人满意的胰腺癌标志物。现在常用的胰腺癌标志物有CA19－9、CA50、CA24－2、CA72－4、CA12－5、CA15－3、CA49－4、POA、CEA、DUPAN－2、TPA、Span－1、CAM17－1、IAPP、PCAA等。

（1）CA19－9：为临床上最常用、最有价值的一种肿瘤相关抗原，是由单克隆抗体116NS19－9识别的涎酸化Lewis－a血型抗原，是目前公认的在各类标志物的血清学检测中阳性率最高的标志物。它的发展起始于Koprowski等的研究，来自人类的结直肠癌细胞。虽然其来自结直肠癌，然而不同于CEA抗体，对检测胰腺癌最为敏感。一般认为CA19－9超过200kU/L即有诊断价值。其敏感性可达90%（69%～90%），准确性达80%，特异性也在90%左右。它可做随访监测预后和治疗效果，反映肿瘤有否复发，是判断预后的一种良好指标。因为正常胆管和胰管上皮中也存在着微量的CA19－9抗原，在慢性胰腺炎和胆管炎时，由于炎症刺激管壁增生、化生，使产生CA19－9细胞数量增加，特别是有黄疸时CA19－9也可明显升高，但随着炎症消退、黄疸解除而下降。

（2）CA50：首先由Lindholm等报道，也是来自人类结直肠癌细胞，一种涎酸化糖类抗原，因此与CA19－9有交叉免疫性。有部分人群（大约为10%）不产生CA19－9，只产生CA50。故若CA19－9阴性时可监测CA50，其阳性率略低于CA19－9，敏感性为70～80%，特异性为70%。CAso阳性也可见于大肠癌。

（3）CA24－2：一种肿瘤相关性糖链抗原，主要为胰腺癌所产生。其敏感性、特异性和准确性均略低于CA19－9，前者为70%，中者为90%，后者为80%。

（4）CA72－4：一种肿瘤相关糖蛋白抗原，若为阳性多见于低分化胰腺癌。其敏感性仅为38%～45%。对胰腺囊腺性肿瘤中的液体做CA72－4测定，可鉴别其良、恶性。

（5）CA12－5：1980年Bast报道主要是卵巢癌产生的一种肿瘤相关糖蛋白抗原，也可见于胰腺癌。在卵巢癌的诊断中，其特异性的阳性率为97%。该抗原在胰腺癌Ⅰ、Ⅱ期较低（48%），Ⅲ、Ⅳ期较高（75%），与肿瘤分期有关，对早期诊断无意义。

（6）CA49－4：是诊断胰腺癌特异性最高的一种肿瘤相关抗原，可达94%。其敏感性为90%与CA19－9相仿。糖尿病患者并不升高，对胰腺癌和胰腺炎的鉴别很有帮助。

（7）胰胚抗原（POA）：Banwo等报道，主要存在于胎儿胰腺和胰腺癌组织中，其阳性率为56%～76%。在高分化胰腺癌中阳性率高，低分化胰腺癌的阳性率低。正常值低于9.0kU/L。

（8）CEA：主要存在于大肠癌组织中，但也存在于胎儿消化道上皮组织中，故称为癌胚抗原。首先由Gold等作为结直肠癌细胞的标志物。其正常值（RIAs，放射免疫分析法）为低于2.5μg/L，胰腺癌也可升高至20μg/L以上，其阳性率可达70%，但欠缺特异性和低敏感性，限制了其在临床上的使用。测定血清CEA水平的结果与肿瘤大小、转移和扩散呈正相关。在肿瘤复发时也可升高，所以也可作为随访观察用。

（9）Dupan－2：Metzar在Duke大学（DU）用胰腺癌患者（pancreas的简写pan－2）腹水中的癌细胞作为免疫原制出的单克隆抗原。正常值在150kU/L以下。临床上以400 kU/L以上为阳性，其敏感性为47.7%，特异性为85.3%，准确性为74.1%。可用做随访检测。

（10）组织多肽抗原（TPA）：为癌胎儿蛋白，由瑞典Bjorklund所发现，存在于癌组织细胞膜和细胞质内，其阳性率可达81%。血清正常值为（81±23）U/L，胰腺癌可高达（277±219）U/L。

（11）CAM17－1：一种IgM抗体，在胰腺组织中呈过度表达，对胰液中的黏蛋白有很高的特异性，达到90%，其敏感性为86%。

（12）胰岛淀粉样肽（IAPP）：胰腺癌细胞分泌出的一种可溶性IAPP释放因子，刺激胰岛细胞分泌 IAPP，可早期诊断胰腺癌。

（13）胰腺癌相关抗原（PACC）：主要存在于胰腺导管上皮细胞内，但在正常人的其他多种组织内也有。其正常值为 0.1～22.5ug/ml，胰腺癌的阳性率为 67%。

（二）影像检查

1. X 射线检查

（1）钡餐检查：主要通过钡餐显示胃十二指肠形态改变的间接征象，如胃十二指肠壁有外来性压痕；十二指肠框（降部、水平部）呈 C 形扩大，其内侧壁僵硬，框内有反 3 字征象。用十二指肠低张造影，可突显其表现，更有诊断价值。但是对早期胰头癌和早期胰体尾部癌则无明显改变。

（2）经皮肝穿刺胆管造影（PTC）：对梗阻性黄疸患者，其梗阻近端的胆管均有一定程度扩张。PTC 可显示梗阻的部位和梗阻端的形态，对判断病变的位置和性质很有价值。若为胰头癌则可见肝内、外胆管呈现明显扩张和胆囊肿大，梗阻末端形态呈偏心性的被压、不规则狭窄和充盈缺损，管壁僵硬等表现。由于梗阻性黄疸，胆管内压力很高，若单做 PTC 会发生胆漏和胆汁性腹膜炎，应置入导管作胆管内减压引流（PTCD），可作为术前减黄用。

（3）内镜逆行胰胆管造影（ERCP）：通过内镜可观察十二指肠乳头情况，再经造影可显示胆管和主胰管情况。若为胰头癌除可见肝内外胆管扩张外，还可显示主胰管阻塞，若为胰体部癌则显示主胰管不规则狭窄和狭窄后扩张。对胰腺癌的早期诊断很有帮助，其敏感性和准确性均可达到 95%。通过 ERCP 还可收集胰液做细胞学检查和送做 CEA、POA、CA19－9 测定。对重度梗阻性黄疸患者，还可经内镜下放置鼻胆管引流或逆行置管内引流。ERCP 后有一定的并发症，如胆管炎和胰腺炎，虽然其发生率仅为 3%～4%，但应严密注意，给予抗生素等预防措施。

2. 超声检查

（1）腹部 B 超：超声检查具有简便、易行、无创、廉价等优点，腹部 B 超是目前临床上对拟诊腹部疾病首选的检查方法。其缺点是易受肠胀气而影响探查结果。为获得最佳效果，提高准确性，尤其是对疑诊深位的胰腺疾病时，应做好查前准备。通常是在早晨空腹时或禁食 8h 后做检查。必要时在检查前口服用轻泻剂，晨起排便后做检查。统计表明对直径超过 2cm 的胰腺肿瘤，其敏感性和准确性可达 80% 以上。也可发现直径小于 2cm 肿瘤的报道。对胰头癌者还能见到肝内外胆管扩张、胆囊肿大、胆总管末端梗阻以及主胰管扩张等间接征象。

（2）内镜下超声（EUS）：将超声探头经内镜送入胃、十二指肠，在胃后壁和十二指肠内侧壁上探查胰腺，不受肥胖的腹壁和胃肠胀气的影响，其高频超声探头分辨率高。对胰头、胰体、胰尾肿瘤均能探到，其准确性可达到 90%。并可了解胰周是否有淋巴结转移，对胰腺癌分期也有帮助。

（3）胰管内超声（IDUS）：在内镜下，将高频超声微探头伸入胰管内进行探查，受外界影响最小。可准确地探查出胰腺实质内的小胰腺癌。对胰管良性或恶性狭窄的鉴别也有帮助。

（4）术中 B 超（IOUS）：这种检查可直接在胰腺表面做探查，不受胃肠胀气的影响。可发现胰腺内小肿瘤的存在，并可指导细针穿刺做细胞学检查（涂片或活检）。也可探查肝脏有否转移病灶，以及门静脉和肠系膜上静脉有否被浸润，对选择术式有重要参考价值。

3. 电子计算机断层扫描（CT）　CT 是目前对胰腺疾病最常用和最主要的检查方法，可精确显示胰腺的轮廓和形态及其与周围脏器的关系，了解有否淋巴结和肝脏转移，对胰腺癌诊断的准确性可达 95%。螺旋 CT 的分辨率更高，更可提高胰腺癌的诊断率。三维 CT 血管造影，可清晰显示腹腔干及其分支和肠系膜上动脉的形态，了解血管有否被浸润，为提供术式选择做参考。

4. 磁共振成像（MRI）和磁共振胰胆管成像（MRCP）　MRI 更具有良好的软组织对比度，能清晰地显示全胰腺的轮廓形态以及腺体内的异常影像。胰腺癌时 T_1 和 T_2 时间延迟，其 T_1 加权影像呈低信号，T_2 加权影像呈稍高信号。在被强化的胰腺组织可清晰显示出癌性病灶。MRI 对胰周血管和淋巴结有否浸润和转移的判断能力更好。

MRCP 是近年来发展起来的一种无创伤性胰胆管显像技术。可显示胆树和胰管全貌，反映出病变的位置、程度和原因，其准确性几乎达 100%。

5. 胰管镜（PS）　即母子镜技术，先将十二指肠镜（母镜）送到十二指肠降部找到乳头开口，再将一根 1~2mm 的子镜从其活检操作空间伸入直至胰管，由此即可观察胰管内情况，并通过套管做抽吸、活检等检查，发现早期胰腺癌和鉴别诊断。

6. 血管造影　采用 Seldinger 法，经右侧股动脉穿刺插管至腹腔干和肠系膜上动脉进行选择性血管造影。若要超选择性的还可将造影导管伸入到肝动脉、胃十二指肠动脉、胰十二指肠下动脉或胰背动脉造影。分动脉期、毛细血管期、静脉期等三种时相，以观察胰腺和胰周的情况。胰腺癌是一种少血供的肿瘤，只能见到少血管区或缺血区表现，而其周围动脉和静脉呈现受压、移位、僵直、狭窄、中断以及有侧支循环等表现。因为血管造影是有创而操作比较复杂的检查方法，目前已较少使用；在许多情况下，无创或微创影像技术，如 B 超、CT、MRA、ERCP 等已能满足临床诊断的要求。血管造影的目的主要是观察癌灶与周围血管的关系，确定血管有否被侵犯，作为术前评估和制定手术方案。

7. 电子发射断层显像（PET）　这种显像技术是将极其微量的正电子核素示踪剂注射到人体内，由体外测量装置探测这些正电子核素在体内分布情况，再通过计算机断层显像方法，显示出人体全身主要脏器的生理代谢功能和结构。这些正电子核素都是构成人体的基本元素的超短半衰期核素或性质极其相似的核素，如碳（C）、氮（N）、氧（O）、氟（F）等。运载这些正电子核素的示踪剂是生命的基本物质，如葡萄糖、水、氨基酸；或是治疗疾病的常用药物，如抗癌药氟尿嘧啶等。因此，PET 具有多种不同功能的检查项目，临床应用非常广泛。因为 PET 显像是采用与生命代谢密切相关的示踪剂，所以每项 PET 显像结果实质上是反映了某种特定的代谢物（或药物）在人体内的动态变化。因此，PET 检查是一项代谢功能显像，是在分子水平上反映人体是否存在病理变化。对于胰腺癌来说就是利用其癌组织细胞内的糖代谢比正常组织和良性病变组织明显增加，采用葡萄糖的类似物——氟脱氧葡萄糖（FDG）进入癌组织细胞内聚集释放正电子，而被扫描显示出高密度断层图像。其敏感性和特异性可达 100%，对转移性淋巴结和肝转移灶也能良好显示，并可鉴别慢性胰腺炎。对糖尿病患者可能出现假阳性。

8. PET/CT 显像　PET/CT 是目前医学影像学最新的设备，将 CT 显像和 PET 显像癌种不同成像原理的装置整合在一个系统工程中，通过一次的检查可完成两次的影像扫描，再由重建融合技术使其形成一幅叠加的 PET/CT 图像。可做全身扫描或局部扫描，这种图像既具有多层螺旋 CT 显示清晰的解剖结构和高分辨率的图像，弥补了 PET 的空间分辨率不足的缺点，又有 PET 的功能成像、灌注成像及时间——代谢四维成像的优势，显著地提高了螺旋 CT 的诊断价值，尤其是对肿瘤（如胰腺癌、转移癌）的早期诊断起到重要作用。

（三）细胞学检查

细胞学标本的来源主要是由细针穿刺活检；对于胰腺癌来说，一般不主张在术前经皮操作，以免发生穿刺道种植或播散。术中或在 B 超引导下进行穿刺活检，对确定癌肿有一定帮助。细胞学标本的另一来源是通过 ERCP 收集胰液，其阳性率 70% ~ 80%。

（四）基因诊断

在肿瘤学的研究工作中，随着细胞分子生物学技术的发展，我们现在可以检测细胞的基因缺陷。细胞癌基因的前身是未被激活状态的基因，称为原癌基因，若被激活即成为癌基因。在正常细胞中有一种为使机体不易变癌的基因，称为抑癌基因。近年来已证实癌的发生与癌基因和抑癌基因有密切关系，即原癌基因被激活和抑癌基因失活所致。目前已知胰腺癌有很高的 K - ras 癌基因表达，而在正常胰腺组织和胰腺炎组织中无表达，因此可将 K - ras 基因突变作为胰腺癌的肿瘤标志物，从胰液、胆汁、血液、粪便、细针穿刺的肿瘤组织中测定，用做早期诊断和鉴别诊断手段，也可作为肿瘤复发的检测和预后的随访。

六、分期

胰腺癌和其他实体瘤一样，采用国际抗癌协会制定的 TNM 分期（表 21 - 1）。

表 21 - 1　胰腺癌 TNM 分期

情况	说明	情况	说明
T_1	原发肿瘤局限于胰腺		多处淋巴结转移
	$T_{1a} \leqslant 2cm$	$N_x M_0 M_1$	无远处转移
	$T_{1b} > 2cm$		有远处转移
T_2	肿瘤累及十二指肠、胆总管或胰周组织	分期	I　$T_{1~2}$　N_0　M_0
T3	肿瘤累及胃、脾、结肠或附近血管		II　T_3　N_0　M_0
N_0	无区域淋巴结转移		III　$T_{1~3}$　N_1　M_0
N_1	区域淋巴结转移		IV　$T_{1~3}$　$N_{0~1}$　M_1

术前 CT 检查对准确分期很有成效，MRI 和内镜下超声波探查可进一步观察到肿瘤的大小范围、淋巴结的受累和原发肿瘤的来源（如肝胰壶腹癌或胰头癌）。更加准确的术前分期，对选择采用手术或非手术的姑息性治疗很重要。不少患者在剖腹探查才发现有小的肝脏转移和腹膜的种植而未做切除，因此有些学者认为腹腔镜检查应作为术前分期的一部分。若见有远处转移，则应考虑非手术的姑息性治疗。但是否要常规使用腹腔镜检查仍有争论。

Hermreek 的胰腺癌肉眼分期法，简单、明了、实用，对手术的术式选择和预后的判定很有帮助，也被广泛使用。I 期，病变局限在胰腺；II 期，病变已累及周围组织或脏器，如十二指肠、门静脉、胰周组织；III 期，已有区域淋巴结转移；IV 期，已有远处转移。

七、治疗

胰腺癌的主要治疗方法是手术切除，介入治疗和外周静脉化疗、放射治疗也是中晚期胰腺癌的常用方法。由于胰腺周围组织解剖结构的复杂性，仅 5% ~20% 的患者能进行根治性手术，未经手术治疗行放射治疗或化学治疗，或放化疗同时进行，治疗效果都不理想，副作用大，死亡率很高。各国统计 1 ~5 年的生存率仅为 1% ~10% 。这也成为临床治疗的一大难题。因此，近年来对不能手术切除的胰腺癌患者，微创性介入治疗（对胰腺肿瘤的动脉灌注化疗）已成为提高其生存质量、镇痛、提高局部进展期肿瘤患者手术切除率、减少肝转移、延长其生存期的重要辅助治疗措施。

（一）外科手术治疗

目前对肿瘤的治疗主要采取以手术切除为主的综合治疗，所以对于胰腺癌来说，手术治疗仍然是主要的治疗方法。

（二）非手术治疗

对患者全身情况差，不能耐受手术者或患者晚期无法施行手术切除者，应给予非手术治疗。

1. 化疗　常用的药物是氟尿嘧啶、吉西他滨、奥沙利铂等。

2. 放疗　分为单纯放疗、放化疗联合治疗及立体定位的伽马刀治疗。

3. 免疫治疗　除了影响癌肿患者预后的共同因素（肿瘤病期、大小、淋巴结转移程度、手术彻底性等）以外，还有患者全身情况的差异，即免疫能力的差异因素。由于癌症患者均有不同程度免疫能力低下，所以近数年来常使用各种生物反应调节剂，以增加治疗效果。目前常用的有白介素 -2（IL -2）、干扰素（IFN）、胸腺肽等。

4. 激素治疗　常用药物有雄激素（如丙酸睾丸酮）、他莫昔芬（三苯氧胺）、醋酸氯羟甲烯黄体酮、LHRH 类似物生长激素释放抑制因子类似物等。

5. 胆管介入治疗　对不能切除的胰头癌患者，因肿瘤压迫或侵犯胆总管可发生严重的梗阻性黄疸。可考虑施行经皮经肝穿刺胆管引流术（PTCD）以减轻黄疸肝损害和改善症状延长患者生命。

6. 中医中药治疗　其基本法则为：①整体观念；②治标和治本；③同病异治与异病同治；④扶正祛邪。

（李启民）

第二节　胰腺癌血管介入治疗

一、胰腺的血管解剖及靶血管的选择

胰腺正常在第 1、2 腰椎水平横位于腹腔后上部，分为头颈、体、尾部。60% 以上的胰腺癌发生在胰头部，胰头癌易侵犯胆总管、十二指肠、胃、腹腔动脉，经肠系膜上动脉周围淋巴结向主动脉周围淋巴结转移。20% 在胰体部，胰尾部约占 10% 。常转移至腹腔神经丛、脊髓，转移至胰上肝门淋巴结。全胰癌占 10% 。

（一）胰腺的动脉血供

主要来自于腹腔于发出的肝总动脉、脾动脉和肠系膜上动脉。肝总动脉分为胃十二指肠动脉、肝固有动脉。来自胃十二指肠动脉的胰十二指肠上前动脉、上后动脉与发自肠系膜上动脉的胰十二指肠下前、下后动脉形成的前后血管弓供应胰头部；胰腺的体尾部大多有来自脾动脉的胰背动脉、胰大动脉、胰横动脉和胰尾动脉供应。胰头和胰尾之间常有吻合支，连接于胃十二指肠动脉和胰背动脉，胰横动脉的分支；肠系膜上动脉常有变异分支发出胰背动脉和胰横动脉，因此，经腹腔干动脉或肠系膜上动脉灌注的抗癌药物能覆盖整个胰腺，同时经肝动脉灌注对肿瘤同样有治疗作用。

（二）胰腺的静脉回流

同流至门静脉系统，与动脉相应。

二、胰腺癌血管造影表现

（1）肿瘤血管及肿瘤染色：肿瘤血管粗细不均，丛状聚集。

（2）胰动脉不规则狭窄，僵硬感，甚至完全闭塞。

（3）血管受侵：癌组织侵及胰腺内及周围动脉，形成血管包绕征，血管壁不规则，呈锯齿状狭窄，血管走行迂曲，呈波浪状或突然成角，为胰腺癌血管造影特征性表现。

（4）邻近血管移位，腹腔动脉、脾动脉、肝动脉、胃十二指肠动脉、肠系膜上动脉等受压移位。

（5）静脉受累：受侵静脉管腔狭窄、截断及扭曲。是诊断胰腺癌重要征象之一。

（6）其他征象：动静脉瘘形成。

三、胰腺癌血管介入治疗的适应证及禁忌证

（一）适应证

（1）胰腺癌手术前、后预防性化疗。

（2）不愿做手术或不能手术的胰腺癌者，有/无肝、淋巴结等部位转移者。

（3）肿瘤较大，不能切除或初次手术未能切除者，为手术根除创造条件。

（4）明显疼痛、合并黄疸、癌性十二指肠梗阻者。

（5）高龄、心肺功能欠佳不能进行手术者。

（6）向细胞、血小板、血色素、肝肾功能符合化疗指标者。

（7）严重黄疸者宜先行 PTCD 或支架植入术（ERBD），引流 1~2 周后。

（二）禁忌证

（1）碘过敏、造影剂过敏者。

（2）凝血功能障碍不能纠正者。

（3）肝肾功能严重不全者。

（4）既往有冠心病、心肌梗死者，需慎用阿霉素、表阿霉素者。

（5）白细胞 $< 3 \times 10^9/L$、血小板 $< 8 \times 10^9/L$、血色素 $< 8 \times 10^9/L$ 不符合化疗指标者。

（6）合并严重心肺疾患者。

（7）严重全身感染者、严重黄疸者相对禁忌。

四、胰腺癌血管介入治疗方法

采用 Seldinger 技术股动脉插管，先将导管头置于腹腔动脉及肠系膜上动脉开口处，先

经导管注入 5～10μg 肾上腺素，以使肿瘤显影明显，20s 后行 DSA 造影，据造影情况选择灌注动脉。对胰头部肿瘤行肝总动脉或胃十二指肠动脉灌注化疗；对胰体部肿瘤行腹腔动脉灌注化疗；对胰尾部肿瘤行脾动脉灌注化疗；经由上述动脉插管缓慢注入稀释后的化疗药物。其中在肝总动脉或脾动脉注入药物总量的 2/3，于肠系膜上动脉注入余量。对范围较广的肿瘤，不必过分强调超选择插管，有时可在腹腔动脉直接灌注化疗；也可半量经腹腔干注入肝总动脉，半量注入肠系膜上动脉，注射药物时间大于 30min。推注速度为 4～5ml/min，可用微量泵控制推注速度。对造影显示血管呈团状，血管网丰富，或伴有肝转移者将半量药物作肝同有动脉灌注、碘油 5～15ml 化疗栓塞。最后可注入抗生素，肝素水冲管后退出导管及导管鞘，压迫穿刺点 15min 无出血后，弹力绷带加压包扎。

由于胰腺功能特殊，并且胰腺肿瘤与胰腺本身的血管存在广泛交通支，因此，尽量不选择对胰腺进行碘油栓塞。防止坏死性胰腺炎。

五、介入化疗药物、方案及时机的选择

（一）化疗药物

常用的动脉灌注化疗药物有氟尿嘧啶（5－FU 750mg/m²）、多柔比星（ADM 40～80mg/m²）、吡喃阿霉素（THP 50/m²）、丝裂霉素（MMC 10～20mg/m²）、米托恩醌（10mg/m²）、顺铂（DDP 60mg/m²）、奥沙利铂（草酸铂，L－OHP 100～135mg/m²）、四氢叶酸（CF 100mg/m²）、吉西他滨（健泽 GEM 100mg/m²）等。目前多采用两种或两种以上的药物联合应用。一次性大剂量灌注或经导管药盒系统连续灌注。

（二）化疗方案

目前胰腺癌的化疗方案很多。常多种药物联合应用。

PF 方案：DDP 80～100mg/m² ＋5－FU 750mg/m²/CF 100/m²。

GL 方案：GEM 1000mg/m² ＋L－OHP 100～135mg/m² 一次性动脉灌注或 PCS。

FAM 方案：5－FU 600～1000mg/m² ＋ADM 30～80mg/m² ＋MMC 10mg/m²。

FDM 方案：5－FU 600～1000mg/m² ＋DDP 80～100mg/m² ＋MMC 10～12mg/m²。

FMG 方案：5－FU 600～1000mg/m² ＋MMC 10mg/m² ＋GEM 1000mg/m²。

GP 方案：GEM 1000mg/m²d1 ＋DDP 80～100mg/mz d1～5，PCS 途径。

APF 方案：ADM 30～80mg/m²d1 ＋DDP 80～100mg/m²d1～5 ＋5－FU 600～1000mg/m² 或 CF 100/m²d1～5，PCS 途径。

AF 方案：ADM 30～80mg/m²（EADM 或 THP）＋5－FU 600～1000mg/m²。

目前尚不能推荐何种方案为常规应用。而且对化疗方案及剂量的选择应注意患者全身状态及耐受性。并在化疗过程中进行适当调整。现较多采用 FAM 和 FDM 方案及 GL、FMG 方案。近年国内外经常采用健泽作为一线药物。

（三）介入化疗的时机选择

对不能手术者，每间隔 3～4 周可再次介入化疗，可做 2～5 次。若患者情况允许，治疗有效，疗程结束后，可每 6 个月灌注化疗一次。对获得根治性切除的患者，手术恢复后平均每 8 周介入化疗 1 次，如病理显示 LN（－），共治疗 6 次；如病理显示 LN（＋），则共治疗 9 次；对未获得根治性切除患者，手术恢复后每 6～8 周行介入化疗 1 次，以控制肿瘤生长；

肿瘤浸润或压迫造成阻塞性黄疸者，需先行 PTCD 或 ERBD 引流 1~2 周后再做介入化疗；所有患者治疗过程中若出现明显的副作用，则暂停或延缓治疗。

六、胰腺癌血管介入治疗的并发症及防治

（一）胰腺灌注本身并发症

1. 胃肠道反应　较多见，术后 2~3d 较重。注意术前预防，术后可予对症处置。

2. 消化性溃疡　因供应胰腺的血管呈网状，如果采用腹腔动脉、肝动脉内灌注的方法，化疗药物难免会进入胃十二指肠动脉，可导致急性胰腺炎、胃炎、十二指肠炎、消化性溃疡及出血、十二指肠坏死穿孔、休克，甚至死亡。如果胰腺癌合并肝转移，尽量超选择行 TACE，避开胃十二指肠动脉。术后可应用质子泵抑制剂或 H_2 受体拮抗剂预防治疗。

3. 急性胰腺炎　较少发生。可按胰腺炎处置禁食，并应用生长抑素、质子泵抑制剂、抑肽酶等。

4. 消化道出斑　按上消化道出斑处置。应用质子泵抑制剂、胃黏膜保护剂等。

（二）感染

晚期胰腺癌患者抵抗力低，加之介入治疗后白细胞减少，免疫力低；插管过程操作不严格均可造成感染。一般常规在化疗后使用抗生素 3~7d。

七、介入治疗临床疗效评价

区域性介入治疗作为胰腺癌的辅助治疗措施，虽然因选择病例、选择化疗药物剂量和灌注次数的不同而有疗效差异。但胰腺癌血供较少，静脉途径化疗到达癌组织内的药物浓度很低，全身化疗效果欠佳，而动脉灌注化疗没有全身化疗引发的严重毒副作用。综合其优点：①动脉灌注能在胰腺区域达到化疗物的高浓度；②术前的动脉灌注对局部进展期胰腺癌有降脂作用，有助于提高手术切除率，可杀灭已在的微小转移和亚临床病灶，可减少术后的复发和转移；③术后的动脉灌注化疗可杀灭体内残留的肿瘤细胞，控制肿瘤的局部复发和肝转移；④动脉灌注化疗使肿瘤与周围血管之间产生炎性间隙，便于手操作；⑤动脉灌注使胰腺组织变韧，可降低发生胰空肠吻合口漏的几率；⑥对于不能切除的胰腺癌患者，动脉灌注治疗能一定程度地抑制肿瘤的生长，改善患者全身症状，延长患者生存期。

总之，动脉灌注化疗能一定程度提高胰腺癌的治疗效果，是一种可供选择的治疗手段。动脉灌注化疗加放疗可作为晚期胰腺癌的首选方案。

治疗效果不理想的原因：①胰腺癌血供复杂，来自腹腔干、肝动脉、脾动脉、肠系膜上动脉，需选择插入胰腺肿瘤靶血管后注药；②胰腺癌多为少血管肿瘤，局部灌注化疗的效果不如多血管肿瘤。

（李启民）

第
二
十
二
章

原发性肝癌的介入治疗

第一节　原发性肝癌临床诊断治疗概要

肝脏恶性肿瘤可分为原发性和继发性（即转移性）2大类。原发性肝肿瘤来自上皮或间叶组织，其源于上皮组织者称肝癌，包括肝细胞癌、胆管细胞癌、混合型癌、肝母细胞瘤（幼年型肝细胞癌）等；源于间叶组织者称肉瘤，如血管内皮细胞肉瘤、急性淋巴瘤、纤维肉瘤、肌肉瘤、黏液肉瘤等。本病可发生于任何年龄，以40~49岁最多见，男女之比为（2~5）：1。

一、病因

原发性肝癌的病因迄今尚不清楚，根据临床观察和实验研究，可能与肝硬化、病毒性肝炎、黄曲霉毒素等与肝癌的关系及水土因素有关。

此外，如寄生虫、营养、饮酒、遗传等与人类肝癌的关系尚未完全明了。总之，肝癌的病因，目前尚无法做出肯定性结论，这些致癌因素与人类原发性肝癌的确切关系尚未肯定，有待今后进一步深入研究。

二、分型

原发性肝癌主要有3种组织学类型，即肝细胞癌、胆管细胞癌、混合性（肝细胞、胆管细胞）癌，其中，肝细胞癌占原发性肝癌的80%~90%。我国肝癌病理研究协作组将肝癌大体形态分为5种类型。

（一）弥漫型

肿瘤直径为0.5~1.0cm，遍布全肝，相互间不融合，常伴有肝硬化，肉眼形态与肝硬化易混淆。肝体积可明显增大，此型并不少见。

（二）块状型

癌块边界清楚，包膜较完整伴出血性坏死，肿瘤直径超过5cm，大于10cm者称为巨块型。根据瘤体的形态又可分成3个亚型。

1. 单块型　单个癌块，边界清楚或不规则，包膜完整或不完整。

2. 融合块型　相邻肿瘤融合成块，周围肝组织中常有散在的"卫星"结节。

3. 多块型　由多个肿块或融合癌肿形成。本型合并肝硬化的程度较轻，或不伴有肝硬化，但肝大明显。

（三）结节型

结节型可见多个肿块及融合癌肿。相邻瘤块融合，周围肝组织可见散在"卫星"结节。肿瘤直径为 3~5cm，呈圆形或椭圆形。根据瘤体的形态也可分成 3 个亚型。

1. 单结节型　单个癌结节边界清楚有包膜，周边常见小的"卫星"结节。

2. 融合结节型　边界不规则，周围"卫星"结节散在。

3. 多结节型　分散于肝脏各处，边界清楚或不规则。本型常伴有明显的肝硬化。

（四）小肝癌型

单个癌结节直径小于 3cm，或相邻两个癌结节直径之和小于 3cm。小肝癌常有纤维包膜形成。本型往往伴有肝硬化。

（五）特殊型

除了上述四种基本类型外，还有两种特殊类型的肝细胞癌。

（1）外生型肿瘤发生在肝被膜下，带蒂或无蒂向肝外突出生长，形成巨大肝细胞癌。个别肿瘤发生在副肝叶或异位肝叶，此型少见。

（2）以门静脉癌栓为突出表现而无明确主瘤的肝细胞癌，此型罕见。

三、分期

在乌干达堪培拉的一次国际肝癌专题会上就有人曾提出了一个以肝功能与解剖位置为准的分期标准。其后日本的奥田邦雄则根据日本肝癌患者的特点和 TNM 分期拟定了一个 I ~ IVb 的分期方法如下：

I 期：$T_1N_0M_0$。

II 期：$T_2N_0M_0$。

III 期：$T_1N_1M_0$，$T_2N_1M_0$，T_3N_1 或 N_1M_0。

IVa 期：T_4N_0 或 N_1M_0。

IVb 期：$T_{1~4}N_0$ 或 N_1M_1。

T – 原发肿瘤。

T_1：孤立的肿瘤；最大直径小于 2cm；无血管浸润。

T_2：T_1 中三项条件之一不符合者。

T_3：T_1 三项中有二项不符合者。

T_2、T_0：二者中包括多发肿瘤但局限于一叶者。

T_4：多发肿瘤分布超过一叶，或肿瘤累及门静脉或肝静脉的主要分支。

N – 淋巴结。

N：局部淋巴结。

N_0：无局部淋巴结转移。

N_1：局部淋巴结转移。

M – 转移。

M：远处转移。

M_0：无远处转移。

M_1：远处转移。

四、临床表现

原发性肝癌的主要临床表现有肝区疼痛、腹胀、乏力、消瘦、纳差、进行性肝大或腹上区肿块等；部分患者有发热、黄疸、腹泻、消化道出血、急腹症等为突出症状，也有症状不明显或仅表现为转移灶的症状者。早期患者临床表现不很明显，晚期患者临床表现可表现多样化。

（一）症状

1. 肝区疼痛　肝区疼痛为最常见而又最主要的症状。疼痛多为持续性隐痛、钝痛、胀痛或刺痛，以夜间或劳累后明显。

2. 腹胀　患者以上腹胀最明显，特别在饭后或下午加重。

3. 消化道症状　食欲减退最为常见，病情越严重，这种症状越明显。有的晚期病例常伴有严重的恶心、呕吐。

4. 乏力、消瘦　乏力、消瘦早期常不明显，随着病情发展而日益加重，体重也日渐下降。但也有少数肝癌患者经休息后，有暂时性体重增加，这种患者其病变的发展往往比较缓慢。晚期病例则呈恶病质。

5. 腹泻　患者可不伴腹痛，一般常在食后即腹泻，使出不消化食物残渣，常无脓血，消炎药不能控制。病情严重时，每日大便10多次以上，使患者疲劳不堪，病情迅速恶化。

6. 发热　肝区疼痛和不明原因的低热是肝癌的一个常见症状。一般体温为37.5～38℃，发热可呈持续性或弛张型。

7. 鼻出血、牙龈出血、全身瘀斑等出血征象　肝癌患者常有牙龈出血、皮下瘀斑等出血倾向，它在肝癌合并肝硬化的患者中尤为多见。

8. 转移灶症状　肝癌常转移至肺、骨、肾上腺、胃、腹膜、脑及区域淋巴结，可以出现相应部位的临床症状。肿瘤转移之处的相应症状，有时可成为发现肝癌的最初症状。如转移至肺可引起咳嗽咯血，胸膜转移可引起胸痛和血性胸腔积液。癌栓栓塞肺动脉主干或分支可引起肺梗死，表现为突然发生的剧烈胸痛和严重呼吸困难。癌栓阻塞下腔静脉或肝静脉可出现 Budd-Chiari 综合征，可出现严重下肢水肿和顽固性腹水。转移至骨可引起局部疼痛，或病理性骨折，转移至脊柱或压迫脊髓神经可引起局部疼痛和截瘫等。颅内转移可出现相应的定位症状和体征，颅内高压亦可导致脑疝而突然死亡。

9. 全身症状　肝癌细胞代谢异常或癌组织与机体发生各种影响引起的内分泌或代谢方面的综合征称之为伴癌综合征，有时可先于肝癌本身的症状。常见的有以下症状：

（1）自发性低血糖症：10%～30%的患者可出现，系因肝细胞能异位分泌胰岛素或胰岛素样物质，或分泌一种胰岛β细胞刺激因子，或肿瘤抑制胰岛素酶，使糖原储存过多；亦可因肝癌组织过多消耗葡萄糖所致。此症严重者可致昏迷、休克，甚至死亡，正确判断和及时对症处理可挽救患者生命。

（2）红细胞增多症：2%～10%的患者可发生，可能系血液循环中红细胞生成素增加引起。

（3）其他罕见的症状：高脂血症、高钙血症、类癌综合征、性早熟和促性腺激素分泌综合征、皮肤卟啉症和异常纤维蛋白原血癌等，可能与肝癌组织的异常蛋白合成、异位内分泌及卟啉代谢紊乱有关。

（二）体征

无体征的原发性肝癌只能通过 AFP 普查，或偶尔因其他原因手术中发现。临床上常见的肝癌患者的体征以肝大为主要症状，占 94% 以上。

1. 肝大　肝大是肝癌常见的体征。如果患者在短期内肝脏迅速进行性增大，在肋下扪到肿块，而此肿块能随呼吸上下移动，表面光滑或有结节感，质硬有压痛，则更易诊断。如肿块位于肝的下部则比较容易扪到，如肿块位于右膈顶部，可见右膈肌抬高，叩诊时肝浊音界也升高，有时可使膈肌固定或运动受限，甚或出现胸腔积液。

2. 晚期肝癌的体征　晚期肝癌患者出现黄疸、腹水、脾大、下肢水肿。黄疸多见于弥漫型或胆管细胞癌。癌肿结节压迫小胆管，或肝门区癌结节压迫胆管，或因肝门淋巴结肿大压迫胆管时，均可出现黄疸。癌肿破入肝内较大胆管，可引起胆绞痛、发热、黄疸、胆管出血等。癌肿广泛破坏肝脏可引起肝细胞性黄疸。腹水可因肝硬化或癌肿出血，浸润腹膜以及门静脉、肝静脉癌栓而引起。腹水常为草黄色，亦可为血性，癌肿破裂则为血性腹膜炎。合并肝硬化时常有脾大，癌栓引起的门静脉或肝静脉高压时也可导致脾大。踝部、足部或整个下肢水肿，可能由于血浆蛋白过低或下腔静脉受压或癌栓所致。

3. 其他体征　除上述体征外，肝癌患者常合并有肝硬化。因此，临床上常可见到肝硬化的种种体征，如肝掌、蜘蛛痣、腹壁静脉扩张、男性乳房增大等。少数患者还可闻及肝区血管杂音。当肝癌有肝外转移时，还可产生各转移部位的相应体征，如颅内转移时可出现偏瘫，肺转移时可出现呼吸系统症状，骨转移时引起转移部位疼痛，腹膜转移时可有血性腹水等。

五、辅助检查及诊断

在肝癌的诊断过程中，根据详细的病史、体格检查和各项化验数据以及某些特殊检查结果加以认真地分析，从而做出正确的诊断。目前，对原发性肝癌的诊断可以从以下几个方面进行分析。

（一）临床表现

患者的症状和体征是诊断肝癌最基本的方法，也是最重要的手段之一。因此，详细地询问患者病史和仔细地检查患者体格是非常必要的。如对年龄在 30 岁以上的患者，发现有肝区疼痛、上腹饱胀、胃纳减退、乏力、消瘦和不明原因的低热，应提高警惕，进行严密观察和深入检查。慢性肝炎和肝硬化患者，症状或体征发生改变时，也应注意。如进行性肝大，触诊时扪到肝区有肿块或结节，质硬有压痛，则诊断更易明确。

（二）肝功能检查

一般肝功能检查对肝癌的诊断帮助不大，但对了解肝功能损害程度有帮助。如肝功能检查不正常时，对肝癌来说，多属晚期或合并有严重肝硬化，且已失去手术治疗的机会。

（三）血清酶的检查

酶的检查只能作为肝癌诊断的一种辅助方法；尽管如此，临床上常用的对诊断肝癌有帮助的酶有以下几种。

1. 转氨酶　此酶对早期诊断无价值，但对了解肝癌合并肝炎和肝硬化的程度以及病变是否活动有一定帮助。

2. 碱性磷酸酶　此酶主要产生于成骨母细胞、软骨母细胞和肝细胞，特别当肝细胞受损害或增生时，血清酶的活力增高。此酶经肝脏排入胆管。故除成骨因素如儿童及孕妇、成骨疾病、骨折愈合和恶性肿瘤骨转移等原因外，血清碱性磷酸酶的增高主要提示肝功能障碍或胆管梗阻。如排除成骨因素后，在无梗阻性黄疸情况下，血清碱性磷酸酶的增高，对原发性肝癌的诊断有一定参考价值，原发性肝癌本身并不产生碱性磷酸酶，而是由于肝癌侵犯肝血窦，窦壁的碱性磷酸酶则游离入血流，或因癌肿生长压迫胆管，使肝内部分胆管梗阻，均可使血清碱性磷酸酶增高。碱性磷酸酶增高虽然对原发性肝癌有辅助诊断的意义，但无早期诊断价值。碱性磷酸酶的增高在胆管细胞癌时较为明显，癌肿转移越广泛，则酶活力越高。

3. γ-谷氨酰转肽酶（γ-GT）　这种酶在人体的肝、脾、胃、胰和小肠内均有，具有催化γ-谷氨酰基因的转化作用。正常值依检验方法的不同而异，其诊断价值与碱性磷酸酶相似，但不受成骨因素影响。

4. 同工酶　在肝癌的诊断中常用的有碱性磷酸酶和乳酸脱氢酶的同工异构酶。近年来，证明这2种同工酶为胎儿、新生儿及原发性肝癌患者所共有的酶谱，因此，同工酶活力增高可作为原发性肝癌诊断的参考。

（四）免疫学检查

在肝细胞肝癌时，由于肝细胞功能异常，产生一些与肝细胞肝癌密切相关的蛋白质，称为肝癌的肿瘤标志物，对于肝癌的诊断有重要的意义。其中甲种胎儿蛋白（简称甲胎蛋白，AFP）是最常用和重要的方法，现已广泛用于肝细胞癌的普查、诊断、判断治疗效果、预测复发。AFP是一种在人胎儿血清中的胚胎专一性蛋白。

（五）超声检查

1. B型超声　直径小于2cm的肿瘤常见低回声结节型；肿瘤直径为2～3cm者显示低回声与周围圈声频率相同；肿瘤直径为3～5cm者多为周围低回声；而5cm以上者多为高回声或混合回声。

2. 彩色多普勒血流成像　近年来，彩色多普勒血流成像已广泛用于临床，除显示占位病变外尚可显示测量进出肿瘤的血流，以鉴别占位病灶的血供情况，推测肿瘤性质。超声导引下穿刺活检和瘤内局部注射已广泛用于小肝癌的诊断和治疗。

（六）放射性核素肝扫描

目前临床应用不广泛。

（七）X射线检查

X射线检查是最有价值的肝癌的定位、定性诊断。

（八）电子计算机断层扫描（CT）

1. 平扫表现　病灶一般为低密度，低于周围肝实质密度，部分病灶周围有一层更低密度的环影（晕圈征）。结节型边缘较清楚，巨块型和混合型边缘多模糊和部分清楚。

2. 增强表现

（1）动态增强扫描：采用团注法动态扫描或螺旋CT快速扫描，早期（肝动脉期）病灶呈高密度增强，高于周围正常肝组织（时间为10～30s），随后病灶密度迅速下降，接近正常肝组织为等密度，此期易遗漏；病灶密度继续下降，肝组织呈低密度灶，此期可持续数分钟，动态扫描早期增强图易于发现肿块直径不足 1cm 或为 1~2cm 的卫星灶，亦有微小病灶的发现。

（2）非动态扫描：普通扫描每次至少 15s 以上，故病灶所处肝脏层面可能落在上述动态扫描的任何一期而呈不同密度，极大部分病灶落在低密度期。门脉系统及其他系统受侵犯的表现：原发性肝癌门静脉系统癌栓形成率高，增强较长显示未强化的癌栓与明显强化的血液间差异大，表现条状充盈缺损，门脉主干或分支血管不规则或不显影像。少数患者有下腔静脉癌栓形成。肝门侵犯可造成肝内胆管扩张，偶见腹膜后淋巴结肿大、腹水等。肺部转移在胸部 CT 检查时呈现异常，比 X 射线胸片敏感。

（九）肝血管造影

肝血管造影是诊断肝癌的重要手段。肝血管造影是利用不同方法将造影剂注入到肝脏的血管，经 X 射线摄片观察肝内血管分布形态，位置有无改变，有无受压、推移、缺损或破坏等情况，以达到肝癌的确诊和定位。造影方法有肝静脉造影，脾门静脉造影，脐静脉造影和肝动脉造影。前两种方法由于操作较复杂，诊断率低，且有一定危险性，目前临床上已很少采用。经脐静脉的肝血管造影对肝左外叶肿瘤的显影较好，但对右肝的肿瘤阳性率较低，而且显影欠清晰。

（十）磁共振成像（MRI）

MRI 为继 CT 后又一新的定位诊断方法，肝癌时 T_1 和 T_2 弛豫时间延长，50% 以上病例 T_1 加权像肿瘤表现为较周围肝组织低信号强度或等信号强度，而在 T_2 加权像上均显示高信号强度。

1. 原发性肝癌 MRI 的特性表现

（1）肿瘤的脂肪变性，T_1 弛豫时间短，T_1 加权像产生等或高信号，T_2 加权像示不均匀的高信号强度，病灶边缘不清楚，而肝癌伴纤维化者 T_1 弛豫时间长则产生低信号强度。

（2）肿瘤包膜存在，T_1 加权像表现为肿瘤周围呈低信号强度环，T_2 加权像显示包膜不清楚。

（3）肿瘤侵犯血管，MRI 优点是不用注射造影剂即可显示门静脉的肝静脉分支、血管的受压推移，癌栓时 T_1 加权像为中等信号强度，T_2 加权像呈高信号强度。

（4）子结节在 T_2 加权像上为较正常肝实质高的信号强度。

2. MRI 同 CT 相比较的优点

（1）能获得横断面、冠状面和矢状面 3 种图像。

（2）对软组织的分辨率优于 CT。

（3）无放射线损害。

（4）对良、恶性肝内占位，尤其与血管瘤的鉴别可能优于 CT。MRI 对直径大于 2cm 肝癌检出率为 97.5%，而直径小于 2cm 肝癌检出率为 33.3%。检出最小的肝癌直径为 1.5cm。

（十一）肝穿刺活组织检查

肝穿刺可直接获得病理材料，对确立诊断有一定帮助。在 B 超或 CT 指导下进行穿刺，可以减少盲目性，提高阳性率。肝穿刺活组织检查有时会导致内出血，因此，应严格掌握此项检查的适应证。目前已有更安全可靠的检查方法，故临床上已很少应用本法作为诊断肝癌的手段。

六、鉴别诊断

（一）肝脏的转移性癌

肝脏为转移性癌肿的好发器官，临床上肝脏的转移性癌亦很常见。转移性肝癌症状较轻，发展较慢，除肝脏病变的症状外，多有原发癌灶的相应症状，当然也有原发癌灶症状不明显而肝脏的转移癌症状明显的。肝脏的转移癌多无肝病史或肝硬化出现，癌结节常较硬而散在，AFP 检测常为阴性。因此，只要全面分析病史和仔细检查，鉴别并不困难。

（二）肝脏良性肿瘤

肝脏良性肿瘤常见有肝海绵状血管瘤、肝腺瘤和先天性肝囊肿等。这些疾病通常病情发展缓慢，病程长，患者全身情况良好，不伴肝硬化。血管瘤的肿块表面光滑、质软，有压缩性，无明显压痛；肝囊肿表面光滑，有张力感，无压痛，先天性多囊肝常合并有其他脏器（如肾、肺等）的囊肿，这种患者的 AFP 检测均阴性，故鉴别诊断并不困难。

1. 肝血管癌　肝血管瘤可发生于任何年龄，以老年患者多见，女性多于男性。目前主要的鉴别诊断方法有 CT、B 超、MRI 及核素显像检查等，但对血管瘤的判断核素检查具有明显的优势，其原因主要是 CT 显示的低密度区不易与其他病变区别，增强扫描虽有助于提高特异性，但部分病变密度不增高或持续时间短，则容易误诊，肝动脉造影更有助于诊断。肝血管瘤尤其要与直径小于或等于 3cm 的小肝癌鉴别。小肝癌 B 超常显示低回声，肝血管瘤的彩色多普勒血流显像（CDFI）更具有血流动力学诊断意义。小肝癌可发展，肿瘤不断增大，而肝血管瘤常历时数年不变。因此，动态观察肿瘤大小变化有助于二者的鉴别。MRI扫描有典型的"灯泡征"表现。

2. 肝囊肿　肝囊肿有先天性和后天性两类，后天性肝囊肿又分为寄生虫性和非寄生虫性 2 种。小而孤立的先天性肝囊肿临床上并非少见，大的囊肿可有多个分隔。多数小的肝囊肿在体检时意外发现。其临床表现与囊肿的大小有关，当囊肿压迫邻近器官如胃、十二指肠和结肠时，可出现餐后饱胀、食欲减退、嗳气、恶心、呕吐、胃前区或右上腹钝痛等症状。体检时常可触到肿大的肝脏或富于弹性的圆形块状物。临床上需与肝棘球蚴病、转移性肝癌、肝硬化、胆囊积水、肝血管瘤、胰腺或卵巢囊肿及多囊肾等鉴别。下列几点有助于诊断：病程长，肝大进展缓慢，一般情况良好；常无肝病史；除局部压迫感外，多无肝功能减退和其他症状；AFP 和酶谱检查均正常；超声提示液性暗区，囊壁薄，约 50% 患者伴多囊肾；CT 显示不强化的液体密度病灶伴边缘锐利的薄壁。

3. 肝腺瘤　肝腺瘤是一种多见于育龄期妇女的良性肿瘤。20 ~ 39 岁多见，常有口服避孕药物史而无肝病史。无特殊临床表现，但可触及肝区肿块，AFP 多为阴性，各种定位显像均难与肝癌区别。确诊应依据病理学检查。

4. 肝脂肪瘤　肝脂肪瘤比较少见，各类脂肪瘤的临床表现大致相同。可发生于任何年龄，但以成年女性多见。临床上多无症状或仅有轻微右上腹不适，无肝病史，AFP 阴性，HBsAg 阴性。病灶一般直径小于 5cm，多为单个，少数有多个病灶或肝左右两叶均有。通过B 超、CT、肝动脉造影等影像学检查，可有助于鉴别。含脂肪少的脂肪瘤有时需与含脂肪较多的肝细胞癌鉴别。两者临床表现不同，肝细胞癌 AFP 可为阳性，B 超引导下肝穿刺活组织病理检查有助于鉴别诊断。选择性肝动脉造影在肝癌组织中显示有动脉血管包绕肿瘤染色，这些有助于与动脉供血较少的肿瘤相鉴别。

（三）肝脓肿

急性肝脓肿一般容易鉴别，而慢性肝脓肿有时比较困难。但肝脓肿多有阿米巴感染或有细菌感染史，B 型超声检查有液性暗区，因此反复多次超声波检查常具有一定鉴别诊断价值。如仍不明确诊断时，可在超声波指导下进行肝穿刺，常能最后确定诊断。

（四）肝棘球蚴病

肝棘球蚴病常有牧区牛、羊、犬等接触史，病史较长，患者一般情况较好，常不伴肝硬化，肿块呈囊性，超声波检查有典型的液平或液性暗区，X 射线检查有时可发现肿块有钙化阴影，周围血中嗜酸粒细胞计数可增高，包虫囊液皮内实验、皮肤试验及补体结合试验阳性，AFP 测定阴性等，均有助于鉴别。但对肝泡状棘球蚴病有时与 AFP 阴性的肝癌患者不易鉴别，前者肿块亦呈实质性而坚硬，有时在手术直视下亦难鉴别，常需病理检查，才能确诊。不过此类患者常有发热、黄疸等炎症表现，对鉴别诊断有一定帮助。

（五）肝硬化

由于肝硬化患者患肝癌的几率较高，原发性肝癌又大多合并肝硬化，放肝癌与肝硬化的鉴别常有困难，特别对弥漫型或结节型或小肝癌合并肝硬化时，相互鉴别更难。通常肝硬化的表现有以下特点：

（1）病史较长，多有肝炎史，在血吸虫流行区有血吸虫感染史。

（2）症状多与劳累有关，劳累后加重，休息后缓解，但肝脏进行性肿大不明显。

（3）AFP 检测一般为阴性，但少数患者可出现一过性 AFP 阳性，或较长期的低浓度阳性，此时多有肝功能改变。

（4）有肝硬化的体征表现，如脾大、食管静脉曲张、蜘蛛痣、肝掌等。

（5）放射性核素肝扫描多为弥漫性稀疏。

（6）症状明显，常伴有多项肝功能指标异常。但遇肝脏较大，质硬且有结节时，或因肝萎缩畸形放射性核素肝扫描出现假阳性时，需观察 AFP 和临床表现的动态变化，并借助各种仪器检查（如超声波、CT、MRI、肝动脉造影等）有助于鉴别。

（六）肝癌与肝局灶性病变的鉴别

1. 肝再生结节　肝再生结节见于大结节型肝硬化的肝脏，结节表现为正常肝实质的小岛，其内含胆管和枯否细胞，且为硬化肝脏的纤维隔所分隔，其血供源于肝动脉和门静脉。再生结节或腺瘤状增生性结节，其含铁成分增加，使之与周围肝组织形成独具特点，可进展为肝癌的病灶。再生结节血管造影表现为与周围肝脏有类似的血管造影表现，如结节增大，可推移或拉直周围血管，供养血管不扩大，肿瘤内血管可扭曲，门静脉系统不受累。门静脉和肝静脉持续开放是一重要特征，此特点可与肝癌区别。经皮肝穿刺或剖腹活检可确诊本病。

2. 肝局灶性结节性增生（focal nodular hyperplasia，FNH）　这种肝脏损害易与肝脏其他肿瘤相混淆而诊断为肝腺瘤、肝错构瘤、局灶性肝硬化等。目前认为是一种有别于其他良性肿瘤的肝脏损害，但是否属于真性肿瘤尚不肯定，有学者认为，FNH 属非肿瘤性质。

3. 肝畸胎瘤　肝畸胎瘤极为少见，绝大部分患者是婴幼儿，可影响儿童发育，临床表现主要为肝脏肿块。肝畸胎瘤可生长巨大，但对正常肝组织无侵犯。和其他部位的畸胎瘤一样，畸胎瘤含多种组织，源于胚胎期残留组织，可在胎儿期、出生时、童年或青春期发病。一般无自觉症状，腹部肿块常常是唯一发现，瘤内含有各个胚叶的组织成分，包括毛发、脑组织、牙齿、肌肉、骨和软骨等，这些组织排列紊乱且不成比例。分化成熟者为良性，分化不良者可转变为恶性。X 射线平片和 CT 扫描常见钙化、牙齿和骨骼结构，有助于与其他肝肿块鉴别。

4. 肝错构瘤　肝错构瘤可发生于肝脏的任何部位。肿瘤表面凹凸不平呈结节状，结节大小不一，有的肉眼不能看到，有的直径可 10cm。瘤体可以单发，也可多发。多位于肝脏表面浆膜下，切面呈灰棕色，无明显被膜。临床表现为腹上区无痛性肿块，随呼吸活动，也可压迫邻近器官而出现相应的症状。少数患者可有腹痛或生长发育不良。超声及 CT 检查示肝脏多房性或囊性占位性病变。如肿瘤迅速增大，很可能是囊肿形成，并有多量积液的原因。确诊需依赖剖腹探查与病理学检查。

5. 肝脏炎性假瘤　肝脏炎性假瘤较少见。CT 图像上需要与肝癌、海绵状血管瘤鉴别。其共同点为增强扫描时均为低密度占位病变，但在动态扫描上可有明显的不同。另外，本病患者一般情况较好，AFP 及 HBsAg 阴性，无肝硬化病史及相应临床表现，可协助鉴别。

6. 肝内肉芽肿　病理发现肉芽肿为圆形或椭圆形，分界清晰的结节，中央有颗粒样坏死，围绕坏死区主要是嗜碱性类上皮细胞。肉芽肿可散在于肝小叶各处，最多见于肝汇管区。肝内肉芽肿病变的范围是局灶性的，故无弥漫性肝纤维化、肝细胞坏死或再生，这一点可与门静脉性肝硬化相区别。

7. 肝结核球　肝脏可以发生大结节状结核球，有的颇似梅毒性树胶肿，需以组织染色及寻找结核菌相鉴别。此种结核球中心常为干酪样变性，有的可形似结核脓肿。凡结核病患者有肝大，肝区疼痛及压痛等，应排除肝结核的可能性。确诊主要依靠肝脏活组织检查。

（七）邻近肝区的肝外肿瘤

1. 胆囊癌　特别是胆囊癌直接浸润肝脏时，易与肝癌混淆。病初主要表现为中上腹及右上腹疼痛不适、消化不良、食欲减退、乏力、发热和体重减轻等。由于绝大多数患者伴有胆囊结石，放临床发生的疼痛与结石性胆囊炎较为相似，后期则变为持续性钝痛。当胆囊管阻塞或肿瘤转移至肝脏或邻近器官时，可在右上腹触及坚硬肿块，需与肝癌相鉴别。

2. 结肠癌　特别是结肠肝曲的肿瘤与右叶脏面肝癌易混淆。本病多有黏液血便或腹泻史。长期慢性失血可表现贫血，也可以便血为首发症状。另外，当肿瘤长至相当体积或浸润肠壁或继发炎症时，由于肠管狭窄可出现肠鸣音亢进、腹痛、腹胀、便秘、排便困难及粪便中的黏液增加等表现。

3. 胰头癌　胰头癌可压迫胆管致使胆囊增大和发生黄疸，肿块位于右上腹，有时难与原发性肝癌鉴别。上腹隐痛不适、食欲减退、消瘦是胰腺癌的常见症状，梗阻性黄疸则是胰头癌的突出表现。

4. 右肾肿瘤　右侧肾脏肿瘤或右侧肾盂积水有时可误诊为肝癌。肾脏恶性肿瘤临床表现变化多样，最为常见的症状为间歇性、无痛性血尿，可为肉眼血尿和（或）镜下血尿。另外，腰部持续性钝痛也是。肾脏恶性肿瘤的表现之一。肿瘤侵及神经或腰椎时致严重疼痛。右肾肿瘤患者腰部及右上腹可触及肿大的包块，易误诊为原发性肝癌。尿常规、B 超、CT、MRI 检查、腹部平片、肾盂造影、放射性核素扫描对肾肿瘤的诊断有一定帮助。

七、手术治疗

原发性肝癌的手术疗法主要包括癌肿切除和不能切除的其他手术治疗，包括肝动脉结扎、肝动脉插管化疗、冷冻治疗等。

（一）手术切除

手术切除治疗原发性肝癌已在国内外广泛开展，疗效也逐年提高，并被认为是治疗原发性肝癌的最好方法。从远期疗效看，手术切除也较其他方法为好，特别对早期患者的疗效更显著。但手术切除治疗原发性肝癌仍存在问题，如大量肝癌患者就诊时绝大多数为中、晚期，手术切除率低，因此手术切除仅占全部原发性肝癌的少数，远期疗效尚不满意。此外，原发性肝癌大多伴有肝硬化，手术切除率低，手术病死率高，同时还存在多中心癌的问题，虽属早期，术后复发率高，疗效仍不理想，所以，使手术的作用受到限制。尽管如此，目前手术切除仍然是国内外公认的治疗原发性肝癌的最好方法。因此，凡具有手术指征的原发性肝癌患者应尽量争取手术治疗。

1. 手术指征　凡临床上诊断原发性肝癌的病例，符合以下条件者应争取手术探查。

（1）患者全身情况好，心、肺及肾功能无严重损害，估计能耐受手术，同时又无明显黄疸、腹水和下肢水肿或肝外癌转移者。

（2）肝功能代偿良好，血清总蛋白在 60g/L 以上，白蛋白在 30g/L 以上，凝血酶原时间经纠正后不低于 50%。

（3）病变局限，估计病变局限于肝的一叶或半肝而未侵及肝门区或下腔静脉。

（4）肿瘤为巨块型，边界清、活动可，估计肿瘤为巨块型、巨块卫星型或结节融合型，肿瘤又位于左外叶或靠近右肝下部，向腹腔内凸出，边界较清楚，范围未超过胆囊切迹，肿块可随呼吸上下移动，且可向左、右移动，CT、MRI 等显示第一、二肝门未受侵犯者，手术切除的可能性大。特别对有包膜的巨块型肿瘤，切除的机会更多。

（5）单项 AFP 阳性患者，认为单项 AFP 阳性患者，在排除妊娠、活动性肝炎、肝硬化以及睾丸或卵巢胚胎性肿瘤后，如有以下情况时，应积极争取手术探查：①AFP≥400μg/L 持续 4 周；②AFP 由低浓度逐渐升高不降；③AFP 在 200μg/L 以上的中等水平持续 8 周；④对慢性肝炎或肝硬化患者，如甲胎蛋白很高或从低浓度稳步上升到高浓度，而肝功能尚好，谷丙转氨酶正常时，也应争取手术探查。

（6）手术后复发的原发性肝癌患者：①患者虽发现肝癌复发，但一般情况较好，无黄疸、腹水或肝外转移体征。②肝功能检查均属正常。③病变较小且局限于肝的边缘区或一侧肝，表面较光滑，周围界限较清楚，或有一定活动度，或肝脏本身未发现复发病灶而有远处孤立性转移灶，均应争取再手术探查。④如果第 1 次手术为极量肝切除，余肝仅有一叶者，即使复发也不考虑再手术；或第 1 次手术时已发现有门静脉主干或一、二级分支有癌栓者，不宜再探查。

2. 术前准备　原发性肝癌患者大多合并有肝硬化，因此术前应做好充分准备，使患者安全渡过手术期，并防止术后并发症。手术前应详细检查患者的全身情况，了解心、肺、肾和肝功能。对合并肝硬化或估计切除半肝以上者，术前短期内应给予高蛋白、高糖类和高维生素类饮食，口服维生素 B、维生素 C、维生素 K 等；对不能进食的可静脉注射葡萄糖液；对血浆蛋白低者，应输入适量血浆或白蛋白；贫血时可少量多次输血，使血浆蛋白达 60g/L

以上，白蛋白达 30g/L 以上。手术前两天口服广谱抗生素，以减少肠道细菌，术晨放置胃管。此外，根据切除范围，备好全血，如切除半肝以上或合并明显肝硬化者，需备新鲜血液，以免术中输入大量库血而引起血不凝等并发症。术前还应做好患者和家属的思想工作，使术中和术后取得患者和家属的密切合作。

3. 麻醉　原发性肝癌常伴有肝硬化，因此麻醉方法的选择甚为重要。一般采用持续硬脊膜外阻滞麻醉或加全身麻醉。如需做胸腹联合切口者，可选用气管内插管加静脉复合麻醉。麻醉用药要求尽量减少对肝脏有损害的药物，麻醉期间应充分给氧，避免缺氧与低血压。

4. 输液及输血　术中输液及输血的途径以选用上肢为宜，以避免在下肢输血时，因快速加压输血引起下腔静脉压增高而导致肝静脉压的增高，使肝切面渗血加重。对切除半肝以上或有明显肝硬化的患者，术中最好输新鲜血，以避免因输入大量库存血而引起血不凝。大量输血后还应适量给予 10% 葡萄糖酸钙。术中可酌情应用各种凝血药物。

5. 切口选择　肝癌手术的显露务必充分，以达到切除彻底，减少出血和减少因挤压肿瘤而导致癌细胞医源性扩散的危险。因此，切口的原则要求对肝脏的第一、二肝门区有良好的显露，以利于手术进行。目前，常用的切口有肋缘下斜切口，上腹"人"字形切口，胸膜联合切口，经腹直肌切口或加做向左或向右横切口，上腹正中切口加做胸骨正中劈开等。但后一种切口对肝癌患者损伤大，术后并发症多，不宜常规采用。

6. 探查肝脏　在探查时必须注意 3 个问题：①确定肿瘤是否能切除；②小肝癌的定位；③肝切除量。进腹后，除探查有无腹水及腹腔内脏器转移外，应注意肿瘤的部位大小、范围、与周围粘连情况，肝门是否受累，门静脉主干有无癌栓，下腔静脉是否受侵犯及有无肝硬化或肝硬化的严重程度等。探查要轻柔，以免发生癌肿破裂出血或造成癌细胞医源性扩散。

（1）在探查中决定肿瘤是否能切除，应注意以下问题：①如有明显肝硬化，右半肝切除应慎重，如左半肝有代偿增大，肝功能代偿良好时，可以做右半肝切除，否则以肿瘤局部切除为好。②第一或第二肝门有癌侵犯时，应放弃一般手术切除法而采用无血切肝术或其他方法治疗。③在肝裸区或肝的脏面区，肿瘤已超过下腔静脉或已侵犯下腔静脉，也不要勉强切除，以免造成不良后果。④如左外叶有较大的孤立性肿瘤且有破裂出血倾向，而右肝又有个别小肿瘤时，可考虑做姑息性左外叶切除，再局部切除右肝小肿瘤或冷冻疗法或肝动脉插管化疗；同样，如右肝下缘有一个较大肿瘤，瘤根部较小，易于局部切除时，虽然其他肝也有个别散在小肿瘤，也可考虑做姑息性右肝下段肿瘤局部切除，然后再加其他方法治疗，这样对防止癌破裂出血，缓解症状，延长患者生命有一定帮助。

（2）在肝癌普查时发现的肿瘤大多比较小，除对小肝癌在术前做 B 型超声扫描、选择性肝动脉造影或 CT 检查以确定肿瘤所在部位外，在手术探查中还较容易遗漏，特别在有肝硬化的情况下更难以辨别。为了减少遗漏，应该注意下列几点：①必须认真、细致、系统、有步骤地探查，一般位于肝表面的小肝癌，肿瘤虽小，但在肝表面常有隆起呈灰白色或淡黄色、质硬等异常病理改变，对这些肿瘤易于辨认；②位于肝实质内的小肿瘤，肝表露无异常改变，一般不易发现，此时可采用双合诊法检查，即一手在肝膈面，一手在脏面，互相配合，从左到右，依次扪诊，仔细探查，在有肿瘤的部位多有结节坚韧感；③在探查过程中，除发现一个肿瘤外，还要注意有无多中心的肿瘤，因此对肝脏的各个部位均应查到，特别注意靠近膈顶处的肝边缘区，肝裸区和尾状叶等较隐蔽的部位，必要时可切开冠状韧带，分开肝裸区再进行扪诊；④如仍不能确定小肿瘤所在部位时，最好做术中 B 超，对定位诊断可能有一定帮助。

7. **手术操作要点**　一般先将患侧病肝的全部韧带和粘连组织切断分离，在控制肝脏血管后，沿预定肝切线切开肝包膜和肝实质，再用刀柄或手指钝性分开肝实质（也可用血管钳挤压肝实质），所有管道均予以结扎切断。患侧肝所属的门静脉、肝动脉、胆管和肝静脉以及肝短静脉均在肝内直视下结扎切断。肝切面的出血点和小胆管可用细丝线做"8"字形缝扎或结扎。检查无出血和胆瘘后，肝切面用生理盐水冲洗，最后用带蒂或一片比肝切面稍大的游离大网膜覆盖，左外叶切除后用镰状韧带覆盖，在肝切面四周和中央区用细丝线固定数针。肝切面处的膈下区还必须放置双套管引流，术后持续或间断负压吸引，可防止术后膈下感染或其他并发症。如开胸时，应放置胸腔引流。

原发性肝癌的手术操作必须轻柔，避免挤压肿瘤，以免发生癌细胞医源性播散。在切肝过程中，可体静脉内和门静脉或肝动脉内推注氟尿嘧啶 0.5 ~ 1.0g，以杀灭因手术操作可能扩散到血流中的癌细胞。

8. **手术方式**　原发性肝癌的手术切除通常有左外叶、左半肝、右半肝、右三叶、中肝叶切除（图 22 - 1）等，但也有做局部切除后长期生存的。术式的选择应取决于肿瘤的大小、部位、单个或多个，有无肝硬化或肝硬化的轻重以及肝的代偿功能和患者的全身情况。手术切除应力求较小的手术范围和最小的手术危险性而又能获得较好的远期效果。因此，如肿瘤边界清楚者，最好离肿瘤边缘 3 ~ 5cm 以外切除；边界不清楚时，应距离肿瘤边缘 5cm 以上切肝；对合并肝硬化时，切除范围不应超过全肝的 50%，即做右半肝切除也应慎重考虑，最好是做范围较小的局部肝切除。

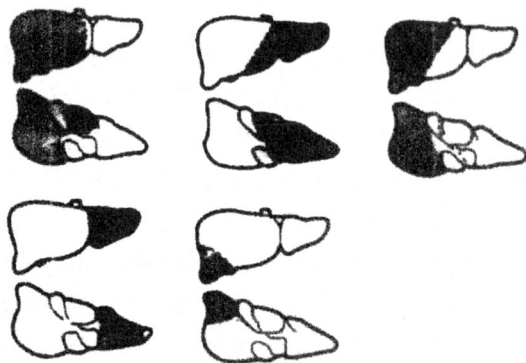

图 22 - 1　各种类型肝叶切除术的术式示意图

一般认为，切除正常肝的 70% ~ 80%，余肝是可以代偿的，但有肝硬化时，则难以代偿。合理掌握伴有肝硬化的肝切除量是降低肝癌手术病死率的重要一环。如患者全身情况好，左半肝有代偿增大，肝功能代偿良好，才能考虑右半肝切除或右三叶切除，但术后要大力加强护肝治疗。如果余下肝太小，估计术后肝功能无法代偿者，应改做局部切除或采取其他方法治疗。目前，在普查中发现的较早期的小肝癌，如病变局限于右肝，可做局部切除，但切缘应距病变 3 ~ 5cm，这样既可尽量多的保留肝组织，又可避免右半肝切除的并发症。

（1）左半肝切除术步骤：①剪断肝圆韧带、镰状韧带（图 22 - 2）。②剪断肝左三角韧带（图 22 - 3）。③剪断肝胃韧带（图 22 - 4）。④Glisson 鞘内分别结扎左肝管肝左动脉和门静脉左支（图 22 - 5）。⑤分离第二肝门，结扎、切断肝左静脉，沿肝中静脉左侧离断左半肝（图 22 - 6）。⑥钝性分离肝实质，肝断面的血管和肝管应一一用细丝线结扎或缝扎。在此过程中切勿损伤肝中静脉主干（图 22 - 7）。⑦切除左半肝（图 22 - 8）。

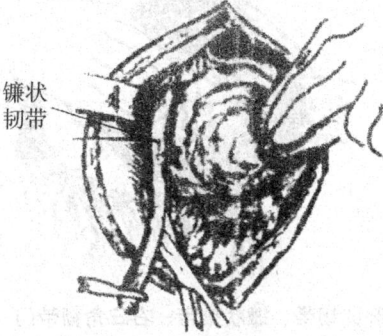

图 22 - 2　剪断肝圆韧带、镰状韧带　图 22 - 3　剪断肝左三角韧带

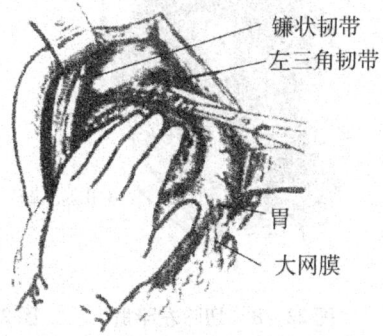

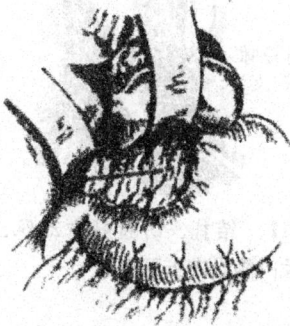

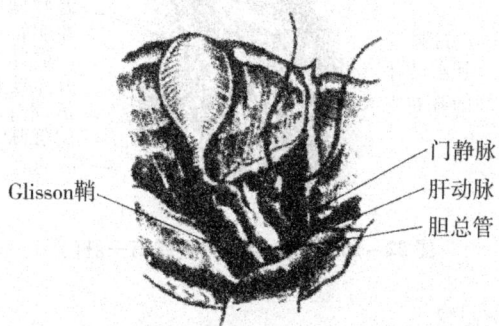

图 22 - 4　剪断肝胃韧带　图 22 - 5　Glisson 鞘内分别结扎左肝管肝左动脉和门静脉左支

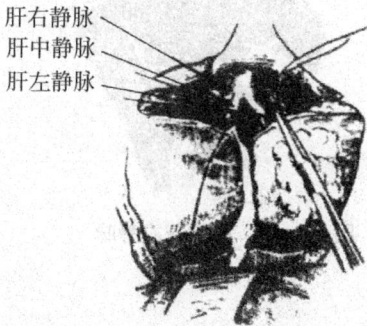

图 22 - 6　分离第二肝门，缩扎、切断肝左静脉，沿肝中静脉左侧离新左半肝　图 22 - 7　钝性分离肝实质肝断面的血管和肝管应一一用细丝线结扎或缝扎

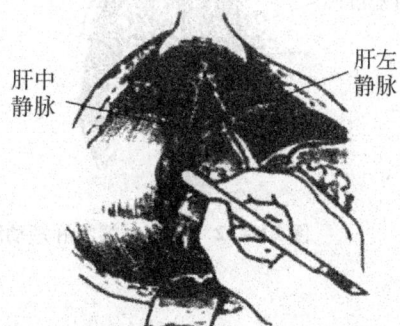

（2）右半肝切除术步骤：①切断肝圆韧带、镰状韧带、右三角韧带（图 22 - 9）。②切除胆囊，显露第一肝门（图 22 - 10）。③结扎、切断肝右动脉、右肝管及门静脉右支（图

22－11）。④结扎、切断肝短动脉（图 22－12）。⑤显露肝右静脉（图 22－13）。⑥用手指钝性分离（图 22－14）。⑦结扎、切断肝右静脉，离断右半肝（图 22－15）。

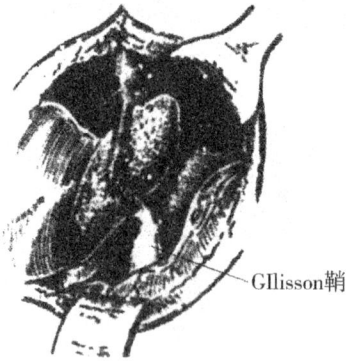

图 22－8　切除左半肝

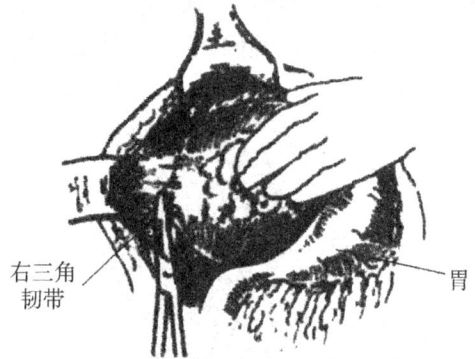

图 22－9　切断肝圆韧带、镰状韧带、右三角韧带门

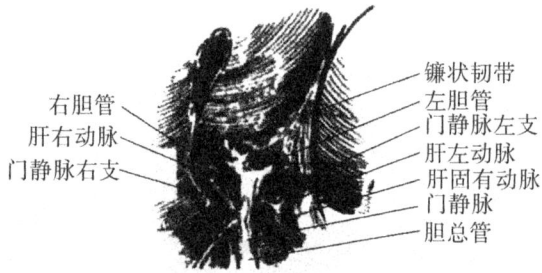

图 22－10　切除胆囊，显露第一肝门

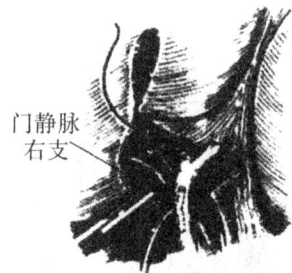

图 22－11　结扎、切断肝右动脉、右肝管及门静脉右支肝右叶

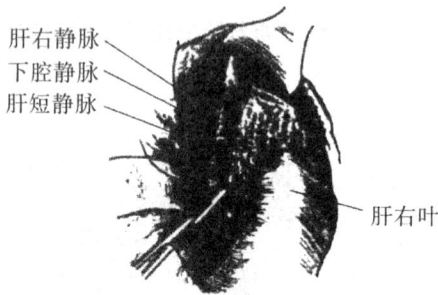

图 22－12　结扎、切断肝短动脉

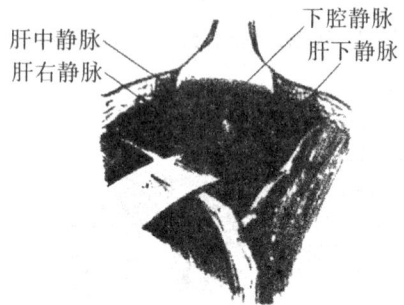

图 22－13　显露肝右静脉

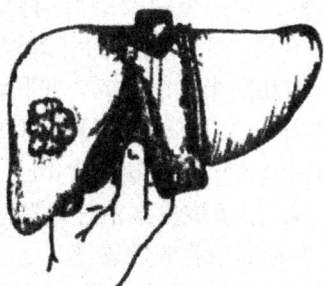

图 22 - 14　用手指钝性分离　　图 22 - 15　结扎、切断肝右静脉，离断右半肝

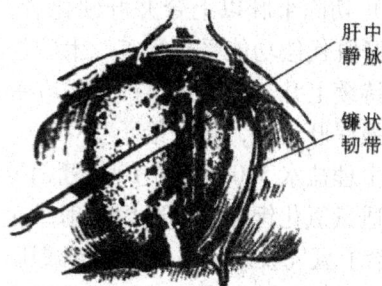

9. 手术中控制出血问题　原发性肝癌由于肝功能不良，凝血机制差，手术切除时创伤大，肝脏本身血流又十分丰富。因此，术中失血较多，往往会因此导致休克或肝功能衰竭而死亡，尤其是切除半肝以上者出血更多，所以肝癌手术切除的关键问题是如何控制出血。目前控制肝脏血流的方法有以下几种：

（1）肝外血管结扎法：如做右半肝切除时，先在第一肝门处结扎右门静脉，肝右动脉和右肝管，然后做规则性右半肝切除。此法在解剖第一肝门比较费时，手术时间长，如第一肝门有粘连时，分离血管困难，出血多，对术者要求较高。

（2）肝钳法：将特制肝钳夹住欲切除部分的肝脏，以阻断被切除部分的肝脏血流，然后再切除肝组织。此法优点是不需分离肝门的血管和胆管，可以直接切肝，出血少。但由于肝钳有时难以适应肝的形态变化，不能适应各种类型肝切除，应用时受到限制。

（3）橡皮管束扎法：用橡皮管套扎住欲切除部分的肝脏血流再切肝。此法较肝钳方便，但在切肝过程中易于滑脱而失去止血作用。

（4）常温下间歇阻断肝门切肝法：用橡皮管将肝十二指肠韧带全部阻断（包括门静脉、肝动脉、胆总管），使肝脏暂时缺血，然后沿预定的肝切线直接切开肝组织，再边分开肝实质边结扎切断所有管道。每次阻断 10~15min，如肿瘤切下，可将橡皮管放松，间歇 3~5min，然后再作第 2 次阻断，一般阻断 2 次，均可完成切肝操作。如合并肝硬化者每次阻断时间不超过 10min。

（5）常温无血切肝法：近年来，采用常温下完全阻断肝脏血流切肝，即常温无血切肝术。方法是在常温下将肝上和肝下的下腔静脉、第一肝门和腹主动脉完全阻断，然后在无血情况下切除肝肿瘤。此法优点是简便，缺点是阻断时间短（一般在 30min 以内）。此外，对合并肝、肾功能不全、老年人、动脉硬化、心脏病和高血压患者应列为禁忌。

10. 手术后处理　原发性肝癌切除后肝功能有不同程度的紊乱和损害，其损害程度与患者术前情况、年龄、病变进展速度、合并肝硬化程度、肝切除量、手术中失血量和术后护理等有密切关系。

（1）切除半肝以上者：术后肝功能影响大，并发症多，特别合并有明显肝硬化者，由于术后余肝代偿不良，往往容易发生肝功能衰竭，增加手术后病死率。因此，术后应密切观察病情，注意和防止低血压、缺氧、出血、少尿、水与电解质紊乱、腹胀和肝性脑病等情况。此外，应及时记录监护数据，准确记录每日出入量，保持水和电解质平衡。密切注意引流管情况，保持引流管通畅，观察引流液的量、颜色、气味，及时送化验和细菌培养。引流管一般在术后 3~5d 内拔除。

（2）切除半肝以上合并肝硬化者：术后宜严密观察，如白蛋白及凝血酶原时间下降，则提示肝脏代偿功能受到损害。术后谷丙转氨酶迅速上升反映手术引起的肝组织缺氧损害；胆红素持续上升，提示病情严重，应密切注意。因此，对切除半肝以上或合并肝硬化者，术后应加强保肝治疗，每日给予 200～250g 葡萄糖，即静脉输入 10% 葡萄糖液 2000ml 和 5% 葡萄糖生理盐水 500ml，每 100g 葡萄糖溶液中加入维生素 C500mg 和胰岛素 16～20U，必要时给予适量氯化钾。每日肌内注射维生素 K 和维生素 B，给予抗生素治疗以防感染。术后 24h 内给予氧气吸入，并进行胃肠减压，以防肠胀气，增加肝细胞的供氧量。

术后应尽量避免应用对肝脏有损害的药物（如巴比妥类或冬眠药物等）。对有出血倾向或渗血多时，应密切观察病情变化，并给予大量维生素 K 和其他凝血药物。对可能发生肝性脑病的患者，还必须给予去氨药，必要时给予适量的氢化可的松。

11. 术后常见并发症　术后并发症有肝性脑病、凝血机制障碍、出血、胆瘘、胸腔积液、膈下感染等。胆瘘、胸腔积液和膈下感染在适当处理后多可恢复。肝性脑病和血不凝等与术后肝功能不良有直接关系，也是导致术后死亡的主要原因。对右半肝或右三叶切除，特别对伴有肝硬化者，除了术前应有充分估计和积极治疗，术中严格掌握肝切除量外，术后积极治疗保证余肝的正常运转，是降低术后并发症的关键。

（二）不能手术切除的原发性肝癌的外科治疗

经剖腹探查发现癌块不能切除，可根据具体情况采取不同方法处理。当然这些方法的疗效远较手术切除者差，但对缓解症状、减轻痛苦、延长生命有一定好处。

1. 肝动脉结扎术　原来是治疗原发性肝癌的一种比较简单的姑息性手术，现已被介入栓塞治疗或肝动脉插管、皮下埋藏给药等代替，因此不再详述。

2. 门静脉支结扎术　目前，对门静脉支结扎治疗原发性肝癌，意见尚不一致。

（1）适应证：①肿瘤局限于一侧肝，做患侧门静脉支结扎者。②肝动脉造影提示肿瘤为少血供型，即肿瘤的营养主要依靠门静脉者。③不伴有门静脉阻塞、严重肝硬化或门静脉高压者可做门静脉结扎术，因伴有肝硬化时门静脉流入血量已减少，再结扎门静脉，效果不显著。

（2）手术方法：剖腹探查认为，肝癌无法切除而又适于做门静脉支结扎术时，分离肝门，解剖出门静脉左支或右支，然后将左支或右支予以结扎，以达到治疗目的。门静脉右支可在肝门右切迹处解剖出来，而左支可在肝门横沟左侧显露。不过门静脉左、右支位置较深，需推开肝动脉支和左、右肝管后才能显露。因此，在解剖门静脉过程中，应注意避免损伤肝动脉支或肝管。

3. 肝动脉插管灌注化学药物治疗　原发性肝癌的血供主要来自肝动脉，因此肝动脉插管灌注化学药物，有可能使较高浓度的抗癌药物直接作用于癌细胞，在患者全身反应较小的情况下达到治疗癌肿，减轻患者痛苦和延长生命的目的。

（1）灌注药物：氟尿嘧啶和阿霉素、丝裂霉素、卡铂、喜树碱等。

（2）插管方法：是在经手术探查，发现左、右半肝均有癌肿而又不能手术切除时，用一根塑料管经胃网膜右动脉插到肝固有动脉内，自导管注入少量亚甲蓝溶液，检查导管位置无误，将导管连于给药港并固定于腹壁切口旁皮下。为了防止导管堵塞，导管中必须充满肝素溶液，定期注射抗癌药物，患者又可起床活动而不影响治疗，导管可长期保留，疗效也较过去有所提高。

（三）手术后综合治疗

外科手术疗法是治疗原发性肝癌综合措施中重要手段之一，但远期疗效尚不满意。为了提高手术疗效，除了需进一步提高肝癌的早期发现，早期诊断和早期手术外，对手术后患者都必须有计划、定期地采取合理有效的联合治疗，特别对合并有肝硬化患者尤须如此。一般手术后 2～4 周内积极采取支持疗法，以促进患者尽快康复。在术后 2～4 周基本恢复后即开始化疗、放疗或免疫治疗等。如无肝硬化、癌结节小、有包膜、细胞分化程度高（Ⅰ级），且已根治性切除者，术后也可以不用化疗或放疗，但可以适当辅以中药或免疫治疗。如属姑息性切除者，术后可在患者基本恢复时酌情应用化疗，术后 1 年内用 3～4 个疗程，在化疗期间辅以中药扶正和其他支持疗法，在化疗间歇期内可适当加用免疫治疗。如肝断面有残癌者可于术中定位，术后伤口愈合情况基本恢复后进行局部放射治疗，放射治疗期间亦以中药扶正和支持疗法为主。对不能手术切除的患者，包括肝动脉插管、肝血管结扎或冷冻治疗后，一般以中药扶正合并化学药物治疗，同时也可以辅以免疫治疗。

（四）肝移植

肝移植治疗原发性肝癌适用以下 2 种情况。

1. 中晚期肝癌　肝移植用于治疗中晚期肝癌，已不能做肝切除者，但此适应证历来有争议，反对中晚期肝癌做肝移植的主要依据是癌易复发，60% 在移植后半年内复发，但事实上各地都有长期存活的报道，且迄今肝移植存活最长 1 例已逾 28 年，恰巧是肝门区 Klatskin 癌。目前，大多数观点仍认为，中晚期肝癌可做肝移植，但应尽量选择恶性程度较低的肝癌类型，如甲胎蛋白阴性癌、纤维板层肝癌、Klatskin 肝门区癌和肝类癌等。

2. 早期肝癌　肝移植用于早期肝癌是近年来提出的，特别是伴有明显肝硬化，即伴有肝硬化的 $T_1N_0M_0$ 期。早期小肝癌伴有肝硬化行肝移植有较好的理由：①许多原发性肝癌是多中心生长的，切除一处后，另外会出现迟步性癌发生；②肝硬化 Child B、C 级呈进行性恶化，肝切除术并发大出血或肝功能衰竭超过 70%，3 年存活率仅 16%，造成死亡机会与死于癌复发几乎相等。

（五）转移性肝癌的外科治疗

转移性肝癌主要表现为肝内多发结节，肿瘤已转移到肝脏，说明原发癌已属晚期，多不能手术切除。但也有部分患者，特别是原发于结直肠的转移性肝癌可经肝切除而治愈；若不行手术治疗，这类患者的平均生存时间则只有 10 个月。因此，手术切除是治疗转移性肝癌的最有效方法。此外，还可选择肝动脉结扎术、肝动脉或门静脉栓塞、肝动脉置管皮下埋藏式给药港、冷冻、局部注射无水乙醇等疗法，从而达到消除或抑制肝转移灶，延长生存时间的目的。转移性肝癌的手术切除率虽然不高，但肝切除术后的 5 年存活率却远高于非手术疗法，而且，由于手术技术水平的提高，其手术病死率也在逐年下降。

1. 手术适应证　转移性肝癌患者若符合以下条件可考虑手术治疗。

（1）转移性肝癌为孤立结节或仅局限于一叶内，而原发肿瘤可以根治者，则肝转移癌可与原发灶同期手术切除。

（2）原发肿瘤手术切除一段时间后，发现肝转移癌，局部病灶符合手术条件，又无其他部位转移表现者，也可手术切除。

（3）转移性肝癌手术切除后复发者，但病灶较局限，且无肝外转移也可考虑再次手术切除。

2. 手术时机的选择 至于转移性肝癌与原发肿瘤是同期手术切除，还是延期肝切除，取决于患者的手术耐受力，原发肿瘤与转移性肝癌的部位、大小、切口的位置是否有利于肝切除的术野暴露等因素。如结肠癌或胃癌伴肝转移，一般切口暴露肝脏并不十分困难，应争取同期手术切除。为准确判断转移性肝癌手术切除的可能性，可利用腹腔镜及腹腔镜 B 超进行探查，有助于在剖腹手术前修正原定的手术方案，并对余肝容量做视觉评估，探查肝或门静脉以及其他部位是否有隐匿的肿瘤。

3. 转移性肝癌的延期手术切除 对肝内多发或较大的转移癌，不能同期手术切除，可先行肝动脉插管化疗或门静脉栓塞，使癌肿缩小，以便手术切除。门静脉栓塞加肝动脉插管化疗，有助于增加多发性肝转移癌的手术切除的可行性及安全性。

4. 转移性肝癌术后复发及肝外转移的防治 转移性肝癌肝切除术后 70% ~ 80% 的患者最终还会出现肿瘤局部复发与肝外转移，这是外科治疗失败的主要原因。虽然转移性肝癌不像原发性肝癌多伴有肝硬化，就肝脏本身条件而言。手术切除要比原发性肝癌容易，但转移性肝癌是原发肿瘤血行播散的结果，肝切除术后的复发，说明未被切除的肝脏内仍残留亚临床或微小的转移癌灶。因此，我们主张在手术切除肝转移灶的同时，行肝动脉置管皮下埋藏式灌注装置术后化疗，可防治肝内肿瘤的复发，改善患者的预后。

八、放射治疗

放射治疗对原发性肝癌有一定疗效。尸检发现，经放射治疗后肝脏肿瘤完全"坏死"或消退并有显著的纤维化，这说明放射治疗可以使癌块缩小，症状缓解，延长生命的作用。放射治疗适用于全身情况尚好，肝功能良好，肿块较局限而又不能手术切除，或肝叶切除后肝切面有残癌或手术切除后又复发者。但对伴有明显肝硬化或肝功能严重损害，有明显黄疸、腹水以及远处转移者均不宜做放射治疗。

（一）放射治疗的剂量

放射治疗的每日剂量以 100 ~ 125rad 为宜，如肝硬化较明显者，每日剂量常保持在 75 ~ 100rad，甚至 50 ~ 75rad，总剂量应在 4000 ~ 6000rad。这种中、小剂量较长疗程的照射，往往可以使患者能耐受一个疗程的治疗。

（二）放射治疗的射野

照射野的面积不宜过大，一般在 100cm^2 为宜，据报道，照射野在 100cm^2 以下者，一年生存率可达 41.7%，而 150cm^2 以上者仅为 25%。这是由于照射野过大，往往损伤正常肝本身以及其邻近的骨髓、肾和胃肠道，使患者难以耐受放射治疗的不良反应，而被迫中止照射。因此，也有学者主张多野轮流照射，这样，即使患者能耐受较大的总量，又可改善单个照射野所造成照射不均的情况，以提高疗效。

放射治疗一般用钴和深度 X 射线外照射。近年来，其他高能射线（如直线加速器，中子照射等）已逐步应用。由于放射剂量与疗效有明显关系，如何提高患者的耐受量，减少放射治疗的不良反应，就成为提高放射治疗效果的关键。根据临床实践，在放射治疗过程中，同时给以中医中药辨证施治以及其他支持疗法或配合应用某些化学药物、免疫疗法和改进照射方法（小剂量长疗程及多野照射）等，往往能起到良好作用，达到提高放射治疗效果的目的。

九、全身化学药物治疗

化学药物治疗原发性肝癌已有多年，主要用于全身情况和肝功能尚好的患者，一般宜选择弥漫型肝癌，以单纯型为主，而对合并有黄疸、腹水、明显肝功能损害或全身情况极度衰竭者，化疗是有害无益的，对巨块型肝癌化疗也难以奏效。

（一）临床上常用的化疗药物

目前化疗药物以氟尿嘧啶为主，其次有环磷酰胺、丝裂霉素、甲氨蝶呤（MTX）、5 - 氟尿嘧啶脱氧核苷（5 - FUDR）、阿霉素、长春新碱、喜树碱等，但单独应用疗效较差。

（二）化疗剂量及时间

一般常用小剂量长疗程或中剂量间断疗法。早、中期患者，肿瘤相对较小，癌细胞大多处在增生阶段，机体与肝功能情况尚好，可采用中剂量间断疗法，以便在短期内杀伤较多癌细胞而达到缓解病情的目的。较晚期患者，肿瘤较大，多数癌细胞处于休止阶段，全身及肝功能情况均较差，可用小剂量长疗程，这样对患者机体影响较少，可以耐受治疗，从而使肿瘤细胞的杀伤比率略等于增生比率，使肿瘤生长缓慢或稳定，以达到延长生存期。总之，化疗的剂量应根据患者全身情况及肝功能对药物的耐受程度以及癌肿对药物的敏感性而定。过去曾有采用大剂量冲击疗法，疗效较差，其原因往往是全身或肝功能损害过大，患者难以忍受或出现严重不良反应，如恶心、呕吐等消化道症状及白细胞、血小板下降等骨髓抑制征象，而被迫停止治疗。

（三）药物联合应用

近年来，根据细胞动力学的一般原理，亦可选择 2 种以上药物合并应用。常先选择作用环节、毒性不同的药物联合应用，以期不增加毒性而能提高疗效。比较理想的联合化疗是选择细胞周期非特异性药物加特异性药物再加作用于有丝分裂期的药物（如长春新碱）。也有学者用细胞周期专一性抗代谢类药物加细胞周期专一性抗叶酸类药物和细胞周期专一性、特别作用于有丝分裂期的药物。联合化疗也可以按细胞动力学原理序贯应用，序贯治疗的原则是基于中、晚期癌肿体积较大，增生比率低，倍增时间延长，故先用细胞周期非特异性药物，使增生细胞总数大大减少，促进增生比率增大，增生细胞对细胞周期药物敏感性增强，再用细胞周期特异性药物杀伤癌细胞，以提高疗效。

（四）"同步化"治疗

近年来也有试用所谓"同步化"治疗，即先用长春新碱，希望肝癌细胞达到"同步化"，在癌细胞大多处于代谢最旺盛的合成期，再用细胞周期非特异性和特异性药物治疗，这样药物对癌细胞杀伤最大，疗效最好。但由于原发性肝癌属实体瘤，其增生比率低，倍增时间长，癌的中心部分往往供血不足，大量癌细胞处于休止状态（Go 期）。因此，同步化治疗受到很大限制，有待进一步研究。

（五）术中化疗

在术中为了防止可能因操作过程而使癌细胞播散，术中常规从静脉中滴入氟尿嘧啶 250～500mg，门静脉中或肝动脉内推注 500mg，手术野再用氟尿嘧啶或环磷酰胺液冲洗。术后如患者全身情况良好，恢复顺利，一般可在术后 2~4 周开始化疗。

（吴永娟）

第二节　原发性肝癌的介入治疗

原发性肝癌是一种恶性程度很高的恶性肿瘤，首选的治疗方法为手术切除，但大多数病例发现时已失去外科手术的机会。能够手术切除的仅占 28% 左右。对不能手术切除的原发性肝癌经动脉介入治疗（TAIT）已被公认为是非手术疗法中的首选方法。

但是原发性肝癌介入治疗的远期疗效并不理想，大于 5 年生存率仅 9.0%~16.2%。肝癌的介入治疗在我国虽然已开展了近 20 年，但并不很规范，不论是对适应证的掌握，还是在介入治疗的方法上都很不一致。这不仅影响肝癌的疗效，而且造成了医疗资源的浪费。因此，以复旦大学附属中山医院为牵头单位，联合第二军医大学附属长海医院、长征医院，第一军医大学附属南方医院，武汉同济医科大学附属同济医院，沈阳中国医科大学附属第一医院，北京中国医学科学院附属肿瘤医院 6 家医院为协作单位，共同承担国家"九五"医学科技攻关计划的专题研究项目"肝癌综合性介入治疗技术的应用研究"。经过近 5 年的时间，圆满地完成任务。制定出一套有效的肝癌综合性介入治疗规范化方案（草案）。本文结合该规范化方案和沈阳中国医科大学附属第一医院介入治疗的经验介绍肝癌的介入治疗。

一、经肝动脉介入治疗的原理

原发性肝癌的血供 95%~99% 来源于肝动脉，而正常肝组织的血供 70%~75% 来自门静脉，仅 25%~30% 源于肝动脉，这一解剖学特点使得经动脉的介入治疗成为一种可供选择的治疗方法。肝动脉灌注化疗（HAI）主要是利用化疗药经肝动脉给药后在肝脏肿瘤中有良好的首过效应。经肝动脉灌注时，肝脏局部组织的药物浓度可高于全身浓度的 100~400 倍，而肿瘤区域的药物浓度则高于正常肝组织 5~20 倍。药代动力学研究还证明，经肝动脉给予 5-FU 和 FUDR，其 97%~99% 在肝脏得到清除和代谢，进入体循环的化疗药物很少，肝脏摄取率可达 95% 以上，首过效应十分明显。因此，与经静脉给药相比，肝动脉内灌注化疗药物的优势在于，肝内肿瘤局部药物浓度高，全身毒副作用低，生存质量高。肝动脉栓塞治疗（HAE）是将肝癌供血动脉阻塞使其缺血坏死的方法。肝动脉化疗栓塞（TACE）是将化疗与栓塞结合的方法，既通过肝动脉栓塞阻断了肿瘤的血供，又可以使化疗药停留在局部缓慢释放，持续发挥抗肿瘤作用。

二、肝癌介入治疗适应证与禁忌证

1. 肝动脉灌注化疗（HAI）适应证与禁忌证

（1）适应证：①失去手术机会的原发或继发性肝癌；②肝功能较差或难以超选择性插管者；③肝癌手术后复发或术后预防性肝动脉灌注化疗。

（2）禁忌证：无绝对禁忌证，但对于全身情况衰竭者、肝功能严重障碍、大量腹水、严重黄疸及白细胞 $<3\times10^9$/L 者应禁用。

2. 肝动脉栓塞（HAE）适应证与禁忌证

（1）适应证：①肝肿瘤切除术前应用，可使肿瘤缩小，有利于切除，同时能明确病灶数，控制转移；②不能手术切除的中晚期肝癌，无肝肾功能严重障碍、无门静脉主干完全阻塞、肿瘤占据率<70%；③小肝癌；④外科手术失败或切除术后复发者；⑤控制疼痛，出血及动静脉瘘；⑥肝癌切除术后的预防性肝动脉化疗栓塞术。

（2）禁忌证：①肝功能严重障碍，如：严重黄疸［胆红素>51μmol/L，ALT>120U（视肿瘤大小）］、凝血功能减退等。大量腹水或重度肝硬化，肝功能属 Child C 级；②门静脉高压伴逆向血流以及门脉主干完全阻塞，侧支血管形成少者；③感染，如肝脓肿；④癌肿占全肝70%或以上者（若肝功能基本正常，可采用少量碘油分次栓塞）；⑤白细胞<3×10⁹/L；⑥全身巴发生广泛转移者；⑦全身情况衰竭者。

三、肝动脉化疗栓塞术操作程序

1. 术前准备　术前准备包括术前梭套、术前治疗、术前交代、术中所用药品及器材准备等。术前检查的目的在于明确诊断、分期以及了解患者脏器的功能状态。应包括心、肝、肾、凝血功能和糖代谢状态，以及有无远处转移等。这些检查对适应证和禁忌证及术后可能出现的并发症的判定有重要意义。此外还需要检测 AFP 或其他肿瘤标记物，以起到辅助诊断及判断疗效和推测肿瘤活性度的作用。影像学检查是确定介入治疗适应证最重要的依据。

术前治疗主要是针对并存慢性疾病的治疗，包括高血压、心脏病、糖尿病等，用药方案依照以往的用药或相关科室会诊意见进行。另外，对肝功能状态小住的患者进行保肝治疗。

术前交代是医生与患者及其家属进行有效沟通的必要步骤，应包括疾病诊断、病情估计、治疗可能获得益处、存在的风险等内容，并请家属和（或）患者签订手术知情同意书。以诊断为目的的 DSA 及碘油 CT 检查应向患者或家属明确交代。

器材准备包括常规介入手术包、穿刺针、导管鞘（4~5F）、导丝、各种超选择导管、微导管及不同种类栓塞剂。手术前一天应进行穿刺部位皮肤准备、抗生素试敏及准备好术中用药；术前4h禁食水。

2. 操作步骤

（1）动脉穿刺插管：一般选择股动脉入路，如有困难可选择肱动脉或锁骨下动脉。股动脉穿刺点选择腹股沟韧带下1.0~1.5cm，股动脉搏动明显处。穿刺点常规消毒铺巾，2%利多卡因3~5ml局部逐层麻醉，于股动脉搏动明显处采用Seddinger或改良Seldinger方法穿刺股动脉置入导管鞘。经鞘送入导管并透视下将导管送至腹腔动脉等肝脏供血动脉。

（2）选择性动脉造影：导管置于肝总动脉造影，对比剂总量为30~40ml，流量为4~6ml/s。图像采集应包括动脉期、实质期及静脉期。肝癌肝动脉造影表现有：①供血动脉及分支增粗、扭曲、拉直和移位等。②肿瘤血管形成，表现为瘤区内紊乱、粗细不均、异常扭曲的血管。③肿瘤染色，呈结节状或片状浓染区。④动静脉瘘，主要为肝动脉－门静脉瘘，表现为动脉期门静脉分支显影。典型者呈双轨征。肝动脉－肝静脉分流表现为肝静脉的早期显影。⑤肿瘤包绕动脉征。⑥门脉及肝静脉癌栓，表现为门静脉内的充盈缺损及动脉中晚期门脉癌栓部位条纹状供养动脉，肝静脉癌栓表现为肝静脉部位出现线条征，可延伸至下腔静脉，有的甚至入右心房。若发现肝脏某区域血管稀少或缺乏，则需探查其他血管，此时常需行选择性肠系膜上动脉造影。以发现异位起源的肝动脉或侧支供养血管。疑有门脉异常者需经肠系膜上动脉或经脾动脉行间接门脉造影。将导管插入肠系膜上动脉主干，对比剂25~30mL，流量6ml/s，注意应将曝光时间延迟3~5s。造影前在肠系膜上动脉内注入前列腺素

E50mg 显影效果更好。

（3）动脉灌注化疗：在仔细分析造影片表现，明确肿瘤的部位大小、数目及供血动脉后，超选择插管至肝固有动脉给予灌注化疗。用生理盐水将化疗药物稀释至 150～200ml，慢注入靶血管。化疗药物灌注时间不应少于 15～20min。一次冲动脉灌注化疗导管插入肝动脉后一次给予较大剂量化疗药物，即可拔管。间隔一定时间后重复治疗。该方法的优点是简单方便，避导管留置引起的并发症。留置导管连续灌注化疗是将导管留肝动脉内，每日在 2～4h 内连续灌注化疗药，持续灌注 3～5d 为一疗程每 4～6 周重复治疗一次。该方法优点是使肿瘤在连续几日内同化疗药物接触，药物作用时间长，更符合化疗原则而取得较好效果。只适合灌注化疗的患者，给药结束则拔管压迫。对适合栓塞的患者继续进行下一步骤。

（4）栓塞治疗：提倡用超液化乙碘油与化疗药物充分混合成乳剂，经导管缓慢注入栓塞肿瘤内部血管。碘油用量应根据肿瘤的大小、血供情况、肿瘤供血动脉的多寡灵活掌握，透视下依据肿瘤区碘沉积是否浓密、瘤周是否已出现少许门静脉小分支影为界限，通常 10～20ml，一般不超过 30ml。碘油如有反流或滞留在血管内，应停注射。如有肝动脉－门静脉瘘和（或）肝动脉－肝静脉瘘，可先用胶海绵或不锈钢圈堵塞瘘口，再注入碘油，或将适量明胶海绵颗粒（或）少量无水乙醇与碘化油混合，然后缓慢注入。栓塞后再次肝动造影，了解肝动脉栓塞情况，满意后拔管。

肝癌 TACE 治疗原则：①先用末梢类栓塞剂行周围性栓塞，再中央性栓塞。②碘油用量应充足，尤其是在首次栓塞时。③不要将固有动脉完全闭塞，以便于再次 TACE，但肝动脉－门静脉瘘明显者例外。④如有 2 支或 2 支以上动脉供应肝肿瘤，应将每支动脉逐一栓塞，以使肿瘤去血管化。⑤肝动脉－门静脉瘘较小者，仍可用碘油栓塞，但应慎重。⑥尽量避免栓塞剂进入非靶器官。

（5）穿刺点压迫止血：拔管后穿刺点需压迫止血 10～15min，局部加压包扎。加压力度以既无出血又能触及足背动脉搏动为宜。介入术后穿刺侧肢体需制动，卧床 8～12h，观察生命体征、穿刺点有无出血和双下肢足背动脉搏动情况。栓塞满意后拔管。

四、肝动脉化疗栓塞的注意事项

（1）碘油栓塞时应始终在透视下监视，若碘油在血管内流动很慢，应暂停注入，缓慢推注肝素生理盐水冲洗，待血管内碘油消失后再注入碘油、若注入肝素生理盐水仍不能使碘油前行时，应将血管内碘油回抽入注射器内。切勿强行注射，以免误栓非靶部位。

（2）在注入碘油的过程中，患者可有不同程度肝区闷痛、上腹疼痛等症状，经导管注入 2% 利多卡因可以缓解，一般总量为 100～500mg。少数患者可出现心率变慢（<50 次/min）、胸闷，甚至血压下降，此时应停止操作，并及时给予患者吸氧，经静脉注入地塞米松 10mg、阿托品 0.5～1.0mg，持续静脉滴注多巴胺 60～100mg。待心率、血压恢复正常后，再酌情处理。

（3）对于高龄肝癌患者（≥65 岁），或肝硬化较重患者，但不伴门静脉主干或大支癌栓、肝功能指标正常或轻度异常、无或少量腹水者，可超选择插管于肿瘤供养动脉，给予单纯化疗性栓塞。提倡应用微导管进行超选择栓塞。

（4）寻找侧支血管进行肝癌的栓塞治疗：多次肝动脉栓塞后，肝癌的原有动脉血供减少或消失，必然会建立侧支循环。如临床上发现局部肝脏动脉血管缺乏、稀少或肿瘤内碘油沉积呈偏向性时应考虑有侧支循环形成可能，需探查其他血管。肝癌的侧支循环较多，分类如下：①肝内侧支循环，有肝叶内及肝时间 2 种。前者表现为丰富的网状血管连通闭塞的肝动脉分支，而后者则表现为邻近肝叶的动脉增粗经原来叶间动脉的侧支供养病灶，或肿瘤直接从邻近肝叶动脉分支获得供养。②肝外侧支循环：可来自腹腔动脉系统，如胃十二指肠动脉、肝总动脉、网膜动脉、胃左或右动脉、胰背动脉等；左、右膈下动脉；肠系膜上动脉系统，常见经下胰十二指肠动脉→上胰十二指肠动脉→胃十二指肠动脉→肝同有动脉，此即为经胰弓动脉供养，常见于肝总动脉闭塞或瓣膜状闭塞；其他：如肋间动脉、右肾动脉、肾上腺动脉等。此外，中结肠动脉供养也有报道。

五、肝癌介入治疗的其他方法

1. 肝段性栓塞疗法　又称动脉节段性栓塞（HASE）由于原发性肝癌双重供血、介入治疗后侧支循环形成、栓塞不完全等因素，单纯的 TACE 往往不能完全终止肿瘤血供和杀灭所有癌细胞。采用微导管超选择至供养肿瘤的肝段动脉分支，注入过量碘油乳剂，通过肝动脉与门静脉之间的吻合支，达到同时栓塞肿瘤的供血动脉和瘤周的门静脉小分支，从而起到肝动脉–门静脉联合栓塞的目的。这种栓塞方法使栓塞更为彻底，坏死更为彻底，可有效解决肝癌双重供血的问题，疗效明显提高。肝段性栓塞的理论基础是正常肝动脉与门静脉之间存在着吻合支，如：胆管周围动脉丛、门脉的营养血管、肝表部位的动–门脉直接交通，在正常情况下不太开放，当肝动脉压异常增高或门静脉高压时，这些吻合支可开放。另外在肝癌患者中肝动脉、门静脉瘘的发生率为 63.2%。肝段性栓塞时注入过量碘油乳剂，可同时栓塞肝肿瘤的动脉血供、微血管及瘤周的门静脉小分支，达到肝动脉、门静脉联合栓塞的目的，使肿瘤灶坏死更彻底。手术切除的标本显示主瘤及瘤周的微小病灶均完全坏死，因此应推广应用肝段性栓塞。但临床实践中发现，治疗后门静脉小分支内碘油聚积的并不多，肝癌完全坏死率最高仅可达 64%。

2. 暂时性阻断肝静脉肝动脉化疗栓塞术（TAE – THVO）　由于肝静脉的暂时阻断，窦状隙内压力增高，致使肝动脉与门静脉间的吻合支开放，化疗药物进入门静脉分支，使肿瘤浸润在高浓度化疗药物中达到双重化疗的目的。随后行碘油乳剂栓塞，则达到了肝动脉–门静脉联合栓塞目的，可明显提高疗效。行肝静脉阻断时，应注意球囊导管需放置在肿瘤所在叶、段的引流静脉，如肝右静脉、肝中静脉、肝左静脉，不可置放在肝总静脉，以免发生回心血量过度减少而导致心脏功能衰竭。另外，阻断肝静脉的时间以 30~40min 为限。由于该方法操作复杂，并未得到普及。

3. 经肝动脉注入无水乙醇–碘油乳剂混合物及 TACE 后加用无水乙醇注射治疗肝癌　超选择插管至肝段动脉，经导管灌注无水乙醇与碘油乳剂的混合物，比例为 2：1 或 3：1。Park 等用这种方法治疗了 143 例直径 2~5cm 的肝癌，随访 37 个月，其中 5 例行手术切除者，病理显示肿瘤完全坏死或近于完全坏死。对于 TACE 后肝肿瘤内碘油沉积欠佳者，可在 1 周后 B 超或 CT 导引下直接向瘤体内注射无水乙醇，以弥补 TACE 的不足。

4. 介入治疗肝肿瘤缩小后 II 期手术切除　大肝癌经介入治疗后缩小，多数学者主张 II 期外科手术切除，但应严格掌握手术适应证。有以下情况者不宜行 II 期外科手术切除：①肝动脉造影及 CT 片除显示主瘤灶之外，还有数个子结节且难以切除者；②瘤体直径 >5cm，仅能做姑息性手术切除者；③门静脉主干或大分支，或肝静脉大支内有癌栓者；④已有肝外转移者；⑤严重肝硬化者。

5. 肝肿瘤切除术后的预防性介入治疗　肝癌切除术后 40d 左右行首次肝动脉插管，若肝动脉造影未发现复发灶，先行化疗，再注入 5～6ml 碘油，2～3 周后行 CT 复查，以期达到早期发现和治疗小的复发灶。若无复发灶，则分别间隔 3 个月和 6 个月行第 2、3 次肝动脉预防性灌注化疗。

6. 胆管细胞性肝癌的连续动脉灌注化疗和（或）放射治疗　原发性肝癌中大多系肝细胞性肝癌，仅少数为胆管细胞性肝癌。该类型肝癌属少血供，常用的肝动脉灌注化疗、栓塞效果不佳，选择肝动脉保留导管连续性灌注化疗，可提高疗效。常采用经皮穿刺左锁骨下动脉插管途径，保留导管在肝固有动脉内，导管尾端外接药盒（俗称"泵"），埋植在皮下，每日从"泵"灌注化疗药物。配合放射治疗，可以提高疗效。

六、肝癌特殊情况的介入治疗

1. 肝癌合并梗阻性黄疸时的治疗　肝癌压迫、侵蚀、阻塞胆管所致梗阻性黄疸，可先行经皮穿刺肝脏胆管减压引流术（PT－BD），或置放胆管内支架于梗阻部位，使胆汁引流通畅，2 周后再行选择性动脉灌注化疗或栓塞，称之为"双介入"治疗。

2. 肝癌伴门静脉癌栓的治疗　①若门脉主干被瘤栓完全阻塞，肝动脉栓塞属相对禁忌证，需视肝门附近有无较丰富侧支循环、瘤体占肝脏体积百分比、肝功能状况及有无严重食管静脉曲张等决定。若有较丰富侧支血管，肝功能 Child B 级以上者，可进行栓塞，但需用超液化乙碘油，用量一般不超过 10ml，否则易引起肝功能衰竭。门静脉主干癌栓完全阻塞、无侧支血管形成者肝动脉栓塞属绝对禁忌证。对于合并门静脉右支癌栓，处理原则同门脉主干。对于仅合并左支癌栓，肝功能 Child B 级以上者，或并发门脉二级分支癌栓，可进行常规栓塞。对于门静脉主干癌栓，在介入治疗 3 周后待肝功能及白细胞恢复正常时，可加用放射治疗。②经皮穿肝门静脉插管或经皮穿脾门静脉插管灌注化疗。③经皮穿肝或经皮穿脾途径行门静脉内支架置放术。

3. 肝癌伴下腔静脉癌栓的治疗　处理此类肝癌，视下腔静脉阻塞情况而定。若血管腔狭窄 <50%，则按常规化疗、栓塞。若狭窄 >50%，则应于狭窄部位置放金属内支架，保持下腔静脉的畅通，同时行肝动脉化疗栓塞术。

4. 肝癌伴肺转移的治疗　对于肝癌伴肺转移者，仍应把治疗重点放在肝癌，同时处理肺部转移灶。若肺部病灶数目 ≤3 个，多采用一次性支气管动脉或（和）肺动脉灌注化疗，亦可用微导管超选择至支气管动脉 2～3 级分支，谨慎地用碘油乳剂栓塞。若肺部病灶数目 >3 个，则可经皮穿刺右锁骨下静脉，留置导管于肺总动脉，外接药盒（"泵"）连续灌注化疗。经"泵"连续灌注化疗的方法：药物 5－FU 500mg，CDDP 20mg，MMC 4mg，每种药物分别加入 5% 葡萄糖注射液 100ml 中滴注，每日 1 次，连续 5d。EADM 20mg，分别于第 1天和第 5 天各用 10mg，加入 5% 葡萄糖注射液 100ml 中滴注。间隔 4～5 周后，再次经"泵"连续灌注化疗。

5. 肝癌伴门静脉高压的介入治疗　肝癌患者合并肝硬化病变，或肿瘤所致肝动脉－门静脉瘘、门静脉癌栓堵塞，均可发生门静脉高压，甚至出现消化道大出血。处理方法：①在介入治疗前 2 日及治疗后 3 日，每日皮下注射奥曲肽 200pg（一次 100μg，一日 2 次），以降低门静脉压力，如肝癌病灶不在穿刺道上，亦可酌情行经颈静脉肝内门体分流术（TIPS）

或经皮肝穿门静脉栓塞（PTPE）以减轻门静脉压力，防止静脉曲张破裂出血行脾动脉栓塞术也可减轻门静脉高压。②脾功能亢进；肝癌并门静脉高压时，常伴有脾功能亢进，在 TA-CE 治疗同时可行部分性脾动脉栓塞术，以缓解脾亢症状。有一患者 CT 平扫表现为肝右前叶圆形低密度病灶，结节状略凸出肝缘；脾面积大；增强扫描病灶明显强化，周边可见假包膜；实质期病灶呈低密度。行肝动脉化疗栓塞术及部分性脾栓塞术，术后复查，CT 平扫可见肝癌病灶内碘油墨密实型沉积，无充填缺损区；脾脏可见不规则低密度影，为部分性栓塞术后坏死区，约占脾面积 2/3；肝周腹水；增强扫描病灶及周边无强化，脾脏坏死区无强化。

七、肝癌介入治疗方案优化选择

1. 用微导管超选择插管，保护患者肝功能　原发性肝癌多数是在肝炎后肝硬化基础上发生的肿瘤，其肝功能常有异常或处于临界值。介入治疗对肝肿瘤虽有较好疗效，但同时也不可避免地损伤了患者肝功能。采用微导管超选择插管技术，可以成功地从靶血管支给予化疗和栓塞，既能有效地控制肿瘤又保护患者肝功能。对于肿瘤数目 <3 个者，应使用微导管超选择性分别插入每个肿瘤周缘的供养动脉支；肿瘤数目 >3 个者，需将微导管插入肝右或肝左动脉，并避开胆囊动脉。同时还要寻找肿瘤的侧支供血动脉，予以处理。

2. 根据每位患者肝肿瘤的类型和大小、有无门静脉癌栓、肝硬化程度、肝功能状况、年龄及全身情况，制定适合于个人的不同介入治疗方案，如：对于高龄肝癌患者（≥65 岁）或肝硬化较重者，应超选择插管于肿瘤供养动脉，给予单纯化疗性栓塞；而对于 TACE 后随访时发现肝癌病灶内大部碘油沉积密实，仅小部分边缘碘油缺损，可在 B 超导引下直接注射无水乙醇。介入治疗的间隔时间依随访而定。通常介入治疗每次间隔 50d～3 个月，原则上是从患者上次介入术后恢复算起，至少 3 周以上。若影像学检查肝肿瘤病灶内碘油沉积浓密，肿瘤组织坏死且无新病灶或无新进展，则暂不行介入治疗。该患者在治疗前 CT 平扫显示肝脏右前叶上段一直径 3cm 左右的低密度病灶，诊断为肝癌并行肝动脉化疗栓塞术；栓塞术后 6 个月复查 CT 显示肝右前叶病灶内碘油沉积密实，病灶体积缩小；首次治疗 3 年后复查 CT，CT 平扫显示原右前叶病灶体积缩小，碘油沉积密实；但在原病灶的右外侧边缘旁新出现一直径 7cm 左右的新病灶，平扫呈高密度；CT 增强显示病灶明显强化，诊断为肝癌复发并再次行肝动脉化疗栓塞术；再次治疗后 6 个月复查 CT 显示原病灶及复发病灶内碘油均沉积良好，病灶稳定无进展。

又如另一肝右侧巨大肿瘤患者经化疗栓塞，5 年前首次接受治疗。CT 平扫提示肝右叶巨大占位病变，行肝动脉化疗栓塞术；术后 1 个月复查 CT 显示肝右叶病灶内碘油斑片状沉积，重复治疗；首次治疗 2 年后复查 CT 显示肝右叶病灶体积明显缩小，病灶内碘油沉积密实；首次治疗 4 年后 CT 复查显示肝右叶病灶控制稳定无进展；首次治疗 5 年后 CT 复查显示病灶体积进一步缩小，未见新发病灶，CT 复查病灶缩小病情稳定。

介入治疗间隔期综合治疗：宜采用保肝、提高免疫力及中医扶正固本治疗。①中医中药：介入术后 2 周，可开始应用。原则为扶正固本、补气、提高免疫力、调理脾胃。禁用以毒攻毒、软坚散结、活血化瘀、清热解毒类药物。②提高免疫力措施：干扰素、胸腺肽、转移因子、白细胞介素 - 2、肿瘤坏死因子、LAK 细胞、香菇多糖、保尔佳等。可单独或选用 2～3 种药物联合使用。

3. 制定疗效观察、分析的指标和方案　临床观察和实验室检查，前者指症状和体征的变化，后者包括 AFP 水平、免疫指标（CD_3^+，CD_4^+，CD_8^+，NK 细胞）、肝功能和血常规等。

影像学检查主要了解肝肿瘤缩小和坏死程度及有无新病灶。B 超和彩色多普勒超声简单易行，可观察肿瘤缩小情况，了解肿瘤病灶的血流情况。CT 不但能显示肿瘤病变大小，而且能观察肿瘤内碘油沉积情况。MRI 不仅能显示肿瘤的大小，还可以显示肿瘤组织坏死和存活情况。影像学随访检查常在 TACE 后 30 ~ 35d 进行。首次介入术后，通常行 CT 检查。若 CT 显示肿瘤缩小，肿瘤内碘油沉积密实，无新病灶，则间隔 1 个月后行彩色多普勒超声检查。若 B 超检查显示肿瘤继续缩小或情况同前，可再间隔 1 个月后行 MRI 检查，了解肿瘤组织坏死和存活情况。选用何种影像学检查，依检查目的和患者的经济情况而定。根据临床观察、实验室和影像学检查结果，综合考虑患者的进一步治疗方案。

疗效判定指标分为：临床治愈、明显好转、好转、暂时稳定、进展或恶化 5 种情况。①临床治愈：肿瘤病灶消失或缩小 75% 以上，瘤灶内碘油沉积密实，MRI 检查显示肿瘤组织完全坏死，DSA 无肿瘤血管和肿瘤染色。甲胎蛋白正常。患者生存期达 5 年以上。②明显好转：肿块缩小 ≥50%，瘤灶内碘油沉积密实，充填面积 ≥肿块面积的 80%。MRI 检查显示肿瘤组织大部坏死，仅在肿瘤周缘有少许肿瘤血管和肿瘤染色。甲胎蛋白下降到术前的 70% 以下。患者生存期达 1 年以上。③好转：肿块缩小 ≥25%，但 <50%，瘤灶内碘油非均匀性沉积，充填面积 ≤肿块面积的 50%。MRI 检查显示肿瘤组织部分存活，部分坏死，坏死区域占 30% ~50%。甲胎蛋白下降到术前的 50% 以下。患者生存期达 6 个月以上。④暂时稳定：肿块缩小 <25%，瘤灶内碘油沉积稀疏，充填面积 ≤肿块面积的 30%。MRI 检查显示肿瘤组织大部分存活，仅小部分坏死，坏死区域 ≥10%，但 <30%。甲胎蛋白未下降或仅下降到术前的 30% 以下。⑤进展或恶化：肿块增大，瘤灶内无碘油沉积或呈散在斑点状，充填面积 ≤肿块面积的 10%。MRI 检查显示肿瘤组织大部分存活，肿瘤血管明显增多，肿瘤染色明显，可见新的肿瘤病灶。甲胎蛋白升高。

八、肝动脉化疗栓塞术及肝动脉灌注化疗术并发症及其防治

1. 穿刺部位血肿及动脉血栓形成　有效压迫止血，介入术后穿刺侧肢体需制动，卧床 8 ~12h，密切观察穿刺点有无出血和双下肢足背动脉搏动情况。发现下肢缺血表现，及时松解减轻压迫，解除压迫后仍有症状者应用抗凝溶栓治疗。

2. 急性胆囊炎　术中注意超选择插管及注药速度缓慢；术后预防性应用抗生素；密切观察腹痛程度及有无腹膜炎体征，必要时请外科会诊。

3. 肝癌破裂出血　密切观察生命体征及有无腹膜炎表现；积极输血补液同时，请外科会诊。

4. 肝脓肿　发热持续 1 周仍无下降趋势者，应复查血常规。若有感染迹象者复查肝 CT。如发现脓肿，给予大量有效抗生素治疗，必要时行经皮肝脓肿引流术。

5. 急性消化道出血　与基础疾病及术后呕吐、应激反应有关。如出血可行内科止血治疗，如出血控制不住，可用三腔管压迫止血，必要时行经颈静脉肝内门腔静脉分流术。

（樊庆勇）

第三节　无水酒精消融

超声引导经皮无水酒精肿瘤消融治疗（percutaneous ethanol injection，PEI）是经皮化学消融的一种，1983 年日本 Sugiura 等首先应用该技术，杉浦信之等亦有临床报道，对有包膜的小肝癌进行治疗，开拓了影像引导肝癌消融治疗的先河，它以侵袭性小、依从性好、简便易行、费用低廉等优势，迅速在全球得到推广普及，是目前临床应用最为普及和疗效肯定的一种超声引导治疗小肝癌的方法。经过 20 年的发展，肝癌的外科治疗（肝切除和肝移植）、区域治疗（经肝动脉治疗）和局部治疗（消融治疗）已成为当前肝癌治疗的三大主要手段。超声引导酒精消融治疗安全、有效，对于小于 3cm 的原发性肝癌疗效好，取得了与手术媲美的疗效，对于大于 3cm 的肝癌需多次多点消融治疗。近十年来发展了多种药物进行化学消融治疗，但无水酒精消融治疗因其容易获得、价格低廉，而且疗效好，并发症少，广泛地应用于临床。

一、无水酒精作用的机制

超声引导直接将无水酒精注入肿瘤内，利用无水酒精渗透到肿瘤组织立即引起肿瘤细胞及其血管的内皮细胞迅速脱水，蛋白凝固变性，癌细胞变性坏死，肿瘤组织中和瘤周血管壁内皮细胞凝固变性、坏死，继而血栓形成，完全闭塞，引起癌组织缺血坏死，纤维形成。由于肝癌富血供的病理特点有助于无水酒精在肿瘤结节内部均匀扩散，肿瘤包膜的限制，注入的无水酒精容易聚集在肿瘤内部弥散分布，不易向正常组织扩散，故对正常肝组织影响较小，无水酒精的作用机制为：①蛋白凝固作用；②脱水作用；③血管栓塞作用。

二、适应证

适应证的选择应考虑肿瘤大小、数目、位置、患者的全身情况等。

1. 肿瘤直径小于 3cm，瘤灶数目不超过 3 个，是消融治疗的最佳对象。多孔子母专用酒精注射针的应用，可消融直径达 5cm 的肿瘤。

2. 肿瘤直径大于 3cm 时，有包膜者是相对适应证。

3. 肝癌术后复发。

4. 拒绝手术者。

5. 高龄体弱不能耐受手术小肝癌患者。

6. 与 TACE 等其他非手术疗法联合应用可提高局部和远期疗效。

7. 与手术治疗并用扩大切除的适应证：如主瘤位于一侧肝叶，其他肝叶仅有 1~2 个小子灶，便可以采用主瘤手术切除、子灶术中酒精消融治疗。

8. 作为肝移植的桥梁　受供体影响，受体需要等候手术，及时对肿瘤酒精消融治疗可使等待时间延长。

以往认为 PEI 的治疗对象是直径≤3cm，病灶数目不超过 3 个的小肝癌，目前由于治疗技术的发展，应用经验的积累，治疗范围以后又完善推广到直径≤5cm 的肝癌。

三、禁忌证

1. 严重出血倾向患者，凝血酶原时间延长 3 秒以上、凝血酶原活动时间≤50%、血小板计数≤5×10^9/L。

2. 酒精过敏患者。

3. 肝功能较差已达 Child C 级的患者一般不宜选择 PEI 治疗，但多数对热生理盐水或热蒸馏水治疗并无禁忌。

4. 严重心、肝、肾及呼吸功能不全患者。

5. 大量腹水患者。

6. 晚期巨块大肝癌。

7. 弥漫性肝癌或伴癌栓及转移。

8. 肝功能衰竭伴有黄疸。

9. 全身情况差或已出现恶病质者不能耐受 PEI 治疗者。

病灶紧贴肝门部、胆囊、心脏、膈肌或胃肠等重要组织器官应慎重。

四、器具选择

高分辨率实时超声仪，配有合适的穿刺引导装置。

1. 采用 20G 经皮酒精针配以 18G 引导针，该针前端带有侧孔有利于酒精在肿瘤内均匀弥散。

2. Chiba 针 20～23G，常用 22G，改良专用针，近针尖处有 3 个侧孔。

3. 多孔专用酒精注射针，20～23G PTC 针，18 引导针。

4. 18G 多孔子母针，母针打开后形成多个子针。

无水酒精，99.5%、95% 医用酒精。

五、操作方法

术前准备　检查凝血功能、血常规、肝功能及心肺功能，禁食 8 小时，签署知情同意书，超声检查确定穿刺点及进针路径，做好体表标志。诊断困难者，超声引导穿刺活检明确病理学诊断。

消融途径　有经皮、经腹腔镜手术和经开腹手术三种途径，经皮消融最常用。影像学引导是消融治疗过程中必不可少的条件和关键性技术之一。经皮消融的穿刺大多数在超声引导下完成，优点是实时显像、准确性高、轻便灵活，但有时肿瘤可被肺气、肠气遮挡或患者体表组织较厚而显像不清，影响穿刺定位。

操作步骤：患者取仰卧位或侧卧位，常规消毒、铺巾、2% 利多卡因局麻直至肝包膜。对治疗的靶目标进行超声定位后，超声引导经皮穿刺将经皮酒精针沿引导线插入，超声图像保持在可观察靶组织方向，在实时超声监视下，把穿刺针插入病灶内。监视器上可以清晰地看到穿刺针沿穿刺引导线进针的过程。针尖尽可能命中病变的正中后 1/3，即穿刺至肿瘤内部到达结节中轴的后部，缓慢注入医用无水酒精，边注射边缓慢退针，缓慢注射药物，在针尖处可以看到药物作用后产生的强回声区域（与无水酒精凝固组织有关）。一边观察强回声区域逐渐增大，甚至充满整个肿瘤。注射过程中注意旋转穿刺针以使无水酒精均匀弥散，如见药物进入血管，穿刺针应调整避开血管再行注入，完成预计的注射量，停止注射，注射完毕后插入针芯，将针拔至肿瘤边缘，停数秒，继续退针至距肝包膜外。观察没有药物反流，肿瘤内外的压力平衡，即可拔出穿刺针（图 22 – 16 ~ 22 – 19）。

酒精注入量根据肿瘤大小而定，要求强回声覆盖整个瘤体。

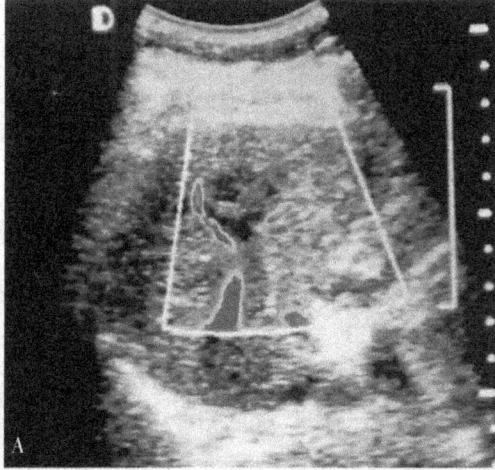

图 22 – 16A　超声显示肝右叶低回声结节，活检证实为肝癌

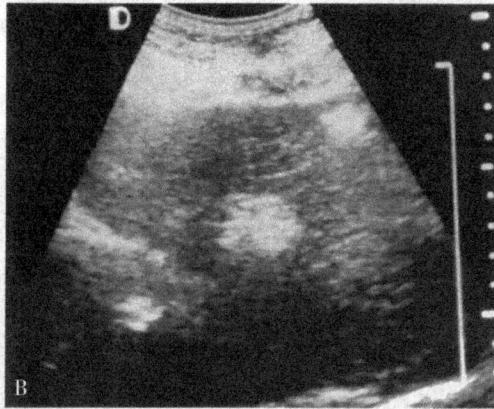

图 22 – 16B　超声引导穿刺注入无水酒精后，局部回声增强

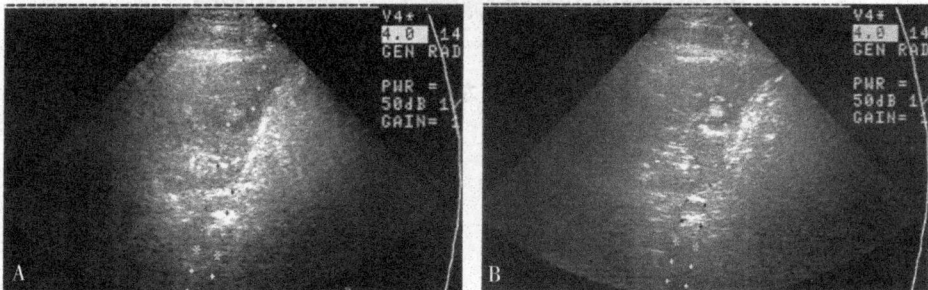

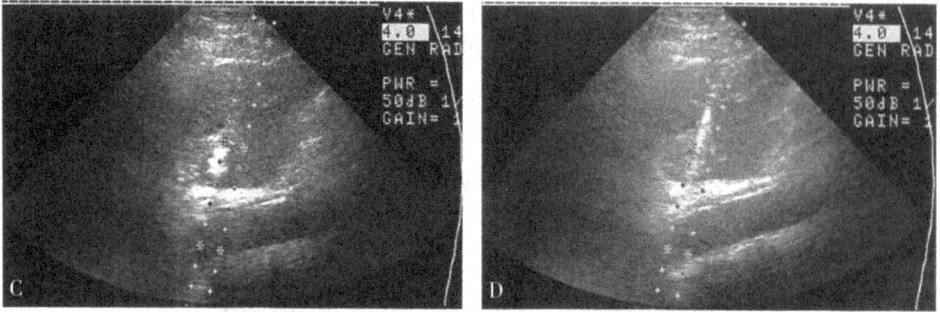

图 22 – 17A ~ D　超声引导穿刺多个肝内结节，注入无水酒精

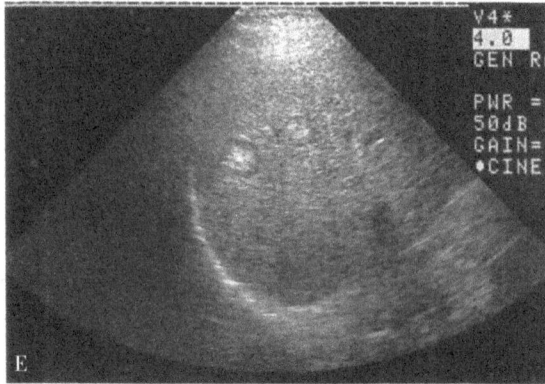

图 22 – 17E　肝右叶两个结节注入无水酒精后

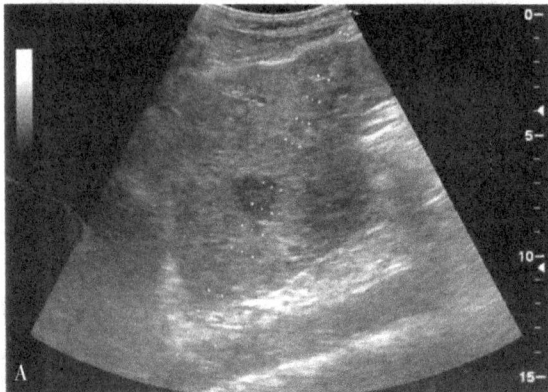

图 22 – 18A　肝左叶低回声小肝癌

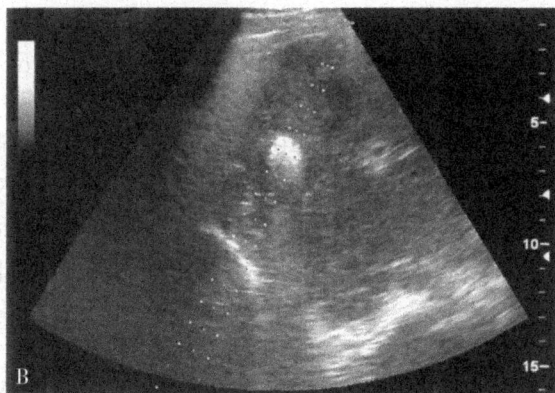

图 22 –18B　超声引导注入无水酒精后，局部呈强回声

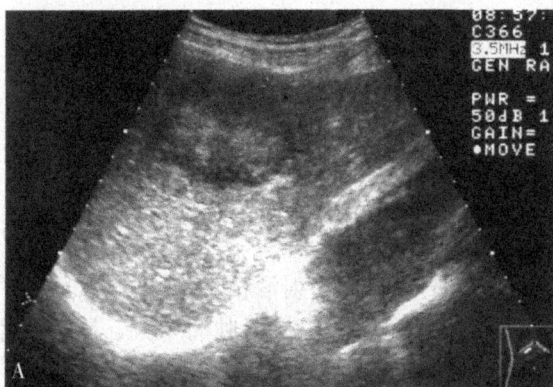

图 22 –19A　肝内 3cm × 4cm 肝癌

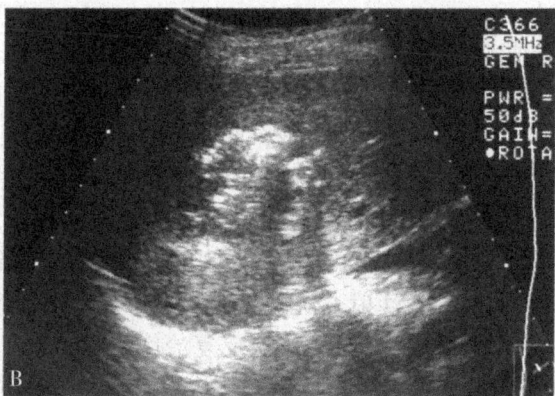

图 22 –19B　超声引导多点注入无水酒精，局部被强回声覆盖

　　术后局部穿刺点纱布包扎，观察 2 小时，患者无明显不适，腹部无压痛，复查超声腹腔无积液方可离开并嘱患者随诊。如穿刺针数较多者或病情较重者最好住院留观一晚。随访观察疗效，根据患者和肿瘤情况进一步治疗。

　　剂量与疗程：注射过量的无水酒精不仅造成肝脏损害，也产生较大副作用，注射量过少，则易造成肿瘤的残留，并形成纤维隔，这不仅引起肿瘤复发与转移，同时也给继续注射无水酒精造成困难。注射量与肿瘤大小、肝功能分级与病情有关。应对注射的乙醇剂量、次数、时间间隔等关键技术进行标准化。

小肝癌（直径 < 3cm）注射一次量 2 ~ 10ml，大肝癌应根据病情而异，尽可能一次打满，缓慢注入，注射速度不宜太快，中间应有短暂间歇，以利酒精弥散。严密监测肝功能，一般 1 ~ 2 次/周以达到肝癌完全坏死为目的。根据肿瘤的大小，决定注射的次数和注射的部位。对转移性肝癌，因内部结缔组织成分较多，酒精弥散困难，治疗间歇应缩短，疗程要适当延长。

目前无水酒精注射量通常采用以下几种方法：

（1）按照下列公式计算（式中 V 为总剂量，r 为肿瘤半径），一般总剂量在 8 ~ 100ml。即

$$V = 4/3\pi (r + 0.5)^3$$

（2）注射量（ml）= 直径（cm）

肿瘤直径 ≤ 5cm，注射量（ml）= 直径（cm）+ 1

肿瘤直径 > 5cm，注射量（ml）= 直径（cm）+ 2

（3）按回归方程计算（林礼务推荐量化治疗）：

肿瘤直径 ≤ 5cm　　Y = 2.885X

肿瘤直径 > 5cm　　Y = 1.805X

式中 X 为肿瘤最大直径（cm），Y 为注射酒精量（ml）

（4）无水酒精多点注入治疗，注射部位包括肿瘤中央、周边及紧贴肿瘤包膜外至覆盖整个肿瘤，超声表现为治疗区回声均匀增强，每次注射 1 ~ 20ml。

以上每周注射 1 ~ 2 次，4 ~ 10 次 1 个疗程，> 5cm 的肿瘤结节可以 10 ~ 20 次为 1 个疗程，并行多点、多平面注射以达到逐渐量化的目的。根据具体情况调整无水酒精注射量使其弥散超过肿瘤最大直径 1 ~ 2cm。

为提高疗效，PEI 在技术上作了一些改进：

（1）专用针具的使用：针尖为盲端呈锥状三角形，距针尖 3mm 的针管开有 3 个侧孔，直径 0.3mm，无水酒精可同时向三个方向弥散，此针可获较大的坏死范围，且针道轨迹直，针尖回声强，更易于辨认，缩短了治疗时间和减少了穿刺次数及肿瘤的种植机会。另外，新型多孔子母针的使用大大提高了消融治疗效果。新型的化学消融针具，由 18G 注射针干和 3 支可伸缩子针组成，每支子针上有 4 个注射孔。穿刺进入肿瘤后从母针端展开子针，形似伞状，酒精从 12 个注射孔同时喷射，注射 1 次即完成治疗，大大增加了酒精的弥散范围，治疗对象可扩展到直径为 5cm 的肿瘤，但仍需多次反复治疗。

（2）全麻下一次注入大量无水酒精：可用于较大肝癌的治疗，可减少治疗次数及针道种植的机会，但并发症明显增多。Giorgio 等报道 112 例肝癌患者在全身麻醉下行大剂量无水酒精瘤内注射治疗，每次注射剂量为 16 ~ 120ml，其中 5 例患者在术后 7 ~ 10 小时内死亡，其余 107 例患者 1、2、3 年生存率分别为 88%、76% 和 76%。表明足量无水酒精注射可以提高疗效，但其毒副作用也随之增大。因此对于肿块较大的肝癌必须严密观察患者全身与肝功能等情况，选择适当的剂量。

（3）将加热的无水酒精注入瘤体，可提高无水酒精的弥散能力和杀灭肿瘤细胞的能力。

（4）经皮穿刺肝动脉、门静脉内注射无水酒精，对于不适合其他治疗的肝癌，是一种有效的治疗方法。彩色多普勒超声引导下向肿瘤供养动脉和门静脉及肿瘤内血流丰富区注入无水酒精疗效明显优于 TACE，且组织坏死率也优于单纯的 PEI。

（5）联合醋酸治疗：由于肝癌特别是较大的肝癌内常有纤维间隔的存在，无水酒精很难均匀弥散至整个肿瘤，难以彻底杀灭肿瘤，局部的复发率较高。PEI 常需反复多次进行，增加了针道种植的危险性。醋酸可以透过纤维间隔，有利于肝癌的有效治疗。

（6）X 线透视和超声同时监测下的 PEIT 治疗：加入碘油示踪，为了证实无水酒精是否注入肝癌，同时也为了重复 PEI 时更容易定位，一些学者将碘油与无水酒精混合后注入癌灶，碘油加入的量约为无水酒精体积的 10%～30%。加入含 30% 造影剂的无水酒精，可极大地提高对乙醇是否漏出瘤外的检测，减少并发症发生。

（7）联合 TACE 治疗：TACE 可消灭大部分肿瘤细胞和癌巢间隙组织，并在其周围形成纤维包膜，有利于延长酒精停留在癌灶内的时间，既防止无水酒精向瘤外渗漏，又可增加乙醇的弥散，使足量的无水酒精注入瘤内。同时，肿瘤的供血动脉被栓塞，肝癌血供减少，可使无水酒精能充分渗透到整个肿瘤内，提高完全坏死率，增加疗效。可用于直径 >5cm 的肝癌治疗。

改进操作方法，如行多点、多方向、多平面穿刺注射，适应证越来越广泛，逐渐用于肿瘤直径 3～5cm 甚至 >5cm 的肝癌的治疗。

随访方法：观察临床症状与体征，结合肝功能、心电图、AFP、超声检查、CT 或 MR 扫描与穿刺活检结果，随访生存期。

六、并发症

酒精消融并发症少，一般不需要特殊处理，多能自行缓解。只有极少人对酒精过敏，大多数人对酒精有良好的耐受性，除了少数轻微并发症外，严重并发症较极为少见。并发症的发生率约为 1.3%～3.2%，多经保守治疗就能恢复。意大利对 11 个机构 1066 例酒精消融治疗的患者调查中显示，并发症的发生率仅为 3.2%，其中包括有 2 例死亡和 7 例发生了针道转移。只要严格掌握适应证，并发症发生率很低，尤其是严重并发症更低，与手术相比，酒精消融治疗是十分安全的。主要并发症有以下几种：

1. 疼痛　部分患者注射无水酒精时出现局部疼痛，尤其肿瘤紧贴肝包膜或 Glisson 鞘，注射开始尤其退针后疼痛剧烈，注药速度越快，疼痛程度越重，疼痛于 12～24 小时逐渐消失，为酒精沿针道外溢到达肝包膜刺激腹膜及注入后肿瘤膨胀所致，可在注射酒精前以及拔针前推注少量 2% 利多卡因，用力均匀推注无水酒精。

2. 发热　酒精治疗后一周内由于肿瘤坏死吸收热导致体温升高，一般出现在治疗当天或治疗后第 1 天，持续 2 周左右。53%～89% 患者出现 39℃ 以下的发热，一般低于 38.5℃，可口服解热镇痛类药物或物理降温，多能缓解。高于 38.5℃ 应考虑感染可能，可给予抗感染治疗。有酒精消融后形成肝脓肿的文献报道，因该患者同时合并糖尿病。

3. 酒精毒性反应　注射无水酒精后，出现颜面潮红、头颈面部灼热感，醉酒感，甚至晕厥，以女性多见。Ferlitsch 等的研究指出：心动过缓或传导阻滞常见于 PEI 的治疗过程中，心律失常的发生与无水酒精的剂量有关，严重者可表现为意识不清、呼吸停止、抽搐等，因此 PEI 治疗中应进行心电监护，必要时给予预防性静脉注射阿托品。

4. 出血　细针穿刺少见。大多数原发性肝癌的患者合并肝硬化，可能存在凝血功能障碍的问题，消融治疗前应予以认真地评估和采取适当的纠正措施。

5. 胆汁瘘形成　文献报道对 350 例中晚期肝癌患者进行经导管肝动脉化疗栓塞（transcatheter arterial chemoembolization，TACE）和 PEI 联合治疗，进行随访，11 例（3%）胆汁瘤形成，可能系两种方法共同作用所致。

6. 针道种植　由于细针的应用，针道种植的并发症发生比较少见。Stigliano 等做的 Meta 分析显示无水酒精消融治疗发生针道种植的发生率约为 1.4%（1.15% ~ 1.85%）。Ishii 等报道 348 例大于 2cm 的肝癌 PEI 治疗后 4 例出现针道癌细胞种植。应尽量避免使用粗针穿刺，禁止同一位置反复多次穿刺。

7. 肝功能受损　反复多次或大剂量酒精注射会加重原有的肝脏损害。对肝功能 Child C 级者在消融前应用药物消除腹水、纠正低蛋白血症等，能有效地提高治疗的安全性。

严格掌握适应证和无菌原则，准确的超声引导和规范的消融操作对于预防并发症有重要意义。治疗室内应常规配备急救药物以及氧气、吸引和除颤器等物品。治疗中良好的麻醉和镇痛有利于减少并发症发生。

七、疗效评价

影响局部疗效的主要因素是肿瘤的大小、肿瘤的位置及肝功能分级。如肿瘤位于膈顶或靠近胃肠、胆囊等脏器，由于肺内气体或消化道气体的干扰，病灶难以达到最满意的显示，为避免损伤邻近的脏器而被迫放弃消融肿瘤边缘以外的组织，容易导致消融不全或局部复发。直径≤3cm 或肝功能为 A、B 级者疗效较直径 > 3cm 及肝功能为 C 级者好。

酒精消融后即刻、1 周 ~ 1 个月可判断肿瘤是否完全被灭活或有效，有以下几种方法：

1. 症状、体征　症状改善，食欲增加，疼痛减轻或消失，是有效参考指标。

2. 生化检验　甲胎蛋白（AFP）：AFP 正常情况下 <20ng/ml，在原发性肝癌或胚胎性癌时增加。测定 AFP 的水平也是判断 PEI 疗效较为可靠的一项指标。治疗前 AFP 升高者治疗后 AFP 开始持续下降或降至正常水平，为治疗有效。肝功能改善也是有效指标之一。

3. 影像学检查

（1）超声检查：有效的标志为超声显示肿瘤回声增强，肿瘤缩小，内部血流信号减少或消失。但二维灰阶超声及彩色多普勒超声判断疗效不甚可靠，现今已发展成熟的实时超声造影大大改善了超声评价疗效的准确性。超声造影病灶无增强是肿瘤已灭活的确切证据。穿刺活检病理组织学检查确认有无存活的癌细胞，为常用的判断疗效的方法之一。但由于活检取样点的问题，可能未取到残留肿瘤组织而仅反映局部细胞的变性坏死，假阴性率相对较高。注意在肿瘤边缘和低回声区取材、多点取材可大大减少假阴性的出现率。DNA 的定量测定及倍体分析为肿瘤患者的临床疗效和预后判断提供了一个客观的生物学依据。

（2）CT 增强扫描：CT 显示为均匀的低密度影，病灶无增强。如在原病灶区域有早期增强效应的软组织结节影或有环形增强均提示有残存的瘤细胞存在。增强 MR 对判断 PEI 的疗效是否优于 CT 还未得到证明。核素显像不仅可判断疗效，同时根据放射性核素浓集情况还可以反映肝脏的功能状态。

八、注意事项

1. 了解患者有无酒精过敏史。

2. 穿刺点定位力求准确，选择最短进针道，最好选于患者呼、吸气期双相均可清晰显示肿瘤整体。避开肺气、大血管、胃肠和胆道。

3. 穿刺进针时嘱患者屏气，操作者边看显示屏监视边推针，直达肿瘤时有阻力或进入瘤体中央，回抽无血液和胆汁，才可缓慢注入无水酒精，若显示屏不能清楚显示针尖在瘤区，不能注射无水酒精，可通过抽动针芯跟踪或注入1%利多卡因液，确定针尖位置。也可通过彩色多普勒引导，显示针体和针尖的闪烁伪像。

4. 力求使酒精均匀分布到整个瘤体，一次量打足，缓慢推注，平衡压力。

5. 较大的肿瘤需采用多点、多方向、多平面注射，提高肿瘤的消融疗效，进行多点消融时，应从肿瘤的底部开始向上消融；对多发肿瘤根据病情可同期或分期注射治疗，一般一次注射无水酒精量不应超过50ml。疗程较长，常需反复多次治疗，较大的肿瘤需采用多点、多方向、多平面注射。要注意注射量过多时部分无水酒精可能会流入肝静脉或胆管引发疼痛。

6. 酒精注射剂量 注射过量无水酒精不仅造成肝损害，也产生较大副作用，注射量过少，则易残留癌细胞，并形成纤维隔，这不仅引起肿瘤复发与转移，同时也给继续注射无水酒精造成困难。

7. 由于纤维隔的存在影响无水酒精的弥散，应注意行多点、多平面注射；注射过程中，如瘤体外肝组织内小血管内有无水酒精强回声流线者应停止注射，改变进针方向或深度以使无水酒精均匀充盈整个瘤体；对于多次注射治疗强回声的病灶，将穿刺针穿入癌灶后下方外侧约2~3mm处，以使被遮盖的肿瘤后方低回声带至周边达到量化，而彻底杀灭癌细胞，对于肿瘤治疗前超声造影出现增强的病例，疗程结束再次行造影检查，可监测中远期疗效。

8. 为了提高PEI消融的疗效，可采用以下方法：PEI联合TACE治疗；全麻下进行单次大剂量治疗；加碘油示踪剂；加热酒精、改进针具，应用多孔穿刺针，以及使用PEI加醋酸治疗等，因醋酸可穿过纤维间隔，有利于药物扩散；对于3cm以下的小肝癌，采用原位灭活疗法，较大的肝癌属于富血供型肝癌，采用先血管介入后间实质介入的"双介入"模式较好。对于乏血供的肝癌，采用热消融后栓塞的双介入模式。

9. 治疗观察期间，如果超声显示原回声相对增强的瘤区周边出现新的不规则低回声区，且合并AFP升高，提示肿瘤复发，再次注射治疗应调整穿刺角度，对该区行多点、多方位注射治疗。

10. 几种特殊情况的治疗

（1）肝表面与肝包膜下肝癌的PEI治疗：肝表面或肝包膜下的肝癌由于位置特殊，PEI治疗时也常由于肝包膜富含神经而引起剧痛，给PEI治疗造成困难。有人认为位于肝表面的小肝癌，PEI治疗可能造成无水酒精渗漏至腹腔和癌细胞在腹腔内种植。因此对于肝表面的复发性小肝癌需要行PEI时，应注意操作技术，力争一次准确穿刺成功，并注入适量的无水酒精，首次注射量应适当减少，以后逐渐增加，必要时注入少量利多卡因，对于强烈疼痛者应予注射止痛剂。当无水酒精弥散至结节后，停留时间适当延长（1分钟左右），这样使无水酒精完整渗透、使已凝固癌组织充分失去活性，并逐步退针，或将多余无水酒精抽吸，以减少无水酒精渗漏。由于无水酒精是良好的栓塞剂与止血剂，出血等严重并发症少见。

（2）合并门静脉癌栓肝癌的治疗：肝癌合并门静脉癌栓（PVTT）高达50%~90%，门静脉癌栓又是造成肝癌复发与肝内转移的重要因素，影响肝癌的治疗效果与预后。因此早期诊断与早期治疗是提高患者生存率的关键。除了手术取栓、切除以及TACE等方法外，超声引导门静脉穿刺直接对PVTT注射无水酒精治疗，每周1~2次，每次注入无水酒精3~5ml，5~7次为1个疗程。

（3）肝癌合并肝硬化门静脉高压的PEI治疗：汤钊猷等报道肝癌合并肝硬化达85.4%。复发性肝癌多合并肝硬化与门静脉高压占81%，应注意的是合并重度门静脉高压的复发性肝癌，要严格根据病情行PEI治疗，注意营养支持和与保肝治疗相结合，应注意适当以少剂量无水酒精注射，并适当延长治疗时间。根据合并肝硬化复发性肝癌的病理特点采用足量、短间隔的无水酒精量化注射治疗方法，只要严格掌握适应证，注意操作技术要点，可取得较高的临床疗效。特别是出现腹水时更要严密观察病情，应注意给予支持与保肝治疗，待腹水减轻后再适当行PEI治疗，仍可取得良好效果。

（4）高龄肝癌患者的PEI治疗：高龄患者由于病情迁延期长，肝脏储备功能明显下降，另外，高龄患者常并发冠心病、肺心病与高血压等严重心血管疾病，更增加了手术的危险性。应密切注意与监测心血管情况，注射前后测量血压，对严重高血压与明显心血管疾病应视为禁忌证。并应严格掌握适应证与PEI治疗中操作要点及注意事项。高龄肝癌患者肝硬化程度更为严重，应根据病情决定注射量与注射时间间隔，同时治疗过程中严密监测肝功能变化。首先穿刺至肿瘤中轴的后部注射，以免前部注射乙醇后声衰减使肿瘤后部显示不清。对结节融合型复发性肝癌，由于纤维隔的存在影响无水酒精的弥散，应注意行多点、多平面注射。无水酒精量化治疗高龄肝癌患者有助于提高疗效，明显提高高龄肝癌患者的生存率。

九、临床价值

经皮酒精消融治疗作为最早使用的一种微创消融技术，应用于临床已有二十余年的历史。超声引导PEI具有操作简单、适应证广、损伤小、副作用少、疗效好、费用低廉、患者易于接受等特点，仍是目前非手术治疗肝癌中应用最广泛的方法之一，可反复使用、疗效确切，对肝功能影响较小。尤其对于小于3cm的小肝癌疗效较好。但疗效受肿瘤大小、不均质性、扩散性影响。无肝硬化、包膜不完整、结构不均匀，酒精易向肝实质弥散，肝功能受影响，肿块难以达到完全坏死（>3cm），往往需要多次注射。对肝转移癌效果较差。由于原发性肝癌多为富血型，注入的乙醇可随血液稀释或流失，浓度降低，作用时间缩短，导致疗效下降。在较大的肿瘤内常有纤维间隙存在，无水酒精难以均匀弥散到整个癌肿，难以杀死边缘的癌细胞，因而局部复发率较高，1、3、5年复发率分别可达27%、63%和76%。

1. 对肝细胞肝癌的消融作用　文献报道肝细胞肝癌酒精消融治疗肿瘤的完全坏死率为70%~90%，局部复发率为7%~17%。对≤3cm结节的完全消融率（肿瘤完全灭活率）为70%~80%。局部复发率为15%~20%。生存率受肿块大小、肿瘤数目、肝功能的影响。小肝癌疗效较好，1年、3年、5年生存率分别为95%~98%、67%~70%、46%~56%。

一项746名HCC无水酒精消融的研究表明，对于肿瘤直径小于5cm的Child A级患者（n=293），1年、3年、5年的生存率分别是98%、93%和64%，对于同样大小Child B级的患者（n=149）1年、3年、5年的生存率分别是79%、63%和12%，而对于Child C级的患者（n=20）3 年和 5 年的生存率则降到了 0。因此肿瘤的早期发现、早期治疗对预后影响很大。对直径小于 5cm 的肝细胞肝癌进行无水酒精消融治疗，肿瘤的完全坏死率高，局部复发率低，并发症发生率低，费用低廉，但疗效与 Child 分级相关，对于 Child A 级的肝细胞肝癌疗效好。

郭佳等报道无水酒精瘤内注射治疗肝癌 2000 例共注射 31 000 余例次，结果显示：PEI 治疗肝癌取得较好的效果，直径 <3cm 和 3~5cm 的肝癌患者 1 年及 3 年生存率分别为 98.1%、80.0% 和 89.6%、42%。日本肝癌小组对 4037 例经 PEI 治疗和 8010 例手术切除的肝癌患者进行长达 8 年的全国性随访，单发肿瘤直径小于 2cm 的临床 I 期患者以及直径 2~5cm 的临床 I、II、III 期患者手术切除 5 年生存率分别为 71.5% 和 58.3%、45.1%、42.8%，均明显高于 PEI 对应的 54.2% 和 38.6%、28.8%、8.8%。认为对于适合手术的肝癌患者手术切除仍为首选治疗方法，但不到 20% 的肝癌患者适合手术切除，尤其是复发性肝癌，因此 PEI 治疗仍起着非常重要的作用。

Shiina 等报道 PEI 治疗 83 例直径 <2cm 的小肝癌，术后 1、3、5、7、10 年生存率分别为 92%、82%、72%、66%、66%。Yamamoto 等报道 97 例直径 <3cm 的小肝癌，其中 39 例行 PEI，术后 1、3、5 年生存率分别为 100%、82.1%、59%，58 例行手术切除，术后 1、3、5 年生存率分别为 96.6%、84.4%、61.5%，认为直径 ≤3cm 的小肝癌 PEI 可取得与手术相同的疗效。但相对于那些肿瘤较大、有纤维分隔、组织异质性、坏死、有子灶的肝癌来说，其疗效下降。总体来说，目前大多数研究结果表明，PEI 与手术切除治疗小肝癌对患者 5 年累计生存率是一致的，但 PEI 的 5 年无瘤生存率略低于手术切除者（19.1~44.6% VS 40.6%~48.2%）。

Huang 等人的一项随机对照试验结果显示，PEI 与手术切除治疗小肝癌 1、3、5 年累计生存率分别为 100% vs 97.4%、96.7% vs 88.1% 和 46% vs 81.8%，无瘤生存率分别为 76.1% vs 89.5%、49.1% vs 60.9% 和 44.6% vs 48.2%，二者结果均无统计学意义。但 Cho 观察到 PEI 治疗小肝癌的 1、3、5 年累计生存率和无瘤生存率均显著低于手术切除患者（95.7% vs94.8%、73.5% vs 76.5%、49.3% vs 65.5%；62.6% vs76.1%、25.5% vs 50.6%、19.1% vs 40.6%）。进一步分析显示，对于肝功能 B 级的患者，PEI 与手术切除治疗在累计生存率及无瘤生存率方面无显著性差异，分别为 87.5% vs 79.2%、48.3% vs 45.8%、29.0% vs 7%；56.5% vs 57.6%、19.1% vs 28.8%、19.1% vs 19.2%，这可能是手术切除对于肝功能 B 级的患者具有更高的术后并发症和死亡率所致。

对小肝癌的治疗，PEI 几乎可达到根治的疗效。1、2、3 年的生存率分别达到 89.6%~98.1%、59.3%~85%、42%~80%，1、3、5、7 年生存率分别为 97.%、70.3%、51.6%、30.6%。1、3、5、10 年生存率分别达 92%~97%、65%~74%、38%~48% 和 23%，与其他区域或局部治疗手段乃至手术切除生存率一致。Ebara 等报道，PEI 治疗结节 ≤3 个、肿瘤直径 ≤3cm 的原发性小肝癌，肿瘤完全坏死率为 90%，1、3、5、10 年累计生存率分别为 99.2%、81.6%、60.3% 和 20.7%。对于肝功能 A 级和单个肿瘤结节直径 ≤2cm 的肝癌，累计生存率更高。

PEI 的经典治疗对象是直径 ≤3cm、病灶数目不超过 3 个的小肝癌，累计生存率 1、2、3、4、5 年分别为 79%~96.3%、53%~87%、33%~73%、34%~61%、38%~55%，与手术治疗小肝癌疗效相似，但 PEI 对肝功能影响少，患者易耐受。

肿瘤直径≤3cm 肝癌，1、2、3、4 年生存率分别为 94%、85%、72% 与 63%，高于直径 >3cm 组的 84%、64%、58% 与 52%，原位复发率前者分别为 0%、2.1%、5.1% 与 4.2%，明显低于后者的 6.9%、7.1%、24.2% 与 28.6%。PEI 由于采用细针，具有微创、安全、疗效肯定的优点，同时在对肿瘤结节治疗的同时，可采用门静脉穿刺或门静脉联合肝动脉穿刺注射无水酒精对门静脉分支内癌栓进行治疗。量化无水酒精注射治疗 HCC，根据肿瘤结节直径与酒精注射量的回归方程，有较好的疗效，尤其是肿瘤直径≤3cm 组的肿瘤治疗效果更为明显，1~4 年生存率较肿瘤直径 >3cm 提高。量化治疗可明显提高复发性肝癌患者的生存率，复发性肝癌量化无水酒精注射治疗后 1~5 年生存率分别为 91.11%、81.17%、70.14%、61.19% 和 51.15%。无水酒精治疗肝癌量化与短时间间隔（3~5 天注射 1 次），对彻底消灭肿瘤及周边癌细胞以及防止肿瘤内纤维隔形成、提高疗效有重要作用。

而非量化治疗（少量长间隔），其无水酒精注射量按注射量（ml）＝直径（cm）＋1（肿瘤直径≤5cm）和注射量（ml）＝直径（cm）＋2（肿瘤直径 >5cm）计算，每周注射 1 次。量化治疗与非量化治疗的 Child – Pugh 肝功分级、UICC 肝癌 TNM 分期、肿瘤大小、合并肝硬化、性别及年龄等指标差异均无显著性意义。

量化治疗总的 1、2、3、4、5 年生存率分别为 92.0%、82.4%、71.4%、62.1% 和 52.7%，明显高于非量化治疗的 86.5%、72.8%、57.7%、48.1% 和 31.6%。其中量化治疗中直径≤3cm 肿瘤的 1、2、3、4、5 年生存率分别为 96.3%、87.4%、84.4%、74.0% 和 65.0%，亦明显高于直径 >3cm 肿瘤的 88.6%、80.0%、61.3%、54.0% 和 43.8%。量化治疗 HCC 疗效明显优于非量化治疗。

根据肝癌癌灶假包膜与周围存在微小卫星癌灶，林礼务等提出，如果无水酒精注射量不足（少量）或注射无水酒精时间间隔过长，不仅不能清除病灶周边的微小卫星灶，而且病灶内可残留癌细胞，纤维隔亦将随着肿瘤的生长和时间的延长而增多，妨碍无水酒精弥散，影响后续治疗；而采用足量、短间隔的无水酒精治疗，能使癌细胞广泛变性坏死，减少纤维组织形成，从而实现肝癌的局部根治。提出了注射无水酒精的弥散范围需超过癌灶直径 1~2cm 的足量与 2~3 天注射一次的短间隔的量化治疗。

应用 PEI 疗法治疗小肝癌疗效可以与手术切除相媲美，PEI 已经成为小肝癌治疗的首选方法。PEI 治疗直径大于 5cm 的肝癌的 1、2、3 年的生存率分别为 58.4%、37.8%、15%，提示该疗法可有效控制肿瘤生长，对较大肿瘤也不失为一种延长生命的有效方法。

对中晚期肝癌，TACE + PEI 治疗，其 1、2、3 年生存率分别为 71.4%~85.3%、37.5%~61.8%、23.2%~23.5%，疗效优于单纯 PEI 或 TACE。对于肿块较大的中晚期肝癌必须严密观察患者全身与肝功能等情况，选择适当的剂量。

与手术相比 PEI 治疗非常安全，死亡率接近 0，而且 PEI 治疗一般无需住院，手术治疗患者需要住院，费用也比 PEI 高。

2. 对肝转移瘤的消融作用　对于转移性肿瘤，PEI 的疗效不如原发性肝细胞肝癌好，一方面由于转移瘤多为乏血供肿瘤，限制了酒精对血管上皮细胞的破坏作用；另一方面转移瘤多无包膜而且肝脏实质正常，难以很好地将酒精局限在肿瘤内部，对肝脏实质破坏较大。因此，PEI 用于肝脏转移瘤的治疗有限，血供丰富的转移瘤除外。

由于肿块的不规则及酒精扩散的不均匀，PEI 对较大的非均质肿瘤往往难以彻底灭活，肿瘤周边常有癌细胞残存，造成原位复发。近年来，PEI 技术的改进，其中包括 PEI 专用针具、采用联合治疗方案、酒精加热后注射提高酒精杀瘤能力和扩散力等。

该方法具有灭活效果好、简便实用、毒副作用小、价格低廉、无需住院，局麻或附加静脉镇痛下即可完成操作，创伤微小，而且便于反复治疗等优点，在临床得到广泛应用。对直径≤3cm 的原发性肝癌，内部组织成分单一，结缔组织少，酒精容易弥散，易达到最好的治疗效果，可与小肝癌手术切除者 78.9% ~92% 的生存率相媲美。有报道建议对≤3cm 的原发性肝癌应首选超声引导无水酒精注射治疗而非手术治疗。对于直径 >3cm 的肝癌也可治疗，随着 PEI 技术的改进，已有大量治疗直径≥5cm 的大肝癌的报道。对中晚期肝癌，无水酒精治疗可使肿块缩小，延缓和控制肿瘤生长速度，减轻症状，提高生存质量，具有姑息治疗的意义。有关 PEI 远期疗效文献报道 1 年存活率均在 90% 以上。椎名秀一郎报道 PEIT 治疗原发性肝癌，1、3、5 年存活率分别为 93%、66%、45%，10 年生存率达到 25%，与手术切除疗效相当，优于肝动脉栓塞化疗。对肝功能较差，肿瘤直径大于 5cm，或数目超过 3 个，存活率降低。

虽然 PEI 治疗肝癌有诸多显而易见的优点，但仍具有一定的局限性。疗程较长、需反复多次治疗、尚不能一次根治、对较大的肿瘤无水酒精的弥散范围因肿瘤内纤维隔的影响受到限制，往往难以达到彻底灭活；不易控制无水酒精流向，可损害胆囊、胆管等结构。同时多点、多面、多方向、多次注射可能造成肿瘤针道种植、肝外种植，甚至导致患者肝功能不全与加重肝硬化的程度。此类情况在研究中屡有报道。如果无水酒精注射量不足（少量）或注射无水酒精时间间隔过长，不仅不能清除病灶周边的微小卫星灶，而且病灶内可残留癌细胞，纤维隔亦将随着肿瘤的生长和时间的延长而增多，妨碍乙醇弥散，影响后续治疗；而采用足量、短间隔的无水酒精治疗，能使癌细胞广泛变性坏死，减少纤维组织形成，从而实现肝癌的局部根治。研究表明无水酒精治疗肝癌量化与短时间间隔（3~5 天注射 1 次），对彻底消灭肿瘤及周边癌细胞以及防止癌瘤内纤维隔形成、提高疗效有重要作用。肝癌结节内存在纤维隔，注射酒精量过少，或注射时间间隔过长，不能充分使癌细胞坏死，并可引起炎症反应，产生纤维组织与纤维隔，无水酒精的渗透力较差，需要多次多点注射以增加疗效。这可能是酒精治疗肝癌的不足之处。而量化与短间隔注射酒精则引起肿瘤产生广泛凝固性坏死。因此主张改用渗透力更强的药物如 50% 醋酸等注射治肝癌。超声引导经皮无水酒精注射治疗小肝癌疗效是肯定的，对于中晚期肝癌该治疗方法可使肿瘤缩小，延缓肿瘤生长，具有一定的姑息治疗意义。若配合超声引导门脉内无水酒精栓塞治疗可获待更佳的治疗效果。

无水酒精一般适用于直径不超过 3cm 的病灶，其主要缺点是注射剂在瘤内浸润的程度难以监控，有些因素将影响液剂的完全弥散而降低灭瘤效果，由于酒精弥散的不可控性，决定了此种治疗必须反复多次足量，才能达到疗效。如肿瘤组织的间质成分较多即质地较硬、瘤内的组织间隙液压比较高、存在纤维间隔、液剂随血管溢漏到瘤外等。近年来随着热消融技术的进步，酒精消融在国外已有被取代的趋势，适应证限于不宜热消融者或用于治疗门静脉血管癌栓。近几年多孔子母针的应用，在一定程度上克服传统 PEI 的缺点，可消融 5cm 大小的肿瘤。且因消融手段中，化学消融的创伤最小，操作最简便，费用也最低，因而临床依从性最好，仍然具有很大的实用价值和发展前景。

（闫瑞强）

第四节　超声引导经皮注射醋酸

　　无水酒精可使肿瘤细胞及其血管内皮细胞迅速脱水、蛋白凝固导致肿瘤细胞坏死，治疗肝癌具有疗效确切、操作简单、费用低廉等优点，已成为治疗肝癌的一种重要手段，由于肿瘤包膜的限制，注入的无水酒精在肿瘤内弥散分布，不会向正常组织扩散，对正常组织影响较小。超声引导经皮瘤内注射无水酒精（PEI）治疗肝癌已经广泛应用于临床并取得了积极的治疗效果，但该方法存在一定的缺陷。我国的肝癌患者多伴有肝硬化，注射酒精可加重肝脏损伤，另外，随着肿瘤的增大，纤维膜和隔膜不断增多，肿瘤内有分隔，或者肿瘤已经治疗，如已多次无水酒精注射、TACE栓塞后，病灶处纤维化明显，由于酒精的弥散非均匀性和不可控性，受纤维间隔的限制，由于酒精不易渗透肿瘤隔膜，酒精难以弥散到整个肿瘤区，导致坏死不完全，故需多次、多点重复注射，导致肝功能的损害也逐渐加重，且术后复发率高，较大肝癌需反复多次治疗等缺点，酒精消融的适应证主要用于肿瘤直径小于3cm的小肝癌。

　　近年来国内外相继开展了超声引导经皮注射醋酸（percutaneous acetic acid injection，PAI）治疗肝癌的研究。1994年Ohnishi等首次报道PAI动物实验和初步的临床治疗结果。小鼠实验研究表明，注射醋酸溶液后以注射部位为中心可产生椭球形凝固性坏死。15%～50%不同浓度的醋酸溶液局部注射后引起肝细胞凝固性坏死，坏死区直径随浓度增加而增大；浓度大于50%时，坏死区面积与浓度无关。若用15%的醋酸溶液，效果就相当于纯酒精，50%的醋酸疗效三倍于纯酒精，因此使用时，注射的量减少。高浓度溶液（40%～50%）与低浓度溶液（15%～30%）比较，在达到相同治疗效果的情况下，可以减少注射次数。因此浓度以选用40%～50%为宜。采用25%～50%醋酸注射入肝癌瘤体内，达到杀灭肿瘤的目的。Hou等将0.01ml 50%醋酸和0.03ml无水酒精注射到兔肝脏内，分别于即刻、5分钟、15分钟后取出观察，结果醋酸造成的坏死面积大于无水酒精，而且随着时间的推移，坏死面积一直在扩大，而无水酒精则没有这种趋势。之后一系列研究报道表明该方法治疗肝癌具有明显的疗效，较大程度地提高了患者的生存质量，延长了生存期，部分患者达到治愈的目的。醋酸具有较强的穿透能力，可以更充分地向整个瘤组织弥散，对肿瘤组织的杀灭更彻底。PAI术对肝癌的治疗效果优于PEI术。

　　在一项动物实验的研究结果显示醋酸消融和酒精消融同样有效，但是醋酸消融的致死率和并发症略高于酒精消融，目前醋酸消融在国内应用较少，国外仅日本等少数国家应用。主要原因是纯酒精较容易取得，醋酸的取得、处理不方便，其呛人的酸味，影响到使用的意愿。临床效果上并不如国外报道的多，这也许是醋酸注射疗法不被普及的原因。

一、醋酸的作用机制

　　酒精就是乙醇，醋酸即是乙酸，但二者物理化学性质有所不同。醋酸属于弱酸性，穿透性较好，比酒精腐蚀性强。理论上注射量比酒精少，注射疗程、次数比酒精少。醋酸的分子式为CH_3COOH，为一种有机酸，临床采用的通常为25%～75%浓度。是利用醋酸对蛋白质的脱水固定作用使癌细胞发生凝固性坏死，且醋酸在组织中有较强的扩散能力，并能溶解脂质和胶原，因此被认为是一种较为理想的注射剂。醋酸与组织细胞接触后，可迅速引起蛋白质、核酸等生物大分子变性，导致细胞核碎裂、溶解，细胞破裂，在组织中形成一定范围的坏死区，坏死大小与注射的剂量和浓度有关。坏死区附近的组织细胞可表现为轻微的肿胀，但为可逆性，两者之间分界清晰。随后大量淋巴细胞浸润，注射后 7 天左右，周围可形成一层纤维包膜。

醋酸除能直接引起细胞破坏以外，还能溶解脂肪和部分胶原，以及它的低 pH 值特性，使醋酸注入组织后，能较容易地向四周渗透，因此低剂量注射即可产生较大范围的坏死区。大多肝癌组织中存在纤维分隔，外周有包膜，包膜外也存在一些癌细胞。无水酒精等药物都难穿过这些分隔和包膜，需要大剂量，多点注射，即使如此，往往也难以达到完全杀灭癌细胞的目的，为日后复发留下隐患。醋酸由于具有较强的穿透能力，小剂量注射即可致较完全的坏死，研究表明，醋酸注射后局部复发率低于无水酒精。经皮醋酸注射疗法也是利用醋酸的蛋白质变性作用、使癌细胞凝固坏死，与无水酒精相比，醋酸具有更强的渗透能力，容易穿透癌组织的纤维间隙而均匀弥散，因而具有更强的杀伤细胞能力。PAI 技术与 PEI 相似，但具有注射总量少、次数少的优点。浓度 15% 醋酸引起的坏死范围也要比相同剂量的无水酒精引起的坏死范围要大。

其作用机制使癌细胞脱水固定、蛋白质变性、凝固坏死，还通过直接损伤细胞的各种膜性结构或者改变 pH 值来破坏细胞内环境的稳定，导致细胞死亡

二、适应证

1. 直径 <5.0cm，特别是 <3.0cm 的肝癌，癌结节总数不超过 3 个，且肝功能为 Child A 或 B 级的患者。

2. 肝癌手术切除后复发者。

3. 转移性肝癌患者。

4. 中晚期肝癌，境界清楚，包膜完整，不能手术治疗者。

5. 全身状况差伴有肝硬化、白细胞和血小板过低，不能耐受或拒绝手术及化疗的患者。

6. 手术治疗前应用，用于配合肝癌手术切除以减少复发或配合其他非手术治疗，如肝动脉插管栓塞、肝动脉或门脉药物灌注、放射治疗等。与无水酒精联合应用可弥补其不足，提高治疗的效果。

三、禁忌证

PAI 无绝对禁忌证，但对以下情况应慎重或相应处理后再治疗。

1. 有严重出血倾向者。

2. 重度黄疸，中度以上腹水。

3. 肿瘤巨大（超过半肝以上）且呈浸润性或弥漫性生长者。

4. 门脉广泛癌栓形成者。

5. 全身出血性疾病，难以纠正的严重凝血机制障碍（如肝功能衰竭或多系统脏器功能衰竭）；服用阿司匹林、华法林等药物者，需停药 3～4 天才可以进行 PAI 治疗。

6. 严重心肺功能不全，难以耐受 PAI 治疗者。

四、 操作方法

器具、术前准备、消融途径和方法与无水酒精基本相同（图22-20）。

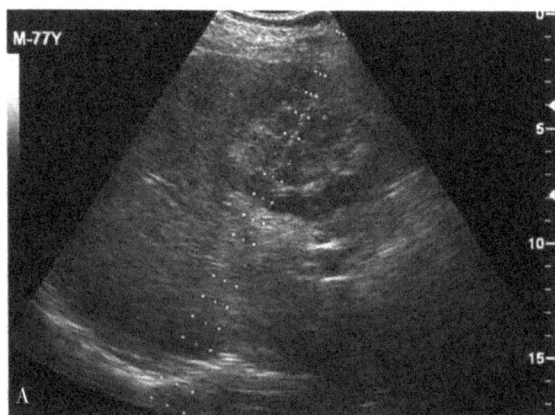

图22-20A 肝脏4cm×4cm肝癌超声引导穿刺

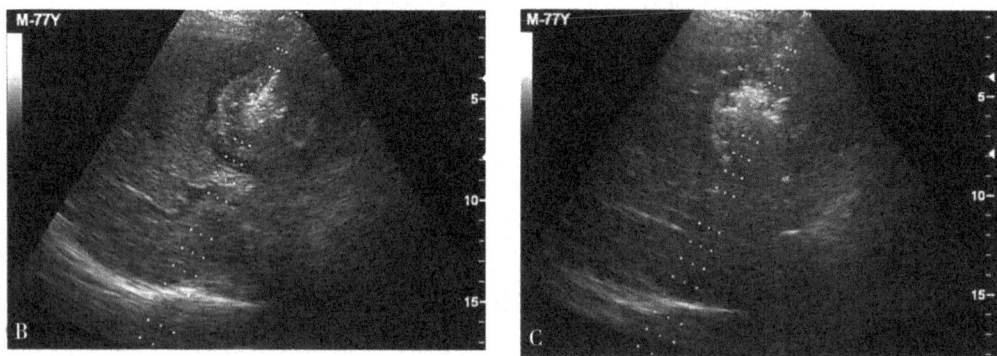

图22-20B、C 超声引导局部注入醋酸，局部回声增强

剂量与疗程：醋酸注射液使用分析纯度冰醋酸在无菌条件下以灭菌注射用水稀释成50%浓度的醋酸。醋酸的用量仅为无水酒精的1/3。其疗效除受治疗方法影响外，其病理类型、肿瘤大小和部位、机体的免疫状态等因素也有重要的影响。

（1）纯醋酸注射，每次小于6ml。肿瘤大于5cm者多点注射，每点2ml，每周一次。

（2）注射剂量：注入量按公式 $(d+0.5)^3/6$ 计算（d为肿瘤直径cm），使醋酸尽量弥散至病灶全部。

Ohnishi等提出<3cm肿瘤按公式 $V = 4/3\pi (r+0.5)^3 \times 1/3$ 计算，其中r为肿瘤半径（cm）的平均值，V为注射量（ml）。按照这个参考公式，在实际应用中应根据具体情况合理调整。1~2cm肿瘤注射1~3ml，2~3cm肿瘤注射2~5ml。但各家报道不一，剂量差别也较大，Liang等报道1.5~3.0cm肿瘤注射50%醋酸剂量达4~11ml，取得满意疗效，未见明显严重并发症。也有作者采用75%醋酸，每次治疗最多不超过8ml。Vanhoof等曾报道1例4cm肿瘤，分别注射10ml和15ml、50%醋酸各一次，间隔一周，结果患者出现肾衰竭。因此在剂量的选择上还是应该慎重，一般应使注射的强回声弥散到整个肿瘤组织区域，对于

大肿瘤可以分次完成，当出现注射阻力很大或患者疼痛明显时，则应暂停注射。

（3）使用的浓度：Ohnishi 等的动物实验表明，15% 的醋酸其致坏死能力即与无水酒精相当，且随着浓度的升高，坏死能力增大，到 50% 时达到一个平台，与 75% 和 100% 醋酸无明显区别。因此在实际应用中采用 25% ~50% 的浓度。其他学者也大多采用 50% 浓度。李拾林等在动物实验中发现，75% 醋酸对正常肝组织的坏死能力大于 50% 醋酸，对肝功能的损伤无区别，提倡使用 75% 浓度可达更佳疗效。

（4）疗程：对于 <3cm 肿瘤 2~6 次为 1 个疗程，>3cm 肿瘤 3~8 次为 1 个疗程，两次注射间隔 3~6 天。注射次数的选择应根据肿瘤大小和疗效判断来决定。

五、疗效判断

以治疗后 1 个月的影像学检查观察肿瘤大小和坏死情况、AFP 和病理检查结果，综合评判疗效。治疗后 2 个月行超声和 CT 检查，以综合评判，决定是否需要再次治疗。肿块缩小或消失，回声增强，边界模糊，CT 增强扫描后未见密度增高影确定为稳定，不需再次治疗。

当出现以下情况时可以认为治疗有效，即肿瘤完全坏死。可嘱患者每 2~3 个月复查一次即可：①肿瘤缩小或消失；②AFP 持续下降或降至正常；③穿刺活检未见癌细胞；④超声检查出现不易消失的强回声，肿瘤周边出现高回声或低回声晕包绕；⑤彩色多普勒显像显示肿瘤血流信号减少或消失；⑥增强 CT 和超声造影显示肿瘤坏死，无强化；⑦患者体重增加，食欲改善，症状减轻，肝功能好转。

下列情况应视为治疗不彻底或复发，即疗效不佳，需再次治疗：①肿块增大；②穿刺活检可见癌细胞；③CT 增强扫描和超声造影显示肿瘤强化，彩色多普勒血流显像显示肿瘤内血流信号；④患者全身情况恶化，AFP 上升。

六、并发症

醋酸为一种低毒的有机酸，其大鼠经口半致死量为 3.3g/kg，临床使用的剂量远低于大鼠半致死量，且为局部注射用药，因此是相对安全的。临床应用报道中也极少见到严重的并发症发生，仅 Van Hoof 等报道 1 例大剂量注射后出现肾衰竭。常见的并发症有以下几种：

1. 出血　为最常见的并发症，多为穿刺针划破肝包膜、大血管或肝破裂所致。注意观察穿刺处渗血情况，嘱患者绝对卧床休息 12 小时，严密观察生命体征。术前纠正凝血功能异常，严格操作规程，可减少出血的发生。

2. 肝功能损害　术后可出现黄疸、转氨酶升高、白蛋白下降等肝功能损害表现，应动态检查肝功能，加强保肝、护肝治疗，并观察有无肝功能衰竭等并发症。为一过性肝损害，2 周内可恢复正常。

3. 局部感染　多表现为肝区持续性疼痛，体温 >38.5℃持续 1 周以上不退，发现肝脓肿应抗感染治疗或行穿刺引流。术前术后常规使用抗生素预防，术中严格无菌操作可降低其发生率。

4. 发热　术后患者多有低热表现，为肿瘤坏死所致，体温一般不超过 38.5℃，1 周内可自行恢复正常。

5. 局部疼痛　注射醋酸引起的疼痛较无水酒精更为严重。为醋酸自针道漏出刺激肝包膜及腹膜所致。Ohnishi 等在注射醋酸后再注入明胶海绵，可减少漏出，减轻疼痛，也可防止瘤细胞自针道种植转移。

6. 恶心呕吐　为肿瘤坏死组织及醋酸吸收入血后对胃肠道造成不良刺激所致，可自行恢复。

7. 针道种植转移　尚属罕见。

以上反应大多不需特殊处理。醋酸具有强大的致坏死能力，使用的剂量小于无水酒精注射等方法，从而可以相对减轻对机体的损伤，李新丰等对肝癌 PAI 术与 PEI 术的对照研究表明，前者术后肝功能的影响明显小于后者。

七、注意事项

1. 由于醋酸引起的疼痛较酒精严重，可于术前 30 分钟肌注哌替啶 100mg，拔针前注射 2% 利多卡因 1～2ml；为了防止醋酸反流引起的剧烈疼痛可在拔针前用明胶海绵微粒加 2% 利多卡因堵塞针道。

2. 治疗时注意多点注射，使醋酸完全覆盖癌结节，以减少复发率。

3. 尽量选择皮肤至病灶的最短路径进针，可提高操作的成功率。进针时避开血管，以防止醋酸进入血流。

八、临床价值

由于醋酸 pH 值较低能溶解胶原，引起隔膜纤维肿胀，促进分子间的化学键解离，注入一个结节后能透过隔膜进入其他结节，弥散均匀，其注射次数及注射量均明显少于无水酒精，从而减轻对肝组织的损伤，减少穿刺并发症，特别对于癌结节 <3cm 的患者疗效可达到或接近手术效果，局部复发率明显低于 PEI 术。超声引导下 PAI 术可对治疗过程进行实时监测，随时调整进针方向及深度，观察醋酸的弥散程度，具有操作简便、安全性高等优势。

研究表明肝实质内分别注射 10% 盐酸、10% 氢氧化钠、50% 和 75% 醋酸以及无水酒精，剂量均为 0.5ml。肝脏坏死大小如下：

肝脏坏死大小（cm）

10% 盐酸	10% 氢氧化钠、	50% 醋酸
2.51 ±0.46	2.66 ±0.41	1.79 ±0.6

75% 醋酸	无水酒精
2.61 ±0.84	1.48 ±0.54

10% 盐酸、10% 氢氧化钠和 75% 醋酸造成肝脏坏死的大小均大于 50% 醋酸和无水酒精，50% 醋酸大于无水酒精。10% 盐酸、10% 氢氧化钠、75% 醋酸均可以替代无水酒精对肝肿瘤进行治疗。酸、碱均可迅速造成蛋白质和核酸等生物大分子不可逆的变性，导致细胞死亡。醋酸同时能溶解胶原，因此有较强的穿透能力。由于盐酸、氢氧化钠和醋酸的致坏死能力大于无水酒精，因此可以相对减少它们的用量或注射次数。从而减轻对肝脏的损伤。

实验研究发现，100℃ 热生理盐水、无水酒精和纯醋酸对离体猪肝标本进行注射。①注射后肝组织的硬结大小为纯醋酸 >无水酒精 >热生理盐水；②每种注射药物随注射剂量增加其硬结直径加大，但到一定剂量硬结增大不明显。热生理盐水、无水酒精和纯醋酸每点注射的最适剂量为 4ml、2ml 和 2ml；③75% 醋酸和纯醋酸注射肝组织的硬结大小没有显著性差异，但比 25% 和 50% 硬结大，是一种安全、有效的治疗方法，尤其适合于小肝癌和肝转移癌的治疗，对小的肝转移癌醋酸比无水酒精效果好。

临床研究表明，对直径≤3cm的小肝癌PAI的治疗效果优于PEI和TACE，其1、2年存活率高于PEI和TACE，肿瘤的复发率也显著低于PEI。相同大小的肿瘤只需要较少的注射量和次数。可能因为醋酸具有更强的损伤细胞的能力。经皮瘤内注射高浓度醋酸比PEI更具组织渗透能力，易于穿透肿瘤组织内的纤维间隔而均匀弥散，其注射次数及注射量均明显少于无水酒精。

PAI穿刺技术及治疗方法类似于PEI，但具有注射总量少、注射次数少的优点。Ohnish等于1994年首次报道了PAI治疗肝癌的初步临床结果，随后又报道了一个随机对照试验结果：对≤3cm的小肝癌，PAI治疗1、2年生存率分别为100%、92%，PEI为83%、63%，而PAI的复发率（8%）远比PEI（37%）低，提示PEI治疗小肝癌的疗效优于PEI。又于1996年报道PAI治疗直径≤3cm的肝癌，1、2、3、4、5年无瘤生存率分别为83%、54%、50%、37%、29%，除发热及短暂疼痛外无严重的并发症。以后又对91例肝癌患者治疗，分别以15%、20%、30%、40%、50%不同浓度的醋酸直接注射治疗肝癌，1、2、3、4、5年的存活率分别为95%、87%、80%、63%和49%，无严重并发症发生，说明即使醋酸浓度不同，但其效果并无不同，而疗效与注射量、次数、醋酸浓度有关外，肿瘤大小也是重要决定因素。并发现各种浓度的醋酸对疗效影响不大，但50%的醋酸可减少注射的次数和剂量。Ohnishi等还将PAI术与TACE治疗肝癌比较，结果前者1、2、3年生存率均高于后者。吕国荣等报道28例1.2~11.5cm肝癌行PAI术，1年生存率为90%，2年生存率为50%。

PAI术也存在一定的局限性。醋酸对肝功能损害较大，治疗时应根据患者肝功能调整注射药物用量，第1~2次治疗应尽量采用50%的浓醋酸，并且采用多点注射治疗。另外，PAI术后患者疼痛明显，这可能与腹膜对醋酸较敏感有关。在注射前后分别注入少量利多卡因可减轻疼痛。另有报道称注射醋酸后沿针道渗出，也是引起疼痛的一个原因，对于一些靠近包膜的肿瘤应尽量避免使用该方法。对较大的肿瘤，疗程较长，需反复多次治疗，不能一次性根治。

超声引导下PAI治疗肝癌是一种有效的微创性治疗方法，具有简便、安全、有效、实用、费用低、患者痛苦小等优点，疗效可达到同类病例手术切除患者的生存率，现已成为治疗肝癌的一种重要手段。尤其对中晚期肝癌患者及不愿手术的小肝癌、肿瘤术后复发者有明显优势，可改善患者症状，延长生命，且并发症少，在中晚期肝癌患者治疗中具有很高的应用价值。

总之，超声引导PAI治疗肝癌是一种有效的微创性治疗方法，损伤性小，适应范围广，操作简便，费用低廉，可与外科手术或化疗栓塞等方法联合使用。但尚有一些问题有待进一步研究，如PAI能否对机体免疫功能造成影响，治疗使用的最适浓度和剂量，客观的疗效评价标准，长期疗效等。因此尚需更多的基础研究和长期大量的临床观察以进一步完善该方法。

（盛　利）

第五节 超声引导经皮穿刺门静脉癌栓化学消融

一、PVTT 概述

原发性肝细胞癌（HCC）合并肝门静脉癌栓（portal vein tumor thrombus，PVTT）临床上十分常见，PVTT 的发生率各家报道不一，发生率可高达 50%～90%，小肝癌中的发生率也可达到 20%～30%。其发生机制也较复杂，有人认为肝癌容易发生肝门静脉转移是由肝癌组织解剖特点和其生物学特征所决定的。正常的肝脏受肝门静脉和肝动脉双重供血，因肝小叶中央静脉缺乏结缔组织，容易受癌结节压迫而闭塞，血流不能通过中央静脉，因此该部位的肿瘤组织的灌注血液将逆流入肝门静脉，癌细胞也因此进入肝门静脉，形成肝门静脉癌栓。另有研究认为肝癌主瘤周围的癌细胞和卫星灶主要由门静脉供血，在肝癌手术切除过程中，癌细胞可脱落而进入门静脉形成 PVTT，以及门静脉的分支管壁薄，容易直接被癌细胞侵蚀而形成 PVTT。也有人认为 HCC 易形成 PVTT 与凝血因子 V 基因点实变有关，该基因点突变增强了血凝活性，有利于静脉系统癌栓的形成，因此提示可用小分子量肝素结合其他抗癌措施防止癌栓形成。PVTT 是肝癌术后肝内复发的重要因素之一，也是转移的主要途径。PVTT 所致主干或一级分支狭窄或闭塞，使肝癌患者病情进一步恶化。PVTT 不仅增加了外科手术的难度，而且常造成肝动脉插管化疗栓塞治疗的失效。常引起肝内广泛转移或（和）加重门静脉高压导致急性上消化道出血等严重后果，位于主干的 PVTT 尤其是充满型的 PVTT，患者可表现为急性肝门静脉高压、急性消化道大出血，甚至引起顽固性腹水，导致肝功能衰竭，预后凶险。

（一）PVTT 的形成机制

门静脉癌栓形成与解剖学、血流动力学和生物学等多种机制相关，主要包括以下几个方面：

1. 直接侵犯 正常肝脏受门静脉和肝动脉双重供血，病肝由于受癌结节压迫，窦状隙变窄或中央静脉受压闭塞时肝动脉、门静脉交通支开放，癌细胞顺着压力高的肝动脉进入压力相对较低的门静脉系统。有学者认为 PVTT 是癌肿直接侵犯并穿透静脉壁，进而肿瘤在静脉腔内生长形成癌栓，然后以静脉壁作为支架离心式向门静脉主干方向生长蔓延。

2. 继发性门静脉血流紊乱 门静脉癌栓与门静脉逆流有关。门静脉逆流产生的机制主要有：①肝癌患者的动静脉瘘和肝硬化肝小叶的重建都导致门静脉压明显增高；②肝小叶中央静脉缺乏结缔组织鞘，易受癌结节和肝硬化结节压迫而闭塞，中央静脉作为输出血管的作用不能充分发挥，继发出现门静脉血逆流增加；③肿瘤内的供血动脉与其周围的门脉小分支和肝窦相交通，高压力的肿瘤动脉阻断门静脉灌注，形成区域性门脉高压，使瘤内门脉成为引流血管，这些血流到达周围正常肝组织时，门脉压力降低，恢复肝静脉回流的正常状态，这样，癌灶周围容易出现沿门静脉系统的微癌栓。癌灶内门静脉成为血流的主要回流通路，癌细胞输出血管向门静脉逆流，可能使脱落的肝癌细胞逆流至门静脉内生长成癌栓。门静脉受阻、血流淤滞、脱落的癌细胞容易在门静脉内停留、着床，门静脉血流紊乱是癌栓形成的解剖学和血流动力学基础。

3. 生物学因素 门静脉癌栓的形成还可能与肝癌细胞向门管区的定向迁徙有关，有研究发现，肝癌细胞表达相对特异的趋化因子，而在肝门管区存在着相应的趋化因子受体，由趋化因子介导的肝癌细胞的定向迁移可能也是肝癌细胞易侵犯门静脉的原因。

（二）PVTT 发生部位的特点

门静脉经第一肝门入肝，反复分支，最后汇入肝小叶的肝血窦。门静脉血流较慢、自身缺乏静脉瓣；回流血液富含消化吸收的营养物质，门静脉内微环境为癌细胞增殖提供了营养丰富的土壤，这也是该部位易发癌栓的原因之一。PVTT 的发生和分布与肝癌病灶的类型、大小及分布有关，其发生率在弥漫型肝癌最高；肿块越大，发生率越高；癌栓形成与病灶位置也有一定关系，肝右叶肿瘤常累及门静脉右支和（或）主干，左叶肿瘤常累及门静脉左支和（或）主干，少数可逆行蔓延、扩展至肝外门静脉主干，并延伸到肠系膜上静脉和脾静脉内，并表现有门静脉高压。门静脉右干较左干短而略粗，且有 26% 的人群无门静脉右干，其分支直接由主干发出，因此门静脉右侧分支癌栓的癌细胞较左侧更易侵袭门静脉主干。一般来说，癌栓由门静脉小分支向门静脉主干方向发展的过程中，癌栓越接近门静脉主干，自然病程越短，预后越差。而门脉左支癌栓的发生率要高于右支，原因可能是门脉左支横部至矢状部呈 90°夹角，易形成逆流。

（三）PVTT 的分型、转归

癌栓分为 I ~ IV 型：癌栓累及二级以上门静脉分支者为 I 型；累及一级门静脉分支者为 II 型；累及门静脉主干者为 III 型；累及肠系膜上静脉、下腔静脉者为 IV 型。

其转归大致有：①肝内广泛转移；②肝外转移；③继发性门静脉高压；④肝功能衰竭。

（四）PVTT 的诊断

门脉癌栓中，癌肿侵犯血管壁，在受累血管壁内形成新生的肿瘤血管，部分癌栓内还有滋养动脉。若能发现栓子内有新生血管，则基本上可以确诊为癌栓。超声检出 PVTT 有较高的敏感性和特异性，彩色多普勒超声能检测出栓子内血流信号、超声造影显示栓子强化、超声引导穿刺活检有助于鉴别诊断癌栓。CT 腔内低密度充盈缺损、强化。MRI 对门静脉癌栓也有一定的诊断价值，癌栓在 T_1WI 像呈等信号或低信号，在 T_2WI 像上为高信号，与肝癌肿块的信号极为相似。肠系膜上动脉间接法门静脉造影时 PVTT 表现为：①充盈缺损；②门静脉完全中断；③门静脉增宽；④门静脉不显影；⑤不完全阻塞者呈"线条征"。

（五）PVTT 的治疗

目前肝癌合并 PVTT 尚缺乏有效治疗手段，既往多采用保守治疗或放弃治疗，患者多在数月内死亡。PVTT 的治疗效果主要取决于原发病灶的控制程度和 PVTT 的分布范围，主要治疗方法仍为手术、介入性治疗和放疗。以往 PVTT 常成为外科手术与肝动脉栓塞化疗的禁忌证，现已开展手术切除肝肿瘤同时切开门静脉取栓，但手术损伤较大，肝动脉联合经皮经肝选择性肝门静脉化疗栓塞，虽取得了一定效果，但有一定的副作用。因此，PVTT 是目前 HCC 治疗中的热点与难点。介入治疗目的是解除门脉阻塞、延缓门脉高压、控制顽固性腹水、降低上消化道出血率，从而提高生存质量，延长生存期。目前主要应用的介入治疗方法包括：经导管动脉灌注化疗术、经导管动脉化疗栓塞术、肝动脉、门静脉双途径化疗栓塞术、无水酒精注射术、门静脉支架置放术和超声消融术，多种方法联合治疗有望取得较好疗效。

TACE 治疗失败的一个重要原因是 PVTT 形成，即使肿瘤很小，门静脉内癌栓发生率仍很高，一旦癌栓形成，可造成肝内播散。门静脉主干癌栓可阻断正常肝组织 80.0% 左右的供血，在此种情况下行 TACE 会造成肝血流进一步阻断，发生急性肝功能衰竭致死。门静脉通畅是肝动脉安全栓塞的先决条件，一些学者将门静脉主干完全阻塞列为 TACE 的绝对禁忌证，主干不完全阻塞列为相对禁忌证。

现在研究认为：①PVTT 存在肝动脉血供；②PVTT 大多不能完全阻断门脉血流；③当门脉有癌栓时，常出现丰富的侧支循环，门脉周围小静脉迂曲扩张，称为"门静脉海绵形成"，这些侧支在肝动脉栓塞时仍能维持肝脏的血供；④门脉分支癌栓应是 TACE 的一个很好的适应证；⑤肝功能状态是一个重要因素，肝功能良好的 PVTT 患者一般均能安全度过栓塞的危险；⑥对合并 PVTT 的患者行 TACE 应尽可能"超选"。当癌栓位于荷瘤门静脉段支时，是 TACE 的绝对适应证。当癌栓位于主干或一级分支内时，曾被认为是 TACE 的禁忌证。但近几年的临床研究发现，对于癌栓未完全阻塞门静脉主干，或完全阻塞，但已形成向肝性侧支循环，尤其是当癌灶只局限于肝段时，都不应视为 TACE 的禁忌证。行节段性的 TACE 是安全的，而且对 PVTT 也有一定疗效，可提高患者生存率。但对于门脉完全阻塞，尚未形成侧支循环，且癌肿巨大时，若行 TACE 将导致严重的肝功能衰竭。此时行肝动脉灌注化疗（TAI）有效，但其疗效低于 TACE。

肝癌的癌结节的早期血供主要来自门静脉，甚至完全由门静脉供养，随着肿瘤的增大，动脉血管形成并逐渐成为主要供血，其动脉分支直接伸入癌中心，营养中间大部分的癌组织，而门静脉分支一直存在于癌周部分，主要供应肿瘤周边区域。随着病程的继续发展，肿瘤中心的不断生长使瘤内压力逐渐增高，压迫动静脉，减少了自身血供，一定程度地制约了癌中心的生长。而癌周边的血供始终丰富，生长一直活跃，不断呈浸润性向四周扩展。肝癌门静脉血供特点和门脉侵犯的高发生率决定了门静脉途径治疗的重要性。由于门静脉是一个两端均为毛细血管的封闭系统，无法从周围静脉进入，故只能采用穿刺或切开插管的方法。理论上方法有：①剖腹插管，从网膜右静脉或结肠中静脉插管至门静脉；②扩张脐静脉，至门静脉；③经皮肝穿刺门静脉插管；④超选插管至段或亚段肝动脉，行碘油灌注超过一定限量后，碘油即从肝窦反流至门静脉分支，达到肝动脉、门脉同时栓塞的目的；⑤插管至脾动脉或肠系膜上动脉给药，静脉回流至门静脉。目前临床上行门静脉栓塞或灌注化疗有手术直视、超声引导或 X 线下三种途径。

经皮肝门静脉穿刺化疗或栓塞治疗（portal vein chemotherapy or chemoembolization, PVC/ E）。

1952 年经皮肝门静脉穿刺技术首次应用于临床，近年来，应用 PVC/E 治疗肝癌及预防复发。该治疗是在超声引导下穿刺荷瘤门静脉支，注入化疗药物或栓塞剂而达到治疗目的。其依据主要是：①门静脉也参与肝癌的供血，门静脉血流缓慢，可提高化疗的疗效；②肝癌转移以肝内播散为主，门静脉是其主要途径，PVC/E 则可阻断此途径；③一侧门静脉栓塞后，其供应区肝萎缩，非栓塞区代偿性增大，可提高手术切除率。

门静脉化学消融包括经腹置管法和超声引导经皮肝门静脉穿刺法。最早开展的经腹置管法，因需手术开腹完成，故极大地限制了临床广泛应用；行经皮经肝门静脉穿刺注药治疗采用 Seldinger 方法门脉置管或埋泵，此方法操作复杂，技术要求高，临床应用不便，患者相对较痛苦，故将门静脉插管化疗改进为门静脉置管 5 – FU 连续 5 天持续化疗，患者易接受。超声引导经皮穿刺门静脉化学消融、留置导管注药治疗 PVTT 以其微创，方法简便，安全，无严重并发症发生，可重复性等优点在临床引起广泛重视，并取得一定的疗效。

二、化学消融的机制

经皮直接穿刺 PVTT 注射无水酒精或化疗药物，使无水酒精或化疗药物弥散入瘤栓内的肿瘤细胞，引起肿瘤细胞蛋白变性、细胞脱水，导致凝固性坏死；同时引起的纤维化和小血管血栓形成，进一步促进了肿瘤的坏死。

三、适应证

适应证的选择应考虑 PVTT 位置、分布、大小、数目、肝功能及患者的全身情况等。

由于各种原因不能手术切除的原发性肝癌合并门静脉瘤栓局限者，均可采用局部化学消融治疗。

四、禁忌证

1. 严重出血倾向或凝血功能异常的患者，凝血酶原时间延长 3 秒以上、凝血酶原活动时间≤50%、血小板计数≤5×10^9/L。

2. 酒精过敏患者。

3. 肝功能较差已达 Child C 级的患者。

4. 严重心、肝、肾及呼吸功能不全患者。

5. 大量腹水患者或近期消化道出血史或肝性脑病。

6. 肝功能衰竭有黄疸或伴有门静脉 - 肝静脉瘘者。

7. 全身情况差或已出现恶病质不能耐受治疗者。

8. PVTT 弥漫性分布，弥漫性或填满型门静脉癌栓。

9. 肝脏肿瘤过大影响到穿刺的门静脉。

此外，严重肝硬化伴严重门静脉高压至肝门静脉高度曲张者为超声引导下介入治疗的相对禁忌证。门静脉血流逆行者应慎重。

五、操作方法

穿刺方法主要有：①细针门静脉穿刺；②经穿刺针腔门静脉置管；③Seldinger 法门静脉置管或埋泵。前两者方法简便，穿刺针细，操作损伤小，后者稍复杂，有时需与放射介入共同完成。

常用药物：①无水酒精；②化疗药物：5 - FU、顺铂。

六、器械选择

高分辨率实时超声仪，配有穿刺引导装置。

穿刺针具：20 ~ 22G PTC 穿刺针，长 15 ~ 20cm，18G 穿刺引导针。

术前准备：术前查凝血功能、血常规、肝功能及心肺功能，禁食 8 小时，签署知情同意书。先进行超声扫查，观察肿块大小、部位，了解门静脉癌栓位置、大小、范围，确定能否施行门静脉穿刺。确定穿刺点、选择进针径路并作好定位的体表标记。诊断困难者，超声造影或超声引导穿刺活检明确病理学诊断。

方法：患者取仰卧位或侧卧位，超声定位后常规消毒皮肤、铺巾，2% 利多卡因局麻，嘱患者平稳呼吸或屏气，超声引导下细针穿刺门静脉癌栓，声像图中可见到门静脉腔内呈强回声的穿刺针，穿刺进入肝内，观察针尖回声，在超声监视下缓慢前进，至 PVTT 前用突破力快速穿过门静脉壁进入栓子内，抽出针芯接含 1ml 肝素生理盐水注射器，回抽见暗红色静脉血，证实针尖位于肝门静脉内，换注射器缓慢注射无水酒精或化疗药物，见强回声的药物流线沿癌栓与肝门静脉扩散，待强回声的团弥散至整个瘤栓体后，缓慢退针出门静脉。注药完毕再次接含肝素生理盐水注射器，回抽见暗红色静脉血后留置导管，导管采用中心静脉导管（图 22 – 21）。

首先将导丝插入穿刺针，拔出穿刺针用配套的扩张器将皮肤针眼稍微扩大，再将中心静脉导管套入导丝。声像图显示进入门静脉左（右）分支，拔出导丝，并妥善固定留置导管，然后接上弹性输液泵，内装 4~5g 5 – FU，进行连续 120 小时 5 – FU 持续化疗，同时每天定时从留置导管内注入顺铂 30mg，连续 3~5 天，导管保留时间为 5 天。患者在接受注射治疗肝门静脉癌栓期间及前后，同时对肝内肿瘤结节注射无水酒精或热消融治疗，还应进行 TACE 等肝癌治疗方法。

为了提高疗效，也可在超声引导下穿刺局部扩张的肝动脉，穿刺针尖至局部肝动脉分支前（瘤栓前），再快速穿入肝动脉，先注入少许酒精，确定针已进入肝动脉再缓慢注入酒精，此时可见强回声酒精流线沿动脉及其分支快速弥散，每次 2~3ml，但技术条件要求较高。

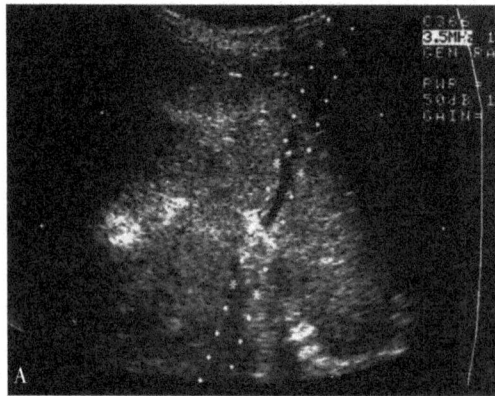

图 22 – 21A　肝癌伴门脉癌栓，超声引导穿刺门脉

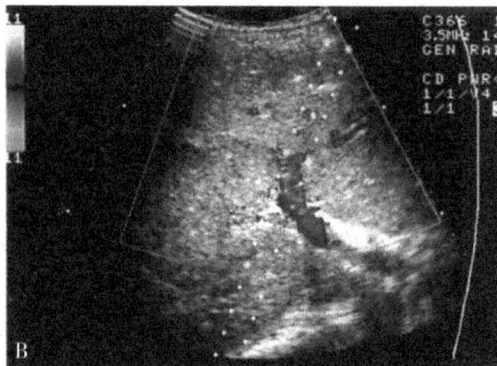

图 22 – 21B　CDFI 显示局部门脉血流

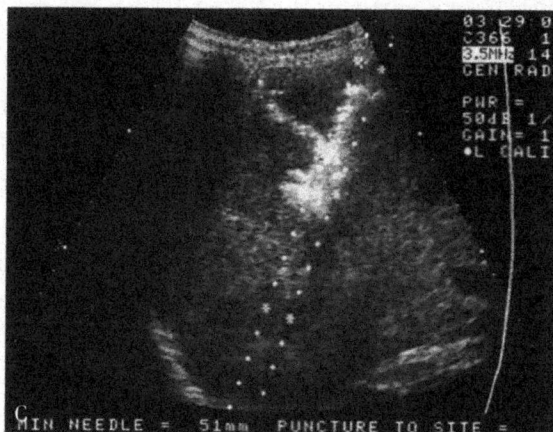

图 22 -21C 超声引导注入无水酒精后门脉内回声增强

剂量与疗程：注射无水酒精治疗，每周 1 ~ 2 次，每次注射 2 ~ 4ml 无水酒精，8 ~ 12 次为 1 个疗程，如瘤栓长度 >5cm 或充满型者常需多次注射。

化疗药物：5 – FU 0.5g/次；顺铂 30mg/次；多柔比星 7mg/次。

治疗 1 周后、1 个月后及 3 个月随访检查，观察疗效。随访 1 ~ 2 周后如必要可再重复上述方法 1 个疗程，注射结束后再随访 6 ~ 12 个月。

七、并发症

并发症少见，迄今未发现与该治疗有关的严重并发症，治疗后仅出现短暂不适，但发生率较低，大约占 23.4%，一般不需特殊处理即可自行缓解，治疗后对肝功能及血象影响不大。

1. 发热 83% 左右发热，一般于 1 ~ 3 天后自行退热，体温超过 39℃ 的患者可给予降温处理。检查血常规明确有无感染。

2. 疼痛 大约占 64.7%，治疗中疼痛一般可以忍受。可能与肝门静脉系统伴行胆管与丰富的神经等有关，肝门静脉穿刺或肝 PVTT 内注射无水酒精，刺激上述管壁与神经以及酒精渗透入周围正常肝组织引起不同程度的疼痛有关。强调掌握穿刺要点与注入少许 2% 利多卡因止痛是本技术的关键。

3. 治疗前后肝功能无明显变化 40% 出现 GPT 升高等肝功能一过性异常，停药 2 ~ 3 周恢复正常。

4. 酒精反应 61.9% 出现醉酒样反应，表现为头晕、恶心、乏力、面部潮红，一般 30 分钟内缓解。

5. 少数可发生节段性门静脉血栓形成，常于 1 ~ 6 个月内自行消散。

八、疗效判断

1. 症状、体征 症状改善，食欲增加，腹水减少或消失，提示有效。

2. 生化检验 测定 AFP 的水平是判断疗效的一项指标。治疗前 AFP 升高者治疗后 AFP 开始持续下降或降至正常水平，肝功能改善，为治疗有效。

3. 影像学检查

超声检查：超声显示癌栓从原来的低回声或等回声实体变为强回声索条状并与肝门静脉壁界限不清，病灶缩小回声增强，特征性的表现为瘤栓的血流信号消失，其门静脉周边的动脉血流信号也减弱，PVTT 消失的门静脉血流重新充盈；超声造影显示瘤栓无增强；PVTT 穿刺活检病理组织学检查确认有无存活的癌细胞，为常用的判断疗效的方法之一，但存在多点活检取样点的问题。

CT 增强扫描：CT 显示为均匀的低密度影，病灶缩小，病灶无增强。如在原病灶区域有早期增强效应的软组织结节影或有环形增强均提示有残存的瘤细胞存在。增强 MRI 对判断疗效也有一定帮助。

九、注意事项

肝门静脉系统伴行肝动脉、胆管与丰富的神经等组织，肝门静脉穿刺或肝门静脉癌栓内注射无水酒精，都将刺激上述管壁与神经以及酒精渗透入周围正常肝组织引起不同程度的疼痛，甚至剧痛，一些体弱者无法坚持治疗。肝门静脉癌栓穿刺技术要求更高，因此应力求准确无误一次穿入癌栓，尽可能采用细针穿刺以避免损伤，穿刺门静脉速度要快可减少疼痛感。一般肝门静脉 1 次穿刺成功达 88.9%，第 2 次穿刺 100% 成功。避免多次反复穿刺门静脉，造成疼痛加剧或出血，局部肝动脉穿刺更要求仔细与准确。注射酒精时要平衡压力缓慢推注，尤其在第 1、2 次注射时更是如此，多数患者仍可完成治疗。必要时可同时肌内注射止痛药物。此外，每次不宜注射过量酒精，一般每次 2~5ml 为宜。

十、临床价值

超声引导下穿刺门静脉能实时显示，为配合肝动脉栓塞治疗，提高疗效及出现的门脉癌栓，采用的超声引导下经皮门静脉穿刺化疗及注射无水酒精术，作为肝癌综合治疗的方法之一，可治疗门静脉癌栓和预防癌栓发生，效果满意。操作技术简单，定位准确，损伤小、安全、无严重并发症发生，患者易耐受，效果较好。直接向癌栓内注射化疗药物或无水酒精既可使 PVTT 充分暴露于高浓度的抗癌药物中，达到控制肿瘤消除癌栓的目的，又可减少全身不良反应，肝素的使用可有效地防止癌栓扩散。该方法可减少穿刺次数、缩短疗程。

林礼务等对 HCC 合并 PVTT 患者门静脉癌栓注射无水酒精后，83.3% 有不同程度改善，38.9% 癌栓消失。44.4% 表现为癌栓缩小或停止发展，11.0% 无效。门静脉、肝动脉联合 PEI 治疗 PVTT 癌栓消失、停止发展率以及总有效率分别为 53.3%、33.3% 和 86.6%，而单纯门静脉穿刺 PEI 治疗 PVTT 分别为 36.8%、36.8% 和 73.6%，二者并无差别。超声引导门静脉与肝动脉 PEI 联合治疗 PVTT 1~3 年生存率优于单纯门静脉穿刺 PEI 治疗 PVTT。

Yamarnoto 等报道 HCC 伴 PVTT 的患者，先采用常规 TACE 治疗后 1~2 周，再超声引导直接经皮肝穿刺癌栓注射无水酒精。癌栓部分/完全性坏死率达 90%，狭窄与闭塞的门静脉于术后再通，1、2、3 年的生存率分别 92.5%、5 7.5% 和 20%。

PVC/E 主要用于中晚期肝癌的治疗，门静脉癌栓消失率为 11.1%~42.9%，缩小率为 44.4%~62.1%，临床症状明显改善，近期疗效肯定。PVC 对预防肝癌的扩散转移有重要作用。联合 TACE 可提高疗效，1、2、3 年的生存率分别为 19%~74%、6%~28.6%、3.6%~20%。PVC/E 是肝癌治疗的一条新途径，但是，如何判断恰当的栓塞范围，如何规范使用化疗药物，剂量及疗程等问题仍有待探讨，目前注射剂在瘤内弥散浸润的程度还难以监控，肿瘤组织中癌细胞与间质成分的比例，瘤内压力，纤维间隙或包膜等诸多因素使灭活剂弥散不均，影响疗效。但瘤内注射治疗操作简便，经济，无需昂贵的设备，便于在各级医院推广应用。

　　总之，小肝癌采用超声引导经皮无水酒精、热生理盐水、纯醋酸注射可以达到原位灭活，但应根据患者的具体情况选用不同的药物。对于小肝转移癌选用纯醋酸注射较为适宜，对于肝功能较好的原发性小肝癌可选用无水酒精注射，对于肝硬化合并小肝癌且肝功能有严重受损者可选用热生理盐水或热蒸馏水注射治疗；对于中晚期肝癌肝功能较好者采用无水酒精注射治疗，配合超声引导门脉内无水酒精栓塞治疗，效果更好，必要时配合门脉置管注药或肝动脉栓塞治疗可提高疗效。如果条件允许采用微波、射频等热消融治疗可获得更好的治疗效果。

（盛　利）

普通外科血管介入技术与治疗路径

第一节 腹主动脉瘤支架置入术

一、概述

腹主动脉瘤（abdominal aortic aneurysm，AAA）占全身动脉瘤的95%，动脉粥样硬化是其最主要的病因。患者常有家族史。许多病例与高血压、吸烟、慢性气道阻塞性疾病密切相关。腹主动脉瘤男女比为4：1。发病率在80岁以上的人群中达到高峰。在美国，其为导致死亡的主要原因之一，而在>65岁男性死亡原因中排名第十。60岁以下人群中本病发生率很低，于是有人提出了"人群筛查"的构想。在西澳大利亚进行的一个涉及41 000位男性的纵向人群筛查试验显示超声筛查对发现腹主动脉瘤没有明确的好处。然而对于年龄介于65~75岁、适合用覆膜支架置入术而很少需要行开放性手术治疗的特定患者而言，行超声筛查能获得一定的好处。相反，英国的一项对62岁的男性进行了一次超声筛查的试验，结果发现检出率为15%，这将有利于个体随访并减少动脉瘤破裂的发生。

正常的腹主动脉直径约为2cm，当≥3cm时就认为存在腹主动脉瘤。与感染性动脉瘤或主动脉夹层引起的动脉扩张不同，腹主动脉瘤是一种真性动脉瘤。本病最常累及肾下腹主动脉，但也可向髂动脉延伸或累及胸主动脉。动脉瘤的外形差异很大，且腔内常存在中到大量的附壁血栓，因此，除非瘤壁和（或）血栓发生钙化，传统的血管造影并不能完全反映病灶的真实情况。常由于自发性或血管腔内插管致血栓脱落引起远端肢体栓塞，这是部分患者的首发临床表现。

任何大小的腹主动脉瘤均有发生破裂的可能，但直径≤4cm者破裂发生率每年≤5%。随着瘤体直径的增加，动脉瘤破裂发生率呈指数上升，5cm者每年达10%。>9cm者每年>75%。对于瘤体最大外径小于4.5~5.0cm者，通常不考虑用传统的开放手术治疗。如果瘤体快速增大或者出现腹痛及影像学证实动脉瘤周围发生炎症改变等提示瘤体有破裂倾向时，宜尽早手术处理。除非急诊手术，否则腹主动脉瘤破裂是致死性的。即便是急诊手术，传统的开放性手术死亡率仍高达30%。这主要和患者年龄偏大且并发症较多有关。相比之下，在早期非破裂患者中行开放性手术的死亡率仅为4%。

为了更好地评估腹主动脉瘤患者的手术风险，人们提出了Glasgow动脉瘤评分标准，具体为：风险评分＝年龄＋（心肌疾病7分）＋（脑血管疾病10分）＋（肾脏疾病14分）。其对术后死亡、严重并发症（包括心肌梗死或脑卒中）以及传统开放性动脉瘤修补术或动脉瘤腔内修补术的远期存活情况均具有预测价值。Biancari及其同事统计了在EUROSTAR登记的相关患者后发现 Glasgow 评分中位数为 78.8（四分位数间距为 71.9~86.4，平均值为 79.2）。在 Glasgow 评分 <74.4 的患者中，术后 30 天死亡率为 1.1%；Glasgow 评分介于 74.4~83.6 的患者为 2.1%；Glasgow 评分 >83.6 的患者为 5.3%（P≤0.001）。

经股动脉逆行置入覆有涤纶人造血管的支架行腹主动脉的腔内修复术与传统的开放性涤纶修复术相比有很大不同。虽然覆膜支架置入术早在 20 世纪 80 年代已在前苏联开展，但该技术最早是在 1991 年由 Parodi 和他的同事首次进行报道。从此，该技术逐渐成为了腹主动脉瘤治疗的主流，同时这也极大地改变了血管外科医生、放射介入科医生以及心脏介入科医生之间的职能关系。美国在 1995 年 5 月完成了首例主动脉腔内覆膜支架置入术。

虽然血管腔内装置发展至今已经过几代的改良，但大多数都由金属制的支架骨架覆以封闭动脉瘤的薄膜材料。大多数情况下，人造血管内支架需根据患者情况"定制"。虽然目前已有用标准模块组成的人造血管内支架，但仍有部分患者因为肾下瘤颈太短、血管异常迂曲、髂动脉管径小且显著钙化等原因不宜行主动脉腔内修复术。腔内修复术最主要的限制因素是术后需要持续随访以排除支架的晚期失败和内漏的发生。根据内漏部位的不同可对其加以分类，瘤体扩大时，内漏是主动脉瘤破裂的一个危险因素。但主动脉腔内修复术与未接受干预的患者相比，如果发生破裂，前者的血流动力学改变程度和手术死亡率均低于后者。目前已有主动脉腔内修复术远期随访资料，显示其手术死亡率以及并发症发生率均较传统的开放性腹主动脉瘤修复术低。尽管以上两组患者中，接受主动脉腔内修复术的患者往往年龄较大，并发症较多，且需要再次手术的比例也较大，但这些相关研究仍然能得出上述结论。

内漏分类：

Ⅰ型：人造血管内支架锚定部或封口部漏。

a. 近端连接部。

b. 人造血管内支架中部（主体与分支连接处）。

c. 远端连接部。

Ⅱ型：侧支血管向动脉瘤腔灌注。

a. 有一条血管灌注。

b. 超过一条血管灌注。

Ⅲ型：覆膜支架本身缺陷所致渗漏。

Ⅳ型：织物孔隙所致渗漏。

Ⅴ型：没有明确渗漏但内张力升高。

注：尽管该型内漏几乎总存在多条血管，但通常难以通过 CT 扫描全部发现。

最近，由于一些医疗机构储备有足够的覆膜支架组件，可满足急诊腔内修复的需要，腔内修复术也被推广应用于治疗急性主动脉瘤破裂。早期对动脉瘤破裂患者行腔内修复术能降低腹腔间隙综合征的发生率。腔内治疗的优势体现在处理一些困难病例时，这些大量失血的患者由于曾经手术，腹壁发生瘢痕化或疝，开放手术的入路费时又困难。

二、动脉瘤的评估指标

临床检查能发现大部分直径 >4cm 的动脉瘤，但一些肥胖或动脉瘤仅局限在主动脉某一节段的患者则较容易被漏诊。但实际上，腹主动脉瘤往往是在患者因其他原因需做腹部 CT 或者超声检查时偶然被发现的。对于需要行主动脉腔内修复术的腹主动脉瘤患者而言，单靠超声检查是不够的，因为需要评估动脉瘤颈、动脉瘤成角以及髂动脉等。用带刻度的导管行血管造影曾经是血管内支架置入术术前评估的必要手段，而现在几乎已被多排 CT 结合三维及最大密度投影重建技术所取代。CT 技术从单排发展到多排已使其成为腔内手术术前唯一需要进行的影像学评估。

评估腹主动脉瘤的根据 CT 参数。该检查的目的首先是确定腔内治疗是否可行，如果可行，确定所需覆膜支架的长度和大小。如今，模块化的分叉式覆膜支架可以通过重叠的方式在原位调整其总长度，这降低了选择合适长度支架的难度。最重要的是测量瘤体上颈的长度。理想的瘤颈长度应大于 15mm，直径应≤30mm，为圆柱形，无斑块及血栓且不过度迂曲。然而临床上极少患者完全符合上述条件，此时瘤颈的长度可能是最重要的指标，因为这是覆膜支架封闭动脉瘤开口的部位。据估计 25% ~ 50% 的腹主动脉瘤患者并不适于行主动脉腔内修复术。

一项在澳大利亚进行的关于 Zenith 覆膜支架（Cook Inc）的队列分析研究显示，68% 的患者并不符合厂家推荐的应用指征。最常被忽略的指征是瘤颈长度，而这导致了内漏发生的比例上升了 4 倍。即使如此，原发和继发性动脉瘤隔绝成功率仍然有 87% 和 94%。如果患者的情况不满足生产商提供的产品应用指征，则使用前应充分考虑到手术可能会因此而失败。最近的一项研究表明主动脉腔内修复术早期（≤30 天）中转行开放修复术的死亡率为 22%。

当患者伴有其他疾病（如心脏病）而不适于行开放手术时，是冒着中转开放性手术的风险先行腔内修复术，还是直接采用开放性手术，是一个需要面对的问题。目前还没有相关的随机试验减少上述选择性偏倚情况。在 400 例主动脉腔内修复术患者中，因为合并其他疾病而拒行开放手术的占 15%。患者对手术创伤更小化的要求促进血管腔内修复术和创伤最小化手术的应用，因此上述的疑惑或许将永远无法解开。

由于 CT 血管造影技术的进步，现在导管造影技术仅在主动脉异常迂曲或需要行腰或髂动脉栓塞操作等患者的初步诊治中使用。栓塞较大的腰动脉被认为可以降低 II 型内的发生，另外也有一些证据显示，在覆膜支架置入前先栓塞通畅的肠系膜下动脉可降低术后内漏率并加快瘤体缩小的速度。最近有研究指出副肾动脉的存在与主动脉腔内修复术后内漏发生无关，而我们的经验是任何较大的动脉都可能通过与其他血管交通后进入已隔绝的动脉瘤体而发生内漏。当动脉瘤囊内血栓负荷低时，腰动脉和肠系膜下动脉通过隔绝的动脉瘤囊相交通的机会将增加。如果髂内动脉开口于动脉瘤，则覆膜支架通常要延长到髂外动脉，并且为了防止逆流而先栓塞髂内动脉。最近人们开始认识到闭塞髂内动脉后常会出现该侧臀型跛行，有时还可能致残。髂内动脉远端分支过度栓塞可能带来严重后果。

可以将延伸式覆膜支架置入扩张的髂内动脉内，但这可能会增加远期髂总动脉破裂的风险，尤其是当血管为动脉瘤而非单纯扩张时。一种较好的解决方法是在支架内置入另一个分叉式覆膜支架以保留髂总动脉分叉。这无疑会增加手术时间，需要有丰富经验的医生操作，最重要的是患者的髂外动脉直径要符合条件。目前覆膜支架技术的一个限制因素是需要足够的空间去组装分叉式支架的相应模块。

通常膜覆支架会以将直径扩大 10% 的方式确保颈部的牢靠固定。对于绝大多数现成的覆膜支架而言，现有供应的各种规格产品都将瘤颈直径限制在 30mm 以内。

在 CT 扫描随访中会发现，大直径覆膜支架内常有附壁血栓形成。由于动脉瘤随体积减小而发生形态改变，血流特征的改变可使随访 CT 扫描中血栓位置发生改变。

各种类型的动脉瘤几乎都可以找到特制的覆膜支架，包括用于肾动脉以下无瘤颈型动脉瘤的开窗式覆膜支架。使用开窗式覆膜支架时要注意仔细定位开孔处，以便经此向分支血管中置入裸支架或覆膜支架。

与欧洲人相比，亚洲人的髂动脉管径通常较小。如果出现髂动脉钙化、过细、迂曲，则在插入输送器时可能会损伤血管。如果输送器外径比髂外动脉粗，则需要临时经腹膜后途径行髂总动脉涤纶血管造口。

术前测量和计划时应尽量做到最终支架释放后支架上缘紧贴位置偏下的肾动脉。来自腹主动脉瘤开放性手术的经验表明，肾动脉以下的整个腹主动脉随时间的推移都有形成动脉瘤的可能。没经验的操作者往往由于担心遮盖肾动脉，在肾动脉下瘤颈条件允许的前提下，尽量在远离肾动脉的地方释放覆膜支架。如果采用分叉式覆膜支架，这会导致开口比预计水平偏低而难以进入对侧髂支。

虽然不同厂家要求的测量参数有差异，这些测量指标通常都是通过 CT 增强扫描得到的，有时需结合校准导管血管造影才能获得。大多数 CT 扫描机器都有测量腹主动脉瘤相关指标的特殊软件。瘤颈直径的确定一般取三个径线的平均值或最大值。价格昂贵的特殊三维重建技术能虚拟显示覆膜支架在动脉瘤体内的位置，便于医生更好地制定诊疗计划。

测量数据通常由 CT 技术员采集，血管外科医生或放射介入科医生根据这些数据以及 CT 三维重建图像选择合适的覆膜支架。当需要定制产品时，通常需要将 CT 检查信息以特定的格式提交给生产商，以便他们核实相关数据并据此制作相应覆膜支架。

数据的测量会有许多不同，不同机构应尽量确保测量数据的一致性。选用分叉式覆膜支架时应考虑到对侧髂支的置入和释放。如果腹膜支架过长，超过动脉瘤体，则支架的 2 个分支开口均在一侧髂总动脉内。

三、患者的选择

采用腔内治疗的腹主动脉瘤患者应具备开放性修补术的指征。临床上，腹主动脉瘤患者可分为以下三类：较适合采用腔内修补术；最好采用开放性修补术和采用二者之一均可。对于没有高危因素、除本病外身体健康、腹主动脉瘤形态预计开放性或腔内手术均容易成功的患者，显然采用两种手术方式均可。一些血管外科医生认为开放性手术用时较少，移植物耐用性更好，可避免造影剂所致的肾衰竭、放射线照射以及腔内修复术相关的内漏风险。最近英国的一项随机研究比较了采用腔内修复术或开放性手术治疗腹主动脉瘤的差异，以及对不适合进行开放性手术的患者比较了采用腔内修复术或者药物支持治疗的疗效。结果发现腔内修复术与开放性手术的远期疗效无显著差异；进行腔内修复术患者与未经任何处理的患者在动脉瘤所致死亡率方面无显著差异。这可能与这些患者患有多种并发症有关。腔内修复术后 30 天死亡率为 9%，该值为澳大利亚开放性手术治疗腹主动脉瘤手术死亡率的 2 倍。澳大利亚的经验是腔内修复术在术后早期死亡率和并发症率方面具有明显优势，但其远期优势丧失。主要是内漏所致。澳大利亚与其他国家的一个不同是其长期存在的商业化个体化覆膜支架与其他覆膜支架不同，经得起时间考验。

总体而言，采用腔内修复术的患者动脉瘤体最大径比采用开放性手术者小，但直径 ≤ 4cm 的动脉瘤患者进行腔内修复术并不能获益。EUROSTAR 临床试验合作者研究腔内修复术患者的获益情况后发现，动脉瘤最大直径为 4.0～5.4cm 组与 >6.5cm 组相比，前者优于后者，而 5.5～6.5cm 组腔内治疗获益最少。通常主动脉修复术的指征是动脉瘤直径 >5cm、瘤体迅速增大或患者出现腹痛。

对于不能耐受传统开放性手术的动脉瘤患者，如果腔内修复术术中或术后 30 天以内失败，其死亡率很高。失败的原因主要包括：髂动脉或动脉瘤本身迂曲致覆膜支架无法置入；明显内漏导致瘤体不能隔绝；支架释放时出现动脉瘤或髂动脉破裂。

模块化的人造血管内支架如 Cook Zenith Flex 复合式内支架（Cook Inc）是包括三个组成部分的分叉式覆膜支架，适用于动脉异常迂曲或髂动脉管径较小的患者。

四、合适产品的选择

腹主动脉瘤患者通常使用从肾动脉延伸到髂动脉的分叉式覆膜支架。早期的覆膜支架为直管状或主动脉—单侧髂总动脉构造，使用时需栓塞对侧的髂总动脉并用涤纶人工血管行股—股动脉旁路转流术。而现在分叉式覆膜支架已成为标准支架。

覆膜支架近端的固定是一个需要特别关注的问题，所有覆膜支架都采用支架本身膨胀的方式实现固定。还有一些产品在覆膜支架的近端增加了一段裸支架（有的带有倒钩）到达。肾动脉以上水平，以增加额外阻力防止支架移位。这种跨越肾动脉的设计并不增加肾功能障碍的发生率，而目前所观察到的腹主动脉瘤患者行支架腔内置入术后发生肾衰竭的原因很可能与使用碘化造影剂有关。

不单纯依赖支架扩张固定的覆膜支架其术后支架移位和 I 型内漏的发生率较低。支架内膜近端离肾动脉开口越近，发生 I 型内漏的可能性就越小。I 型内漏是由于覆膜支架不能成功隔绝动脉瘤体所致，其结果是囊壁面临与术前相同水平的压力。如果支架近端封闭不良的同时髂动脉流出端被支架分支段完全封闭，则动脉瘤壁所承受压力会比术前更高。

大多数覆膜支架释放的第一步是在肾动脉水平释放支架的近段。但 Zenith 和 Trivascular 支架的头端有一个限制装置，在支架释放以后还可进行调整。在动脉瘤颈部较短和迂曲的情况下，可以在覆膜支架的大部分释放后再完全封堵瘤颈具有相当优势。然而部分释放的支架的过度移动有可能增加动脉瘤附壁血栓和粥样斑块脱落形成栓塞的风险。对开窗式覆膜支架而言，这种调整的能力则是必备的。开窗式覆膜支架是指在覆膜支架的涤纶织物上开口以使重要的动脉分支如肾动脉或肠系膜上动脉能与覆膜支架内腔相通。

其他提高覆膜支架疗效的改进设计有全支架覆膜支架以提供更强的柱状支撑力，以及提高抗扭曲或抗支架分支段移位等其他能力的设计。EVT II 期临床研究表明，分支段内无支架的分叉式覆膜支架在置入术后有 40% 患者需要再次行介入手术在原分支段内置入自膨式支架，以防止血栓形成或发生扭曲。髂动脉异常迂曲可引起人造血管内支架分支段因扭曲以及过度操作所致的栓塞而闭塞。现在人们已认识到人造血管内支架会随瘤体的主要弯曲弧度而弯曲。这也正是发生人造血管内支架髂支与主体分离的原因之一。

与欧洲和澳大利亚相比，美国食品与药品安全委员会批准上市的人造血管内支架的种类有限，以至于如今在美国常常很难找到合适的人造血管内支架。2004 年，在一个三级转诊医疗中心接诊的 ≥5.0cm 的腹主动脉瘤中，超过四分之三的瘤体形态不符合已批准上市的 2 种分叉式人造血管内支架的要求。其主要原因是动脉瘤的成角和直径超过自制或商业化内支架可提供的范围。然而作者发现，如果忽略一些腔内产品使用的禁忌证，超过 90% 的上述患者还是可以接受主动脉腔内修复术的，而在我们自己的 400 例病例系列中成功隔绝瘤体的比例超过 90%。在澳大利亚，人们可选用当地生产商提供的现成的或个体化制作的 Zenith 人造血管内支架（Cook Inc），该产品在市场上占据了最大份额也就不奇怪了。

由于认识到髂内动脉闭塞与臀型跛行发生率明显增高有关，人们在受累髂内动脉置入覆膜支架并获得令人满意的结果。虽然理论上这样做会增加髂动脉段的破裂风险。因此，术后评估应包括髂外动脉的情况。当髂动脉迂曲，严重钙化或管径狭窄时，主动脉腔内修复术前应慎重考虑有可能出现动脉破裂的情况并作好相应准备，必要时能立即置入覆膜支架延长。我们关于髂动脉破裂的经验是，主动脉腔内修复术主要步骤完成前常没有显著的临床或血管造影方面的表现，一方面是由于支架释放装置填塞了裂口区域，另一方面是由于血管外膜可以包裹住出血部位一段时间。

弹簧圈栓塞髂内动脉也会引起臀型跛行，尤其是当弹簧圈放置到髂内动脉远端时。近来这方面的进展是髂动脉分叉式覆膜支架，在髂支上有一个分支伸入髂内动脉，解决髂内动脉供血问题。今后可能会有类似的分叉式覆膜支架应用于主动脉弓处用于治疗胸腹主动脉瘤。保留髂内动脉能减少臀型跛行的发生，但是释放支架分支段的过程中仍有可能发生该动脉栓塞。

腹主动脉瘤患者中股总动脉受累较严重，另一方面股动脉切开，尤其是采用斜切口时引起的并发症率很低，所以经皮穿刺器械对于腹主动脉瘤腔内治疗而言并不重要。对侧髂支通常小于 18Fr，经常可采用经皮置入方式释放。现在临床上已有多种用于止血的缝合闭合器。

主动脉瘤应用覆膜支架取得良好效果使得该技术的应用范围扩展到腹主动脉瘤患者。这也让我们看到了未来实现显著降低腹主动脉瘤破裂患者死亡率的可能，前提是要有足够的覆膜支架现货供应系统。现在澳大利亚的墨尔本已经将这一系统应用在治疗胸主动脉瘤破裂患者中。由于腹主动脉瘤需要的支架差异性更大，这必将增加在这类患者中开展的难度。在一些医疗中心则库存主动脉—单侧髂支覆膜支架作此用途。

五、覆膜支架的释放

对于合适的患者，主动脉瘤腔内修复术的操作过程相对而言变化不大。不同的生产商会提供详细的产品使用说明并针对产品给予培训。这里以分叉式覆膜支架为例说明主动脉腔内修复术的一般操作过程。

准备好入路部位，必要时需暴露一侧或双侧股总动脉。导入造影导管行血管造影以进一步确定位置较低的肾动脉位置（肾动脉位），并在计划释放支架的部位作标记。如果动脉瘤颈部有成角，则应采用正交投影，这通常需要在前后位投影时 C 臂向头部方向倾斜一定角度。再次行血管造影以确定髂内动脉开口（髂动脉位），这往往需要 C 臂向尾部方向倾斜一定角度。对于大部分造影机上述不同位置和角度可以保存下来，以使 C 臂迅速还原。

检查人造血管内支架在释放装置中的位置是否正确，释放装置的主体部分通过扭曲程度最小而管径最大的那侧髂动脉送入到肾动脉以下拟释放位置。C 臂和患者均应处于第一次血管造影时的肾动脉位。

分叉式覆膜支架释放之前，应将标记对侧分支位置的标记物调到正确的位置。然后释放支架主体，待对侧分支弹出后，从对侧股总动脉导入导管进入该分支段并释放对侧髂支。在这个过程中 C 臂和患者应处于第二次造影时的髂动脉位。保持 C 臂与患者处于同样位置，必要时向同侧分支置入并释放髂动脉延长支。最后用低压—高容量球囊对覆膜支架的锚定区和接合部进行完全扩张，再行血管造影以确定动脉瘤囊已被完全隔绝。入路处行手术缝合或用闭合器械关闭。

在涉及腹部或是身体其他较厚部位时，尽管一些制造商宣称使用移动影像学增强器能起到与固定造影机一样的效果，但没有得到放射科医生认同。然而，为了控制患者和极少数情况下便于中转开放性手术，部分血管外科医生还是选择在手术室行腔内修复术。于是原先的血管造影室或手术室逐渐改装成兼具双重功能的综合手术室。这种变化的经济效益及必要性如何仍有争议。有些时候，这主要还是与谁想控制腔内修复术的操作有关。

1995—2003 年在实施的腔内修复术中，有 3 例需要行紧急中转开放性手术，有 1 例术后 6 小时行开放性手术。另有 2 例需要紧急中转的病例分别是髂总动脉破裂（1993 年）和髂总动脉开口破裂（2005 年），这 2 例均在血管造影室中转开放性手术。由于操作环境离配有麻醉师的手术室很近，所以还没因在血管造影室手术而发生死亡的病例。

除了影像质量方面的影响外，另一个至关重要的因素是对器械的熟悉度及行血管造影时操作技能的熟练度。腹主动脉瘤腔内治疗过程中，要特别注意避免金属导丝碰到主动脉弓，否则有可能发生脑卒中、导丝所致的主动脉夹层或导丝尖端穿破主动脉。如果由于测量不当出现覆膜支架过短，则可以额外置入另一个延长支；如果覆膜过长，则可能会出现对侧髂支不能衔接，或者一侧或两侧髂支的远端永久性地覆盖相应的髂内动脉。我们还发现个别病例需要先从左肱动脉插入导丝至对侧髂支，导管循该导丝才能经股动脉进入该髂支，过程中需要捕获和更换导丝。在极少数患者中，采用这种方法可以同时推拉将髂支放置到正确位置上。

如果瘤颈过短或严重成角，则可能需要使用个体化制备的器械。偶尔会出现插入僵硬的导鞘后明显改变动脉瘤原始的成角情况，以至于测量结果"错配"，最终导致手术失败。一旦置入并释放覆膜支架便不能通过经皮方式将其取出。此时如果因为各种原因不能中转行开放性手术且瘤体足够大的话，可以先保留覆膜支架在瘤腔内，以后再置入合适的支架。

如果在腔内修复术结束时发现有 I 型内漏则应立即予以纠正，因为瘤体破裂的风险并没降低。小的钙化斑块可使覆膜支架不能完全打开或者瘤颈成角情况比预期严重。如果覆膜支架内径够大，大多数情况下可用低压力—高容量球囊进一步扩张纠正 I 型内漏。如仍然失败，可在原支架内置入一个管径很大的球囊扩张支架使支架进一步膨大并更好地封闭瘤颈。

如果覆膜支架的一个分支拟覆盖髂内动脉，为了防止以后通过该通畅的髂内动脉发生内漏，通常需要行髂内动脉栓塞术。为了减少麻醉时间以及碘化造影剂使用量，一些医疗机构分期行髂内动脉栓塞术。大直径纤维化栓塞弹簧固应尽可能地在髂内动脉起始端栓塞，这样能减少臀型跛行发生率，并使对侧髂内动脉最大可能地通过侧支循环向患侧供血。若出现双侧髂内动脉闭塞，虽然会形成髂外到髂内动脉的侧支血管，但这类患者往往都会出现臀型跛行。

复杂的覆膜支架植入过程往往需要繁琐的操作以及多条导管入路，并发症发生率较高，有时还会发生致死性废料栓塞。若术前 CT 扫描时发现肾动脉以上有疏松的动脉粥样斑块，术中应特别小心以防其脱落。动脉粥样硬化性栓塞可以发生在血管造影后或手术后，这也是引起术后并发症及死亡的重要原因。男性患者在腔内修复术后发生阳痿的病例虽然很少见，但这也提醒我们术中应尽量保持双侧髂内动脉的通畅。

如果覆膜支架完全释放后发现存在轻微的Ⅱ型内漏，我们的做法是在术后1个月复查CT增强扫描。部分患者内漏可消失，若仍有内漏存在，必要时可考虑采用介入方法处理。

六、内漏的处理

与传统的开放性手术相比，腔内修复术术后的大部分费用花在内漏的筛查和处理上。开放性血管移植术后吻合口也有可能形成假性动脉瘤，但其发生率远低于腔内修复术，因此，不需要常规行影像学定期复查。另外，即使存在内漏，动脉瘤仍可能缩小，因此，并不是所有内漏都需要积极干预。这种情况多发生于较小的Ⅱ型内漏。

内漏是指循环中的动脉血不断进入动脉瘤囊，可在支架释放后立即发生，也可发生于术后数月至数年。然而，动脉瘤体术后膨大或没有缩小并非都由于内漏所致，另一原因是存在低压性水囊瘤或者血清肿。影像学检查被广泛地应用于确定内漏的存在以及动脉瘤囊的缩小情况。

一般的影像学检查包括彩色多普勒及CT。CT检查时应有足够的时间使小的内漏部位充满造影剂，要求有动脉相及延迟相扫描。只有当其他创伤较小的方法已经确定内漏的存在或存在无法解释的动脉瘤囊继续膨大时，才考虑行血管造影检查。Ⅰ型内漏通常较大而明显。

瘤颈扩张、覆膜支架向远端移位或覆膜支架的分支段与主体部位分离都可引起很大的Ⅰ型内漏，这样的内漏很快会发生动脉瘤囊破裂。

相反，Ⅱ型内漏更细小而难以发现。用彩色多普勒检查其血流特征时会发现有时内漏处会出现自发性封闭。与侧支血管逆流终止在动脉瘤囊的内漏相比，在不同血管之间起桥接作用的内漏则很少发生自发性封闭。腔内修复术结束时行血管造影通常会发现在腰血管之间存在广泛的侧支循环。我们的经验是持续存在的Ⅱ型内漏总是同时存在流入及流出血管。而流入血管的确切位置往往只能借助血管造影来发现。

CO_2血管造影技术用于寻找不明显的Ⅱ型内漏的敏感性特别高。最近研究发现，在寻找不明显的Ⅱ型内漏时，磁共振血管造影比CT血管造影敏感性增加50%。遗憾的是，前者不能用于含不锈钢成分的人造血管内支架。其原因除了有支架移位风险外，更主要是磁敏感性伪影会影响图像质量。

持续存在Ⅱ型内漏会导致动脉瘤囊内压力不断增高，其内容物不断发生溶栓过程，使得血栓内与侧支相通的管道大小不断发生变化。Ⅱ型内漏如果不予处理可能会发生动脉瘤破裂。动脉瘤囊不能缩小或继续膨大是进一步检查的指征。由于临床上很难做到直接穿刺到腰动脉或肠系膜下动脉，所以可先用带鞘细针直接经腰穿刺进入动脉瘤囊部，之后再通过鞘管选择性地将导管插入流入或流出血管。

解决持续性Ⅱ型内漏要求将相应的侧支血管完全闭塞。仅在动脉瘤囊内置入几个弹簧圈并不能保证永久性的闭塞。一旦出现明显的内漏，整个动脉瘤囊腔都有可能被液体充满。造影剂注入动脉瘤囊后有可能会广泛扩散，有时造影剂在动脉瘤囊血栓内的扩散可能会增加向流出道插管的难度。我们的经验是，向动脉瘤囊内注射凝血酶并不能很好地消除Ⅱ型内漏。

若腔内修复术后行放射学检查未发现内漏而瘤体却不缩小或稍有增大，则很有可能是内张力所致。此时如果行经皮动脉瘤囊穿刺，很可能会引出澄清的或浆液性液体。有报道在用聚四氟乙烯材料行开放性手术后也有类似发现。在我们自己采用以涤纶作为内膜的覆膜支架的400多例病例中还没有发现有明确的内张力情况。当中有一例动脉瘤囊持续性轻度增大没有发现明显病因，采用直接测压法并未提示动脉瘤囊压力增高或有内漏。然而，其他学者还是接受内张力这一观点，并且认为这可能与人造血管内支架所用的织物有关。

除影像学检查外，临床上成功应用的另一方法是将压力感受器送入动脉瘤囊腔内。一项小规模的研究应用该技术证实在成功行腔内修复术后动脉瘤囊内压会降低，但这一效应不会在术后马上出现。首个应用该技术的临床研究发现，在发生内漏的患者中，压力感受器显示其囊内压力升高。然而，动脉瘤囊的某一部分压力升高并不总是代表整个囊壁压力都升高。一项实验模型研究发现，动脉瘤囊扩张最明显的地方正是压力最高的地方。

I型内漏的处理方法是应用袖套状覆膜支架或开窗覆膜支架对原腔内修复术进一步扩展。有学者曾使用 ONYX 栓塞剂（Micro Therpelatics Inc，Irvine，CA）治疗II型内漏。它是一种非黏性的液化栓塞剂，由便携式微导管释放，内含有溶解在二甲基亚砜里的乙烯—乙烯醇共聚物以及能在 X 线透视下显影的微粒化的混悬钽粉末。其可用于栓塞流出血管、流入血管以及它们在动脉瘤囊内的通路。该方法与弹簧圈栓塞法不同之处在于前者可以防止血管闭塞后的晚期再通。由于含有微粒化的钽粉末，X 线几乎不能透过该栓塞剂。虽然I型内漏者也可使用 ONYX 或螺旋圈等栓塞物质封闭内漏处，但我们还没把它作为一种可靠的治疗方式。

七、远期疗效

一研究比较腹主动脉瘤患者采用传统开放性手术或覆膜支架腔内修复术的疗效，发现两者都能有效地预防动脉瘤破裂，后者的晚期破裂发生率每年≤1%，而两者的 5 年生存率都接近70%。

对于那些解剖学上符合覆膜支架使用要求的患者来说，由于其围手术期死亡率较低，所以其术后动脉瘤相关死亡率也较低。覆膜支架应用的主要限制因素仍然是术后需要长期随访，而且即便手术成功，以后需要再次人为干预的概率会随时间的推移而增加。研究发现，使用同一类型器械的术后疗效十分相似。绝大多数失败病例可以通过再次干预成功解决。

EUROSTAR 研究结果，有助于人们更好地评价动脉瘤囊内血栓形成以及瘤体缩小所产生的力对覆膜支架的影响。早期的覆膜支架近期疗效显著，但由于内漏远期疗效不佳。除了覆膜支架内血流对支架施加的冲击力，移植术后囊体的缩小也对支架施加一个显著的扭曲力。这看来是 EUROSTAR 登记的病例中出现覆膜支架分支段与主体分离的原因之一，而这也促使了生产商对其设计进行改良。

有学者发现部分颈部较短的动脉瘤患者术后晚期出现了肾动脉以上裸支架部分与覆膜管状主体部之间的分离。覆膜支架的远期随访结果还不能令人满意，因为 EUROSTAR 的资料显示支架释放术后 4 年的失败率较高。

覆膜支架设计的每一步革新都不断提高其耐用性和实用性。但目前没有解决的问题是术后要随访多长时间。由于所有动脉瘤患者术后都有发生其他部位动脉瘤的倾向，所以所有腔内修复术患者术后至少要随访 2~5 年。目前，我们有很多术后瘤体完全收缩的患者每 3~5 年随访一次。我们还有一位患者术后发现覆膜支架的金属骨架完全碎裂并集中在移植物下方，而动脉瘤囊仍然完全收缩。CT 增强扫描显示，其主动脉管腔直径与原先覆膜支架的内径相当。

如今，覆膜支架腔内修复术已成为腹主动脉瘤的一种确切治疗方法。随着覆膜支架设计的不断改进，今后适用该微创技术的患者比例会逐渐增高。虽然在随访中使用磁共振血管造影能减少患者接触辐射的剂量，但并不能减少目前随访机制中的社会经济负担。

（闫瑞强）

第二节　深静脉血栓形成的介入治疗

一、下肢深静脉血栓形成

深静脉血栓形成（deep venous thrombosis，DVT）是美国第三大最常见的心血管疾病，其年发病率为（56~182）/100 000。DVT 的主要危险因素有：手术、外伤、制动、肥胖、肿瘤、各种易栓症及 DVT 病史。DVT 最严重的并发症是肺栓塞（pulmonary embolism，PE），其病死率达 7.5%~17%。据估计近端 DVT 患者中 40%~50% 有隐性肺栓塞。因此，DVT 和肺栓塞在临床上统称为静脉血栓栓塞（venous thromboembolism，VTE）。

DVT 另一个潜在的严重并发症是血栓后综合征（postthrombotic syndrome，PTS），表现为肢体疼痛、水肿、停滞性皮炎和溃疡。25%~60% 的 DVT 患者中存在 PTS，其取决于血栓形成的水平和程度。PTS 的主要病理生理学机制是静脉瓣反流和流出道梗阻造成的静脉高压。尽管 PTS 发病率高，但是对于大多数 DVT 患者的治疗仍着重于抗凝。在一项包括 5451 例确诊为 DVT 患者的前瞻性研究中，只有 1% 的患者得到了溶栓治疗。这种对 DVT 后患者肢体状况和功能缺乏重视的情况缘于对 PTS 的预防性治疗缺少Ⅰ期的资料。

（一）介入治疗原理

DVT 的介入治疗有三个主要目的：①减少 PE 和 DVT 复发的危险；②通过恢复静脉通畅和维护静脉瓣膜功能来预防 PTS；③及时缓解症状。但是，如上所述，治疗的标准几十年来没有改变，抗凝仍然是备受推崇的治疗措施。但目前单一的抗凝治疗存在三个主要的问题：①抗凝治疗对积极地去除急性血栓无效；②治疗效果的评价只是基于血栓的存在与否，没有考虑到受累及静脉的程度和部位；③对于静脉的潜在解剖学异常的治疗不被认可。

值得注意的是，不管是普通肝素、低分子肝素、还是华法林都不能溶解血栓。静脉的再通依赖于血管本身的纤溶活性。只用抗凝治疗，髂—股段血管几乎不可能自发完全再通。在所有患者中，只有 10% 能在 10 天的肝素治疗后自发溶解血栓，而高达 40% 的患者在进行抗凝治疗的同时，血栓还在继续发展。这些患者更有可能出现 DVT 复发和 PTS。

尽管现在没有Ⅰ期的科学数据来量化抗凝治疗同时辅以介入治疗的优势所在，但已有证据显示早期去除血栓使患者获益。在一项以进行溶栓治疗 DVT 患者为对象的多中心前瞻性研究中，Mewissen 及其小组成员报道大多数溶栓治疗成功后 1 年的患者静脉仍然通畅。Elsharawy 和 Elzayat 在一项小型的随机研究中观察到溶栓治疗显著地减少了静脉瓣反流、改善了静脉的通畅率，这正对应 PTS 的两个主要病理生理学机制。在另一项研究中，Comerota 等发现，相对于单独采用抗凝治疗，同时辅以导管溶栓（catheter - directed thrombolysis，CDT）治疗的患者在治疗后 16 个月内其健康相关生活质量得到了显著改善。

基于以上和其他文献中的观察性研究，对 DVT 患者采用介入治疗是可取的。

（二）患者选择

基于介入治疗创伤小的优点，适应证和患者选择的标准也有所改变，越来越多急性和慢性 DVT 患者可以接受介入治疗。目前公认的最适合行介入治疗的患者如下：

1. 有症状的近端 DVT　所有腘静脉水平以上的完全或部分血栓形成。可能具有高危 PTS 和 PE 的股总静脉和（或）髂静脉血栓形成。由于这部分患者 VTE 复发和 PTS 出现的可能性很大，适合采取积极的治疗方式。

2. 急性血栓形成　尽管急性（< 14 天）首发的 DVT 患者可获得最好的治疗效果，大量亚急性和慢性血栓形成患者在经过血管内溶栓和闭塞的中心静脉再通后，许多症状也可以得到缓解。但对于股—腘静脉段的慢性栓塞现在仍没有有效的腔内治疗方法。

3. 适当的预期寿命　记住治疗的目的，那些有适当预期寿命的患者将从介入治疗中获益最大。而对于高龄和晚期恶性肿瘤患者，并不优先考虑 PTS 的治疗。这些患者积极治疗 DVT 的唯一适应证是发生如股青肿这样严重威胁肢体的并发症。

4. 无抗凝和溶栓治疗的禁忌证　由于有效的经皮机械性血栓切除术（percutaneous mechanical thrombectomy，PMT）装置的不断发展，许多有药物溶栓禁忌证的患者可以在最小用量或不用溶栓剂的条件下使用这些装置进行治疗。

（三）方法

DVT 介入治疗有很多不同的方法，并没有哪一种技术体现出优势。但是一般来说，最初的静脉入路应顺着血流方向。低位腘静脉或胫静脉入路可用超声引导。血流颜色、血管压缩性和大小可用来区分动静脉。腘静脉栓塞在超声下可表现为无颜色或多普勒信号的管腔扩张的结构。多数医生使用 4 - Fr 或 5 - Fr 外鞘的小口径入路，必要时可增大尺寸。应尽量穿过原发阻塞部位，并测量阻塞或血栓形成的范围。最常用的是一种亲水性导管。有些慢性 DVT 患者急性发作时导管无法完整穿过闭塞段。这些患者可先进行溶栓治疗。

当血栓形成的范围确定了，就可以选用一种方法进行治疗。可在药物溶栓前采用 PMT 切除血栓，也可以在溶栓治疗后采用 PMT 清除剩余的孤立血栓。有时只采用 PMT 或联合低剂量的溶栓剂已经足以建立通畅的血流。但是通常用现有的 PMT 装置还不足以清除血栓，还需继续原位灌注溶栓剂治疗。

尽管通过导管顶端灌注纤溶剂可以有效地溶解动脉性血栓，但对 DVT 患者的效果就没那么好了。推荐的做法是使用多孔导管穿过血栓的全长进行溶栓治疗。

在介入治疗期间几乎不需要预防性使用下腔静脉滤器。但是，当有巨大的栓子部分粘附或是"漂浮"在中心静脉时，则推荐放置一个合适的滤器。

（四）溶栓剂

目前常用的溶栓剂是纤溶酶原激活剂。它们通过将纤溶酶原转化为纤溶酶直接溶解纤维蛋白。形成的纤溶酶将血栓中的纤维蛋白裂解。这个过程主要可在两个水平调节。第一是纤溶酶原激活物抑制剂（plasminogen activator inhibitors，PAI），这种抑制剂中最重要的是 PAI - 1。DVT 患者 PAI - 1 水平的升高可能延长了溶栓的过程。替奈普酶（TNK）是强效 PAI - 1 拮抗剂，因此，可作为优选的溶栓剂。但是，值得注意的是，尽管有这种理论上的优势，替奈普酶家族与组织型纤溶酶原激活剂（tissue - type plasminogen activator，t - PA）、瑞替普酶（r - PA）或是尿激酶相比，其应用于 DVT 患者的优势还未在临床上得到确认。其他可能的溶栓剂，如纤溶酶和蛇毒金属蛋白酶（Alfimeprase）是直接溶解纤维蛋白的药物，在安全性和有效性方面具有潜在的优势。这些药物在美国还无法应用于临床，还没有其应用于

DVT 患者的临床数据。

1. 灌注规程　通过多侧孔导管灌注常规剂量的药物是最常使用的方法。尽管许多医生常采用快速推注大剂量溶栓剂的方法，但目前还没有确切的数据表明这种方法比常规剂量灌注更有效亦或更危险。

2. 联合治疗　如前所述，有时单独应用 PMT 或是联合应用低剂量的溶栓药物，已足以建立通畅的血流。将 AngioJet（Possis Medical Inc.）流变学血栓清除装置和尿激酶或阿替普酶类的溶栓药物联合应用是最常用的方式。这种方式常被称为"能量脉冲（power pulse）"，并灵活的应用于 DVT。临床上常将 10 ~ 20mg t - PA 或 500 000 ~ 1 000 000U UK 混入 50ml 生理盐水，将其作为 AngioJet 的注射溶液。使用三通管将装置的流出道关闭，通过打开 Angio-Jet 并加压注射稀释的溶栓剂至血栓，使血栓全长接受"脉冲"。20 ~ 30 分钟后，将流出道开放，并在血栓全程按传统方式使用这种装置。

最近，以摘要的形式发表的资料表明有希望将 Trellis - 8（Bacchus Vascular Inc.）与低剂量的溶栓剂单次合用即可清除大多数患者的血栓并重建血流。缩短了溶栓剂灌注的时间，减少了患者在重症监护室监测的需要，潜在提高了溶栓治疗的安全性，被称为"isolated fragmenolysis"。

Trellis - 8 导管是一种灌注和抽吸部分被近端和远端封闭球囊分开的药物机械装置，附有连接着变压线圈的振荡器，可使导管产生振荡。导管置入栓塞静脉后，两端球囊膨大，隔绝病变静脉，通过灌注导管注入 4 ~ 10mg t - PA（2 ~ 5mg TNK 或 4 ~ 10U r - PA），然后启动装置。振荡器的速度和振幅是可调节的，持续 15 ~ 30 分钟。然后通过抽吸部分将药物和血凝块吸出。缩小球囊，描记静脉波。必要时可重复上述过程，直至血流通畅。

其他形式的联合治疗则更侧重在溶栓过程中彻底清除血栓，比如在 CDT 过程中使用声波。目前使用 EKOS Lysus 系统（Bothell，WA）的超声加速 CDT 治疗的初步数据显示溶栓效率在急性 DVT 和急性发作的慢性 DVT 患者中都得到了改善。

3. 介入操作规程　介入操作目的是尽可能建立从受累肢体到心脏的通畅血流。通过 CDT 或联合治疗清除急性血栓后，仍然存在的闭塞可通过辅助的血管成形术和支架植入术治疗。在血栓清除后，临床上常见的静脉结构异常是髂静脉压迫综合征（May - Thumer 综合征）所致的血流受阻。右髂动脉骑跨并压迫下方的静脉，导致血流受阻。最常受累的是左髂总静脉。其次还包括左髂外静脉、髂静脉汇合处上方的下腔静脉和右髂总静脉。

在下腔静脉和髂静脉这样的中心静脉使用金属支架可以获得更好的预后。由残留血栓导致的狭窄或 May - Thurner 综合征所致的粘连均可通过放置适当大小的支架得到治疗。髂静脉通常使用直径 10 ~ 16mm 的支架，最常用的是 12 ~ 14mm。支架植入术后常常还需血管成形术，必须根据在球囊扩张过程中患者的疼痛程度衡量球囊大小。球囊过大的血管成形术会增加静脉破裂的危险。同时，使用过小的支架和球囊又容易造成早期的再狭窄或再栓塞。因此，支架和球囊的型号对于良好的预后是至关重要的。

目前的金属支架应用于隐股点以下股静脉的结果令人失望，因此并不推荐。股静脉血管成形术有时可以帮助在狭窄或部分栓塞部位建立更通畅的血流。但单独的血管成形术对慢性血栓或纤维化所致的狭窄疗效极其有限。由于以上原因，隐股点以下的栓塞一般不采用手术干预。

4. 辅助药物治疗　许多 DVT 患者都有一种或多种导致高凝状态的情况。此外，操作过程中缓慢的血流容易导致导管周围血栓形成。因此，整个介入治疗中我们采用全身肝素抗凝治疗。同时，如果有需要还可应用药物缓解疼痛和背部不适。

抗血小板治疗也许能让患者获益，但尚未得到证实。

（五）结果

迄今为止，最大的 DVT 溶栓治疗数据库是静脉注册机构（Venous registry）。这是一项前瞻性研究，针对使用导管介导 UK 进行溶栓治疗的 DVT 患者。排除标准包括孤立的腓静脉 DVT，血栓切除术后的血栓再形成以及溶栓、抗凝或血管成形术治疗禁证。溶栓治疗的方法则取决于经管医生。在 473 例入组的患者中，287 例（303 条肢体）完成了 1 年的随访。其中 17% 溶栓效率 < 50%，溶栓治疗失败。

针对除 UK 外的其他溶栓药物还没有大规模的研究，但小型回顾性研究已取得较好的结果。对包括以上提到的静脉注册机构的 19 篇经过同行评审的使用 CDT 治疗急性 DVT 的研究，Vedantham 等进行了综合分析。经过评价 860 条肢体解剖学的血栓清除状况。其中 88%（76% ~ 100%）获得了成功。与以上静脉注册机构的数据相似，急性 DVT 患者的成功率更高。

已发表的关于单独的 PMT 或与溶栓药物联合治疗 DVT 的经过同行评审的文献非常有限。Kasirajan 等报道在 17 例 DVT 患者中，有 4 例仅使用 AngioJet 治疗清除了 >90% 的血栓。还有 9 例患者接受了额外的 CDT 治疗。17 例中 14 例患者的症状显著改善。Lee 等使用 Ar-row – Trerotola 经皮血栓切除仪，用或不用低剂量的 UK 治疗了 25 例急性髂—股静脉 DVT 患者。1 年临床成功率达 92%（23/25），2 例患者出现了瓣膜关闭不全。

Vedantham 等在 CDT 后使用 AngioJet 辅助 PMT 治疗了 20 例患者（28 条肢体），成功率为 82%。其中 3 例患者出现大出血（无颅内出血）。这个研究小组还发表了其使用瑞替普酶进行 CDT 治疗和用 Helix 进行辅助 PMT 治疗的研究结果。后一项研究治疗了 18 例患者的 23 条肢体。96% 的肢体治疗成功，1 例大出血（6%）。后期［平均（19.8 ± 11.6）个月］改良的静脉功能不全评分情况如下：6 条肢体 0 分（无）、10 条肢体 1 分（轻度）、3 条肢体 2 分（中度）、无肢体 3 分（重度）。

使用 Trellis – 8 治疗的 113 例患者的结果以摘要形式报道。这是一项由仪器厂商在 48 个中心自动收集数据的前瞻性研究。80% 患者用一种方式移除血栓后即建立了通畅的血流，不再需要 CDT 或是 ICU 监测。113 例患者中 42 例接受了辅助支架置入。这项研究的主要缺陷是缺少中心实验室对数据的独立验证。

在一项试图探讨溶栓治疗与生活质量（quality of life，QOL）改善之间关系的研究中，Comerota 等对 68 例接受了 CDT 治疗的患者进行了一项健康相关生活质量评价，并与 30 例只用抗凝治疗的患者相比较。结果显示接受了溶栓治疗的患者的生活质量改善显著。

（六）介入手术后患者治疗

完成介入手术后，为移去导鞘，需要暂时停止抗凝。移除导鞘后需全身抗凝 1 ~ 3 小时。普通肝素曾用来控制患者的部分凝血酶原时间在正常的 1.5 ~ 2.5 倍，联用华法林后可得到最合适的国际标准化比率（international normalized ratio，INR）。现在低分子量肝素可替代普通肝素。最适 INR 和华法林抗凝治疗的持续时间取决于 DVT 的病因。通常将 INR 控制在 2.5 ~ 3.0 之间，抗凝治疗持续 6 ~ 9 个月。

患者症状在血流重建后 2～5 天可得到显著缓解。未获缓解的患者应考虑是否有早期再栓塞存在及再次介入治疗的可能性。随访包括治疗易栓症（特别是＜50 岁的患者）和术后 3 个月、6 个月和 12 个月的双下肢超声检查。多数血管专家推荐术后 3～5 年每年随访，有症状及时就医。

患者出院后，还应细心监测 INR 水平，并根据需要调整华法林剂量。弹力袜可减少 PTS 的发生，所有介入治疗后的患者都应考虑使用。

二、上肢深静脉血栓形成

上肢 DVT（upper extremity DVT，UEDVT）比下肢 DVT 少见，占所有 DVT 的 4%～11%。一般分为原发性和继发性两种，其发病过程、治疗方式和临床预后都不同。上肢 DVT 常常无症状。如果有的话，则包括上肢、颈部和肩膀疼痛，水肿，沉重感和触痛。尽管目前对上肢 DVT 并发症了解不多，但是这些患者也会出现肺栓塞和血栓后综合征。5%～10% 的患者会出现肺栓塞，继发性患者比原发性上肢 DVT 更易发生肺栓塞。血栓后综合征则更多出现在原发性上肢 DVT 患者，20%～70% 患者受累。

上肢 DVT 的危险因素包括易感患者的上肢剧烈运动、中心静脉置管、遗传的易栓症和获得性高凝状态（如怀孕、口服避孕药和癌症）。如同下肢 DVT 一样，所有意料之外的上肢 DVT 复发都必须警惕是否有遗传性或获得性高凝状态存在。在一项研究中，有 1/4 原发性上肢 DVT 患者在诊断后一年内发现恶性肿瘤。

原发性 UEDVT 病因学常常与手臂的反复剧烈运动、效应静脉血栓形成或 Paget‐Schroetter 综合征有关。锁骨下静脉在胸廓出口处受到来自肌肉/韧带结构（前斜角肌、锁骨下肌）和骨（第一肋和锁骨）的外源性压迫。因此，介入治疗的重点应放在移除血栓。而血管成形术或支架植入对静脉由解剖学原因造成的狭窄没有效果。Paget‐schroetter 综合征多见于年轻人，多数病例有近期反复运动上肢的病史。

继发性 UEDVT 比原发性多见，病因主要有内置静脉导管、起搏器导线、外伤以及肿瘤压迫。常常多种因素同时存在。通过锁骨下静脉置管比通过颈内静脉更易导致血栓形成。但是，多数置管相关的静脉血栓形成是无症状的。除了发生 PE 和 PTS 的可能，继发性 UEDVT 还可导致大多数需要静脉通路的患者失去重要的静脉入路。

上肢深静脉血栓形成的介入治疗：

首先要确诊血栓形成。中心静脉狭窄或慢性闭塞可能意味着没有急性血栓。一般而言，腋静脉以下的急性血栓形成可以采用抗凝和支持治疗。这些患者较少出现后遗症。腋静脉锁骨下段以上的静脉血栓则采用介入治疗。正如以上提到的，原发性静脉血栓形成只采用抗凝治疗时常出现 PTS。因此，医疗机构和患者都接受采用 CDT 和其他腔内治疗。溶栓/血栓切除术治疗方法与前述下肢 DVT 相似。超声引导下可到肘以上的贵要静脉和肱静脉。静脉描记图可了解血栓累及的范围。功能静脉血栓形成的患者，常常累及到胸廓入口处静脉受压部位的中心静脉。越过血栓形成部位后开始溶栓，可联用 PMT。对这些患者辅助采用 PMT 可更快的溶栓。Paget‐Schroetter 综合征患者清除血栓后，不必再采用血管成形术或支架术试图改善狭窄的胸廓入口，因为目前的腔内技术对这种静脉受到外在解剖学上的压迫产生的狭窄无效。通常可考虑外科松解术，但手术时机仍有争议。一些血管外科医生在溶栓治疗后早期手术，还有一些人则提倡先抗凝治疗，延期行松解术。

对有症状的继发性 UEDVT，标准治疗包括抗凝、抬高上肢、上肢加压和除去静脉内存在的导管。超过一半的患者症状消失，但还可能会残留狭窄和出现慢性闭塞，此外，除去静脉导管使长期需要静脉通路的患者失去重要的静脉通路。如果仅用抗凝治疗没有迅速缓解症状，应考虑采用溶栓治疗。在 CDT 治疗前不应考虑除去中心静脉内置管。在肘上低位肱静脉或贵要静脉可建立静脉通路。去除血栓的方法与上述原发性 UEDVT 相似。其次，还可选择头静脉作为通路。急性血栓清除后，原有的静脉狭窄可通过血管成形术治疗。对头臂静脉或上腔静脉可使用支架。而外周静脉使用支架效果欠佳。去除不利的锁骨下静脉导管，如有可能可在颈内静脉重新置管。患者术后应接受 3 个月以上的抗凝治疗，具体时间取决于共存的其他病因。与其他任何形式的溶栓和（或）抗凝治疗一样，应排除禁忌证。腔内技术治疗这些患者成功率高，可有效的去除血栓，并使高达 87% 的患者保留中心静脉置管。

三、总结

在过去的几十年里，抗凝治疗一直是 DVT 治疗的基石。抗凝治疗减少了 PE 的发生率，提高了 PE 患者的生存率。但是，越来越多的证据表明对于 DVT 的其他并发症，如 PTS，仅用抗凝治疗是不够的。换言之，抗凝治疗对肺栓塞有效，而对肢体作用不大。由于对预防 PTS 缺乏关注的原因是多方面的，所以推广 CDT 需要更多设计良好的、有说服力的临床随机试验。

（李启民）

第三节　介入治疗在肝移植中的应用

一、概述

肝移植（liver transplantation，LT）是治疗各种肝功能衰竭的有效方法，首例人体肝脏移植实施于 1963 年。自 20 世纪 90 年代以来，肝脏移植已被公认为是治疗各种终末期肝脏疾病和某些肝脏恶性肿瘤的有效手段。与其他实体器官移植一样，初始阶段的肝移植使用来自死亡供者的整个肝脏。肝移植的发展面临严重的器官短缺的问题，为了缓解供肝短缺的矛盾，1989 年开始实施了劈裂式肝移植，20 世纪 90 年代初期开始实施活体肝移植（living - donor LT，LDLT）。如今的肝移植技术包括了全肝移植、减体积肝移植、劈裂式肝移植、单或双供体来源的活体肝移植。两个供体同时捐献部分肝脏给同一个受者称为双供肝活体肝移植。活体肝移植起源于亚洲，如今在欧美国家也普遍开展。由于吻合的管腔较大，因此，全肝移植相对其他技术的肝移植较为简单。减体积肝移植、劈裂式肝移植和活体肝移植因为涉及吻合较细微的管道结构，比较复杂。而双供体肝移植由于吻合的管道多一倍而尤为复杂。在减体积肝移植、劈裂式肝移植和活体肝移植中，由于需要吻合细微的血管及胆道，术后出现狭窄的风险大大增加，借助介入治疗才能保证获得满意的移植效果。

放射介入学促进了肝移植技术的发展。肝移植技术问世及每次技术的革新，都离不开放射介入学的帮助。至今，与肝移植联系最紧密的放射介入技术是经皮肝穿刺胆道引流及胆道狭窄的扩张，如果能成功进行以上操作，可以防止移植肝发生反复炎症及肝功能的恶化，在活体肝移植中的作用尤为突出。自 1992 年以来，Asan 医学中心（AMC，Seoul，Korea）器官移植科共实施肝移植超过 1200 例，2004 年和 2005 年每年均超过 200 例。AMC 成功开创了多项肝移植技术。例如改良的右半肝活体肝移植及双供体活体肝移植。AMC 实施的肝移植中超过 90% 是成人间的活体肝移植，四分之一为双供体活体肝移植。我们回顾性地分析了 1037 例活体肝移植患者中在术前、术中或术后需行介入治疗的 613 例（59.1%）患者的资料。最常见的介入治疗是各种积液的穿刺引流（34.5%），其次为治疗胆漏和肝内胆管狭窄的经皮肝穿刺胆管引流术（percutaneous transhepatic biliary drainage，PTBD；23.9%）。最常见的血管内介入治疗为因出血而行的栓塞治疗（14.2%）。因血管狭窄、迂曲而行的球囊扩张或支架置入见于各个部位，包括肝静脉（6.4%）、肝动脉（1.2%）和下腔静脉（inferior vena cavagram，IVC；1.2%）。

AMC 肝移植的成功率为 95%，肝移植术后并发症的诊断及治疗大多数均离不开放射介入手段。本章节结合我们的经验及相关的文献资料，介绍与肝移植相关的介入治疗手段。

二、肝移植手术前的影像学评估

CT 增强扫描，包括血管重建是手术前评估患者及供者最重要的方法。对于受者而言，CT 主要用于评估门静脉内是否有血栓及栓子大小，手术中需要结扎的曲张血管，肝动脉的大小及是否适用于吻合，肿瘤是否有肝内、外转移，门静脉内是否有癌栓，以及脾动脉是否有动脉瘤等等。同时，检查是否存在右侧胸腔积液并及时引流可以改善术后患者肺功能及预后。因为大量右侧胸腔积液在肝移植手术中容易凸进腹腔，影响术中暴露和操作，移植肝的空间也受限。

对于活体肝移植而言，CT 及血管重建还用于评估供肝的体积、大小、肝脏血管的解剖学变异。磁共振胆道成像评估胆道是否变异。借助以上影像学检查，可以筛选出合适的供体，使肝移植手术简单化，提高活体肝移植手术成功率。当一个供体的供肝体积不够时，可以考虑实施双供体的活体肝移植。影像学的检查对于尸体肝移植也大有裨益。

三、肝动脉、静脉及胆道的吻合

（一）全肝移植

全肝移植时，血管的重建通常采用端端吻合的方式吻合肝上下腔静脉、肝动脉及门静脉，但是血管重建有多种方式可供选择。"背驮式肝移植"是指在下腔静脉的吻合中，把受体的各条肝静脉修剪成一个共同开口并与供体的肝上下腔静脉吻合。在门静脉的吻合中可以使用人造血管。肝动脉的重建方式很多，取决于动脉是否适用于吻合以及是否存在解剖学变异。肝动脉的吻合可在不同部位进行，包括肝总动脉、肝固有动脉、腹腔干或腹主动脉的分支。肝动脉存在变异时还可作多个吻合口。当动脉不够长时，可以采用人工血管把供体肝动脉搭桥吻合于受体腹主动脉。胆道重建通常采用胆总管的端-端吻合或者是胆肠吻合。

（二）减体积肝移植、劈裂式肝移植及活体肝移植

左半肝移植中，肝静脉的重建比较简单。而右半肝移植中，所有直径大于 5 毫米的静脉都要重建以防止移植肝淤血。少数患者只需吻合肝右静脉，而在大多数情况下需吻合 2 支以上的静脉，包括肝右静脉、副肝右静脉、右后下静脉和肝中静脉发至第 5 段（V5）和第 8 段（V8）的分支。肝右静脉、副肝右静脉和右后下静脉通常直接吻合至受体的肝右静脉或

下腔静脉，但 V5 和 V8 通常需借助人造血管自肝断面吻合至受体的肝左或肝中静脉。重建后的 V5 和 V8 可以在术后很长一段时间内保持通畅，否则，第 5 段和第 8 段移植肝将借助肝内的侧支循环引流至其他通畅的静脉。

门静脉在无解剖变异时只需要 1 个吻合口，但存在变异时需要 2 个吻合口，例如从主干发出右后支时。从受体门静脉分叉处获取一段 Y 形血管整形后用于吻合可以简化手术操作。受者门静脉不适合做血管重建时同样可以考虑使用人造血管。

肝动脉是肝移植需要吻合的最细微的结构。肝动脉存在解剖变异或者术前反复的经肝动脉介入治疗造成血管内膜损伤是导致肝动脉吻合困难的最主要原因。肝动脉的吻合通常是在显微镜下行端端吻合，胃网膜右动脉有时也可用于吻合。如果肝动脉存在丰富的肝内侧支循环，亦可结扎其中的一支。

胆道的吻合通常在胆总管或左右肝管处作端端吻合或胆肠吻合。只有 52% 的患者胆道无解剖变异，即胆总管发出左、右肝管，右肝管发出右前、右后支。胆管变异时需多处吻合。活体肝移植术后的胆管狭窄不仅见于吻合口，同样见于胆道的缺血损伤，此时表现为肝内多处的胆管狭窄。胆管狭窄是活体肝移植的唯一关键难点，单凭外科技术很难处理。介入或内镜治疗是肝移植术后胆道狭窄的正确处理方式。患者如果存在多个胆道吻合口或多发肝内胆管狭窄形成时，一处或多处经皮肝穿刺胆道引流是唯一可行的方法。

双供体的活体肝移植供肝来源多种多样，可以是肝叶加肝叶，例如两个左半肝、左半肝加右半肝，也可以是肝叶加肝段，右半肝加左外叶，左半肝加右后叶。

四、肝移植术前的血管介入治疗

（一）经颈内静脉肝内门体分流术

受体在等待供体过程中，为预防曲张静脉出血可行经颈内静脉肝内门体分流术（transjugular intrahepatic portosystemic shunting，TIPS），但该操作目前还存在争议。

（二）脾动脉动脉瘤栓塞

肝硬化患者中脾动脉栓塞的发生率为 7%~17%，最近的文献表明肝移植术后脾动脉动脉瘤破裂会显著增加病死率。以往的主要处理方法是手术结扎或切除病变的脾动脉段，同时切除或不切除脾脏。但是，脾脏具有重要的免疫功能，因此，保留脾脏具有重要意义。肝移植术前即使是无症状或微小的动脉瘤也应行介入栓塞以防止其扩大甚或破裂。通常自动脉瘤的远端向近端方向进行栓塞。

五、肝移植手术中的血管介入治疗

（一）术中门静脉造影

足够的门静脉血流对于保证移植肝的充盈非常重要。术中阻断门体间的交通支，例如冠状静脉或脾—肾分流，可以增加门静脉入肝的血流。门静脉造影可以帮助判断曲张血管结扎前后血流的方向。自肠系膜下静脉或肠系膜上静脉分叉处置管，注射造影剂时嘱咐麻醉师暂停呼吸机的使用。拔除导管前需结扎肠系膜下静脉。对曲张的血管进行栓塞治疗同样可行，但不如直接结扎简单而有效。

（二）门静脉内支架置入

为防止血管迂曲，或因附壁血栓等原因造成门静脉管腔狭小时，可放置支架。我们建议放置能自行扩张的支架，因为门静脉吻合后行球囊扩张不安全。由于支架本身可造成远端血管成角，进而造成门静脉的狭窄或阻塞，因此，支架材料必须要有良好的柔韧性。通常自肠系膜下静脉或肠系膜上静脉的分叉处置入支架。直径为 10mm 的支架可以确保门静脉血流，但置入的支架要与门静脉的大小匹配。支架的长度为门静脉肝内分叉处到肠系膜上静脉汇入门静脉主干处的长度。通常使用 60mm 长度的支架（40~80mm）。如果支架的主干没有通过门静脉的吻合口时，可以使用球囊扩张。移植左半肝后置入支架比较困难，因为门静脉左支矢状部的方向是向前再向后的。在供者术前的 CT 上可以辨别出距门静脉矢状部最远的分支（第 3 肝段的分支）。导丝需置入第 3 肝段的分支，如果置入第 2 肝段的分支，则支架不能很好地支撑门静脉吻合口。

术前 CT 检查发现门静脉口径小或血栓形成，需在术中放置支架时，应做好充分准备。活体肝移植时尤其需做好术中行门静脉支架置入的准备，以缩短手术时间，保证术后血流畅通。即使是因为门静脉管腔狭小或血栓形成，术前 CT 没发现血流的情况下，术中取出血栓后，仍可行端端吻合并置入支架，而无需使用人造血管搭桥。在 AMC，36 例患者因为门静脉管腔狭窄、血栓形成或者血管迂曲而行术中支架置入，所有操作均获得成功。术后经过 18 个月随访（0.3~73.3 个月），有 2 例（5.3%）患者出现支架阻塞。

六、移植术后的血管介入治疗

（一）影像学评估

CT 及血管重建、彩色多普勒超声及放射性核素胆道扫描是术后最常用的监测移植肝的影像学检查方法。出现任何异常的临床表现时，需尽快行 CT 检查。如果 CT 怀疑血管异常，或 CT 检查阴性，但临床症状怀疑血管异常时需行彩色多普勒超声检查。有些并发症如腹腔积液、肝内动脉瘤、活动性出血和门静脉血栓等情况，CT 即可确诊，确诊后需尽快行介入治疗。然而，CT 和多普勒超声都不能确诊血管狭窄。移植外科医生必须紧密结合临床表现、影像学检查和其他实验室检查做出判断。需要指出的是，影像学检查可以帮助判断术中是否需结扎脾动脉以防止术后脾动脉窃血，或者是否需结扎左肾静脉以改善门静脉血流。

（二）肝动脉狭窄和栓塞

肝动脉血供对于移植肝的功能至关重要。肝动脉血流减少或缺失可以导致移植肝衰竭或胆道非吻合口狭窄。肝动脉狭窄或栓塞的发生率大概为 12%，肝动脉狭窄通常发生于吻合口处，多由于吻合技术不当或动脉条件差导致。自腹腔干或肝动脉行选择性肝动脉造影容易加重动脉损伤。判断肝动脉是否通畅首选无创性的操作，当介入治疗的指征明确时，方可行动脉造影。

并非所有经 CT 或 B 超检查出的肝动脉狭窄都需要治疗，尤其是狭窄程度轻微，而肝功能正常的患者。有症状的肝动脉狭窄必须处理，可行手术探查及血管再吻合，亦可经皮血管腔内球囊扩张术（percutaneoustransluminal balloon dilatation，PTA）后置入支架。

很多文献均报道球囊扩张的安全性及有效性，但治疗后狭窄易复发，需反复行 PTA。但是，这些文献中的病例数较少，缺乏长期随访的资料，而且有些患者还需行再次肝移植。

血管成形失败或再次发生狭窄后可置入支架，尽管其有效性还有待大宗病例资料的支持。冠状动脉支架对于肝动脉狭窄同样适用。需引起重视的是，支架置入会大大增加再次肝移植时肝动脉的吻合难度。

成人肝移植术后肝动脉血栓的发生率为 2% ~ 8%。移植术后近期发生的肝动脉栓塞会造成移植肝功能的衰竭，而早期通常无症状。肝动脉栓塞发生后的治疗包括紧急再次肝移植和保守治疗。据报道，20% ~ 40% 的患者接受外科修复和血栓切除术。另一组报道外科血栓切除术后，无症状的患者生存率为 82%，而有症状的患者生存率仅为 40%。

溶栓治疗结合 PTA 和支架介入亦可有效治疗肝动脉栓塞。目前关于肝动脉栓塞的介入治疗有不少病例报告。然而，对于术后患者尤其是近期手术者，溶栓治疗会增加出血的风险。

我们对一肝动脉吻合口狭窄并远端部分血栓形成的患者行支架置入术。该患者行 PTA 后再次发生狭窄而成功置入支架，同时还对一假性动脉瘤进行栓塞。经 25 个月及 58 个月随访，该患者肝动脉保持通畅。

（三）肝动脉假性动脉瘤

肝外的假性动脉瘤很罕见，多发生于肝动脉吻合口处，少数可见于动脉分支的残端及其他部位。移植肝动脉吻合有导致动脉瘤形成的风险。对于术前诊断有假性动脉瘤的患者，动脉重建需格外小心。

假性动脉瘤可因动脉压力高而不断增大，进而导致破裂引发大量出血。因此，在假性动脉瘤破裂前进行监测和治疗至关重要，尤其是 CT 随访发现短期内迅速增大者。手术修复是较常见的治疗手段，但介入栓塞也同样有效。有报道 7 例患者，移植术后 10 ~ 70 天发生肝动脉假性动脉瘤，经外科治疗或肝动脉栓塞后，3 例死亡。亦有成功采用人造血管的报道，但同样是小宗病例。

肝内动脉的假性动脉瘤多是医源性的，如发生于肝脏活检、PTBD、经肝脏的腹腔或肝内积液穿刺。供肝（包括活体供肝及尸肝）创伤未被发现时可导致肝内假性动脉瘤的形成。动脉瘤破裂前可借助 CT 诊断，破裂后可出现血性胆汁、血性腹水或肝包膜下血肿。肝内的假性动脉瘤都需要治疗以防止发生破裂。自远端向近端栓塞是最好的治疗方法，这样可以保留远端动脉在肝内的侧支循环。对肝内的假性动脉瘤进行选择性的栓塞治疗后，未见有肝功能恶化的报道。

肝包膜下的假性动脉瘤破裂要根据具体情况选择不同的治疗措施。动脉瘤破裂、肝包膜撕裂均可导致肝实质出血。形成的血肿压迫肝实质，进而影响门静脉血供和肝静脉回流。如果冒然对这种急性血肿进行手术，血肿对肝实质的压迫一旦减轻，将造成更严重的出血。肝动脉造影可发现假性动脉瘤、肝动脉—门静脉瘘和肝包膜下多灶性的造影剂外溢。合理的治疗应采用经肝动脉栓塞，同时在血肿内置入猪尾巴导管缓慢引流减压，以改善门静脉灌注和肝静脉回流。同时动态监测患者的血红蛋白变化，有必要时及时输血。对肝表面多处的出血进行栓塞有导致肝功能衰竭的可能，因此并不推荐。我们对 2 例此类患者采用了明胶海绵栓塞，1 例患者保守治疗，3 例患者均存活。虽然有报道经皮肝动脉穿刺注射凝血酶栓塞可成功治疗动脉瘤，但我们的 2 例患者采用该方法后死亡，其中 1 例因为动脉内血栓形成的范围过大，另 1 例死亡原因不明。

（四）肝静脉狭窄和迂曲

全肝移植时下腔静脉采用端端或者端侧吻合不存在肝静脉狭窄的问题，肝静脉的狭窄或迂曲仅发生于减体积肝移植、劈裂式肝移植或者是活体肝移植中。肝静脉的检查主要借助于 CT 或 B 超，但同时应结合临床症状和实验室检查。肝静脉狭窄或梗阻导致的回流障碍在 CT 的延迟相表现为移植肝密度不均匀。在典型的病例中，严重的肝静脉狭窄或阻塞可表现为移植肝内的低密度灶。行血管重建时，V5 或 V8 即使在延迟相亦不充盈，但以上表现并不说明一定存在血栓。可疑血栓形成的患者可直接测量肝静脉压力梯度，如肝静脉吻合处与造影剂淤积处肝静脉压力梯度大于 10mmHg 时则提示为静脉狭窄。肝静脉狭窄是否需治疗要根据不同情况而定。只有一条肝静脉重建时，若出现狭窄需及时治疗，以防止出现血栓性静脉炎和移植肝功能衰竭。如果重建了多支肝静脉，移植物的体积又足够时，小静脉的狭窄或梗阻不需要处理。肝移植时如果吻合静脉有难度，可预防性地放置支架以防止血栓形成。

肝静脉狭窄急性期支架置入时通常不采用球囊扩张，以防止静脉破裂。另一个原因是急性期时肝静脉迂曲造成的回流障碍较狭窄本身更严重。V5 或 V8 重建后立即置入支架同样可行而且安全。在成人肝移植患者肝静脉狭窄的慢性期，或者婴儿患者支架将限制血管腔的生长时，可考虑进行球囊扩张。最好选择能自行扩张、具良好弹性和韧性的支架。支架末端的刺激会导致静脉的狭窄。肝右静脉的支架通常选择直径 10mm 左右，而下腔静脉和 V5/V8 通常选择直径 6～8mm 的支架。通常在右颈内静脉穿刺，如果影像学发现狭窄静脉的方向向上时，则宜经右股静脉穿刺。需要指出的是，亦可经皮肝穿刺，尤其是经下腔静脉操作困难者。经下腔静脉选择肝静脉时，右膈下静脉易误认为是右肝静脉，可通过静脉的形状区分。

当成功置入支架后，超声检查肝静脉的血流频谱立即改变，CT 可在一周内发现肝内低密度灶消失，同时患者临床症状和实验室检查亦有明显改善。经球囊扩张治疗单一肝静脉狭窄有成功的报道，但病例数少而且随访时间短。我们早期报道了 22 例肝静脉狭窄患者予以支架置入治疗和 5 例患者 PTA 治疗，经过 3～214 周随访（平均 49 周），共有 20 例患者（73%）获得成功。

在我们最近的报道中，60 例患者行静脉内支架置入 84 例次，81 例次（96.4%）操作成功，经过平均 25.1 个月随访，共 49 例（81.7%）患者临床症状获得改善。3 例（6.1%）患者观察静脉梗阻复发，而且复发的位置均在支架周围。在置入支架的 81 例患者中，累积 1 年、2 年和 3 年的肝静脉通畅率分别为 88.2%、85.9% 和 77.6%。对存在多个静脉吻合口狭窄的患者，最多置入 5 个支架。

（五）下腔静脉狭窄和迂曲

全肝移植时可能出现下腔静脉的狭窄和迂曲。其发生率小于 1%，临床表现因狭窄部位而异。同布 - 加综合征患者一样，当肝上下腔静脉狭窄时，出现腹水和肝功能损害，而肝下下腔静脉狭窄或梗阻时出现下肢水肿。

下腔静脉狭窄可由超声、CT 及血管重建结合临床症状诊断。确诊需行下腔静脉造影并测量压力梯度。下腔静脉狭窄、迂曲可经 PTA 或支架置入治疗。由于移植术后下腔静脉狭窄的发生率低，因此以上多为个案报道。经球囊扩张治疗的患者发生再次狭窄的概率高于经支架置入治疗的患者。最好选择自行扩张的支架。支架的大小因人而异，较长的支架可防止游走。要避免支架置入刺激右心房而引起心律失常。有报道，一患者支架置入后下腔静脉形成完全血栓，置入导管直接进行溶栓治疗并获得成功。

下腔静脉吻合口处发生迂曲时，由于血流减少导致术中心静脉压的急剧下降。术中自股静脉放置支架较重新吻合简单而且有效。

活体肝移植或者是减体积肝移植不存在受体下腔静脉狭窄的问题，因为静脉吻合时采用供体的肝静脉与受体肝静脉端端吻合或者是与受体下腔静脉行端侧吻合。这些患者 CT 可以表现为下腔静脉肝静脉段弥漫的狭窄，主要是切肝时分离下腔静脉所致。

（六）门静脉狭窄和栓塞

门静脉的并发症主要是由于吻合技术欠缺、扭曲、张力过高以及供受体门静脉大小不匹配所导致。门静脉血流不畅将导致肝功能的损害、移植肝萎缩甚至肝功能衰竭。门静脉血栓的发生率为 1%~3%。

门静脉血栓可由 CT 或超声确诊。但是，门静脉血栓形成的影像学表现并不是直接的，需要结合临床表现进行分析。门静脉吻合口处的狭窄有时临床表现不明显，血流的变化也不显著。对可疑的门静脉狭窄需定期随访。完全性的门静脉血栓形成需要紧急处理，而部分门静脉血栓形成因保留部分门静脉血流而无需处理。门静脉部分血栓形成在肝移植术后早期可发现，对于慢性血栓患者需紧急抗凝治疗。

治疗手段包括手术切除或取栓、静脉搭桥、再次移植和介入治疗。有报道可经皮肝穿刺或经颈内静脉肝穿刺行门静脉狭窄段球囊扩张或者置入支架，25 例儿童肝移植患者中，19 例获得成功，5~61 个月（平均 46 个月）随访中门静脉保持通畅。但在成人肝移植中未见类似报道。

门静脉狭窄合并血栓形成可经皮肝穿刺门静脉内局部溶栓、球囊扩张或者置入支架，同样有成功治疗的报道，但是经皮行门静脉穿刺有损伤移植肝的风险，而且溶栓治疗有导致出血的可能。

移植术后剖腹探查可以避免经皮肝穿刺和溶栓治疗的风险。手术切除血栓，并在门静脉内放置支架可以有效预防再次形成血栓。

AMC 有 26 例患者因门静脉狭窄行经皮肝穿刺，24 例获得成功（92.3%），2 例不成功的患者行手术探查，但不能通过完全阻塞的静脉段，因而手术也未获得成功。经过平均42.6 个月（4.5~83 个月）随访，2 例患者（9.5%）在支架置入处形成新的梗阻。

（七）出血

除了肝动脉吻合口的出血外，肝移植的出血与肝部分切除术后出血的情况类似。我们最近的统计结果显示，肝移植 53% 的出血与手术相关，40% 与各类有创操作相关，另外 7% 是自发性的胃肠道出血。

通过观察引流情况及血红蛋白的变化容易诊断出血，CT 是评估出血最好的影像诊断方法。活动性的出血或短期内迅速增大的血肿可通过 CT 发现。出血的手术指征包括：短期内大量出血、出血导致腹腔内大量血肿、肝脏离断面的出血、胆囊床出血以及动脉吻合口的出血。手术容易控制胆囊床及肝断面的出血，而介入栓塞对以上两种出血效果不佳。为了控制肝动脉吻合口的出血而行肝动脉栓塞在移植术后早期是很危险的。

其他出血的来源包括右膈下动脉、腹壁上动脉、腹壁下动脉、右肾脂肪囊内动脉、肋间动脉和因应激性溃疡导致的消化道出血，以上均可采用栓塞治疗。

（八）经颈内静脉肝活检

经颈内静脉肝活检较手术或经皮肝穿刺活检安全，而且在术后早期即可施行。这项技术的优点在于避免损伤肝包膜，风险在于可导致肝实质和肝动脉的损伤，而且有可能损伤吻合口，该项技术并发症发生率约为 2.4%。在非移植的患者中，有因腹腔内出血致死的病例报道。

有报道在 105 例患者中行 124 次经颈内静脉肝穿刺活检，无 1 例出现并发症。以上患者均行全肝移植，89% 患者行经典的原位肝移植，11% 患者行改良的背驮式肝移植，活检都是在移植术后 30 天施行，87% 操作成功，86% 获得足够标本。活体肝移植中肝静脉采用端端吻合方式而易于实施经颈内静脉肝穿刺活检。我们有 5 例活体肝移植患者，用 18 – G 导管实施以上操作，无一例出现并发症。

（九）复发性肝癌的介入治疗

肝脏最常见的恶性肿瘤为原发性肝癌，通常有肝硬化背景。由于肿瘤易复发，因此，肝癌肝移植仍存在不少争议。对于肝癌肝移植受者，目前有 2 种入选标准，亦适用于活体肝移植。肝癌肝移植术后复发的危险因素包括 AFP 水平、肿瘤大小、微血管浸润、大血管侵犯、分布的位置及肿瘤的分化程度。活体肝移植和尸肝移植对于肿瘤复发无明显影响。

肝癌复发的介入治疗包括经导管动脉栓塞化疗（transcatheter arterial chemoembolization, TACE）和射频消融治疗，但大多数病例效果不佳，原因在于免疫抑制加速了肿瘤生长，移植肝内复发的肿瘤生长速度也明显加快。

（十）肝动脉栓塞治疗脾动脉窃血综合征

慢性肝病和门静脉高压的患者中，由于脾毛细血管网阻力减低及脾动脉的增粗，导致流向脾脏的血流增加。肝移植不能立即减少脾动脉的血流量及脾容积。相反，腹腔干的血流大部分分流至脾动脉而使肝动脉的灌注减少。而且，以上情况在冷保存损伤、排斥或肝炎复发时由于肝内动脉阻力增加而加重，使分流至脾动脉的血流增加而肝脏的灌注进一步减少。当脾脏内动脉压力显著降低时，不管肝动脉压力增高与否，将发生脾动脉窃血，导致胆道损伤和肝功能衰竭。出现肝功能衰竭、肝动脉不存在梗阻时而灌注减少、脾动脉血流增加时称为脾动脉窃血综合征，移植肝体积小时将加重以上情况。全肝移植时，脾动脉窃血综合征的发生率约为 5.9%，将出现肝酶升高，移植肝功能不全或胆汁淤积。

外科治疗措施包括脾切除、脾动脉结扎、重新吻合肝动脉至腹主动脉，而脾动脉栓塞同样有效且较手术方法简单。目前关于脾动脉栓塞，有很多成功的报道。而且脾动脉栓塞后临床症状也明显改善。

（十一）经颈内静脉肝穿刺门体分流术

TIPS 适用于肝移植后期，门静脉通畅而门静脉高压的患者。全肝移植采用下腔静脉端端吻合及活体肝移植时，TIPS 易于实施。而在改良背驮式肝移植中，TIPS 的操作较为困难，但仍有不少成功的报道。该操作对 CsA 及 FK506 的代谢有影响，因此，对于此类患者应严密监测抗排斥药物的浓度。

七、供者的介入治疗

活体肝移植最重要的是确保供体的生命安全。活体右半肝供者的手术病死率约为

0.3%，目前全世界范围内有 8 例供者死亡。活体肝移植供者的并发症类似于肝切除，主要包括胸腔积液、腹腔内积液、出血、门静脉狭窄和迂曲、肝断面胆汁渗漏。肝切除患者严重并发症的发生率约为 5%，与活体肝移植供者类似。

AMC 中 386 例活体肝移植供者的并发症发生率为 13.5%，右半肝供者稍高于左半肝供者。48% 的并发症可通过内科治疗，需手术处理的仅占 4%，其余 48% 可以通过介入治疗，包括了经皮穿刺引流、动脉栓塞治疗出血、经皮肝穿刺胆道引流及狭窄扩张、门静脉内支架置入等等。AMC 的 1000 多例活体肝移植中没有 1 例供者死亡。

如果术中发现门静脉迂曲，可经肠系膜静脉置入支架保证门静脉血流通畅并防止血栓形成。门静脉狭窄于手术后数日发现时，可经皮穿刺放置支架。如果门静脉狭窄合并完全性血栓形成时，最好再次手术，切除血栓段并于术中放置支架。在长期随访过程中，我们发现供者门静脉放置支架后，门静脉长期保持通畅。

（闫瑞强）

第四节　急性胃肠道出血

一、概述

急性胃肠道出血是一种临床常见的严重疾病，急性上消化道大量出血的年发病率为 (40~150) /10 万，病死率 6%~10%。急性下消化道大量出血的年发病率（20~27）/10 万，病死率 4%~10%。高龄患者以及伴有肾脏/肝脏功能不全、心脏疾病、恶性肿瘤等严重基础疾病的患者病死率更高。

按照出血速度，胃肠道出血可以表现为三种情况：小量出血表现为缺铁性贫血或者大便潜血试验阳性；大量上消化道出血可以表现为呕吐鲜红色或咖啡色血液；下消化道大出血表现为柏油样大便或鲜血便。便血可以出现在下消化道出血，也可以出现于上消化道大量出血。无论出血量大小，绝大多数胃肠道出血可以自行停止。

二、一般临床治疗

最初的评估包括详细了解病史以及全面的体格检查，实验室检查项目包括血红蛋白、血细胞比容、凝血功能、肝功能、血浆生化、BUN 和肌酐等。血红蛋白 <10g/100ml 时发病率和病死率风险增加。要检测血型并交叉配血。对失血量做出大概估计后迅速恢复有效循环血量。出现低血压休克（动脉收缩压 <90mmHg）、心动过速、肢端冰冷时失血量大约占全身血量的 40%。失血量大（20%~40%）时出现直立位低血压。除休克患者以外，所有患者都应该进行体位检查，方法是让患者端坐，下肢下垂 5 分钟，如果脉率增加 20 次/分钟或血压下降超过 10mmHg 即为阳性，表明失血量超过 20%。末梢血流低灌注的征象如肢端湿冷、苍白也表示失血量超过 20%。这些迹象在老年患者可靠性较差，老年人血压和心率随体位变化较大，如果正在服用 β 受体阻滞剂则体位变化对心率的影响较迟钝。失血量大于 20% 的患者需要立即进行有效的复苏。通畅的静脉通路对快速补液非常关键：老年患者或同时伴有颈动脉、冠状动脉、肾脏、肝脏以及肺功能不全的患者需要中心静脉置管或者留置漂浮导管以便监测。留置尿管监测肾功能和尿量。凝血功能障碍的患者应给予成分输血或输注新鲜

冰冻血浆。

三、急性上消化道出血

上消化道出血解剖上定义为 Treitz 韧带以上的消化道出血。急性上消化道出血占所有因消化道出血而住院患者的 85%，是引起死亡的常见和潜在原因。

（一）临床表现

呕血和黑便是急性上消化道出血的常见临床症状。呕血量大、神志淡漠的患者应气管内插管保护呼吸道的通畅。大量的上消化道急性出血也可以出现黑便。即便是怀疑下消化道出血的患者也应该留置胃管观察胃内是否有出血。引流的胃液内如果没有血液但有胆汁成分，则说明幽门瓣水平以下十二指肠内没有出血。所有来源的消化道出血发病率都是高度关联的，上消化道最容易出现危及生命的大出血。胃肠道大出血的病死率，尤其是与消化性溃疡有关的上消化道大出血，即便当今治疗水平已经获得很大提高的情况下也仍然维持在 5%～12%。

内镜检查是确诊和治疗上消化道急性出血的有效选择之一，并发症发生率为 0.9%。绝大多数并发症出现在心脏和肺脏，可能出现误吸或动脉血氧下降。

（二）病因学

胃十二指肠消化性溃疡是急性上消化道出血的最常见病因，占所有患者的一半。继发于门静脉高压的胃底食管静脉曲张破裂出血是第二位常见病因，见于 10%～20% 的患者。15%～30% 急性上消化道出血的患者有黏膜病变，常表现为胃炎和十二指肠炎。胃底食管结合部黏膜撕裂占发病的 8%～10%。此外，食管炎（3%～5%）、胃癌（3%）、Dieulafoy 病（1%～3%）和西瓜形胃（1%～2%）也是引起急性上消化道出血的可能病因。

四、胃和十二指肠消化性溃疡出血

（一）发病机制

胃和十二指肠消化性溃疡出血的发病机制还没有完全阐明。Laine 和 Peterson 在一篇综述中引用他人对手术切除的与出血有关的胃溃疡组织进行组织学检查的结果，显示溃疡底部动脉被侵及。绝大多数病例中，出血动脉的口径较小（0.1～0.8mm，平均 0.7mm）。出血动脉的口径越大，发病率和病死率就越高，同时内镜治疗的成功率就越低。一项回顾性研究表明，发生致命性溃疡出血的患者中，有大约四分之一患者出血动脉的直径介于 1.5～3.4mm 之间。

消化性溃疡患者的高胃酸分泌可能与出血的发生无关。十二指肠溃疡出血患者的基础胃酸分泌量、刺激后胃酸分泌量以及壁细胞对五肽促胃液素的敏感程度与未发生出血的患者相似。

伴有出血的溃疡患者幽门螺旋杆菌检出率比不伴有出血患者低 15%～20%。很多大型的病例对照队列研究结果提示，使用非甾体类抗炎药（non - steroidalanti - inflammatory drug，NSAID）的患者发生上消化道出血的风险高于未使用 NSAID 患者。荟萃分析发现年龄 >60 岁、既往有"胃肠道疾病"以及使用 NSAID <1 个月者发生并发症的风险增加。

服用 NSAID 可能引发胃十二指肠溃疡，其中胃溃疡远较十二指肠溃疡常见。然而，

NSAID 引起的并发症风险的增加在胃溃疡和十二指肠溃疡患者中相似。

据报道，甾体类药物引起严重胃肠道并发症的风险是 NSAID 的 2 倍。二者联用则上消化道出血的风险增加 10 倍。

（二）临床表现

20% 溃疡出血患者表现为黑便，30% 表现为呕血，50% 两种表现都有。5% 溃疡出血患者出现便血。胃管内不断有血液引出、反复呕吐鲜红色血液和（或）鲜红色血便、入院时血流动力学不稳是重要的临床标志，意味着出血严重或发生更多出血的风险较高。高龄及合并严重基础病变是急性出血后重要的预后判断指标。60 岁以上的出血性溃疡患者病死率约10%，而 60 岁以下患者病死率仅为 0.5%。

（三）临床治疗

急性消化性溃疡出血治疗的第一步是进行血流动力学评估，必要时行心肺复苏。

内镜治疗：

胃镜是诊断和治疗绝大多数上消化道出血的首选工具。根据溃疡在内镜下的表现可以对是否发生再出血进行预测。据报道，若溃疡基底部有平坦的色素斑，则发生再出血的概率为10%；如果有血凝块黏附则再出血概率增高为 22%；若有血管外露，则再出血概率为 43%；若胃镜下发现活动性出血并且不加以干预的话，再出血概率为 55%。溃疡直径 >2～3cm，经过胃镜止血治疗后发生再出血和死亡的概率都增高。较大的溃疡比小溃疡更易观察到近期出血的特征。

消化性溃疡急性出血的内镜治疗手段包括激光、加热棒、电凝以及溃疡面注射等。激光治疗在治疗消化性溃疡急性出血方面虽然止血效率很高，但是会引起透壁性损伤从而需要其他方法进行补救。所以最近激光治疗已经不再是消化性溃疡出血的治疗选择。

双极电凝和加热棒是利用热力接触达到止血目的。二者都有一个手提式发生器和一个可以通过内镜活检孔到达并固定于出血部位的探头。电能或热能发生器产生的热量可以达到凝血和止血效果。据报道双极电凝产生的温度为 100℃，而加热棒的温度可达到 250℃。注射治疗不是利用热能，而是通过导管和可伸缩的针头（类似食管静脉曲张硬化剂治疗的针头）将药物注入溃疡基底部达到止血目的。能够有效止血的药物包括无水乙醇、肾上腺素（按1：10 000 稀释）、聚乙二醇单十二醚（一种硬化剂，通常在注射肾上腺素后立即注射）、甚至普通盐水。很多人认为这些注射止血的原理是注入的药物对局部血管形成压迫，利用普通生理盐水注射也能止血证明了这种观点。

利用内镜无法止血的消化性溃疡出血需要进行其他干预，但只有稍高于 10% 的患者需要急诊手术止血。

对于内镜无法止血并且手术耐受力差的患者，还可以行动脉造影及选择性动脉栓塞来止血。实验研究表明出血动脉造影能够发现速度在 0.5ml/min 以下的出血。当内镜无法控制消化性溃疡出血时，绝大多数放射科医师会选择对供血动脉进行栓塞的方法。位于十二指肠的溃疡出血需要对胃十二指肠动脉和胰十二指肠下动脉进行造影检查，由于十二指肠接受以上两条动脉的供血，所以应对二者都进行选择性栓塞以达到控制出血的目的，这种情况下通常不宜直接动脉内注射加压素控制出血。金属圈或明胶海绵是应用最广泛的栓塞物。由于胃和十二指肠有着丰富的侧支循环，所以栓塞胃左动脉后发生梗死的概率非常小。只要怀疑出血溃疡是胃左动脉供血，即便造影时没有造影剂外溢，也可以栓塞胃左动脉。另一方面，如果有动脉造影或内镜检查证据，胃十二指肠动脉也应该加以栓塞。选择性胃左动脉内注射加压素通常在无法控制的出血性胃炎时使用。使用选择性动脉内注射加压素时，应该从 0.2U/min 开始，20 分钟后进行动脉造影评估止血效果。如果出血停止，仍需继续用药 24 小时，随后逐渐减量至 0.05U/min 再维持 24 小时。如果 0.2U/min 无法控制出血，可以加量至 0.4U/min。动脉内使用加压素是必须对可能出现的心律失常或外周缺血进行监测。

五、急性食管胃底曲张静脉出血

（一）病因和发病机制

继发于肝硬化门脉高压的食管胃底曲张静脉出血是上消化道出血的最常见原因。食管下段和胃底的曲张静脉实际上是高压的门静脉血液通过胃左右静脉和胃短静脉分流向奇静脉系统的交通支。少见情况下，曲张静脉也可以出现在胃肠道的其他部位，但这种情况下不易发生破裂出血。在门静脉压 <12mmHg 时，食管曲张静脉不会出血，一旦门静脉压力超过这一水平，约有 1/3 ～ 1/2 的患者会发生出血。曲张静脉破裂出血的机制还未完全阐明，但明显是多种因素作用的结果。

根据 Laplace 定律，Polio 和 Groszman 对曲张静脉破裂的机制进行了假设。他们观察到曲张静脉的直径、门静脉压力以及曲张静脉表面上皮组织的厚度在出血和不出血患者之间差别显著。Laplace 定律表明，曲张静脉管壁的强度与透壁压和管径呈正相关，而与管壁厚度呈负相关，这其中就包含了 Polio 和 Groszman 观察到的三方面差异。临床上还不能对这些指标进行测量，因此，无法准确预计会发生出血并发症的食管胃底静脉曲张患者。对出血有预测价值的三个变量包括 Child - Pugh 分级、曲张静脉直径和是否存在红色条纹及其严重程度（表面上皮层厚度的标志）。

（二）临床表现

食管胃底曲张静脉出血致死病例占所有肝硬化死亡病例的 1/3。总体来讲，急性曲张静脉出血的病死率为 25% ～ 30%，其中大约一半死于无法控制的出血。出血死亡的风险主要与潜在的肝功能储备有关，存在肝外门静脉阻塞但肝功能正常的患者极少因曲张静脉出血死亡，而失代偿性肝硬化患者（Child - Pugh C 级）曲张静脉出血的病死率可达 50%。曲张静脉发生再次出血的最高风险是在初次出血后的最初几天内，在此后直至 6 周发生再出血的危险迅速降低至出血前水平。这些患者通常病情非常严重，存在肝脾肿大、腹水、肝性脑病、扑翼样震颤以及其他系统性病变。血液学检查可能出现贫血、白细胞减少、血小板减少症、凝血酶原时间延长、低蛋白血症、INR、天冬氨酸转氨酶、丙氨酸转氨酶、谷氨酸转肽酶以及血清总胆红素升高等异常。患者甲、乙、丙型肝炎检查可能呈阳性。低钾低钠血症及代谢性碱中毒是常见的电解质异常。

（三）诊断

内镜检查是诊断食管胃底曲张静脉出血的主要手段。多普勒超声扫描可以用来判断门静脉血流方向以及门静脉和脾静脉的通畅程度。CT 和磁共振检查也能很好地判断门静脉和脾静脉的通畅程度，同时这些检查还有助于判断静脉曲张的范围以及腹水量。

（四）急性食管胃底曲张静脉出血的治疗

急性食管胃底曲张静脉出血需要立即进行心肺复苏、补液支持以及纠正凝血障碍等措施。一旦病情趋于稳定，应将重点放在出血原因和位置的诊断上。虽然急性上消化道出血常见病因是食管胃底曲张静脉破裂，但是同时也应该考虑消化性溃疡等导致出血的可能。用内镜检查食管、胃及十二指肠有利于准确诊断并立即加以干预。

控制食管胃底曲张静脉出血的第一选择是药物治疗。除非存在明显禁忌证，否则应该首先尝试药物治疗和内镜治疗。β受体阻滞剂（用以降低门静脉压）、生长抑素及其类似物奥曲肽用以止血并减少再出血的风险。内镜治疗的主要手段是注射硬化剂或者结扎出血静脉。绝大多数急性曲张静脉破裂出血（＞80%）可以用上述方法控制。急性食管胃底曲张静脉出血也可以用三腔二囊管加以控制，文献报道成功率达61%～95%，但拔除三腔二囊管后再出血的发生率很高（＞50%），此外还可以引起穿孔、误吸、溃疡以及食管狭窄等并发症。

（五）药物治疗

天然的生长抑素或者人工合成的类似物（奥曲肽、伐普肽）在80%的病例中可以控制出血，其作用机制不明，可能与其减少了饮食后充血以及通过对胰高血糖素和P物质等血管活性物质降低了门静脉压力有关。静脉使用生长抑素及其类似物副作用很少，常被用来代替加压素控制曲张静脉出血，同时它们的使用不用监测。药物治疗简便易行，可以用作内镜治疗的辅助手段。美国没有生长抑素上市，但可以使用类似物如奥曲肽。奥曲肽的药效与生长抑素相似但半衰期更长。最近的荟萃分析表明在控制急性曲张静脉出血方面奥曲肽优于安慰剂、垂体后叶素/特利加压素以及硬化剂治疗。

（六）内镜治疗

通过内镜注射硬化剂或结扎出血静脉能有效地控制急性食管胃底曲张静脉出血并防止在住院期间发生再出血。这二者被认为是内镜治疗的主要手段，止血效率达80%～90%。研究表明二者最初的止血效果相似。最近研究发现在初次止血后，结扎治疗发生再出血和并发症的机会显著减少，需要再次内镜检查和治疗的机会也明显小于硬化剂治疗。故而，在可能的情况下，应该将结扎治疗作为内镜治疗的首选手段。联用药物和内镜治疗效果明显优于二者单独使用。

（七）手术治疗

急性食管胃底曲张静脉出血的手术治疗包括选择性门－体静脉分流术、Calibrated H grafts以及断流术。然而，这些手术的30天病死率高达80%。绝大多数情况下，手术治疗应该作为药物治疗失败并且无法进行经颈静脉肝内门体静脉转流（transjugular intrahepatic poilosystemic shunt，TIPS）时的备用手段。

（八）经颈静脉肝内门体静脉转流

TIPS的指征是难以用药物控制的急性食管胃底曲张静脉出血。关于TIPS的技术要点已经有了很多描述。最近的文献主要关注在肝静脉阻塞（布－加氏综合征）或门静脉阻塞时如何施行TIPS。

95%的患者可以成功建立TIPS并使肝静脉压力梯度（hepatic venotls pressure gradient，

HVPG）下降至 12mmHg。TIPS 后若 HVPG 能下降至 ≤12mmHg 则能显著降低再出血的概率，有文献已经证明了这点。最近资料表明并非所有病例都需将 HVPG 降至 12mmHg 才能预防再出血。Rossle 等发现，接受 TIPS 后 HVPG 降低 0、25% 和 50% 的患者发生再次出血的概率分别为 18%、7% 和 1%，从而认为 HVPG 降低 50% 已能安全地防止再出血，而 HVPG 降低 25% 则再出血概率减少为 7%。

急性食管胃底曲张静脉出血施行 TIPS 后的病死率各家报道不一，30 天病死率介于 15%~78% 之间。有人列出预测 TIPS 后病死率的临床标准，急诊进行的 TIPS 是早期死亡的独立预后判断因素。终末期肝病（MELD >24）、急性生理或慢性健康评价（APACHE Ⅱ > 18）、总胆红素增高（>3）、急诊而非择期 TIPS 以及肺炎患者早期（≤60 天）病死率高，增加的病死率被认为与肝病的进展有关。相关的并发症发生率约为 3%。

六、急性下消化道出血

急性下消化道出血指发生在 Treitz 韧带以远的失血量 ≥2 单位的近期出血。

急性下消化道出血的病因可以分为几类：解剖性因素（憩室）、血管性因素（血管发育异常、缺血性疾病、放射病）、感染性因素（获得性和自发性）以及肿瘤性因素。其中，结肠癌是下消化道出血的最常见病因。肠道的感染性疾病和新生物虽然可以引起下消化道大出血，但是并非常见原因。本章只对憩室和血管发育异常引起的下消化道大出血的临床表现和治疗进行详细讨论。

七、憩室出血

憩室出血占直肠大出血的 20%~30%，是暗红色或鲜红色活动性直肠出血的最常见病因。15% 患有肠道憩室的患者会发生出血，其中 1/3 为大量出血。其中绝大部分为老年人，常并发其他基础疾病，总体发病率和病死率约为 10%~20%。75% 的患者出血会自行停止，而每天输血 <4 单位的患者中 99% 出血会停止。这些患者中发生再出血的概率为 14%~38%。

（一）发病机制

慢性肠道憩室出血有着特征性的血管结构。当憩室发生嵌顿时，嵌顿处的血管穿支覆盖了憩室基底部，与肠腔之间只有一层黏膜相隔。反复的损伤因素作用于这些血管朝向肠腔的一面，可以造成血管内膜不均匀增厚和中层的不均匀变薄。这些改变可能导致穿支动脉的节段性薄弱，易于发生破裂并向肠腔内出血。出血极少发生于憩室颈。相对于左半结肠，右半结肠更容易出现结肠憩室，因此是发生憩室出血的常见部位（50%~90%）。在西方国家，所有憩室中有 7% 发生于左半结肠，发生于右半结肠的憩室也多数同时并发左半结肠憩室。对这种现象的一种解释是右半结肠憩室颈部和基底较宽，穿支血管损伤的机会更大。另一个原因可能是因为右半结肠肠壁较薄。

（二）临床表现

患者很少出现腹部症状，这也反映出憩室出血并非感染性因素作用的结果。部分患者可能有腹胀和绞痛。

患者的病史往往能为出血的原因提供一些线索。便血提示出血来自下消化道，黑便意味着出血部位靠近 Treitz 韧带。但二者之间有很大程度重叠，因为急性上消化道出血可以表现为便血，而小肠和结肠的少量出血则可以表现为黑便。除非患者有低血压的表现，否则体格检查不会发现异常。对于急性下消化道出血的患者，直肠指检、肛镜检查以及直肠镜检查对于最初的治疗非常关键。有助于排除痔疮出血的可能。

（三）诊断

一旦确定出血部位在下消化道，应该首选内镜检查，放射性核素成像和肠系膜血管造影也是有效的检查手段。这些检查各有利弊，放射性核素检查的优点是无创、对活动性出血的诊断非常准确，缺点是由于肠管的活动，难以准确定位出血位置；肠系膜动脉造影检查对于出血部位的判断非常准确并且能够在必要时立即进行干预，但这种检查是有创的，需要使用造影剂；结肠镜检查的优点是能对出血部位进行准确定位并且加以治疗，缺点是当出血量大或者肠道准备不充分时显示不清，而且患者需要进行麻醉。

对慢性结肠出血进行放射性核素检查定位时有两种药物可以选择：^{99m}Tc 硫胶体或高锝酸钠注射液标记的红细胞。两种技术都是无创性且高度敏感。据报道，使用高锝酸钠注射液标记的红细胞对下消化道出血进行定位时灵敏度、特异性以及阳性预测价值分别为 97%、83% 和 94%。

在注射高锝酸钠注射液标记的红细胞后，30 分钟内对腹部进行一系列照片，然后每隔几小时照片一次直至注射后 24 小时。由于患者的出血常常是间歇性的，所以这种在一定时间范围内多次成像的技术具有明显的优势。

^{99m}Tc 硫胶体静脉注射后很快就被从血浆中清除，所以注射后必须迅速进行腹部扫描。这一检查能够发现 0.1ml/min 以上的出血，但是由于 ^{99m}Tc 硫胶体的半衰期短，所以当检查时患者体内必须存在活动性出血才能被探及。因为很多患者的出血是间歇性的，所以这一检查的灵敏度受到一定影响。

上述两种放射性核素检查在出血的定位上准确率波动很大（24% ~91%），而内镜检查具有较高的诊断价值，所以要求在进行放射性核素检查之前进行结肠镜检查。放射性核素检查的意义在于能够确定正在出血的患者，并能筛选出需要进行急诊肠系膜动脉造影检查的患者。部分患者在核素扫描结束时出血停止，随后再进行肠系膜动脉造影就会出现阴性结果。

对可疑的憩室出血患者进行动脉造影检查时通常从肠系膜上动脉开始。憩室出血主要发生于右半结肠，所以如果没有其他指征的话，应该先对肠系膜上动脉进行造影。据报道50% ~80% 的憩室出血和所有血管发育异常导致的出血均发生于肠系膜上动脉供血的肠管。如果肠系膜上动脉造影未发现异常，再行肠系膜下动脉造影。检查前留置尿管排空膀胱可以避免膀胱内的造影剂掩盖盆腔的出血。当肠系膜上下动脉检查都呈阴性结果时，应对腹腔干进行造影检查。内脏动脉造影检查对肠憩室出血的诊断率为 14% ~72%。

肠系膜动脉造影不需要进行肠道准备，且对于确定出血部位具有非常高的准确率，所以通常被保留用于无法耐受内镜检查或者持续/复发出血而内镜检查阴性的患者，也可作为无条件进行手术治疗或者一般情况差无法耐受手术治疗时的一种治疗选择。肠系膜动脉造影能够检测到 0.5ml/min 以上的出血，特异性达 100%，灵敏度各家报道不一（急性出血约为47%，复发性出血约为 30%）。

剖腹探查是诊断肠憩室出血的最后手段，术前未能确诊的患者手术诊断率达 78%。

（四）治疗

结肠镜检查时可以通过注射肾上腺素、局部压迫以及单极电凝进行止血，也有报道通过内镜对出血部位进行结扎。

当经过积极的复苏后患者的情况仍然不稳定时需要加以手术干预，约18%～25%因胃肠道憩室出血而需要输血的患者接受了手术治疗。如果出血部位已经确定，通常需行节段性结肠切除，术后发生再次出血的概率为0～14%。对持续性结肠出血但无法判定出血部位时，可以施行结肠次全切除。结肠次全切除的发病率和病死率较高，分别为37%和11%～33%。如果术前能够对出血部位进行定位并选择性地向出血动脉注入加压素作为暂时的止血治疗，则节段性结肠切除的概率下降为8.8%。与此相比，急诊手术时结肠次全切除的概率高达37%。手术干预的病死率为0～10%，其发生通常与同时存在的基础疾病有关。

如结肠镜检查一样，动脉造影检查也能在诊断结肠憩室出血之后加以干预。通过介入导管可以向憩室供血动脉内选择性注入加压素或者进行栓塞。如果在注入加压素之后进行栓塞治疗，最好等待大约30分钟以便使痉挛的血管舒张，减少栓塞治疗的假阳性结果。

选择性动脉内注射加压素时常规从0.2U/min开始，20分钟后造影检查。如果出血仍然存在，则将剂量增加至0.4U/min。增加剂量后若出血停止，则继续使用该剂量的加压素持续24～36小时，同时监测是否出现心肌缺血、肠系膜缺血或者全身缺血的征象。出血停止12～74小时后，将加压素减至0.05U/min并再持续12～24小时。

血管内加压素治疗的严重并发症发生率为0～21%，其中90%是致命性的。轻微并发症很常见，发生率为10%～41%。据报道相关的心脏并发症发生率为5%～21%。这些并发症包括心律失常（心动过缓和室性心动过速）、高血压、心绞痛、心跳停止、水潴留、低钠血症、肠系膜静脉血栓形成、全身性动脉缺血以及自发性细菌性腹膜炎等。通常很难判断这些并发症究竟是由加压素还是基础疾病引起的，但停止使用加压素常可以逆转这些并发症。据报道将硝酸甘油和加压素联合使用可以减少对心脏的影响以及严重并发症的发生。由于同时存在的严重基础疾病，加压素常在开始使用后24小时内迅速减量。

选择性动脉内注射加压素可以控制80%～90%的结肠憩室出血。有两宗报道称停用加压素后50%的患者发生再次出血。但是，加压素的使用有利于稳定患者的一般情况，为选择性的手术干预争取机会。

数年来，选择性动脉内注射加压素只用于结肠镜无法止血或止血失败时下消化道出血的治疗。这主要是因为结肠供血动脉的侧支较少，动脉栓塞后发生肠缺血的概率很高。最近对结肠和空肠的末梢供血动脉进行选择性栓塞被广泛接受，一旦栓塞成功，患者术后无需进行重症监护。

通过5-Fr的导管可以引导0.035cm的细导丝和3-Fr导管进入靠近肠管壁的肠系膜动脉终末支，注入聚乙烯醇（polyvinyl alcohol，PVA）或微弹簧圈进行栓塞，这样就能防止出现肠缺血，最大限度减少缺血并发症。

可以选择的栓塞物有很多，包括自体血凝块、明胶海绵块、PVA微粒、胶水以及微弹簧圈等。但自体血凝块不易保持完整性，明胶海绵很难通过3-Fr导管，胶水难以控制。虽然有人使用>420μm的PVA微粒并且没有引起肠管缺血梗死，但目前这三种材料并不常规用于下消化道出血的选择性动脉栓塞治疗。许多介入放射科医生选择微弹簧圈，因为微弹簧圈不透光，定位更加准确，非金属的栓塞物由于在X线下不显影而难以控制。微弹簧圈有不同尺寸，对不同口径血管进行栓塞时可以选用精确匹配的弹簧圈，这样弹簧圈移位的机会和对治疗目标之外的其他结构造成的无意栓塞就大大减少了。最近发表的用微弹簧圈对肠系膜末梢动脉进行选择性栓塞治疗消化道出血的技术成功率高达93%～100%，临床有效率达96%。

八、血管发育异常

血管发育异常是胃肠道最常见的血管病变，其引发的最多见的并发症是出血。血管发育异常又称动静脉畸形或血管扩张，毛细血管扩张与此不同，是指系统性或遗传性疾病。血管发育异常是指肠黏膜下的血管迂曲扩张，这些扩张血管的管壁只有血管内皮细胞，缺乏肌层，使用硅酮铸型可以观察到这些血管的特征。缺少毛细血管前括约肌使得小动静脉之间存在广泛交通。较大的血管发育异常时常存在动静脉瘘，这也是为什么有些患者出血很迅速的原因。

20%～30%的血便是由血管发育异常引起的，这也可能是65岁以上下消化道出血患者最常见的原因。组织学检查可以发现黏膜层或黏膜下层的扩张血管，有时表面仅覆盖一层单层上皮。无论血管发育异常发生在结肠、胃还是小肠，这一特征是相同的。

血管发育异常可以出现在整个胃肠道，可以在某一部位多发，也可以同时存在于多个部位。40%～50%患者同时存在一个以上病变部位，因此，只有当内镜检查或肠系膜动脉造影检查时血管发育异常部位正在出血才能确定其是真正的出血来源。

(一) 病因/发病机制

血管发育异常可以由以下四个原因引起：慢性低度静脉阻塞、肠梗阻或便秘时张力增加导致肠黏膜缺血、心源性/血管源性/肺源性疾病引起的肠管局部缺血、遗传因素。

(二) 临床表现

胃肠道血管发育异常引起的出血通常表现为黑便，患者此前常有因下消化道出血而入院的病史。虽然部分患者可以表现为下消化道的急性大量出血，但是更多时候患者没有任何临床症状。据报道，27%的胃出血是由血管发育异常引起。血管发育异常可出现于整段小肠，但最常见于结肠。结肠内的血管发育异常多位于盲肠和升结肠，也可发生于其他结肠段。有人对59例结肠血管发育异常病例进行统计，各段发病率依次为：盲肠37%，升结肠17%，横结肠7%，降结肠7%，乙状结肠18%，直肠14%。

结肠血管发育异常导致的出血占所有下消化道出血的20%～30%，与结肠憩室出血相近，在＞65岁以上的患者中可能是最常见的出血原因。因结肠血管发育异常而导致下消化道出血的患者发生再次出血的风险增高。

伴有终末期肾病、遗传性假性血友病以及主动脉狭窄等基础疾病的高龄患者发生结肠血管发育异常的机会增加。在终末期肾病的老年患者当中，血管发育异常是引起胃肠道出血的第二位病因。约20%的上消化道出血患者和30%下消化道出血患者伴有终末期肾病，而复发性上消化道出血患者中终末期肾病的比例达50%。目前还不知终末期肾病为何能够增加胃肠道出血的风险。由于尿毒症引起血小板功能障碍，胃肠道出血检出的概率越来越高。

遗传性或获得性假性血友病也与胃肠道血管发育异常有关。与终末期肾病相似，假性血友病也可以引起凝血功能紊乱从而使异常发育的血管更加容易出血。

主动脉狭窄合并胃肠道异常发育的血管出血称为 Heyde 综合征，其多方面的表现都有争论。有报道称主动脉瓣置换后胃肠道出血得以改善。有几例研究称主动脉狭窄引起的胃肠道血管发育异常出血可能与获得性假性血友病有关，主动脉瓣膜狭窄部位的湍流可以机械性破坏 von Willebrand 多聚体，von Willebiand 因子与血小板之间的相互作用可以引起获得性血小板功能障碍和凝血功能紊乱。通过瓣膜置换可以纠正绝大部分患者的血流动力学紊乱和凝血功能障碍。如果患者出现移植物排斥反应，则可能出现再次出血。

对上述理论持反对态度的学者认为胃肠道血管发育异常合并主动脉瓣狭窄的患者本身就有出血倾向，他们观察到在接受了主动脉瓣置换术后出血虽然停止，但胃肠道血管发育异常仍然存在。还有人观察到血管发育异常合并终末期肾病或其他类型假性血友病，以及主动脉瓣狭窄合并其他部位出血时可以出现鼻出血以及皮肤瘀斑等表现。Baum 等认为合并主动脉瓣狭窄的胃肠道血管发育异常出血可能是继发于心排出量不足导致的缺血性坏死。然而，反对者认为引起心排出量下降的其他心脏疾病并不引起胃肠道异常发育血管的出血，并且心排出量下降是主动脉瓣狭窄的晚期表现。

（三）诊断

血管发育异常通常可以用内镜诊断，镜下表现为由某条主干血管放射状发出的羊齿样膨胀血管，直径 5～10mm，呈樱桃红色。位于结肠的病变表现更加典型。"樱桃红色羊齿状"是区别于正常血管和黏膜红斑的特征。结肠镜检查诊断该病的敏感性可能超过 80%。

螺旋 CT 动脉造影是诊断胃肠道血管发育异常的另一方法，其灵敏性、特异性和阳性预测价值分别为 70%、100% 和 100%。血管发育异常的 CTA 表现包括结肠壁血管影增多、静脉充盈早、供血动脉扩张，三种征象出现的概率分别为 55%、50% 和 22%。

选择性动脉造影是诊断胃肠道血管发育异常的金标准，并且在内镜不能止血和没有条件或来不及进行手术探查时可以进行干预。肠道血管发育异常在动脉造影时的标志性征象是右半结肠出现毛细血管前期簇状血管影以及提前显影的回流静脉。介入干预是避免急诊手术的暂时手段，对造影过程中发现的活动性出血部位进行栓塞。如果造影时病变部位没有活动性出血，则可以通过导管注入加压素并持续 24 小时。

（四）治疗

对于肠道血管发育异常的活动性出血必须加以及时治疗。当患者发现下消化道血管发育异常时如果出血已经停止，尤其同时合并肠道憩室时，处理起来非常棘手。这种情况很常见，因为这两种异常都发生于同一年龄段。这种情况下，左半结肠出血的患者多数是由于憩室引起，而血管发育异常引起的出血几乎总是发生于盲肠和升结肠。但是憩室引起的出血也常发生于右半结肠。

当患者有多次急性下消化道出血病史、终末期肾病、主动脉瓣狭窄、假性血友病或者静脉性出血等情况时，出血更多是由血管发育异常引起的。利用内镜可以对出血加以各种处理，据报道双极电凝和热探头凝血对治疗由结肠和上消化道的血管发育异常导致的出血很有效。有人用注射硬化剂（十四烷基硫酸钠或乙醇胺）清除上消化道和结肠内的这些病灶。还有人用激光进行治疗。

对于出血位置已经确定的结肠血管发育异常，手术切除效果确切。然而位于胃肠道其他部位的病变仍然有发生再次出血的可能。在一例 16 个患者的报道中，施行右半结肠切除术后有 6 例（37%）发生不明原因的再出血。

选择性动脉造影能够对出血点定位并进行栓塞或注射加压素来控制出血。对于血管发育异常造成的出血，栓塞治疗效果优于加压素，但是并发症发生率高。动脉造影通常用于发生危及生命的大出血而又不适合手术治疗的患者或者手术前需要明确出血部位的患者。

九、小结

文献资料表明动脉造影和介入技术治疗上消化道和下消化道出血的临床效果随出血部位不同而有所差异。报道中使用选择性动脉内注射加压素和选择性动脉栓塞两种方法在治疗胃肠道不同位置出血中的成功率分别为：胃 62% 和 66%、胃炎和应激性溃疡 69% 和 78%、食管贲门黏膜撕裂综合征 74% 和 82%、下消化道病变 90% 和 100%。

目前能够获得的文献表明，动脉造影和介入技术是诊断和治疗急性消化道出血的有效手段。

（闫瑞强）

第五节 肝动脉介入化疗栓塞术

一、概述

将导管选择性或超选择性插入到肿瘤供血靶动脉后，以适当的速度注入适量的栓塞剂，使靶动脉闭塞，引起肿瘤组织的缺血坏死。使用抗癌药物或药物微球进行栓塞可起到化疗性栓塞的作用，称之为 TACE（transcatheter arterial chemoembolization）。目前最多用于肝的治疗，包括：肝动脉插管化疗栓塞，或肝动脉插管化疗灌注。

二、适应证

适用于原发性或转移性肝癌、肝癌术后复发（肝功能 Child 分级为 A、B - 级）、肝血管瘤、肾癌、盆腔肿瘤等的治疗以及鼻咽癌、肺癌、消化道、盆腔肿瘤大出血时的栓塞止血等。

三、禁忌证

白细胞 WBC $< 3 \times 10^9/L$。肝肾功能严重不全。严重的出血倾向。碘过敏。严重的高血压。心脏病及糖尿病未得到有效控制的患者。肝癌时严重黄疸、门静脉主干完全栓塞、严重腹水等不适宜行肝动脉栓塞。

四、操作方法

采用 Seldinger 法经皮动脉穿刺，利用短导丝置入导管鞘，然后在 X 射线电视透视下进行插管操作。将导管选择性插入肿瘤供血动脉后进行动脉造影，了解供血动脉和肿瘤血管的分布情况。经导管灌注化疗药物或栓塞药物。常用化疗药有 MMC、DDP（或卡铂）、THP（或 ADR、EADR）、5 - FU、BLM、VDL（或 VDS），动脉栓塞疗法中应用较为广泛的栓塞剂有碘化油乳剂、明胶海绵、弹簧栓子、药物微球等。多联合用 2 种或 3 种药物一次性大剂量灌注，3~4周重复一次。治疗结束后，拔管、穿刺部位压迫止血，穿刺侧肢体制动12h，平卧24h，以防穿刺部位出血和血肿形成。

五、并发症

穿刺部出血、皮下血肿。血管创伤形成夹层或假性动脉瘤。栓塞后综合征、误栓等。

六、注意事项

（1）穿刺部位局部出血、皮下血肿。血管创伤形成夹层或假性动脉瘤，需要对病人密切观察，一般不需特殊处理。

（2）支气管动脉化疗灌注时可能因血管痉挛或与脊髓动脉存在交通支，造成脊髓误伤，治疗时应注意观察患者肢体反应，发现异常应立即停止注射药物。

（3）化疗药物引起的胃肠道反应和骨髓抑制等需对症治疗。

（4）栓塞后综合征，表现为恶心、呕吐、发热、局部疼痛、腹胀，症状一般技术3~7d，经对症处理后可缓解。

（5）误栓即非靶血管栓塞，主要由于插管不到位或栓子反流。应采取积极的治疗措，如给予血管药、激素等治疗。

（闫瑞强）

第六节　布－加综合征介入治疗

一、概述

由于肝静脉和（或）肝段下腔静脉阻塞导致肝静脉和（或）下腔静脉回流障碍而产生的门脉高压和（或）下腔静脉高压的一系列临床症状和体征称之为布－加综合征（Budd-Chiari syndrome，BCS）。BCS主要病因分为：①原发性，肝静脉或下腔静脉血栓；②继发性，肝静脉或下腔静脉内被恶性肿瘤或微生物侵袭。临床上可出现门静脉高压症、肝硬化以及躯干下肢静脉曲张等表现。BCS主要分型：①下腔静脉阻塞型：Ⅰ.下腔静脉膜性阻塞。Ⅱ.下腔静脉节段性阻塞。Ⅲ.下腔静脉阻塞伴血栓形成；②肝静脉阻塞型：Ⅰ.肝静脉局限性阻塞。Ⅱ.肝静脉广泛性阻塞。Ⅲ.肝静脉和副肝静脉阻塞；③混合性阻塞型：Ⅰ.下腔静脉和肝静脉阻塞。Ⅱ.下腔静脉和肝静脉阻塞伴副肝静脉代偿。

本症过去以手术治疗为主，20世纪70年代开始以球囊成形术治疗，取得了一定的效果，但短期后又易发生狭窄闭塞。80年代末期在球囊扩张的基础上植入支架，从而取得了显著疗效。目前介入治疗已几乎完全取代了外科手术治疗。介入治疗的主要目的，不仅是开通了阻塞的下腔静脉，更为重要的是开通阻塞的肝静脉。

二、适应证与禁忌证

（一）适应证

（1）肝段下腔静脉膜性或节段性狭窄或闭塞，伴或不伴血栓形成。

（2）伴肝静脉阻塞的下腔静脉膜性或节段性阻塞，肝静脉支架成形术的最佳适应证是肝静脉入口处膜性或小于 3cm 的短段阻塞。

（3）PTA 疗效不佳或再狭窄病例。

（4）下腔静脉癌性狭窄或闭塞。

（二）禁忌证

（1）下腔静脉长段完全性闭塞。

（2）肝静脉弥漫性闭塞。

（3）患者极度衰弱、恶病质者。

三、术前准备

（一）患者准备

1. 心理准备　医生应向患者简要解释说明整个操作过程，使之减少紧张和恐惧心理。

2. 完善辅助检查　术前应常规进行血常规、尿常规、大便常规、血型、肝肾功能及电解质、凝血功能、心电图和 X 线胸片等检查。

3. 控制腹水，对于大量腹水者，应使用利尿剂或腹腔穿刺引流排出腹水。

4. 纠正电解质紊乱。

5. 碘过敏试验。

6. 穿刺部位皮肤准备。

7. 为防止术中发生恶心、呕吐及呕吐物误入气道，一般要求介入治疗前 4 小时禁食。

8. 术前抗凝治疗　术前 3 天服肠溶阿司匹林 100mg，每日 3 次；双嘧达莫 50mg，每日 3 次。

9. 补充血小板　对血小板计数小于 $5 \times 10^9/L$ 的患者，应在介入治疗前补充血小板，使其达到 $10 \times 10^9/L$ 后再给予治疗。

（二）器械准备

（1）多种导管、导丝，RUPS - 100 穿刺针，Z 形支架和推送器。

（2）下腔静脉支架直径 20～30mm，长度 40～80mm；肝静脉支架直径 10～12mm，长度 50～60mm。

（3）球囊导管：球囊直径 10～25mm，球囊长度 40～70mm。

四、操作技术和步骤

BCS 的介入治疗总体上可分为经皮穿刺球囊扩张成形术（percutaneous transluminal angioplasty，PTRA）和血管内支架植入术（endovascular stenting，ES）两大类。针对不同部位的阻塞，可将布－加综合征的介入治疗分下腔静脉成形术、肝静脉成形术和副肝静脉成形术。对膜状阻塞的患者，可采用球囊扩张术，对节段性狭窄和闭塞者可联合采用经皮穿刺球囊扩张成形术和血管内支架植入术。

（一）诊断性血管造影

采用经股或经颈静脉穿刺插管，行下腔静脉单向或对端双向诊断性血管造影，明确病变部位、类型和程度，并测定跨狭窄阻塞段压差。

（二）单纯狭窄球囊成形术

于单纯下腔静脉狭窄的病例，自股静脉引入超硬导丝，使其前端越过狭窄段，并送至上腔静脉，沿导丝插入选定好的球囊导管。依稀释造影剂充盈球囊，每次持续 30~60 秒，如此反复 2~3 次。荧屏上见球囊的切迹由深变浅，进而消失，说明下腔静脉狭窄段已经扩张。此时标记球囊切迹部位，作为植入支架的中点。若肝静脉狭窄，可经颈静脉途径采用直径 10~12mm 球囊扩张。

（三）闭塞再通

对下腔静脉节段性闭塞或膜性闭塞，用 RUPS-100 穿刺针经下腔静脉向上或经颈静脉、下腔静脉右心房部分向下穿刺闭塞段。经下腔静脉向上穿刺时，先经颈静脉插管置于闭塞段的上方，作为穿刺的靶目标。在双向 X 线透视监视下，沿下腔静脉走向，缓慢穿过闭塞段，将导丝送入右心房。经导丝送入细导管，双向造影证实穿刺针道确实位于下腔静脉，而未误入心包或血管腔外，再用扩张器扩大穿刺道，后换用球囊导管扩张。经下腔静脉穿刺难以成功时，可经下腔静脉右心房部分向下穿刺，此时下腔静脉内导管的头端应仅靠闭塞段，以此作为向下穿刺的路径标志。

（四）植入支架

将 Z 形支架推送器沿导丝送至下腔静脉病变段，将支架中心准确定位于病变段中段，缓慢释放支架。

五、术中注意事项

（1）支架直径应大于下腔静脉直径的 10%~20%。

（2）下腔静脉支架的近端应位于右心房开口连线的下方。

（3）多节 Z 形支架，其连接部不能置于病变中心部。

（4）有血栓形成时，先行充分有效的溶栓后，再行穿刺、扩张。

（5）肝静脉支架下腔静脉和肝静脉同时闭塞的发生率约占 BCS 的 35%。只开通下腔静脉，不开通肝静脉的临床效果不好。因此对这类患者需同时开通或先后开通下腔静脉和肝静脉。肝静脉支架的近心端一定要伸入下腔静脉内约 5mm，否则肝静脉口部的阻塞隔膜不能完全被撑开，易于再狭窄、闭塞。

（6）再通闭塞段的操作是本症治疗的关键步骤，一定要在双向透视下或超声引导下仔细地操作。

六、术后处理

（1）穿刺侧肢体应保持 4~6 小时伸直制动，且卧床 20 小时后方可起床活动。

（2）24 小时内密切、定时观察血压、心率变化，以便早期发现腹腔内出血等并发症。

（3）术后给予静脉滴注广谱抗生素预防感染。

（4）全身应用抗凝药物。肝素用量每天 12 500~18 750U（100~150mg），连续使用 3 天，3 天后改用口服抗凝剂，同时密切观察凝血功能。

（5）患者出院后继续口服抗血小板凝集药物，如肠溶阿司匹林 50mg，每日 3 次；双嘧达莫 50mg，每日 3 次。连续 12 个月以上。

（6）出院前及出院后 1、3、6、12 个月，给予超声复查，在超声发现有狭窄时，及时给予血管造影复查。若发现再狭窄，给予再次介入治疗。

七、并发症及其防治

1. 误穿心包及心包填塞　由于误穿后纵隔或心包腔主要发生在破膜穿刺时，所以穿刺时要在正侧位交替透视下穿刺进入右心房。在破膜穿刺后，无论成功与否，透视观察心影大小和心尖搏动有无改变是发现有无心包腔内出血的有效方法之一。

2. 肺栓塞与肺梗死　加强抗凝，注意全身肝素化。一旦出现肺栓塞，应尽快给予抗凝和大剂量或超大剂量尿激酶溶栓治疗。并进行心电监护、吸氧等处理。

3. 腹腔及胸腔内出血　对肝功能差、凝血机制异常者，不宜行经皮经肝穿刺；对大量腹水者，应先用利尿、抽腹水等办法把腹水减小到允许的范围内，再行经皮经肝穿刺；用细针穿刺造影后，尽量经股静脉、颈内静脉途径行肝静脉成形术；如需用粗针穿刺植入导管治疗，应尽量开通肝静脉并且要充分填塞穿刺通道，否则易导致肝脏包膜下出血。对大中量胸腔出血者应给予止血药物和胸腔引流。

4. 血管内支架移位及脱落　下腔静脉内支架向下移位一般无需处理，若向上移位小部分进入右心房，允许进行密切观察，观察 3 天后如果无心包腔出血则无需处理。下腔静脉 Z 形支架脱入右心房内为 BCS 介入治疗中严重的并发症，对此的处理只有通过外科开胸手术将支架取出，此为罕见并发症。

八、疗效分析

1. 技术成功　BCS 技术成功标准：①下腔静脉压、肝静脉压下降，与右心房的压差减小或为零；②下肢水肿、腹水、肝大及静脉曲张消失或减轻；③无严重并发症。

2. 临床疗效　BCS 支架治疗的技术操作成功率在 95% 以上，绝大多数门下腔静脉高压症状缓解。1 年开通率为 90%，2 年开通率为 88%，再狭窄率为 12%~20%。下腔静脉广泛血栓性闭塞者的成功率低，疗效较差。

（吴永娟）

第七节　静脉曲张

一、病理生理学和流行病学

下肢慢性静脉功能不全（chronic venous insufficiency，CVI）是静脉高压所致，而后者多见于原发性静脉瓣膜功能不全引起的流体静压的增加。比较少见的疾病初始因素还有静脉阻塞、肌泵功能丧失以及静脉发育异常等。绝大多数 CVI 患者或多或少都伴有浅静脉功能不全（superficial venous insufficiency，SVI），70%~80% 的患者出现大隐静脉（great saphenous vein，GSV）或其主要分支明显的血液倒流，10%~20% 患者出现小隐静脉（small saphenous vein，SSV）的血液倒流，10%~15% 患者出现非隐静脉系统的静脉倒流。

静脉功能不全非常多见，据估计多达 25% 的女性和 10% 的男性有不同形式的 SVI。绝大多数 SVI 患者有下肢症状，包括疼痛、软弱无力、悸动、沉重感以及夜间抽搐等。严重情况下患者可以出现慢性静脉高压引起的皮肤损害，包括湿疹、肿胀、色素沉着、脂性硬皮病以及溃疡等。家族史是 SVI 的首要危险因素，父母均患病的家庭，其子女中有 90% 会出现静脉曲张。若父母中一人患病，则 25% 的男性后代及 62% 的女性后代会患病。若父母双方都未患病，则 20% 的子女会患病。妊娠和需要长久站立的工作会增加易感人群患病的危险，或者加重已存在的 SVI。

二、解剖

浅静脉系统由无数的皮下小静脉、隐静脉主干及其属支构成。大隐静脉起于足部前内侧，行于内踝前方，于小腿和大腿的内侧上行最终在卵圆窝处注入股静脉。隐静脉前面是隐筋膜，深面是肌筋膜，有相应的动脉和神经伴行。从踝关节至膝下 6cm 处，大隐静脉和隐神经感觉支相邻近。

在大腿段，股内侧静脉和股外侧静脉分别倾斜上行。股内侧静脉可以起源于外侧静脉丛，而股外侧静脉可以起源于小隐静脉的近端。大隐静脉的其他属支包括阴部外静脉、旋髂浅静脉和腹壁浅静脉。有时存在前副大隐静脉，平行走行于大隐静脉主干的前方。大腿前面静脉曲张一个不被认识的病因可能就是前副大隐静脉功能不全。后侧的副大隐静脉指位于大隐静脉主干后方的任何平行静脉。先前被称作 Leonardo 静脉或后侧弓状静脉。与大隐静脉平行但是位于浅筋膜浅面的静脉称为浅副大隐静脉。与前方的副大隐静脉一样，这些大隐静脉属支的功能不全可以单独引起静脉曲张，也可以和大隐静脉主干倒流同时存在。

小隐静脉起源于足部外侧，行经外踝后方及小腿后面中线，与大隐静脉处于同一组织层次。在从足部到腘窝皱褶之间，小隐静脉与腓神经（感觉支）伴行。2/3 人群小隐静脉在膝关节或稍上方汇入腘静脉，1/3 人群的小隐静脉向头端延伸［伴有或不伴有隐—腘链接（saphenopopliteal junction，SPJ）］，最终汇入大腿后侧的穿静脉或通过 Giacomini 静脉汇入大腿后侧环绕静脉。

交通静脉斜行穿过深筋膜，连接浅静脉和窦状静脉、胫静脉、腘静脉和股静脉。交通静脉内单向开放的瓣膜能引导静脉血流从浅静脉流向深静脉。

三、临床检查

临床医师常低估了浅静脉系统的复杂程度以及了解病史和进行体格检查的重要性。临床信息收集应该包括疾病的病程和发展、出现的症状和严重程度、此前的治疗手段以及是否有深静脉血栓病史。对下肢静脉功能不全进行临床评估时患者应采用站立位，最好站在踏板上，应进行仔细地观察、触诊和叩诊。检查不应仅限于下肢，还应包括下腹部和耻骨区。

四、多普勒超声评估

对于只出现毛细血管扩张的患者，体格检查已经足够。对于存在明显静脉曲张的患者还应利用多普勒超声（doppler ultrasound，DUS）进行进一步评估。多普勒检查的目的是发现导致疾病的所有功能不全的静脉旁路，确定倒流的起始部位或最高点、是否存在静脉阻塞，这有助于制定最恰当的治疗方案。

（一）大隐静脉

与评价深部静脉血栓形成（deep vein thrombosis，deep venous thrombosis，DVT）不同，

对浅静脉功能不全进行多普勒检查时患者采用直立位，检查侧肢体稍弯曲并轻微外旋。检查应系统的进行，通常从腹股沟开始，逐渐向肢端检查。整条大隐静脉的检查都用轴向模式测量静脉直径，然后检查各属支。标记出曲张的属支并进行追踪以确定血液倒流的潜在源头。

为了确定隐—股交汇处是否存在倒流，对纵切面和横切面都应进行检查。使用彩色多普勒时，人为的挤压和放松外围静脉节段并将探头沿静脉移动就能方便的判断有无倒流。使用脉冲多普勒探测倒流时，也可以用相同的技巧。

（二）交通静脉

与大腿段大隐静脉以及膝下后副大隐静脉相连的交通静脉检查方式相似，轴向和斜向扫描最利于观察，应测量交通静脉直径和瓣膜功能。

（三）小隐静脉

患者背对检查者，小腿微屈以松弛腘窝，防止周围组织对静脉的压迫。对小隐静脉全程进行轴向观察，确定其汇入的深静脉。测量小隐静脉的口径、判断其功能、了解它与深静脉以及小腿后部曲张静脉的关系。注意与小隐静脉相连的交通静脉的情况。

五、治疗

当患者出现 CVI 临床症状并且梯度加压弹力袜和体育锻炼等保守治疗无效时，应考虑手术治疗。其他指征包括治疗或预防慢性静脉高压的并发症，如出血、浅表性静脉炎和皮肤损害。治疗通常从消除所有静脉主干的倒流开始，可选择的方法包括手术切除、血管腔内激光治疗、血管腔内射频治疗以及超声引导下利用泡沫硬化剂进行硬化治疗等。

六、压迫硬化治疗

（一）硬化剂

曾经用于治疗静脉曲张和毛细血管扩张的硬化剂有很多种，但只有几种适合使用，下面逐一介绍。

鱼肝油酸钠和乙醇胺油酸酯是获得美国 FDA 批准用于硬化治疗的药物，但是由于过敏反应的发生率较高，很少选择它们治疗静脉曲张和毛细血管扩张。

高张生理盐水虽然未获 FDA 批准，却在美国被广泛应用于治疗静脉曲张。根据治疗静脉的尺寸和对硬化剂的反应，可选择不同浓度的盐水（11.7% ～ 23.4%）。高张盐水的优点是容易获取、价格低廉并且很少发生过敏反应，缺点是会引起烧灼样疼痛、有发生皮肤溃疡的危险并且很快就被稀释，所以其治疗的静脉口径有限。

加拿大生产的一种硬化剂是将葡萄糖和高张盐水混合在一起（25% 葡萄糖，10% 氯化钠），商品名 Sclerodex，未获美国 FDA 批准。这种硬化剂的效果和高张盐水相似，因为氯化钠的浓度低，所以较少引起疼痛，皮肤坏死的发生率较低。主要用来治疗毛细血管扩张和网状血管。

聚乙二醇单十二醚也未获美国 FDA 批准，但在欧洲它是最广泛使用的硬化剂。该产品安全性很高，引起外渗性坏死和过敏反应的概率很小，并且注射时不引起疼痛。聚乙二醇单十二醚的使用浓度为 0.25% ～4%，可治疗从毛细血管扩张至大隐静脉功能不全的所有静脉曲张状态。

十四烷硫酸钠（sodium tetradecy sulfate，STS）是获得 FDA 批准并在美国广泛使用的硬化剂，作为硬化剂有很久的历史，安全性较高，使用浓度 0.1% ~ 3%，适用于静脉功能不全的所有情况。

（二）一般注意事项

虽然使用上述任何一种硬化剂都能够获得可以接受的效果，但是如果能遵照一定的规范，就能提高治疗效率，减少并发症。通常来讲，硬化剂的浓度取决于产品类型和要治疗的静脉直径两方面，最好从最低剂量开始以减少并发症。注射时通常从肢体近端向远端进行，先注射较大静脉，再处理较小静脉。有时静脉倒流似乎没有明显的来源，但切记这些显露的静脉还可以由其他静脉供血，例如毛细血管扩张常与网状静脉倒流有关，膨出的曲张静脉常因为隐静脉、交通静脉或较大属支的功能不全。这些潜在的病因也要进行处理以达到最佳效果。

（三）病例选择

除了对硬化剂过敏以外，其他硬化剂治疗的禁忌证包括已知的或可疑的 DVT（有 DVT 病史或肺栓塞史）、家族性高凝状态、长途旅行、长期卧床和活动受限患者。其他不适于硬化剂治疗的包括妊娠期和哺乳期妇女、有严重系统性疾病患者、足部动脉搏动不能触及以及期望过高的患者。深静脉倒流不是硬化剂治疗的禁忌证，但是急性深静脉阻塞的患者应该避免接受硬化剂治疗。

（四）技巧

接受治疗的患者采用平卧位以减少血管迷走神经反应，相对排空静脉减少血液对硬化剂的稀释并增加硬化剂与血管内皮的接触。目标静脉表面的皮肤用异丙醇消毒，用 27 或 30 号套管针穿刺目标静脉，套管针连接 3ml 注射器。穿刺应轻巧快速，套管针的斜面向上。对口径大于扩张毛细血管的静脉进行穿刺后应回抽血液加以证实。通常静脉口径越大，需要的硬化剂浓度越高，用量越大。注射硬化剂应每隔 3 ~ 5cm 注射一次以获得良好效果。毛细血管扩张仅需要数滴较稀的硬化剂（例如 0.2% STS），网状静脉需要数十毫升稍浓的硬化剂（例如 0.3% ~ 0.5% STS），膨出的曲张静脉需 0.25 ~ 1ml 高浓度的硬化剂（如 0.5% ~ 1% STS）。注射动作要轻柔以免引起疼痛。

（五）硬化剂治疗后护理

虽然通常认为硬化剂治疗后给予某种形式的梯度加压对患者有益，但是对于何种辅助手段效果最佳仍然存在争议。毛细血管扩张和网状血管扩张的患者接受硬化剂治疗后，多数医师建议穿着低压梯度弹力袜（15 ~ 20mmHg 或 20 ~ 30mmHg）至少 5 ~ 7 天。一般情况下，曲张静脉较大的患者接受硬化剂治疗后应该穿着压力梯度更大的弹力袜（20 ~ 30mmHg 或 30 ~ 40mmHg），并且穿着时间应该更长。理论上，穿着弹力袜可以提高硬化剂治疗的疗效，减少色素沉着、DVT 等不良事件的发生。硬化剂治疗后应鼓励患者立即下地行走以降低并发症风险。治疗后一个星期内患者应避免大运动量锻炼、过度日晒、桑拿以及乘飞机旅行等。

注射硬化剂后 2 ~ 4 周复诊，检查硬化剂注射区域，血管内的血肿以及局部淤血应该穿刺抽吸。虽然淤血经过数月可以自行吸收，但是及时将其抽出可以减少其表面皮肤的色素沉着。并且，淤血区域往往有疼痛感觉，抽除淤血后患者疼痛明显减轻。若经过检查仍需注射硬化剂，可以在 4~6 周后进行。每次随访都应该将治疗区域、硬化剂用量以及淤血所在的位置进行详细记录以备参考。

（六）超声引导下的硬化剂治疗

DUS 可以引导对位置深在的倒流静脉进行硬化剂治疗。超声引导下对大隐静脉进行硬化剂治疗可以替代手术切除、腔内激光/射频治疗或者作为其补充手段。也可以治疗功能不全的主干属支、术后新生的静脉以及其他原因导致的浅静脉倒流。硬化剂可以在超声引导下通过直接穿刺注射或经导管注射。

（七）泡沫硬化剂

用泡沫硬化剂治疗静脉曲张最早在数十年前提出，最近又受到重视。文献中已经描述了各种制作及注射泡沫去污硬化剂的方法。将硬化剂泡沫化有利于驱除血管内的血液，增加硬化剂与内皮细胞的接触以提高疗效。然而不幸的是，驱除血液并增加硬化剂在血管内存留的时间不仅仅能增强硬化剂疗效，还能增加并发症的发生率。已知的并发症包括 DVT、视觉障碍甚至缺血性脑卒中。泡沫硬化剂的远期疗效还有待评估。

（八）不良反应和并发症

硬化剂治疗后皮肤色素沉着是最常见的副作用，见于 10%~20% 患者，与含铁血黄素沉积有关。绝大多数病例，这种皮肤颜色的改变只是暂时的，几个月后就会消失，但也有一部分患者的色素沉着会存在很长时间。使用过多的硬化剂、硬化剂作用过强或者遗漏潜在的倒流因素未加处理都可能使色素沉着的数量增加、程度严重。在复诊时抽除皮下淤血有利于减少含铁血黄素的沉积。若发生色素沉积，应避免日光过度照射，色素沉着会随时间缓慢消失。

注射硬化剂区域出现毛细血管垫或纤细的小血管是硬化剂治疗的另一个不良反应。幸运的是，同色素沉着一样，这只是暂时的。如果毛细血管垫存在时间超过几个月，应该检查是否还有未经处理的倒流因素存在。同绝大多数并发症一样，技术越精确，并发症发生率越低。使用有效强度最低的硬化剂、注射最少的有效剂量以及注射时使用较小的压力都能降低并发症的发生率。肥胖和使用过多外源性激素能增加毛细血管垫出现的概率。

皮肤溃疡可能由硬化剂注射在血管外、硬化剂外渗以及注入动脉引起。虽然任何硬化剂在注射不正确或用量过大时都会引起皮肤损害，但是有些硬化剂如高渗盐水尤其容易引起皮肤溃疡。其他增加皮肤溃疡风险的因素包括操作者缺乏经验、解剖学上的危险区域如踝部注射。

对于应用比较广泛的硬化剂来讲，过敏反应并不多见，但是极少数患者确实发生过敏反应，所以注射硬化剂时应做好处理荨麻疹、皮疹以及过敏反应的准备。有报道出现硬化剂误入动脉，幸运的是这种概率极低，在内踝、隐—股交汇部和隐—腘交汇部注射硬化剂时尤其需要小心。

七、血管内激光闭塞

1999 年 Boné 首次报道了血管腔内激光的使用，此后 Min 和 Navarro 描述了使用激光治疗整段功能不全大隐静脉的方法。血管腔内激光治疗通过将激光能量直接作用到血管壁达到非血栓性静脉闭塞的目的，2002 年 1 月获得美国 FDA 批准。使用的激光波长有 810nm、

940nm、980nm 和 1320nm 几种，都取得了临床成功。要想有效地破坏血管壁，光纤和静脉管壁要紧密接触，血管壁被破坏后变厚，最终收缩并纤维化。在过去 5 年的报道中，激光治疗的临床成功率极高，并发症的发生率极低，这使得腔内激光治疗成为处理功能不全主干静脉的选择之一。

（一）病例选择

适合手术结扎和抽剥的病变静脉都能够进行激光治疗，而不适合进行硬化剂治疗的患者多数都是激光治疗的相对禁忌证，包括足部动脉搏动不能扪及、卧床、DVT、一般情况较差、妊娠期和哺乳期妇女。腔内激光治疗的另一个相对禁忌证是由于深静脉血栓或静脉极度曲张使得光纤无法通过。所幸这种情况不多见，可以在术前的多普勒检查中发现。

（二）技巧

治疗前，患者行站立位超声波检查，详细评估异常的静脉网，并且在皮肤表面标记出需要治疗的静脉行径。此外，静脉交汇部、扩张成瘤的节段以及有明显侧支或交通静脉血流汇入的节段也需要在皮肤上进行标记。

治疗时患者通常取仰卧位，患肢轻微外旋以便穿刺大隐静脉。如果要治疗小隐静脉，患者需要俯卧，脚部超出手术台边缘以便松弛小腿部肌肉和腘窝组织。治疗 Giacomini 静脉或存在多处倒流的静脉时需要变换体位。

几乎所有的病例都可以直接或通过其属支间接进入目标静脉。属支静脉更容易收缩，难以进入，所以只有属支静脉较直并且口径足够大时才会尝试从属支进入。通常在倒流的最低水平或稍远侧穿刺，该处由于静脉分出属支或者功能良好，所以口径会突然缩小。许多病例中大隐静脉功能不全呈现节段性，倒流的血液有时突然全部进入属支，经过一段距离后又返回主干。这种情况下需要将存在倒流的最低静脉节段一并处理，如有必要，可以多次穿刺。

在实时超声波引导下用 19 或 21 号套管针直接穿刺进入目标静脉，患者采用反 Trendelenberg 姿势以及保持室内温暖可以减少穿刺时静脉的收缩。也有人建议用加热垫或在穿刺部位涂抹硝酸甘油软膏使穿刺的血管保持最大口径。除了大隐静脉，其他静脉都很容易产生痉挛，所以在穿刺属支静脉或者前副大隐静脉、小隐静脉以及大腿环绕静脉时操作尤其应该轻柔。

穿刺成功后，在导丝的引导下将 5 – Fr 鞘管置入目标静脉，沿病变静脉腔内上行直至进入上级静脉。将激光光纤插入鞘管，然后回撤鞘管露出光纤的末端，将光纤与鞘管固定在一起。在超声引导下，光纤和鞘管作为一个整体回撤至浅静脉内，到达深浅静脉交汇部。施行局部麻醉后再次确定光纤的位置，然后发射激光。可以透过皮肤直接观察光纤头端的红色光点来确定光纤的位置。

整个过程中最重要的步骤是准确的进行静脉周围浸润麻醉。正确的麻醉方法可以使腔内激光治疗达到无痛的效果而不需要施行静脉镇静或麻醉。实际上，静脉镇静药物抑制患者的反馈，使得腔内激光治疗的风险增加，并且术后不能立即活动。

除了使整个治疗过程无痛，局部浸润麻醉还能提高安全性，增加疗效。穿刺部位的静脉可能出现痉挛，而正确的浸润麻醉能够将血管壁压迫在光纤周围以增加接触面积。麻醉需要在超声引导下进行的目的之一就是保证光纤与周围的静脉管壁都能保持良好的接触，这样能保证激光产生的能量能够最大限度地传导到静脉管壁，破坏管壁结构并最终形成纤维化。如果静脉排空不够，管腔内剩余较多的血液，那么整个烧灼过程就变得无目的，这时即便管腔由于血栓形成而闭塞，但迟早都会再通。

浸润于血管周围的麻醉液还可以充当保护层，防止烧伤非目标组织，包括皮肤、神经、动脉和深静脉。只有在 DUS 引导下才能将局麻药物注射到正确的层面，将非目标组织与目标静脉分隔开来。有人建议如抽脂手术一样将局麻药盲目注射或者采用高压注射，这样做虽然较快捷，但可控性比手工注射较差。由于这个原因，我们更愿意通过 3.75cm 的 25 号针头连接 30ml 注射器手工注射。对于右手操作者，局麻药应该由远端静脉向近端注射。每隔 3～5cm 注射一次直至注入正确的静脉周围层面。一旦完成这一步骤，局麻液很容易浸润静脉周围并上行，此时每次穿刺就可以浸润较长的距离。

对于一条 45cm 长的静脉，大约需要 100～150ml 用碳酸氢钠稀释的 0.1% 利多卡因。可以将 50ml 1% 的利多卡因融入 450ml 生理盐水中，加入 5～10ml 8.4% 的碳酸氢钠混合而成。若需要更多的局麻药，可以使用 0.05% 的利多卡因。这样的利多卡因用量处于安全范围之内（不与肾上腺素合用时用量上限是 4.5mg/kg，合用肾上腺素时剂量上限是 7mg/kg）。虽然很多人选择将利多卡因和肾上腺素一起使用以最大限度的收缩血管并减少淤血，但我们发现仅用利多卡因就能很好的将血管完全排空，并且还能避免肾上腺素带来的毒性。

静脉周围浸润麻醉完成后，进行超声检查确定麻醉得是否足够。当静脉周围呈现 1cm 的液性暗区或者静脉已经与表面的皮肤分隔开来时，表示麻醉已经足够。在特殊位置如小隐静脉接近隐—腘交汇部、大隐静脉接近膝关节处，正确的局麻药物浸润非常关键，因为这些位置的静脉紧邻神经或血管分支。

在进行局部浸润麻醉前后时患者采取头低脚高卧位有利于静脉排空。正确的麻醉和体位能使激光光纤和静脉壁充分接触。如果需要进一步排空静脉，可以通过抬高患肢、人为压迫肢体、在鞘管上连接负压装置以及降低室温引起静脉痉挛等方法。由于在施行浸润麻醉的过程中光纤可以移动，所以麻醉完成后需要对光纤重新定位。对于大隐静脉，光纤头端应定在功能良好的腹壁浅静脉开口处或稍下方，或者隐—股交汇部远端 5～10mm 处。对于小隐静脉，由于其呈较大的角度汇入腘静脉，很难看到光纤的头端。浸润麻醉后隐—腘交汇部的角度变小，在超声波下较容易看到光纤末端。术前准确地标记隐—腘交汇部非常重要并且当和红色引导光束一起使用时，可以实现激光纤维的精确定位。即使是在肥胖的患者中，也可看见红色光线，但是调暗房间灯光可能是必要的。最佳情况是，激光纤维尖端置于 SPJ 周围 10～15mm，SSV 在腘窝以下即转向与皮肤平行。

在激光激活时血管鞘和纤维同时撤出来。在我们的实践中，使用 810nm 二极管激光（Diomed Holdings Inc.，Andover，MA），在"连续模式"下使用 14W 传递激光能量。获得可靠的静脉消融所需的能量似乎是贯穿治疗节段的平均值 70J/cm。完成这个过程的平均撤退速度是 2mm/s。虽然有自动导管回撤装置可供使用，但是这些是不必要的花费。大部分静脉腔内激光消融工具箱制造商现在提供标记的血管鞘。和激光系统的流逝时间显示一起使用，容易确定回撤速度。这种组合允许精确和标准地传递激光能量。简易手动回撤也可以让激光能量传递根据正在治疗的特定静脉节段进行调整，这可以加强治疗功效和安全性。例如，在治疗 GSV 时，更高的激光能量被传递到静脉的最中央部分，最先 10～15cm 静脉以 140J/cm 治疗，这可以通过以 1mm/s 的速度回撤光纤来实现。总体而言，GSV 这个节段最容易遭遇治疗失败，对静脉痉挛也是最不敏感。因此，有必要相应地使用更多的肿胀麻醉剂和更高的激光能量来充分治疗这个重要的静脉节段。也将更高的激光能量输送至血液流入区域，例如有功能不全分支或反流交通静脉的联合部附近。当治疗靠近皮肤的静脉节段时，如靠近 SPJ 的 SSV 或者膝关节以下的 GSV，应用更快的光纤回撤速度（3mm/s）来尽可能降低损伤非目标组织的风险。

静脉腔内激光治疗后马上将Ⅱ级（30～40mmHg）梯度弹力袜穿在患者患肢上，并在睡觉或洗澡外其他时间一直穿戴至少 2 周。使用梯度弹力袜的目的在于降低分支曲张静脉的表浅血栓性静脉炎的风险，一旦消除了潜在的大隐静脉反流，分支曲张静脉将会萎缩。静脉腔内激光治疗后，除了即刻和经常的活动外，梯度弹力袜也可以增加深静脉血流的速度，减少深静脉血栓形成的可能。

大部分患者会在静脉腔内激光治疗后一个月内注意到症状的明显改善或者消失，但是还需要进一步的措施来完全消除可见的曲张分支和实现治疗的全部利益。加压硬化治疗和日间静脉切除术是完成这个目标的最常用技术。辅助措施的最佳时机备受争议。提倡等待的医师注意到大部分患者会经历相关曲张静脉的体积和饱满度的下降，使得辅助治疗更容易也更有效。在某些病例，静脉腔内激光消融后改善十分显著和彻底，以致无须额外的治疗措施。在静脉腔内消融同时进行辅助治疗的倡导者观察到治疗次数减少，浅静脉炎的风险降低，在消除基础的主干反流后大的曲张分支上尤其明显。个别的非表浅分支静脉的治疗或者临床明显的交通静脉反流需要 B 超引导下使用泡沫剂或者强效液体硬化剂治疗。

（三）静脉腔内激光治疗后随访

由于进入静脉时穿刺和注射肿胀麻醉剂的缘故，许多患者会在治疗部位出现瘀斑。这不会引起不良后果，会在静脉腔内激光治疗后数周内自愈。一些患者可能在经治静脉上方出现轻度的不适，这在术后头几个小时出现，在 24～48 小时内缓解。许多患者也会注意到经治静脉上方的迟发绷紧感和轻到中度的疼痛，尤其是在远处节段。这种感觉通常被描述为"牵拉感"，通常在静脉腔内激光治疗后第一周末出现，在第二或第三周时消失。这种迟发性疼痛不与瘀斑的出现或程度相对应，而可能是因为急性炎症转向愈合、静脉横向或纵向回缩所造成。大部分患者经过梯度弹力袜和运动都会感觉好转，只有一小部分患者需要使用非甾体类抗炎药。

（四）结果

静脉腔内激光治疗的技术成功定义为操作过程中成功穿刺、通过治疗节段、充分排空静脉、注射肿胀麻醉剂和输送激光能量至整个功能不全的节段。临床成功定义为治疗后间隔某个固定时间后，经治静脉节段永久性闭塞，相关曲张静脉消除和患者临床分期改善。

除了临床检查，DUS 对于评估静脉腔内激光消融治疗的成功也是必要的。大部分医师在静脉腔内激光治疗后 1 周内进行 DUS 检查，在治疗结束时复查，此后每年复查 1 次。识别出治疗成功的 DUS 标准是重要的。静脉腔内激光治疗后 1 周，DUS 成像会显示不可压缩的静脉，直径最低限度地下降，周围增厚的有回声的静脉壁，彩色多普勒探查整条经治静脉腔内看不到血流。由于伴有继发性炎症的静脉壁损伤，充分的治疗应该可以导致静脉闭塞。如果出现管腔内血栓，应该是最轻微的并且是一个继发现象，而不是闭塞的首要原因。因为血栓可能导致再通。在 3～6 个月的随访时，DUS 应该显示连续的目标静脉闭塞，静脉直径明显变细。在 1 年以及之后的 DUS 成像中，静脉应该消失或者只剩下最小的残余条索可见。

以下是我们中心以 810nm 二极光源（Diomed Holdings lnc，Andover，MA）进行静脉腔内激光消融治疗前 1000 条有大隐静脉反流的肢体的结果。在达到 60 个月的随访中，如前面 DUS 标准所定义的成功的静脉腔内激光治疗可见于 98%（982/1000）的经治肢体中。在超过 2 年的随访中，99%（457/160）的经治静脉节段保持着闭塞。大部分（13/18）治疗失败发生在 1 年内。在 500 多例以 14W 治疗的静脉中，只有 1 例失败。所有以不低于 70J/cm 激光能量治疗的静脉依然保持闭塞。

临床检查与 DUS 所发现的相关性很好。所有对象可视曲张静脉均有改善。6 个月后，所有出现由 SVI 导致脚痛的对象都发觉相关症状消失或者明显缓解。

一周随访时，有 1/4 的肢体在非穿刺点出现淤血。一个月随访前，所有治疗对象的瘀斑均消失。大部分治疗对象感觉到迟发性紧绷感，这种感觉在激光治疗后 4~7 天开始，持续 3~10 天。静脉腔内激光消融后，约 5% 的经治下肢出现相关曲张分支的浅静脉炎。大部分浅静脉炎病例无需治疗，但是鼓励有症状的患者运动，继续使用梯度弹力袜，如果需要再服用非处方抗炎药物。没有皮肤灼伤、感觉异常、DVT 或者其他副作用。严格使用局部麻醉之下，所有治疗对象均很好地耐受了手术。

一些研究者报道了类似的 GSV 静脉腔内激光消融术的成功率。这些研究一致显示目标主干静脉成功的非血栓性闭塞率为 90%~100%，只有极少部分先前已经闭塞的静脉节段出现再通。成功的主干静脉闭塞后，几乎所有的病例获得了临床改善。患者接受程度高，副作用极少，而相关并发症如 DVT、感觉异常和皮肤灼伤等实际上不存在。

（五）讨论

不需分离 SFJ 处各分支而进行 GSV 静脉腔内消融，这与隐静脉开放手术的基本原则相违背；然而，静脉腔内消融术的联合经验显示出比外科结扎和抽剥更低的复发率。不介入腹股沟区和在功能正常的分支保留静脉引流可能不会刺激新生血管形成，而这常见于外科治疗后。研究已经表明 GSV 抽剥术后静脉曲张复发发生早，而那些 5 年内确定会出现复发性曲张静脉的肢体中，73% 在 1 年时就已经出现复发性曲张静脉。我们的结果已经支持这点，目标静脉晚期再通极少在静脉腔内激光消融术后超过 1 年才发生。虽然真性再通不常见，但是静脉曲张复发则不一样。即使是成功的静脉腔内消融也不能完全消除患者发展为静脉功能不全的倾向。这可发生于未治隐静脉节段、功能不全分支、交通支反流或者怀孕期间静脉功能恶化等。医师一定要忠告患者静脉功能不全是一种慢性状况。

在过去 5 年里，我们已经更深刻地理解肿胀麻醉在静脉腔内消融中的作用。以肿胀液排空静脉、Trendelenberg 定位、外周加压，或者这些和其他方法的组合是保证治疗安全和有效的关键。因为血液是所有用于静脉腔内消融的激光波长的色基，太多的血液会导致静脉壁损伤不充分。血栓造成的闭塞会导致最终的静脉再通和治疗失败。目标是通过提供静脉壁与光纤尖端最大的接触面，从而尽可能增大激光能量传输到静脉壁。

如前面提到，适当的肿胀麻醉的另一个目的是把非目标结构与目标静脉分离开来。超声在引导稀释利多卡因注入恰当部位中十分关键。肿胀也应该注入目标静脉和邻近非目标组织之间。可以想象，将液体注入错误的平面会将邻近结构向静脉挤压，使得它们在激光能量传输过程中暴露于可能的损伤，而不是分离并保护它们。当治疗那些已知和神经和动脉分支贴近伴行的静脉如膝下 GSV 或者 SSV 时，这点尤其重要。

腔内激光治疗浅静脉倒流型疾病的不良事件发生率非常低，使得与其他处理方式如外科手术、腔内射频治疗等比较起来有着很大的优势。腔内射频治疗的并发症包括患肢麻木、皮肤烧伤、DVT 以及肺栓塞等。虽然使用局部浸润麻醉能够减少对周围组织的热损伤，但是腔内射频治疗的并发症仍然很高，持续的感觉异常发生率为 13% ~ 15%，静脉炎发生率为 2% ~ 20%，皮肤烧伤 4% ~ 7%，DVT 发生率 1% ~ 16%。

虽然人们普遍认为腔内激光治疗优于射频治疗，但是很少有文献对二者进行比较。最近 Black 等证实二者在治疗后 6 个月都达到可接受的疗效，激光治疗组静脉闭塞率 100%（126/126），射频组 91.5%（118/129）。射频组 8 例治疗失败的患者再次接受射频治疗。令人感兴趣的是，3 例射频治疗失败的患者改行激光治疗均获得成功。除了这些差别，重要的是这两种微创技术与传统手术相比，安全性和有效性都得到了很大的提高。

总结五年来施行腔内激光治疗的医师们的共同经验可以得出几个教训。有研究者假设血液吸收激光能量能够让热损伤均匀分散在血管内表面；然而，很明显血液吸收能量产生的蒸汽本身并不能对血管壁造成足够的损伤。绝大部分治疗失败的病例出现于治疗后第一年内，大部分在 6 个月内出现。主干静脉的近心端处理起来最困难。这部分的静脉处于最高的中心静脉压作用之下，最不容易痉挛。通过 Trendelenberg 动作、浸润麻醉，以及其他促使静脉排空的手段在处理这些部位的静脉时非常重要，影响到治疗的远期效果。通过直接接触将光纤产生的能量传递到静脉管壁是腔内激光治疗的最重要机制，减少光纤与静脉管壁的接触会减轻对静脉壁的损伤，不能引起永久性纤维化，而管腔内过多的血液存留会使静脉无法闭塞或引起血栓性阻塞最终导致再通。

对治疗的参数进行检验也使激光治疗不断得到完善。Timperman 等人以及 Proebstle 等的研究表明成功的激光治疗有赖于光纤发射的能量，当静脉接受的激光能量达到至少 70J/cm 时就完全不存在治疗失败的病例了。接受治疗后一个月内再通的病例可能是静脉壁接受的热能不足导致血栓性再通。这可能是因为光纤回撤的速度过快，也可能是因为静脉排空不够导致能量传导不足。真正接受足够治疗的静脉出现再通的情况并不多见。静脉最初的口径大小与治疗效果之间并无相关性，只要静脉排空得足够彻底并且光纤和静脉壁的接触足够紧密，接受治疗的静脉口径并不受限制。有人用腔内激光技术成功地闭塞了直径大于 30mm 的静脉。

在腔内激光治疗中，波长 810、940、980 和 1320nm 的激光都获得了成功，各种波长的激光所产生的效果是相同的。所有这些波长的激光都能被血液不同程度地吸收。将不同波长激光产生的能量传导至静脉壁的最基本原理都是相同的：能量通过直接接触传导。所以毫不奇怪的是，所有波长的激光都能很好地达到治疗目的，没有哪个波长效果最好之说。

八、结论

SVI 是一种极其常见的疾病，然而，虽然这种疾病能够致残并且耗费大量的社会和经济资源，但是绝大多数患者被低估或误治。幸运的是无创性检测手段尤其是 DUS 提高了我们对 SVI 的认识，能够对病变静脉进行直接的观察并了解病因。诊断水平的提高使得治疗手段不断改进，尤其新的微创技术的出现为临床医师提供了更加安全有效的选择。

（吴永娟）

第二十四章 外周大血管的介入治疗

第一节 夹层动脉瘤的介入技术

主动脉夹层动脉瘤（dissection aortic aneurysm）现统称主动脉夹层（aorticdissection，AD）即主动脉动脉壁夹层形成。系指由各种原因造成的主动脉壁内膜破裂，血液通过内膜的破口进入主动脉壁中层而形成血肿，导致血管壁分层，剥离的内膜片分隔形成"双腔主动脉"。但 Coady 报道有8%～15%的病例并无内膜撕裂，这可能是由于主动脉壁中层出血所致，又称为壁间血肿（intramural hematoma）。主动脉夹层是主动脉腔内的并非主动脉壁的扩张，有别于主动脉瘤。

一、病因及发病机制

主动脉夹层病因至今未明。可能机制包括以下几种。

1. 主动脉中层囊性变性　主动脉中层退行性改变，即胶原和弹力组织退化变质，常伴囊性改变，被认为是主动脉夹层的先决条件。囊性中层退行性变是结缔组织遗传缺损的内在特征，尤其多见于 Marfan 综合征和 Ehler – Danlos 综合征。主动脉夹层，特别是近端夹层常是 Marfan 综合征的严重且常见的并发症，有报道，主动脉夹层患者中有6%～9%是 Marfan 综合征。近来，也有报道在 Noonan 和 Turner 综合征病人发生主动脉夹层，囊性中层退行性变可能是其共同问题。在妊娠和主动脉夹层之间有一种未能解释的关系。40 岁以下女性主动脉夹层约半数发生在妊娠期间，且多发生在妊娠后 3 个月内或产褥期的早期，伴 Marfan 综合征和主动脉根部扩张的妇女在妊娠期间急性主动脉夹层的危险性增加。血容量、心排血量及血压增加，在妊娠期间也可能是危险因素，但尚未被证实。

2. 高血压　80%以上主动脉夹层的患者有高血压，不少患者有囊性中层坏死。高血压并非引起囊性中层坏死的原因，但可促进其发展。高血压是导致夹层的重要因素，约半数近端和几乎全部的远端主动脉夹层者有高血压，急性发作时都有血压升高，有时伴有主动脉粥样斑块溃疡面。因为长期高血压可引起平滑肌细胞肥大、变性及中层坏死。

3. 外伤　直接外伤可引起主动脉夹层，钝挫伤可致主动脉局部撕裂、血肿而形成主动脉夹层。主动脉内插管或主动脉内球囊反搏插管均可引起主动脉夹层。心脏外科手术，如主动脉 – 冠状动脉旁路移植术，偶也可引起主动脉夹层。

二、病理

主动脉夹层的病理改变包括动脉中层弹性纤维囊性坏死，局部断裂或坏死，基质有黏液样和囊肿形成。主动脉中层囊性变性导致主动脉反复屈曲、高血压施加于主动脉的血流动力学作用及外伤等因素，使主动脉内膜撕裂形成夹层血肿。约60%的撕裂发生于升主动脉，10%在主动脉弓，30%在胸降主动脉的第一部分。夹层侵入中层的深度和夹层血肿蔓延的距离，都与主动脉中层变性范围有关。主动脉腔内血液进入中层，将内膜与中层分离开来，这种管壁的分离一般向动脉远端发展，也可短距离逆行向上延伸。主动脉夹层在动脉管壁呈螺旋状走行，呈广泛性夹层时，可累及它所发出的分支而影响邻近器官的血供；或者中层先有出血，形成血肿，并纵行发展将主动脉腔分成了一个真腔和一个假腔，假腔破裂可使血液返回动脉腔形成"自然治愈"，但更多的是破入心包或破入胸膜腔、纵隔、腹膜后等，导致严重并发症。实验证明，促使夹层血肿扩展的是脉搏陡度（dp/dt）及血压，这正是急性主动脉夹层药物治疗的理论基础。

三、分型

（一）DeBakey 将主动脉夹层分为 3 型（图 24 - 1）

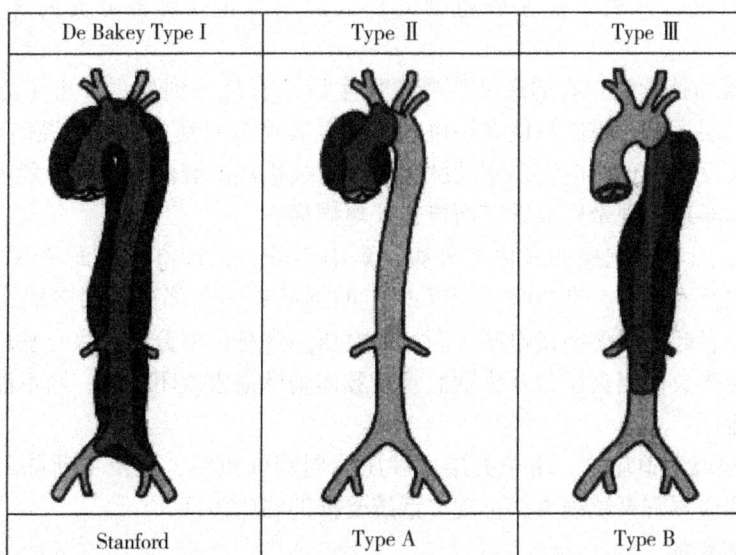

图 24 - 1　主动脉夹层的 DeBakey 分型和 Stanford 分型

1. Ⅰ型夹层起自升主动脉并延至降主动脉。

2. Ⅱ型局限于升主动脉。

3. Ⅲ型夹层起自降主动脉并向远端延伸。

（二）Daily 和 Miller 将主动脉夹层分为两型

1. A 型　凡升主动脉受累者为 A 型（包括 DeBakey Ⅰ型和Ⅱ型）。

2. B 型　病变在左锁骨下动脉远端开口为 B 型（即 DeBakey Ⅲ型），A 型约占全部病例的 2/3，B 型约 1/3。

四、临床特征

1. **突发剧烈疼痛** 这是发病开始最常见的症状，可见于90%以上的患者，并具有以下特点。

(1) 疼痛强度比其部位更具有特征性：疼痛从一开始即极为剧烈，难以忍受；疼痛性质呈搏动样、撕裂样、刀割样，并常伴有血管迷走神经兴奋表现，如大汗淋漓、恶心呕吐和晕厥等。

(2) 疼痛部位有助于提示分离起始部位：前胸部剧烈疼痛，多发生于近端夹层，而肩胛间区最剧烈的疼痛更多见于起始远端的夹层；虽然近端和远端夹层可同时感到前胸和后背的疼痛，但若无后面肩胛间区疼痛，则可排除远端夹层，因为远端夹层的病人90%以上有后背疼痛；颈部、咽部、额或牙齿疼痛常提示夹层累及升主动脉或主动脉弓部。

(3) 疼痛部位呈游走性提示主动脉夹层的范围在扩大：疼痛可由起始处移向其他部位，往往是沿着分离的路径和方向走行，引起头颈、腹部、腰部或下肢疼痛，约70%的病人具有这一特征，并因夹层血肿范围的扩大而引起主动脉各分支的邻近器官的功能障碍。

(4) 疼痛常为持续性：有的患者疼痛自发生后一直持续到死亡，止痛药如吗啡等难以缓解；有的因夹层远端内膜破裂使夹层血肿中的血液重新回到主动脉管腔内而使疼痛消失；若疼痛消失后又反复出现，应警惕主动脉夹层又继续扩展并有向外破裂的危险；少数无疼痛的患者多因发病早期出现晕厥或昏迷而掩盖了疼痛症状。

2. **高血压** 患者因剧痛而有休克外貌，焦虑不安、大汗淋漓、面色苍白、心率加速，但血压常不低或反而升高，有80%～90%以上的远端夹层和部分近端夹层有高血压。不少病人原有高血压者起病后疼痛使血压更高。低血压，常是夹层分离导致心脏压塞、胸膜腔或腹膜腔破裂的结果，而当夹层累及头臂血管使肢体动脉损害或闭塞时，则不能准确测定血压而出现假性低血压。

3. **夹层破裂或压迫症状** 由于夹层血肿压迫周围软组织，波及主动脉大分支，或破入邻近器官引起相应器官系统损害，出现多系统受损的临床表现。

(1) 心血管系统

1) 主动脉瓣反流：主动脉瓣反流是近端主动脉夹层的重要特征之一，可出现主动脉瓣区舒张期杂音，常呈音乐样，沿胸骨左缘更清晰，可随血压高低而呈强弱变化。根据反流程度的不同，主动脉瓣关闭不全的其他外周血管征也出现，如脉压增宽或水冲脉等，急性严重的主动脉瓣关闭不全可出现心力衰竭。

近端夹层引起主动脉瓣关闭不全的机制有以下四个方面。

第一，夹层使主动脉根部扩张，瓣环扩大，舒张期时主动脉瓣瓣叶不能闭拢。

第二，在非对称性夹层，夹层血肿压迫某一瓣叶，使之处于其他瓣叶的关闭线以下，造成关闭不全。

第三，瓣叶或瓣环支架撕裂，使一个瓣叶游离或呈连枷状，导致瓣膜关闭不全。

第四，夹层血肿撕裂内膜片游离出主动脉瓣叶之下，影响主动脉瓣关闭。

2) 脉搏异常：近端夹层者有半数可累及头臂血管，少数远端夹层可累及左锁骨下动脉和股动脉，出现脉搏减弱或消失，或两侧强弱不等，或两臂血压出现明显差别，或上下肢血压差距减小等血管阻塞征象。其原因或是由于夹层扩展直接压迫动脉管腔，或是由于撕裂的内膜片覆盖在血管口而阻断血流。

3）其他心血管受损表现：夹层累及冠状动脉时，可出现心绞痛或心肌梗死；血肿压迫上腔静脉，可出现上腔静脉综合征；夹层血肿破裂到心包腔时，可迅速引起心包积血，导致急性心脏压塞而死亡。

（2）神经系统：夹层血肿沿着无名动脉或颈总动脉向上扩展或累及肋间动脉、椎动脉，可出现头昏、神志模糊、肢体麻木、偏瘫、截瘫及昏迷；压迫喉返神经，可出现声嘶；压迫颈交感神经节，可出现霍纳（Homer）综合征等。

（3）消化系统：夹层累及腹主动脉及其分支，病人可出现剧烈腹痛、恶心、呕吐等类似急腹症的表现；夹层血肿压迫食管，则出现吞咽障碍，破入食管可引起大呕血；血肿压迫肠系膜上动脉，可致小肠缺血性坏死而发生便血。

（4）泌尿系统：夹层累及肾动脉，可引起腰痛及血尿。肾脏急性缺血，可引起急性肾衰竭或肾性高血压等。

（5）呼吸系统：夹层血肿破入胸腔，可引起胸腔积血，出现胸痛、呼吸困难或咯血等，有时可伴有出血性休克。

五、器材准备

1. 输送系统　见图 24 - 2。

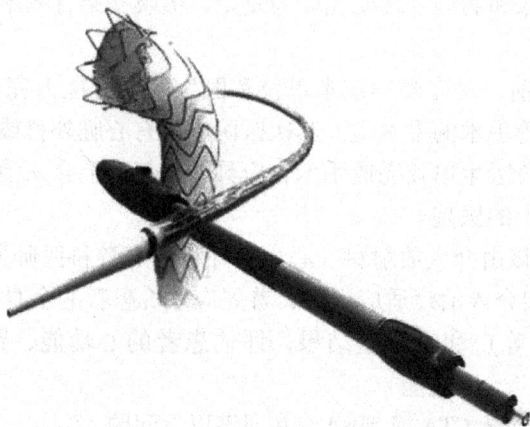

图 24 - 2　输送系统

2. 支架　人工血管内支架的长度为 100 ~ 227mm，支架近端直径为 24 ~ 46mm，直形支架和逐渐变细的支架（支架末端较头端直径细 4mm）（图 24 - 3）。

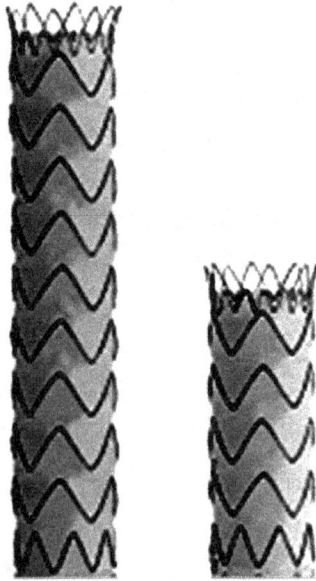

图 24 – 3　支架

六、方案制订

主动脉夹层患者临床和病理生理变化较为复杂，覆膜支架置入术技术操作难度较大和存在一定风险。

1. 手术方案制订之前，首先要确定本单位和医生是否有能力完成手术，包括硬件心血管造影机和能完成心血管手术的手术室。其次医院应该有心脏外科或血管外科医生和介入放射科医生。如心血管外科医生单独完成手术，应具备 2 年以上介入治疗经验。因此，我们认为资质单位应为三级以上的医院。

2. 手术方案制订应该由介入放射科、心血管外科和麻醉科医师共同完成。确定 Stanford B 型 AD 诊断和覆膜支架介入治疗适应证后，首先应评价患者的全身情况、生命体征（包括呼吸频率、心率和血压等）和实验室结果，评估患者的心功能、肾肝功能和血流动力学情况。

3. 认真分析术前主动脉 CTA 或 MRA，并回答以下问题。

（1）内膜破口和再破口的位置、大小、数量，内膜破口与左锁骨下动脉开口距离。

（2）AD 近侧端主动脉弓管径和形态，是否有夹层逆撕。

（3）AD 在降主动脉累及的范围，真腔和假腔位置、管径和形态及假腔内是否有血栓形成。

（4）主要分支血管是否受累，包括头臂动脉、腹腔动脉、肠系膜上动脉、肾动脉和双侧髂总动脉。

（5）有无并发症。

4. 根据 CTA 或 MRA 显示内膜破口位置和近侧端主动脉弓管径测量结果，预测选择覆膜支架的型号（管径和长度）；根据夹层的范围和双侧髂股动脉是否受累，选择经左髂动脉或右髂动脉置入支架。

5. 与患者及家属谈话，详细交代病情和治疗计划，并签知情同意书。

七、术前准备

1. 急性 AD 早期死亡率非常高，同时多数学者不主张在急性期进行介入治疗，除非 B 型 AD 危及患者生命需急诊介入处理。一般认为急性发作后 1~2 周为最佳治疗时机。因此，及时有效地内科非手术治疗对降低病死率、争取时机进行介入及手术治疗意义重大。

2. 患者应安置于监护病房，对患者的意识、血压、尿量、心率以及中心静脉压等血流动力学指标进行严密监控。内科治疗的核心是缓解疼痛、降低血压，减小主动脉壁所受到的压力。

3. 减小血压的波动范围，降低脉压差及减小左心室搏动性张力。患者的剧烈胸痛可加重高血压并造成心动过速，故应迅速使之缓解，可于静脉内缓慢注射吗啡 5mg，必要时可给予冬眠疗法治疗。

4. 急性期 β 受体阻滞药适合于血压轻度增高者　对于血压重度升高者则需静脉联合应用 β 受体阻滞药与硝普钠以控制血压及降低心率，将收缩压控制在 100~120mmHg，心率降至每分钟 60~80 次。硝普钠以 20μg/min 开始静脉滴注，根据血压的监测情况缓慢递增，直至 800μg/min。倍他洛克每 5 分钟静脉注射 5mg，直至达到目标心率水平，但以不超过 15mg 为宜。同时还可联合应用钙通道阻滞药及维拉帕米等兼具血管扩张及负性肌力的药物。血压正常的患者，静脉应用普萘洛尔每 4~6 小时 1mg 或口服美托洛尔每 4~6 小时 20~40mg。

八、操作步骤技巧

最好由介入科、心血管外科和麻醉科医师共同完成。具体如下。

1. 桡动脉穿刺　患者取仰卧位。局部麻醉下穿刺左侧桡动脉并置入 5F 或 6F 桡动脉鞘。以超滑导丝引导 5F 头端带有刻度标记的猪尾导管（金标猪尾导管）自桡动脉鞘经左锁骨下动脉送至升主动脉。

2. 股动脉穿刺　综合盆腔及双下肢血管螺旋 CT 或 MRA 检查及体表血管检查结果，选择未受夹层累及一侧的股动脉，常规消毒下腹部和腹股沟术野，Seldinger 法穿刺股动脉后并置入 6F 动脉鞘。以 1mg/kg 静脉推注肝素达到全身肝素化后，穿刺钢丝送入 2 个血管缝合器，止血钳固定后备用，在沿钢丝送入扩张芯，预扩张后送入 8F 股动脉鞘。肝素化后，自鞘管送入 0.965mm×260cm 超硬导丝并将其头端置于升主动脉内。

3. 胸主动脉造影　以 CTA 或 MRA 上展示夹层破口及真假腔最好的角度行胸主动脉造影，一般为左前斜位，投照角度 45°~60°。造影视野中应包括升主动脉、主动脉弓、降主动脉、右无名动脉、左颈总动脉及左锁骨下动脉近端。

4. 胸主动脉造影参数　行胸主动脉造影，造影剂总量一般为 35~45ml，流率为 20~25ml/s，采用 DSA 或电影采集。

5. 分析胸主动脉造影　首先应证实超硬导丝位于主动脉真腔内，如不明确需换其他投影角度造影。如超硬导丝位于假腔，应在透视导引下改变路径将导丝送入真腔，并重新进行胸主动脉造影。明确超硬导丝位于主动脉真腔内后，以金标猪尾导管不透 X 线的刻度为标准，测量破口与左锁骨下动脉开口的距离以确定锚定区，测量锚定区主动脉弓部直径和长度，并结合 CTA 或 MRA 测量结果选定支架型号。选择的支架应大于锚定区主动脉弓部直径

10% ~15% 内径的支架。

6. 送入覆膜支架传输系统　再次证实加强导丝位于真腔后，即撤出股动脉鞘管并压迫止血和固定导丝，将已选定好的覆膜支架传输系统沿超硬导丝送入真腔，并在透视下将其送到降主动脉近段。

7. 调整血压及确定支架位置　硝普钠或其他降压药控制患者血压，一般收缩压控制在 70~90mmHg。血压控制在理想范围后，即可将覆膜支架送到主动脉弓降部并准备释放。根据胸主动脉造影和金标猪尾导管与超硬导丝的交叉点，反复确认支架释放的位置，切记支架覆膜近端标记释放时应在左锁骨下动脉开口以远的锚定区内，远端固定在夹层破口以远的真腔内，以保证覆膜支架不覆盖或仅部分覆盖左锁骨下动脉开口，但绝对不能覆盖左颈总动脉开口。在支架释放过程中，应随时观察支架覆膜起始部（各厂家产品有不同的金属标识）与金标猪尾导管和超硬导丝的交叉点的相互位置关系，随时调整支架位置，切勿使支架覆膜段超越猪尾导管造成左颈总动脉的闭塞。

8. 释放支架　透视监测下右手固定传输系统的支撑器导管尾端，左手撤传输系统的鞘管，当释放支架第一节后，确认支架释放的位置准确无误后，应快速后撤传输系统的鞘管释放完整个支架。切记释放过程中右手一定要固定好传输系统的支撑器导管，绝不能前移或后移，否则可能造成严重后果。

9. 效果评定　支架释放完后，再次行胸主动脉造影，方法同术前。观察支架位置、支架覆膜部分与左锁骨下动脉的关系、内膜破口封堵情况和明确是否存在内漏等并发症。最后确定准确无误后即可撤除猪尾导管、桡动脉鞘管和覆膜支架传输系统，并进行血管缝合器堵闭穿刺股动脉，加压包扎，结束手术。

10. 术后处理　术后将病人送 ICU 病房，24h 一级护理，观察指标包括患者一般情况、呼吸、心率、血压和尿量等。24h 内患者情况，24h 后即可将患者转回普通病房。

11. 覆膜支架置入术中注意事项和复杂病例的处理　AD 覆膜支架介入治疗技术操作比较复杂，并发症和死亡率并不少见。根据国内外报道和我们近几年的经验应注意以下几点。

首先，认真评价术前 CTA 或 MRA 检查结果，选择好手术的适应证，周密制订手术计划（包括支架型号、股动脉入径及术中和术后可能出现的问题），确保手术成功。

（1）一些复杂的 AD，由于假腔持续扩大导致腹主动脉真腔受压闭塞或双侧髂动脉受累或 AD 的远端再破口较大，这样常常使超硬导丝经股动脉途径进入真腔和主动脉升弓部失败。在这种情况下，可采用左桡动脉途径，将 260cm 长交换导丝经左锁骨动脉逆向送到降主动脉真腔和髂股动脉，然后将导丝经股动脉切口拉出。最后经交换导丝将猪尾导管送到升主动脉。

（2）对内膜破口与左锁骨下动脉开口距离 ≤1cm 的 B 型 AD 患者进行覆膜支架治疗时，可使覆膜支架部分或完全覆盖左锁骨下动脉开口，否则可能因内膜破口覆盖不严造成 I 型内漏。但在术前均应对患者的颈部血管、脑内血管及颅底动脉环的发育情况以 CTA 及 MRA 或 DSA 进行了综合评估，特别是双侧椎动脉情况至关重要。也有一些学者主张患者在介入前后行双侧锁骨下动脉间人工血管转流术。

（3）支架释放是成功的关键，也是引起并发症的主要原因。因此，在操作中，一定要保证支架释放位置正确，支架的覆膜部分绝对不能覆盖或影响左颈总动脉开口。因操作错误造成脑中风的病例国内外都时有发生或报道。

九、并发症及处理

AD 支架治疗的并发症主要包括:①内漏。②中风和缺血性脊髓损伤造成的截瘫及下肢麻痹。③动脉瘤形成。④入路血管损伤（入路血管撕裂、医源性逆撕夹层、动脉切口缝合处血栓形成及狭窄等）。⑤切口感染、缝线肉芽肿。各项并发症中以内漏、脊髓损伤及动脉瘤形成后果最为严重，现将这三方面的问题分述如下。

1. 内漏　内漏是指覆膜支架置入术后血液以各种途径继续流入假腔的现象。支架释放后未能完全隔绝瘤腔与动脉血流间的交通为内漏发生的根本原因。内漏可分四型:Ⅰ型内漏为血液经支架近心端与主动脉间的缝隙流入假腔，原因包括过大的主动脉弓降部纡曲和扩张、锚定区不适当及支架直径选择不当，造成近端内膜破口封堵不严。Ⅰ型内漏必须及时处理，这是因为在支架放置后，支架近端的高速血流将会使假腔变为只进不出的高压腔，大大增加假腔或动脉瘤形成及破裂的概率。对支架远端存在再破口的病例，持续的近端高速血流也会导致假腔血栓化受阻而无法保证支架治疗的疗效。第一种治疗方法是采用高压球囊扩张支架近端，使支架贴紧主动脉壁封闭内漏。如球囊扩张效果不佳，可在内漏近端再加一个较短的覆膜支架以完全封闭内漏口。Ⅱ型内漏是指多破口夹层，在近端夹层封闭后血流经夹层远端破口逆向灌注假腔或假腔与分支动脉相通，假腔不缩小或压力不减低。Ⅱ型内漏如漏口或漏入量不大无需即刻处理。术后用 CTA 随访观察，如假腔完全性或不分性血栓化，不需要进一步治疗。但对于大量逆流造成假腔不变或增大者，则应在支架置入另外一枚支架覆膜以封堵远端破口，但此时应特别注意覆膜支架覆盖范围不能过大，以避免影响脊髓动脉造成的脊髓缺血性损伤。Ⅲ型内漏指支架覆膜撕裂或放置多个支架时支架之间对合不佳，真腔与假腔之间血流交通。随着支架覆膜材料的不断改进，覆膜撕裂已极为罕见，而多支架连接处间隙所致的内漏一般也无需即刻处理，可留待随访观察。Ⅳ型则为覆膜材料的渗透特性有关，无需处理。

2. 脊髓损伤　传统外科手术治疗 B 型主动脉夹层截瘫并发症的发生率为7% ~ 10%。脊髓前动脉是胸腰段脊髓的主要供血动脉，作为脊髓前动脉的主要滋养动脉，根大动脉75%概率起自第6 ~ 12肋间动脉，约15%起自上3个腰动脉之一。综合国内外文献报道，AD 治疗截瘫的发生率远低于外科手术，考虑与目前绝大多数经覆膜支架治疗的 AD 破口距左锁骨下动脉开口较近（即所谓 B 型 3 区）覆膜封闭段位置较高有关。另外支架治疗常出现的Ⅱ型内漏也降低了脊髓缺血的风险，自远端破口的反流使肋间动脉得到了较为持久的血液供应，而逐渐发生的假腔血栓化也为侧支循环的建立提供了时间。尽管如此，覆膜支架治疗主动脉夹层时仍需对截瘫的发生保持警惕，应尽量避免将支架放置于胸腰段（$T_8 \sim L_2$ 水平）。在不得不覆盖远端降主动脉时，首先用 DSA 详细了解脊髓前动脉或根大动脉分布和供血情况。也有国外学者提出于支架放置后即刻释放脑脊液，降低蛛网膜下腔压力，并于术后 4d 内继续释放脑脊液使蛛网膜下腔压力维持在 10 ~ 15mmHg，以防止截瘫的发生。

3. 主动脉瘤形成　主动脉覆膜支架术是防止主动脉夹层发展为动脉瘤的有效手段，但动脉瘤形成同样也是主动脉夹层支架治疗后的一项并发症。动脉瘤大多发生在支架近端，也可发生于支架远端，甚至发生在受夹层累及的腹主动脉。主动脉瘤的产生原因除与内漏因素有关外，还与假腔血栓化后形成的壁内血肿所传导的内部张力有关，但也可能是支架远端的主动脉夹层自身进展的结果。在随诊疗中如发现主动脉瘤，则应考虑再次支架置入治疗。

十、术后处理及随访

1. 患者术后应在监护病房监测 24~48h，待病情稳定后转入普通病房。

2. 常规静脉使用抗生素 4~6d，再改用口服抗生素 1 周。

3. 术后患者如出现所谓"三高二低"的一系列临床症候群，应考虑到覆膜支架术后综合征的发生。"三高二低"即体温升高（常不超过 38.5℃），白细胞计数升高（较术前升高 10/L）和 C 反应蛋白升高，同时血小板和红细胞呈不同程度地降低。该综合征的发生考虑与置入的异物反应、假腔内血栓形成后再吸收、支架对红细胞的直接机械破坏等因素有关，症状较轻的患者可予小剂量泼尼松口服 5~7d，一般为每天 3 次，每次 5mg，一般 2 周内可恢复。

4. 对症状较重者，当血红蛋白低于 80g/L 和血小板计数低于 60×10^9/L 时，应及时给予成分输血。

AD 介入治疗在近十年来已取得了很大的进展，但仍是一项较新的且并不十分成熟的技术。这不仅反映在覆膜支架的结构及材料仍在改进当中，适应证的选择及手术方法也在不断调整发展，对各类并发症的认识也在进一步深入。目前尚缺乏大宗病例和 10 年以上的回顾研究，增加了支架治疗 AD 远期疗效的不确定性。另外，由于 AD 是一种无法终身治愈的疾病，主动脉壁的一系列病理过程不会完全终止。非介入失误引起的主动脉瘤扩张、破裂及新发夹层等远期并发症也可能随着病程的发展而逐步发生。因此不仅要对介入治疗后的患者密切随访，进行螺旋 CT 等检查定期以观察夹层的转归、支架的形态和结构变化，对同一患者新发主动脉疾病的迹象也应予以特别的关注。另外，介入治疗后的内科药物治疗对防止或延缓主动脉壁疾病的继续发展也具有重要意义，而其中尤以 β 受体阻滞药、钙通道拮抗药及血管紧张素转换酶抑制药联合应用控制血压及心律最为关键。

（李启民）

第二节　颈动脉狭窄的介入技术

颈动脉狭窄介入治疗的研究是脑血管病领域的热点和焦点，目前颈动脉介入术已成为颈动脉狭窄主要治疗方案的备选方案之一。

一、适应证

1. 主要适应证

（1）影像检查证实颈动脉狭窄率达到 70% 并伴有明确相关的症状和体征者。

（2）颈动脉狭窄率为 50% 以上且伴有明确的溃疡形成和（或）不稳定斑块者。

2. 次要适应证

（1）无症状性单侧颈动脉狭窄，管腔狭窄率（直径）>80% 者。

（2）无症状双侧颈动脉狭窄，狭窄直径均 > 70% 者。

（3）无症状双侧颈动脉狭窄，狭窄直径 50%~70%，但需要进行全身麻醉的重大手术者，为预防发生术中脑缺血可在术前行单侧（优势侧）颈动脉支架成形术（carotidartery stenting，CAS）。

3. 特殊适应证　影像检查证实颈动脉完全闭塞，但闭塞段长度≤10mm，且远端流出道通畅并伴有明确相关的症状和体征者,在技术可行的情况下属特殊适应证(图24-4)。

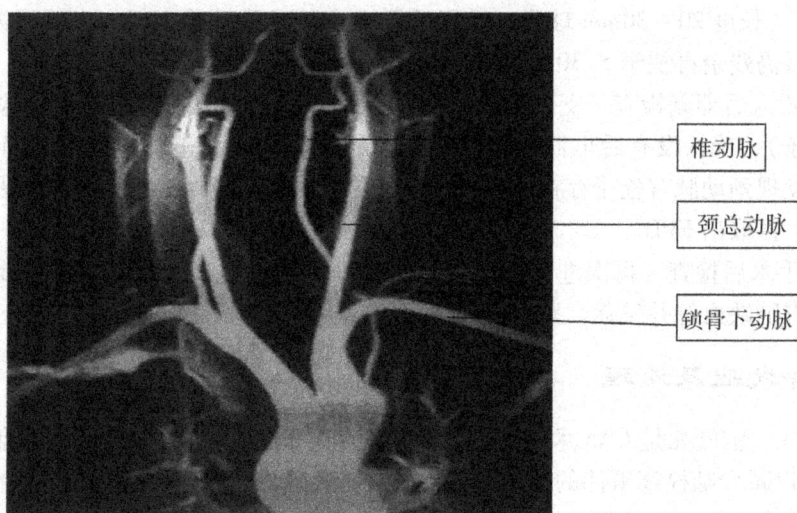

椎动脉

颈总动脉

锁骨下动脉

图24-4 颈动脉磁共振血管显影

二、器材准备

1. 高质量的 X 线影像设备和多功能生理监测仪、复苏设备、除颤仪、气管插管包、血管活性及抗心律失常药物。

2. 必要的鞘管、导管、导丝、球囊、支架和血栓保护装置,各种规格齐全;必备导管捕获装置和血栓切除装置。

三、操作步骤及技巧

1. **血管造影** 先行常规主动脉弓、颈动脉造影和选择性全脑血管造影。

2. **远端脑保护装置(EPD)技术** 是在狭窄病变的远端放置一过滤网,术中允许血流通过,但可将脱落的栓子捕获,支架置入后取出滤网。常用超滑涂层导丝 [0.035in(lin = 2.54cm)/150cm]、超长导管(如125cm 5F MPA 导管和 VTK 导管)和8F MPA 导引导管(或6F导引长鞘)三者同轴技术,或超滑导丝、造影导管选择性插管至颈外动脉远端,通过260cm 导丝交换技术,将导引导管或长鞘头端置于狭窄近端预定位置(通常位于狭窄病变近端3~5cm)。经导引导管或长鞘输送远端 EPD,通过狭窄至颈内动脉狭窄远端预定位置(至少位于狭窄病变远端3cm以上)释放 EPD。若狭窄病变 > 90% 以上(近闭塞病变),为防止 EPD 通过困难和减少栓子脱落风险。可先行小球囊(直径 2.5mm)预扩张后再将 EPD 输送装置通过狭窄病变。

3. **近端脑保护装置(EPD)技术** 近端保护装置国内使用较少,原理上是采用两个闭塞球囊分别阻断颈总动脉和颈外动脉,使颈内动脉血流暂时停滞甚至逆流。支架置入后通过导引导管回抽颈动脉的一定量血液,将可能脱落的栓子吸出体外。方法:超滑导丝(0.035in/150cm)、4~5F造影导管选择至颈外动脉,通过长导丝(260cm)交换近端栓子保护装置至预定位置,选择 0.014in 导丝通过狭窄至颈内动脉远端(虹吸弯段)。

4. **支架置入** 通过远端 EPD 自身导丝或近端 EPD 放置的导丝对狭窄颈动脉行球囊扩张

和支架置入术。对重度狭窄病变推荐进行球囊预扩张技术。支架置入前预扩张多主张采用 5~6mm 直径，长度 20~30mm 球囊，扩张后置入自膨式颈动脉支架，多不再需要后扩张。若置入支架后仍残余再狭窄 > 30%，再以直径 5~6mm 球囊做后扩张。

5. 支架置入后即刻检查　支架置入后即刻行颈动脉血管造影，观察颈动脉内是否有充盈缺损（栓子），确认没有后再回收 EPD，并在体外进行冲洗，以确认是否捕捉到红白栓子。若造影发现颈动脉有栓子存在，应即刻采取导管取栓和药物溶栓治疗。确认栓子取出或溶解消失后，再取出 EPD。

6. 完成手术后检查　再次进行治疗侧颈动脉和颅内血管造影评价，达到形态学疗效满意和查体没有脑缺血等并发症，则手术操作完成。

四、并发症及处理

1. 脑梗死　脑梗死是 CAS 术中最主要的并发症，发生率在 2%~5%。目前认为在术中使用 EPD 可以减少脑栓塞事件的发生概率。另外，术前和围术期有效的抗栓治疗是公认的预防手段。术中一旦发生严重栓塞事件应立即进行动脉溶栓和取栓治疗。

2. 脑过度灌注损伤　脑过度灌注是指严重的颈动脉狭窄解除后，同侧脑血流量显著增加，从而导致脑水肿甚至颅内出血发生。有报道脑出血发生率在 0.5% 左右。围术期有效的血压控制是预防过度灌注损伤的最有效手段。癫痫发作及颅内出血被认为是严重过度灌注损伤的表现，一旦出现，应立即停止抗凝治疗。严重者可考虑脑室引流或外科治疗。

3. 颈动脉并发症　血管痉挛多可自行恢复，也可采用血管扩张药物，如硝酸甘油、尼莫地平等动脉推注，可取得即刻疗效。颈动脉和颈动脉支架内急性血栓形成应在积极抗凝和溶栓治疗的基础上，考虑动脉导管取栓治疗。

4. 心血管并发症　主要表现为心动过缓、心搏骤停及低血压。是由于颈动脉球内感受器对机械压迫导致的迷走神经反射引起。常出现在颈动脉分叉部位的球囊扩张时，也可在支架置入后发生。球囊扩张和支架置入前要准备阿托品，一旦发生迷走反射，立即静脉推注 0.5~1.0mg，能有效防治心动过缓的发生。必要时使用临时起搏器。发生持续低血压时，可使用多巴胺等药物稳定血压。

5. 一般并发症　穿刺点损伤，局部血肿形成，对比剂过敏、对比剂肾病等。处理原则参照动脉血管造影等有关治疗方案。

（李启民）

膝关节镜技术

第二十五章

第一节　关节镜外科概述

　　关节镜外科是一门既古老又年轻的科学。其历史可以追溯到 19 世纪初叶，但真正成为现代关节镜外科则是最近 40 年来的发展结果。目前，关节镜已成为骨科及运动医学领域中微创外科技术的典型代表，已应用于全身多个关节，成为骨骼肌肉系统最常用的手术方式；作为骨科学的一个重要分支，它充满朝气，并将持续快速发展。

　　关节镜作为一种内镜并非新的发明。1805 年，德国人 Philip Bozzini 以蜡烛为光源，用"光梯"作为内镜，通过烛光的反射观察阴道和直肠。直到 1918 年日本的 Tagaki 首先应用 7.3mm 膀胱镜对尸体膝关节进行检查，因而 Tagaki 也被公认为是关节镜历史的开山第 1 人。1931 年，Tagaki 教授用 3.5mm 内镜以液体扩张的方法对膝关节进行了检查，才使得关节镜真正用于临床诊断。同年，Burman 等报道了采用关节镜在膝关节内进行观察和活检的经验，并且描述了关节镜检查在其他关节上的操作经验和步骤。关节镜发展史中最重要的人物之一是日本的 Watanabe，他继承和发展了 Tagaki 的关节镜理论和技术，并且改进了关节镜及操作系统，积累了一定的关节镜检查的经验，从而使在关节镜下施行手术成为可能。1957 年，Watanabe 出版了第 1 部《关节镜图谱》。1968 年，加拿大医师 Robert Jackson 和美国医师 Richard O'Corner 将 Watanabe 的关节镜技术从日本传入北美，并将关节镜技术运用于膝关节手术，自此，关节镜手术在北美得到了发展。关节镜手术这一新技术以其独有的优势迅速为广大的患者和骨科医师所接受。因而，可以说现代关节镜外科的发展开始于 20 世纪 70 年代。1971 年，Casscells 在美国首先发表了 150 例膝关节镜检查与手术的分析论文。与此同时，O'Corner、Jackson、Johnson、McGinty 等一大批关节镜外科的先驱者通过大量的创造性的临床实践，奠定了从关节镜检查到关节镜手术并最终形成关节镜外科体系的坚实基础。

　　20 世纪 70 年代末，关节镜外科技术被介绍到国内。但受到关节镜设备性能和配套器械的限制，当时的关节镜应用较多地局限于膝关节检查。1983 年，第 1 次全国关节镜学习班在沈阳举办。此后，全国各地许多医院都相继开展了关节镜手术。20 世纪 80 年代末，全国已有百余所医院开展了关节镜外科，1982 ~ 1990 年，共有约 80 篇关节镜外科论文在各类杂志发表。20 世纪 90 年代以来，通过老一辈和一批在国内外进修学习关节镜外科的专业医师的不懈努力，关节镜外科在我国获得了进一步的发展。1991 年，中华医学会骨科学会关节镜外科学组正式成立，它是我国关节镜外科工作的一个里程碑。

　　今天，关节镜已不再仅仅是一种辅助的关节检查手段，而是关节外科和运动医学领域中一个不可或缺的重要组成部分。关节镜术或关节镜辅助下的关节手术不仅可以用于大多数的膝关节内紊乱的诊治，而且已越来越多地应用于肩、肘、腕、踝、椎间盘等关节疾患的诊治。随着关节镜外科临床与实验研究的深入以及关节镜技术的发展，可以预言关节镜外科作为微创骨科的代表必然会继续得到重视和发展。

（李跃京）

第二节　设备与器械

一、关节镜

关节镜根据内部透镜系统结构的不同，可分为以下 3 种基本光学系统。

1. 经典薄片状透镜系统　该系统如同传统的照相机镜头，由数片透镜组成，目前已很少用。

2. Hopkins 棒状透镜系统（Hopkins rod lenssystem）　这是一种先进的透镜系统结构，由于 Hopkins 系统透镜间隙小，光通性强，能获得更清晰的图像。目前多数牌号的关节镜都是基于这一光学系统。

3. 分级指数（GRIN）系统　该系统由微细玻璃棒构成，较小口径的针状镜多基于此系统。

关节镜的光学特性，最为重要的是视向与视角。视向即关节镜观察的方向，由镜头前端的斜面决定，关节镜前端的镜片斜面通常有 0°、10°、25°、30°、70°等，其中以 30°镜使用最多；因为当旋转 30°镜时可明显扩大视野（是一种聚合的视野），并且不出现盲区。但在某些特殊场合，70°镜亦有其不可替代的作用。因而，关节镜医师最常选用 30°镜和 70°镜。

关节镜鞘管与穿刺器是与关节镜配套的部件，鞘管既作为关节镜保护鞘，又作为关节灌注系统的进水、出水装置，通过鞘管与镜头之间的环形空隙注入或引流关节灌注液。钝性和锐性穿刺器作为鞘管的管芯用于关节穿刺，一般以锐性穿刺器穿破皮肤或皮下组织，再以钝性穿刺器穿透滑膜以免损伤关节内结构。多数医师主张以尖刀做皮肤切口，穿透皮下及关节囊后直接用钝性穿刺器作关节穿刺，而不使用锐性关节穿刺器以免伤及软骨、半月板等关节内结构。

二、光源系统

光源系统是关节镜系统中最基本的组成部分。冷光源与光导索的出现，较为成功地解决了关节镜的光源问题。光源通过光导索与关节镜连接，再通过与镜头平行走向的光导纤维导向镜头前方，照亮视野。

三、摄录及监视系统

一套完整的摄录监视系统应包括摄像头、摄像主机、监视器及可选配的录像机、图像打印机、视频照相机、字幕机、多媒体电脑等附属设备。其中摄像头，摄像主机及监视器是摄像系统最基本的配置。如果把光源和镜头系统称为光学图像系统的话，摄像系统就是电子图像系统。当关节内的图像通过关节镜的透镜系统再经摄像头接口后方的透镜成像于摄像头内的光感元体后，光能被转化为电能，其电信号传入摄像机主体，经分析处理后经监视器转化为可视的电视图像。

四、关节镜手工器械

关节镜手工器械大致可分为 5 类。第 1 类是穿刺器械，用于关节穿刺以导入镜头或器械；第 2 类是探针，用于探查关节内结构；第 3 类是切割器械，包括手术剪、篮钳以及各种手术用切割刀具，是关节镜手术操作中最重要的手工器械；第 4 类是持物钳，用于夹持关节内组织和取出游离体；第 5 类是各种专用特殊器械如瞄准器、缝合针等用于关节镜下 ACL 重建、半月板缝合等特殊手术操作。

五、电动刨削、电切割及激光操作系统

1. 切削系统　关节内动力切削系统由主机、操作手柄、可替换工作刀头、脚踏控制器并配合吸引系统所组成。其工作刀具分为重复使用与一次性使用两种类型。根据其工作刀具的功能又可分为关节内刨削切割系列和关节磨削成形系列。一般说来，越是坚韧的组织，如半月板、软骨，越需要较低的转速，以使窗口打开的时间足以使组织进入，但磨削硬化骨则需要较高的转速，滑膜的切割也可使用较高的转速。但 2000r/min 以上的转速并无实际意义。此外，其可折弯刀具也为手术者在空间受限的情况下使用动力切削系统提供了方便。同时，也应该看到，动力切削系统的使用增加了关节内组织创伤和关节镜头受损的机会。因而，强调轻柔的、准确的手术操作，在直视下使用刨削器是非常重要的。应该指出的是，更强的动力、更锐利的刀具以及更高的转速并不一定能更快地完成手术，切削器的效果好坏更多地决定于操作者的使用经验。动力切削系统的使用给关节镜医师带来了极大的便利，也提高了关节镜手术的效率和手术效果。

2. 高频电刀　高频电刀在关节镜外科中的应用有其特殊性。由于关节镜手术时大多使用导电的生理盐水或复方氯化钠注射液（林格液）作为关节扩张灌注液，通常使用的高频电刀不能在此液体环境中使用。因而，电刀头必须重新设计。一些专业厂家为关节镜外科专门设计了高频电刀系统，它不仅可以在蒸馏水或甘氨酸等非离子环境中工作，而且同样可以在生理盐水和林格液环境中安全地使用。各种不同设计的专业化电刀头适应了关节镜下各种手术操作的需要，与手工切割与动力切削相比，电外科操作在易出血的部位更显示其优越性。

3. 激光系统　激光系统在关节镜外科的应用使关节镜外科迈上了一个新台阶。从 CO_2 激光、Nd – YAG 激光直至今天的钬激光外科操作系统，激光关节镜外科系统从理论到临床实践都得到了很大的发展。与传统的手术操作相比，激光可以通过能量释放和频率的控制达到手术者所期望的切割、凝血或气化的目的。由于专业化设计的各种纤细的光导纤维探头较常规的手术器械更容易进入关节的各个部位，从而使激光外科操作比传统的手术操作更简单和更准确。新一代的钬激光系统在组织的损伤效应方面较早期的激光系统是极其微小的，因而，只要谨慎地控制激光的能量释放，激光外科操作仍是安全可靠的。除了经济上的因素，激光技术在关节镜外科中的应用具有广阔的前景。

六、关节镜手术的配套设施

尽管从一般意义上说，在任何一所医院或是具备一定条件的骨科诊所都可以开展关节镜外科。但严格说来，建立关节镜外科应该看作是一个系统工程。因为拥有一套关节镜系统并

不等于建立了关节镜外科。关节镜外科作为现代骨科的一个亚专业，首先应该依附于骨科或关节外科。从事关节镜专业的医师也同样首先应该是骨科医师，并且应该具备较全面的骨科知识与技术，尤其必须具备关节外科的基本知识和基本操作技能。同时，开展关节镜外科的医院或诊所至少应该具备开展关节手术的基本设施以及放射和影像诊断、必要的实验室检查和病理诊断及康复性理疗的条件。

1. 稳压电源与多用插座　1000W 功率的稳压电源足以保证提供关节镜系统的供电且可避免高压和欠压对昂贵设备可能造成的损害。由于关节镜系统的电源电缆多数是美国或德国等不同标准的三相或二相插头，因而配备一个带有保险丝的多用插座是必需的。此外，整个系统应有妥善的接地，以防操作过程中的漏电。

2. 关节扩张灌注系统　施行关节镜术必须使关节囊扩张。而扩张的方法主要是灌注冲洗法。此法不仅能扩张关节腔，更重要的是能够将手术中切割的碎片通过引流管排出关节腔。多数术者均采用重力灌注法。常用的灌注液为复方氯化钠注射液或生理盐水。在使用高频电刀（电凝）进行手术操作时，应使用非离子灌注液。为达到足够的压力使关节囊充分扩张，必须保证 3000ml 以上的容量且液体应悬挂在手术台平面以上至少 1m。此外，进水、出水软管应有足够的口径，一般使用 5~7mm 内径的硅胶管。

3. 收集瓶　在吸引瓶和引流瓶中放置一张滤网或纱布以收集切削的组织碎片和小游离体等做病理检查。

4. 止血带　对于止血带的应用适应证由关节镜医师根据手术需要及患者具体情况酌情选择。并非所有的膝关节镜手术都必须在止血带下操作，半月板以及软骨的手术很少出血，而滑膜切除、关节面成形等操作则有较明显的关节内出血。通常于术前在股部绑扎气囊止血带而暂不充气，在作诸如外侧支持带切开或滑膜切除等手术时抬高患肢后充气止血。

5. 固定器　在进行关节镜手术时术腿固定器是非常有用的，当固定器与气囊止血带联合使用时可以获得更好的效果。在没有固定器的情况下，一个置于关节两侧的阻挡装置也可起到相似的作用。

6. 图像记录设备　为了保存关节镜手术资料，录像机可以和摄录系统相连接记录动态图像资料，视频图像打印机或视频照相机可以记录电视监视器上显现的任何静态画面。带有专门设计的闪光灯的光学照相机与专用的镜头匹配，可以通过关节镜目镜拍摄到更清晰的光学照片。图像资料的记录有助于更进一步的研究、总结并适应循证医学的要求，有条件的单位应该作为常规配备。此外，计算机多媒体系统在关节镜手术资料的保存与分析中的应用是未来关节镜外科资料管理的方向，利用微机将动态图像资料、文字与绘图资料、录音资料等信息以计算机数字化存储，将极大地方便关节镜资料的自动化管理。对临床科研、随访以及资料复习与交流将是大有裨益的。

7. 关节镜手术的特殊设备　有条件的单位可以配备电切割系统和激光操作系统。手术室如能具备 C 臂机，对于某些膝关节镜的特殊手术的定位会很有帮助。下肢持续被动活动（CPM）装置是许多膝关节手术后早期康复的重要手段，应作为常规配备。

（李跃京）

第三节　关节镜手术室环境与操作原则

一、手术室环境

尽管关节镜手术能以门诊手术开展，国外也有相当数量的门诊关节镜术（office arthroscopy）的经验，但我们建议开展关节镜外科的初期最好将患者收住入院，且无论是住院患者或是门诊患者，其手术均应在正规手术室施行。

一个高净化度适于无菌手术的手术室是开展关节镜手术的基本条件。此外，还应根据关节镜手术的特点设计和配置手术室环境。由于关节镜及其附属设备需要占据较大空间，有学者建议手术室面积至少应该 > $20m^2$。门窗有遮光板以避免强光直射电视监视器而影响图像观察。手术室应配置有多用电源插孔，最好能够配备两套独立的电源系统，以保证在一条线路中断的情况下不至中断手术。此外，壁式或电动吸引系统、给氧系统、高频电切电凝系统及气囊止血带等也是手术室必备的条件。手术台一般置于手术室中央，其旁应有地漏以免关节灌注液流出淤积。由于关节镜手术需要大量的液体作灌注和关节扩张，液体从关节穿刺口溢出极易浸湿无菌敷料，因而我们建议关节镜手术应采用防水铺巾。

关节镜手术以术者一人操作为主，台上配备一名助手协助操作和管理器械，台下巡回护士则负责各种管线与设备的连接和管理。室内尽量减少参观人数并避免走动，以防碰落连接管线。

二、操作技术与原则

首先应该明确的是关节镜外科绝不等同于关节镜技术。一个优秀的关节镜外科医师应该把关节外科知识与关节外科技术包括关节镜技术放在同等重要的位置。这是我们提高关节镜外科水平的关键所在。尽管不能要求所有的骨科医师都通晓关节镜技术，但关节镜医师必须非常熟悉骨科专业知识尤其是关节外科知识，包括运动医学知识。否则，关节镜技术将成为无本之木。

尽管关节镜技术是与开放手术技术完全不同的操作模式，但其理论基础则是一致的。对膝关节外科解剖学、膝关节生物力学、膝关节诊断学知识的掌握是进一步学习膝关节镜外科学的基础。在具备关节外科的基础知识之后，就应该进一步掌握关节镜外科本身的原理和特点。只有在真正了解所从事的专业和使用的关节镜系统的原理和特点之后，才可能做到得心应手。所以建议初学者在购置关节镜设备之前先进行一些简单的关节镜原理学习和基本操作技术训练，阅读一些关节镜外科的入门教材，参加短期培训或进修，参观关节镜手术操作，向专家请教各种关节镜设备的性能特点等能有助于用有限的投资，购置最需要的设备和器械。跟从本科室的熟悉关节镜操作技术的老师学习自然是最简捷的途径，但关节镜技术的提高只能是来自于自己的反复的操作训练与经验积累。

关节镜技术的训练应该是循序渐进的过程。几乎所有的关节镜外科专家都认为，关节镜外科的实践应该从膝关节镜检查开始，只有熟练掌握了关节镜的检查并对关节内生理与病理改变有了充分的认识，才可能正确地处理关节内病变。因此，学习关节镜需要耐心和具有持久的精神，这是一种不同于其他矫形外科手术的技巧。

对于已经开展关节镜手术并具备一定经验的医师而言，总结自己的手术经验，定期复习所处理的病例并分析术前、术后的诊断与手术疗效，对提高自己的关节镜外科水平将是大有益处的。同时，无论是初学者还是关节镜外科专家，继续训练和接受再教育也是至关重要的。同行之间的交流、观摩关节镜外科专家的手术、专门进修和参加培训班与关节镜学术会议，以及参考最新的关节镜外科文献等都是继续学习的必要途径。

（李跃京）

第四节　关节镜下膝关节正常与病理表现

关节镜技术已成为诊断和治疗膝关节内疾病的黄金标准。已有研究经证实，在膝关节运动损伤的诊断中，关节镜检查比 MRI 更敏感和有效。如果具备良好的关节镜操作技术，无论是使用前外侧入路或正中入路，都能对膝关节进行系统地检查。本节通过介绍膝关节镜下的正常和病理性异常表现，以促进对关节镜这项新技术的了解。

一、髌上囊

（一）正常表现

常规的膝关节镜检查即从髌上囊开始。髌上囊可以看作是膝关节向近侧的囊性扩张，镜下可发现 4 种滑膜皱襞：髌骨上、髌骨下、外侧和内侧滑膜皱襞。髌上囊顶部（前侧）为白色的股四头肌腱和深红色的股四头肌，与滑膜相连。如果镜下不能发现此两种结构，则提示存在一个完全封闭的髌上滑膜皱襞，将髌上囊与关节腔分开。一般情况下，髌上滑膜是不完整的，镜下仅能见到上内侧或上外侧部分，在水平方向上沿髌骨近侧缘走行。髌上囊底部为含有脂肪的白色滑膜组织，覆盖于股骨远段前半部分。在有陈旧性关节内刺激如半月板损伤时，髌上囊底部滑膜常有肥厚增生。

在髌上囊扩张良好的情况下，医师能直观地检查滑膜组织。滑膜组织异常最常出现于风湿性关节炎，其次是反应性滑膜炎。通过镜下仔细检查滑膜绒毛的特征、血管分布和炎症表现，能确诊这两种疾病。此外，任何关节内晶体沉积或粘连征象都能通过关节镜证实。

（二）病理表现

髌上囊的内容物以及髌上囊的扩张程度具有重要的临床意义。膝关节创伤是进行膝关节镜手术最常见的原因，镜下检查可发现关节内血肿在髌上囊内聚集并机化，有凝血块或纤维蛋白凝块；髌上滑膜皱襞出现纤维化增厚并破裂；陈旧性损伤时反应性关节炎症表现为充斥整个髌上囊，滑膜绒毛增生肥大。这些镜下表现应与炎症性疾病如风湿性关节炎的滑膜表现相鉴别。

如果关节腔终止于髌骨上缘，说明髌上皱襞完全闭合形成髌上间隔，或者先天性髌上囊缺失。髌上皱襞将膝关节腔和髌上囊分开，在 20% 的成年人中这层膜是完整闭合的，但大多数情况下仅保留不同程度的残迹。正确的治疗方案取决于髌上滑膜皱襞是否引起症状。镜下正常的皱襞内缘呈光滑的弧形、圆顶形或新月形，连续无中断。膝关节损伤后皱襞可出现增厚、炎症和纤维化表现。这些创伤后表现改变了皱襞的生理特性，镜下变得僵硬，缺乏弹性。值得注意的是，有些引起明显症状的游离体被完整的髌上皱襞遮挡，难以在镜下发现，此时应打开皱襞彻底检查髌上囊。

关节内血肿或关节内手术后过长时间制动可引起髌上囊部分或完全粘连封闭，此时常发现单个或多个粘连索带，提示髌股关节的生物力学结构完整性被破坏。

膝关节镜手术的另一项显著的优势就是可在镜下方便地切取组织进行活检。术中如果发现组织异常增生，应进行活检。色素沉着性绒毛结节性滑膜炎是一种以含铁血黄素沉积的绒毛异常增生为特征的疾病，可局限于单个结节或关节内弥漫性分布。局限性色素沉着性绒毛结节性滑膜炎引起的症状和体征与游离体相似。滑膜软骨瘤病是一种以软骨性或骨软骨性化生和关节内游离体形成为特征的滑膜疾病。滑膜软骨瘤病有三种表现：①软骨化生无游离体。②滑膜过度增生合并游离体。③正常滑膜合并游离体。

二、髌股关节

（一）正常表现

髌骨的最重要功能是作为股四头肌收缩时伸直小腿的支点，增加伸膝装置的功效。髌股关节面被一条中间嵴分为外侧和内侧两个关节面。正常的股骨滑车沟宽度存在一定的变异。股骨颈的前倾决定了滑车的方向，并影响髌股关节的轨迹。轴线位屈膝45°观察显示股骨外侧髁比内侧髁高1cm左右。

当需要完全显露髌股关节面时，须作髌上入路，彻底的髌股关节检查还包括通过上外侧或上内侧入路评价髌骨滑行的轨迹。在膝关节完全伸屈活动中检查髌股关节运动轨迹，观察关节面之间的吻合关系。正常情况下，伸膝位时髌骨存在轻度外偏；逐渐屈曲膝关节，可见髌骨向远侧和内侧滑动，屈膝45°时髌骨位于滑车沟正中。

伸膝装置和髌股关节的变异很大。二分髌骨就是一种由于髌骨骨化中心融合出现问题而形成的解剖变异。Saupe 根据二连髌骨的连接位置进行分型：Ⅰ型，位于下极；Ⅱ型，位于外侧缘；Ⅲ型，最为常见，位于外上极。对于膝前疼痛伴有髌骨外上部持续压痛的病例，切除二连髌骨外上部多余的部分能有效缓解疼痛并恢复膝关节功能。

（二）病理表现

对于急性高能量膝前创伤而影像学检查未发现骨折的病例，关节镜有助于评价软骨或骨软骨损伤。如果没有髌骨半脱位或不稳定的表现，则可单纯清除损伤软骨。但多数情况下髌股关节紊乱比髌股关节软骨损伤更常见。

髌下和髌前皱襞向前方延伸至前十字韧带，可与韧带连接、部分相连或完全分开。它们是最常见的膝关节皱襞，但并非膝关节疼痛的主要原因。镜下可发现起源于髌下脂肪垫的绒毛或内侧滑膜皱襞嵌夹于髌股关节中，是髌股关节疼痛的潜在病因，最终导致髌股关节软骨软化。为更明确检查，应当关闭冲洗管，在无灌注压的情况下进行伸屈膝活动，易于发现髌股关节内的嵌夹征象。

髌骨半脱位和髌骨不稳定主要通过体格检查和影像学检查诊断。关节镜检查可发现此类患者髁间凹狭窄，或者髌股关节吻合不良；髌骨处于向外侧半脱位的位置，以及髌骨和股骨外侧髁关节面存在损伤。如果存在髌股关节半脱位，屈膝45°时髌骨并不位于滑车凹正中，只有在更大屈膝位时才处于正中位置，有时可见明显的髌骨外侧偏移和倾斜。

Fulkerson 根据髌股关节软骨损伤的位置象限分型：Ⅰ型，髌骨中线远侧或内侧；Ⅱ型，外侧关节面；Ⅲ型，内侧关节面切线骨折；Ⅳ型，上内和上外部关节面。Outerbridge 根据关节软骨损伤的程度分类：Ⅰ度，单纯软骨软化；Ⅱ度，软骨病损直径 < 1.27cm（0.5in）；Ⅲ度，软骨病损直径 > 1.27cm（0.5in）；Ⅳ度，骨质裸露。具体损伤程度的检查须使用探钩进行。

股骨滑车部位的软骨退行性改变也是关节镜检查的最常发现，此处的软骨退变与髌骨软骨退变并不一定相对应，有时此处软骨退变是引起膝关节症状的唯一原因。软骨损伤部位透明软骨消失，机体通过纤维软骨的增生进行修复，纤维软骨的生物力学性能低于透明软骨，致早期出现磨损和退行性改变。

三、内侧沟

（一）正常表现

股骨内侧髁被一层滑膜覆盖直至关节软骨边缘，沟的内侧壁延伸至半月板滑膜边缘。检查从内侧沟的最后部分开始，然后慢慢撤回镜头，观察整个内侧沟，可见到内侧滑膜半月板结合部的前部。

镜头从髌上囊移至内侧沟的过程中有时可见内侧滑膜皱襞。一般情况下这一皱襞并非异常，但当此结构很大时，如果膝关节未处于完全伸直位，皱襞会阻止镜头轻松进入内侧沟。不引起症状的皱襞边缘较薄且光滑柔软，无炎症表现或增厚。直视下屈曲膝关节时可见皱襞绷紧，紧贴于股骨内侧髁上。

半月板滑膜边缘有时可发现显著的变异。如果不用探钩将滑膜半月板结合部充分拉开，滑膜内深深的褶皱很容易被误认为半月板外周撕裂，这一点值得注意。在膝关节急性和亚急性创伤后，滑膜增生和炎症可蔓延至内侧沟。

（二）病理表现

在治疗内侧副韧带完全撕裂的病例时，可用关节镜排除其他关节内损伤，评估撕裂的韧带。内侧半月板或半月板滑膜结合部损伤也可在关节镜下修补；严重的损伤可引起内侧副韧带以及内侧关节囊断裂。在个别情况下，在内侧沟里能看到移位的内侧副韧带。

内侧沟内常能发现游离体隐匿其中。无论对于术前已诊断游离体，还是术中偶然发现游离体的病例，对内侧沟进行详细的检查都是非常必要的。当镜头从髌上囊进入内侧沟的过程中可同时观察股骨内侧髁，可见退变性骨赘突起，提示关节面明显破坏。

内侧沟内还可发现病理性内侧滑膜皱襞。尽管皱襞可从许多方面引起症状，但内侧膝关节疼痛通常是由其他的损伤引起。此外，皱襞的弹性随着年龄的增长而逐渐下降，因此改变了皱襞和内侧髁之间的关系。

四、内侧间室

（一）内侧半月板

1. 正常表现　屈膝外旋胫骨，镜头从内侧沟进入内侧间室，同时对膝关节施加外翻应力，显露内侧半月板。正常半月板呈黄白色，光滑有弹性，游离缘较锐。根据血供不同可分为内、中、外 3 区。从前外侧入路观察，半月板分为 3 个部分：前角、体部、后角。从前内侧入路插入探钩，轻柔地抬起半月板显露其下表面以及组成半月板胫骨结合部的冠状韧带。

使用探钩轻柔牵拉半月板，这样可以发现已复位和未达全层的半月板撕裂。在屈伸膝关节的过程中，结合直视和探钩可动态评价半月板的活动性。将镜头插入后内侧间室可观察半月板后角在胫骨上的附着部，以及内侧半月板后角周缘的附着情况。内侧和外侧半月板前角之间有膝横韧带连接。

当对膝关节施以外翻应力时，正常的半月板游离缘会出现小的皱褶，注意不要和半月板撕裂混淆。正常半月板的活动范围有限，异常的活动提示外周性半月板撕裂。正常半月板在前后向平均可移动5mm，而前角活动范围相对更大一些。半月板和股骨髁的生理特性随年龄变化，半月板游离缘磨损，但只要不出现游离的碎片即不应视为异常。

2. 病理表现　半月板撕裂分为创伤性和退变性两种。刨伤性半月板撕裂可根据位置、方向和形状分型。根据位置的分型揭示了撕裂部位与其血供的关系，提示愈合潜力。在内侧间室可观察内1/3和中1/3的撕裂，外1/3撕裂需探钩协助或从后内侧间室进行观察。在半月板体部，内侧副韧带的斜行纤维撕裂容易和半月板外周撕裂相混淆。

对于半月板损伤除了应观察损伤形态和部位外，更应区分新鲜和陈旧性损伤。血性关节积液、半月板基底部及邻近关节囊部位的瘀血、锐利而有弹性的半月板撕裂缘，以及伴发的新鲜韧带损伤均提示新鲜半月板损伤；浆液性关节积液、半月板撕裂部圆钝或毛边样改变，以及伴发的陈旧性损伤均提示陈旧性半月板损伤。半月板连接部位滑膜的隆起或翻起、滑膜的铁锈色改变、关节囊的增厚、受检查部位关节软骨损伤也是陈旧性半月板损伤的继发改变。半月板损伤根据位置和形态分为以下类型。①纵形撕裂：常出现于后角，往往需通过探钩才能检查其存在以及大小范围。局限于后角的4周内损伤通过制动常能自行愈合，如果损伤延伸至半月板中部，应行半月板修补；如果前十字韧带（ACL）断裂则应保留半月板；如果为陈旧性损伤应行半月板修整性切除。②放射状撕裂：常出现于体部，需行修整性切除。③桶柄样撕裂：复位状态的桶柄样撕裂很容易诊断，如果桶柄脱位至股骨髁间凹，在内侧关节间室可能仅发现很小的半月板残端，回抽镜头就能看到脱位部分。如果桶柄于半月板前角断裂，则可能脱位至后内侧室，应对半月板后角以及后内侧室进行详细检查。④水平撕裂：常为半月板退变的一种表现，往往不是膝关节症状产生的原因，对其切除应谨慎。⑤舌瓣形撕裂：又称鸟喙状撕裂，是桶柄样损伤的进展，当蒂在后角时，整个舌瓣可能隐匿于后内侧室，如果通过探钩或关节囊挤压不能脱出，应行后内侧室检查。

（二）内侧胫股关节

1. 正常表现　对股骨髁和胫骨平台关节面系统的检查是非常必要的，可发现软骨软化和骨软骨损伤。正常的关节软骨呈黄白色，光滑有弹性。磨损最常见的部位是屈膝30°～45°。用探钩轻柔地检查关节面，正常情况下关节软骨应和软骨下骨贴合牢固。

2. 病理表现　关节面的非炎症性损伤存在以下病因：①骨关节炎。②骨软骨和软骨性骨折。③剥脱性骨软骨炎。骨软骨炎或退变性关节炎是老年患者关节损伤的最常见原因。而很多陈旧性膝关节不稳的年轻患者也可出现加速的骨关节炎，如陈旧性ACL损伤的年轻患者可出现后内侧胫骨髁磨损，深至骨质。胫股关节的横形损伤条纹提示ACL功能不全，是由于胫股关节滚动滑动机制异常引起。损伤条纹间隔2～3mm，位于胫股关节后1/3部分。ACL断裂所致损伤条纹多位于股骨内髁外侧半，常伴有软骨的局限性剥脱。内侧胫股关节的退变应与膝关节力线联合起来分析，有明显膝内翻者应行力线矫正。

骨软骨和软骨性损伤由撞击、撕脱或剪切力引起，常见于髌骨和股骨髁。用探钩探查关节面与镜下观察同样重要，尤其对于症状延续时间较长的患者，因为关节面的纤维性愈合可能掩盖其下面的异常情况。

剥脱性软骨炎是一种局限性的软骨或骨软骨分离，可伴有或不伴有坏死的骨碎片，股骨内侧髁外表面是最多发的部位。

五、髁间凹

（一）内侧半月板后角、后十字韧带

1. 正常表现　镜头从内侧间室移至髁间凹，其间可通过摆动镜头将脂肪垫挡在镜头侧面的前方，以免妨碍视野。导光索接头 11 点钟处可观察内侧半月板后角和后内侧结合部，在 2～4 点钟处可观察后十字韧带（PCL）内侧部分纤维。PCL 的股骨附着点位于 ACL 后内侧，常被滑膜覆盖。

2. 病理表现　内侧半月板后角的撕裂常位于半月板滑膜结合部，呈放射状撕裂。

（二）髌下滑膜皱襞

1. 正常表现　髌下滑膜皱襞（又称黏膜韧带）一般分为三种类型：独立的条索型、与 ACL 相连的条索型、隔膜型。不同类型临床意义不大。

2. 病理表现　髌下滑膜皱襞瘀血、断裂，或嵌夹于胫股关节之间引起伸膝障碍。髌下脂肪垫的撞击和纤维化也可引起膝前疼痛。镜下可见一块白色纤维化滑膜在关节屈伸过程中与髁间凹发生撞击，从髌上入路最易观察。这种情况下切除纤维化脂肪垫效果显著。

（三）ACL

1. 正常表现　ACL 是一种关节囊内滑膜外结构，属于关节腔外结构，表面可见滑膜血管。前内侧束在整个伸屈过程中几乎保持等长状态，而后外侧束于伸膝时紧张。ACL 也会慢慢随年龄退化。ACL 常常被髌下皱襞覆盖，为了显露髁间凹可将其切除。ACL 前方可见半月板间横韧带。

镜下直视 ACL 时作前抽屉试验，拉紧 ACL，纤维，然后用探钩从 ACL 股骨附着点至胫骨止点探查 ACL 纤维，这样能够发现隐匿的韧带部分损伤。将镜头插入股骨外侧髁内侧面和 ACL 之间可观察 ACL 的股骨附着点，这里是 ACL 断裂最多发的部位。韧带纤维的渗血也提示撕裂。

ACL 的股骨附着点是外侧髁最后内侧部分的一个半圆形区域，其长轴向前方稍倾斜，后方凸面与股骨髁后关节面平行。这一位置的精确定位对于 ACL 重建中移植物的等长植入是非常重要的。在髁间凹范围内，外侧髁解剖变异会导致移植物定位不良。髁后缘前方的髁间凹壁上有一个突起，称为"住院医师崤"，只有在髁间凹成形术中切除这一突起，才能显露真正的后缘。

少数情况下，ACL 内部的韧带囊肿也会引起膝关节疼痛。术前 MRI 有助于诊断和定位韧带囊肿。

2. 病理表现　急性 ACL 损伤时，滑膜组织和韧带纤维之间的出血有助于诊断。探查 ACL 可发现完全断裂的纤维、被拉长却连续的纤维和正常纤维。

陈旧性 ACL 断裂的表现和急性损伤者不同，更容易混淆。最典型的病例是更靠近侧部位的断裂，ACL 从其股骨附着点处移位，其残端在髁间凹深部与 PCL 发生瘢痕连接。这就

可能出现体检和关节镜检查上的矛盾。Lachman 试验显示硬性终止点，前向移位增大，而轴移试验阳性。镜下检查，韧带前部表现正常，韧带纤维延伸至胫骨止点，前抽屉试验时紧张。只有沿着外侧髁内壁深入镜头观察，直至发现韧带未终止于正常股骨附着点，方能作出正确的诊断。

单纯 PCL 断裂从后内侧或后外侧入路更易发现，尤其对于 PCL 陈旧性损伤或部分损伤的病例，因为从前侧入路观察时完整的 ACL 会遮挡大部分 PCL。

六、外侧间室

（一）正常表现

镜头从髁间凹进入外侧间室。当镜头到达外侧半月板最内侧缘，屈膝并施以外翻应力（"4"字位），即打开外侧间室，使镜头能够越过外侧半月板前角，进入外侧胫股关节之间。由于外侧半月板比内侧半月板更接近圆形且更小，通常能看到其整体。使用探钩检查半月板下表面，可观察腘肌腱裂隙。腘肌腱裂隙位于半月板的后外侧约 1cm 宽，可由于创伤原因延长，或成为半月板纵形撕裂的组成部分。外侧半月板前角和胫骨的附着部位于髁间隆突前方，ACL 胫骨止点后方，两者的纤维部分融合。

由于外侧半月板不与外侧副韧带相连，故比内侧半月板活动度更大，膝关节屈伸过程中可在胫骨平台上移动 10mm 左右。探钩能轻易地进入腘肌腱裂隙，将外侧半月板向前方牵拉，注意不要将此现象误认为半月板撕裂。外侧半月板会随年龄退变，出现不同程度的钙化，内缘磨损。虽然这并非膝关节疼痛的常见原因，但使半月板易于出现退变性撕裂。

外侧盘状半月板是一种较常见的变异，可分为三型：①不完全型。②完全型。③Wrisberg 韧带型。膝关节弹响综合征即与 Wrisberg 型盘状半月板密切相关。这种类型的盘状半月板失去外周附着，仅保留后板股韧带（wrisberg 韧带）与股骨的连接。

（二）病理表现

内侧半月板的分型也适用于外侧半月板。一般来说，外侧半月板更小，更易于切除，所以应在切除撕裂前检查整个半月板的上下表面。外侧半月板囊肿比内侧半月板多发，通常位于外侧副韧带前方的关节线上，体检时伸膝位易于触及。囊肿常发生于半月板撕裂处，呈水平走向，深入关节囊。

外侧胫股关节软骨退变较内侧少，且罕见剥脱性软骨炎。股骨外侧髁软骨损伤的发生概率较胫骨外侧平台高，主要由髌骨脱位引起。外侧间室还可发现游离体。

七、外侧沟

（一）正常表现

镜头从外侧间室越过外侧半月板外侧缘进入外侧沟，同时对膝关节施以内翻应力。外侧髌股韧带附着于外侧髁，尺寸和紧张度各异。镜头在沟内从下向上可观察半月板滑膜结合部，有时可见沿结合部有一条较宽的裂隙，属正常变异。深入镜头可见腘肌腱以及腘肌腱裂隙。外侧沟的髌外侧滑膜皱襞比内侧沟少见，当镜下发现炎症和纤维化表现时视为异常。

（二）病理表现

外侧沟病理性皱襞的诊断方法和内侧间室相同。外侧沟外侧壁的出血提示外侧副韧带撕裂，Ⅲ度撕裂时可见外侧关节囊壁的裂口。必须对外侧沟及外侧间室进行详细的检查，以排除隐匿于滑膜褶皱内的游离体。

八、后内侧间室和后外侧间室

（一）正常表现

完整的关节镜检查包括后内侧间室和后外侧间室。后内侧室内可观察股骨内侧髁后部、内侧半月板后角、PCL 后部和半月板滑膜皱襞后部。

膝关节后外侧角的解剖结构较复杂。在关节囊组织和外侧半月板外缘下方，腘肌腱分为相同尺寸的两束：一束（腘肌腱）延续至腘肌肌腹附着；另一束（腘腓韧带）直接附着于腓骨头最靠近端和后侧的突起。屈膝过程中板股韧带向前方牵拉外侧半月板后角。板股韧带从外侧半月板后角延伸至股骨内侧髁外表面，被分为两束，走行于 PCL 前的 Humphrey 韧带和走行于 PCL 后的 Wrisberg 韧带。韧带的粗细变异较大，直径通常为 PCL 的 1/3。这两种板股韧带并不一定同时存在。后外侧室常隐匿游离体，可用手挤出，也可通过后外侧入路取出。

（二）病理表现

在诊断内侧半月板撕裂时，观察半月板后角附着部非常重要，因为撕裂经常发生于半月板滑膜结合部，尤其伴发 ACL 断裂时。一项研究显示，仅进行常规前路关节镜检查会漏诊 63% 的此类损伤。过伸损伤的患者中可发现后侧关节囊的撕裂。

（李跃京）

第五节　膝关节镜手术麻醉与体位

一、麻醉

膝关节镜手术的麻醉分为术前、术中、术后 3 期。本节主要介绍术前和术中的麻醉原则。术前准备与一般常规手术相同。

（一）局部麻醉

局部麻醉需在入路部位和关节腔内先后注射麻醉剂。早期使用局部麻醉手术失败的原因主要是利多卡因和丁哌卡因等局部麻醉药的用量和浓度不足。目前使用 0.5% 丁哌卡因 30 ~ 50ml 或 1% 利多卡因 20 ~ 30ml，效果较好。

局部麻醉适用于诊断性关节镜检查、游离体取出、半月板切除、滑膜皱襞切除、外侧支持带松解或软骨成形术。而对于需要长时间使用止血带或需要建立骨隧道重建关节内结构的手术不适用。仅使用局部麻醉的患者至多能耐受充气止血带阻断血流 30min。局部麻醉在关节镜手术中的使用需要患者的配合。

利多卡因、丁哌卡因，或两者联用是膝关节镜局部麻醉最常用的麻醉剂。0.25% 丁哌卡因和 1.0% 利多卡因加肾上腺素联用，总量 30 ~ 50ml 行关节内注射效果较满意。另取 5 ~ 7ml 行入路局部麻醉。建议丁哌卡因总剂量不应超过 3 mg/kg，联用肾上腺素。关节内注射后 20min 达到最大麻醉效应。由于局部麻醉和区域麻醉剂的毒性效应有蓄积作用，医师应及时与麻醉师沟通，以控制麻醉剂总量。然而在关节镜手术开始的 10min 内至少 50% 的麻醉剂被灌注液冲出，所以更大的麻醉剂量也在安全范围内。有鉴于此，在联用肾上腺素的情况下，1% 利多卡因最大剂量为 7mg/kg，0.25% 丁哌卡因最大剂量为 3mg/kg。应额外使用静脉内镇静剂协助镇痛并缓解焦虑。如果在关节镜手术过程中发现局部麻醉效果不理想，应立即使用全身麻醉。未有报道显示膝关节镜手术中使用局部麻醉存在明显的并发症。关节镜手术中局部麻醉患者所需术后观察时间也明显少于区域麻醉或全身麻醉的患者。

（二）区域麻醉

区域麻醉适用于存在全身麻醉禁忌证的患者，包括蛛网膜下隙麻醉（简称腰麻）和硬膜外麻醉，通常联用静脉内镇静剂。区域麻醉的禁忌证包括变态反应、凝血紊乱、局部或全身性感染和神经系统异常。

当预计术后疼痛持续时间较长时，可在全身麻醉后立即通过导管加用连续硬膜外麻醉，有助于术后立即恢复膝关节活动。连续蛛网膜下隙麻醉由于可能引起马尾综合征已很少使用。全身麻醉并发症包括深静脉血栓形成、肺栓塞、心肌梗死、心律失常、充血性心衰、呼吸衰竭等。相比之下区域麻醉此类并发症的发生率较低。区域麻醉可能引起的并发症包括感染、神经系统后遗症、中枢神经系统或心血管系统毒性。

硬膜外麻醉需要将麻醉剂穿过黄韧带注入硬膜外腔，而腰麻将麻醉剂穿过硬脑膜注入蛛网膜下隙。麻醉时患者取坐位或侧卧位，$L_2 \sim L_3$ 或 $L_3 \sim L_4$ 椎间隙为常用穿刺点。腰麻常用利多卡因、丁哌卡因和丁卡因，硬膜外麻醉常用利多卡因、丁哌卡因、氯普鲁卡因和依替卡因。两种麻醉方法中，腰麻的运动阻滞效果更好，较少引起止血带疼痛，但头痛的发生率较高，尤其多发于女性患者和年轻患者以及使用大号穿刺针的病例。局部麻醉和区域麻醉使患者在手术过程中保持清醒状态，相比全身麻醉全身性并发症发生率显著降低。

（三）全身麻醉

全身麻醉的指征是需长时间使用止血带，需建立骨隧道，对局部麻醉药过敏，以及关节内结构的重建手术。全身麻醉时肌肉松弛，便于关节镜下观察膝关节间室。全身麻醉技术的发展已经降低了术后不良反应以及门诊手术后的不适，使用丙泊酚（异丙酚）代替巴比妥酸、硫喷妥钠作为诱导剂就是一个很好的例子。硫喷妥钠的半衰期为 5 ~ 12h，而丙泊酚的半衰期仅为 55min。如此迅速的消除使麻醉不良反应甚为轻微。

周围神经如股神经、闭孔神经、股外侧皮神经、坐骨神经以及腰丛的神经阻滞也可用于膝关节镜手术，但相对硬膜外麻醉和腰麻而言可行性不大。

二、体位

膝关节镜手术的患者一般都取仰卧位，患肢可固定于伸膝位或屈膝 90° 位，医师使用大腿固定器或外侧挡板固定患肢。对侧下肢的体位可自然下垂于手术台末端，平放于手术台上或外展抬高。自然下垂于手术台末端可能引起静脉血淤滞，增加下肢深静脉血栓形成的风险，也可影响患肢内侧或后内侧入路的操作。

通常于大腿近中 1/3 交界处放置止血带。如果需要在屈膝位进行手术，应使患膝在手术台远端缺口处下垂，使膝关节屈曲 > 90°，大腿固定器放置于靠近缺口处，便于操作。腓总神经是麻醉过程中下肢最容易损伤的神经，所以可使用一条无菌巾将对侧下肢固定于微屈曲位，髋关节微屈曲可缓解股神经张力；膝关节微屈曲可缓解关节后侧神经血管结构张力，使其更靠后侧，进入安全区域。使用支架将对侧下肢外展抬高也能有效缓解上述结构的张力，同时也便于内侧和后内侧入路的操作。无论使用何种体位，消毒范围都应包括从足部至大腿近侧的所有皮肤，并用无菌巾包扎足部。聚伏酮碘（碘伏）或碘溶液是常用的皮肤消毒剂，碘过敏者可使用其他消毒剂。

医师可选择坐位进行手术，也可站立位进行手术。

（李跃京）

第六节　膝关节镜检查指征

一般而言，膝关节镜检查指征是：通过病史采集、体格检查及影像学检查不能或者不足以进行明确诊断者。具体包括以下方面。

1. 膝关节损伤　　可能涉及多种关节内损伤，如交叉韧带断裂、髌骨脱位、半月板损伤、滑膜撕裂、骨软骨骨折、腘肌腱断裂等。但并非任何膝关节急性损伤都需要做关节镜检查。分述如下：

急性前交叉韧带实质部断裂，由于其没有修复和急诊重建的指征，因此不具备急诊关节镜检查的指征，但带有髁间棘骨块撕脱者可急诊行关节镜检查和修复。后交叉韧带断裂在急性期由于存在关节血肿，通过关节镜检难以判断后交叉韧带损伤与否，亦难以判断其损伤部位，因此怀疑急性后交叉韧带断裂也不是急诊膝关节镜检查的指征。后期的前后交叉韧带损伤有必要进行关节镜检查，并可在关节镜下进行交叉韧带重建。

如果怀疑有半月板损伤，无论是急性损伤还是陈旧性破裂，都应当行关节镜检查。关节镜检查能够断定半月板损伤的部位、程度，能够确定应当采用修补或是切除的方法进行进一步治疗。

急性腘肌腱断裂常意味着较为严重的后外侧角损伤，而陈旧性后外侧角损伤是必须治疗而又最难治疗的损伤之一，所以在急性期对腘肌腱断裂进行明确的诊断及治疗非常重要。因此对腘肌腱断裂的急诊关节镜检查是必要的。

2. 反复发作的关节积液　　关节积液往往是膝关节最常出现的症状，常由关节软骨和半月板的退行性变引起，也可因滑膜的各类炎症所引起。关节镜检查对明确关节积液的病因很有帮助。

3. 不明原因的关节痛　　对于严重的、持续的、不明原因的关节痛，具有关节镜检查的指征。但对于与年龄在20岁以下患者应慎重使用关节镜，此类患者一般在20岁以后疼痛可能自行消退。

4. 关节软骨损伤　　关节镜检查不但能够确定是否有关节软骨损伤，还能详细确定关节软骨损伤的程度、范围和性质等，从而确定应当采取何种治疗手段。

5. 膝关节性关节炎　　骨性关节炎最先累及关节软骨，以后关节滑膜、软骨下骨等都会发生相应病理改变。膝关节镜检查可以明确骨性关节炎的病理改变程度和部位，并能够通过冲洗和清理进行相应治疗。

6. 关节内手术前评估病变和确定手术方案　　在一些手术前行关节镜检查，如前交叉韧带重建、胫骨高位截骨、骨窝囊肿切除等，可以明确病变的程度，进一步确定详细的治疗方案，树立手术人员的信心。

（李跃京）

第七节　膝关节镜检查术

（一）麻醉的选择

关节镜检查需在麻醉下进行。国外多数选用全麻或局麻，而国内在做膝关节镜检查时大多选用硬膜外麻醉，也有应用局麻、神经阻滞麻醉等，各有利弊。

（二）体位

膝关节镜检查一般两种体位：

1. 仰卧位　检查时可将患者膝关节屈曲内翻或屈曲外翻，使关节间隙加大。

2. 小腿下垂屈膝位　即患者仰卧于手术台上，检查时将手术台尾部放下，使小腿下垂，膝关节屈曲，这样术者坐位时眼睛与患者膝部相平，有利检查。

（三）充盈和扩张关节腔

麻醉后进行关节镜检查及镜视下手术前需将关节腔充盈扩张。用来充盈扩张关节腔的物质有液体和气体两种，各有优缺点。

1. 液体　应用较普遍，通常用来充盈和扩张的液体有生理盐水及林格液，采用前者较多。其优点是：①操作简单，将液体通过一事先插入关节内的穿刺针注入关节内，无须特殊设备。②可保持连续的关节冲洗，从而获得清晰的视野。缺点为液体对光有折射作用，另外生理盐水为一种电解质，不宜在关节内应用带电器械。

2. 气体　通常应用二氧化碳或氮气等，其优点是避免了液体对光的折射，对软骨面的细小变化易于观察，同时也避免了绒毛漂浮水中，阻挡视野，影响观察。缺点则是易漏气，气体易从穿刺孔泄漏，如果关节囊有损伤，则气体还可进入组织内产生气肿；若关节腔内气体压力过高，气体还可通过破裂的微血管进入心血管系统产生气栓，危及生命；其次需有特殊的自动调节器来维持，使关节腔保持在扩张状态。

（四）膝关节镜的入路及检查顺序

关节腔为密闭腔，关节镜检查时需在严格的无菌情况下，在关节周围进行穿刺，然后将关节镜插入关节腔内。膝关节周围的穿刺点很多，但常见的有髌上内外侧及髌下内、外侧膝眼入路，即所谓标准入路（图 25 - 1）。

关节镜检查应按一定顺序进行观察，以免遗漏诊断或损伤组织。以髌下外侧入路为例，其检查顺序为：髌上关节囊（观察有无游离体留宿，滑膜有无炎症、充血、肿块，有无髌上皱襞及纤维索带等）→髌股关节（观察软骨面有无病损，髌股关节排列是否正常）→膝内侧囊及内侧股胫关节间隙（观察半月板有无损伤，内侧滑膜皱襞、股胫关节软骨面是否正常）→髁间窝（观察交叉韧带是否正常，有无游离体留宿，有无髌下皱襞等）→膝外侧关节囊及外侧关节间隙（观察外侧半月板是否完整，有无盘状半月板、关节软骨面是否正常等）。

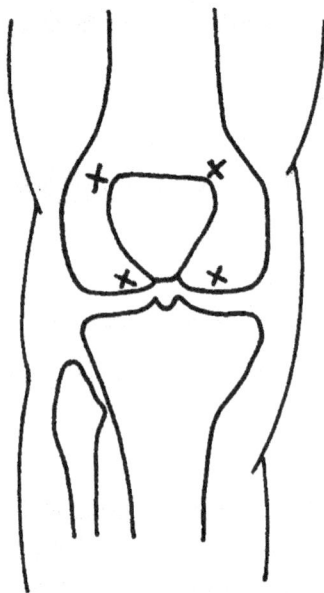

图 25 - 1　膝关节镜入路

×记号处示入路部位

许多经验表明，与病变同侧入路，观察病变往往较难，而采用对侧入路，观察病变较容易。

（李跃京）

第八节　膝关节镜手术适应证

一、半月板修补的适应证

半月板撕裂是否适合修补取决于多个因素。撕裂部位的血供情况是首先需要考虑的因素。Arnoczky 及 Warren 证实了半月板的外 1/3 部分存在血管网。这个解剖发现，引出将半月板撕裂分为 3 个区的概念：①位于血管区的红 - 红撕裂，修补后愈合率很高。②位于血管区与非血管区连接处的红 - 白撕裂，修补后有一定的愈合率。③位于血管区中心的白 - 白撕裂，修补后一般不能愈合，部分切除是最好的手术方法。

撕裂的类型是考虑是否进行修补的另一个重要因素。桶柄样撕裂及垂直纵向的撕裂自身有趋向稳定的复位及固定的趋势。水平撕裂，放射状、片状、复杂及退行性撕裂难以愈合，部分切除是最常见的治疗方法。在放射状撕裂的病例中，周围的环状纤维断裂，所以即使愈合后半月板仍没有功能。

虽然年龄较大不是绝对的禁忌证，但对于修补手术来说，年龄因素是必须予以考虑的。通常多数老年患者的退行性撕裂不适合手术治疗。关节表面的情况、个人的活动能力及关节的其他合并损伤都必须予以考虑。一系列新材料和新技术的出现扩大了半月板修补术的适应证。

半月板缺失对膝关节退行性改变的影响相比十字韧带损伤更为显著。当半月板损伤并

ACL 时，如果半月板有中等程度的愈合可能性，就应该进行半月板修补术。关节镜下半月板切除术仅适用于半月板愈合可能性很小的病例。

根据文献报道，具有以下特点的半月板撕裂修补愈合率较高：①同时伴有 ACL 损伤，尤其当半月板修补术和 ACL 重建术同时进行时。②撕裂部位于半月板周缘。③长度较短的撕裂。④年轻患者。⑤新鲜损伤。

二、前十字韧带重建的适应证

治疗 ACL 功能不全的目的在于恢复膝关节稳定性，避免损伤复发及预防半月板和关节软骨等的继发性损伤。任何年龄希望恢复运动功能的和对生活质量要求较高的患者都适合做 ACL 重建手术。此外，决定是否须手术治疗 ACL 损伤不应仅仅建立在出现膝关节不稳定的基础上，还取决于患者的生活方式及运动水平。不应简单地把年龄作为衡量标准，因为总体水平才是更为重要的因素。通常认为更年轻的个体的运动水平也更高，更依靠膝关节。然而，很多老年的个体正参与高运动量的娱乐活动，并且持续较长时间。所以年龄不应成为 ACL 重建术的禁忌证。重建手术的成功取决于严格遵守手术原则，包括具有足够强度和刚度的移植物的选择、移植物的准确定位以避免张力过大和髁间凹撞击、移植物的坚强固定为早期康复提供足够的强度和刚度等。

很多组织曾被用来做 ACL 的替代品，包括自体移植物、同种异体移植物和人工合成材料。目前，最流行的移植物是自体骨 – 髌韧带 – 骨和四股腘绳肌腱。

无使用髌韧带作为移植物禁忌的患者都可以采用髌韧带进行韧带重建。采用髌韧带重建 ACL 有一些特殊的适应证：全身性韧带松弛的患者相对禁忌采用腘绳肌肌腱，而髌韧带刚度较大，是这类患者使用自体移植物重建的最佳选择；对于合并有膝关节后内侧韧带复合结构损伤的患者，也不宜采用腘绳肌肌腱进行 ACL 重建，因为此方法会进一步损伤膝关节后内侧的稳定性，所以也特别适合采用髌韧带进行重建。对于经常跪地工作（如地毯工、木匠等）要避免膝前痛和跪地痛，髌韧带短小、有损伤或有病变，患髌股关节疾病的患者禁忌采用髌韧带重建。

采用腘绳肌腱的优势在于不损伤伸膝装置，这对有髌股关节紊乱史和曾使用髌韧带重建后翻修的患者尤其重要，同时也更美观。排除腘绳肌腱已被切除的患者，采用腘绳肌腱重建 ACL 没有绝对的禁忌证。全身性韧带松弛的患者相对禁忌采用腘绳肌肌腱，这些患者可能更适合采用最终刚度较大的髌韧带。而对于合并有膝关节后内侧韧带复合结构损伤的患者，也不适合采用腘绳肌肌腱进行 ACL，重建，因为此方法会进一步损伤膝关节后内侧的稳定性。如果术前通过 MRI 检查，或者术中取半腱肌肌腱时发现肌腱直径 <3mm，则四股半腱肌肌腱也难以保证强度，应当改用其他材料。

三、后十字韧带重建的适应证

通过患者的病史、体检和影像结果诊断后 PCL 的损伤，根据 PCL 损伤的程度选择适当的患者。一般习惯把后抽屉试验中胫骨结节的后移范围作为 PCL 损伤程度的分级标准。正常膝关节屈曲 90° 时胫骨结节位于股骨髁前 1cm，与正常侧对比，如果胫骨结节后移 3 ~ 5mm，PCL 损伤为Ⅰ度；胫骨结节后移 6 ~ 10mm 为Ⅱ度；后移 11mm 以上为Ⅲ度。PCL 损伤后，膝关节的向后松弛是一个进行性过程，在伤后关节周围纤维化期，后抽屉试验可能阴性；进行到纤维化消退期时，此时胫骨结节后移达到Ⅱ度；如果辅助稳定结构松弛时，在关节向后位移达到Ⅲ度。目前根据韧带的损伤程度，把 PCL 损伤分为部分损伤和完全断裂。对于高龄或者活动较少陈旧性 PCL 完全断裂的患者以及 PCL 部分损伤的患者，可以采取非手术治疗的方法。尽管近期效果尚可，但远期有诱发髌股关节炎的可能。

急性损伤、单纯 PCL，损伤、撕脱骨折并且向后移位 >10mm，即Ⅲ度损伤的患者必须手术治疗。合并后外侧角损伤的 PCL，损伤患者应该尽早行重建术，合并有内侧副韧带损伤的患者首先制动，内侧副韧带和关节囊愈合后，方可行 PCL 重建术。

对于陈旧性损伤的单纯 PCL 损伤，胫骨后移位 >10mm 者考虑手术治疗。关节损伤引起胫骨后移 >10mm 者考虑关节韧带复合伤，合并有后外侧韧带结构损伤比较常见，需要一期手术重建所有的韧带，后外侧的韧带结构是 PCL，修复重建的基础。

对于Ⅱ度以内的 PCL 损伤，传统的观点认为，通过股四头肌功能操练，可以恢复关节的稳定性。等到出现髌股关节炎或者内侧膝关节炎时，才予以择期行 PCL 重建。现在则认为韧带损伤应该积极治疗，对于韧带损伤 <50% 的患者，采取刺激增强技术；>50% 的患者，则采取 PCL 重建。因为股四头肌是动力性稳定结构，它是在膝关节产生不稳后，通过本体感受器产生的调节反应，其反应是滞后的，不能提供即时的稳定性；而 PCL 是静力性稳定结构，在膝关节的活动中提供即时稳定性。尽管增加股四头肌力能增加髌腱对胫骨结节向前的提升力，但引起的代价是髌股关节和胫股关节的压力增加，导致关节的退行性改变。

四、滑膜切除的适应证

膝关节出现持续性反复发作的关节肿胀、疼痛，如果明确诊断为弥漫性色素沉着绒毛结节性滑膜炎，应当尽早进行治疗，这样才能够保证膝关节功能。因为前后十字韧带都在滑膜包绕之内，滑膜炎拖延不治会造成十字韧带侵蚀，严重影响膝关节稳定性，最终影响膝关节整体功能。

经过适当治疗后不愈的顽固性滑膜炎和经化疗或放疗的滑膜炎需要作滑膜切除术。滑膜的化疗或放疗方法仅在欧洲施行，对于其治疗的效果和引起的不良反应仍有争议。关节镜下滑膜切除术的优点就是可以在滑膜炎的早期手术治疗，不影响半月板的完整性，不用限制活动，对关节的稳定性没有影响，无畸形情况发生，不会引起诸如关节间隙狭窄、骨赘发生等影像学的改变，其手术效果良好。

关节镜下滑膜切除术的禁忌证主要包括出血性疾病。既往认为化脓性关节炎也是禁忌证。现在则认为，随着医疗技术的提高，这两种疾病为相对禁忌证，尤其是化脓性关节炎，在关节镜下清理灌洗化脓性关节炎也取得良好的效果。因此，如果具备足够的技术条件仍可以切除。

（李跃京）

第九节　膝关节镜手术入路

膝关节镜手术成功的前提条件就是要有精确的入路定位，入路不当可引起关节面损伤、手术器械断裂、视野观察受限和手术操作困难。膝关节入路方法很多，但是入路的选择必须遵守以下原则：不能损伤重要的解剖结构；创伤要小；定位要简单。

根据这条原则，膝关节镜的前外侧、前内侧入路是非常理想的入路方法，也便于掌握，是目前最为常用的入路。但有时常规入路难以观察到所用的关节内结构，或不利于镜下操作，此时可能需要应用一些非常规入路，如后侧入路。对于膝关节来讲，重要的神经血管都位于膝关节后方，因此作后内侧和后外侧入路时要特别小心，一定要避免这些结构。

一、关节镜入路

1. 前内外侧入路　该入路是关节镜的经典入路，也是最常规使用的入路，可以看到膝关节内几乎所有的结构。以前外侧入路为例说明。

（1）定位：前外侧入路位于髌腱外缘外侧 0.5 cm，胫骨平台上缘上方 1.0 cm 处，即位于髌腱外缘、股骨外侧髁缘和胫骨外侧平台缘 3 条边所构成的三角形之中心点附近。该入路被认为是膝关节镜手术中关节镜的常规入路，因此也称为标准前外侧入路。

（2）操作方法：将患肢下垂，屈膝 90° 左右（或患者平卧，屈髋 45°，屈膝 90°），使髌腱轮廓清楚。准确定位后作 6 mm 横行切口，然后按照上述定位方法进行操作。

2. 高位前内外侧入路

（1）定位：屈膝，平髌骨尖作横线，与髌韧带内、外缘交点。

（2）操作方法：屈膝 70°，平髌骨尖，紧贴髌韧带内、外侧缘，用 11 号刀片作约 8 mm 长横行皮肤切口，切开皮肤后将刀片转成纵行，向股骨髁间窝方向，切开关节囊。切口过小会造成镜头转移困难，切口过大会造成关节液的大量外溢，从而造成关节囊不能充分扩张。

3. 经髌韧带入路　该入路有利于对髁间凹区域和关节后室的观察，但对于外侧间沟和腘肌间裂隙部位的观察较为困难。

（1）定位：屈膝 70°，髌骨尖下约 1 cm 处。

（2）操作方法：定位后，在髌骨尖下，用尖刀片垂直于髌韧带作 8 cm 纵行皮肤切口，切穿髌韧带后，可换穿刺针带套筒向着髁间凹插入。

4. 平髌骨中部内、外侧入路　该入路适应证有限，对关节前室，包括内外侧半月板前角和交叉韧带止点区域的观察非常有利。

二、器械入路

1. 髌上外侧入路

（1）定位：在髌骨上缘上方 1 cm，水平向外至股四头肌联合腱外缘线交叉点。

（2）操作方法：膝关节伸直位，按照上述方法定位后，在定位点用尖刀片作纵行切口约 5 mm，切开皮肤及皮下组织即可。然后用穿刺针朝着内下方向穿刺，注意不要损伤髌股关节面。关节囊穿破后会有关节内液体流出，此时即可进入探针或镜下手术器械进行操作。通过该入路可以更好地达到髌骨后部位，也可以用于髌上囊部位的游离体取出或滑膜刨削、滑膜皱襞切除、髌骨软骨软化症的处理、髌骨外侧支持带松解的定位标志等。

2. 髌上内侧入路

（1）定位：在髌骨上缘上方 1 cm，水平向内至股四头肌联合腱内缘线交叉点。

（2）操作方法：膝关节伸直位，按照上述方法定位后，在定位点用尖刀片作纵行切口约 5 mm，切开皮肤及皮下组织即可。然后用穿刺针朝着外下方向穿刺。髌上内侧入路对股内侧肌本体感受功能的影响较大，因此应尽可能采用髌上外侧入路，必须使用该入路时，应当在骨内侧肌腱行部分选择入口。髌上内侧入路通常用于髌骨外侧支持带的松解。

3. 内侧半月板上入路　是最常见的器械入路。该入路紧贴半月板基部上缘，但应当避免损伤半月板。该入路专门为内侧半月板后半部和后角手术设置，如果内侧关节间隙很难张开，可紧贴内侧副韧带前缘选择该入路，绕过股骨髁达到手术区域。如果内侧关节间隙张开很好，可以在内侧副韧带前缘与髌韧带内侧缘之间的任何区域选择。一般来讲，通过内侧半月板上入路较难触及外侧半月板。

4. 高位内侧入路　如果内侧关节间隙很小，通过非常靠后的内侧半月板上入路也难以达到内侧半月板后角，建议使用高位内侧入路。该入路切口平髌骨尖水平，紧贴髌韧带内侧缘，一般采用针头定位。通过该入路，经内侧副韧带前缘和股骨内髁之间的间隙可以直达内侧半月板后角。如果股骨内可有明显的骨质增生，会对该入路的使用造成影响，可以通过多次针头插入选择最佳位置。通过该入路，很容易到达外侧半月板。

5. 后外侧入路　切口在（内）外侧副韧带相当于膝关节间隙处，当关节游离体位于后关节囊难以通过常规入路取出时，可考虑采用此入路。因该入路容易损伤血管神经而较少应用。

（李跃京）

第十节　膝关节镜手术的并发症

一、关节软骨损伤

由于器械使用不当，关节软骨损伤是最常见的并发症。常由于入路不当、插入套管及穿刺针粗暴、关节镜镜头摆动粗暴、视野不清时器械操作造成损伤、对关节镜下解剖结构不熟悉、特殊器械缺乏、器械操作粗心引起。

二、神经损伤

神经损伤可能涉及腓总神经、股神经、坐骨神经和隐神经，常好发于隐神经的髌下支。因为隐神经髌下支一般与静脉伴行，选择切口时避开静脉就可将其避开。

三、血管损伤

血管损伤在关节镜手术中较常见，一旦损伤后果则比较严重。多为锐性切割伤。此外，还有止血带或驱血造成的损伤，尤其是多见于下肢动脉病变的患者。锐性血管损伤常见于腘血管损伤，常发生于切除内侧半月板后角时。操作时应仔细认真，熟悉局部的解剖结构。

四、韧带损伤

一般较少见，常发生于韧带薄弱松弛的老年患者和已存在关节囊韧带损伤的患者。在关节镜手术过程中，有时需要内外翻关节以打开关节间隙，如用力过大会导致关节囊韧带破裂。切除髌前滑膜时应避免损伤前交叉韧带。在外侧半月板全切时，应注意保护腘肌腱。

五、器械断裂

如果手术过程中出现了器械断裂,首先立即关闭进出水管并维持膝关节位置不变以防止断裂的器械在关节内到处游走。缓慢小心移动镜头,将断裂的器械置于视野中心,以多枚针头经皮穿刺固定,然后取出。如果脱落物转移至膝关节后室,将非常难以寻找和取出,但尽量不要切开膝关节寻找异物,可联合使用 X 线透视进行。

六、感染

同其他手术操作一样,严格的无菌操作是预防感染的最重要措施。主要的致病菌为金黄色葡萄球菌。一旦发现感染,应当及时行关节引流和冲洗,可在关节镜下进行。

七、膝关节血肿

膝关节镜术后引起的关节肿胀或血肿是比较常见的,镜下仔细点凝止血可以降低其发生率,近年来出现的冷激光和冷融切等器械能够在切割时无出血或很少出血。如果术后反复出现关节内血肿,常意味着血管损伤或者凝血功能障碍,应行血管造影或凝血功能检查进一步明确诊断。

八、滑膜瘘和滑膜疝

一般由于引流管放置时间过长、切口过大、器械经过手术入路次数过多等引起。滑膜瘘容易造成关节内感染,一旦发生,须立即患肢制动并减少负重,并进行抗菌治疗;如果瘘管长期不闭合,说明瘘管已经上皮化,需行瘘管切除。滑膜疝是滑膜从切开的关节囊向皮下膨出,形成一个局限性囊肿。治疗需手术切除。

九、深静脉血栓

术后尽早让患者进行功能锻炼就可以预防深静脉血栓等形成,对于有高凝状态的人群预防应用抗栓剂可能有所帮助,但时间不宜过久。

(李跃京)

第十一节　膝关节镜手术后的康复

膝关节镜手术后科学的康复训练是容易被外科医生所忽视的,而这正是获得手术预期疗效至关重要的一个环节。术后缺乏有效的康复训练或训练方法的失误对手术效果会产生很大的消极影响。因此,掌握膝关节镜手术后的康复原则,针对不同患者以及不同手术方法的个体化的术后康复指导,是患者在接受关节镜手术后进行康复训练的关键。

一、康复原则及训练方法

(一)康复原则

膝关节镜的术后康复既要有助于增强膝关节伸屈肌群的肌力,又须尽量降低髌股关节间的压力,这为制订术后康复计划提出了较高的要求。基于这一准则,1980 年美国辛辛那提运动医学研究所提供了一整套"髌骨保护计划"（patellar protection program），旨在指导膝关节紊乱的保守治疗及术后康复。按照这一方案，整个康复过程循序渐进地分为4个阶段。

1. 起始康复阶段（initial rehabilitation）　旨在消除疼痛，并同时减轻肌肉萎缩及炎症反应。膝关节术后可用冰袋加压包扎患肢，以减少关节积血及患肢肿胀。非类固醇类抗炎药物（nonsteroid anti – inflammatory drugs，NSAIDs）的应用，如双氯芬酸（商品名扶他林）或布洛芬（缓释芬必得），有利于减轻疼痛及炎症反应。患肢股四头肌等长收缩可有效地防止术后肌肉萎缩的发生。术后早期患膝的 CPM 锻炼有利于关节的活动。动物实验表明，术后早期的 CPM 锻炼还有利于提高关节软骨修复的质量。

2. 中间康复阶段（intermediate rehabilitation）　这一阶段的康复目的在于不增加疼痛、肿胀的前提下发展肌力。NSAIDs 的辅助治疗仍可能是必要的。发展肌力的方法包括结合渐进抗阻训练进行的终末伸膝锻炼及各种体位下的直腿抬高训练，锻炼过程中如患肢出现疼痛及肿胀，除应作相应的对症处理外，尚应酌情降低训练强度。

3. 递进康复阶段（advanced rehabilitation）　此阶段的目标是获得正常的关节活动范围、获得最大的肌力并提高肌耐力。增强肌力的方法与前两个阶段相似，条件允许时可借助于各种各样的装置协助进行训练。游泳和骑自行车是增强肌耐力的有效训练手段。

4. 恢复活动阶段（return to activity）　这一阶段是让患者选择某一项或几项特定的活动方式继续进行发展肌力和增强耐力的训练，直至患膝的功能达到发病前的正常水平。

（二）发展肌力的训练方法

1. 股四头肌等长收缩　是有效防止肌肉萎缩、增强肌力的一种早期康复手段。股四头肌是伸膝装置中的动力部分，股外侧肌和股内侧肌的扩张部有着重要的稳定和平衡作用，其中股内侧肌斜行纤维（vastus medial oblique，VMO）对维持髌股对线具有更重要的作用。取仰卧位，对侧膝关节屈曲以避免腰椎的压力。患侧股四头肌作等长收缩，每次收缩持续5～10s，如此往复进行。每次收缩的时间不宜过长。等长收缩使肌肉无氧代谢产生乳酸，刺激肌肉微循环血管扩张，利于肌组织摄取营养。对术后有些患者因为害怕疼痛而不愿做股四头肌自主收缩者，可用经皮电神经刺激（transcutaneous electrical nerve stimulation，TENS）的方法使股四头肌收缩，刺激强度应介于其感觉和运动阈之间，每次刺激时间约10min；对不能耐受 TENS 带来的疼痛和不适的患者，可于电刺激前用冰袋按摩。

2. 直腿抬高锻炼（straight leg raises）　可以在仰卧、俯卧和侧卧位进行。但是应该注意，健侧卧位患肢的直腿抬高及髋外展是禁忌的，原因在于这非但无益于 VMO 的锻炼，反而加强了股外侧的肌力，加剧了 VMO 与股外侧肌之间的失衡，从而加重了患膝的疼痛。仰卧位的直腿抬高锻炼的原动肌为股四头肌，腘肌为拮抗肌，这样可使股四头肌、腘肌的肌力均得到增强，有利于增强患膝的稳定性。最近的解剖学研究表明，VMO 起源于内收大肌腱的大部分和内收长肌腱的一部分，而且髋内收时 VMO 的电活动显著高于股外侧肌，因此患侧卧位进行患肢的直腿抬高髋内收锻炼，对选择性增强 VMO 的肌力有显著的疗效。

3. 终末伸膝锻炼（terminal knee extension）　即在屈膝小于30°的范围内对抗重力作伸膝锻炼。其理论依据在于肌电图研究表明在伸膝活动的最后30°时，VMO 的活动非常活跃，因而可选择性地增强 VMO 的肌力。这种锻炼具有显著的临床疗效，患者对这种锻炼方式也较易耐受，这缘于伸膝最后30°时髌股关节间压力较低而较少导致膝前痛影响锻炼进程。锻炼时，可在患膝下垫一枕垫，保持屈膝约30°，而后使足跟抬离床面直至患膝伸直，如此循环往复进行。

所有这些锻炼均必须在无痛的条件下进行，而且必须遵循选择性发展 VMO 肌力，同时最大限度地减少髌股关节间压力为原则。一般而言，锻炼的强度为每日 2 次，每次 10 ~ 15min，并根据患膝的功能状态按股四头肌等张收缩→直腿抬高（各种体位）→终末伸膝锻炼→渐进抗阻训练的顺序循序渐进地进行。

经典的渐进抗阻训练（progressive resistive exercises，PRE）是由 Delorme 于 1945 年首次提出的，其原理基于重负荷、少重复次数的练习有利于发展肌力，中等负荷、多重复次数有利于发展耐力的原则。其设计的具体方法为，先测某一肌群完成重复 10 次的最大负荷量（repetition maximum，RM），取该量为其后负重抗阻练习的基数，分 3 组进行。第 1 组，取 10RM 的 1/2 量，重复 10 次；第 2 组取 10RM 的 3/4 量，重复 10 次；第 3 组用 10RM 全量，重复 10 次。每组练习中间休息 1min，每天进行 1 次。每周复查 10RM 1 次，据此修正练习时的实际负荷量，并以此作为下一周锻炼的基数。

对膝关节镜术后康复过程中需发展肌力的患者，不能完全照搬以上方法，而应根据患者的情况严格按照个体化、量力、安全和循序渐进的原则进行。

（三）增强关节活动范围的练习（ROM 练习）

增进关节活动范围是指由于组织粘连或肌痉挛而导致关节功能障碍的康复练习，因此其主要目的是对活动受限关节进行牵伸（stretching）但又不损及正常组织。

Vildik 的研究表明，纤维组织具有黏弹性（viscoelasticity），表现为以下几个特性。

1. 非线性的应力—应变关系 随着牵伸应力的增大，组织内受牵伸的纤维数也逐步增加，组织长度相应增加，抗应变强度也渐渐增大。

2. 滞后拌（hysteresis loop） 在组织受应力牵引延长后，去除应力后组织长度不沿原来延长的轨迹恢复，而是要延长一点。

3. 蠕变（creep） 在组织受牵伸而延长后维持应力，组织还可以继续缓慢地延伸，并且在反复多次牵拉后也有类似的蠕变，表现为牵拉至同样长度所需的应力逐步减小。

4. 应力松弛（stress relaxation） 在组织受应力牵伸而延长后，如维持长度不变，组织内因受牵伸而提高的张力随时间的延长而逐步下降。

根据以上特性，Vildik 认为：短时间、大强度的牵伸，主要作用于黏滞弹性，当牵伸力去除后，组织倾向于恢复原长；长时间、中等力量的持续牵伸则作用于黏滞弹性和黏滞性，当牵引力去除后，不完全恢复原长，因而可获得较好的持久效果。

临床上因膝关节周围肌腱组织、软组织的紧张，可通过影响髌骨对线导致膝前痛。腘肌紧张可使足背屈受限及代偿性足内旋、股骨内旋，从而使 Q 角增大；同样，膝反张、膝过伸可通过引起胫骨外旋而致 Q 角增大，这都可以是膝前痛的原因。因此，牵伸腘肌、腓肠肌—比目鱼肌、股四头肌、屈髋肌及外侧的髂胫束，不仅是康复治疗中的一个重要环节，也是预防工作的重要组成部分。

大多数牵伸训练应该由患者单独完成，少数则需借助于被动牵伸完成。不同的治疗组可根据以上原则及患者的具体病情而编制不同的锻炼体操。近年来有报道将本体感觉神经肌肉强化技术（proprioceptive neuromuscular facilitation，PNF）应用到牵伸锻炼中，具有满意的临床效果。其原理是当原动肌牵伸至最高峰时，拮抗肌亦将收缩，通过本体反射弧中的神经肌肉通道，被牵伸的肌肉会进一步放松，从而更加利于牵伸。将 PNF 技术应用于腘肌的牵伸锻炼，常可迅速改变股四头肌腘肌之间的不均衡的力量比，从而在短期内纠正膝关节的屈曲畸形。

（四）耐力训练（endurance or aerobic training）

这是指以发展体力、耐力为目的的医疗训练活动。作为一种运动形式，耐力等于力、距离、重复次数的乘积。因此，耐力量指在一定强度下、一定时间内（15～30min）重复同一运动周期的运动。

有氧代谢能力是呼吸系统摄氧、循环系统运输氧的能力的反映，并与参与能量代谢的酶系统的活性有关，因此有氧训练实质上是一种增强呼吸、循环、代谢功能的锻炼方法。在进行中等强度（40%～79%最大吸氧量）的运动时，机体内有氧代谢最为活跃，因此有氧训练也就是中等强度的耐力训练。

膝关节镜术后患者康复治疗中常用的耐力训练方式包括游泳、水疗、骑自行车等。骑自行车操练时，座位应抬高以减少患膝的屈曲度，从而减少髌股关节间作用力。自行车操练可在快速转速下进行，以加强肌肉的活动强度和耐力；同时也可进行腓肠肌、比目鱼肌、髋肌和腘肌的活动。近年来兴起的水疗（hydro therapy）有较多的优点，它借助水的浮力为助力，可以用于加强肌力及增强关节活动范围练习，并且由于可以最大限度地放松肌肉从而既利于减轻疼痛，又有助于交替锻炼原动肌与拮抗肌。适当地控制好运动量还有利于肌肉的耐力训练。

（五）膝关节持续被动活动

自Salter在20世纪70年代提出关节的持续被动活动（CPM）的概念以来，CPM已成为关节外科康复中的一个重要内容，越来越多地被骨科医生所接受。关节的持续被动活动至少有以下意义：

（1）术后早期开始的CPM可以抑制痛觉信号的上传而缓解术后的疼痛，或在无痛状态下达到训练的目的。

（2）通过关节活动对滑膜的刺激以及通过模拟正常的关节活动环境，增加关节软骨的营养和代谢。

（3）促进关节软骨的修复和向正常的透明软骨转化。

（4）避免因制动引起的关节软骨退变及组织粘连。

（5）促进关节功能恢复。

膝关节是临床上应用CPM最广泛的关节。借助于下肢CPM装置，对关节镜术后的膝关节进行持续被动活动训练，不仅很容易被患者接受，而且的确对术后康复是非常重要的。对关节软骨成形术、半月板部分切除和盘状软骨成形术、关节松解手术包括ALRR手术等，CPM应列为常规康复项目。

在使用CPM时应遵循早期使用、循序渐进、个体化指导的原则。

二、术后的等长、等张收缩锻炼及等动收缩锻炼

所有损伤的康复过程中，均须保持本体感觉。而制动后，首先萎缩的是慢颤肌纤维，这可能是由于慢颤肌纤维容易发生正常本体感觉的消失。紧随慢颤纤维萎缩其后的是快颤肌纤维的退化。因此，在康复训练中应先进行慢颤肌纤维的康复治疗，然后再进行快颤肌纤维的

康复；前者要求肌肉长时间的收缩，而后者则要求肌肉在短时期内承受较大的力。疼痛是快颤肌纤维功能恢复的最大抑制因素，因此快颤纤维的锻炼应于疼痛、肿胀消失后（无痛条件下）进行。

快颤肌纤维适应抗阻训练，它比慢颤肌纤维的反应好，但随着年龄的增长，快颤肌纤维逐渐萎缩而慢颤肌纤维逐渐占据主导地位，在进行康复训练时应顺应这一生理变化。

尽管早期的等长收缩锻炼有利于防止肌萎缩及发展肌力，但由于等长收缩锻炼时肌力多集中于关节运动范围的一个点上，无益于长期的肌力发展。等张收缩锻炼可在一个重量抗阻上进行关节全范围的活动，肌力输出和抗阻负荷随着不断改变的关节角度和力矩而不断变化。因此阻力负荷不能大于运动周期中最低的肌力输出，这样在每一周期中大部分时间所承受的负荷均偏低，所以等张收缩锻炼不能取得最佳的临床效果。

等动收缩锻炼，又称等速锻炼（isokinetic exercise），是应用专门设备（如 Cybex 等动测试训练仪）控制每一肢体进行全关节活动范围中的活动速度，保证关节以恒定的速度进行活动锻炼，从而提高某肌群的作用效率，使其在短时间内较快增强肌力。关节活动的速度可以根据需要任意设定，超过限定的速度时，装置本身可将肌收缩产生的过多的力转换成相应的阻力（accommodation resistance），这样既使肌肉始终保持最高张力状态，又保护了关节不受损伤。

等速收缩锻炼还兼有等张和等长收缩锻炼的特点。当设定的关节活动速度较慢时，如 3r/min，其形成的等速力矩（isokinetic torque）相当于等长力矩的 81.2%，即运动特性接近于等长收缩，将速度设定加快至 15r/min，则其形成的等速力矩相当于等张力矩的 66.6%，接近于等张收缩。

Cybex 仪是近年来兴起的一种用于等动训练的装置，目前已在全世界范围内得到广泛应用及迅速推广。该仪器不仅可以帮助患者进行康复训练，还可测试患者肌肉的强度、肌力、耐力和张力发展的速度，为康复过程中的监测及康复后的效果评价提供了有效的客观指标。

三、几种常见关节镜手术的术后康复

膝关节镜术后的最初 48h 内应予冰袋冷敷或加压包扎，以减轻关节的肿胀、积血及其他因手术创伤而带来的不适。术后 24h 内最好能适当补液，并经静脉给予抗生素，24h 后抗生素改为口服。止痛药物作常规应用，以防止或减少术后的疼痛，一般可口服布洛芬（缓释芬必得），或双氯芬酸钠（diclofenac sodium，商品名扶他林），均可获得较好的止痛效果。阿司匹林等水杨酸类药物应忌用，因为可能抑制血小板活性，增加出血，并且可能刺激胃肠道。术后 24 ~ 48h 后可拆除伤口的敷料，改用创可贴贴敷直至 1 周后切口愈合。淋浴可于手术 48h 后进行，但盆浴则应待切口愈合之后。

（一）半月板手术后的康复

关节镜下半月板手术后的康复应根据不同的术式及患者的个体情况给予个体化的康复指导。半月板术后当天即应开始股四头肌的等长收缩锻炼。半月板游离缘部分切除的病例，可允许早期活动及部分负重。半月板较复杂的术式，术后 3 ~ 5d 可借助拐杖下地行走，活动量应控制在每天 2 次，每次 10 ~ 15min。手术 3 周后可根据患者的耐受情况进行游泳、骑自行车等耐力训练。独立行走、奔跑等活动应于术后 6 ~ 8 周方可开始。多数报道认为，ROM 练习及增强肌力的渐进抗阻锻炼应于晚期进行，即术后 6 周之后才能开始。过早地、过重地开

始这些锻炼会招致关节的肿胀和疼痛，从而影响训练计划的实施及训练效果。渐进抗阻锻炼及 ROM 练习均应严格按照剂量个体化的原则，结合患者自身情况及患膝的功能状态循序渐进地进行，否则会引起适得其反的后果。对半月板缝合的病例，为减少缝合口的牵张应力，适当地制动仍然是必要的，对可靠的缝合技术和缝合材料而言，2 周的制动及 4 周的限制性的 ROM 训练及部分负重训练，可以促进半月板的愈合和塑型。

（二）软骨成形术后的康复

软骨成形术后的康复训练既应有助于增强肌力，又要防止不恰当的锻炼方式或锻炼强度加重软骨的磨损、退变。软骨组织的修复能力是相当有限的，因此对于软骨退变的患者，单纯的表面成形术仅能获得纤维软骨的替代修复；软骨钻孔成形术可使成骨细胞激活为成软骨细胞，从而获得软骨缺损的透明软骨修复。无论上述何种式，手术后早期的 CPM 锻炼均有利于促使纤维软骨修复转变为透明软骨修复。CPM 可与早期的股四头肌等长收缩结合进行，有利于增加关节的活动范围。术后 6 周疼痛和关节肿胀消失后，应进行股四头肌特别是 VMO 的渐进抗阻训练。对髌股关节软骨病变的患者，尤应注意避免增加髌股关节间压力而诱发膝前痛。耐力训练可于术后 3 周开始，术后的完全负重行走则应严格地限制在术后 6 ~ 8 周以后。

（三）滑膜清理术后的康复

单纯的滑膜清理术因并未涉及关节内的软骨、半月板组织，故原则上负重行走不应有所限制。但是滑膜清理术后组织的充血及关节积血和肿胀，常影响早期关节的活动，成为术后康复的焦点。针对这些情况可采取的措施包括术后冰袋冷敷、加压包扎、患肢抬高。慢速的 CPM 及股四头肌的等张收缩有利于关节的早期活动及关节肿胀的吸收。在无痛和消肿的前提下，1 周后即可进行患膝的伸屈运动。耐力训练应根据患者耐受的情况于手术 3 ~ 6 周后开始，其强度应以不引起疼痛及患膝不肿胀为宜。

（四）外侧支持带松解术后的康复

关节镜下外侧支持带松解术（arthroscopic lateral retinacular release，ALRR）后的患者应进行严格、系统的康复训练。随访的结果表明，如 ALRR 术后不能有效恢复股四头肌、腘肌肌力，就不能获得满意的疗效，这两者间有着一定的正比关系。通常，根据患膝术后的情况，ALRR 的术后康复可以划分为 2 个阶段进行。尽管近年来在 ALRR 中引入电切技术大大减少了出血的发生，但是 ALRR 术后早期关节积血、肿胀及因此带来的疼痛等问题仍然十分突出。因此术后康复的第 1 阶段主要应着力于控制关节的肿胀，并防止活动性出血的发生。患膝的冰冻加压是控制关节肿胀的一种有效措施，并且最好于手术结束后立即实施。一般术后第 1 周内每天至少应对患膝进行冰冻加压 3 次，以后再根据需要进行调整。一旦关节积血、肿胀及疼痛得以有效地控制，即可酌情开始股四头肌的等长收缩锻炼及患膝的活动。如果患者能够耐受，还可借助拐杖下地行走。这些康复措施应循序渐进进行，一般以不致引起患膝肿胀、疼痛的最大锻炼量为宜。耐力锻炼可于术后 3 ~ 6 周酌情开始进行。手术 6 周后，发展 VMO 肌力的锻炼及相应的渐进抗阻锻炼应在医生的严格指导下进行，科学的训练将有利于提高 ALRR 的远期效果。即使患者痊愈返家后，仍应注意每周进行 2 ~ 3 次肌力锻炼，以维持巩固 VMO 的肌力。

（五）交叉韧带重建术后的康复

对交叉韧带重建术后的康复训练方法一直存在争议。传统的手术方法由于不是在等长点重建韧带，因而强调术后的长时间石膏或支具制动。由于移植的自体或同种异体韧带需要12～18个月才能恢复到正常的张力，因此，恢复运动的时间经常被控制在1年左右。但这种方法不可避免地会导致关节的粘连和退变。

近年来，随着对交叉韧带重建研究的进一步深入，经等长点而不是解剖点重建交叉韧带的理论被广泛接受，加上关节镜下交叉韧带重建技术与固定材料的改进，使得以骨—髌腱—骨移植、经骨隧道挤压螺钉固定方法为代表的关节镜下交叉韧带重建技术日趋成熟。对于经精确定位的韧带等长点重建且固定确实可靠的病例，无须考虑交叉韧带在不同的伸屈位置上可能导致的过度牵伸。因而，在无痛的前提下，CPM以及主动的肌肉等长与等张收缩训练及ROM训练，包括使用Cybex等动训练等，对促进早期康复是有帮助的。一般在术后肿胀消退以后就可以逐渐开始负重训练，如果不伴有半月板和关节内其他结构的损伤，对完全负重并无具体的时间要求。只要患者能够进行负重行走，就可鼓励其早期训练，以尽快恢复运动。但对采用不等长方法重建的交叉韧带，为防止其过度延伸，对ROM训练仍应控制在较小的范围。

（李跃京）

第十二节　半月板镜下修补技术与方法

半月板损伤常进行完全切除术，现在已不再提倡，随着关节技术的发展和成熟，全面替代了过去传统的膝关节作半月板全切术，并且又发展到缝合修补术。

一、半月板镜下修补技术

（一）由内到外技术

常规关节镜检查，清除半月板边缘所有的纤维性无细胞物质，使半月板边缘新鲜。根据半月板撕裂的位置从前内侧或后内侧入路插入锉刀或篮钳完成这一操作。锉掉半月板周围的滑膜可刺激血管反应，促进愈合。

在内侧副韧带后方做一条6cm长的后内侧切口，游离关节囊。隐神经在此水平上位于缝匠肌和股薄肌之间，必须加以保护。

从前内侧入路插入关节镜，前外侧入路插入缝线套管，使用连接"2-0"不可吸收缝线的长弯针穿透撕裂半月板。在屈膝20°～40°的位置沿垂直方向穿过缝线。当缝针穿透关节囊时，牵拉后内侧入路的软组织保护器，使缝线可从后内侧入路撤出，将穿过后方关节囊外线打结。使用双腔导管系统时两根针同时穿出，单腔导管系统的缝针则是先后穿出。每根缝线间距5mm。除了缝合后角的缝线外，其他所有的缝线都能通过这种方法进行缝合。缝合后角时，关节镜从前外侧入路插入，缝线套管从前内侧入路尽可能靠近髌韧带的位置插入。在内侧副韧带前方缝合时，需要做一个前内侧小切口进行打结。每穿过一根缝线就立即在关节囊外打结，防止和未打结的缝线缠绕。完成半月板缝合后，最后使用探钩检查固定的牢固性，逐层缝合切口。

（二）由外到内技术

由外到内的半月板修补技术从一个紧靠关节线的安全的解剖位置开始，避开神经血管结构在关节镜监控下穿入关节腔，从而把神经血管损伤的风险降至最低。由外到内技术通常都是从关节外周向关节内穿入直的或弯曲的空心针，再将缝线沿针芯穿入。

体表定位时，外角的位置靠近屈膝90°时股二头肌腱前方的外侧关节线上（避开腓总神经），内角的位置在屈膝15°时后内侧角后方2cm处紧靠鹅足肌腱后方，直接向关节囊钝性分离。使用一根直的或弯曲的18号穿刺针穿过半月板的撕裂部位，穿入缝线，并从前侧入路拉出。在缝线末端打多个线结，形成一个较大的线团。再将线团拉入关节，压紧半月板。也可将穿过半月板的缝线再引出关节囊外打结，然后将成对的缝线在关节囊上打结，固定半月板。

（三）全关节内技术

全关节内修补技术无须开放的切口，只需要一个和关节镜入路相同尺寸的小切口。全关节内技术对器械的要求很高，齐全的器械是成功完成手术的前提。最基本的器械配置：①30°和70°关节镜。②套管、牵引器和由内到外修补的缝针。③全关节内修补的器械，如Spectrum set（Linvatec）。

作关节镜入路，镜头插入后侧室。使用70°关节镜观察后侧半月板。一旦确认撕裂类型适合修补，使用透照法确定后侧切口的位置。屈膝90°，使用一根穿刺针获取入路的角度。作1cm长的切口，将一根锐性套管从此切口插入关节。将半月板修补套管和锐性内芯推进至紧靠滑膜外侧，钝性内芯在关节镜直视下插入关节。当关节镜刺入关节间室时神经血管束位于关节镜顶端的后方。全关节内缝线系统通过手柄向前推送缝线，使缝线从穿线器顶端伸出（Linvatec软组织修补系统）。顶部的结构是一个中空的缝针，有不同角度和（或）形状，根据撕裂确切的位置及其和套管的位置关系替换。缝针通常穿过关节囊穿入半月板。当一段缝线卷入关节间室时必须保持穿线器顶部，在关节镜的直视下确保穿线器能穿过半月板撕裂端后缩回，并从套管退出。从套管插入一把缝线抓钳，将缝线头端从套管推出。缝线打结使用滑结或打结器完成。一般而言，缝合的方向最好从套管顶端向撕裂的中心，垂直缝合2~5针。

二、半月板镜下手术的方法

1. 内侧半月板撕裂　手术的方法是通过前下入口来处理上述撕裂，但通过近侧入口、中央和瑞典式入口，也能达到相同目的。

（1）半月板内纵行完全撕裂：关节镜经前外侧入口，观察内侧间室和内侧半月板的内缘，探针经前内侧入口插入，将膝关节外翻外旋，探查内侧半月板的后角。当内侧半月板内缘失去正常的形态或有折叠时，说明有半月板内撕裂的可能。仔细用探针探查后角的上下面。有时探针的针尖进入撕裂处，应轻轻牵拉探针，有可能见到纵行垂直的撕裂，并探查纵行撕裂的前后边界。然后用薄的半月板切割刀，小的手术剪或篮式钳切开半月板喉部的游离内缘、横向纵行撕裂的后缘，此切开在进入纵行撕裂须停止。此时旋转中，测定撕裂前缘的范围，进一步向前斜向半月板游历的内侧缘形撕裂的前边界。前部的切割可通过前内侧入口插入带相应鞘的能回缩的切割刀或手术剪。小心钩住纵行撕裂的前部，切割前部和斜向游离的半月板内缘。一旦切割完成，则拔去切割刀，将关节镜移到前内侧入口。持物钳通过前外侧入口，钳注撕裂瓣基底后缘的前端，拉向髁间窝做一个附加的内侧切口，首先用穿刺针通过皮肤、关节囊，到达后附着，保证准确的定位，用手术剪、手术刀或篮式钳分离后附着。切除碎片的前界和后界，用篮式钳修整使其光滑，过渡到正常半月板形态。用电动半月板切割刀修整小的磨损区，再次用探针探查后，进行关节冲洗和吸收。

（2）半月板内纵行不完全撕裂：应采用三点入路术，通过前外侧入口插入30°关节镜，进入前内侧室，经前内侧入口插入探针，如上所述仔细进行探查。切除时保留半月板平衡边缘的形态，当确定了撕裂边界后，可从撕裂的任何一端半月板内缘，进行锐性切割操作，其方法和完全撕裂所描述的一样。去除碎片，当撕裂的边界，尤其是在半月板胫骨面的不完全撕裂不能被鉴别时，最好使用篮式钳切碎碎片。通过前内侧入口插入篮式钳，在纵行撕裂的中央，切开半月板的内侧缘，进入半月板内，一点一点地切除，直至遇到纵行撕裂。继续沿着纵行方向一点一点地咬，直至所决定的撕裂边界前方和后方遇到正常半月板组织为止。用篮式钳或电动刨削器修整残余半月板的边缘，使其具有光滑平整的形态。再次用探针探查后，进行关节冲洗和吸引。

（3）纵行边缘撕裂：分为可修复的或不可修复两种类型。可修复的撕裂是指在半月板边缘有血供的1/3区域，2~3mm宽，不伴有剩余体部的损伤，可自行愈合。不可修复的边缘撕裂，一般伴有半月板的体部损伤，是否需要作半月板次全切除或完全切除，取决于撕裂的范围或撕裂延伸到半月板前部有多远。

（4）水平撕裂：通过前外侧入口，插入30°关节镜，并前移进入内侧间室，通过前内入口插入探针，探查水平劈裂的前后边界。沿着撕裂的边界一点一点地修整内缘。修整残余边缘的形态，易产生一个稳定平衡的边缘。用探针仔细探查边缘，以免去除过多的半月板组织。被保留的半月板边缘呈钝角或矩形角，随着逐渐负重，可重新变为接近正常半月板的三角形内缘。

（5）斜行撕裂：对斜行撕裂的处理方法取决于撕裂的大小、类型和撕裂的部位。小的后斜撕裂通常用篮式钳或电动切割修整器，将撕裂的瓣块切碎后去除。大的后斜撕裂可完整地切除。前斜撕裂的切除也可采用三点入路术，当前斜撕裂位于内侧半月板后或中1/3时，可作为单一的大的碎片切除。

2. 外侧半月板撕裂　切除原则与内侧半月板相类似，但必须遵守以下几点：①部分半月板切除比次全半月板切除更受欢迎，而全半月板切除是最不宜使用的方法。②在某些特殊情况下可选用手术关节镜，但二点或三点入路是最常用的手术方法。③需保留一个平衡稳定的半月板边缘外形。④关节面的磨损应减少到最低程度。

（1）半月板内不完全撕裂：外侧半月板的不完全撕裂总是包括后1/3，小的撕裂仅几毫米，不需要治疗；长的撕裂可延伸到半月板后角的深处，有相当距离，可预见将来会变成完全的纵行撕裂，故应切除之。将小腿放置"4"字位，把30°斜角关节镜移至前内侧入口。施加内翻应力，关节镜从前内入口斜行进入前外侧间室。通过前外侧入口插入探针，全面估价后角不完全撕裂的范围和程度。拔出探针，经前外侧入口插入篮式钳，开始于半月板后角的内缘，对着不完全撕裂的中部，一点一点地修正半月板的内缘。延伸到半月板边缘，直至遇到不完全的垂直撕裂，然后修整残留边缘，保留平整、光滑、稳定的边缘形态。

（2）半月板内完全撕裂：常包括外侧半月板后角。小的撕裂可用篮式钳切除，大的撕裂通常可整块切除。将小腿放置"4"字位，通过前内侧入口插入 30°关节镜，进入前外侧间室。通过前外侧入口插入探针，仔细探查后角的半月板内完全撕裂的范围和边界，大的撕裂可通过二点或三点入路术予以整个切除。

（3）边缘撕裂：与内侧半月板一样，撕裂发生在半月板边缘 1/3 血供区，而在半月板内不存在另外的撕裂，则可以修复。如同时伴有多发性其他撕裂，则以切除为宜。通常采用全切除术。切除半月板时，可将关节镜移到前内侧入口，切割器械经前外侧入口插入，攫物钳在附加的外侧入口，轻轻牵开碎片，然后再将关节镜从前内侧入口移至前外侧入口，而前内侧入口插入切割钳。用篮式钳或电动刨削器修整残余边缘，通过关节冲洗和吸引，取出残留碎屑。

（4）斜行撕裂：与内侧半月板相似，但较内侧半月板少见。手术方法与内侧半月板撕裂相同，只是关节镜和手术器械的位置需要颠倒。

三、术后处理

半月板切除术完成后在关节腔注射 1～2 支透明质酸钠以改善手术后早期关节活动度。术后必须作膝关节加压包扎以避免术后关节腔积液，也可用弹力绷带或冰敷。术后应鼓励患者早期膝关节活动，也可用 CPM 机作关节操练，并开始股四头肌等长收缩，直腿抬高训练和踝关节屈伸活动。功能操练到术后 6 周。如半月板患者作次全或全切术，则应严密观察和指导训练到术后 4 个月至半年。

四、手术并发症

半月板切除并发症可有多种形式表现，包括术中和术后。术中并发症有麻醉问题、关节软骨损伤、器械折断、韧带损伤和血管神经损伤。手术后的其他并发症除麻醉带来的恶心、呕吐外，还有血管栓塞、血肿、感染、持续性关节积液和滑膜炎。

（李跃京）

第十三节 前十字韧带重建操作技术

一、移植物的切取

1. 髌韧带移植物的切取 自髌骨下极开始，至胫骨结节内侧 1cm 处，在髌韧带表面作一斜形切口。自肌腱表面仔细剥离腱鞘。肌腱切取的宽度不可超过髌韧带总宽度的 1/3。如果髌韧带总宽度不小于 30mm，可使用一把可调节间距的双刃手术刀（Parasmillie，Linvatec，Largo，FL）切取髌韧带中 1/3，双刃间距 10mm。切取过程中应注意方向与髌韧带纤维平行。对于体形较小的患者则切取髌韧带中央 9mm 肌腱。髌骨骨栓的标准尺寸为 10mm×23mm，胫骨端骨栓为 10mm×25mm。可使用 Stryker 的环形摆锯切取骨栓，其内径有 9mm、10mm、11mm 3 种。先切取胫骨骨栓，最常用的是内径 10mm 的环形摆锯。当胫骨骨栓切取后，将伸膝装置向远端牵拉，暴露髌骨，软组织回缩覆盖髌骨近端，这样可以使手术切口更小。然后使用同一把摆锯切取髌骨骨栓。最后用骨刀将骨栓小心切下。

2. 腘绳肌肌腱移植物的切取 在鹅足的胫骨止点处作一垂直切口，屈曲膝关节约 90°。

自胫骨结节内侧 1.5cm、远侧 0.5cm 开始，向远侧做一个 2～3cm 长的纵形切口。浅筋膜下钝性分离，暴露鹅足。顺缝匠肌走行切开缝匠肌腱膜约 3cm，在该肌腱内侧面探及半腱肌和股薄肌腱，用直角钳将肌腱钩出，将扩展为膜状的半腱肌和股薄肌腱止点端连同骨膜一起切下。翻转肌腱，从背侧的分界面将两根肌腱分开，用 2 号缝线分别捆绑肌腱的游离端。通常先取半腱肌腱。切断肌腱下表面的分支纤维束，用力向外牵拉肌腱末端缝线，可松解黏附的组织，将分支束拉入切口并在直视下切断。将肌腱穿入剥离器。然后用力牵拉肌腱，同时剥离器沿直线方向剥离至肌腹。使用同样的方法切取股薄肌腱。

二、移植物的处理

采用髌韧带移植物重建时，用咬骨钳将两块骨栓的直径修剪至 9mm 或 10mm 大小，并将骨栓边缘修成圆形使其能顺畅地通过隧道。在胫骨骨栓上钻 3 个孔，穿入 5 号尼龙线。髌骨骨栓钻 1 个孔，穿入 2 号尼龙线。然后把移植物固定在牵引板上预牵张（3.63kg 负荷）。在骨－肌腱结合处用无菌笔做标记。沿股骨隧道骨栓中央画一条纵行标记线，在将其拉入股骨隧道的过程中监测骨栓的旋转。当移植物的处理完成后，结束牵张，并用抗生素浸泡的纱布覆盖。

采用腘绳肌肌腱重建时，将取下的肌腱缩短至 22～24cm。刮除肌腱上附着的肌肉，并用 2 号不吸收缝线在每束肌腱的末端标记。将对折后的肌腱穿过测量管，测出的直径即是骨隧道的内径。将移植物湿润，放置一边。在滑轨上换上钢板固定夹和牵引钩。在微型钢板（一般长 12mm，宽 6mm，带有 4 孔）的两端共两孔内分别穿入 6 号聚乙烯牵引线和 2 号聚乙烯翻转线后，将微型钢板夹持于固定夹中。将聚乙烯带的一端从微型钢板中间一孔穿过，再从另一孔穿回；另一端从肌腱反折襻孔穿过。将肌腱的缝线端固定在牵引钩上，拉紧聚乙烯带，用 80N 的牵张力进行肌腱的预牵张。预牵张时间 5min 以上。

三、隧道定位

胫骨和股骨隧道的定位选择对重建手术的结果至关重要。应避免股骨隧道定位偏前方，防止移植物张力过大及屈膝受限。同样，过于靠前的胫骨隧道会导致移植物与髁间凹发生撞击。采用髌韧带和腘绳肌肌腱重建的隧道定位相似。

从前内侧入路插入胫骨定位器顶端，隧道内口的定位可参考 PCL 前缘、外侧半月板前角后缘和胫骨髁间嵴。外侧半月板前角后缘形成的弧紧靠内侧胫骨嵴，大约位于 PCL 前方 7mm。然后插入钻头建立胫骨隧道。胫骨隧道外口的位置大约在胫骨结节内侧一横指，内侧关节线远侧两横指附近。

然后通过胫骨隧道建立股骨隧道。使用过顶点参考型定位器在髁间凹侧壁做一标记，在此标记后方留一层皮质骨。当用髌韧带作移植物时，建立内径 10mm 的股骨隧道，标记点在"过顶点"前方 6.5mm 处。直径 10mm 的隧道后方需要留置 1.5mm 厚的皮质骨。在屈膝 70°位将导针穿过胫骨隧道，定位于髁间凹上的标记的位置并钻入。将一根空心股骨钻头沿导针扩股骨隧道（通常直径为 10mm）。隧道深度为 25～30mm。

四、移植物的植入和固定

1. 髌韧带移植物的植入和固定　髌韧带移植物通常使用界面螺钉固定。先固定股骨隧道内骨栓。从前内侧入路插入界面螺钉的导针，于屈膝70°位，使用7mm丝锥攻丝。然后沿导针放入8mm×23mm界面螺钉。用力牵拉胫骨骨栓上的尼龙线以测试股骨隧道固定是否牢靠。在触摸胫骨隧道内骨栓活动度的同时屈伸膝关节数次。无活动并不一定表示移植物已完全达到等长的标准，更可能表示胫骨骨栓卡在隧道中，牵拉缝线时移植物无法达到合适的张力。屈伸膝关节，标记出胫骨骨栓在隧道中最远端的位置，通常接近完全伸膝位。在此位置牵拉尼龙线使移植物紧张，穿入一颗9mm×23mm可吸收界面螺钉，固定胫骨端。移植物固定后完全屈伸膝关节数次，做轴移试验和Lachman试验，如果结果不满意，则需要重新调整移植物张力，直至达到要求的膝关节稳定性。

2. 腘绳肌肌腱移植物的植入和固定　用带尾孔导针，将牵引线和翻转线贯穿两隧道，从大腿的外上方拉出。牵拉牵引线，使微型钢板呈纵向，依次将微型钢板、聚乙烯带和肌腱近段拉入股骨隧道。当预计微型钢板刚好完全从股骨隧道外口牵出时，牵拉翻转线，将微型钢板由纵向转为横向，回拉肌腱，钢板横架于股骨隧道外口上，完成植入物股骨端固定。将胫骨端缝线从钛质纽扣孔中穿出，沿缝线将纽扣向上推，使其紧贴胫骨隧道外口。反复伸屈膝关节，进行等长检查和撞击试验。在屈膝40°位将较粗肌腱段两端缝线打结，在完全伸膝位将较细肌腱段缝线打结。

（李跃京）

第十四节　后十字韧带重建操作技术

自体髌韧带曾经作为交叉韧带重建的金标准，但是现在认为，在PCL重建过程中6～8股腘绳肌腱提供的强度远大于髌韧带。另外，关节镜下骨块在关节腔内有限的空间翻转和在隧道内穿行翻转比较困难；采用腘绳肌腱就不存在这些问题，而且对供区的损伤小，几乎没有并发症，逐渐成为重建的首选材料。本节仅介绍采用腘绳肌肌腱重建PCL的操作技术与原则。

一、移植物的切取

同腘绳肌肌腱重建ACL的取材方法。

二、移植物的处理

刮除肌腱上附着的肌肉，测量肌腱总长度（如半腱肌长28cm）后，用2号不吸收缝线分别缝合肌腱两端。然后对折肌腱成等长的两段（各14cm），在其反折处穿入2根同样的缝线。两端的缝线打相同的结以区别，再次对折两段肌腱成4股（股长7cm）。如果股薄肌长度为21cm以下可3折，编织缝合时两端各缝合2根2号不吸收缝线，一端线直接绑在聚乙烯带，剪断缝线后，回折在对端的1/3处，其2/3处和留置缝线的一端等齐，在齐折处穿入2根缝线；如果长度和半腱肌接近可4折，同样编织两端的线打成相同的结以固定时对应，在移植物反折端直接将聚乙烯带穿入打结。原则是在保证最后移植物长度在7cm的前提下，尽可能多地增加其股数（一般7股或者8股）。测量移植肌腱总直径后，用100N拉力行预牵张，至移植物植入。在距移植物近端25mm处用亚甲蓝（美蓝）笔或者可吸收线做一个标记。

三、隧道定位

从后内侧入路插入镜头，从前内侧入路插入胫骨隧道定位器，钻胫骨隧道。隧道内口位于胫骨关节面下1cm，中线外侧，隧道与胫骨轴成45°。隧道直径与移植物直径相同。从高位前内侧入路进镜，从前外侧入路进操作器械，钻股骨隧道。隧道内口位于髁间凹1~2点钟或者10~11点钟，距软骨缘1cm。股骨隧道分为靠关节的粗隧道和靠外侧的细隧道两部分，粗隧道部分直径与移植物总直径相同、隧道深度为肌腱应当内置的长度20mm；细隧道部分直径4.5mm。

四、移植物的植入和固定

从高位前内侧入路插入镜头，监控下将导线从胫骨隧道送入关节，再从股骨隧道拉出。将移植物近端的聚乙烯带从胫骨隧道拉入关节腔，再从股骨隧道拉出。持续牵拉聚乙烯带，利用韧带腔内推提器，将移植物于胫骨隧道内口反转处向后上方反复推提，先将其提入关节腔，而后拉进股骨隧道，直至近端标记线至股骨隧道内口。

将聚乙烯带两端穿入微型钢板中间两孔，沿聚乙烯带将微型钢板推至股骨隧道外口，将聚乙烯带打结，使移植物固定于股骨端。将移植物胫骨端编织线穿入钛质纽扣中，拉紧韧带，于屈膝40°前抽屉位将半腱肌肌腱缝线打结（4股或3股），于完全伸膝位将股薄肌肌腱缝线打结（2股或3股），完成韧带胫骨端固定。固定后再次抽屉试验，检查关节的情况，如果紧张强度不足，可以通过旋转纽扣来加强。

（李跃京）

心血管疾病的介入治疗的护理

第一节　心律失常介入治疗的护理

一、快速心律失常

（一）射频消融术

1. 适应证和禁忌证

（1）适应证

1）房室结折返性心动过速的消融适应证：①心动过速反复发作，症状明显，药物治疗不能完全控制者；②因药物不良反应不能耐受，或不愿长期药物治疗者。

2）旁路消融的适应证：①伴有症状的房室折返性心动过速，药物治疗或药物预防无效或药物治疗产生不可耐受的不良反应；②预激综合征并发心房颤动且不能耐受药物治疗。

3）快速性房性心律失常的消融指征：①伴有症状的房性心动过速、心房扑动、心房颤动；②对药物不能控制心室率的快速房性心律失常包括房性心动过速、Ⅰ型或Ⅱ型心房扑动，尤其是心脏逐渐增大或心力衰竭难以控制时。

4）其他适应证：①窦房结折返性心动过速；②室性心动过速；③频率过快的窦性心动过速；④伴有症状的非阵发性交界区心动过速且不能接受药物治疗者。

（2）禁忌证：射频消融术除妊娠中的女性是明确禁忌证（因为X线照射可能对胎儿有害）外，无明显禁忌证。对于快速性心律失常发作不频繁、心律失常发作时无明显临床症状、心律失常易于用刺激迷走神经手法或药物中止者，应结合具体情况而定。

2. 术前护理

（1）心理护理：对患者进行心理疏导，了解手术，树立信心。

（2）术前准备

1）常规准备同其他心脏介入治疗。

2）术前停用抗心律失常药物至少2周，向患者讲解停用的目的和意义，进行Holter检查，观察心律失常的形态和规律，直至心律失常发作频繁、恒定。行心电图检查，连续记录多个心律失常，仔细比较心律失常的形态，便于和术后心电图比较。

3）术前3d口服阿司匹林抗血小板。

4）备齐术中可能使用的异丙肾上腺素、阿托品等药物及包括抗心律失常药物在内的各种抢救药物，备齐心电监护仪、射频发生器、除颤仪、吸引器及气管插管所需设备等。

5）心理护理，患者对射频消融术缺乏了解而产生紧张、恐惧不安情绪，护士应进行针对性的解释和安慰。

3. 术中护理配合

（1）射频消融手术包

小治疗巾　4块

中单　4块

大单　4块

小药杯　1个

弯盘　1个

持物钳　1把

大号不锈钢盆　1个

不锈钢碗　2个

换药碗　1个

三角刀柄　1个

刀片　2个

小纱布　10块

（2）物品器械准备

电极导管（冠状窦电极导管、有管腔的电极导管、食管电极导管、射频消融大头导管、Halo导管、网篮导管）多根

多道生理记录仪　1台

程序刺激器　1台

射频发生器　1台

阿托品　1~2支

异丙肾上腺素　1支

6~8F动脉鞘　3~4副

心电监护仪　1台

除颤器　1台

吸引器　1台

临时起搏器　1套

软头J形导引钢丝　1根

（3）手术步骤和护理配合

1）患者取平卧位，双下肢外旋，头偏向左侧——建立静脉通道，连接心电监护仪。

2）消毒右侧颈部；消毒双侧腹股沟上至脐部，下至大腿中部，暴露腹股沟——全身半量肝素化，以后每小时静脉注入10mg肝素。

3）穿刺3处股静脉和1处颈内静脉，置4根4级6F动脉鞘，标测电极至高位右心房、右心室、希氏束及冠状静脉窦——电生理检查，初步判断室上性心动过速的类型。

4）如为左侧旁道，则穿刺右侧股动脉，置入左侧消融大头导管；如为右侧旁道或房室结双径，则在股静脉内置入右侧消融大头导管——心内膜标测。

5）确定靶点后，射频发生器进行消融。

6）重复电生理检查，确认消融是否成功。

7）手术成功后，退出导管，拔除动脉鞘——压迫止血，包扎伤口，护送患者至病房。

4. 术后护理

（1）心电图的观察：术后持续心电监护，观察有无心律失常的发生，对于室性期前收缩的射频消融治疗术后尤其要观察有无室性心动过速，同时予24h动态心电图监测，观察有无心律失常的发生以及心律失常的形态，经常巡视患者，询问有无胸闷、心悸等不适主诉，做好患者生命体征的监护。

（2）并发症观察

1）心脏压塞：在房颤消融并发症中最常见，其发生率为1.2% ~5%。大多数不是射频消融的直接后果，而与患者心房解剖结构异常、导管在冠状窦内或心房、心室内操作粗暴和消融温度有关。早期消融有心脏压塞的报道，随着此项技术的发展，近来很少有发生心脏压塞者。发生心脏压塞后可先进行闭式引流，一般不需要外科介入，病情稳定后可撤除引流管。

2）房室传导阻滞（AVB）：对靠近心脏传导系统的快速性心律失常进行消融时，均有导致不同程度房室传导阻滞的风险。早期房室结改良术消融快径，AVB的发生率可高达10%，严重者需置入永久性心脏起搏器。改用慢径消融改良房室结后，放电时密切监护体表和心内心电图，如见到连发的快速交界性心律时，及时在5s内终止放电，则可大大降低AVB的发生率。一旦发生房室阻滞后可酌情给予静脉注射肾上腺皮质激素3~7d减轻局部组织水肿和炎症反应。

3）气胸为锁骨下静脉穿刺的并发症，多发生于操作不熟练时，少量气胸可自行吸收，气体量大时可进行抽气引流。

4）周围血管损伤和血栓形成多发生于穿刺部位，患者可发生股静脉血栓和股动脉内血栓形成。

5）心房-食管瘘是房颤射频消融术中不常见但最严重的并发症。患者表现为术后数天内出现高热、胸痛、白细胞计数明显增高等症状、体征。一旦确诊应立即行开胸修补术。

6）其他少见的并发症：误穿锁骨下动脉、冠状动脉损伤与急性闭塞、心房内血栓形成、主动脉瓣损伤、假性动脉瘤和动静脉瘘及膈神经损伤等。

（3）伤口的护理：患者回病房后每30分钟测血压1次，连续6次，2~4h后如病情平稳即可拔除动脉鞘管，拔管前向患者做好解释工作，嘱患者排空大小便，准备好抢救器材和阿托品、多巴胺等药物，保持静脉通畅，以防止拔管时发生迷走神经反射。拔除鞘管后伤口按压20min，再加压包扎，予沙袋压迫6h，嘱患者患侧肢体制动，卧床休息12h。拔除动脉鞘管后护士要经常巡视患者伤口情况，观察足背动脉搏动情况及皮温、颜色变化，防止动脉栓塞的发生。嘱患者咳嗽时紧压穿刺点，如穿刺部位有湿热感，立即报告医护人员，给予重新加压包扎，并延长卧床时间；如有皮下淤青要做好标记，动态观察其大小，防止皮下血肿的发生。

（4）疼痛的护理：少数患者在术中主诉放电时有胸部或背部疼痛，术后可能出现类似的疼痛。护士要向患者解释发作的诱因，教会患者胸痛时自我护理的方法，如深呼吸运动、听音乐等。并用长海痛尺对患者胸痛进行评分，评估疼痛的性质、范围、持续时间，当评分>5分需给予药物镇静镇痛，同时观察药物的疗效。

（5）一般护理：术后 30min 后可进食、水。由于术后 12h 都要卧床休息，大小便都要在床上进行，因此应避免产气、刺激性食物。术后要适量饮水，一旦发生尿潴留要及时诱导排尿或导尿，以免膀胱过度充盈发生意外。同时术后要使用青霉素等抗生素预防感染治疗，并观察患者体温和血常规变化。

5. 健康教育　定期复查心电图，严格按医嘱服药，口服阿司匹林肠溶片 3～6 个月。

（1）术后 1 个月避免重体力劳动，活动适度，维持日常生活自理即可，待心功能恢复后再逐渐加大活动量，以保护心功能。保持心情舒畅。

（2）教会患者测量脉搏，并记录，发现异常及时与医师联系。

（3）出院 3 个月内每 2 周门诊复查 1 次，如有不适随时到医院就诊。

（4）对于行房颤射频消融术的患者，术后 2 个月内需半流质饮食，避免吃刺激、坚硬的食物；禁烟、戒酒，术后 6 个月内口服华法林抗凝，剂量应根据 INR 数值来调节。一般 INR 要求控制在 2～3。服用华法林期间应少食含维生素 K 高的食物，定期复查 INR。术后第 1 个月每周复查 1 次，平稳后改为每月复查 1 次。

（二）置入型心律转复除颤器安置术

恶性室性心律失常是心脏性猝死最常见原因，约占心脏性猝死的 87%，置入型心律转复除颤器（implantable cardioverter defibrillator，ICD）的应用为恶性室性心律失常的治疗开辟了一个新领域。ICD 包含一个体内除颤器和起搏器，在发病后那生死攸关的几秒钟内，ICD 像一头警犬自动地进行监测，当检测到室性心动过速或心室颤动时，ICD 能及时进行电冲击和起搏治疗。

1. 适应证和禁忌证

（1）2008 年 ACC/AHA/HRS 心脏节律异常器械治疗指南中的适应证

1）Ⅰ类适应证：①非可逆因素引起的室颤或血流动力学不稳定的持续室性心动过速引起的心搏骤停幸存者（证据水平 A）；②存在器质性心脏病的自发持续性室性心动过速患者，无论血流动力学是否稳定（证据水平 B）；③不明原因的晕厥患者，电生理检查诱发临床相关血流动力学不稳定的持续性室性心动过速或室颤（证据水平 B）；④心肌梗死 40d 以上，LVEF＜35%，NYHA Ⅱ级或Ⅲ级（证据水平 A）；⑤NYHA Ⅱ级或Ⅲ级，LVEF≤35% 的非缺血性心肌病（证据水平 B）；⑥心肌梗死 40d 以上，LVEF＜30%，NYHA Ⅰ级（证据水平 A）；⑦心肌梗死所致非持续室性心动过速，LVEF＜40% 且电生理检查可诱发出持续性室性心动过速或室颤（证据水平 B）。

2）Ⅱa 类适应证：①不明原因晕厥，伴随明显左心室功能障碍的非缺血性扩张型心肌病患者（证据水平 C）；②心室功能正常或接近正常的持续性室性心动过速患者（证据水平 C）；③存在 1 个以上心脏性猝死主要危险因素的肥厚型心肌病患者（证据水平 C）；④存在 1 个以上心脏性猝死主要危险因素的致心律失常性右心室心肌病患者（证据水平 C）；⑤服用 β 受体阻滞药期间有晕厥或室性心动过速并发长 QT 综合征患者（证据水平 B）；⑥等待心脏移植的非住院患者（证据水平 C）；⑦有晕厥史的 Brugada 综合征患者（证据水平 C）；⑧未发生心搏骤停，但有明确室性心动过速记录的 Brugada 综合征患者（证据水平 C）；⑨服用 β 受体阻滞药期间有晕厥发作和（或）记录到持续性室性心动过速的儿茶酚胺敏感性室性心动过速患者（证据水平 C）；⑩心脏结节病、巨细胞心肌炎或 chagas 病患者（证据水平 C）。

3）Ⅱb类适应证：①LVEF≤35%且NYHAⅠ级的非缺血性心肌病患者（证据水平C）；②有心脏猝死危险因素的长QT综合征患者（证据水平B）；③合并严重器质性心脏病伴晕厥，有创和无创检查均不能明确病因者（证据水平C）；④有猝死史的家族心肌病患者（证据水平C）；⑤左心室致密化不全患者（证据水平C）。

4）Ⅲ类适应证：①满足以上Ⅰ、Ⅱa、Ⅱb类适应证，但不能以较好的功能状态生存1年以上者（证据水平C）；②无休止室性心动过速或室颤患者（证据水平C）；③存在明显的精神疾病，且可能由于ICD置入而加重，或不能进行系统的随访者（证据水平C）；④NYHAⅣ级，不适合心脏移植或心脏再同步化治疗药物难以控制的顽固性充血性心力衰竭患者（证据水平C）；⑤不合并器质性心脏病的不明原因晕厥且未诱发出室性心律失常的患者（证据水平C）；⑥手术或导管消融可治愈的室性心动过速或室颤患者（证据水平C）；⑦无器质性心脏病，由完全可逆因素引起的室性快速性心律失常患者（证据水平B）。

（2）禁忌证

1）原因不明的晕厥，又未证实系室速、室颤所致者。

2）持续性室速或室颤的病因可逆或可纠正，如急性心急梗死、心肌炎、电解质紊乱或药物的不良反应等。

3）无休止的室速。

4）导管消融或外科手术可治疗的室速或室颤，如预激综合征合并房颤所致的室颤、特发性室速或束支折返性心动过速及法洛四联症并发的室速。

5）需考虑的社会、医疗或心理方面的因素，如有明显的精神障碍，难以配合或难以随访的患者；药物治疗无效的重度心功能不全，且不能行心脏移植的患者，其他终末期患者（预期寿命<6个月）。

2. 术前护理

（1）心理护理：因ICD价格昂贵，又是一项新技术，临床应用数量尚不多，治疗效果如何，是否接受该治疗，患者及家属均存在顾虑，加之心律失常的阵发特点也常常使患者存在侥幸心理，因此医护人员应及时讲解ICD系统的基本知识，取得患者及家属的信任，签定手术同意书。

（2）术前准备

1）护士应协助医师尽快完成各项术前检查及准备工作，同时酌情给予适量β受体阻滞药，以免术前发生猝死。

2）装备良好的全套ICD置入系统。

3）ICD置入术由临床电生理和埋藏起搏器经验丰富的医师及熟知ICD性能的工程技术人员共同完成，因术中要诱发、终止室颤，需给予全身麻醉，并可能发生严重并发症，应至少请一名麻醉师和一名心外科医师到场协助。

4）术前电生理检查，明确能否诱发出VT/VF及其频率、形态、终止方式；尽可能停用抗心律失常药3个半衰期；心力衰竭应尽可能消除或加以改善。

5）讨论确认手术适应证，安置位置与途径，可能发生的严重并发症及制定相应的防治预案。

6）备皮范围上及下颌，下至肋缘，内至胸部正中线，外至腋中线。

7）给予静脉留置针，建立静脉通道，以便抢救用药。

3. 术中护理配合

（1）麻醉及手术体位

1）麻醉方式：局部麻醉或静脉麻醉。

2）取平卧位，暴露前胸部，头偏向手术部位的对侧。

（2）置入型心律转复除颤器安置术常用物品

1）器材及数量：

刀柄　1 把

三角刀片　1 把

止血钳

大止血钳　2 把

中止血钳　2 把

小止血钳　2 把

组织剪　1 把

巾钳　4 把

电极导线　1 套

利多卡因　10ml

2）输液物品：

平衡液　500ml

带调节的输液管　1 副

静脉输液延长管　1 根

留置针　1 个

透明贴膜　1 张

10ml 注射器　2 支

20ml 注射器　1 支

手套　2 副

起搏分析仪

起搏器　1 套

临时起搏器

除颤器　1 台

（3）起搏器器械包

大直止血钳　2 把

中直止血钳　2 把

小直止血钳　2 把

巾钳　4 把

组织剪　1 把

线剪　1 把

刺针器　1 把

刀柄　1 把

三角刀片　1 把

三角缝针 2~4 枚

大弯止血钳 2 把

中弯止血钳 2 把

小弯止血钳 2 把

有齿镊 2 把

无齿镊 2 把

皮肤钳 2 把

皮肤撑开器 1 把

眼科剪 1 把

眼科镊 1 把

甲状腺拉钩 2 把

（4）手术步骤与护理配合：以头静脉途径为例，置入型心律转复除颤器安置术手术步骤及护理配合。

1）消毒手术部位及铺巾——递送碘酒及 75% 乙醇。

2）右或左锁骨中外 1/3 交接处下方 2~3cm 处局部麻醉——抽取利多卡因 10ml，整理手术器械，清点针线、纱布数量并记录。

3）切开皮肤约 5cm，分离出头静脉——递送安装好的手术刀和纱布。

4）结扎头静脉远心端，切开头静脉——递送缝线和止血钳、静脉扩张钩。

5）将起搏器的电极导线插入头静脉，直至右心房——递送起搏电极。

6）将心室电极嵌入肌小梁。

7）将心房电极插入右心房下部的三尖瓣处。

8）测试起搏器的功能参数——连接起搏测定仪，记录并调节起搏器参数，设定 ICD 工作程序和快速心律失常的治疗程序。

9）电极固定。

10）囊袋制作和脉冲发生器的置入。

11）缝合皮肤——递送缝针与缝线。

12）伤口包扎——递送纱布与胶布，护送患者回 CCU 病房。

4. 术后护理

（1）心理护理：ICD 术后患者关注的焦点是手术后效果，多数思想上有一定压力，尤其是在清醒状态下被电击过的患者，感到恐惧不安，因此进行心理护理是重要的。护理人员应给患者适当的解释和安慰，告诉患者这几次放电均系 ICD 准确识别心律失常并按预设工作模式工作，说明 ICD 的有效性，且 ICD 各项工作参数均系人为设置，可根据病情调节。同时我们认真观察心律失常的发生及终止方式，及时修改 ICD 的工作模式，使之更适应患者病情，电击次数明显减少，再配合少量镇静药，让患者充分休息，使焦虑、恐惧解除。

（2）生命体征的监护：术后患者入住监护病房，心电、血压监护 24~48h，密切观察心律、心率、呼吸、血压和血氧饱和度的变化，尤其是观察有无心律失常的发生，监护中若发现 VT 和（或）VF，应守候床边，观察记录起搏器工作状况及患者意识等，发现异常立即报告医师。

（3）预防感染的护理：术后常规伤口护理，每日伤口换药 1 次，7~10d 拆线。在此期间观察患者伤口有无红、肿、热、痛及切口皮肤的张力情况。术后 3d 内每 6 小时测体温 1 次，术后常规应用抗生素静脉滴注，以防血行感染。

（4）基础护理：术后卧床休息 3d，取平卧位或健侧卧位，限制术肢活动，一些常用的生活用品放在患者健侧，以便患者使用。护理人员应主动协助患者做好生活护理，减少患者的活动，避免电极脱位而引起 ICD 功能失灵；72h 后下床在室内轻度活动，并指导患者做上肢和肩关节前后适当运动。

（5）饮食护理：给予患者高蛋白、高维生素、多纤维、易消化饮食，增强患者机体抵抗力，使伤口早日愈合。

（6）出院前指导：患者出院时常担心出院后 ICD 不能正常工作，护士要耐心解答患者的疑问，并详细交代注意事项，指导用药和避免加重心力衰竭的诱因等，除永久起搏器携带者的常规指导外，护理人员应教会患者自测脉搏的方法，每次自测脉搏 1 次。还应为患者建立随访卡，记录患者资料和 ICD 安装时间、型号、厂家、使用年限等，嘱患者外出随时携带小卡，并做好事件记录，定期随访，第一年隔月随访 1 次，次年每月随访 1 次，尤其是当 ICD 预期寿命临近时，更应缩短随访间期。

5. 健康教育

在手术后康复的过程中，患者应遵照以下要求。

（1）根据医师的指示进行体育锻炼、沐浴和散步活动。

（2）避免穿紧身的衣服以免刺激埋置 ICD 处的皮肤。

（3）按照医师指示，限制上肢的活动。

（4）术肢负重不能超过 5 ~ 7.5kg 的物品。

（5）不能过分地推、拉或扭动上肢。

（6）如伤口出现红、肿或流液，应及时向医师报告。

（7）将置入 ICD 的情况告知其他医师（包括牙科医师），使他们在对患者进行手术和牙科治疗前后，为患者注射抗生素以预防感染。

（8）遇到以下情况，应及时联系医师。

1）发生快速心律失常时，症状持续的时间超过 3min 或超出医师规定的时间长度。

2）伤口出现红、肿或渗液现象。

3）不明原因发热达 2 ~ 3d。

4）对 ICD 或所服用的药物有任何疑问。

5）计划旅行或搬家。

6）发生任何异常情况，如出现新的不能解释的症状或出现置入 ICD 前有过的症状。

7）ICD 每次放电或短期内发生多次放电。

8）术后加服、更换或调整抗心律失常药。

9）ICD 复律或除颤无效后。

二、人工心脏起搏介入治疗护理

（一）概述

人工心脏起搏术（artifical cardial pacing）是用人造的脉冲电流刺激心脏，带动心脏搏动的治疗方法。在临床上不仅已广泛地用于心动过缓性心律失常，亦已用于心动过速的治疗，特别是随着心脏电生理检查技术的深入，促进了导管电消蚀治疗快速性心律失常的开展，所以人工心脏起搏技术已成为心脏病学的一个重要领域。

（二）作用机制

起搏或传导系统功能有障碍的心脏，心率极为缓慢，甚至停搏。如此时心脏仍保持兴奋性、传导性以及收缩功能，则以人工心脏起搏器发出一定形式的微弱脉冲电流，经导线传至电极，电极与心肌接触而使电脉冲刺激心肌，引起心脏兴奋收缩。即用人工的异位兴奋灶来替代正常的心脏起搏点，从而控制心脏按一定节律收缩。

（三）人工心脏起搏器及其类型

1. 脉冲发生器　是起搏系统的主体。使用时埋置在患者体内的称埋藏式起搏器，放在体外的称体外式起搏器。起搏器的种类根据起搏电极所在心腔的位置不同，可分为单腔起搏器（心房或心室）和双腔起搏器（心房和心室）。按起搏脉冲与患者自身心律的关系又可分为非同步起搏（目前已基本不用）和按需型起搏（目前临床上常用的类型），后者可感知患者自身心脏搏动，视需要发放电脉冲，故不发生竞争心律。

2. 电极　目前主要用心内膜电极，此外还有心外膜电极和胸壁电极。

3. 电源　用锂电池系列供电，一般可用 6~8 年，有可能达 14~15 年。

（四）起搏方法

1. 永久埋藏式心脏起搏　将单电极导管从头静脉（在锁骨外侧段下沿三角肌胸大肌沟切开寻找）、锁骨下静脉或颈外静脉送到右心室尖部，并将电极接触心内膜，带有无关电极的起搏器埋藏在胸壁胸大肌前皮下组织中而起搏。适用于所有需长时间起搏的缓慢心律失常患者。用双极起搏器需另置一起搏电极于右心房。如用程序可控制起搏器还可治疗快速心律失常。

2. 临时心脏起搏　采用双电极导管经外周静脉（常用右股静脉或左锁骨下静脉）送至右心室，电极接触到心内膜，起搏器置于体外。该方法适用于急需起搏，但放置时间不能太久，一般不能超过 1 个月，以免发生感染。

（五）适应证

1. 临时起搏器的适应证

（1）反复阿-斯综合征发作者。

（2）急性心肌梗死。

（3）心脏外科手术后的二度Ⅱ型以上 AVB 或 SSS。或术后预计有低排血量、低血压或休克、充血性心力衰竭者，可预防性地行房室顺序的临时起搏。

（4）冠状动脉造影术、左心室造影术等心导管检查过程中安装临时起搏器。

（5）已用大量抑制心肌的抗心律失常药物又需电击除颤时，可预先安装临时起搏器，以预防电击后心脏静止。

（6）为起搏器依赖患者更换新的永久起搏器时做临时性支持。

2. 永久起搏适应证

（1）心动过缓起搏

1）心脏传导阻滞：有症状的二度Ⅰ、Ⅱ型 AVB；有症状的先天性三度 AVB；有症状的获得性三度 AVB；有症状的手术后永久性 AVB；房颤伴三度 CAVB。

2）病态窦房结综合征：有症状的慢－快综合征；有症状的窦性心律过缓药物治疗无效者；有症状的窦性心律停搏或 S－AB（窦房传导阻滞）。

3）心动过缓伴频发期前收缩者。

4）儿童先天性完全性房室传导阻滞者。

5）程控起搏器治疗顽固性快速心律失常。

6）三腔起搏器治疗扩张型心肌病充血性心力衰竭。

（2）非心动过缓起搏

1）充血性心力衰竭。

2）肥厚型梗阻性心肌病。

3）阵发性心房颤动（房颤）。

4）长 QT 综合征。

5）某些快速型心律失常，如室性心动过速、室上性心动过速。

（六）术前护理

（1）术前宣教：向患者及家属介绍人工心脏起搏器的有关知识及指导术中配合，以消除紧张心理。请手术成功的患者亲自介绍体会，使患者了解手术的必要性、安全性及注意事项。同时，根据患者提出的问题和引起焦虑的原因进行有针对性的心理疏导，以减轻其心理压力，满足其心理需求，以利手术顺利施行。

（2）做青霉素和奴夫卡因皮试。

（3）完善各种检查，了解各脏器的功能。

（4）手术部位常规备皮。

（5）手术日清晨禁食、禁水（药物除外），术前 30min 排空膀胱。

（6）术前排空大小便，精神过度紧张者，可在术前 30min 给予地西泮 10mg 肌内注射。

（7）更换衣裤。

（8）开放静脉通道，备齐一切抢救设备及药品。

（七）术中护理配合

1. 麻醉及手术体位

（1）麻醉方式：局部麻醉。

（2）手术体位：采用平卧位。

2. 常用器材和物品　同 ICD 安置术。

3. 手术步骤及护理配合　同 ICD 安置术。

（八）术后护理

1. 心理护理　起搏器置入术后由于患者肢体制动时间较长，伤口疼痛，容易使患者产生不舒适感，护理人员应加强沟通，做好健康教育，缓解患者的紧张心理。

2. 并发症的观察与护理

（1）手术并发症

1）危重的心律失常：当电极插入右心室时，往往因机械性刺激引起室性期前收缩或短阵性室性心动过速，重者可致室颤而死亡。因此，安置起搏电极时必须配备除颤器。密切观察，一有短阵室速时，应很快将电极撤回到心房。

2）心肌穿孔：是插入电极时使用了硬的导管指引钢丝及操作粗暴所致。

3）气胸：由穿刺针误入胸腔刺破肺引起。少量气胸不必特殊处理，如为张力性气胸应作紧急处理。

（2）伤口并发症

1）血肿形成：可见锁骨下静脉穿刺引起出血，埋藏处囊腔小动脉出血，电极插入头静脉口结扎不妥而致出血。出血多者可形成血肿，必要时可在严密消毒下用针抽吸出积血。预防的方法是术时注意止血，术后局部用小沙袋压迫 6h，对使用抗凝血治疗的患者，更要小心。

2）囊袋感染：局部感染最常发生在放置脉冲发生器的部位，一般发生在术后 2～4d，可能与早期应用抗生素但没有完全控制感染有关。感染后局部肿胀变硬、触痛、缝线处发红，继而可有波动感。局部一旦发生感染应作积极处理，有积血淤滞者，先抽去积血，抽出液应做细菌培养，然后注入抗生素，并密切观察，必要时可全身抗生素治疗。

3）皮肤坏死：主要是覆盖在脉冲发生器表面的皮肤坏死穿破，可由不明显的慢性感染或因此处皮肤很薄，受压迫的局部循环不良所致。

（3）晚期并发症：起搏综合征，主要发生在心室起搏的患者，其主要原因如下。①单纯心室起搏时，心排血量比正常房室顺序收缩时降低 10%～35%；②房室瓣不能同步活动，心房收缩可能出现在房室瓣关闭时，而心室收缩时房室瓣可能开放，前者使心房内的血液反流入静脉系统导致静脉压升高，后者因房室瓣反流也引起心房和静脉压升高；③室房传导能刺激心房和肺静脉壁上牵张感受器，迷走神经传导这些冲动到中枢，反射性引起周围血管扩张，以上综合因素而导致头晕，晕厥先兆或晕厥，疲乏无力，低血压等。可在起搏器置入前行心室起搏测试或选用生理型起搏器。

（4）膈肌及胸腹肌抽动，可调整电极或程控起搏器输出能量解决。

3．一般护理

（1）术后 12h 平卧或健侧卧位，逐渐增加活动量。

（2）术后用沙袋压迫 2～4h，绝对卧床 6h，禁止术侧卧位，术侧肢体不宜过度活动。

（3）观察伤口有无出血、囊袋渗血情况，必要时放引流条。

（4）心电遥测 48～72h，注意心律及心率变化。

（5）测体温，4/d×7 天。

（6）测血压，1/30min×6 次。

（7）避免切口污染，术后应用抗生素 5～7d。

（8）第 4 日开始协助并鼓励患者做术侧肢体的关节活动，以防关节僵硬。

（9）治疗原发病，纠正电解质紊乱及其他心律失常。

（10）填写患者随身携带的登记卡。

（11）术后 7～10d 拆线。

（九）健康教育

（1）患者应随身携带及妥善保存起搏器置入卡（有起搏器型号、有关参数、安装日期等）以便治疗，也便于登机时通过金属检测仪的检查。

（2）教会患者自己数脉搏，出现脉率比设置频率低 10% 或再次出现安装起搏器前的症状应及时就医。

（3）因其他问题就医时，应告知医师身上装置有人工心脏起搏器。

（4）不要随意抚弄起搏器置入的部位。自行检查该部位有无红、肿、热、痛等炎症反应或出血现象，出现不适立即就医。

（5）教导患者避免出入高电量、强磁场的场所，远离某些家用电器、医院的理疗设备，以免干扰起搏功能。

（6）避免剧烈运动，装有起搏器的一侧上肢应避免做用力过度或幅度过大的动作（如背、扛重物，打网球，使用粗重工具等），以免影响起搏器功能或电极脱落。

（7）定期随访，最初半年每个月1次，以后每3~6个月1次。以测定起搏器功能，当电池即将耗尽前每周1次。每年摄片1次，主要观察电极有无移位、断裂，心脏穿孔等，小儿因生长发育易致电极移位，应半年摄片1次。

（8）生活指导，洗澡时勿用力搓揉埋藏起搏器处的皮肤。

（庞延红）

第二节　心脏瓣膜疾病介入治疗的护理

一、定义

心脏瓣膜疾病是由于炎症、粘液样变性、退行性改变、先天性畸形、缺血性坏死等原因引起单个或多个瓣膜的结构改变，导致瓣膜狭窄和关闭不全。其中最常受累为二尖瓣。以二尖瓣狭窄为例，常见病因为反复链球菌感染。呼吸困难、咯血、咳嗽、咳痰为其常见临床表现。治疗包括一般治疗、对症治疗、手术治疗。常见护理问题有：①气体交换受损；②活动无耐力；③知识缺乏；④潜在并发症。心脏瓣膜病的治疗包括药物等内科治疗、外科手术治疗和介入治疗。

二、治疗方法

1. 内科治疗　对于出现钠水潴留等心力衰竭表现者应用利尿剂，对于出现快速房颤者应用地高辛、β受体阻滞剂、非二氢吡啶类钙拮抗剂等控制心室率，对于有血栓危险和并发症者应用华发林等抗凝治疗。同时强调避免劳累和情绪激动、适当限制钠水摄入、预防感染等诱发心力衰竭的因素。

2. 外科手术　人工心脏瓣膜置换或瓣膜成形等手术治疗是心脏瓣膜病的根治方法，对于已经出现心力衰竭症状的心脏瓣膜病患者，应积极评价手术的适应证和禁忌证，争取手术治疗的机会。

3. 介入治疗　主要是对狭窄瓣膜的球囊扩张术，对于重度单纯二尖瓣狭窄、主动脉瓣狭窄和先天性肺动脉瓣狭窄者，若瓣膜钙化不明显，可以选择经皮瓣球囊扩张术，可以达到扩大瓣口面积、减轻瓣膜狭窄、改善血流动力学和临床症状的目的。

三、观察要点

（一）术前

（1）观察患者心功能：心率、心律、血压、尿量、活动耐力、有无晕厥症状。

（2）观察患者肺功能：有无发绀、呼吸困难、泡沫痰等临床症状。

（3）观察患者体温，预防上呼吸道及肺部感染。

（4）观察患者营养、大小便、睡眠、精神和意识状。

（二）术后

（1）循环系统监护。

（2）呼吸系统监护。

（3）中枢神经系统监护。

（4）肾功能监护。

（5）维持水电解质平衡，准确记录出入量。

（6）引流液的监测。

四、健康指导

1. 心理指导　帮助患者树立战胜疾病的信心，消除恐惧感。认真讲解要求与护士配合、合作以及术后要注意的问题。

2. 健康指导

（1）预防感染：环境清洁、讲究卫生、注意保暖，预防感染。

（2）饮食指导：合理搭配膳食结构，限盐，少食多餐，避免过量进食加重心脏负担，避免大量维生素 k 的绿色食物，以免影响抗凝药的效果。

（3）活动与休息：根据心功能，注意休息，适量运动，养成良好生活习惯，保? 证充足睡眠。

3. 出院指导

（1）遵医嘱服用强心利尿药，定期复查，不适随诊。

（2）服用华法林者减少高脂类和富含维生素 K 的食物。服用抗凝药需定期复查，检查凝血功能，密切观察有无出血或栓塞表现，及时就诊。

（3）严防感冒，增强营养。

（4）正中切口者 3 个月内平卧位休息，3 个月后，根据心功能恢复情况逐渐增加活动量，术后 1 年内避免体力劳动、剧烈运动和外伤等。

（5）生育期女患者，应做好避孕，以免妊娠增加心脏负担。

（6）生物瓣膜置换的患者没有医嘱不能随便补充钙剂。

4. 健康促进

（1）教会患者自测生命体征，如高热或持续低热、脉率增快，若发生以上异常情况，应及时就诊。

（2）教会患者自我评估心功能，如是否有气促、发绀、呼吸困难、胸痛、水肿、尿少、腹胀，若出现上述任何异常情况，应及时就诊。

（王怀颖）

第三节　冠状动脉旋磨术介入治疗的护理

一、概述

冠状动脉粥样硬化性心脏病（coronary artery disease，CAD）是一种发病率高、起病隐匿的疾病。冠状动脉造影是诊断冠心病的金标准，对于血管管腔的狭窄程度较敏感，但不能反映出动脉粥样硬化斑块的性质。冠状动脉钙化（coronary artery calcium，CAC）和动脉粥样硬化之间存在着密切关系。病理研究证实钙化现象仅发生于血管粥样硬化的病变处，并且贯穿于整个动脉粥样硬化病理过程。

冠状动脉钙化是动脉粥样硬化发展到一定阶段的结果，可引起管腔狭窄，当冠状动脉管腔直径狭窄≤60%时即出现缺血症状。减轻冠状动脉狭窄的常用方法为通过球囊扩张的挤压作用使斑块和内膜撕裂，从而扩大管腔，增加冠状动脉的前向血流，但对于冠状动脉钙化性狭窄单纯 PTCA 成功率低且并发症发生率高，术后再狭窄率高。而强行扩张球囊可能导致冠状动脉破裂。直接冠状动脉内支架置入或预扩张不充分时支架不易通过钙化病变，支架与血管壁也会因为钙化的缘故贴合不紧密，导致支架内急性或亚急性血栓形成和远期再狭窄。

随着介入治疗的迅速发展，经皮冠状动脉介入治疗（PCI）已成为治疗冠心病的主要方法。冠状动脉中、重度钙化病变是导致 PCI 失败和血管急性闭塞的主要危险因素。20 世纪 80 年代早期，DavidAuth 就已经开始研究使用旋磨装置作为去除动脉粥样硬化斑块的机械方法。Bertrand 在 1988 年第一次在冠状动脉内实行了旋磨术。定向冠状动脉旋切术和经皮腔内切吸成形术是通过物理方法直接从血管壁上机械地清除动脉粥样硬化组织，解决管腔狭窄的情况。冠状动脉内旋磨术（rotational athereetomy）主要是通过带钻石颗粒的旋磨头，它在高速旋转下能够将钙化或纤维化的斑块磨成极其细小的微粒，通过巨噬细胞的吞噬而清除，从而使粥样斑块体积缩小，冠状动脉血管狭窄腔扩大，血流改善，消除狭窄病变，减少并发症发生率，增加冠状动脉介入治疗的成功率，达到治疗目的，成为治疗冠状动脉纤维化、严重钙化狭窄病变行 PCI 的重要辅助方法。

二、冠状动脉旋磨技术的方法

冠状动脉造影采用 Judkins 方法。磨术操作方法是将 9F 的指引导管送至病变冠状动脉，将 Rotablator 专用导丝经指引导管送入病变支远端，导丝固定后，沿着 Rotablator 专用导丝将直径 1.25mm 的 Rotablator 和导管（导管和输液瓶相连，输液瓶内为 0.9% 生理盐水 + 硝酸甘油 5mg，60 滴/min 速度输入）送至指引导管的前部靠近冠状动脉病变处，仔细轻柔地驱动马达使钻头开始旋转，转速为 170～200kr/min，缓慢推进钻头，不要用力加压。转速 < 130kr/min 提示钻头的钻石微粒很可能与正常的血管壁发生较有力的摩擦，并有可能会引起血管壁撕裂，应立即回撤钻头，再次轻柔地向前推送旋磨导管。可采用反复来回多次推送钻头的方法，直至将硬化的斑块消磨掉。但要注意每次持续旋磨的时间不要超过 10s，1 次持续旋磨后应间隔 10～20s 后再重复旋磨。旋磨后残余狭窄 > 50%，辅以 PTCA。辅以 PTCA 时，扩张的压强为 2～3 标准大气压（1 标准大气压 = 1.013×10 5Pa），其后辅以支架术获得良好的血运重建。

三、适应证和禁忌证

1. 旋磨的主要适应证 血管内膜呈环形严重钙化、导引钢丝已通过病变但球囊导管不能跨越，或者在支架置入前预扩张球囊不能对狭窄病变作充分扩张时（钙化或纤维化），可考虑使用冠状动脉斑块旋磨。此外，不适合支架置入的直径≤2.0mm 的血管，支架内再狭窄病变，分叉病变，静脉桥吻合处狭窄病变，CTO 等病变也常考虑使用冠状动脉斑块旋磨。

2. 禁忌证

（1）血栓性冠状动脉病变或急性心肌梗死：有溃疡或血栓的病变，旋磨可加重血栓形成，易发生慢血流或无血流现象。

（2）退行性变的大隐静脉桥病变：旋磨治疗易发生血管栓塞或无复流现象。

（3）严重的成角病变（>60°）：成角病变的旋磨可能会伤及深层管壁，甚至引起冠状动脉穿孔。

（4）有明显内膜撕裂的病变：内膜撕裂明显，尤其是螺旋型内膜撕裂，旋磨可使撕裂加重。

（5）钢丝无法通过的全堵病变。

（6）严重左心功能不全（EF<30%）。

四、冠状动脉旋磨并发症及处理方法

1. 冠状动脉痉挛

（1）术前给病人口服钙拮抗药。

（2）旋磨时从较小的旋磨头开始，旋磨头与血管的比例≤0.75。

（3）每次旋磨的时间不宜过长，一般不超过10s。

（4）旋磨前及每次旋磨后酌情冠状动脉内给予硝酸甘油50~200μg。

（5）在加压灌注液袋的生理盐水中加入维拉帕米和（或）硝酸甘油或使用预先配置的旋磨液。

（6）旋磨后辅以低压力球囊扩张。

（7）如硝酸甘油不能缓解冠状动脉血管痉挛，必要时可经静脉或冠状动脉给予维拉帕米或硫氮䓬酮，但需要密切注意病人的血压及心率，避免发生低血压及心动过缓。

2. 无血流/慢血流现象

（1）左心功能明显减退及病变远端血管床较差者易出现。

（2）多支血管病变者，如罪犯病变是唯一开放的冠状动脉或其供血范围较大，对病人血流动力学影响较大者应谨慎选择冠状动脉旋磨术。

（3）从较小的旋磨头开始，逐渐增大，旋磨头与血管的比例≤0.75。

（4）缓慢推进旋磨导管，以避免转速的过快和过多跌落，致血管的热损伤及产生较大的微颗粒；在复杂病变及长节段病变的旋磨中，每次的旋磨时间不宜过长；另外在旋磨时不要一直推进旋磨头前进，而宜采用"进二退一"的手法，即向前推进旋磨头数秒钟（数毫米）后，向后退一点，然后再前进。

（5）间断推注少量造影剂，一方面可有助于微粒的冲刷，另一方面可及早地发现无血流/缓慢血流现象。

（6）无血流/缓慢血流现象发生时可采取如下方法处理：①冠状动脉内给予硝酸甘油或其他血管扩张药（钙离子拮抗药、硝普钠或腺苷类药物）；②从病变血管远端开始低压力短时间球囊扩张；③从指引导管中加压推注血液；④置入主动脉内气囊反搏泵（IABP）；⑤在整个治疗过程中均应维持有效的冠状动脉灌注压。

3. 内膜撕裂　PCI 球囊扩张所造成的内膜撕裂不适宜即刻旋磨治疗。旋磨时一旦证实有内膜撕裂发生就不宜再增大旋磨头。内膜撕裂的处理与球囊扩张术相同，可酌情置入冠状动脉内支架。

4. 冠状动脉穿孔　一旦确认已发生冠状动脉穿孔，应立即将旋磨头退出，保留导引钢丝在病变血管内。根据冠状动脉穿孔的严重程度和病人血流动力学状态做相应处理。

5. 心动过缓及房宣传导阻滞　应预置临时起搏导管，必要时可经静脉给予阿托品。

6. 其他少见的并发症　升主动脉及弓部血管撕裂夹层、纵隔血肿、脑栓塞及超滑硬导丝误入冠状动脉引起冠状动脉夹层、急性闭塞。这些严重并发症应当高度重视，有效预防。

五、术前护理

（1）术前护理访视：由导管室护士在术前 1d 向病人详细介绍治疗方法，旋磨手术的优缺点及术前、术中、术后的注意事项，消除病人紧张情绪以取得密切配合。督促病人术前遵医嘱口服拜阿司匹林 300mg 及波立维 300mg。

（2）做青霉素过敏试验、碘过敏试验，保留一条静脉通道。

（3）完善各项常规检查，训练床上排便和深吸气 - 闭气动作以利术中取得清晰图像。

（4）术前禁食、水 4 ~ 6h，穿刺部位常规皮肤准备。

六、术中护理配合

1. 麻醉及手术体位

（1）麻醉方式：局部麻醉。

（2）手术体位：采用平卧位，臀部垫一软枕，双下肢分开并外展。

2. 常用器材和物品

（1）心导管造影手术包：同冠状动脉造影术。

（2）冠状动脉旋磨术特殊器材：见表 26 - 1。

表 26 - 1　冠状动脉旋磨术特殊器材

器材	数量	器材	数量
普通器材同冠状动脉腔内成形术		输液物品	
旋磨设备	1 套	平衡液	500ml
Rota wire Floppy 导丝	1 根	输液管	1 副
Rotalink Advanced 推进器	1 根	静脉输液延长管	1 根
7F 左冠状动脉导引导管	1 根	留置针	1 个
7F 右冠状动脉导引导管	1 根	透明贴膜	1 张
冠状动脉腔内成形术三件套	1 副	加压输液袋	1 副
压力泵	1 个	支架	若干规格备用
旋磨器、控制台、气体转换阀、脚踏控制开关	各 1 套	球囊	若干规格备用

器材	数量	器材	数量
氮气	1瓶		
Rotalink 旋磨头	1根		
磨头导管	1根		

3. 手术步骤及护理配合　见表26-2。

表26-2　冠状动脉旋磨技术手术步骤及护理配合

手术步骤	护理配合
（1）～（8）同冠状动脉腔内成形术	（1）～（8）同冠状动脉腔内成形术
（9）旋磨导管到位，旋磨狭窄病变，调节旋磨仪	先检查氮气压力，正常氮气压6.2～7.6Bar，将气体转换阀与高速旋磨仪、Rotalink 旋磨头、Rotalink Advanced 推进器连接好，通过气体转换阀将氮气瓶内转换的气压保持在6.2～7.6Bar，在体外测试转速，高转速为17万～20万转，低转速5万～8万转，根据体外测试转速大小来调节旋磨仪，以达到理想转速
（10）旋磨头大小选择：根据磨头直径与靶病变直径之比在（0.75～0.90）：1，从小到大选择，一般每处病变旋磨2～3次，如狭窄段＞10mm，每次旋磨间隔10s以上	递合适的旋磨头，密切观察生命体征，有低血压和室性心律失常及时处理

七、术后护理

1. 术后CCU监护　持续心电血压监测24h，严密监测心律、心率、血压、尿量及心电图变化，监测凝血酶原时间（PT），密切观察病人有无心绞痛复发、股动脉伤口出血、足背动脉搏动。

2. 伤口出血的预防及护理

（1）术后1h拔除鞘管，遵医嘱予低分子肝素注射液皮下注射，1/12h，抗凝血治疗。

（2）伤口包扎宜采用绷带"8"法，拔管后手压伤口30min，用宽胶布固定加沙袋压迫6～8h，6～8h后伤口无渗血、渗液，可撤出沙袋并协助床上活动，绝对平卧24h后可下床。其优点为：①按压充分，伤口处血小板凝聚力增强，抵抗股动脉内压力的对抗力增大，出血降低；②绷带拉力紧，不松脱；③被固定在伤口处的绷带卷不滑脱，加压止血效果肯定；④杜绝了使用胶布过敏导致的伤口处皮肤水疱及胶布过度牵拉皮肤所致的表皮剥脱；⑤有效防止出血。

3. 严格抗凝血治疗　旋磨支架置入术最重要的并发症是急性和亚急性血栓形成，术后注意合理的抗凝血治疗。凡术中支架扩张未达到理想造影结果者、高凝状态、置入多个支架者，须严密监测白陶土部分凝血活酶时间（KPTT），加强抗凝治疗。

（1）有效抗凝指标是术后24h KPTT要达到并维持在正常值的2倍。我们根据KPTF检测结果，合理使用抗凝药物。①普通肝素：术后拔除动脉鞘管后若无伤口出血即开始静脉滴注普通肝素，每6小时监测KPTT一次，根据监测结果调整滴注速度；②低分子肝素：术后6h开始，下腹壁皮下注射0.3ml或0.4ml，每12小时1次，持续7～14d；③对于高危病变病人可酌情加用血小板ⅡbⅢa受体拮抗药。

（2）在抗凝药物使用过程中要注意以下几方面：①注意观察症状的变化，尤其是胸痛是否得到缓解，胸痛发作次数、程度、持续时间，用药后是否出现不良反应；②观察有无皮肤黏膜及注射部位出血；③对于静脉应用者，应注意输液速度，并注意观察输液肢体有无疼痛及异常感觉，皮下注射者注射部位选择腹壁脐周皮下，注射者用左手拇、示二指捏起腹壁皮肤形成皱褶，固定注射器针头垂直插入，进针约1cm，回抽无回血，将药液缓慢注入皮下脂肪组织内，注射完毕后，顺进针角度拔针，局部压迫1min，每次更换注射部位，严格无菌操作。

4. 密切监护病情变化　持续剧烈的冠状动脉痉挛可导致支架内血小板聚集、血栓形成或血管闭塞。严密监护心悸、疼痛等心绞痛症状及心电图ST、T的变化。心绞痛复发，预示支架血栓形成或冠状动脉急性再闭塞，须高度重视。要严密观察心电监护，经常询问病人有无胸闷、胸痛、出汗、心慌等。一旦病人出现上述症状或感不适，立即采取必要措施及向医师汇报病情，必要时行溶栓治疗，做好紧急PCI或冠脉旁路移植术的各项准备。

5. 低血压的防治及护理

（1）预防血容量不足，合理用药：手术后极易发生低血压，考虑与病人紧张，术中失血，术中及术后应用血管扩张药、钙通道阻滞药及镁极化液有关，可采取如下措施：①针对病人紧张的原因，进行心理护理；②术前禁食4h；③回病房后立即暂停输入血管扩张药；④术后30min恢复进食；⑤24h内至少保证两条静脉通道，及时补足血容量，再应用血管扩张药。

（2）术前低血压不能纠正或休克者，术中、术后给予主动脉球囊反搏。

（3）严密监测血压、心率、尿量，观察有无伤口出血。对于高血压、高龄病人须认真对照其基础血压及脉压，准确判断早期低血压。术后30min至3h，恶心常为低血压或休克先兆，小便后亦可有休克发生。不明原因的低血压，在排除血容量不足外，如病人心电图无明显变化，要检查有无腹膜后出血（左、右下腹部疼痛）、穿刺部位内出血（如肿胀、变色、脉搏消失）、冠状动脉破裂或穿孔（心脏压塞症状）。有出血并发症时，立即调整抗凝药剂量并处理。

（4）预防拔除股动脉鞘管时可能发生的心律失常、低血压或休克及冠状动脉痉挛。严格抗凝治疗后，股动脉伤口止血难度很大。拔管后须立即压迫止血，但若用力过度或双侧伤口同时按压，右冠状动脉病变，可致迷走神经反射性心动过缓，使回心血量减少发生休克。伤口剧痛，可使心率增快，或发生冠状动脉痉挛。故须根据病情，备好抗心律失常、升压、解痉、扩血管的药物，必要时备尿激酶。针对以上问题，可采取如下措施：①按压伤口力度以能触摸到足背动脉搏动为准；②两侧股动脉穿刺时，严禁同时拔管、按压；③紧张、伤口剧痛的病人，必须使其身心放松，同时在伤口处皮下注射利多卡因50～100mg。

6. 饮食护理　术后30min恢复饮食，可进食低盐、低脂、低胆固醇、易消化饮食，勿进食冷牛奶、鸡蛋等，以避免引起肠胀气。给病人饮水500～800ml，促进排尿以利于对比剂的排出。

（王怀颖）

第四节　先天性心脏病介入治疗的护理

先天性心脏病（先心病）是一种与发育异常和遗传有关的心血管疾病，随着生存环境的改变和筛查手段的提高，先天性心脏病的发病率较前明显上升。流行病学研究显示我国每年出生的新生儿中先天性心脏病发病率为 7‰~8‰，每年新增约 15 万的先天性心脏病患儿。特别是高原地区，患病率超过 1%。即使是发达国家，发病率也相当高，如美国每年新增病例达 9000 余例。其治疗手段，传统上以外科开胸手术为主。一方面创伤大，恢复慢；另一方面，胸部遗留有手术瘢痕，影响病人的外观。而目前血管介入治疗技术正广泛应用于临床，其突出优点是创伤小，不留瘢痕，恢复快，并发症少。目前，我国每年有 2 万病人采用介入方法获得治疗。常见的先天性心脏病包括房间隔缺损、室间隔缺损、动脉导管未闭、肺动脉口狭窄、主动脉口狭窄等，本节就房间隔缺损、室间隔缺损、动脉导管未闭的介入治疗与护理加以介绍。

一、房间隔缺损

（一）概述

房间隔缺损（atrial septal defect，ASD）是成年人中最常见的先天性心脏病，本病约占所有先天性心脏病的 10%，占成人先天性心脏病的 20%~30%，女性多见，男女发病率之比为 1 :（1.5~3）。房间隔缺损可分为原发孔（第一孔）房间隔缺损和继发孔（第二孔）房间隔缺损两大基本类型。后者又可根据缺损的解剖部位分为中心型、上腔型、下腔型、冠状窦型及混合型缺损五种亚型。房间隔缺损多为单发，但两个以上的缺损亦不少见，有时缺损可有分隔或呈筛孔状。房间隔缺损引起左向右分流及右心负荷增大，从而导致肺血增多和右心房、右心室扩大。许多房间隔缺损病人虽已有右心扩大，但却直到成年方有症状。

（二）病理解剖

1. 继发孔未闭　最多见，占 60%~70%。缺损部位距房室瓣较远。在胚胎发育过程中，原发房间隔吸收过多或继发房间隔发育障碍，二者不能融合。根据继发孔存在部位又分为以下 4 型。①中央型：最常见。②下腔型（低位）：位置低，与下腔静脉入口无明显分界。③上腔型（高位）：位于上腔静脉开口的下方，常伴有右肺静脉畸形，引流入右心房或上腔静脉。④混合型：高位与低位缺损同时存在。

2. 原发孔未闭　占 5%~10%，缺损大，由于原发房间隔过早停止增长，不与心内膜垫融合，遗留裂孔。分为如下几型。①单纯型：缺损下缘有完全心内膜垫，二尖瓣与三尖瓣无裂隙。②部分房室通道：是原发孔未闭最常见的一种，在原发孔下缘即室间隔上部，二尖瓣、三尖瓣依附之处。常并发二尖瓣大瓣分裂，造成二尖瓣关闭不全，使左心室血流与左、右心房交通。③完全性房室通道：除部分房室通道外，尚有三尖瓣隔瓣分裂，使二、三尖瓣隔瓣形成前后两个共同瓣，其下为室间隔上部缺损。

3. 共同心房　原发及继发房间隔不发育，形成单个心房腔。

4. 卵圆孔未闭　在正常人中有 20%~25% 原发与继发房间隔未完全融合而致卵圆孔未闭。一船不引起心房间分流。

（三）临床表现

1. **症状** 与缺损大小、有无合并其他畸形有关。若为单纯型且缺损小，常无症状。缺损大者多数病例由于肺充血而有劳累后胸闷、气急、乏力。婴幼儿易发生呼吸道感染。原发孔缺损或共同心房症状出现早且严重，进展快。小儿病例因肺充血，容易反复发作严重的肺部感染。表现为多咳、气急。由于左心血流量减少，病人多有体力缺乏，容易怠倦和呼吸困难，活动后更易感到气急和心悸。长期的右心负荷加重可继发肺动脉高压和右侧心力衰竭，此阶段病人症状加重。可出现活动后晕厥、右侧心力衰竭、咯血、发绀等，发展成为艾森门格综合征。

2. **体征** 缺损大者可影响发育，心前区隆起，心尖搏动向左移位且呈抬举性搏动。心界向左扩大，胸骨左缘2~3肋间有2~3级柔和吹风样收缩期杂音，不伴细震颤，三尖瓣区有短促舒张期杂音，肺动脉瓣区第二心音亢进及有固定性分裂。若已有肺动脉高压，部分病人有肺动脉喷射音及肺动脉瓣区有因肺动脉瓣相对性关闭不全的舒张早期泼水样杂音（Grahamsteell）。若为原发孔缺损，在心尖部可听到全收缩期吹风样杂音。

（四）影像学诊断

1. **X线表现** 表现右心房和右心室增大，但以右心房增大更为明显。肺动脉段及肺门阴影增大，肺纹理增粗呈充血表现。透视下常见肺门呈"肺门舞蹈"征象。主动脉阴影较小，左心房、左心室一般不增大。

2. **超声心动图** 肺动脉增宽，右心房、右心室增大，房间隔连续中断。声学造影可见有异常分流。超声多普勒于房间隔右侧可测到收缩期左至右分流频谱。

3. **心导管检查** 右心导管发现右心房血氧含量高于上腔静脉1.9%容积，70%病例心导管可通过缺损口由右心房进入左心房。通过右心导管可测量各个部位压力及计算分流量。

（五）适应证和禁忌证

1. **适应证**

（1）通常年龄≥3岁。

（2）继发孔型ASD直径≥5mm，伴右心容量负荷增加，≤36mm的左向右分流ASD。

（3）缺损边缘至冠状静脉窦，上、下腔静脉及肺静脉的距离≥5mm；至房室瓣≥7mm。

（4）房间隔的直径>所选用封堵伞左房侧的直径。

（5）不合并必须外科手术的其他心脏畸形。

2. **相对适应证**

（1）年龄<2岁，但伴有右心室负荷。

（2）ASD前缘残端缺如或不足，但其他边缘良好。

（3）缺损周围部分残端不足5mm。

（4）特殊类型ASD如多孔型或筛孔型ASD。

（5）伴有肺动脉高压，但QP/Qs≥1.5，动脉血氧饱和度≥92%，可试行封堵。

3. **禁忌证**

（1）原发孔型ASD及静脉窦型ASD。

（2）心内膜炎及出血性疾病。

（3）封堵器安置处有血栓存在，导管插入处有静脉血栓形成。

（4）严重肺动脉高压导致右向左分流。

（5）伴有与 ASD 无关的严重心肌疾病或瓣膜疾病。

（6）近 1 个月内患感染性疾病，或感染性疾病未能控制者。

（7）患有出血性疾病，未治愈的胃、十二指肠溃疡。

（8）左心房或左心耳血栓，部分或全部肺静脉异位引流，左心房内隔膜，左心房或左心室发育不良。

（六）术前护理

（1）心理疏导：房间隔缺损封堵术是近几年国内开展的新介入治疗技术，病人可能存在对治疗的种种不信任，容易产生紧张、焦虑的情绪，护理人员应主动与病人交流，讲解治疗的目的，手术的必要性、大致方法及术中、术后可能出现的不适，并告知术前、术后的注意事项，做好病人的围术期护理，取得病人的信任，使其全面配合治疗。

（2）完善备皮（范围是脐以下、膝关节以上）、碘过敏试验和青霉素皮试，并向病人讲解术前过敏试验的意义。

（3）术前 1d 嘱病人练习床上大小便，洗澡并更换病号服，术前嘱病人排空大小便。

（4）术前 1d 建立静脉通道，给予外周静脉留置，常规使用青霉素等抗生素静脉滴注。

（5）嘱病人术前 1d 晚保证睡眠，如入睡困难，给予镇静药物口服。

（6）术前禁食 6h，如为全麻的患儿，术前禁食、水 12h。

（7）告知病人术后卧床、肢体制动、沙袋压迫的时间。

（8）详细了解病情，协助医师做好心电图、心功能、出凝血时间、血常规、生化等各种检查，保持病人水、电解质和酸碱平衡。

（七）术中护理配合

1. 麻醉及手术体位

（1）麻醉方式：一般情况采用局麻，年龄较小不能配合者，通常采用静脉麻醉。

（2）手术体位：采用平卧位，臀部垫一软枕，双下肢分开并外展。

2. 物品准备

（1）心导管造影包：同冠状动脉造影术。

（2）房间隔缺损封堵器材：见表 26 - 3。

表 26 - 3　房间隔缺损封堵器材

器材	数量	器材	数量
6F 动脉鞘	2 副	输液物品	
动脉造影连接管	1 根	平衡液	500ml
三连三通开关	1 副	带调节的输液管	1 副
6F 端孔右心造影管	1 根	静脉输液延长管	1 根
测量球囊	1 根	留置针	1 个
260cm 超硬导丝	1 根	透明贴膜	1 张
各种规格房缺封堵器	若干	5ml 注射器	1 支
肝素	2 支	10ml 注射器	2 支

器材	数量	器材	数量
右冠造影管	1 根	20ml 注射器	1 支
		手套	2 副
		带心电监护的测压仪	1 台
		除颤器	1 台
		非离子型对比剂	20 ~ 30ml
输送长鞘	1 副		

3. 手术步骤及护理配合 见表 26 - 4。

表 26 - 4 房间隔缺损封堵手术步骤及护理配合

手术步骤	护理配合
(1) 年龄较小的病人需全麻	建立静脉通道，连接监护仪
(2) 常规消毒双侧腹肌沟上至脐部，下至大腿中部，暴露腹股沟	病人臀部垫高，倒安尔碘和 75% 的乙醇消毒，铺巾并协助铺单
(3) 穿刺右侧股静脉，行右心导管检查，测定上下腔静脉、右心房、右心室和肺动脉压力	递送 6F 动脉鞘和 6F 端孔右心导管，260cm 超硬导丝，连接测压仪并记录压力
(4) 测量房间隔缺损最大伸展直径 ①体外检查测量球囊是否完整，将稀释的对比剂充盈球囊以彻底排除球囊内空气； ②将右心导管沿股静脉 - 下腔 - 右心房 - 房间隔缺损 - 左心房 - 左上肺静脉径路放在左上肺静脉，回撤右心导管； ③测量球囊沿 260cm 的超硬导丝至房间隔缺损处，测量缺损处的最大伸展直径	递测量球囊，50ml 空针，用生理盐水按 4 : 1 配制稀释的对比剂
(5) 封堵器的选择和体外装配	递适合的封堵器。配制肝素盐水（生理盐水 250ml + 肝素 50mg）
(6) 输送长鞘的导入	根据封堵器的大小选择合适的输送长鞘
(7) 沿输送长鞘输送封堵器，在左心房先释放左侧伞，回撤整个封堵系统，使封堵器腰部在房间隔缺损处，最后完全释放腰部和右房伞	
(8) 彩超和造影证实封堵器的位置合适、稳固，则可完全释放封堵器（图 26 - 4）	
(9) 拔出导管和静脉鞘，伤口包扎	递纱布，放置沙袋于穿刺处，用手压迫穿刺点止血 15 ~ 20mm，然后用绷带包扎静脉穿刺点

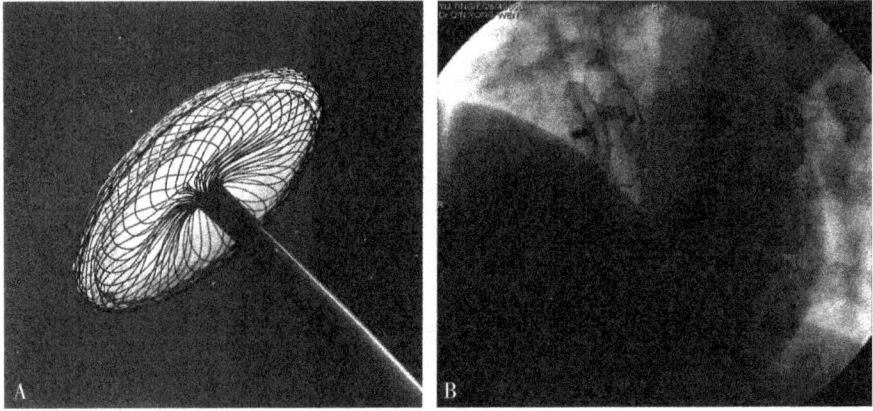

图 26 - 4　房间隔缺损封堵器

A. 双盘状镍钛合金封堵器；B. 房间隔缺损封堵器释放后

（八）术后护理

1. 心理护理　房间隔缺损封堵术后由于病人肢体制动时间、卧床时间均较长，容易使病人产生腰酸、背痛等不舒适感，有些病人主诉心脏出现异物感，多见于成年女性病人。护理人员应加强沟通，做好健康教育，缓解病人的紧张心理。

2. 并发症的观察与护理

（1）封堵器脱落：病人封堵术后立即给予心电遥测，护理人员要密切观察心电图的变化，加强心电图的监护，经常听诊心脏有无杂音，并结合病人的主诉，正确判断有无病情变化。一旦出现房性期前收缩、室性期前收缩等心律失常，要引起高度重视，及时通知医师，复查心脏彩超，确定是否存在封堵器脱落。

（2）心律失常：封堵术后除了可能出现因为封堵器脱落而引起房性期前收缩、室性期前收缩等心律失常外，还可能出现房室传导阻滞，大多是因为封堵器盘面压迫了房间隔组织引起了房间隔组织的水肿造成的，这一情况多见于小儿和面积较大的房间隔缺损封堵术后。结合术后心电图的情况及时用药。

（3）血栓：术后血栓形成为导致脑梗死或其他脏器栓塞的主要原因，病人术后给予持续 24h 肝素稀释液（生理盐水 100ml + 12 500U 的肝素注射液）成人以 5mg/h 速度、小儿以 2 ~ 3mg/h 速度微泵静脉推注，并予阿司匹林肠溶片，以 5mg/（kg·d）的剂量口服，成人封堵器直径≥30mm 者可酌情加服氯吡格雷 75mg/d，有心房颤动者应该服用华法林。在术后 24h 后停用肝素稀释液静脉推注，予低分子肝素注射液（速必凝、法安明、克赛注射液）皮下注射，2/d。并观察病人 ACT、KPTT 的变化，及时询问病人的病情变化，防止抗凝过度引起的牙龈、皮肤、胃黏膜出血，尤其注意尿液的颜色，以防溶血的发生。

3. 预防感染　由于封堵介入治疗中置入 Amplatzer 封堵器，可能会引起置入物所致的热源反应，应与介入治疗感染所致的体温升高相鉴别。病人术后常规使用青霉素等抗生素治疗，术后至少连用 2d，如体温正常可停用。在此期间观察病人的体温和血常规变化，如出现体温过高，按高热护理常规。

4. 一般护理　病人术后改为一级护理，告知病人绝对卧床 12h、肢体制动 6h、沙袋压迫的时间为 2 ~ 4h。局麻病人术后 30min 既可进食、水，并嘱病人多饮水，以利对比剂排空；如为全麻小儿，术后6h或麻醉完全清醒后方可进食，进食前先喝一两口水，防止误吸的发生。嘱病人如有胸闷等不适主诉应及时告知医护人员。

（九）健康教育

（1）保持心情舒畅，注意休息，术后6个月内避免剧烈活动，如长跑、打球等。

（2）坚持遵医嘱口服抗血小板药物阿司匹林3~6个月。因为3~6个月后，新的房间隔组织会爬升到封堵器的表面，完全生长好，表面光滑，表面不易生长血栓。

（3）出院后第1个月、第3个月、第6个月至1年到门诊复查心电图、心脏彩超。如有不适主诉，及时到医院就诊。

二、室间隔缺损

（一）概述

室间隔缺损（ventricular septal defect，VSD）是最常见的先天性心脏畸形，可单独存在，也可与其他畸形合并存在。本病的发病率约占存活新生儿的0.3%，先天性心血管疾病的30%。由于室间隔缺损有比较高的自然闭合率，故本病约占成人先天性心血管疾病的100%。

室间隔缺损的病理类型根据胚胎发育情况可分为膜部缺损、漏斗部缺损和肌部缺损三大类型，其中以膜部缺损最常见，肌部缺损最少见。膜部缺损又分为单纯膜部缺损、嵴下型缺损和隔瓣下型缺损；漏斗部缺损又分为干下型和嵴内型缺损。

小的室间隔缺损左向右分流量小，不易发生肺动脉高压，临床上可以长期无症状；中等和较大的室间隔缺损产生大量的左向右分流，肺血管阻力轻度增高，右心负荷增大，临床上可有中等程度的症状；巨大室间隔缺损左向右分流量大，较快形成重度肺动脉高压，右心室压力升高接近或超过左心室压力，出现双向分流，甚至右向左分流形成艾森门格综合征。

（二）病理解剖

心室间隔由四部分组成：膜部间隔、心室入口部间隔、小梁部间隔和心室出口或漏斗部间隔。胎生期室间隔因发育缺陷、生长不良或融合不良而发生缺损。

Kirklin根据缺损的位置又将室间隔缺损分为以下5型。

1. Ⅰ型　为室上嵴上方缺损。缺损位于右心室流出道，室上嵴的上方和主、肺动脉瓣的直下方。主、肺动脉瓣的纤维是缺损的部分边缘。少数合并主、肺动脉瓣关闭不全。据国内分析，此型约占15%。

2. Ⅱ型　为室上嵴下方缺损。缺损位于主动脉瓣环直下或室上嵴的后下方。三尖瓣隔瓣叶只接近缺损后缘，而不能完全遮盖缺损，此型最多见，约占60%。

3. Ⅲ型　为隔瓣后缺损。缺损位于右心室流入道，室间隔的最深处。三尖瓣隔瓣叶覆盖缺损，手术时易被忽略。此型约占21%。

4. Ⅳ型　为肌部缺损，多为心尖附近肌小梁间的缺损。有时为多发性。由于在收缩期室间隔心肌收缩，使缺损缩小，所以左向右分流较小，对心功能的影响较小。此型较少，仅占3%。

5. Ⅴ型　为室间隔完全缺如，又称单心室。接受二尖瓣和三尖瓣口或共同房室瓣口流入的血液入共同心室腔内，再由此注入主、肺动脉内。

室间隔缺损的直径多在0.1~3.0cm。通常膜部缺损较大，而肌部缺损较小，称Roger

病。如缺损直径 <0.5cm，左向右的分流量很小，多无临床症状。缺损呈圆形或椭圆形。缺损边缘和右心室面向缺损的心内膜可因血流冲击而增厚，容易引起感染性心内膜炎。心脏增大多不显著，缺损小者以右心室增大为主，缺损大者左心室较右心室增大显著。

（三）临床表现

1. 症状　小型的室间隔缺损如缺损直径在 0.5cm 以下，分流量较少者，一般无明显症状或仅有轻微症状；中等或较大的室间隔缺损产生大量的左向右分流，常有劳累后气急和心悸、易疲劳、乏力等，甚至反复出现肺部感染和充血性心力衰竭症状，如胸闷、心悸、水肿、咯血、呼吸困难等，少有晕厥等病史。大型室间隔缺损肺部感染和心力衰竭尤为显著，二者互为因果，病情发展较快，当肺动脉阻力增高显著时，分流量反而减少，肺部感染和心力衰竭发生次数也将减少，唯气急、心悸甚为明显并可出现咯血症状。

2. 体征　心尖搏动增强并向左下移位，心界向左下扩大，典型体征为胸骨左缘第 3～4 肋间有Ⅳ～Ⅴ级粗糙收缩期杂音，向心前区传导，伴收缩期细震颤。若分流量大时，心尖部可有功能性舒张期杂音。肺动脉瓣第二音亢进及分裂。严重的肺动脉高压，肺动脉瓣区有相对性肺动脉瓣关闭不全的舒张期杂音，原间隔缺损的收缩期杂音可减弱或消失。

（四）影像学诊断

1. X 线表现　缺损小者心影多无改变。缺损中度大时，心影有不同程度增大，以右心室为主。缺损大者，左、右心室均增大，肺动脉干凸出，肺血管影增强，严重肺动脉高压时，肺野外侧带反而清晰。

2. 超声心动图　左心房、左心室、右心室内径增大，室间隔回音有连续中断。多普勒超声：由缺损右室面向缺孔和左室面追踪可测到最大湍流。

3. 心导管检查　右心室水平血氧含量高于右心房 0.9% 容积以上，偶尔导管可通过缺损到达左心室。依分流量的多少，肺动脉或右心室压力有不同程度的增高。

（五）适应证和禁忌证

1. 适应证

（1）膜周部 VSD

1）年龄：通常≥3 岁。

2）体重 >5kg。

3）有血流动力学异常的单纯性 VSD，直径 >3mm，<14mm。

4）VSD 上缘距主动脉右冠瓣≥2mm，无主动脉右冠瓣脱入 VSD 及主动脉瓣反流。

5）超声在大血管短轴五腔心切面 9～12 点位置。

（2）肌部 VSD >3mm。

（3）外科手术后残余分流。

（4）心肌梗死或外伤后 VSD。

2. 相对适应证

（1）直径 <3mm，无明显血流动力学异常的小 VSD。临床上有因存在小 VSD 而并发感染性心内膜炎的病例，因此，封堵治疗的目的是避免或减少病人因小 VSD 并发感染性心内膜炎。

（2）嵴内型 VSD，缺损靠近主动脉瓣，成人病人常常合并主动脉瓣脱垂，超声和左心室造影多低估 VSD 的大小。尽管此型 VSD 靠近主动脉瓣，根据目前介入治疗的经验，如缺损距离肺动脉瓣 2mm 以上，直径 <5mm，大多数病人可成功封堵，但其长期疗效尚需随访观察。

（3）感染性心内膜炎治愈后 3 个月，心腔内无赘生物。

（4）VSD 上缘距主动脉右冠瓣 ≤2mm，无主动脉右冠窦脱垂，不合并主动脉瓣反流，或合并轻度主动脉瓣反流。

（5）VSD 合并一度房室传导阻滞或二度Ⅰ型房室传导阻滞。

（6）VSD 合并动脉导管未闭（PDA），PDA 有介入治疗的适应证。

（7）伴有膨出瘤的多孔型 VSD，缺损上缘距离主动脉瓣 2mm 以上，出口相对集中，封堵器的左心室面可完全覆盖全部入口。

3. 禁忌证

（1）感染性心内膜炎，心内有赘生物，或存在其他感染性疾病。

（2）封堵器安置处有血栓存在，导管插入径路中有静脉血栓形成。

（3）巨大 VSD、缺损解剖位置不良，封堵器放置后可能影响主动脉瓣或房室瓣功能。

（4）重度肺动脉高压伴双向分流。

（5）合并出血性疾病和血小板减少。

（6）合并明显的肝肾功能异常。

（7）心功能不全，不能耐受操作。

（六）术前护理

（1）心理疏导：房间隔缺损封堵术是近几年国内开展的新介入治疗技术，病人可能存在对治疗的种种不信任，容易产生紧张、焦虑的情绪，护理人员应主动与病人交流，讲解治疗的目的，手术的必要性、大致方法及术中、术后可能出现的不适，并告知术前、术后的注意事项，做好病人的围术期护理，取得病人的信任，使其全面配合治疗。

（2）完善备皮（范围是脐以下，膝关节以上）、碘过敏试验和青霉素皮试，并向病人讲解术前过敏试验的意义。

（3）术前 1d 嘱病人练习床上大小便，洗澡并更换病号服，术前嘱病人排空大小便。

（4）术前 1d 建立静脉通道，给予外周静脉留置，常规使用青霉素等抗生素静脉滴注。

（5）嘱病人术前 1d 晚保证睡眠，如入睡困难，给予镇静药物口服。

（6）术前禁食 6h，如为全麻的患儿，术前禁食、水 12h。

（7）告知病人术后卧床、肢体制动、沙袋压迫的时间。

（8）详细了解病情，协助医师做好心电图、心功能、出凝血时间、血常规、生化等各种检查，保持病人水、电解质和酸碱平衡。

（七）术中护理配合

1. 麻醉方式　同房间隔缺损。

2. 常用物品

（1）心血管造影包：同冠状动脉造影术。

（2）室间隔缺损封堵器材：见表 26-5。

表 26 - 5 室间隔缺损封堵器材

器材	数量	器材	数量
6F 动脉鞘	2 副	输液物品	
动脉造影连接管	1 根	平衡液	500ml
三连三通开关	1 副	带调节的输液管	1 副
6F 端孔右心造影管	1 根	静脉输液延长管	1 根
6F 猪尾巴造影导管	1 根	留置针	1 个
260cm 物制柔软导丝	1 根	透明贴膜	1 张
封堵器各种规格	若干	5ml 注射器	1 支
肝素	2 支	10ml 注射器	2 支
右冠造影管	1 根	20ml 注射器	1 支
		手套	2 副
		带心电监护的测压仪	1 台
		除颤器	1 台
		非离子型对比剂	20～30ml
		输送长鞘	

3. 手术步骤及护理配合 见表 26 - 6 。

表 26 - 6 室间隔缺损手术步骤及护理配合

手术步骤	护理配合
(1) 年龄较小的病人需全麻	建立静脉通道
(2) 常规消毒双侧腹股沟上至脐部,下至大腿中部,暴露腹股沟	病人臀部垫部,倒安尔碘和75%的乙醇,消毒并协助铺单
(3) 穿刺右侧股静脉,行右心导管检查,测定上下腔静脉、右心房、右心室和肺动脉压力	递送 6F 动脉鞘和 6F 端孔右心导管,连接监护仪、测压仪并记录压力
(4) 穿刺右侧股动脉,用猪尾巴导管行左心室造影,以确定室间隔缺损的大小、位置及形态(图26-5)	递送 6F 动脉鞘、导丝和 6F 猪尾巴导管
(5) 建立动静脉轨道,经肌动脉鞘导入右冠造影管道左心室,在左心室造影的体位下,逆时针旋转造影导管,使造影导管顶端指向室间隔,慢慢加撤造影导管,直到造影导管的顶端穿过缺损的室间隔到达右心室,在造影导管处导入柔软的导丝带肺动脉。从股静脉侧导入 6F 的网篮到肺动脉,将网篮套住已经在肺动脉的特制导丝,将导丝从股静脉侧拉出体外	递送右冠造影管,260cm 特制柔软导丝,网篮
(6) 选择封堵器,体外装置好	根据室间隔缺损大小、形态递送合适的封堵器,配制肝素盐水(生理盐水 250ml + 肝素 50mg)
(7) 沿特制的导丝将输送长鞘导入	根据封堵器的大小选择合适的输送长鞘

手术步骤	护理配合
（8）将封堵器送入输入鞘内，缓慢输送到左心室的心尖部，并在左心室的中间先将左心室的伞面释放，然后释放右心室的伞面	
（9）彩超和造影证实封堵器的位置合适、稳固，则可完全释放封堵器（图 26 - 6）	
（10）拔出导管和动脉鞘，伤口加压包扎	递纱布，放置沙袋穿刺处，用手压迫穿刺点止血 15 ~ 20min，然后用绷带 8 字形加压包扎动脉穿刺点

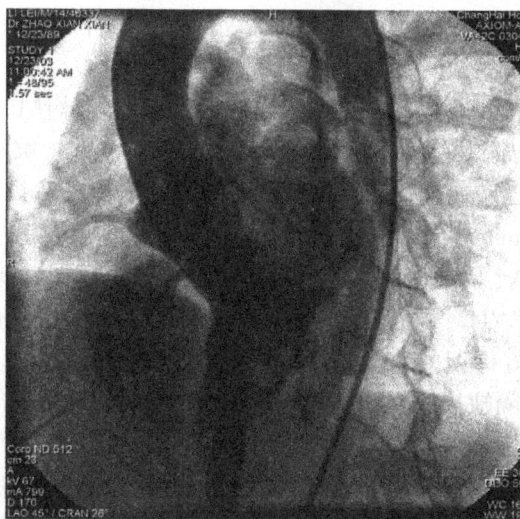

图 26 - 5　室间隔缺损封堵前

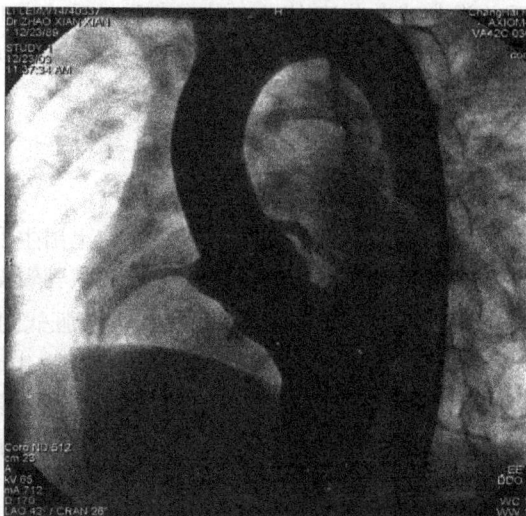

图 26 - 6　室间隔缺损封堵后

（八）术后护理

1. 心理护理　同房间隔缺损。

2. 并发症的观察与护理

（1）防心律失常：室间隔缺损封堵术后常见的并发症为各种心律失常，多由封堵器脱落、封堵器对心肌局部的刺激、室间隔房室传导组织的水肿和封堵器选择过大对局部组织的挤压产生水肿影响传导束所致。因此病人封堵术后进行心电监护尤为重要，心电图的变化可直接反映术后封堵的效果。应立即给予心电遥测，护理人员要密切观察心电图的变化，经常听诊心脏有无杂音，并结合病人的主诉，正确判断有无病情变化。封堵术后除了可能出现因为封堵器脱落而引起房性期前收缩、室性期前收缩等心律失常外，还可能出现传导阻滞，这一情况多见于小儿和面积较大的室间隔缺损封堵术后。如有发生可给予地塞米松 5mg 静脉推注，并结合术后心电图的情况及时用药。

（2）防出血：室间隔缺损封堵手术一般有股动脉、股静脉伤口，病人术后每30分钟测血压 1 次，连续 6 次，拔除股动脉鞘管前向病人做好解释工作，嘱病人排空大小便，准备好抢救器材和阿托品、多巴胺等药物，保持静脉通道通畅，以防止拔管时发生迷走神经反射。拔除鞘管后伤口按压 20min，再加压包扎，予沙袋压迫 6h，嘱病人患侧肢体制动，卧床休息 12h。拔除动脉鞘管后护士要经常巡视病人伤口情况，观察足背动脉搏动情况及皮温、颜色变化，防止动脉栓塞的发生。并密切观察伤口有无渗血、渗液，如有少量渗血要及时更换敷料，如有皮下淤青要做好标记，动态观察其大小，防止皮下血肿的发生。

（3）防血栓：室间隔缺损病人术后常规给予阿司匹林肠溶片，小儿 3 ~ 5mg/（kg·d），成人 3mg/（kg·d），共 6 个月，不需要静脉使用肝素稀释液，因为心室内血液流动的速度远远大于心房内血液的流速，不容易生成血栓，因此室间隔缺损术后抗凝药物使用的剂量比房间隔缺损术后要小。

（4）防溶血：封堵术后要观察病人尿液的颜色，有无酱油色小便即血红蛋白尿的排出。血红蛋白尿多为封堵术后并发症残余分流引起，因此术后护理人员应加强病人病情的监护，经常观察病人血常规的变化，一旦出现尿液颜色的异常要及时汇报医师

三、动脉导管未闭

（一）概述

婴儿出生后 10 ~ 15h 动脉导管即开始发生功能性闭合，至出生后 2 个月，80% 以上婴儿动脉导管均已完成器质性闭合，1 年后 95% 均已闭锁。若动脉导管持续不闭合者称为动脉导管未闭（patent ductus artertosus，PDA）。其发病率占先天性心脏病的 10% ~ 21%，每 2500 ~ 5000 例存活新生儿中即可发生 1 例。早产儿发病率明显增加，出生时体重 <1kg 者发病率可高达 80%。女性多见，男女比例约为 1：30 促使动脉导管闭合的原因，最初可能与出生后随着呼吸的出现，血氧分压骤然升高和血管活性二十烃类物质的合成及代谢发生改变有关。以后由于动脉导管内膜增生和逐渐纤维性变而完成器质性闭合。

（二）病理解剖

未闭动脉导管位于肺动脉主干（或左肺动脉）与左锁骨下动脉开口处远侧的降主动脉处。最长者可达 3cm，最短者仅 2 ~ 3mm，直径 5 ~ 10mm（图 26 - 7）。按其形态可分为以下

几种。

管型：长度多在1cm内，导管两端基本相等，成人病例多属此型。

窗型：导管极短，几乎无长度，肺动脉与主动脉紧贴呈窗状，一般直径较大。

漏斗型：长度与管型相似，但近主动脉处粗大，近肺动脉处狭小，呈漏斗状，有时甚至类似动脉瘤。

除上述变化外，可有肺动脉及其分支扩张，甚至类似动脉瘤样改变，未闭的动脉导管内可有血栓形成，左、右心室肥厚及扩张。

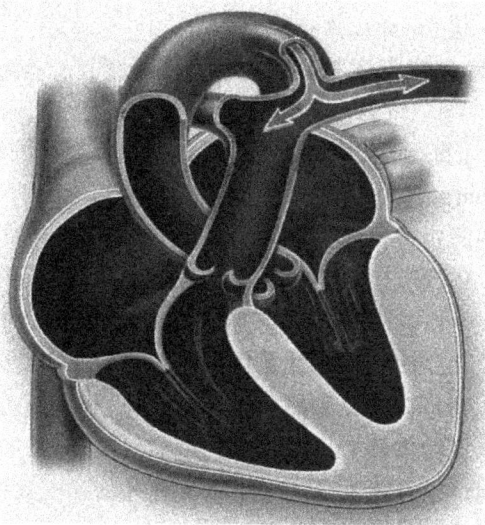

图 26-7　动脉导管未闭图

（三）临床表现

1. 症状　分流量小，常无症状。中度分流量以上，有劳累后心悸、气喘、乏力和咳嗽。少数病例有发育障碍，易并发呼吸道感染和感染性心内膜炎，晚期可发生心力衰竭，如已发生阻塞性肺动脉高压，则出现呼吸困难且日渐加重，发绀等。

2. 体征　心尖搏动增强并向左下移位，心浊音界向左下扩大。胸骨左缘第2肋间偏外侧有响亮的连续性机器样杂音。向左上颈背部传导。伴有收缩期或连续性细震颤。出现肺动脉高压后，可能仅听到收缩期杂音。肺动脉第二音亢进及分裂，肺动脉瓣可有相对性关闭不全的舒张期杂音。左向右分流量较大时，可闻及心尖部有短促的舒张中期隆隆样杂音。可有周围血管体征，包括：颈动脉搏动增强，脉压加大，水冲脉、毛细血管搏动、枪击音和杜氏征等。

（四）影像学诊断

1. X线表现　轻型病例X线检查可无异常发现。分流量较大者可见肺动脉主干凸起，肺门血管阴影增大，搏动增强，肺充血。主动脉结扩大，左心室、右心室增大。分流量大时左心房亦见增大，右心室增大更为明显，肺动脉干突出显著，由于肺小动脉痉挛甚至硬化，扩张的左、右肺动脉远端变细，肺野充血反而不明显。

2. 超声心动图　左心房、左心室增大，主动脉增宽，并可显示未闭动脉导管管径与长度。多普勒超声可于主、肺动脉远端测出收缩与舒张期湍流频谱。

3. 心导管检查　右心导管检查可见肺动脉水平血氧饱和度和氧含量增高。根据分流量的不同，右心室和肺动脉压力正常或有不同程度的增高。有时导管从肺动脉经未闭动脉导管进入降主动脉，则诊断更可确立。如导管进入升主动脉则首先应考虑为主－肺动脉隔缺损。

（五）适应证和禁忌证

1. 适应证

（1）体重≥8kg。

（2）具有临床症状和心脏超负荷表现，不合并需外科手术的其他心脏畸形。

2. 相对适应证

（1）体重4～8kg，具有临床症状和心脏超负荷表现，不合并需外科手术的其他心脏畸形。

（2）"沉默型"PDA（直径在2mm以下、听诊杂音不明显的动脉导管未闭）。

（3）导管直径≥14mm。

（4）合并感染性心内膜炎，但已控制3个月。

（5）合并轻至中度二尖瓣关闭不全、轻至中度主动脉瓣狭窄和关闭不全。

3. 禁忌证

（1）感染性心内膜炎，心脏瓣膜和导管内有赘生物。

（2）严重肺动脉高压出现右向左分流，肺总阻力＞14woods（阻力）。

（3）合并需要外科手术矫治的心内畸形。

（4）依赖PDA存活的病人。

（5）合并其他不宜手术和介入治疗疾病的病人。

（六）术前护理

（1）心理疏导：房间隔缺损封堵术是近几年国内开展的新介入治疗技术，病人可能存在对治疗的种种不信任，容易产生紧张、焦虑的情绪，护理人员应主动与病人交流，讲解治疗的目的，手术的必要性、大致方法及术中、术后可能出现的不适，并告知术前、术后的注意事项，做好病人的围术期护理，取得病人的信任，使其全面配合治疗。

（2）完善备皮（范围是脐以下，膝关节以上）、碘过敏试验和青霉素皮试，并向病人讲解术前过敏试验的意义。

（3）术前1d嘱病人练习床上大小便，洗澡并更换病号服，术前嘱病人排空大小便。

（4）术前1d建立静脉通道，给予外周静脉留置，常规使用青霉素等抗生素静脉滴注。

（5）嘱病人术前1d晚保证睡眠，如入睡困难，给予镇静药物口服。

（6）术前禁食6h，如为全麻的患儿，术前禁食、水12h。

（7）告知病人术后卧床、肢体制动、沙袋压迫的时间。

（8）详细了解病情，协助医师做好心电图、心功能、出凝血时间、血常规、生化等各种检查，保持病人水、电解质和酸碱平衡。

（七）术中护理配合

1. 麻醉及手术体位

（1）麻醉方式：同房间隔缺损。

（2）常用物品：见表26-7。

表 26 -7　动脉导管未闭器材

器材	数量	器材	数量
6F 动脉鞘	2 副	输液物品	
动脉造影连接管	1 根	平衡液	500ml
三连三通开关	1 副	带调节的输液管	1 副
6F 端孔右心造影管	1 根	静脉输液延长管	1 根
6F 猪尾巴造影导管	1 根	留置针	1 个
260cm 加硬导丝	1 根	透明贴膜	1 张
封堵器各种规格	若干	5cm 注射器	1 支
输送长鞘	1 副	10ml 注射器	2 支
利多卡因	10ml	20ml 注射器	1 支
		手套	2 副
		带心电监护的测压仪	1 台
		除颤器	1 台
		非离子型对比剂	20 ~ 30ml
		肝素	2 支

2. 手术步骤及护理配合　见表 26 - 8。

表 26 -8　动脉导管未闭手术步骤及护理配合

手术步骤	护理配合
(1) 年龄较小的病人需全麻	建立静脉通道
(2) 常规消毒双侧腹股沟上至脐部，下至大腿中部，暴露腹股沟	病人臀部垫高，倒安尔碘和 75% 的乙醇，消毒并协助铺单
(3) 穿刺右侧股动脉，将猪尾巴导管送至主动脉弓降部进行造影，以确定 PDF 的大小、位置及形态（图 26 - 8）	递送 6F 动脉鞘、导丝和 6F 猪尾巴导管
(4) 穿刺右侧股静脉，行右心导管检查，测定上下腔静脉、右心房、右心室和肺动脉压力	递送 260cm 加硬的交换导丝
(5) 通过端孔右心导管送入加硬的交换导丝，建立输送轨道	递送 260cm 加硬的交换导丝
(6) 选择大小合适的封堵器，体外装配	递送封堵器
(7) 沿交换导丝送入输送长鞘	递送输送长鞘
(8) 将封堵器送入输入鞘内并到达顶端，小心推送使封堵器的伞盖部分打开	
(9) 回撤全套装置，使封堵器的伞盖部分恰好卡在 PDA 的主动脉侧，继续回撤输送鞘使封堵器的杆部打开以封堵 PDA（图 26 - 9）	

手术步骤	护理配合
（10）再次行主动脉造影，核实封堵器的位置和封堵效果，满意后释放封堵器	
（11）释放封堵器后再次心主动脉造影	
（12）拔出导管和动脉鞘，伤口加压包扎	递纱布，放置沙袋于穿刺处，用手压迫穿刺点止血15～20min，然后用绷带8字形加压包扎动脉穿刺点

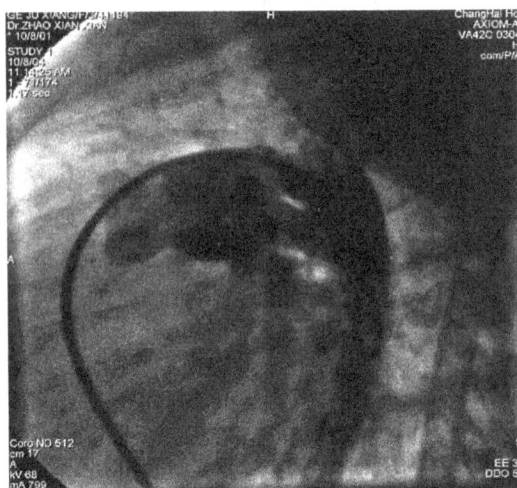

图 26－8　动脉导管未闭封堵前

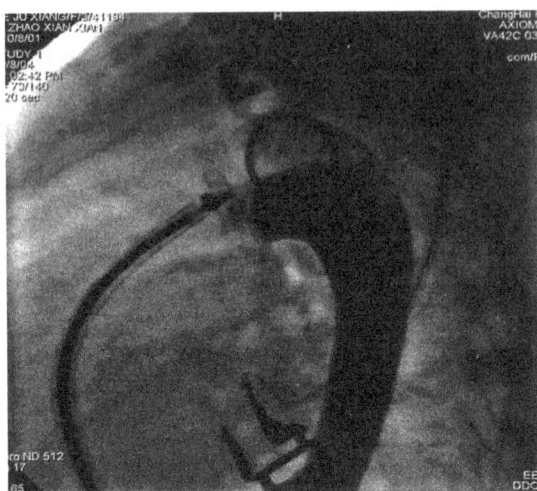

图 26－9　动脉导管未闭封堵后未释放时造影

（八）术后护理

同室间隔缺损。

（庞延红）

参考文献

［1］ 中华医学会心血管病学分会介入心脏病学组，中华心血管病杂志编辑委员会．中国经皮冠状动脉介入治疗指南（2012）．

［2］ 刘慧亮，王发强．经桡动脉冠心病介入诊疗［M］．北京：人民军医出版社，2006．

［3］ 仲剑平．医疗护理技术操作常规（4版）．北京：人民军医出版社，2005．

［4］ 中华医学会心血管学分会介入心脏病学组．中国经皮冠状动脉介入治疗指南2012（简本）［J］．中国医学前沿杂志（电子版）［J］，2012．

［5］ 毛燕君，许秀芳，李海燕．介入治疗护理学．北京：人民军医出版社，2013．

［6］ 张全忠，缪中荣，李慎茂，等．颅内动脉狭窄支架血管内成型术并发症的原因及预防．中华医学杂志，2003．

［7］ 姜卫剑，杜彬，王拥军，等．症状性颅内动脉狭窄的造影分型与支架成形术．中华内科杂志，2003．

［8］ 凌峰，缪中荣．缺血性脑血管病介入治疗学［M］．（第一版）．南京：江苏科学技术出版社，2003．

［9］ 李铁林，刘亚杰，刘振华．积极稳妥地开展缺血性脑血管病的外科与介入治疗（J）．中国脑血管病杂志，2004．

［10］ 董宝玮，温朝阳．介入超声学实用教程．北京：人民军医出版社，2013．

［11］ 贺能树，邹英华．介入放射学基础与方法．北京：人民卫生出版社，2005．

［12］ 李彩霞，李明．骨科介入放射学．山东：山东科学技术出版社，2011．

［13］ 李盛华．骨伤科微创技术．北京：人民卫生出版社，2009．

［14］ 李卫民．心脏介入治疗并发症防治．北京：北京大学医学出版社，2012．

［15］ 郭自勇．介入放射学．北京：人民卫生出版社，2000．

［16］ 杨建勇．介入放射学理论与实践．北京：科学出版社，2014．

［17］ 徐阳，林汉英．介入护理学．北京：人民卫生出版社，2015．

［18］ 王月兰，姚尚龙．介入手术麻醉学．北京：人民卫生出版社，2013．

［19］ 刘新峰．脑血管病介入治疗学．北京：人民卫生出版社，2006．

［20］ 郭继鸿，王志鹏，等．临床实用心血管病学．北京：北京大学医学出版社，2015．